과년도 3주완성
의료전자 기능사 필기
Craftsman medical Electronic

개정판
한국산업인력공단

의료전자기능사란...

의료기기 산업은 공학, 의학, 생물학, 재료학 등이 결합된 지식집약형 산업으로 인체의 생명과 안전성에 직접 영향을 주는 특징을 가지고 있으며, 미래의 경쟁에서 앞선 선진국의 기술 수준을 따라 잡기 위해서는 의료기기 산업분야에서 종사하게 될 가능 인력을 확보하고자 자격제도를 제정하였다.

의료기능사 문제연구회 엮음

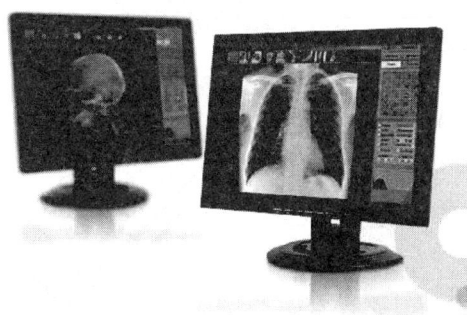

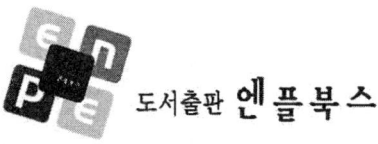

도서출판 엔플북스

국립중앙도서관 출판시도서목록(CIP)

이 도서의 국립중앙도서관 출판예정도서목록(CIP)은 서지정보유통지원시스템 홈페이지(http://seoji.nl.go.kr)와 국가자료종합목록시스템(http://www.nl.go.kr/kolisnet)에서 이용하실 수 있습니다. (CIP제어번호 : CIP2019053647)

PREFACE

　21세기의 의료기기산업은 국가의 성장 동력 산업으로 IT와 BT를 융합하여 2018년까지 5대 강국으로 도약하고자 하는 목표 아래 바이오 신약, U-Health, 의료시장의 개방 등 보건의료산업이 활발히 진행되고 있으며, 의료산업은 우리나라의 미래 핵심 성장 동력 산업으로 자리를 잡아가고 있습니다.

　이에 따라 한국산업인력공단도 국가의 정책에 부응하고자 2008년도부터 의공기사, 의공산업기사, 의료전자기능사(의공기능사로 명칭 변경 진행 중)의 국가기술자격증을 신설하여 현재까지 의료기기분야의 전문 인력 양성에 힘쓰고 있습니다.

　의료전자기능사(의공기능사)는 의학과 공학의 융합에 따라 기초 의공학과 의료기기의 원리와 운용 및 전자, 전기, 기계 등에 관한 폭 넓은 지식을 필요로 하며, 최근에 보건의료산업은 유망한 첨단산업분야로 의료기기의 제조와 설치 및 서비스 등의 전문 기술 인력의 수요 증대에 따라 취업 전망이 밝다고 할 수 있습니다.

　20여년을 전자분야의 교육에 전념하다, 미래성장 동력 분야의 의료전자 교육을 실시하는 동안의 경험을 바탕으로 의료전자기능사 국가기술자격에 도전하는 수험자들에게 조그마한 힘이라도 되고자 기출문제 해설집을 출간하게 되었습니다.

　이 책의 특징은 상세한 문제의 해설을 통하여 유사한 문제들을 쉽게 풀 수 있도록 많은 부분을 할당하였습니다. 따라서 이 책을 통하여 많은 수험자들에게 합격의 영광이 함께 하기를 기원합니다.

　끝으로 이 책이 나오기까지 이해와 격려로 함께해 준 아내 김정숙 여사와 군 복무 중인 아들 기문과 입대를 준비 중인 기원, 그리고 어머님에게 고마움과 감사의 마음을 전합니다. 또한 도서출판 엔플북스의 김주성 사장님과 편집부 직원 여러분에게도 감사드리며, 이 책이 출간되기까지 많은 자료와 도움을 주신 모든 분들에게도 지면을 통하여 감사의 인사를 드립니다.

2014년 6월
박 상 철

CONTENTS

- 2008년 제5회 과년도출제문제 … 2
- 2009년 제4회 과년도출제문제 … 46
- 2010년 제4회 과년도출제문제 … 83
- 2011년 제4회 과년도출제문제 … 117
- 2012년 제2회 과년도출제문제 … 155
- 2012년 제4회 과년도출제문제 … 187
- 2013년 제2회 과년도출제문제 … 218
- 2013년 제4회 과년도출제문제 … 250
- 2014년 제2회 과년도출제문제 … 278
- 2014년 제4회 과년도출제문제 … 305

- 2015년 제2회 과년도출제문제 **336**
- 2015년 제4회 과년도출제문제 **369**
- 2016년 제2회 과년도출제문제 **397**
- 2016년 제4회 과년도출제문제 **423**
- CBT 대비 모의고사 **1**
- CBT 대비 모의고사 해설 **43**

의료전자기능사

과년도 3주 완성

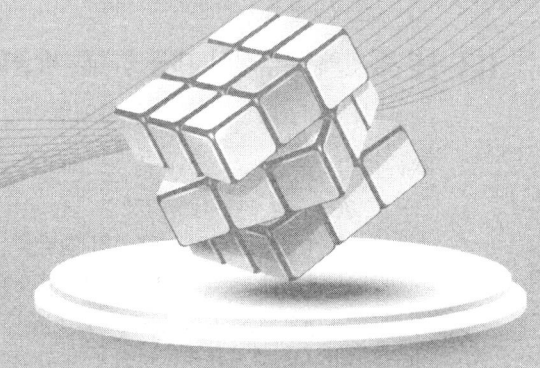

2008 제5회 과년도출제문제

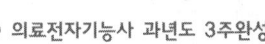

01 생체전기신호를 검출할 때 전원선 잡음을 제거하기 위해 사용하는 방법으로 적합하지 않은 것은?

㉮ 신호 평균화 ㉯ 인체의 접지
㉰ 차동증폭기의 사용 ㉱ 전원선 주파수의 대역소거필터 사용

Sol 생체신호의 특수성
① 생체에서 발생하는 신호는 그 신호의 크기(진폭)가 매우 작다.
② 주파수의 범위가 매우 낮다.
③ DC에서 수백[Hz] 이하의 대역에 분포한다.
④ 생체 시스템은 생체 내에 들어오는 물질에 대한 거부반응에 대하여 고려해야 한다.
⑤ 센서의 무독성과 계측기의 안정성을 보장해야 한다.

02 200[Hz]의 아날로그 신호의 주기는?

㉮ 1[ms] ㉯ 5[ms] ㉰ 10[ms] ㉱ 20[ms]

Sol $T = \dfrac{1}{f} = \dfrac{1}{200} = 0.005[s] = 5[ms]$

03 1분 동안에 좌심실이 대동맥으로 박출하는 혈액량을 무엇이라고 하는가?

㉮ 대동맥량 ㉯ 총혈액량 ㉰ 좌심실량 ㉱ 심박출량

Sol ① 심박출량(co : cardiac output)은 1분 동안 심장에서 내보내는 혈액량으로 심박출량은 맥박수와 1회 심박출량을 곱(co=hr×sv)으로 계산한다.
② 맥박(hr : heart rate), 1회 심박출량(sv : stroke volume)은 심장이 한 번 뛸 때 내보내는 혈액량. 보통 휴식 중에는 일반인의 경우에 1회 심박출량이 60~100[ml]이며, 운동을 할 경우에는 최대로 100~120[ml] 정도가 된다. 심박출량은 운동 강도가 50[%] 정도가 되면 최대 수치에 도달하게 되며, 일반적으로 그 이상 강도가 높아지더라도 1회 심박출량은 더 이상 증가하지 않는다.

04 접두사 중 "여분의~"란 의미를 가진 것은?

㉮ ein- ㉯ ecto- ㉰ extra- ㉱ en-

Sol ① ein : 없는(not), 반대의, 내재의
② ecto : 외부의(outer)
③ extra : 여분의(additional)
④ en : 안쪽의(in), 내재의

05 지방을 소화시키는 담즙을 생성하는 기관은?

㉮ 비장 ㉯ 간 ㉰ 췌장 ㉱ 위

Sol ① 간(liver)은 약 3000억 개가 넘는 간세포로 이루어진 우리 몸에서 가장 큰 장기로 성인은 무게가 1.2~1.5kg에 달하며, 체내 물질을 처리하고 저장하는 중요한 기능을 담당하며, 오른쪽 횡격막 아래에 위치하며 갈비뼈가 간을 보호하고 있어 정상인에게서는 대부분 만져지지 않지만 간이 붓거나 커지면 우측 갈비뼈 아래에서 만져질 수 있다. 간은 문맥이라 불리는 혈관을 통하여 위와 장에서 흡수한 영양분이 가득 들어있는 혈액을 공급받는데 이렇게 들어온 영양분은 간에서 가공되어 우리 몸에 해로운 물질이 해독된다. 간은 인체의 화학공장으로 단백질 등 우리 몸에 필요한 각종 영양소를 만들어 저장하고, 지방, 호르몬, 비타민 및 무기질 대사에 관여하여, 약물이나 몸에 해로운 물질을 해독하고, 소화 작용을 돕는 담즙산을 만들며, 면역세포가 있어 우리 몸에 들어오는 세균과 이물질을 제거하는 중요한 일을 수행한다.

② 췌장(이자, pancreas)은 인간의 신체 내부에서 순환계로 직접 방출되어 대사 및 신체과정을 조절하는 내분비 물질(호르몬 등)을 생산하는 내분비 기관으로서의 췌장은 에너지 대사의 조절에 중요한 역할을 하는 인슐린을 생산한다. 췌장의 무게는 80g 정도로 복부의 위쪽에 위치한다. 머리 부분은 십이지장의 바로 옆에 있으며 몸통과 꼬리는 비장까지 이어진다. 췌장에는 약 150만 개 정도의 랑게르한스섬이 있다. 췌장이 하는 일은 크게 외분비 기능과 내분비 기능으로 구분한다.

㉠ 외분비 부분 : 인간에게 필요한 3대 영양소인 지방과 단백질, 당질을 분해하는 효소를 만든다.
ⓐ 췌장액(트립신, 키모트립신, 카르복시펩티다아제, 아밀라아제, 리파아제 등)의 소화효소를 분비
ⓑ 췌관보다 2cm 위에서 열리는 부췌관을 통하여 분비

㉡ 내분비 부분 : 우리 몸의 혈액에 있는 당분의 혈당(농도)을 조절하는 호르몬을 분비-십이지장유두를 통해 십이지장으로 분비
ⓐ 랑게르한스섬(글루카곤의 A세포, 인슐린의 B세포(60~80%로 가장 많음), 소마토스타틴의 D세포)

③ 비장(spleen)은 횡격막(가슴과 배 사이를 구분해주는 근육성 막) 아래 복강(腹腔) 왼쪽에 있는 림프성 기관으로 사람의 비장은 주먹의 크기로 혈액이 많이 공급되는 곳이다. 림프

절이 림프액 순환을 걸러주는 곳이라면, 비장은 혈액의 성분들을 걸러주는 곳이다. 비장은 혈액의 생성과 저장, 쓸모없는 적혈구의 파괴, 혈액 속에 병균의 침입에 따른 면역체의 생성과 임파구를 만들어 저장하는 일 등을 담당한다.

06 이상적인 연산증폭기의 특성으로 옳지 않은 것은?

㉮ 증폭도 ∞   ㉯ 입력 임피던스 ∞
㉰ 대역폭 ∞   ㉱ 출력 임피던스 ∞

Sol 이상적인 연산증폭기의 특성
① 전압이득 A_v가 무한대이다($A_v = \infty$).
② 입력저항 R_i가 무한대이다($R_i = \infty$).
③ 출력저항 R_o가 0이다($R_o = 0$).
④ 대역폭이 무한대이고(BW = ∞), 지연응답(response delay)이 0이다.
⑤ 오프셋(offset)이 0이다.
⑥ 특성의 변동, 잡음이 없다.
연산증폭기는 정확도를 높이기 위하여 큰 증폭도와 높은 안정도가 필요하다.

07 생체신호측정 전극으로 사용하는 금속전극의 대표적인 재질은?

㉮ 철(Fe)   ㉯ 은-염화은(Ag-AgCl)
㉰ 구리(Cu)   ㉱ 금(Au)

Sol 분극(polarization)이란 전극 반응에 있어서 음극과 양극 간에 전류가 흐르면 전극 간에 역기전력 같은 것이 생겨 전위가 변화하는 것으로 분극은 전류를 방해하는 방향으로 변화를 일으키므로 반응의 저항력이 작고 전극 반응의 속도는 전위에 의해 결정되지 않고 분극의 크기에 따라서 결정된다.
※ 분극 전극(polarization electrode))과 비분극 전극(nonpolarizing electrode)
① 분극 전극(polarizing electrode) : 전극과 전해질의 경계면에 형성되는 용량성에 의한 변위전류만이 흐르는 전극으로 전기화학적으로 매우 안정적인 귀금속으로 만든 전극이 완전분극 전극에 가까운 특성을 나타낸다.
② 비분극 전극(nonpolarizing electrode) : 전극과 전해질의 경계면에서 전하의 이동에 의한 전류가 흐르는 전극으로 은-염화은 전극(Ag-AgCl)은 의료 및 생체 실험용으로 많이 쓰이는 대표적인 비분극형 전극이다.

08 아날로그 신호처리에 관계없는 것은?

㉮ 증폭   ㉯ 이산화   ㉰ 변조   ㉱ 복조

Sol 측정정보를 가진 신호의 형태가 연속적이며 동작범위 내에서 임의의 값을 지니는 경우 이를 아날로그 방식이라 하며, 신호가 이산적이며 유한개의 값을 가지는 경우를 디지털 방식이라 한다. 대부분의 전극 및 센서에서의 출력신호는 아날로그 형태이나, 디지털 신호처리의 장점을 살리기 위해 아날로그 신호의 디지털 신호로의 변환이 필요하다. 디지털 신호처리기(컴퓨터)를 아날로그 센서 또는 아날로그 표시기에 접속시키기 위해서는 아날로그-디지털 변환기(ADC : analog-digital converter) 또는 디지털-아날로그 변환기(DAC : digital-analog converter)가 필요하다. 디지털 동작방식의 장점은 높은 정확도, 반복성, 신뢰성, 잡음에 대한 면역성 등을 들 수 있다.

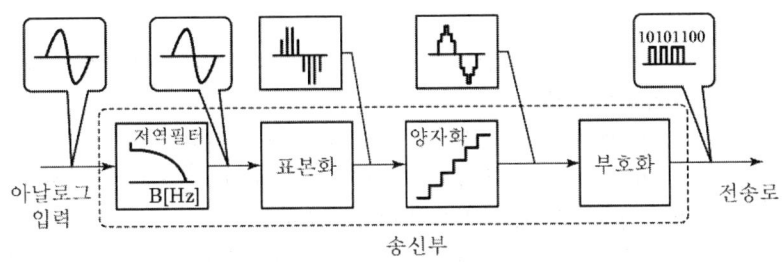

펄스부호변조(PCM) 방식

① 표본화 : 음성신호와 같은 연속 파형을 일정한 간격으로 나누어 이 값만 취하고 나머지는 삭제하는 것
② 양자화 : 표본화한 값을 갖는 PAM 신호를 디지털 신호로 변환하기 위하여 PAM파를 각각의 대표값으로 표현하는 것
③ 부호화 : 양자화된 샘플을 양자화 레벨의 수 n에 따라 2n 비트로 부호화

09 전극을 통해 생체전기현상을 기록할 수 있는 것이 아닌 것은?

㉮ 뇌전도 ㉯ 심전도 ㉰ 심음도 ㉱ 근전도

Sol ① 뇌전도(Electroencephalogram, EEG) : 뇌의 활동에 따라 생기는 아주 약한 전류인 뇌파를 전극을 이용하여 전자 오실로그래프의 작용으로 감광지에 기록하는 기기이다.
② 심전도(electrocardiogram, ECG) : 신체의 여러 부위에 전극을 붙이고 심장에서 생기는 아주 미세한 전류를 전자 오실로그래프의 작용으로 감광지에 기록하는 기기이다.
③ 심음계(phonocardiograph) : 심장판막의 개폐에 따라 발생한 진동 에너지가 흉벽을 통해 전달되어 나는 소리를 심음(heart sound)과 잡음(heart murmurs)이라 하며, 이 진동을 마이크로폰에 의하여 전기적 에너지로 변환시키고, 증폭기와 여파기(필터)를 거쳐 전자 오실로그래프의 작용으로 감광지에 기록한다.
④ 근전도(electromyogram, EMG) : 근육의 움직임에 따라 발생하는 전류의 변화를 전극을 이용하여 전자 오실로그래프의 작용으로 감광지에 기록하는 기기이다.

10 단백질, 탄수화물, 지방을 소화시키기 위한 효소들을 포함하고 있는 기관은?

㉮ 비장 ㉯ 간 ㉰ 췌장 ㉱ 위

Sol ① 췌장(이자, pancreas)은 인간의 신체 내부에서 순환계로 직접 방출되어 대사 및 신체과정을 조절하는 내분비 물질(호르몬 등)을 생산하는 내분비 기관으로서의 췌장은 에너지 대사의 조절에 중요한 역할을 하는 인슐린을 생산한다. 췌장의 무게는 80g 정도로 복부의 위쪽에 위치한다. 머리 부분은 십이지장의 바로 옆에 있으며 몸통과 꼬리는 비장까지 이어진다. 췌장에는 약 150만 개 정도의 랑게르한스섬이 있다. 췌장이 하는 일은 크게 외분비 기능과 내분비 기능으로 구분한다.
  ㉠ 외분비 부분 : 인간에게 필요한 3대 영양소인 지방과 단백질, 당질을 분해하는 효소를 만든다.
    ⓐ 췌장액(트립신, 키모트립신, 카르복시펩티다아제, 아밀라아제, 리파아제 등)의 소화효소를 분비
    ⓑ 췌관보다 2cm 위에서 열리는 부췌관을 통하여 분비
  ㉡ 내분비 부분 : 우리 몸의 혈액에 있는 당분의 혈당(농도)을 조절하는 호르몬을 분비-십이지장유두를 통해 십이지장으로 분비
    ⓐ 랑게르한스섬(글루카곤의 A세포, 인슐린의 B세포(60~80%로 가장 많음), 소마토스타틴의 D세포)

11 생체신호를 측정할 때 주의해야 할 사항이 아닌 것은?

㉮ 정확한 계측조작방법을 습득해야 한다.
㉯ 생체신호를 측정할 때 잡음을 무시한다.
㉰ 인체에 접촉되는 센서는 무독성을 사용한다.
㉱ 측정 시 온도, 습도 등 계측에 적절한 환경을 유지한다.

Sol 생체계측의 특수성
① 측정대상이 인간이므로 안전성을 충분히 고려해야 한다.
② 개체차가 상당히 크고, 장치의 설계나 데이터의 해석에 다양성 다양성이 요구된다.
③ 데이터의 시간적 변화분이나 다른 상태량과의 상대적 균형에 주목하는 것이 중요하다.
④ 측정량의 배후(서로를 제어하는 피드백 기구)에 있는 시스템을 고려한 계측법과 설계가 되어야 한다.
⑤ 하나의 변수를 측정할 때 그 변수에 대한 변수를 분석적으로 해석한다.
⑥ 인체에 침해를 주지 않는 측정이 필요하다.
⑦ 잡음 등에 대한 저감 대책이 필요(생체신호는 미소하고 저주파인 것이 많음)
⑧ 측정상태로 인한 생리 상태를 크게 변화시킬 수 있다.
⑨ 반복되지 않는 현상을 검출하기 때문에 즉시성이 중요하다.
⑩ 계측기의 취급이 용이해야 한다.

12 신체의 여러 가지 관, 혈관, 자궁관, 자궁, 방광,[1] 털세움근 및 소화관뿐만 아니라 다른 여러 내장 구조들의 벽을 이루고 있는 근육은?

㉮ 골격근육 ㉯ 심장근육
㉰ 민무늬근육 ㉱ 돌기근육

🌟Sol 근육의 수축을 통해 운동을 일으킨다.

※ 근육의 기능
- 운동, 체열 생산
- 체중의 약 45% 차지
- 골격근, 심근, 평활근, 근막, 건, 건막 등으로 구성
- 능동적 운동, 이동, 정지 시 뼈와 자세를 지지 및 유지시킴
- 골격근(skeletal muscle) : 뼈대근육(600여 개)은 근섬유(근육섬유)와 근내막(근육속막)으로 구성

1) 근육의 형태상 분류
① 횡문근(sarcolemma, 가로무늬 있음) : 골격근, 심장근, 골격근세포의 세포막으로서 구조상 신경세포의 축삭돌기와 비슷하며, 기능상으로도 흥분성과 전도성을 가지고 있어 근수축에 중요한 기능을 담당하고 있다.
② 평활근(smooth muscle, 민무늬근육, 가로무늬 없음) : 근육 중에서 가로무늬가 없는 근. 척추동물에서는 심장근 이외의 내장근은 모두가 민무늬근이다. 많은 내장장기의 벽에 분포되어 있으며, 대개 돌림층과 세로층의 두 층으로 배열되어 있다. 소화관이나 요관 같은 관모양의 구조에서는 꿈틀운동을 일으켜 내용물이 아래로 내려가게 하는 작용을 한다. 항문관, 위, 요도 등에서는 돌림층의 근육이 특히 두꺼워져 내용물이 내려가는 것을 조절하는 조임근육이 형성되어 있다. 혈관에는 돌림층만 있으며, 혈관을 수축하여 혈액을 쥐어짜는 작용을 한다. 또한 자율신경의 지배를 받으며, 우리의 의지와 관계없이 작용한다.

2) 근육의 기능상 분류
① 수의근(voluntary muscle) : 자신의 의지대로 움직인다.-골격근
② 불수의근(involuntary muscle) : 의지대로 움직일 수 없다.-심장근, 내장근
- 근육의 구성 : 혈관+신경+근막+힘줄
- 기능 : 운동, 자세유지, 열(에너지) 생산(저장기능은 없다.)

13 피부가 인지하는 자극이 아닌 것은?

㉮ 차가움 ㉯ 뜨거움 ㉰ 눌림 ㉱ 단맛이 남

🌟Sol 피부의 구조도를 보면 피부는 표피, 진피, 피하조직으로 구성되어 있으며, 혈관과 신경이 피부 전반에 분포하여 영양공급이나 자극에 대한 반응을 하고 있다. 또한, 땀의 배출과 혈류량에 따라서 체온을 조절하고, 체내의 노폐물을 제거하며, 피부에는 촉각, 온각, 냉각, 통각을 느끼며, 온도나 통증 자극 등에 대해서 인지하는 기능도 있다. 그 밖에 체내의 수분을 조절하거나 비타민 D를 생성하는 기능을 가진다.

---

1) 피부의 모근에 붙어 있는 아주 작은 근육

14 이마뼈, 마루뼈, 어깨뼈, 갈비뼈 등은 넓고 편평한 얇은 뼈이다. 이러한 뼈는 어떤 뼈에 속하는가?

㉮ 긴뼈　　　　㉯ 짧은뼈　　　　㉰ 납작뼈　　　　㉱ 불규칙뼈

Sol 뼈의 기능

※ 지주기능(체격 유지), 보호기능(내부 장기 보호), 조혈기능(혈구 생산), 운동기능(근육과 협력하여 운동), 저장기능(무기질(칼슘, 인산염) 등을 축적하여 혈류를 통하여 공급)

※ 뼈의 분류 : 인체에는 고유한 이름을 갖는 256개의 낱개 뼈가 있으며 몸의 부위에 따라 또는 뼈의 모양에 따라 분류한다.

① 부위에 따른 분류 : 몸에 있는 뼈를 부위에 따라 크게 두 가지로 분류한다.

몸통뼈대(axial skeleton)와 팔다리뼈대(사지골격 : appendicular skeleton)로 분류하며, 몸통뼈대에는 머리뼈(bones of the head)와 몸통뼈(bones of the trunk)가 포함되고, 팔다리뼈대에는 팔뼈(bones of the upper extremity)와 다리뼈(bones of the lower extremity)가 포함된다. 뼈대계통에 변이가 있으면 뼈의 수는 사람에 따라 달라질 수도 있으며, 변이가 아니더라도 숫자에 포함되지 않는 이름 없는 여러 개의 뼈를 통틀어 종자뼈(sesamoid bones)라고 하며 작은 콩알 또는 녹두알 크기의 뼈가 주로 관절 근처의 힘줄이나 근막 속에 묻혀 있어 근육의 지렛대 역할을 한다. 무릎뼈(patella)도 종자뼈의 하나지만 워낙 커서 별도의 이름을 부여하고 있다.

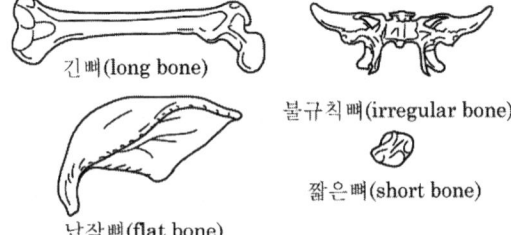

② 모양에 따른 분류 : 뼈의 생김새에 따라 크게 긴뼈(long bones), 짧은뼈(short bones), 납작뼈(flat bones), 불규칙뼈(irregular bones)의 네 가지로 구분한다.

　ⓐ 긴뼈(long bones) : 가운데 뼈 몸통 부위가 원기둥 모양으로 길쭉하게 생기고, 그 양쪽 뼈끝은 뭉툭하게 생겼다. [예 : 위팔뼈(humerus), 넓적다리뼈(femur)]

　ⓑ 짧은뼈(short bones) : 전체적으로 작고 짧다. [예 : 손목뼈(carpal bones), 발목뼈(tarsal bones)]

　ⓒ 납작뼈(flat bones) : 근육이 접촉하기 좋게 넓은 면을 갖는 뼈로서 많은 힘을 받기에 알맞도록 되어 있다. [예 : 어깨뼈(scapulae bones), 마루뼈(parietal bones), 갈비뼈(ribs)]

　ⓓ 불규칙뼈(irregular bones) : 형태가 복잡하고 특이하게 생겼다. [예 : 척추뼈(vertebrae)]

이 밖에도 종자뼈(sesamoid bones)로 분류되는 작은 뼈 종류가 있는데 종자뼈는 고유한 이름이 없지만 가장 큰 종자뼈인 무릎뼈(patella)만은 예외로 이름을 갖고 있다.

15 심전도 측정방법에 대한 설명으로 옳지 않은 것은?

㉮ 측정 시 움직이지 않는다.
㉯ 일회용 전극은 재사용하지 않는다.
㉰ 전극의 부착부분을 사전에 깨끗이 한다.
㉱ 전극의 전해질을 충분히 건조시키고 사용한다.

🌟 심전도 측정 시 전극의 전해질이 건조하게 되면 생체신호의 검출이 용이하지 않게 된다.
① 측정 시 움직이지 않는다.
② 일회용 전극은 재사용하지 않는다.
③ 전극의 부착 부분을 사전에 깨끗이 한다.
④ 피부 표면 부착 시 접촉력 유지 및 페이스트 사용한다.
⑤ 리이드 선의 연결을 유지한다.(피복 관리, 단선 주의)
⑥ 전극과 측정 부위와의 접촉 임피던스를 감소시킨다.

16 호흡기기의 기능 평가를 위한 생체변수인 것은?

㉮ 혈압   ㉯ 맥박수   ㉰ 생체전위   ㉱ 폐용적

🌟 폐기능을 종합적으로 평가하기 위해서는 폐의 기계적 작용, 확산능(diffusing capacity), 혈액 가스분석, 폐순환 및 혈역학, 환기-관류 분포, 션트 그리고 폐량 등을 종합하여 다각적으로 분석하여야 한다.

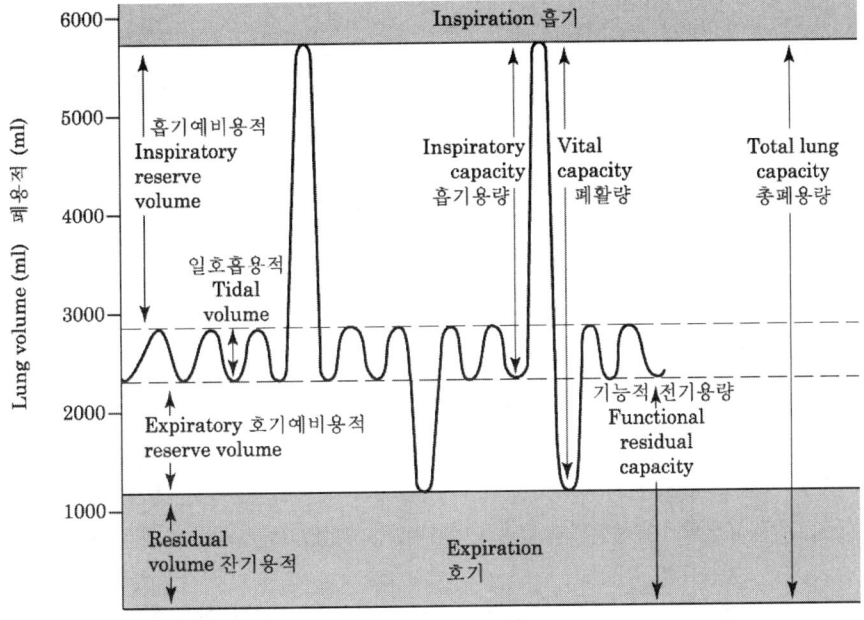

① 피검사가 평상 호흡(tidal breathing)을 하다가 최대로 숨을 들이마신 다음 가능한 한 끝까지 천천히 내쉬고 다시 평상 호흡으로 돌아오는 과정에서 폐용적을 구할 수 있다.

② 폐용적은 평상 호흡기량(Tidal Volume, TV), 흡기 예비기량(Inspiratory Reserve Volume, IRV), 호기 예비기량(Expiratory Reserve Volume, ERV), 잔기량(Residual Volume, RV)의 네 가지 단위용적과 이들의 조합으로 이루어진 흡기용량(Inspiratory Capacity, IC), 폐활량(Vital Capacity, VC), 기능적 잔기용량(Functional Residual Capacity, FRC) 및 총 폐용량(Total Lung Capacity, TLC)으로 분류한다.

㉠ 1회 호흡량(Tidal Volume, TV) : 숨을 들이마시거나 내쉴 때 폐에 드나드는 공기량(500ml)

㉡ 예비 흡기량(Inspiratory Reserve Volume, IRV) : 안정상태에서 1회 호흡량을 흡입한 후 억지로 더 흡입할 수 있는 공기의 용적(3000ml)

㉢ 예비 호기량(Expiratory Reserve Volume, ERV) : 안정상태에서 호기 후 억지로 더 배출시킬 수 있는 공기의 용적(1100ml)

㉣ 잔기량(Residual Volume, RV) : 최대 호기량을 다 배출한 후 폐에 남아 있는 공기의 양(1200ml)

㉤ 폐활량(Vital Capacity, VC) : 1회 호흡량+예비 호기량+예비 흡기량(ml)

㉥ 총 폐용적 : 1회 호흡량(TV), 흡기 예비량(IRV), 호기 예비량(ERV) 그리고 잔기량(RV)을 모두 합친 폐용적이다.

㉦ 흡기용적(Inspiratory Capacity, IC) : 흡기 예비량과 1회 호흡량을 합친 폐용량으로서 총 폐용적의 55~65[%]를 차지하고 있다.

㉧ 폐활량(Vital Capacity, VC) : 흡기용량과 호기 예비량을 합친 폐용량으로서 최대로 들이마신 다음에 최대로 내뿜을 수 있는 공기의 양이며 정상인은 대략 55~85[ml/kg] 정도 된다.

㉨ 기능적 잔기용량(Functional Residual Capacity, FRC) : 호기 예비량과 잔기량을 합친 폐용적으로서 총 폐용적의 35~45[%]를 차지하고 있다.

17 아날로그 신호를 디지털 신호로 변환하는 과정을 순서대로 나열한 것은?

㉮ 아날로그 신호 → 부호화 → 표본화 → 양자화
㉯ 아날로그 신호 → 부호화 → 양자화 → 표본화
㉰ 아날로그 신호 → 표본화 → 부호화 → 양자화
㉱ 아날로그 신호 → 표본화 → 양자화 → 부호화

Sol 펄스부호변조(PCM) 방식은 아날로그 형태의 정보(신호)를 디지털 형태의 정보(신호)로 변경하는 방식으로, 변조회로의 기본 구성은 표본화, 양자화, 부호화의 부분으로 구성된다.

① 표본화 : 음성신호와 같은 연속 파형을 일정한 간격으로 나누어 이 값만 취하고 나머지는 삭제하는 것

② 양자화 : 표본화한 값을 갖는 PAM 신호를 디지털 신호로 변환하기 위하여 PAM파를 각각의 대표값으로 표현하는 것

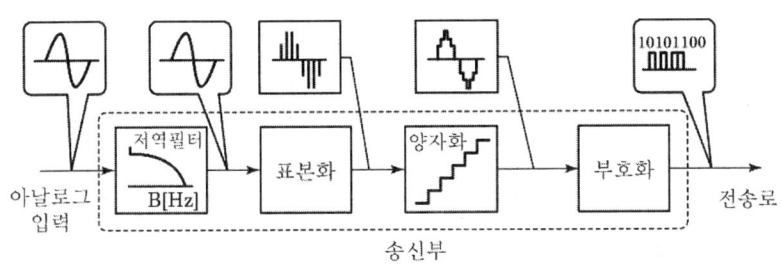

펄스부호변조(PCM) 방식

③ 부호화 : 양자화된 샘플을 양자화 레벨의 수 n에 따라 2^n 비트로 부호화

18 심장의 박동에 따른 혈액 이동 경로를 순서대로 나열한 것은?

㉮ 신체 각 기관→ 대정맥 → 우심방 → 우심실 → 허파동맥 → 허파→ 허파정맥 → 좌심방→ 좌심실 → 대동맥

㉯ 신체 각 기관→ 대정맥 → 우심실 → 우심방 → 허파동맥 → 허파 → 허파정맥 → 좌심실→ 좌심방 → 대동맥

㉰ 신체 각 기관→ 대정맥 → 좌심방 → 좌심실 → 허파동맥 → 허파 → 허파정맥 → 우심방→ 우심실 → 대동맥

㉱ 신체 각 기관→ 대정맥 → 좌심실 → 좌심방 → 허파동맥 → 허파 → 허파성맥 → 우심실→ 우심방 → 대동맥

⭐Sol 심장의 박동에 따른 혈액 이동 경로

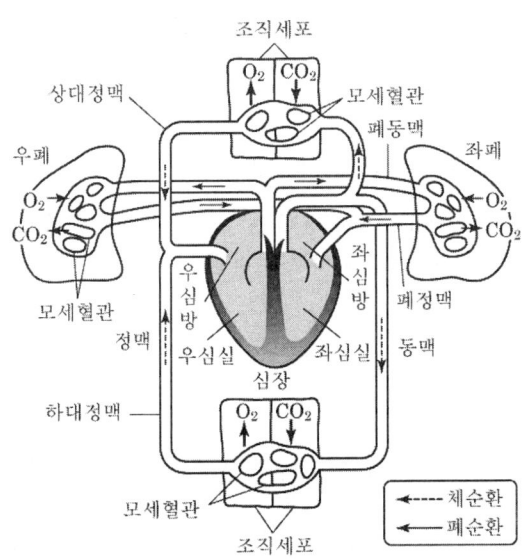

① 폐순환 : 2개의 폐정맥을 통하여 좌심방으로 내보내는 것(우심방 → 우심실 → 폐동맥 → 좌심방)
② 체순환 : 좌심실의 펌프작용으로 이루어짐(좌심방 → 좌심실 → 대동맥계 → 전신동맥계)

19 혈액의 가속과 감속, 심장밸브의 개폐 등으로 발생하는 심음은 몇 가지로 구성되어 있는가?

㉮ 2개의 심음　　　　　　　　　㉯ 3개의 심음
㉰ 4개의 심음　　　　　　　　　㉱ 5개의 심음

Sol 심음(Heart Sound)은 심장판막의 개폐에 따라 발생한 진동 에너지가 흉벽을 통해 전달되어 나는 소리로, 기본적인 심음은 4개로 분류되며, 다음과 같은 특징이 있다.
① 제1심음(S1, first heart sound) : 심실수축기 초에 삼첨판과 승모판의 폐쇄(QRS 간격) 시 혈액이 판막 벽에 부딪쳐 발생되는 진동음으로, 낮고 둔한 저음이다.
② 제2심음(S2, secondary heart sound) : T파 이후에 나타나며, 대동맥 판막과 폐동맥 판막의 폐쇄 시 혈액이 판막 벽에 부딪쳐 발생되는 진동음으로, 짧고 고음이다.
③ 제3심음(S3) : 제2심음 후 0.12-0.16초 사이의 심장 이완기에 빠른 속도로 심실에 혈액이 충만되는 소리로, 아주 약하고 짧은 음(청진 상 듣기 어려움)으로 어린이나 젊은 사람에만 있다.
④ 제4심음(S4) : P파 후에 뒤따르는 심방의 분마성 리듬(arterial gallop)으로 보통 청진 상으로 청취 곤란하다.

20 그림은 심전도를 나타낸 것이다. 가장 큰 진폭을 보이는 R파(그림에서 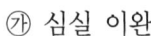가 발생하는 시점의 심장 활동 상태는?

㉮ 심실 이완
㉯ 심방 수축
㉰ 심실 수축
㉱ 동방결절(SA node)에서 흥분 발생

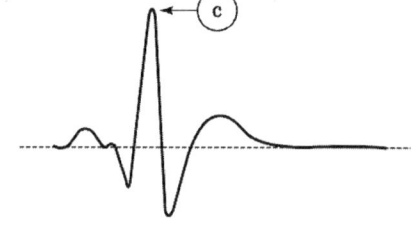

Sol 심전도(electrocardiogram, ECG)는 심방과 심실의 탈분극과 재분극에 의해 발생된 전류의 크기와 방향의 변화를 그래프로 나타낸 것

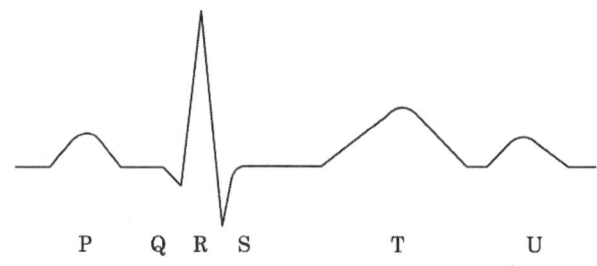

① P파 : 심방 세포의 2)탈분극(atrial depolarization)

② QRS파 : 심실의 탈분극(ventricular depolarization)
③ T파 : 심실의 3)재분극(ventricular repolarization)
④ U파 : 심실의 재분극 연장선상(점차 안정전위로 회복되는 시기)
※ 심장의 특성
 심장의 주요기능은 체내의 모든 조직에 혈액을 공급하는 것이며, 흥분성, 전도성, 자동성, 수축성 등의 생리적 특성을 가지고 있다.
 ㉠ 흥분성(excitability) : 자극에 반응하여 심근세포가 수축함으로써 활동전위를 발생시키는 성질
 ㉡ 전도성(conductivity) : 자극에 의해 생긴 활동전위가 자극 전도계를 따라 한쪽 방향으로 전달되는 성질
 ㉢ 자동성(automaticity) : 신경계의 도움 없이도 자동적으로 발생하는 동방결절의 흥분을 일으키는 성질
 ㉣ 수축성(contractility) : 활동전압 발생으로 인한 심근의 수축능력을 가지는 성질

21 전자력의 방향을 알기 위한 법칙으로 검지손가락을 자기장의 방향, 중지손가락을 전류의 방향으로 향하게 하면 엄지손가락의 방향이 전류가 흐르는 도체에 작용하는 힘, 즉 전자력의 방향을 가리키며, 전동기의 원리를 나타내는 법칙은?
㉮ 앙페르의 오른나사의 법칙 ㉯ 플레밍의 오른손법칙
㉰ 플레밍의 왼손법칙 ㉱ 렌츠의 법칙

① 렌츠의 법칙 : 전자유도에 의하여 생기는 기전력의 방향은 그 유도 전류가 만드는 자속이 항상 원래의 자속의 증가 또는 감소를 방해하는 방향이다.(역기전력의 법칙)
② 비오-사바르의 법칙 : 전류에 의한 자기장의 세기를 결정한다.
③ 패러데이의 법칙 : 전자유도에 의하여 생기는 기전력의 크기는 코일을 쇄교하는 자속의 변화율과 코일의 권수에 비례한다.(전자유도법칙)
④ 플레밍의 오른손법칙 : 도체가 운동하여 자속을 끊었을 때 기전력의 방향을 알 수 있는 법칙
⑤ 플레밍의 왼손법칙(Fleming's left hand rule) : 자기장 안에 놓여 있는 도선에 전류가 흐를 때 도선이 받는 전자력의 방향은 왼손의 세 손가락을 서로 직각 방향으로 펼치고, 집게손가락은 자기장의 방향, 가운데 손가락은 전류의 방향으로 하고 엄지손가락의 방향이 전자력의 방향이다.

---

2) 탈분극(depolarization) : 동물의 세포가운데 신경세포나 근육세포는 미세한 자극에 대해서도 쉽게 흥분하는데, 흥분이 없는 상태에서 이들 세포막을 보면 전기적으로 그 표면은 +, 세포 내는 -로 분극되어 있다. 이때 세포막 안팎 사이의 전위차를 막전위라 하며 흥분이 없는 막전위를 휴지막 전위라 한다.
3) 재분극(repolarization) : 자극에 의하여 휴지 전위가 어느 정도 감소하면 휴지전위는 갑자기 자동감소를 시작하며 나아가 세포 내가 +로 분극되는 극성역전이 다시 본래대로 돌아가 막전위가 휴지전위로 회복되는 것을 말한다.
 탈분극 - 극성역전 - 재분극의 모든 과정을 활동전위라 한다.

22 접합전계효과 트랜지스터(J-FET)의 단자가 아닌 것은?

㉮ 소스(source) ㉯ 드레인(drain)
㉰ 게이트(gate) ㉱ 캐소드(cathode)

Sol 전계효과 트랜지스터(FET, Field Effect Transistor)는 다수 캐리어를 게이트 전극에 의해 정전적으로 제어하여 5극 진공관과 유사한 특성을 갖도록 한 3극 제어 소자이다.(유니폴러 트랜지스터라고도 한다.)
① 게이트와 소스 사이에 역바이어스를 걸고 드레인에 (+)전압을 걸어 사용한다.
② FET(전계효과 트랜지스터 : Field Effect Transistor)는 게이트에 역전압을 걸어주어 출력인 드레인 전류를 제어하는 전압제어 소자로서, 다수 캐리어인 자유전자나 정공 중 어느 하나에 의해서 전류의 흐름이 결정되므로 극성이 1개만 존재하는 단극성 트랜지스터(unipolar transistor)이다. 5극 진공관과 같은 특성을 지니며, 입력 임피던스가 매우 높다.

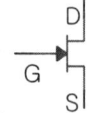 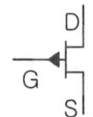

P채널 JFET의 기호   N채널 JFET의 기호

접합형 FET의 기호

23 오실로스코프로 직접 측정할 수 없는 것은?

㉮ 위상 ㉯ 전압
㉰ 주파수 ㉱ 코일의 Q

Sol 오실로스코프(oscilloscope)
반복되는 전기적인 현상이나 파형 등을 브라운관으로 직시할 수 있도록 한 장치로서, 저주파로부터 수백[MHz]까지의 전자 현상의 관측이나 전기적 양의 측정, 통신기기의 조정, 주파수의 비교, 변조도의 측정 등에 사용된다.

24 보기의 식이 나타내는 논리 게이트는?

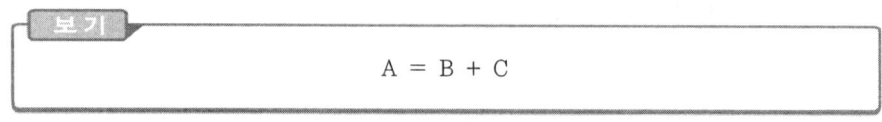

A = B + C

㉮ AND ㉯ OR ㉰ NOT ㉱ NOR

Sol 기본 논리 게이트의 종류
① AND 게이트 : 기본 동작원리는 모든 입력이 1일 때 출력은 1이 된다.

논리식 F = A · B

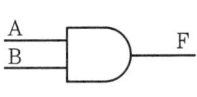

AND 게이트의 기호

A	B	F
0	0	0
0	1	0
1	0	0
1	1	1

AND 게이트의 진리치표

② OR 게이트 : 기본 동작원리는 모든 입력 중 하나만 1이어도 출력은 1이 된다.

논리식 F = A + B

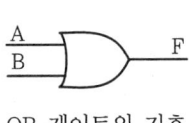

OR 게이트의 기호

A	B	F
0	0	0
0	1	1
1	0	1
1	1	1

OR 게이트의 진리치표

③ NOT 게이트 : 기본 동작원리는 입력이 1인 경우 출력은 0, 입력이 0인 경우 출력은 1이 되며, 이는 출력이 입력의 반대가 되는 인버터라고도 불린다.

논리식 $F = \overline{F}$

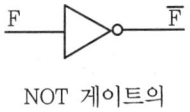

NOT 게이트의
기호

F	$\overline{F}$
0	1
1	0

NOT 게이트의 진리치표

④ NAND 게이트 : AND 게이트의 부정형으로 입력이 모두 1인 경우에만 출력은 0이 된다.

논리식 $F = \overline{A \cdot B}$

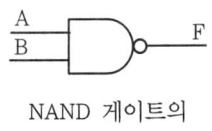

NAND 게이트의
기호

A	B	F
0	0	1
0	1	1
1	0	1
1	1	0

NAND 게이트의 진리치표

⑤ NOR 게이트 : OR 게이트의 부정형으로 입력이 모두 0인 경우 출력이 1이 된다.

논리식 $F = \overline{A + B}$

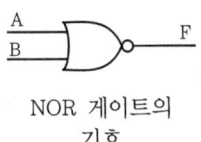

NOR 게이트의
기호

A	B	F
0	0	1
0	1	0
1	0	0
1	1	0

NOR 게이트의 진리치표

⑥ EX-OR 게이트(exclusive OR gate, 배타적 논리합 회로) : 두 입력이 서로 다를 때만 출력이 1이 된다. 회로(반일치 회로)

논리식 $F = A \oplus B = A\overline{B} + \overline{A}B$

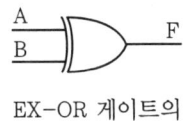

EX-OR 게이트의
기호

A	B	F
0	0	0
0	1	1
1	0	1
1	1	0

EX-OR 게이트의 진리치표

25 실리콘과 게르마늄은 무슨 결합을 하고 있는가?

㉮ 4)이온 결합　　　　　　　　㉯ 분자 결합
㉰ 5)공유 결합　　　　　　　　㉱ 다이아몬드 결합

Sol ① n형 반도체 : 순수한 진성반도체인 게르마늄(Ge)이나 실리콘(Si)에 5가의 불순물 원자인 비소(As), 안티몬(Sb), 인(P) 등을 넣으면 공유결합을 하고 한 개의 과잉전자를 발생시킨다. 이 과잉전자를 제공한 불순물을 도너(donor)라 한다.

② p형 반도체 : 순수한 진성반도체인 게르마늄(Ge)이나 실리콘(Si)에 3가의 불순물 원자인 알루미늄(Al), 붕소(B), 인듐(In), 갈륨(Ga) 등을 넣으면 공유결합을 하고, 하나의 전자가 부족하게 되어 정공이 발생한다. 이 정공을 제공한 불순물을 억셉터(acceptor)라 한다.

26 P형 반도체의 3가 원소로 옳은 것은?

㉮ As(비소)　　㉯ P(인)　　㉰ B(붕소)　　㉱ Sb(안티몬)

Sol ① n형 반도체 : 순수한 진성반도체인 게르마늄(Ge)이나 실리콘(Si)에 5가의 불순물 원자인 비소(As), 안티몬(Sb), 인(P) 등을 넣으면 공유결합을 하고 한 개의 과잉전자를 발생시킨다. 이 과잉전자를 제공한 불순물을 도너(donor)라 한다.

② p형 반도체 : 순수한 진성반도체인 게르마늄(Ge)이나 실리콘(Si)에 3가의 불순물 원자인 알루미늄(Al), 붕소(B), 인듐(In), 갈륨(Ga) 등을 넣으면 공유결합을 하고, 하나의 전자

---

4) 이온 결합(ion bond) : 양이온과 음이온이 정전기의 인력에 의해 결합하여 이루어진 화학적 결합을 말한다.
5) 공유 결합(covalent bond) : 한 쌍 이상의 전자를 함께 공유하여 이루어지는 화학적 결합을 말한다.

가 부족하게 되어 정공이 발생한다. 이 정공을 제공한 불순물을 억셉터(acceptor)라 한다.

27 어떤 도체의 단면을 30분 동안에 5400[C]의 전기량이 이동했다고 하면 전류의 크기는 얼마인가?

㉮ 1[A]　　　　　㉯ 3[A]　　　　　㉰ 5[A]　　　　　㉱ 7[A]

Sol $I = \dfrac{Q}{t} = \dfrac{5400}{30 \times 60} = \dfrac{5400}{1800} = 3[A]$

28 전기량을 기계적으로 변화시켜서 이것을 이용하여 눈금면 위에 지침이 움직이도록 하여 측정하는 방법으로 전압계나 전류계에 사용하는 측정방식은?

㉮ 영위법　　　　㉯ 편위법　　　　㉰ 직편법　　　　㉱ 반정법

Sol ① 편위법 : 피측정량을 지침의 지시 눈금으로 나타내는 방식
② 영위법 : 피측정량과 미리 값이 알려진 표준량이 서로 평형을 이루도록 하여, 표준량의 값으로부터 피측정량의 값을 알아내는 방식
③ 치환법 : 알고 있는 양과 측정하려는 양을 치환하여 비교하는 방식

29 바깥지름을 d[mm], 리드를 L[mm], 리드각을 α라 할 때, 옳은 관계식은?

㉮ $\tan\alpha = \dfrac{d}{\pi L}$　　　　　　　　㉯ $\tan\alpha = \dfrac{L}{\pi d}$

㉰ $\tan\alpha = \dfrac{\pi d}{L}$　　　　　　　　㉱ $\tan\alpha = \dfrac{\pi L}{d}$

Sol 나사(screw)는 둘 또는 그 이상의 부분품을 죄어서 고정시키는 목적으로 가장 많이 사용되고 있으며, 볼트·너트가 그 대표적인 것이다. 그리고 작은 나사·나무나사 등의 머리에는 나사돌리개의 끝이 들어갈 작은 홈이 패어 있다. 홈이 十자형으로 패어 있는 것을 십자홈붙이 나사라 하는데, 이 형태의 나사는 나사머리의 홈이 잘 망그러지지 않는 장점이 있다. 나사를 만드는 데 있어 작은 나사는 탭이나 다이스를 써서 절삭한다. 또 전조법에 의해 만드는 일도 있다. 큰 나사 또는 특수한 나사는 선반으로 절삭하여 만든다. 나사는 죔용으로 쓰일 뿐만 아니라, 회전운동의 속도를 바꾸거나, 작은 회전력으로 큰 힘을 내는 곳 등에 이용되며, 또 수나사와 암나사의 상호운동에 의한 회전운동과 직선운동의 상호전환 기구로도 이용되는 등 그 응용범위가 매우 넓다. 또, 스크루 컨베이어·스크루 펌프 등과 같은 특수한 응용도 있다.

1. 나사(screw)의 원리

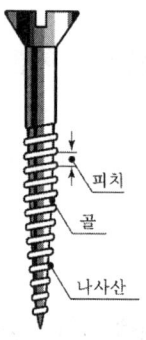 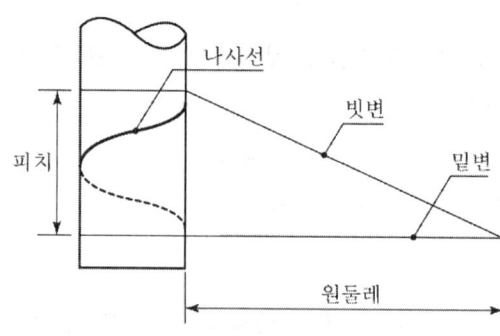

2. 나사(screw)의 명칭
   ① 피치 : 나사산에서 다음 나사산까지의 거리
   ② 리드 : 나사가 한 바퀴 돌 때 축방향으로 움직인 거리
   ③ 나사의 크기 : 바깥지름으로 표시
   ④ 바깥지름 : 나사의 크기를 나타내는 호칭치수라 하고, 이는 한국산업규격(KS)에 규정
   ⑤ 안지름 : 암나사의 산마루에 접하는 가상적인 원통의 지름
   ⑥ 골지름 : 수나사와 암나사의 골에 접하는 가상적인 원통의 지름
   ⑦ 나사산의 각 : 나사산의 단면 모양에서 나사산을 이루는 두 개의 빗변이 이루는 각

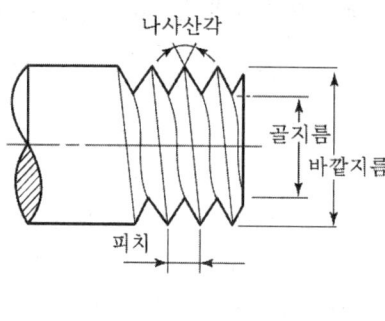 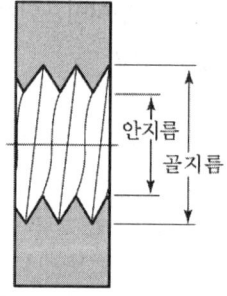

(a) 수나사   (b) 암나사

※ 리드각(lead angle) : 나선각이라고도 하며, 나선곡선이 축선에 직각인 방향과 이루는 각으로 λ 또는 α로 표기

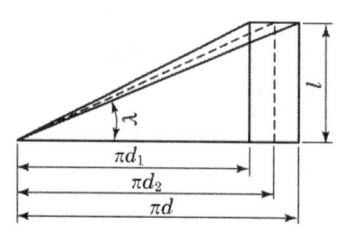

d_1 : 수나사의 골지름
d_2 : 유효지름
d : 수나사의 바깥지름(호칭지름)

리드각(α) $\tan\alpha = \dfrac{L}{\pi d}$

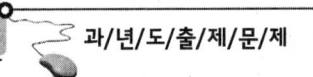

3. 나사(screw)의 종류
   ① 조임 방법에 따라
      ㉠ 오른나사(right-hand screw) : 축방향에서 보아 시계방향으로 풀림
      ㉡ 왼나사(left-hand screw) : 축방향에서 보아 반시계방향으로 풀림

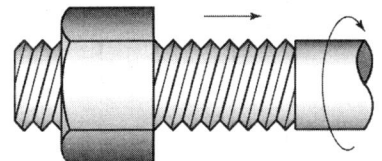
왼나사(left-hand screw)

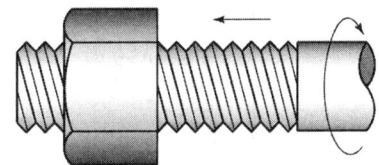
오른나사(right-hand screw)

   ② 나사산의 모양에 따라
      ㉠ 3각나사 : 3각나사의 효율은 4각나사보다 작기 때문에 3각나사는 체결용으로 사용된다.
         ⓐ 미터나사 : 호칭치수는 바깥지름을 [mm]로 표시하며 나사산의 각도는 60°이고 피치는 [mm]로 표시한다.
         ⓑ 유니파이나사 : 미국, 영국, 캐나다의 3국의 협정에 의해 정한 규격으로 나사산의 각이 60°이며 국제표준화기구(ISO)에서 채택되고 있고 25.4[mm](1인치)당 나사산의 수로 표시한다.
         ⓒ 관용나사 : 가스관을 잇는 나사로 나사산 각은 55°로 테이퍼된 형태로 쥬토 사용된다.
      ㉡ 4각나사 : 큰 축 하중을 받고 운동하는 경우에 사용되며 효율은 좋으나 고가이다.
      ㉢ 사다리꼴나사 : 4각 및 사다리꼴나사는 동력전달용으로 사용된다. 사다리꼴나사는 나사산의 강도가 크며 나사산 각이 30°인 경우 피치를 [mm]로 표시하고 29°인 경우 25.4[mm]당 산수로 표시한다.
      ㉣ 톱니나사 : 추력이 한쪽 방향으로 크게 작용하는 곳에 적합하고 힘을 받지 않은 나사산의 면은 30°의 각도로 경사지고 힘을 받는 면은 축에 거의 직각이다.

30 에너지 대역 중 전자가 가득 찬 영역을 무엇이라 하는가?

㉮ 전도대　　　　㉯ 충만대　　　　㉰ 허용대　　　　㉱ 금지대

Sol ① 허용대(allowable band) : 전자가 존재할 수 있는 에너지대
② 금지대(forbidden band) : 전자가 존재할 수 없는 에너지대. 에너지 갭(energy gap)
③ 전도대(conduction band) : 전자가 자유로이 이용되는 허용대
④ 충만대(filled band) : 들어갈 수 있는 전자의 수가 전부 들어가서 전자가 이동할 여지가 없는 허용대
⑤ 공핍대(exhaustion band, empty band) : 보통의 상태에서는 전자가 존재하지 않는 허용대

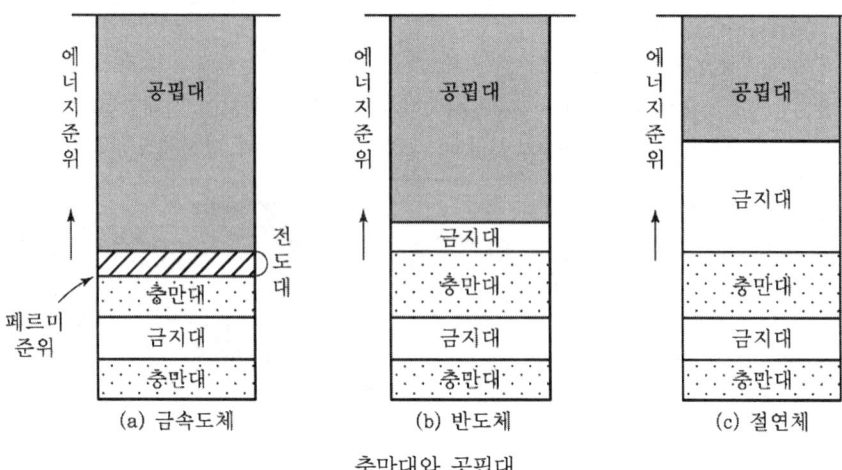

충만대와 공핍대

31 어긋난 축기어가 아닌 것은?

㉮ 하이포이드기어 ㉯ 나사기어
㉰ 웜기어 ㉱ 베벨 기어

Sol 기어(gear)란 2개 또는 그 이상의 축 사이에 회전이나 동력을 전달하는 기계부품으로 동력이 발생하는 축과 동력을 전달받는 축에 바퀴를 끼워, 양쪽 바퀴 주면에 같은 간격으로 돌기를 만들어 그 돌기들이 서로 물리도록 하면 회전수가 증가해도 미끄럼이 생기지 않고 정확하게 동력과 회전수를 전달해 줄 수 있도록 하는 것이다.

1. 기어(gear)의 특징
   ① 구조가 간단하고 동력손실이 적다.
   ② 내구성이 좋고 수명이 길어 다른 전동장치보다 우수하다.
   ③ 두 축이 평행하거나 교차하지 않아도 동력과 회전력을 정확하게 전달할 수 있다.(미끄럼이 전혀 없다.)
   ④ 서로 맞물리는 기어의 잇수를 변화시켜서 회전 속도를 바꿀 수 있다.
   ⑤ 기어는 두 축 간의 거리가 가까울 때 널리 사용한다.
2. 기어(gear)의 종류 : 기어축의 관계위치에 의한 것이 가장 일반적이며 평행축, 교차축, 어긋난 축의 3가지로 분류한다.
   (1) 평행축 기어에는 평 기어, 헬리컬 기어, 내접(인터널) 기어, 래크, 헬리컬 래크 기어 등이 있다.

	형상	특징
평 기어 (spur gear)		① 직선 치형을 갖는다. ② 잇줄이 축선에 평행하다. ③ 제작이 용이하다. ④ 가장 많이 사용된다.
헬리컬 기어 (helical gear)		① 잇줄이 축선과 평행하지 않고 비틀려 있다. ② 이의 물림이 좋다.
더블 헬리컬 기어 (double helical gear)		① 비틀림각 방향이 서로 반대인 한 쌍의 헬리컬 기어를 조합한다. ② 축 방향에 힘이 발생하지 않는다.
래크(rack)		① 작은 평 기어와 맞물린다. ② 잇줄이 축선에 평행하다. ③ 평판이나 곧은 막대에 이를 만든 것이다. ④ 회진운동을 직선운동으로 바꾸는 데 사용한다.
내접기어 (internal gear)		① 평 기어와 맞물린다. ② 원통의 안쪽에 이가 있다. ③ 잇줄이 축선에 평행하다. ④ 맞물린 기어와 회전방향이 동일하다. ⑤ 유성기어 감속장치 또는 기어형 축이음에 사용한다.

① 평 기어(spur gear) : 잇줄이 축에 평행한 직선의 원통기어로, 제작이 쉬우므로 동력전달용으로 가장 많이 사용되는 기어이며 축의 회전 방향은 서로 역방향이다.
② 헬리컬 기어(helical gear) : 축에 대하여 치형을 경사지게 절삭한 것으로 스퍼 기어보다 회전이 원활하지만 치형이 경사져 있으므로 축 방향으로 하중이 걸리기 때문에 축방향의 힘을 받아주는 스러스트 베어링(thrust bearing)이 필요하다.
③ 더블 헬리컬 기어(double helical gear) : 왼쪽 비틀림과 오른쪽 비틀림의 헬리컬 기어를 조합한 기어로 축방향력(스러스트)이 발생하지 않는다는 장점이 있다.
④ 래크(rack)와 피니언(pinion) : 래크는 스퍼 기어의 지름을 무한대로 한 경우이며 피니언은 래크와 물리는 기어로 래크와 피니언은 회전운동을 왕복운동으로 바꾸고 또 그 역운동을 시키는 데 사용한다.
⑤ 내접기어(internal gear) : 평 기어와 맞물리는 원통의 내측에 이가 만들어져 있는

기어로, 주로 유성기어 장치나 기어형 축 조인트(기어 커플링) 등에 사용되고 있다.
(2) 교차 축 기어에는 직선 베벨 기어, 스파이럴 베벨 기어, 제롤 베벨 기어 등

	형상	특징
직선 베벨 기어 (straight bevel gear)		① 잇줄이 피치원추의 모선과 평행하다. ② 제작이 간단하고 많이 사용된다.
스파이럴 베벨 기어 (spiral bevel gear)		① 잇줄이 곡선, 피치원추의 모선에 대하여 비틀려 있다. ② 제작이 어려움이 있다. ③ 이의 물림이 좋다. ④ 조용하게 회전한다.
제롤 베벨 기어 (zerol bevel gear)		① 스파이럴 베벨 기어 중에서 이폭의 중앙에서 비틀림각이 영(zero)인 기어이다.
크라운 기어 (crown gear)		① 피치면이 평면이다.

① 직선 베벨 기어(straight bevel gear) : 톱니 줄기가 피치 원뿔면에 일치하는 기어로 서로 맞물릴 때 톱니의 위쪽에서 시작하여 톱니 뿌리 방향으로 물리며 베벨 기어 가운데 가장 만들기 쉽고 간단하며 제작비가 적게 들지만 쓰임새는 곡선 베벨 기어보다 적다.
② 곡선 베벨 기어(spiral bevel gear) : 톱니 줄기가 나선 모양으로 되어 있으며, 비틀림각은 20°~40°의 범위이며 흔히 35°가 가장 적당한 편으로 직선 베벨 기어에 비하여 한 번에 접촉하는 물림 길이가 커서 부드럽게 움직이고, 진동과 소음이 적고 고속에서 사용할 수 있으며 하중을 전달하는 능력이 직선 베벨 기어보다 훨씬 커서 많이 이용된다.
③ 제롤 베벨 기어(zerol bevel gear) : 곡선 베벨 기어 가운데 톱니 줄기의 비틀림 각도가 0°로 회전방향이 변해도 추력(thrust) 방향이 바뀌지 않아서 추력 방향의 힘이 곡선 베벨 기어보다 작게 되므로, 원활한 회전이 필요한 곳에 직선 베벨 기어 대신 사용 가능하므로 주로 감속기・차동기어장치 등에 사용되고 특히 추력이 걸리는 곳에 쓰인다.
④ 크라운 기어(crown gear) : 이것은 평 기어 또는 헬리컬 기어와 맞물리는 원판모양의 기어로 직교하는 축 또는 어긋난 축에 사용된다.

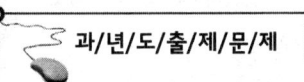

(3) 어긋난 축 기어에는 나사 기어, 웜 기어, 하이포이드 기어 등이 있다.

	형상	특징
원통 웜기어 (worm gear)		① 두 축이 직각을 이루는 경우에 사용한다. ② 큰 감속을 얻을 수 있다. ③ 효율이 낮다.
장고형 웜기어 (hourglass worm gear)		① 원통 웜기어를 개선한 것이다. ② 장고형 웜을 이용하여 웜휠과 접촉 면적을 크게 한 것이다.
하이포이드 기어 (hypoid gear)		① 두 축이 교차하지도, 평행하지도 않는 경우에 사용한다. ② 스파이럴 베벨 기어의 이 모양과 동일하다. ③ 일반 스파이럴 베벨 기어에서 피니언의 위치가 이동한다.
나사 기어 (screw gear)		① 두 축이 교차하지도, 평행하지도 않는 경우에 사용한다. ② 헬리컬 기어의 이 모양과 동일하다.

① 웜 기어(worm gear) : 서로 직각을 이루며 같은 평면 위에 있지 않는 2축 사이의 회전을 전달하는 기어이다.
② 장고형 웜기어(hourglass worm gear) : 장고형 웜과 이것과 맞물리는 웜 휠의 총칭으로 제작이 어렵지만 원통 웜기어에 비해 큰 동력을 전달할 수 있다.
③ 하이포이드 기어(hypoid gear) : 베벨 기어의 일종으로서 베벨 기어의 축을 엇갈리게 한 것으로 엇갈린 축의 협각이 90°를 이루어 자동차의 차동 기어 장치의 감속 기어로 이용된다.
④ 나사 기어(screw gear) : 원통기어 한 쌍을 어긋난 축 사이의 운동 전달에 이용할 경우의 기어로 헬리컬 기어 간 또는 헬리컬 기어와 평기어의 조합으로 사용되며, 조용하지만 비교적 경부하가 아니면 사용할 수 없다.

32 전원을 일정하게 유지하여 전압의 안정을 하기 위하여 사용하는 다이오드는?

㉮ 터널 다이오드　　　　　　　　㉯ 발광 다이오드

㉰ 버랙터 다이오드　　　　　　㉴ 제너 다이오드

Sol ① 터널 다이오드(tunnel diode) : 불순물 농도를 매우 크게 만들어 부성 저항 특성을 갖는 소자로 마이크로파대의 발진이나 전자계산기의 고속 스위칭 소자로 사용된다.

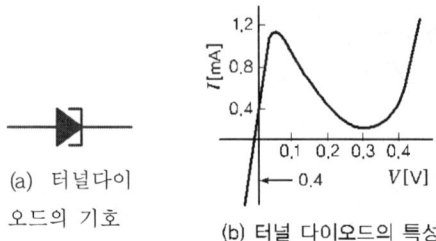

(a) 터널다이오드의 기호　　(b) 터널 다이오드의 특성

② 제너 다이오드(zener diode) : 전압을 일정하게 유지하기 위한 전압 제어소자로 정전압 다이오드로도 불리우며, 정전압회로에 사용된다.

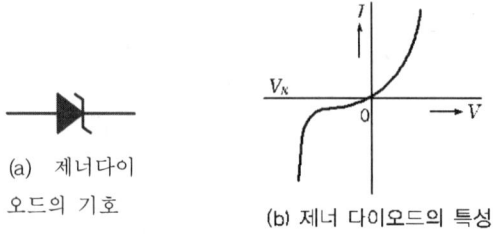

(a) 제너다이오드의 기호　　(b) 제너 다이오드의 특성

③ 가변 용량 다이오드(varactor diode) : 역방향 전압의 변화로 다이오드 양단의 공간 전하 용량이 가변되는 특성을 이용한 소자

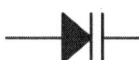

④ 발광 다이오드(Light Emitting Diode, LED) : 순방향 전압이 인가되면 PN 접합의 N형 반도체 내의 전자가 PN 접합 층으로 이동하고 P형 반도체 내의 정공이 PN 접합 층으로 이동하여 전자와 정공이 재결합을 하면서 빛을 발산하도록 하는 소자이며, LED의 빛은 결정과 반도체 불순물에 따라 결정되며 적색, 녹색, 황색, 백색 등이 이용되고 있다.

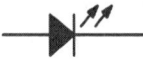

33 회로에서 2개의 저항이 직렬로 연결되어 있을 때, 전체 저항은 몇 [Ω]인가?

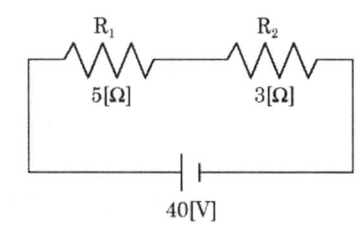

㉮ 2　　　　㉯ 3　　　　㉰ 5　　　　㉴ 8

Sol 전체저항 $R_t = R_1 + R_2 = 5 + 3 = 8[\Omega]$

34 2개의 입력이 서로 다를 때만 출력이 1이 되는 게이트는?
㉮ AND ㉯ OR ㉰ NOT ㉱ EX-OR

Sol 문제 24번 해설 참조

35 회로에서 미지의 저항 X의 값은 얼마인가? (단, $R_1=10[\Omega]$, $R_2=100[\Omega]$, $R_3=20[\Omega]$, V=10[V], 검류계 G에는 전류가 흐르지 않는다.)

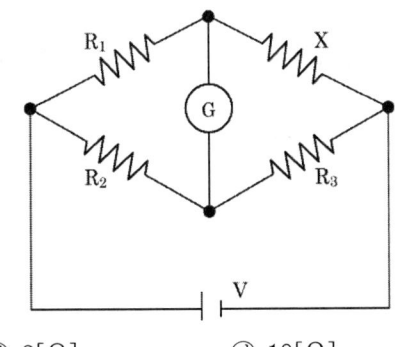

㉮ $1[\Omega]$ ㉯ $2[\Omega]$ ㉰ $10[\Omega]$ ㉱ $100[\Omega]$

Sol $R_1 \times R_3 = R_2 \times R_x$의 식에 의해
$$R_x = \frac{R_1 R_3}{R_2} = \frac{10 \times 20}{100} = 2[\Omega]$$

36 물질에 물리적 힘을 인가하면 전위가 발생하고 전압을 인가하면 변형이 생기는 성질을 이용한 센서를 무엇이라 하는가?
㉮ 온도 센서 ㉯ 압전 센서
㉰ 유도성 센서 ㉱ 정전용량 센서

Sol ① 압전 센서 : 압전 물질에 압력이 가해지면 전위가 발생하고 전압을 가하면 변형이 생기며, 압전 물질을 이용하면 어떤 부위에서 일어난 변위나 압력변화에 의한 전위를 측정하며, 심음도, 혈압, 혈류, 초음파기기에 사용된다.
공식 : $Q=kF$ (여기서, Q : 전하량, F : 가해진 힘, k : 압전상수)
② 유도성 센서 : 인덕턴스의 변화량을 측정하는 센서
㉠ 상호인덕턴스를 이용한 센서 : 2개의 코일을 같은 축 방향으로 배열하여 위치 변화를 시키면 상호 인덕턴스가 변함
㉡ 자기저항의 변화를 이용한 센서 : 코일은 고정시키고 코일 안에 자기저항물질을 넣거나 빼면 자기저항이 변하는 원리

ⓒ 선형가변차동변환기(LVDT) : 가장 많이 사용되며 주로 압력이나 변위 또는 힘을 측정하는데 사용
③ 온도센서 : 온도나 열을 감지하는 소자로 센서 중에서 가장 광범위하게 사용되어 다른 센서에 비해 종류가 많다. 온도라는 물리량을 전기신호로 변환하는 것으로 접촉형과 비접촉형으로 구분하며, 비접촉 온도센서에는 적외선 센서가 있고, 접촉형 온도센서는 제벡효과를 이용한 열전대와 온도에 따른 저항 변화 특성을 이용한 측온저항체 및 서미스터가 있다.
④ 용량성 센서 : 정전용량을 측정하는 것으로 판의 면적이 s, 판의 간격이 d, ε는 축전기의 유전율일 때 용량성 센서의 정전용량 관계식은 $C = \varepsilon \frac{s}{d}$ 이다.

37. 나사의 바깥지름을 d, 골지름을 d_1이라 할 때, 유효지름은?

㉮ $\frac{d+d_1}{2}$　　㉯ $\frac{d-d_1}{2}$　　㉰ $d+d_1$　　㉱ $d-d_1$

Sol

	최대	최소
수나사	바깥지름	골지름
암나사	골지름	안지름

① 바깥지름(d)
　ⓐ 수나사의 바깥지름
　ⓑ 나사의 크기를 나타내는 호칭
　ⓒ 같은 크기의 암나사 지름 → 암나사의 골지름(D)
② 안지름(d_1)
　ⓐ 암나사의 안지름
　ⓑ 같은 크기의 수나사의 골지름(d_1)
③ 유효지름(d_2, d_e)
　나사 축에 평행한 방향으로 나사산의 길이와 나사 홈의 길이가 같아지는 곳의 가상 원통 지름(수나사)
　암나사의 유효지름과 크기가 같다.
　$d_2 = \frac{d+d_1}{2} [m]$

38. 전자 1개의 전하량은?

㉮ $-1.602 \times 10^{-19} [C]$　　㉯ $-1.602 \times 10^{-18} [C]$
㉰ $-1.602 \times 10^{-17} [C]$　　㉱ $-1.602 \times 10^{-16} [C]$

Sol 전자의 전기량 : $-1.602189 \times 10^{-19} [C]$
전자의 질량 : $9.109534 \times 10^{-31} [kg]$

39 10진수 25.375를 2진수로 바꾸면?

㉮ $(10100.001)_2$ ㉯ $(11001.011)_2$ ㉰ $(11001.001)_2$ ㉱ $(10100.011)_2$

Sol 정수부분의 계산

```
2 ) 25
2 ) 12    -- 1
2 )  6    -- 0
2 )  3    -- 0
     1    -- 1
```

소수점 부분의 계산

```
  0.375         0.75          0.5
×     2  ↗  ×     2  ↗  ×     2
  0.750         1.5           1.0
```

$(23.375)_{10} = (11001.011)_2$ 가 된다.

40 심음계에서 가장 중요한 장치로 소리를 모으고 이를 전기적 신호로 변환시켜 주는 것은?

㉮ 증폭기   ㉯ 마이크로폰   ㉰ 필터   ㉱ 동조기

Sol 심장에서 발생한 소리(심음)는 흉벽에 전달되어 흉벽에 진동이 생긴다. 심음계(phono-cardiograph)는 이 진동을 마이크로폰에 의하여 진기적 에너시로 변환시키고, 증폭기와 여파기(필터)를 거쳐 전자 오실로그래프의 작용으로 감광지에 기록한다. 마이크로폰과 흉벽이 공기를 사이에 두고 접하는 공기전도형과 마이크로폰이 직접 흉벽에 접촉되어 진동을 픽업하는 접촉형이 있다.

41 의료인이 아닌 것은?

㉮ 한의사   ㉯ 치과의사   ㉰ 조산사   ㉱ 간호조무사

Sol 「의료법」제2조(의료인)

① 이 법에서 "의료인"이란 보건복지부장관의 면허를 받은 의사·치과의사·한의사·조산사 및 간호사를 말한다.
② 의료인은 종별에 따라 다음 각 호의 임무를 수행하여 국민보건 향상을 이루고 국민의 건강한 생활 확보에 이바지할 사명을 가진다.
  1. 의사는 의료와 보건지도를 임무로 한다.
  2. 치과의사는 치과 의료와 구강 보건지도를 임무로 한다.
  3. 한의사는 한방 의료와 한방 보건지도를 임무로 한다.
  4. 조산사는 조산(助産)과 임부(姙婦)·해산부(解産婦)·산욕부(産褥婦) 및 신생아에 대한 보건과 양호지도를 임무로 한다.
  5. 간호사는 상병자(傷病者)나 해산부의 요양을 위한 간호 또는 진료 보조 및 대통령령으

로 정하는 보건활동을 임무로 한다.

42 의료기기의 생물학적 안전에 대한 공통 기준 규격은 어떠한 법으로 정하고 있는가?
㉮ 노인장기요양법 ㉯ 국민건강보험법
㉰ 의료기기법 ㉱ 의료안전법

  Sol 「의료기기법」 제2조(정의)
  ① 이 법에서 "의료기기"란 사람이나 동물에게 단독 또는 조합하여 사용되는 기구・기계・장치・재료 또는 이와 유사한 제품으로서 다음 각 호의 어느 하나에 해당하는 제품을 말한다. 다만, 「약사법」에 따른 의약품과 의약외품 및 「장애인복지법」 제65조에 따른 장애인보조기구 중 의지(義肢)・보조기(보조기)는 제외한다.
    1. 질병을 진단・치료・경감・처치 또는 예방할 목적으로 사용되는 제품
    2. 상해(傷害) 또는 장애를 진단・치료・경감 또는 보정할 목적으로 사용되는 제품
    3. 구조 또는 기능을 검사・대체 또는 변형할 목적으로 사용되는 제품
    4. 임신을 조절할 목적으로 사용되는 제품
  ② 이 법에서 "기술문서"란 의료기기의 성능과 안전성 등 품질에 관한 자료로서 해당 품목의 원자재, 구조, 사용 목적, 사용방법, 작용원리, 사용 시 주의사항, 시험규격 등이 포함된 문서를 말한다.
  ③ 이 법에서 "의료기기취급자"란 의료기기를 업무상 취급하는 다음 각 호의 어느 하나에 해당하는 자로서 이 법에 따라 허가를 받거나 신고를 한 자, 「의료법」에 따른 의료기관 개설자 및 「수의사법」에 따른 동물병원 개설자를 말한다.
    1. 의료기기 제조업자
    2. 의료기기 수입업자
    3. 의료기기 수리업자
    4. 의료기기 판매업자
    5. 의료기기 임대업자

43 서맥이 심해져서 약물로 치료가 불가능할 경우 증상을 개선하기 위해서 사용되는 기기는?
㉮ 인공신장 ㉯ 인공심장
㉰ 이식형 제세동기 ㉱ 페이스메이커(심박 조율기)

  Sol 서맥이란 정상박동보다 심장박동이 낮게 뛰는 것을 말하며, 정상박동은 동방결절(S-A node)에서 발생하는 분당 60~100회 사이의 규칙적인 심장의 박동이며, 서맥은 60회 미만의 심실수축을 의미한다. 서맥이 심해져서 약물로 치료가 불가능할 경우 증상을 개선하기 위해서 심박 조율기(페이스메이커, pacemaker)를 설치하는데 임시형과 영구형이 있으며, 설치하려면 절개 시술을 해야 한다.

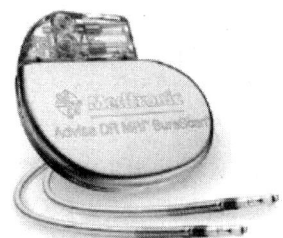

Medtronics의 페이스메이커

44 국내의 다양한 형태의 의료정보시스템을 나타낸 것으로 병원정보시스템과 관련이 없는 것은?

㉮ DRG　　　㉯ EMR　　　㉰ PACS　　　㉱ OCS

Sol 1. OCS(Order Communication System) : 각종 의학정보 및 환자들의 진찰자료를 보관한 DB와 의사가 환자를 진단한 후 처방을 통신망을 통해 각 해당 진료부서로 전달해 주는 시스템이다. 이 시스템은 환자의 등록에서 진료, 수납까지 원내의 모든 데이터를 관리 전달하는 것은 물론 병원의 모든 행정을 효율적으로 관리할 수 있도록 하는 통합의료정보시스템이다.
　　※ OCS(처방전달시스템)의 효과
　　　　① 외래접수, 수납, 진료, 투약 등의 대기시간 단축
　　　　② 간호사 사무업무의 감소로 인한 재원환자의 간호서비스 개선
　　　　③ 진료정보의 활용 및 정확한 전달체계를 통한 진료의 질적 향상
2. PACS(Picture Archiving and Communication System) : 1980년대 초기까지는 디지털 영상처리에 대한 하드웨어와 소프트웨어의 기술력 때문에 만족할 만큼 활성화되지 못하였다. 1982년 PACS에 관한 첫 번째 국제회의가 SPIE(The international society of optical engineering)의 주관으로 열렸으며, 1983년 PACS와 관련하여 미 육군에 의한 원격 방사선 진료 이후에 대학병원을 중심으로 PACS가 설치되기 시작하였으며 이후부터 활발한 연구와 개발이 진행되었다. PACS의 상용제품은 1980년대 중반 이후부터 출시되기 시작하였으나 가격이나 기술적인 면에서 부족함이 많아 실패하였다. 그러나 1990년대에 하드웨어와 소프트웨어의 발전으로 PACS의 도입이 본격적으로 시작되었다.
　(1) PACS(의료영상시스템)의 장점
　　　　① 최근 영상은 수초 이내에, 1년 이상의 과거 영상은 수분 이내에 조회가 가능
　　　　② 동시에 다른 곳에서 같은 영상을 조회할 수 있다.
　　　　③ 화면 밝기, 측정, 확대 등 다양한 영상처리와 편의성을 제공
　　　　④ 필름관리에 소요된 의료 인력을 효율적으로 재배치할 수 있다.
　　　　⑤ 영상데이터 복수 보관 시 분실 또는 훼손 없이 영구적인 보관이 가능
　　　　⑥ 필름 보관 장소, 암실, 관리인력 절감
　　　　⑦ 공기오염, 폐기물 처리 문제의 해결과 신속하고 정확한 정보 검색으로 진보된

교육 및 연구 환경을 제공
⑧ 타 병원과의 정보 교환이 용이
(2) PACS(의료영상시스템)의 구성 : PACS는 영상 획득부, 영상 저장부, 영상 전송부 및 영상 조회부로 구성된다.
① 영상 획득부 : 디지털 영상 의료장비인 CT(Computer Tomography), MRI (Magnetic Resonance Imaging) 등은 ACR-NEMA에서 발표한 DICOM 3.0 표준안으로 영상을 획득한다. 그러나 디지털 영상이 생성되지 않는 의료장비는 DICOM 게이트웨이를 이용하여 인터페이스 시키고 이미 촬영한 X-Ray 필름은 스캐너를 이용하여 디지털 영상화한다.
② 영상 저장부 : 의료영상의 저장 및 데이터베이스 영역으로 기존의 필름 보관실의 기능을 수행하는 부분이다. 컴퓨터를 이용하여 자동으로 의료영상들을 보관, 저장, 분류하는 기능을 수행한다.
③ 영상 전송부 : 의료영상을 획득하는 의료영상 촬영장치 또는 중앙 파일서버로부터 외래나 병동의 워크스테이션으로 정보를 전달하는 매개체이며, 병원 외부로부터 원격 촬영 또는 웹서버를 지원하는 정보 전달망을 의미한다.
④ 영상 조회부 : 의료영상을 출력하는 부분으로서 진단용 모니터와 임상용 모니터를 사용하는 워크스테이션이다. 의료진이 의료영상뿐만 아니라 처방전달시스템이나 내시경 사진 또는 병사사진 등을 조회할 수 있다.
3. DICOM : 1992년 RSNA(The Radiological Society of North America) 회의에서 처음으로 서로 다른 형태의 영상 정보를 가지는 장비들의 연결을 위하여 네트워크를 사용한 메시지 전송에 관한 규약을 통하여 시작되었으며, DICOM 표준안에서는 영상 자체에 관한 보안 표준은 아직 없으며, 암호화를 통한 기밀성 유지와 통신하는 두 컴퓨터 사이에서의 인증에 관한 부분에 대해서만 표준안을 만들었다.
4. EMR(Electronic Medical Record) : 전자의료기록시스템(진료)을 말하는 것으로 처방입력을 포함한 환자의 진료정보를 입력할 수 있는 시스템
5. HIS(Hospital Information System)는 병원의 이러한 시스템을 통틀어서 말하는 개념이다. OCS, EMR, DW, KMS 등을 포함한 병원에서 쓰는 모든 시스템을 포함한 통합의료정보시스템은 EMR뿐만 아니라 처방전달시스템(OCS), 의료영상저장통신시스템(PACS), 진단검사의학시스템(LIS) 등으로 구성된다.

45 프로그램은 여러 개의 부 프로그램으로 이루어지는데 자주 수행되는 작업을 단위 프로그램으로 독립시킨 후 메인루틴(Main-Routine)이나 다른 부 프로그램에서 필요할 경우 호출하는 프로그래밍 기법은?

㉮ 루핑(Looping)
㉯ 라이브러리(Library)
㉰ 서부루틴(Sub-Routine)

㉑ 구조적 프로그래밍(Structured Programming)

🌟Sol 서브루틴(subroutine)은 어떤 프로그램이 실행될 때 부르거나 반복해서 사용되도록 만들어진 일련의 코드들을 지칭하는 용어로, 이를 이용하면 프로그램을 더 짧으면서도 읽고 쓰기 쉽게 만들 수 있으며, 하나의 루틴이 다수의 프로그램에서 사용될 수 있어서 재작성하지 않도록 해준다. 프로그램 로직의 주요 부분에서는 필요할 경우 공통 루틴으로 분기할 수 있으며, 해당 루틴의 작업이 완료되면 분기된 명령어의 다음 명령어로 복귀한다.

46 병원에서 당직의료인을 두는 주된 이유는?

㉮ 왕진요청에 응하기 위해
㉯ 의무기록을 관리하기 위해
㉰ 외래환자를 치료하기 위해
㉱ 응급환자와 입원환자를 진료하기 위해

🌟Sol 「의료법」제41조(당직의료인)
각종 병원에는 응급환자와 입원환자의 진료 등에 필요한 당직의료인을 두어야 한다.

47 재택의료기기의 진단 항목으로 적당하지 않은 것은?

㉮ 뇌전도   ㉯ 혈당
㉰ 혈압   ㉱ 혈중산소포화농도

🌟Sol 원격진료란 혈압, 혈당 수치가 안정적인 고혈압, 당뇨 등 만성질환자 및 상당기간 진료를 계속 받고 있는 정신질환자, 거동이 어려운 노인·장애인, 독서벽지 등 주민, 군, 교도소 등 특수지역 환자, 병-의원 방문이 어려운 가정폭력 및 성폭력 피해자, 입원하여 수술 치료한 이후 추적관찰이 필요한 재택환자 등 병의원 이용이 어려워 의료 접근성이 떨어지는 환자들로 의학적 위험성이 낮고 상시적인 질병 관리가 필요한 환자가 의사와 직접 대면하지 않더라도, IT를 이용하여 멀리 떨어져있는 환자의 질병을 관리하고, 진단하며 처방 등을 하는 것으로, 상시적인 질병관리가 가능하고 의료접근성이 더 좋아질 것으로 기대된다.

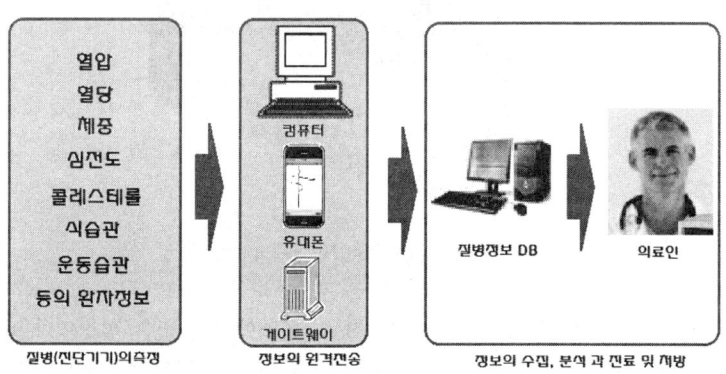

• 재택진단기기 : 원격진단기(Telemedicine System)는 원격지 또는 재택 환자와 병의원의 의료진 사이 화상대화 같은 시진과 청진을 하거나 일괄 송신하고 환자의 임상자료를 토대로 기초적인 의료행위를 할 수 있는 시스템으로 혈당, 혈압, 체중, 심전도, 등을 진단한다.

48 혈액 속의 적혈구와 백혈구의 수를 측정하기 위한 임상 검사기기로 옳은 것은?
㉮ 혈액가스분석기　　　　　　　　㉯ 자동혈구계수기
㉰ 원심분리기　　　　　　　　　　㉱ 생화학분석기

Sol ① 혈액가스분석기 : 동맥혈의 pH, 탄산가스분압(pCO_2)과 산소분압(pO_2)을 37℃에서 3가지 전극을 사용하여 측정하여 폐에서의 가스 교환 상태를 판정하는 장비로서 응급환자 및 중환자의 치료에 유효하다.
② 자동혈구 계수기(blood cell counter) : 혈구수 또는 그 밖의 입자수를 측정하는 계수기로서 빈혈이나 백혈병 등을 비롯한 혈액학적 질환이나 기타 유관 질환의 진단을 위한 가장 기초적이고 필수적인 검사이다.

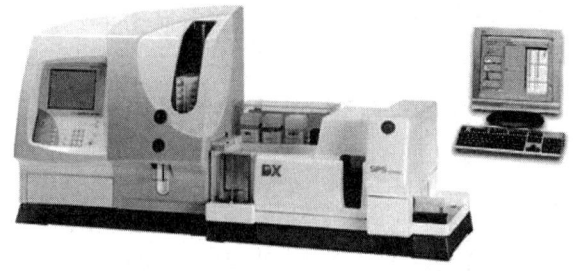

ABX Pentra DX 120 자동혈구분석기

③ 원심분리기(centrifuge) : 회전에 의한 원심력을 이용하여 비중이 다른 두 가지 액체 또는 액체 중에 잘 침전되게 하는 미립자상 고체 등을 분리하는 장치

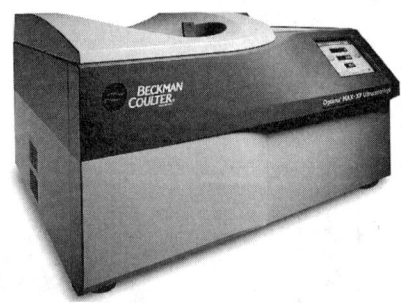

Beckman Coulter의 Optima™
MAX-XP 원심분리기

④ 생화학분석기(chemistry Analyzer) : 혈액에서 분리한 혈청이나 요 등을 이용해 간, 신장, 췌장 등에 관련된 수치와 혈당, 단백질 등을 평가할 수 있는 장비로 빈혈이나 백혈

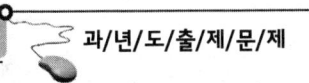

병 등을 비롯한 혈액학적 질환이나 기타 유관 질환의 진단을 위한 가장 기초적이고 필수적인 검사이다.

49 환자감시장치에서 혈중산소포화농도(SpO_2) 측정에 사용되는 광원으로 옳은 것은?

㉮ X-선   ㉯ 자외선
㉰ 적외선   ㉱ 감마선

Sol 혈중산소포화농도(SpO_2)는 동맥혈관 내 혈액의 적혈구에 산화 헤모글로빈의 농도 변화를 680[nm] 파장을 갖는 적색 발광다이오드와 890[nm] 파장을 갖는 적외선 발광다이오드, 이를 수신하는 광수신 포토다이오드를 이용하여 체외의 말초기관에서 측정한다.

50 운영체제가 아닌 것은?

㉮ Workstation   ㉯ UNIX
㉰ Windows   ㉱ MS-DOS

Sol 운영체제(OS, Operating System)는 컴퓨터 시스템의 효율적인 사용을 위하여 컴퓨터의 모든 행위를 감시하고 통제하는 일련의 거대한 소프트웨어의 집단으로 Windows, UNIX, MS-DOS, MAC 등이 있다.

51 체내의 전해액에 의해 생성된 혈액의 산염기평형 측정을 위한 임상검사용 기기는?

㉮ 원심분리기   ㉯ pH meter
㉰ 생화학분석기   ㉱ 자동혈구계수기

Sol ① 원심분리기(centrifuge) : 회전에 의한 원심력을 이용하여 비중이 다른 두 가지 액체 또는 액체 중에 잘 침전되게 하는 미립자상 고체 등을 분리하는 장치

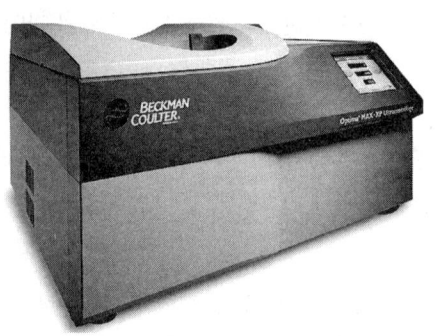

Beckman Coulter의 Optima™ MAX-XP 원심분리기

② pH meter(피에이치미터) : 산성·알칼리성의 농도의 지표인 pH(수소 이온 지수)를 측정하는 계기(計器). pH는 수소 이온의 mol 농도의 상용로그의 역수로 정의되는 양인데, 실용적으로는 2종의 표준용액을 혼합하는 방법으로 측정 표준이 만들어져 있다. 손으로 하는 분석에서는 시약과 지시약을 사용, pH를 측정하고, 공업계측이나 실험실에서의 자동측정에서는 시료 용액 속에 담근 특수한 전극의 전위차를 측정하는 계기가 널리 사용되는데, 이것을 pH 미터라고 부른다. 전극으로는 수소전극·퀸히드론 전극·안티몬 전극·유리전극 등을 사용하는데, 현재는 대부분의 용도에 유리전극을 쓰고 있다. 증폭기와 짝지어 pH의 값(산성 1~7, 알칼리성 7~14)을 1/100자리까지 측정할 수 있는 정밀형도 있다.

③ 생화학분석기(chemistry Analyzer) : 혈액에서 분리한 혈청이나 요 등을 이용해 간, 신장, 췌장 등에 관련된 수치와 혈당, 단백질 등을 평가할 수 있는 장비이다.

④ 자동혈구 계수기(blood cell counter) : 혈구수 또는 그 밖의 입자수를 측정하는 계수기로서 빈혈이나 백혈병 등을 비롯한 혈액학적 질환이나 기타 유관 질환의 진단을 위한 가장 기초적이고 필수적인 검사이다.

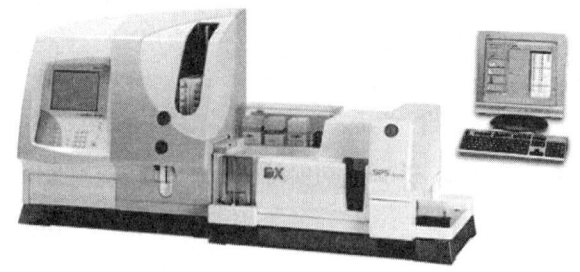

ABX Pentra DX 120 자동혈구분석기

52 기억된 내용에 접근(access)하여 읽을 수는(read) 있으나 임의로 기억시킬 수(write) 없는 읽기 전용 기억소자로서 전원이 꺼져도 기억 내용이 사라지지 않는 것은?

㉮ 롬(ROM) ㉯ 버스(BUS)
㉰ 램(RAM) ㉱ 코어(CORE)

Sol 1. 주기억장치 : 실행되고 있는 프로그램과 이의 실행에 필요한 데이터를 기억하고 있는 장치
  (1) ROM(Read Only Memory) : 읽어내기 전용으로, 사용자가 기억된 내용을 바꾸어 넣을 수 없는 기억소자로서 전원을 차단하여도 기억 내용을 보존한다.
    ① Mask ROM : 제조과정에서 프로그램 등을 기억시킨 것으로 전용 자동제어에 사용한다.
    ② PROM : 사용자가 프로그램 등을 1회에 한하여 써넣을 수 있는 기억소자이다.
    ③ EPROM : 사용자가 프로그램 등을 여러 번 지우고 써넣을 수 있는 기억소자로서, 자외선이나 특정전압 전류로써 내용을 지우고 다시 기록할 수 있다.
    ④ EEPROM(Electrical Erasable Programmable ROM) : 기록 내용을 전기신호에 의하여 삭제할 수 있으며, 롬 라이터로 새로운 내용을 써넣을 수도 있는 기억소자이다.
  (2) RAM(Random Access Memory) : 기억내용을 임의로 읽거나 변경할 수 있는 기억소자로서 전원을 차단하면 기억내용이 사라지므로 휘발성 기억소자라 한다.
    ① SRAM(Static Random Memory : 정적 RAM) : 전원공급을 계속하는 한 저장된 내용을 기억하는 메모리로서 플립플롭으로 구성된다.
    ② DRAM(Dynamic Random Access Memory : 동적 RAM) : 전원공급이 계속되더라도 주기적으로 재기억(refresh)을 해야 기억되는 메모리로서 반도체의 극간 정전용량에 의해 메모리가 구성된다.
 2. 보조기억장치
  (1) 순차 접근 기억장치 : 기록 매체의 앞부분에서부터 뒤쪽으로 차례차례 접근하여 찾으려는 위치까지 접근해가는 장치로서, 데이터가 기억된 위치에 따라 접근되는 시간이 달라지게 된다.
    ① 자기 테이프(magnetic tape) : 순차적 접근 기억장치 중에서 가장 많이 사용되는 매체로, 간편하며 용량이 크기 때문에 데이터나 프로그램을 장기간 보관시키는 데 많이 사용된다.
    ② 카세트테이프(cassette tape) : 카세트는 녹음기에 사용하는 카세트테이프를 직접 사용하고, 데이터를 기록하거나 테이프에 기록된 것을 읽을 때에도 녹음기를 직접 연결하여 사용한다.
    ③ 카트리지 테이프 : 자기 테이프를 소형으로 만들어 카세트테이프와 같이 고정된 집에 넣어서 만든 것으로, 소형으로 간편하면서도 기억용량이 크므로 주기억장치나 다른 기억장치에 기억된 내용을 보관할 때 많이 사용한다.
  (2) 직접 접근 기억장치 : 물리적인 위치에 영향을 받지 않으므로 순차적 접근 장치보다 빨리 데이터를 처리한다.
    ① 자기 디스크(magnetic disk) : 시스템 프로그램을 기억시키는 대표적인 보조기억 장치로서 여러 장을 하나의 축에 고정시켜 함께 회전하도록 하는 디스크 팩으로 사용하며, 디스크 팩에 있는 데이터를 읽거나 기록하는 헤드는 하나의 축에 고정

되어서 같이 움직이는데 이것을 액세스 암이라 한다. 디스크 팩에서 데이터의 처리 순서는 항상 실린더 단위로 이루어진다.

② 하드 디스크(hard disk) : 개인용 컴퓨터와 같이 소형인 컴퓨터 본체 내에 부착하여 사용할 수 있으므로 소형 컴퓨터에서는 대표적인 직접 접근 기억장치로 기억 용량은 비교적 크고 간편하지만, 디스크 팩을 교환할 수 없어 해당 디스크의 기억 용량 범위에서만 사용해야 한다.

③ 플로피 디스크(floppy disk) : 개인용 컴퓨터의 가장 대표적인 보조기억장치로 적은 비용과 휴대가 간편하여 널리 사용된다.

④ CD-ROM(compact disk read only memory) : 알루미늄이나 동판으로 만든 원판에 레이저 광선을 사용하여 데이터를 기록하거나 기억된 내용을 읽어내는 것으로, 알루미늄 디스크에 레이저 광선으로 구멍을 뚫어서 비트를 기록하고, 그것을 레이저 광선이 구멍을 통과하는 것을 읽으며 변질되지 않으면서 고밀도로 사용할 수 있다.

⑤ 자기 드럼(magnetic drum) : 드럼이 한 바퀴 회전하는 동안에 원하는 데이터를 찾을 수 있는 속도가 매우 빠른 기억장치로 제1세대 컴퓨터의 주기억장치로 사용하였으나, 기억 용량이 적은 것이 단점이다.

53 의료기관이 필요한 인원 기준으로 옳지 않은 것은?

㉮ 연평균 1일 조제 수가 80건 이상인 경우에는 약사를 두되, 조제 수가 160건까지는 1명을 둔다.

㉯ 입원시설을 갖춘 종합병원·병원·치과병원·한방병원 또는 요양병원에는 2명 이상의 영양사를 둔다.

㉰ 종합병원에는 보건복지가족부장관이 정하는 바에 따라 필요한 수의 의무기록사(醫務記錄士)를 둔다.

㉱ 의료기관에는 보건복지가족부장관이 정하는 바에 따라 각 진료과목별로 필요한 수의 의료기사를 둔다.

Sol 「의료법 시행규칙」 제38조(의료인 등의 정원)

① 법 제36조제5호에 따른 의료기관의 종류에 따른 의료인의 정원 기준에 관한 사항은 별표 5와 같다.

② 의료기관은 제1항의 의료인 외에 다음의 기준에 따라 필요한 인원을 두어야 한다.

1. 병원급 의료기관에는 별표 5의2에 따른 약사 또는 한약사(법률 제8365호 약사법 전부개정법률 부칙 제9조에 따라 한약을 조제할 수 있는 약사를 포함한다. 이하 같다)를 두어야 한다.
2. 입원시설을 갖춘 종합병원·병원·치과병원·한방병원 또는 요양병원에는 1명 이상의 영양사를 둔다.
3. 의료기관에는 보건복지부장관이 정하는 바에 따라 각 진료과목별로 필요한 수의 의료

기사를 둔다.
4. 종합병원에는 보건복지부장관이 정하는 바에 따라 필요한 수의 의무기록사(醫務記錄士)를 둔다.
5. 의료기관에는 보건복지부장관이 정하는 바에 따라 필요한 수의 간호조무사를 둔다.
6. 종합병원에는 「사회복지사업법」에 따른 사회복지사 자격을 가진 자 중에서 환자의 갱생·재활과 사회복귀를 위한 상담 및 지도 업무를 담당하는 요원을 1명 이상 둔다.

③ 보건복지부장관은 간호사나 치과위생사의 인력 수급상 필요하다고 인정할 때에는 제1항에 따른 간호사 또는 치과위생사 정원의 일부를 간호조무사로 충당하게 할 수 있다.

※ 의료법 시행규칙 [별표 5]
[의료기관에 두는 의료인의 정원(제38조 관련)]

구분	종합병원	병원	치과병원	한방병원	요양병원	의원	치과의원	한의원
의사	연평균 1일 입원환자를 20명으로 나눈 수(이 경우 소수점은 올림). 외래환자 3명은 입원환자 1명으로 환산함	종합병원과 같음	추가하는 진료과목당 1명(법 제43조 제2항에 따라 의과 진료과목을 설치하는 경우)	추가하는 진료과목당 1명(법 제43조 제2항에 따라 의과 진료과목을 설치하는 경우)	연평균 1일 입원환자 40명마다 1명을 기준으로 함(한의사를 포함하여 환산함). 외래환자 3명은 입원환자 1명으로 환산함		종합병원과 같음	
치과의사	의사의 경우와 같음	추가하는 진료과목당 1명(법 제43조제3항에 따라 치과 진료과목을 설치하는 경우)	종합병원과 같음	추가하는 진료과목당 1명(법 제43조제3항에 따라 치과 진료과목을 설치하는 경우)	추가하는 진료과목당 1명(법 제43조 제3항에 따라 치과 진료과목을 설치하는 경우)		종합병원과 같음	
한의사	추가하는 진료과목당 1명(법 제43조 제3항에 따라 치과 진료과목을 설치하는 경우)	추가하는 진료과목당 1명(법 제43조제3항에 따라 치과 진료과목을 설치하는 경우)	추가하는 진료과목당 1명(법 제43조제3항에 따라 치과 진료과목을 설치하는 경우)	연평균 1일 입원환자 40명마다 1명을 기준으로 함(한의사를 포함하여 환산함). 외래환자 3명은 입원환자 1명으로 환산함	연평균 1일 입원환자 40명마다 1명을 기준으로 함(한의사를 포함하여 환산함). 외래환자 3명은 입원환자 1명으로 환산함			한방병원과 같음
조산사	산부인과에 배정된 간호사 정원의 3분의 1 이상	종합병원과 같음(산부인과가 있는 경우에만 둠)		종합병원과 같음(법 제43조 제2항에 따라 산부인과를 설치하는 경우)		병원과 같음		

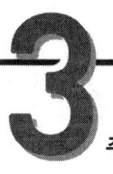

구분	종합병원	병원	치과병원	한방병원	요양병원	의원	치과의원	한의원
간호사(치과의료기관의 경우에는 치과위생사 또는 간호사)	연평균 1일 입원환자 2.5명으로 나눈 수(이 경우 소수점은 올림). 외래환자 12명은 입원환자 1명으로 환산함	종합병원과 같음	종합병원과 같음	연평균 1일 입원환자 5로 나눈 수(이 경우 소수점은 올림). 외래환자 12명은 입원환자 1명으로 환산함	연평균 1일 입원환자 6명마다 1명을 기준으로 함(다만, 간호조무사는 간호사 정원의 3분의 2 범위 내에서 둘 수 있음). 외래환자 12명은 입원환자 1명으로 환산함	종합병원과 같음	종합병원과 같음	한방병원과 같음

54 체열진단기를 설치할 장소로 최적인 것은?

㉮ 기류와 온도 변화가 적고 상대습도가 낮아야 한다.
㉯ 통풍이 잘되도록 하여 환자의 피부상태가 건조하여야 한다.
㉰ 채광이 잘되도록 하여 환자의 피부상태가 건조하여야 한다.
㉱ 절대습도가 낮고 상대 습도가 높을수록 방사적외선이 안정된다.

🖋 Sol 1. 적외선 체열 진단기(Medical Thermal Imaging System)란 인체에서 자연적으로 방출되는 적외선(8~12nm의 파장의 빛)을 감지하여 컬러 영상화하고, 이를 통하여 이상 부위를 검출하는 의료영상 진단 기술로 적외선 체열진단은 체열을 영상화함으로써 통증(Pain), 혈류장애를 객관적으로 시각화하여 평가, 측정, 진단할 수 있는 유일한 진단 검사 방법이며, 다른 검사 방법과 좋은 상관관계를 갖고 있다. 또한 전리방사선을 사용하지 않고 자연적 방출적외선을 감지한다.(No Radiation, No Pain, Non Contact, Non Invasive) 적외선 체열 검사를 실시하면 건강한 사람은 우리 몸의 체열 분포가 좌우 대칭을 이루나 통증이 있는 아픈 곳에서는 체열이 높아지거나 낮아져서 균형이 깨지게 되는 체열 변화를 촬영하여 눈에 보이지 않는 신경통증부위나 질병부위를 보다 정확하게 판별해 내는 것이 바로 적외선 체열 검사이므로 기류와 온도 변화가 적고 상대습도가 낮은 장소에 적외선 체열 진단기를 설치하는 것이 최적이다.

2. 체열진단기의 원리 및 구성

 흑체의 온도가 결정되면 그것에 대응한 파장 특성을 가진 에너지를 방사하는 것은 플랑크 법칙으로 주어지고 있다. 따라서 피측정물의 온도를 예측할 수 있고 방사 에너지의 이용률이 결정되면 검출기에서 필요한 파장 감도대역이 결정된다. 피부의 방사율은 상온에서 대체로 0.99이므로 흑체로 보아도 큰 오차가 생기지 않는다.

 ① 적외선 검출기를 사용해서 체표의 온도분포를 구하기 위해서는 주사기구(scanning mechanism : 스캐닝 메커니즘)가 필요하고 이것을 갖춘 것이 서멀 카메라(thermal camera)이다. 전기적 주사를 하는 적외선 비디콘, 이미지 주사관 등이 있으나 현재 서멀 카메라라고 하는 것의 대부분은 기계적 주사를 하는 것인데 주사와 동기시켜

브라운관, 필링 위에 열 분포상을 얻는다.
② 기본적인 구성으로는 광학계 주사장치, 검출장치, 표시부로 구성된다.
  ㉠ 주사장치 : 기계적인 구성방법으로 사용하고 광학계는 반사경으로 구성된다.
  ㉡ 검출기 : 강도가 높은 인듐안티몬 검출기를 사용한다.
  ㉢ 표시부 : 브라운관으로 하고 이것을 폴라로이드 카메라로 촬영해서 기록으로 남기거나 컬러 프린트한다.
③ 선상의 온도 분포를 표시하는 방법으로 5가지가 있다.
  ㉠ 단순히 X-Y축으로 표시하는 방법이 있다.
  ㉡ 이를 평면으로 확장해서 표시하는 방법이 있다.
  ㉢ 휘도 변조상으로 표시하는 방법이 있다.
  ㉣ 등온선 분포상 방법이 있다.
  ㉤ 컬러로 온도 분포를 촬영할 수 있다.
④ 일반적으로 상온 부근의 방사 온도계측은 기술적으로 어려운 영역으로 특히 체온분포의 측정은 고성능이 요구된다.

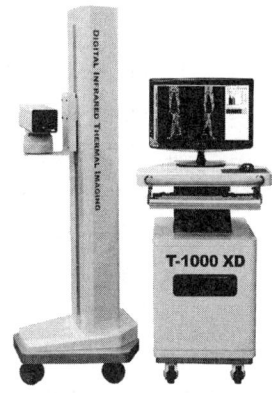

(주) 메쉬의 T-1000

3. 적외선 체열진단기의 특징
① 온도보상장치와 항온, 항습장치가 필요하고 센서가 감응하는 적외선 파장대의 광학필터가 필요하다.
② 전극 간 임피던스가 높아 잡음에 취약하다.
③ 초퍼회로나 셔터장치가 필요하다.
④ 이미지 센서는 냉각장치가 필요하다.
⑤ 압전효과를 이용한 초전 세라믹은 진도에 의한 잡음제거를 위해 역방향으로 직렬 연결하여야 한다.
⑥ 전극 간 바이어스 전안 공급을 위한 안정된 전원장치가 필요하다.

55 방사선 관계 종사자의 유효선량의 연간한도는 얼마 이하이어야 하는가?

㉮ 50[mSv]   ㉯ 100[mSv]   ㉰ 150[mSv]   ㉱ 200[mSv]

Sol 진단용 방사선 발생장치의 안전관리에 관한 규칙

방사선 관계 종사자의 선량한도(제4조제6항 관련)

피폭구분	선량한도
유효선량	연간 50[mSv](5rem) 이하이어야 하며, 5년간 누적선량은 100[mSv](10rem) 이하이어야 한다.
등가선량(수정체)	연간 150[mSv](15rem) 이하이어야 한다.
등가선량(피부·손 및 발)	연간 500[mSv](50rem) 이하이어야 한다.

1. 유효선량이란 인체 내 조직 간 선량분포에 따른 위험 정도를 하나의 양으로 나타내기 위하여 방사능에 노출된 인체의 모든 조직에 대하여 각 조직의 등가선량에 해당 조직의 조직가중치를 곱한 결과를 합산한 양을 말한다. 이 경우 전신피폭된 조직가중치의 합은 1로 한다.
2. 등가선량이란 인체의 피폭선량을 나타내기 위하여 흡수선량에 해당 방사선의 방사선가중치를 곱한 양을 말한다. 이 경우 진단용 엑스선의 방사선가중치는 1로 한다.
3. 방사선 관계 종사자의 선량한도 측정방법 등 측정에 필요한 세부 사항은 식품의약품안전평가원장의 승인을 받아 측정기관의 장이 정한다.
4. 연간 선량한도는 연도 중 처음 피폭선량을 측정한 시기와 관계없이 매 연도 12월 말일을 기준으로 하되, 티엘배지를 사용하는 방사선 관계 종사자의 선량한도는 매분기 말일마다 측정한 양을 합산한 것으로 한다.
5. 5년간 누적 선량한도는 처음 피폭선량을 측정한 시기와 관계없이 2008년 1월 1일을 기준으로 매 5년간의 누적선량으로 한다.

56 혈액투석 장치의 요소가 아닌 것은?

㉮ 투석기　　㉯ 항응고제　　㉰ 투석액　　㉱ 산화기

Sol 혈액투석(Hemodialysis)은 말기 신부전 환자에게 시행되는 치료요법의 하나로, 투석기(인공 신장기)와 투석막을 이용하여 반투막을 경계로 한쪽에는 노폐물이 축적된 환자의 혈액과 다른 한편에는 정상인의 세포외액과 조성이 비슷한 투석액을 서로 반대 방향으로 흐르도록 하여 혈액 내에 축적된 요소와 다른 노폐물을 포함한 용질을 농도 차이에 의한 확산에 의해 제거하고 정수압의 차이를 만들어 혈장을 한외 여과시켜 혈장 내의 과다한 수분을 제거한다.

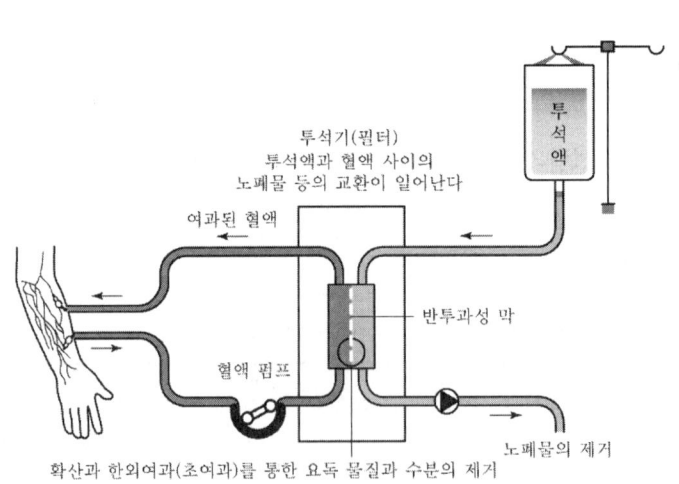

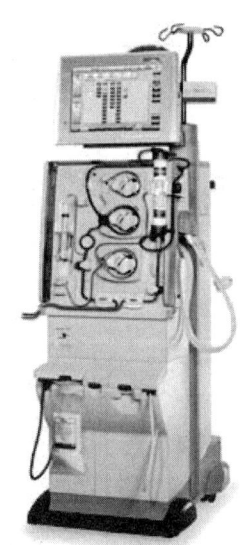

독일 FMC사의 고효율 혈액 투석기 FMC5008S

① 확산(Diffusion) : 반투과성막을 경계로 요독 물질의 농도가 높은 혈액에서 요독 물질이 없는 투석액 쪽으로 요독 물질이 이동한다.
② 대류(Convection) : 체액이 이동할 때 용질이 용매끌기라고 불리는 마찰력에 의해 움직이는 것. 투석으로는 대류에 의한 용질의 이동은 적지만, 초여과율이 높은 고유량 투석기에서는 그 역할이 크다.
③ 한외여과(ultrafiltration) : 초여과라고도 하며 투석막을 경계로 인위적으로 투석기에서 압력을 형성하여 수분을 혈액에서 투석액 쪽으로 이동시킨다.
※ 혈액투석의 효과
  ㉠ 요독소 제거 : 신장에서 체외로 배설시키는 노폐물을 제거한다.
  ㉡ 필요 없는 여분의 수분을 제거 : 신장에서 소변으로 배설시키는 수분을 제거한다.
  ㉢ 산-염기의 균형 유지에 큰 역할 : 혈액투석은 혈액 산도를 조절하는데 혈액이 정상적인 상태, 즉 약알칼리성이 되도록 혈중의 산을 제거하며, 알칼리는 투석액을 통해 보충함으로써 산-염기 평형을 이루게 된다.
  ㉣ 전해질 조절 : 나트륨, 칼륨, 칼슘, 인 등의 혈액 중에 있는 전해질이 과도한 경우에 투석액을 이용해 배설하고 부족할 경우에는 투석액으로 보충해서 체액의 조성과 비슷한 정상 범위 내로 조절해준다.

57 체온이나 생체조직의 온도 측정용 소자가 아닌 것은?

㉮ 열전대소자 ㉯ 서미스터
㉰ 적외선 센서 ㉱ 압전 센서

🔑 Sol 온도나 열을 감지하는 소자인 온도센서는 센서 중에서 가장 광범위하게 사용되어 다른 센서에 비해 종류가 많다. 온도라는 물리량을 전기신호로 변환하는 것으로 접촉형과 비접촉형으로 구분하며, 비접촉 온도센서에는 적외선 센서가 있고, 접촉형 온도센서는 제벡 효과를 이용한 열전대와 온도에 따른 저항 변화 특성을 이용한 측온저항체 및 서미스터가 있다.

58 진료에 관한 기록 보존 연한으로 옳은 것은?

㉮ 환자 명부 : 3년 ㉯ 진료기록부 : 10년
㉰ 처방전 : 3년 ㉱ 수술기록 : 5년

🔑 Sol 「의료법 시행규칙」 제15조(진료에 관한 기록의 보존)
① 의료기관의 개설자 또는 관리자는 진료에 관한 기록을 다음 각 호에 정하는 기간 동안 보존하여야 한다.
  1. 환자 명부 : 5년   2. 진료기록부 : 10년
  3. 처방전 : 2년   4. 수술기록 : 10년
  5. 검사소견기록 : 5년
  6. 방사선사진 및 그 소견서 : 5년
  7. 간호기록부 : 5년

8. 조산기록부 : 5년
9. 진단서 등의 부본(진단서·사망진단서 및 시체검안서 등을 따로 구분하여 보존할 것) : 3년

② 제1항의 진료에 관한 기록은 마이크로필름이나 광디스크 등(이하 이 조에서 "필름"이라 한다)에 원본대로 수록하여 보존할 수 있다.
③ 제2항에 따른 방법으로 진료에 관한 기록을 보존하는 경우에는 필름촬영책임자가 필름의 표지에 촬영 일시와 본인의 성명을 적고, 서명 또는 날인하여야 한다.

59 인공심폐기에 대한 설명으로 옳지 않은 것은?

㉮ heart lung machine으로 불린다.
㉯ 심장과 폐의 역할을 하는 의료기기이다.
㉰ 혈액에 산소를 공급하지만 이산화탄소는 제거하지 않는다.
㉱ 우심방에서 나온 혈액을 산화기를 거쳐 대동맥으로 다시 보낸다.

해설 인공심폐기(Heart-Lung-machine)

심장의 병변을 수술하기 위해서는 심장의 박동을 멈추고 심장 내부의 혈액을 비운 상태에서 수술해야 하는 경우가 대부분으로 심장을 정지시킨 상태에서 수술하기 위해서는 수술 중 생명을 유지하기 위하여 심장과 폐의 기능을 대신하여 주는 인공심폐기라고 하는 특수 의료기기가 필요하다. 인공심폐기는 특수 제작된 튜브를 대정맥이나 심방에 연결하여 심장으로 유입되는 혈액을 체외로 받아낸 다음 인공폐의 구실을 하는 산화기에서 산소를 공급하고 펌프를 이용하여 대동맥에 삽입된 관을 통하여 다시 체내로 밀어넣어 주는 의료기기이다. 인공심폐기를 이용하여 생명을 유지시켜주는 과정을 체외순환이라고 하고 체외순환을 이용한 모든 수술을 통상 개심술이라 부르며, 인공심폐기를 이용한 체외순환을 위해서는 이물질인 튜브나 산화기 등에서 혈액이 응고되지 않도록 헤파린이라고 하는 항응고 약물을 사용하여 많은 경우 체온을 20~30도까지 낮춘 저체온 상태에서 수술하게 된다.

1. 인공심폐기(Heart-Lung-machine)의 구성
   (1) 정맥 6)캐뉼라(Venous Cannulae)
   (2) 저혈조(Blood Reservoir)
      ① 기포형 산화기(bubble oxygenator) : 동맥 저장소(arterial reservoir)
      ② 막형 산화기(membrane oxygenator) : 정맥 저장소(venous reservoir)
      ③ 응급 시 5~10초간의 관류에 필요한 혈액 공급, 정맥환류량이 과도할 때 저장하는 역할, 공기를 배출하는 역할
   (3) 산화기(Oxygenator) : 산소공급기
      ① 동맥펌프와 더불어 중요한 2가지 기본성분 중의 하나이다.
      ② 정맥혈액에 단순히 산소공급을 하는 것이 아니라 이산화탄소 제거 기능
   (4) 열교환기(Heat Exchanger) : 저체온의 유도 사용

---
6) 캐뉼라(Cannulae)는 인체 내에서 액체 등을 빼내거나, 인체 내로 약물을 주입할 때 사용한다.

(5) 펌프(Pumps) : 심장 대신 사용
　① 롤러 펌프(Roller pump)
　② 원심분리 펌프(Centrifugal pump) : 소용돌이처럼 혈액을 회전시켜 형성되는 압력을 이용한다.
(6) 여과기(Filters)
(7) 동맥 캐뉼라(Arterial Cannulae)
　① 환자의 체표면적과 예상 유량(flow rate)으로 결정한다.
　② 무명동맥 직하부, 사지동맥을 이용
(8) 심장 내 흡인장치(Cardiotomy Suction System) : 출혈을 심폐기로 저혈조로 흡입함
(9) 셀 세이버(Cell Shaver) : 7)헤파린 투여 전 또는 8)프로타민 투여 후 – 자동수혈(autotransfusion)
(10) 심폐기사(Perfusionist)
　인공심폐기의 원리는 상행과 하행 대정맥에 정맥관을 삽입해서 심장으로 들어오는 정맥혈을 인공 심폐기로 받아 이 혈액을 인공 폐(주로 반투막을 이용)에서 이산화탄소를 제거하고 산소를 공급하여 동맥혈로 만든 다음 대동맥에 삽입한 동맥관으로 혈액을 펌프의 힘으로 밀어 넣어 주는 것이다.

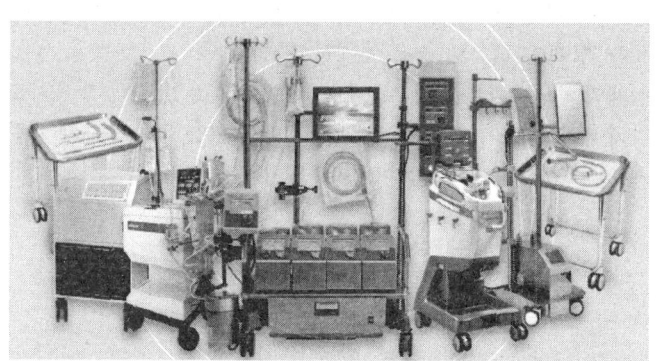

S5 Mast Extension System

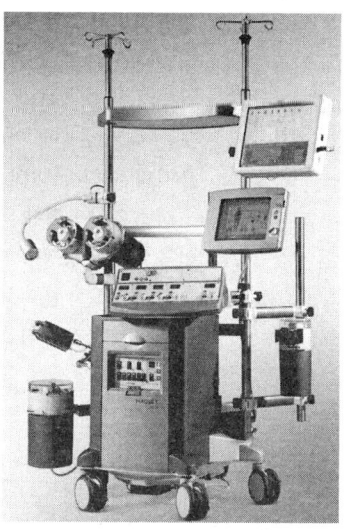

Heart-Lung Machine(HL 30)

---

7) 헤파린(heparin) : 혈액 응고를 저지하는 작용을 하는 다당류의 황산 에스테르
8) 프로타민(protamine) : 보통 핵산과 함께 단백질로 존재하는 염기성 단백질로 가수분해를 하여 염기성 아미노산을 만든다. 물과 암모니아수에 잘 녹으며 열을 받아도 엉기지 않는다.

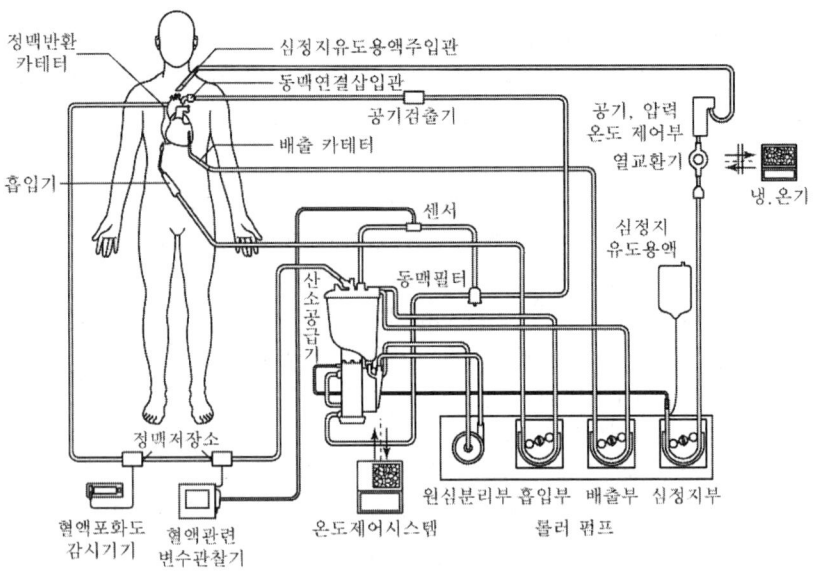

인공심폐기의 동작 원리도

2. 인공심폐에 의한 체외순환 : 혈액의 응고를 막기 위해 혈액 내에 헤파린 등을 첨가한 뒤 인공심폐의 동맥측 회로가 상행대동맥 또는 대퇴동맥으로 삽입된다. 이어 정맥측 회로가 우심방으로부터 상·하대정맥에 삽입되고, 인공 심펌프로 동맥측 회로가 상행대동맥 또는 대퇴동맥에 의해 혈액을 빼내어 적절한 관류량으로 혈액을 보내거나 빼내는 균형이 유지되면 심장 내의 수술조작이 시작된다. 인공심폐에 의한 체외순환 중에 혈액의 관류량·산소유량·혈액온도 또는 혈액의 희석도 등을 조절한다.

3. 인공심폐의 응용 : 인공심폐의 체외순환은 심장수술에 널리 이용되고 있으며, 그 외에도 수술 후 또는 심부전 때의 순환 보조에 이용된다. 또 폐 부전에는 며칠 또는 수주에 이르는 장기 폐 기능의 보조에 이용되며, 암 치료 때 하이퍼서미아(가온요법) 등에서도 응용되고 있다.

60 의료용 접지방식이 아닌 것은?

㉮ 외벽 접지   ㉯ 잡음 방지용 접지
㉰ 등전위 접지   ㉱ 보호 접지

🌟 Sol 의료용 접지방식

인체에 전기적 감전을 주지 않고 의료장비를 안전하게 사용할 수 있도록 하는 것

① 보호 접지는 기본적인 것으로 매크로 쇼크에 의한 대책으로 전기기기의 금속제 외함 등 노출 도전성 부분에 시설하는 접지로 $0.1[\Omega]$ 이하이다.

② 등전위 접지는 각각의 장비 또는 시스템 간의 전위차를 해소하기 위한 것으로 장비와 주변금속의 전위차를 같게 만들어 주는 것으로 흉부수술실, 심혈관 엑스선실, 집중치료

실, 관상동맥 집중치료실 등에 실시한다.
③ 정전기 장애 방지용 접지는 마찰에 의한 정전기 축적을 방지하고 발생된 정전기를 안전하게 대지로 방류하기 위한 접지로 환자용 승강기, 수술대, 푸시버튼 스위치 등에 실시한다.
④ 잡음 방지용 접지는 외부침입 잡음원을 대지로 방출하기 위한 접지로 뇌파검사실, 심전도에 사용한다.
⑤ 바닥도전 접지는 수술실에서 유기될 수 있는 누설전류 및 정전기 등을 신속히 대지로 방류시키기 위한 설비로 격자망(동판)을 도전성 모르타르에 매설하여 설치한다.

Answer

01	02	03	04	05	06	07	08	09	10
④	④	④	④	④	④	④	④	④	④
11	12	13	14	15	16	17	18	19	20
④	④	④	④	④	④	④	㉮	④	④
21	22	23	24	25	26	27	28	29	30
④	④	④	④	④	④	④	④	④	④
31	32	33	34	35	36	37	38	39	40
④	④	④	④	④	④	㉮	㉮	④	④
41	42	43	44	45	46	47	48	49	50
④	④	④	㉮	④	④	㉮	④	④	㉮
51	52	53	54	55	56	57	58	59	60
④	㉮	④	㉮	④	④	④	④	④	㉮

2009 제4회 과년도출제문제

의료전자기능사 과년도 3주완성

01 의공학의 기술에 해당하지 않는 것은?
- ㉮ 생체 모델링 및 시뮬레이션
- ㉯ 생체 신호 처리
- ㉰ 의료 영상 기기
- ㉱ 생체 건축 공학

Sol ① 의공학은 공학의 여러 분야가 의학의 여러 분야에 응용되는 것이기 때문에 보는 관점에 따라서 여러 가지로 분류할 수 있다. 공학적 관점에서는 적용되는 공학적 기술에 따라서 분류하는 경향이 있으며, 의학적 관점에서는 그 기술이 의학의 어떠한 분야에 응용되는 가에 따라서 분류하고 있다.
② 생체신호처리, 의학 영상처리 및 분석, 의료기기, 모델링 및 시뮬레이션, 생체역학, 생체재료, 재활공학, 인공장기, 의료정보, 진단 보조 시스템 등으로 분류한다.

02 일차뼈되기 중심과 이차뼈되기 중심에 있는 연골로서 뼈의 길이 성장이 일어나는 것은?
- ㉮ 해면뼈(sponge bone)
- ㉯ 치밀뼈(compact bone)
- ㉰ 뼈끝판(epiphyseal plate)
- ㉱ 관절연골(articular cartilage)

Sol 뼈의 성장
① 뼈가 생성된 뒤에는 성장이 이루어지는데 팔다리뼈처럼 대롱 모양을 하고 있는 길이와 두께 양쪽으로 자라고, 머리뼈와 같은 납작한 뼈에서는 넓이와 두께가 더해진다.
② 긴뼈는 일반적으로 가운데 뼈 몸통과 양쪽의 뼈끝을 가지고 있는데 길이로의 성장은 두 뼈 발생 중심이 마주치는 뼈몸통과 뼈끝 사이인 뼈몸통 끝(melaphysis)의 뼈끝판(epiphyseal plate)에서 이루어진다. 이 뼈끝판의 변두리인 뼈몸통 쪽에서 연골이 새로운 뼈로 바뀌고 가운데 연골은 다시 증식을 하여 또 다른 뼈로 바뀌는 일을 반복함으로써 뼈가 길이로 성장하는 것이다.
③ 성장이 끝나게 되면 뼈끝판은 더 이상 자라지 않고 완전한 뼈로 바뀌는 것을 뼈끝선(epiphyseal lines)이라고 하며, 더 이상의 성장은 이루어지지 않는다. 긴뼈에서 가늘던 뼈가 두께를 더하며 자라나는 것은 연골의 참여 없이도 뼈를 덮고 있는 뼈바깥막(periosteum)의 뼈모세포(osteoblasis)에서 증식이 이어져 치밀뼈의 두께가 더해가고 뼈 속의 골수공간 쪽에 면한 치밀뼈는 뼈를 흡수하는 뼈파괴세포(osteoclasis)에 의하여

밖으로 두꺼워지는 만큼 깎여져 결과적으로는 공수공간도 넓어지는 상태를 이룬다.

④ 머리뼈와 같이 납작한 뼈에서는 뼈 사이의 이음새 부분인 봉합과 납작한 뼈의 안팎 두 군데에서 뼈가 자라나가 뼈 전체가 넓게 되는 한편 두께도 두꺼워진다. 뼈의 바깥면과 속면에서는 긴뼈처럼 바깥쪽의 머리뼈바깥막(두개골막, pericranium)에서는 증식이 되고 안의 머리뼈속막(두개골내막, endocranium)에서는 파괴가 되면서 모양을 만들어간다.

03 세포막을 구성하고 있는 주요 성분은?

㉮ 탄수화물과 섬유소 ㉯ 지질과 탄수화물
㉰ 단백질과 탄수화물 ㉱ 단백질과 지질

Sol 세포의 구조와 기능

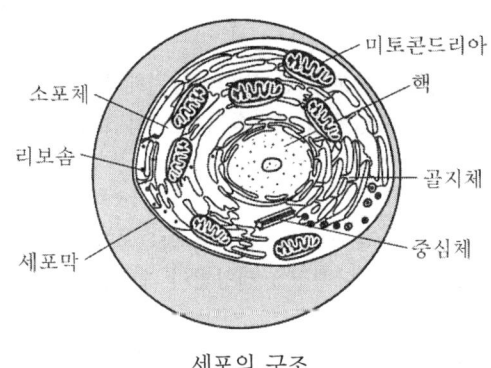

세포의 구조

1. 핵 : 유전자를 가지고 있어서 세포의 증식과 유전을 주도하는 등 생명활동의 중심
   ① 핵막 : 2중막 구조, 핵공 있음(핵공 : mRNA를 비롯한 여러 가지 물질의 이동이 일어남)
   ② 염색사 : DNA(디옥시리보핵산 : Deoxyribonucleic acid), 히스톤 단백질로 구성. 세포 분열 시 응축되어 염색체가 됨
   ③ 인 : RNA(리보핵산 : ribonucleic acid)와 단백질이 주성분, 막 구조 없음. 리보솜을 합성하는 rRNA(ribosomal RNA : 단백질을 합성하는 세포 기관인 리보솜의 일부를 차지하는 세포 내 분자)를 생성
   ④ 핵의 기능 : 생명활동을 조절하는 중추-세포의 생활유지, 증식, 유전
2. 세포막 : 원형질 보호, 세포 안팎으로의 물질 출입을 통제, 조절 세포가 외부로부터 분리되어 독자적인 구조, 기능 유지
   ① 성분 : 인지질, 단백질, 소량의 탄수화물
   ② 유동 모자이크 막 구조 가설 → 단백질이 인지질 2중층 속에서 자유로이 이동
3. 미토콘드리아(mitochondria) : 세포질 속에 많이 들어 있는 타원형 또는 둥그런 꼴의 작은 세포 소기관으로 세포의 발전소
   ① 내막 : 여러 겹으로 겹쳐진 크리스털 구조를 이룸
      내부 : 기질 DNA, 리보솜 ← 독자적인 증식이 가능

ⓐ 세포 호흡에 관계하는 효소가 있음 : 유기물 산화 → ATP(아데노신3인산 : adenisine triphosphate, 조효소 : 효소의 작용을 도와주는 물질) 합성
ⓑ 세포활동에 필요한 에너지 제공
ⓒ 유기물의 화학에너지를 ATP 에너지로 전환
② 간세포, 심장, 근육세포에 많음
③ 야누스그린 B에 생체 염색
4. 소포체 : 모든 세포 안에 존재하는 편평한 주머니 모양의 막성 기관으로 물질의 합성과 수송에 관여한다.
① 조면 소포체 : 리보솜이 붙어 있으며 단백질 수송에 관여.
이자 세포에 많음(∵분비 기능 왕성)
② 활면 소포체 : 지질의 합성과 골지체 형성에 관여
5. 리보솜(ribosome) : 세포질 속의 소포체의 표면에 붙어 있는 작은 알갱이 모양의 물질로 단백질을 합성하는 아주 작은 입자
① 막 구조가 없다. 크고 작은 2개의 단위체로 구성
② 주성분 : rRNA, 단백질, 핵 속의 인에서 합성
③ 단백질의 합성 장소
6. 골지체
① 시스터나(납작한 주머니가 여러 층으로 포개져 있는 것), 골지 소낭
② 조면 소포체로부터 단백질을 전달받아 재포장한 후 골지 소낭을 이용하여 세포 밖으로 분비 리소좀을 만듦
③ 식물세포의 골지체 : 딕티오솜-골지체에서 세포벽을 구성하는 셀룰로오스 등을 합성 분비
④ 분비 기능이 활발한 소화샘, 호르몬샘의 구성 세포에 많이 존재
7. 리소좀(lysosome) : 다양한 가수분해효소(핵산, 단백질, 다당류와 같은 거대분자를 분해할 수 있는 생물학적 촉매)
① 구형의 작은 세포기관, 골지체에서 만들어짐. 단일막
② 가수분해 효소가 들어 있어 세포 내로 들어온 외부 물질, 세포 내의 노폐물, 노후한 세포 기관 분해 → 세포 내 소화 담당. 상처난 부위의 죽은 세포 자체 분해
③ 백혈구에 많음
8. 중심립
① 동물세포, 하등한 식물세포에서 발견. 핵 주위에 2개가 직각 상태로 존재
② 3개씩 9쌍의 미세소관이 원형으로 배치된 9+0 구조
③ 세포가 분열할 때 복제된 후 양극으로 이동하여 방추사 형성
섬모나 편모를 형성하는 기저체가 됨

04 세포의 활동전압에 대한 설명이 아닌 것은?

㉮ 역치 이하의 저분극에서 발생되는 전압이다.

㉯ 신경, 근육세포에서 먼 거리까지 정보를 빨리 전달하는 역할을 한다.
㉰ 신경세포, 근육세포, 감각세포, 분비세포 등 세포막에서 발생하는 것이다.
㉱ 효과기 반응의 조절, 근육수축, 신경전달물질과 호르몬의 분비 등과 같은 역할을 한다.

Sol 활동전위의 생성
① 활동전위(action potential) : 신경세포가 자극을 받아 신경흥분이 전도될 때의 막전위 상태 탈분극(depolarization)을 유도한다.
② 역치전위(threshold potential) : 활동전위를 일으킬 수 있는 만큼의 Na 이온이 들어온 상태로 −50[mV]이다.
③ 실무율(all-or-none) : 활동전위가 탈분극을 일으키고 역치에 이르지 않으면 탈분극화를 일으키지 않는다.
④ 재분극(repolarization) : 세포 내부의 K 이온의 농도가 더 높기 때문에 이들 이온이 세포 밖으로 분출되기 시작하고 세포 내부는 점점 음전화로 바뀌면서 재분극한다.
※ 불응기(refactory period) : 탈분극 후 활동전위를 만들기까지 일정 시간 기다려야 하는 것

05 생체신호에 대한 의미가 옳지 않은 것은?
㉮ ECG – 심전도
㉯ EEG – 뇌전도 혹은 뇌파
㉰ EMG – 근전도
㉱ FKG – 심음도

Sol 생체전기신호
① 생체전기신경세포나 근세포에 의해 발생되는 활동전위를 센서(전극)를 이용하여 측정
② 센서 주변에 분포한 많은 세포의 활동에 의해 발생되는 전계를 전류 전압형태로 표시
③ 의료분야에서 진단에 많이 사용
④ 심전도, 뇌전도, 안구전도, 근전도 등이 있다.

생체전기신호	측정전극	유도법	주파수 범위	활용분야
심전도(ECG)	표면전극/흡착전극	표면12 유도	0.05~100[Hz]	부정맥, 심기능검사
뇌전도(EEG)	표면전극/컵전극	10~20 system	0.1~50[Hz]	수면다원검사 뇌유발전위검사
안구전도(EOG)	표면전극	단극/양극	DC~100[Hz]	수면다원검사 인지도검사
근전도(EMG)	표면전극/바늘전극	단극/양극	100[Hz]~10[kHz]	근력측정, 재활치료

생체전기신호의 종류에 따른 특성

06 위(stomach)의 의미를 가진 의학 용어는?

㉮ epi-   ㉯ gastr-   ㉰ hetero-   ㉱ cardi-

Sol epi : ~의 위에, 위의   hetero : 다른   gastr : 위장

07 아날로그 신호에 대한 설명으로 옳은 것은?

㉮ "0"과 "1"로 구성된 이산적인 데이터
㉯ 음성과 같은 이산적인 변이형태를 지닌 생체신호
㉰ 전압과 시간에 의존하여 이산적으로 변화하는 물리량
㉱ 전압과 전류가 시간에 의존하여 연속적으로 변화하는 물리량

Sol 아날로그 신호와 디지털 신호
① 아날로그 신호
  ㉠ 전압과 전류의 시간에 의존하여 연속적으로 변화하는 물리량에 대한 표현
  ㉡ 음성과 같은 연속적인 변이형태 또는 센서에 의해 감지되는 생체신호 등과 같이 연속적인 값
  ㉢ 아날로그 신호는 여러 개의 정현파로 이루어짐
② 디지털 신호
  ㉠ 0과 1로 구성되는 이산적인 데이터 값

08 생체신호와 측정전극이 옳지 않은 것은?

㉮ 뇌전도는 표면적극으로 측정된다.
㉯ 근전도는 표면전극으로 측정한다.
㉰ 심음도는 표면전극으로 측정한다.
㉱ 안구전도는 표면전극으로 측정한다.

Sol 심음은 가청주파수 영역의 진동으로서 청진기를 이용하면 음으로 들을 수 있으며, 최근에 개발된 마이크로폰 등을 사용하여 신호처리나 객관적인 표시 등도 가능하다.
① 심음은 신장 내의 급격한 압력의 변환에 의해 판막이 개폐 될 때에 발생하는 지속시간이 짧은 음(협의의 심음)과 혈류에 의해 발생하는 지속성을 가진 음(심잡음)을 포함한다.
② 심음검출에는 심음 마이크로폰이 사용되는데, 이는 심장의 소리를 전기신호로 변환해주는 장치이다.

09 40[dB]의 전압이득을 갖는 증폭기의 입력전압이 1[mV]일 때 출력전압은?

㉮ 1[mV]   ㉯ 10[mV]   ㉰ 100[mV]   ㉱ 1,000[mV]

Sol $A_v = \dfrac{V_o}{V_i} = 100$이므로, $V_O = V_i \times 100 = 1 \times 10^{-3} \times 100 = 100[mA]$

10 생체 신호 계측기기에 필요한 특성이 아닌 것은?

㉮ 정확성　　　　㉯ 재현성　　　　㉰ 정밀성　　　　㉱ 표류성

✯Sol 생체계측기기의 특성

① 정적 특성 : 직류입력 또는 매우 낮은 주파수 성분의 입력에 대한 성능
　㉠ 정확도(accuracy) : 참값과 측정된 값과의 차이를 참값으로 나눈 것으로 보통 퍼센트(%)로 표시하며, 정확도는 측정되는 양의 범위에 따라서 다르게 된다.
　　ⓐ 정확도는 오차의 종류나 발생원에 상관하지 않는 모든 오차의 양을 측정한다.
　　ⓑ 정확도는 측정치의 퍼센트, 전범위에 대한 퍼센트, 디지털 표시방법인 경우에는 표시 숫자의 수, 아날로그인 경우에는 가장 작은 간격의 반으로 나타낸다.
　㉡ 정밀도(precision) : 측정치를 표시할 수 있는 유효숫자의 표시로서 고정밀도의 측정은 고정확도의 측정을 의미하지 않으며, 정밀도는 참값과의 비교가 되지 않는다.
　㉢ 해상도(resolution) : 측정될 수 있는 최소의 증감치, 혹은 감별해 낼 수 있는 최소량으로 거의 같은 값을 갖는 양이 구별될 수 있는 정도이다.
　㉣ 재현성(reproducibility) : 동일한 방법으로 동일한 측정 대상을 측정자, 장치, 측정 장소, 측정 시기의 모든 것, 또는 그 중 어느 하나가 다른 조건에서 측정하였을 때 개개의 측정치가 일치하는 성질 또는 정도로 정확성을 의미하지 않는다.

$$재현성 = \frac{표준화}{평균값} \times 100[\%]$$

　㉤ 정적 감도
　　ⓐ 입력의 증감에 대한 출력의 증감의 비로 입력변수를 정상 작동 구간 내에서 변화시키면서 출력의 변화를 측정하여 그린 교정곡선상의 기울기로 표시
　　ⓑ 입력과 출력 간의 관계를 회귀직선으로 나타낼 때 기울기에 해당하는 것이 감도가 됨
　㉥ 영점 표류(zero drift) : 온도의 변화에 의하여 계측기의 영점이 변화하는 것
　　ⓐ 교정곡선 상에서의 모든 출력값이 동일한 양만큼 증가 혹은 감소하는 현상
　　ⓑ 영점표류에 영향을 주는 것은 생산 공정 중에서 잘못 조정된 경우, 주위 온도의 변화, 히스테리시스, 진동, 충격, 원하지 않는 방향으로부터의 힘에 대한 감도 등
　　ⓒ 심전도 전극에서의 직류 오프셋 전압의 변동은 영점표류의 한 예임
　㉦ 감도 표류(sensitive drift) : 방해입력이나 변형입력의 영향으로 교정곡선의 기울기가 변하는 현상(감도를 변화시키는데 따른 영향)
　　ⓐ 생산 공정상의 허용범위, 전원의 변동, 비선형성, 주위 온도와 압력의 변화 등에 기인
　　ⓑ 심전도 증폭기에서 직류전압의 변동 또는 주위 온도의 변화에 의한 전압이득의 변화는 감도표류의 한 예이다.
　㉧ 직선성, 선형성(linearity) : 어떤 한 양(量)의 변화가 다른 양의 변화에 비례적인 변화를 가져올 경우, 그 두 양 사이의 관계
　㉨ 입력 범위(input range) : 주어진 조건을 만족시킬 수 있는 최대한의 입력크기와 최소한의 입력크기 사이의 차이
　　ⓐ 최대 동작범위는 기기에 손상을 주지 않는 최대의 입력전압

ⓑ 이 범위의 위쪽 부분에서는 비선형적일 가능성이 보다 크게 나타난다.
㉻ 입력 임피던스(input impedance) : 생체공학 분야에서는 센서나 기기들은 비전기적인 양을 전압이나 전류로 변환하는 것이 보통이기 때문에 일반화시킨 입력 임피던스의 개념을 사용한다.
② 비선형 특성 : 입·출력 특성이 직선에서 벗어나는 모든 경우가 비선형에 해당된다.
㉠ 포화(saturation) : 일정 크기의 이상/이하의 입력에 대해서는 출력이 더 이상 증가/감소하지 않는다.
㉡ 브레이크 다운(breakdown) : 한계 이상/이하의 압력에 대해서는 출력이 무한대로 증가/감소한다.
㉢ 불감대(dead zone) : 제어계에서 입력이 변화해도 출력이 발생하지 않는 입력의 범위
㉣ 뱅뱅 : 특정 입력치에서 출력이 일정량 점프하게 되는 특성
㉤ 히스테리시스(hysteresis) : 입력의 크기 변화의 방향(증가방향/감소방향)에 따라 출력의 크기가 다르다.
③ 동적 특성 : 연속적인 시스템에서 동적 입력과 동적 출력을 관계시켜서 나타내기 위해서는 미분방정식 또는 적분방정식이 요구되며, 고정상수를 갖는 선형적인 상미분 방정식으로 나타낼 수 있다.
㉠ 전달함수 : 선형시스템 또는 기기에서 전달함수는 입력신호와 출력신호와의 관계를 수학적으로 나타내는 것
㉡ 0차 기기
ⓐ 0차 시스템은 출력이 모든 주파수의 범위에서 입력에 비례하여 나타난다.
ⓑ 진폭과 위상의 왜곡이 없기 때문에 이상적인 동적 성질을 갖고 있다.
ⓒ 선형 가변저항기는 0차 기기의 좋은 예이다.
㉢ 1차 기기 : 한 개의 에너지 저장 소자를 갖고 있는 경우에는 미분방정식에서 y(t)의 미분이 필요하게 된다.
㉣ 2차 기기 : 동적 반응을 나타내는데 2차 미분방정식이 요구되며 많은 의료기기가 2차 또는 그 이상의 차수를 갖는 저역 통과 시스템이다.

11 청진에 의하여 듣기가 곤란한 심음의 구성으로 옳은 것은?

㉮ 1심음과 2심음 ㉯ 1심음과 3심음
㉰ 2심음과 4심음 ㉱ 3심음과 4심음

Sol 심음(Heart Sound)은 심장판막의 개폐에 따라 발생한 진동 에너지가 흉벽을 통해 전달되어 나는 소리로, 기본적인 심음은 4개로 분류되며, 다음과 같은 특징이 있다.
① 제1심음(S1, first heart sound) : 심실수축기 초에 삼첨판과 승모판의 폐쇄(QRS 간격) 시 혈액이 판막 벽에 부딪쳐 발생되는 진동음으로, 낮고 둔한 저음이다.
② 제2심음(S2, secondary heart sound) : T파 이후에 나타나며, 대동맥 판막과 폐동맥 판막의 폐쇄 시 혈액이 판막 벽에 부딪쳐 발생되는 진동음으로, 짧고 고음이다.
③ 제3심음(S3) : 제2심음 후 0.12-0.16초 사이의 심장 이완기에 빠른 속도로 심실에 혈액

이 충만되는 소리로, 아주 약하고 짧은 음(청진 상 듣기 어려움)으로 어린이나 젊은 사람에만 있다.

④ 제4심음(S4) : P파 후에 뒤따르는 심방의 분마성 리듬(arterial gallop)으로 보통 청진 상으로 청취 곤란하다.

12 해부학적 평면의 설명으로 옳지 않은 것은?

㉮ 정중면-우리 몸을 앞뒤 대칭으로 이등분하여 나누는 면이다.
㉯ 시상면-우리 몸을 전후 방향인 세로로 절단해 인체 좌우로 나누는 면이다.
㉰ 관상면-우리 몸을 이마에 평행이 되게 나누는 면이다.
㉱ 횡단면-우리 몸을 위, 아래로 나누는 면으로 지면에 수평이 되게 나누므로 수평면이라고도 한다.

Sol 해부학적 자세는 양쪽 발을 일직선이 되게 똑바로 서서 눈은 앞의 수평선을 바라보며, 양팔을 손바닥을 펴서 앞(정면)으로 향하게 하고 자연스럽게 늘어뜨리고 있는 사람의 자세이다.

시상면 (Sagittal Plane)	인체를 수직으로 나누어 좌우부분
정중시상면 (Midsagittal Plane)	인체를 좌우로 똑같이 나누는 평면
횡단면 (Transverse plane)	인체를 수평으로 나누어 상하부분
전두면 (Frontal Plane)	인체를 수직으로 나누어 앞뒤부분

13 안구의 움직임을 검출하고자 할 때 측정하는 생체신호는?

㉮ 심전도(ECG) ㉯ 근전도(EMG)
㉰ 위전도(EGG) ㉱ 안전도(EOG)

Sol ① 신경전도(ENG, elctroneurogram) : 말초신경 부근에 전극을 설치하여 자극 후 생체전위 측정, 신경전도속도 및 지연시간 등을 계측
② 근전도(EMG, electromyogram) : 근육(motor unit) 근처에 전극을 설치하여 수축작용 측정
③ 심전도(ECG, electrocardiogram) : 신체 표면에 전극을 설치하여 심장의 전기활동 측정
④ 뇌전도(EEG, electroencephalogram) : 머리 주변에 표면전극을 설치하여 뇌의 전기활동 측정

⑤ 망막전도(ERG, electroretinogram) : 망막의 내측면이나 각막에 전극을 설치하여 시각반응현상을 측정
⑥ 안구전도(EOG, electro-oculogram) : 눈 주변에 표면전극을 설치하여 눈동자의 운동 상태를 측정

14 신경 세포를 이루는 기본 단위는 뉴런이다. 뉴런과 뉴런 사이를 연결해 주는 연접 부위를 무엇이라 하는가?

㉮ 축색 돌기   ㉯ 세포   ㉰ 뉴런   ㉱ 시냅스

Sol 뉴런

1. 뉴런의 구조 : 뉴런은 신경계를 구성하는 기본 단위로서, 신경 세포체와 거기에서 뻗어나온 신경 돌기로 구성되어 있다.
   ① 신경 세포체 : 별 모양의 세포로 핵과 세포질로 되어 있으며, 많은 돌기가 있다.
   ② 신경 돌기 : 신경 세포체에서 뻗어나온 돌기로서, 신경 섬유라고도 한다. 수가 많고 짧은 것은 수상 돌기로서 다른 뉴런과 연결되어 있어 자극을 받아들이고, 긴 것은 축색 돌기로서 자극을 다른 뉴런이나 반응기로 전달한다.

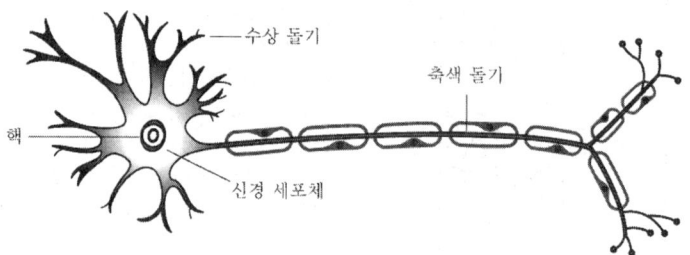

2. 뉴런의 종류
   ① 감각 뉴런 : 감각 신경을 이루고 있는 뉴런으로, 감각기에서 받은 자극을 중추 신경(뇌, 척수)으로 전달한다.
   ② 운동 뉴런 : 운동 신경을 이루고 있는 뉴런으로, 중추 신경의 명령을 반응기(근육, 분비샘)로 전달한다.
   ③ 연합 뉴런 : 뇌와 척수 등의 연합 신경(중추 신경)을 구성하는 뉴런으로, 감각 뉴런과 운동 뉴런을 연결한다.
3. 뉴런의 연결
   ① 자극은 수상 돌기에서 축색 돌기 쪽으로 전달된다.
   ② 뉴런과 뉴런은 시냅스로 연결되어 있으며, 한 뉴런의 흥분은 시냅스를 통하여 다른 뉴런의 수상 돌기로 전달된다.

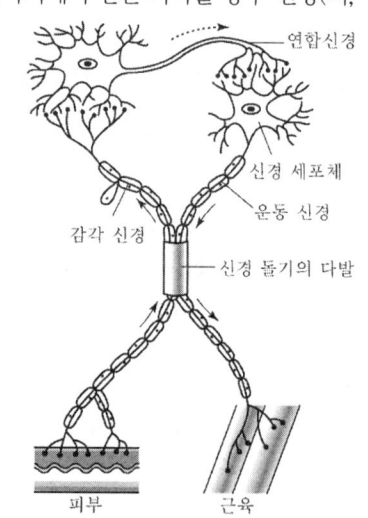

15 호흡기 기능평가법에서 분포능(distribution)에 대한 설명으로 옳은 것은?

㉮ 폐 내에 방사선이 모세혈관으로 전달되는 기능
㉯ 외부공기가 기도를 통하여 폐포로 잘 전달되는 기능
㉰ 폐 내에서 공기가 폐포 간에 균형 있게 분포하는 기능
㉱ 폐포 내 공기와 폐 모세혈관 내 혈액 간에 O_2, CO_2를 잘 교환하는 기능

Sol 호흡기의 기능평가법
① 환기능(ventilation) : 외부공기가 기도를 통하여 폐포로 잘 전달되는 기능
② 분포능(distribution) : 폐 내에서 공기가 폐포 간에 균형 있게 분포하는 기능
③ 확산능(diffusion) : 폐포 내 공기와 폐 모세혈관 내 혈액 간에 O_2, CO_2를 잘 교환하는 기능

16 혈압의 직접측정법에 대한 설명이 아닌 것은?

㉮ 혈관 내로 카테터 삽입
㉯ 혈압을 실시간으로 계측
㉰ 말단(팔) 부위에 압박주머니를 부착한 후 압력 증가
㉱ 카테터에 스트레인 게이지 타입의 압력센서를 연결하여 혈압 파형 계측

Sol ① 혈압의 직접측정법
㉠ 동맥내강(혈관)에 직접 압력센서가 부착된 바늘을 찔러 넣거나 혈관 내로(fluid-filled) 카테터(Catheter)를 삽입한 후 변환장치(스트레인 게이지 형태[strain-gauge type]의 압력 센서)에 연결하여 측정하는 방법이다.
㉡ 관혈적 측정법이라 불리며, 혈압을 실시간으로 계측이 가능하다.
㉢ 동맥내압의 직접적인 측정방법과 신뢰성 높은 상관관계를 갖는다.
㉣ 간혹 초소형 혈관 내 압력 센서를 직접 삽입하여 혈압 측정 : 동특성 우수하다.

② 혈압의 간접측정법
㉠ 말단(팔) 부위에 압박주머니(cuff)를 부착한 후 압력 증가시킨다.
㉡ 압박주머니(cuff)의 내압(P_c)이 수축기 압력(P_s)보다 높으면 동맥폐쇄, 혈액순환이 중지된다.
㉢ 서서히 압박주머니(cuff)의 내압(P_c)을 내리며 말단표면에서 청진, 동시에 압박주머니(cuff)의 내압(P_c)을 관찰한다.
㉣ 압박주머니(cuff)의 내압(P_c)=수축기 압력(P_s)에 이르면 혈액 흐름이 시작되고 와류에 의한 소리(korotkoff sound) 발생 : 수축기 압력(P_s)을 확인한다.
㉤ 압박주머니(cuff)의 내압(P_c)=P_d(이완기 혈압)에 이르면 와류가 사라져 소리 소멸 : 이완기 혈압(P_d)을 확인한다.
㉥ 압박 시 상완동맥의 박동을 촉진하는 촉진법과 청진기로 코로트코프(Korotkoff)음을 듣는 청진법이 있다.

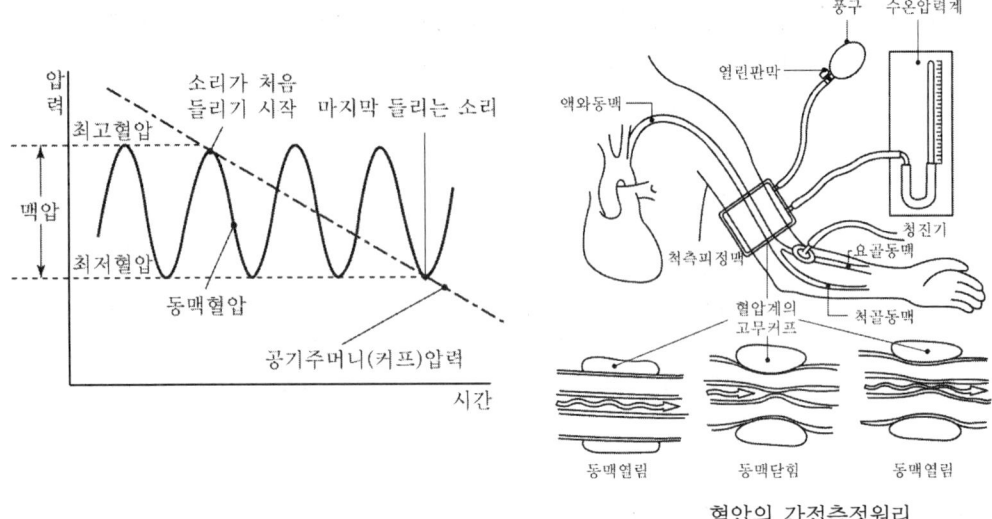

혈압의 간접측정원리

17 자기공명현상과 단층촬영기술을 접합시킨 자기공명영상(MRI)의 특성이 아닌 것은?

㉮ 인체의 모든 방향의 단층상을 볼 수 있다.
㉯ 연부조직을 세밀하게 그려내는 데 효과적이다.
㉰ 생리적 현상 및 신체의 각종 신진대사를 관찰할 수 있다.
㉱ 세포 내부의 변화까지 살필 수 있어 해부학에서도 유효하다.

⭐Sol MRI(Magnetic Resonance Imaging : 9)자기공명영상장치)의 원리

원자핵은 평소에는 회전운동을 하고 있으나 일단 강한 자기장에 놓이면 세차운동이 일어난다. 이 세차운동의 속도는 자기장의 세기와 밀접한 관계가 있어 자기장이 셀수록 빨라진다. 이렇게 자화되어 있는 원자핵에 고주파를 가하면 고에너지 상태가 되었다가, 다시 고주파를 끊으면 원래의 상태로 돌아간다. 이때 방출되는 에너지는 가했던 고주파와 똑같은 형태의 고주파를 방출한다. 이렇게 원자핵이 고유하게 방출되는 고주파를 예민한 안테나로 모아서 컴퓨터로 영상화한 것이 MRI이다. 즉, 인체를 구성하는 물질의 자기적 성질을 측정하여 컴퓨터를 통하여 다시 재구성, 영상화하는 기술이다.

MRI는 X-ray처럼 이온화 방사선이 아니므로 인체에 무해하고, 3-D 영상화가 가능하며 컴퓨터단층촬영(CT)에 비해 대조도와 해상도가 더 뛰어나다. 그리고 횡단면 촬영만이 가능한 CT와는 달리 관상면과 시상면도 촬영할 수 있고, 필요한 각도의 영상을 검사자가 선택하여 촬영할 수 있다. 이러한 장점으로 인해 널리 쓰이고 있지만, 검사료가 비싸며 촬영시간이 오래 걸린다. 또한 검사공간이 협소하여 혼자 들어가야 하므로 중환자나 폐소공포증이 심한 환자는 찍을 수 없는 단점이 있다. MRI는 주로 중추신경계, 두경부, 척추와 척수 등 신경계통의 환자에게 이용되나 이용 범위는 넓다.

---

9) 핵자기공명(NMR, Nuclear Magnetic Resonance) : 자기장에 의해 공명하는 원자핵의 원리이다.
(http://blog.daum.net/shon9940/661 참고)

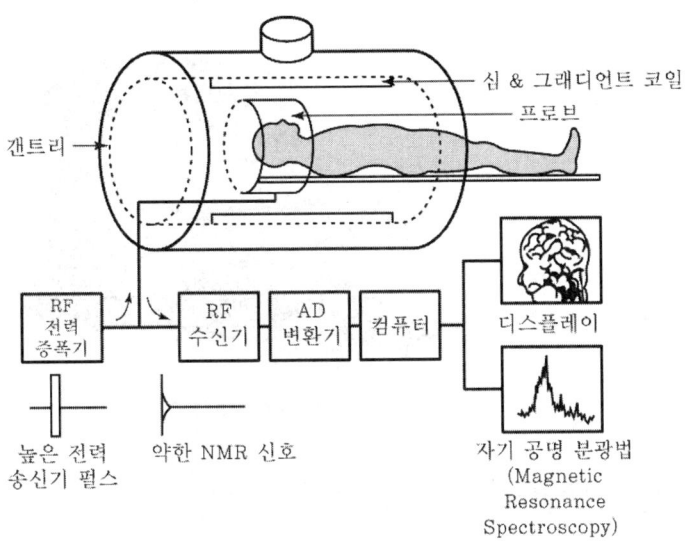

MRI(자기공명영상장치)의 블록도

1. 주 자석 : 정자계를 만듦
   ① 영구자석 : 자계가 영구적, 유지비가 저렴, 누설자계가 작아 공간이 작다. 세기가 0.35[T] 이하. 자석의 시간적 안정도가 떨어진다.
   ② 상온전자석
   ③ 초전도전자석(가장 많이 쓰임) : 자계(0.5~3.0[T]), 공간균일도가 좋으며 자계의 시간적 안전성이 뛰어나 가장 많이 이용됨. 초전도 현상을 유지. 전자석을 극저온 냉각해야 하는데 액체 헬륨을 이용
2. 심 코일(Shimming Coil)
   ① 양질의 영상, 매우 좋은 자계의 균일도가 요구됨
   ② 초전도자석은 솔레노이드 코일, 자계의 균일도가 매우 양호
   ③ 자계의 균일도를 더 높이기 위하여 추가적으로 쓰이는 코일
3. 고주파 코일
   자기공명영상에서 원자핵 스핀을 여기하고, 여기된 스핀이 평형상태로 회귀하면서 발생하는 자유유도감쇠(FID : Free Induction Decay) 신호를 감지하는 장치
4. 경사자계코일
   경사자계코일에 펄스를 인가해주는 장치. 함축자료로 경사자계 강도가 쓰이며, 일반적 강도는 30~60[mT/m]이다.
5. 스펙트로미터(Spectrometer)
   파형합성 수신한 MRI 신호를 처리하여 영상을 구성하는 주제어장치이다.

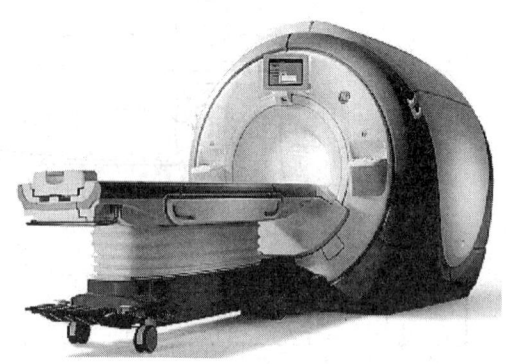

MRI(자기공명영상장치)

18 뼈의 기능에 해당하지 않는 것은?

㉮ 운동 역할
㉯ 무기물의 생성 역할
㉰ 조직의 지지대 역할
㉱ 내부 장기 및 신경 근육의 보호 역할

Sol 골격의 기능
① 지지작용 : 신체의 견고한 지지장치, 신체의 외형을 결정
② 보호작용 : 최강의 기초를 만들고 내부 장기를 보호
③ 지렛대 역할 : 부착되어 있는 근육이 수축하면 지렛대 역할을 하여 운동이 일어나게 함
④ 조혈기능 : 골 내부에 있는 연한 조직인 적골수에서는 혈액 생성
⑤ 무기질의 저장 : 칼슘과 인을 저장하여 몸이 필요로 할 때 공급

19 생체에서 발생하는 전위는 극히 미약하여 생체신호의 계측이 용이하지 않다. 또한 인간을 대상으로 하기 때문에 안전성을 충분히 고려하여 측정이 이루어져야 하는데, 생체 전기 현상에 이용되는 증폭기 중, 이때 필요한 증폭기는?

㉮ 차동 증폭기   ㉯ 전치 증폭기
㉰ 고감도 증폭기   ㉱ 고입력 임피던스 증폭기

Sol ① 차동 증폭기(differential amplifier)는 2개의 입력 단자에 가해진 2개의 신호차를 증폭하여 출력으로 하는 회로이다.
② 전치 증폭기(pre-amplifier) : 메인 앰프, 즉 주 증폭기 앞단에 설치하여 마이크로폰이나 픽업, 텔레비전의 촬상관 등의 미소 출력 신호를 어느 정도 증폭하여 메인 앰프에 가하고, 잡음의 혼입이나 SN비의 저하를 방지하기 위해 사용하는 것이다. 프리앰프에 사용하는 트랜지스터는 특히 저잡음용의 것을 선정하고, 주파수 특성 보상회로 등을 두는 경우가

많다. 스테레오용 프리앰프에서는 MC형(가동 코일형) 카트리지의 헤드 앰프를 내장하고, MM형(가동 자석형)의 부하 저항 전환이나 이퀄라이저(등화기) 앰프도 겸하고, 음질 조절회로를 갖는 것이 널리 사용되고 있다.

③ 고입력 임피던스 증폭기(high input impedance amplifier) : 증폭기의 초단 증폭회로에 FET(전계 효과 트랜지스터) 등의 고입력 임피던스 소자를 사용하고, 입력 전류를 10~100[pA](접합형 FET), 혹은 0.01~1[pA](MOS형) 정도의 고입력 임피던스로 한 것

20 전압이득이 각각 40[dB]와 20[dB]인 증폭기 2개를 그림과 같이 연결하였다. 합성 전압 이득은?

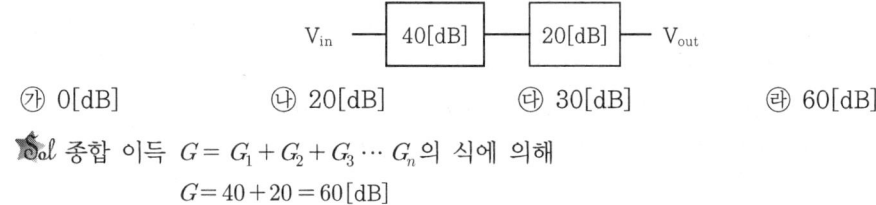

㉮ 0[dB]　　㉯ 20[dB]　　㉰ 30[dB]　　㉱ 60[dB]

Sol 종합 이득 $G = G_1 + G_2 + G_3 \cdots G_n$ 의 식에 의해
$G = 40 + 20 = 60[dB]$

21 쌍접합 트랜지스터(BJT)의 3개의 단자 이름이 아닌 것은?

㉮ 캐소드(cathode)　　㉯ 컬렉터(collector)
㉰ 베이스(base)　　㉱ 이미터(emitter)

Sol 쌍접합 트랜지스터(Bipolar Transistor)의 구조

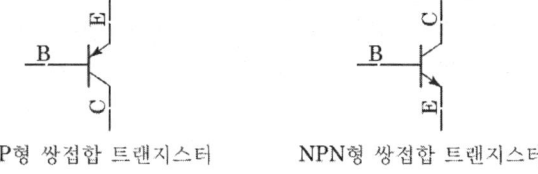

PNP형 쌍접합 트랜지스터　　NPN형 쌍접합 트랜지스터

① 쌍접합 트랜지스터는 3층으로 된 반도체 소자로 npn형과 pnp형으로 구분한다.
② 2층의 n형 층과 1층의 p형 층으로 구성된 것을 npn형이라 하고, 2층의 p형 층과 1층의 n형 층으로 구성된 것을 pnp형이라 한다.

22 서미스터의 특성에 대한 설명으로 옳지 않은 것은?

㉮ 응답속도가 빠르다.
㉯ 국부 온도측정이 불가능하다.
㉰ 소형으로 제작이 가능하다.
㉱ 저항이 아주 높아서 유도전극선의 저항을 무시할 수 있다.

Sol 서미스터(thermistor, thermally sensitive resister) : 온도 변화에 따라 저항 값이 변하도록 설계한 열 저항이며, 니켈(Ni), 코발트(Co), 망간(Mn), 구리(Cu), 티탄 등의 산화물을 적당한 저항률과 온도계수를 갖도록 혼합하여 소결한 반도체로서, 온도측정, 온도제어, 온도보상장치 등에 이용된다.

(1) 서미스터(thermistor)의 종류
 ① 정온도계수(PTC : positive temperature coefficient)형 : 온도가 증가함에 따라 저항이 증가한다.
 ② 부온도계수(NTC : negative temperature coefficient)형 : 온도가 증가함에 따라 저항은 감소한다.

(2) 서미스터(thermistor)의 특징
 ① 매우 소형으로 만들 수 있어 생체 내의 온도나 국부의 온도 측정이 가능하다.
 ② 응답속도가 빠르고 감도가 높다.
 ③ 저항이 아주 높아서 유도 전극선의 저항을 무시할 수 있다.
 ④ 장시간 체온을 측정할 때 적합한 센서이다.

23 코일에 유도되는 전압의 크기를 계산할 수 있는 기전력에 관련한 법칙은?
 ㉮ 패러데이의 법칙　　　　　　　　㉯ 쿨롱의 법칙
 ㉰ 옴의 법칙　　　　　　　　　　　㉱ 키르히호프의 법칙

Sol ① 패러데이의 법칙 : 전자유도에 의하여 생기는 기전력의 크기는 코일을 쇄교하는 자속의 변화율과 코일의 권수에 비례한다.(전자유도법칙)
 ② 옴의 법칙 : 전기회로에 흐르는 전류는 전압에 비례하고, 저항에 반비례한다.
 ③ 키르히호프의 제1법칙(전류법칙) : 회로의 한 접속점에서 접속점에 흘러들어 오는 유입전류(I_i)의 합과 흘러나가는 유출전류(I_o)의 합은 같다. 즉 유입전류와 유출전류의 합은 0이다.
 ④ 키르히호프의 제2법칙(전압법칙) : 회로망 중의 임의의 폐회로 내에서의 전압강하의 합은 그 회로의 기전력의 합과 같다.
 ⑤ 쿨롱의 법칙(Coulomb's law) : 두 자극 사이에 작용하는 힘은 그 거리의 제곱에 반비례하고, 두 자극의 세기의 곱에 비례하며, 힘의 방향은 두 자극을 잇는 직선상에 위치한다.

24 유도성 센서의 동작 원리가 아닌 것은?
 ㉮ 자기저항　　　㉯ 상호유도　　　㉰ 차동변환기　　　㉱ 정전용량

Sol 유도성 센서는 환경의 영향은 안 받으나 자장의 영향은 받는다.
 ① 상호인덕턴스 변화를 이용한 센서 : 작은 움직임에 비례, 축방향 변위
 ② 자기저항의 변화를 이용한 센서 : 전기적 변화를 이용하여 실재 변위를 알 수 있는 것
 ③ 선형가변차동변환기(LVDT) : 가장 많이 이용되는 센서(압력, 변위, 힘 측정)

25 압전센서의 활용 용도가 아닌 것은?

㉮ 심음측정 ㉯ 혈압측정 ㉰ 혈류측정 ㉱ 체온측정

Sol 압전센서란 압전물질에 압력이 가해지면 전위가 발생하고 전압을 가하면 변형이 생기며, 압전물질을 이용하면 어떤 부위에서 일어난 변위나 압력변화에 의한 전위를 측정하여 심음도, 혈압, 혈류, 초음파기기에 사용된다.
$Q = kF$ (여기서, Q : 전하량, F : 가해진 힘, k : 압전 상수)

26 직렬회로에서 전압이 50[V]인 회로에서 5[A]의 전류가 흐르기 위해서는 필요한 저항의 크기는 얼마인가?

㉮ 40[Ω] ㉯ 30[Ω] ㉰ 20[Ω] ㉱ 10[Ω]

Sol 옴의 법칙에 의해 $R = \dfrac{V}{I} = \dfrac{50}{5} = 10[\Omega]$

27 반가산기에서 입력이 A와 B일 때 반올림되는 캐리, 즉 C의 출력 논리식으로 옳은 것은?

㉮ $C = AB$ ㉯ $C = \overline{A}B$ ㉰ $C = A\overline{B}$ ㉱ $C = \overline{AB}$

Sol 반가산기는 2개의 2진수 A와 B를 더한 합(Sum)과 자리올림수(Carry)를 얻는 회로로서 배타적 논리회로(Exclusive-OR)와 AND 게이트로 구성되며, 반가산기의 S=A⊕B=A$\overline{B}$+$\overline{A}$B, C=AB이다.

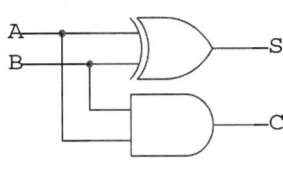

반가산기의 구성

A	B	S	C
0	0	0	0
0	1	1	0
1	0	1	0
1	1	0	1

반가산기의 진리치표

28 인체에 사용하는 전극의 재료로 적당하지 않은 것은?

㉮ 염화은(AgCl) ㉯ 백금(Pt) ㉰ 금(Au) ㉱ 철(Fe)

Sol 귀금속(Noble Metal) 전극은 용량성으로 금, 은, 백금 등 전기화학적으로 안정한 금속을 사용하며, 은-염화은 전극(Ag-AgCl)이 의료 및 생체 실험용으로 많이 쓰이는 대표적인 비분극형 전극이다.

※ 분극 전극(polarization electrode))과 비분극 전극(nonpolarizing electrode)

① 분극 전극(polarizing electrode) : 전극과 전해질의 경계면에 형성되는 용량성에 의한 변위전류만이 흐르는 전극으로 전기화학적으로 매우 안정적인 귀금속으로 만든 전극이 완전분극 전극에 가까운 특성을 나타낸다.

② 비분극 전극(nonpolarizing electrode) : 전극과 전해질의 경계면에서 전하의 이동에

의한 전류가 흐르는 전극으로 은-염화은 전극(Ag-AgCl)은 의료 및 생체 실험용으로 많이 쓰이는 대표적인 비분극형 전극이다.

29 나사에 대한 설명으로 옳은 것은?

㉮ 작은 축방향의 힘으로 큰 회전 모멘트를 얻을 수 있다.
㉯ 작은 회전 모멘트로 축방향의 큰 힘을 얻을 수 있다.
㉰ 작은 마찰력으로 큰 모멘트를 얻을 수 있다.
㉱ 작은 모멘트로 큰 마찰력을 얻을 수 있다.

Sol 나사(screw)는 둘 또는 그 이상의 부품을 죄어서 고정시키는 목적으로 가장 많이 사용되고 있으며, 볼트·너트가 그 대표적인 것이다. 그리고 작은 나사·나무나사 등의 머리에는 나사돌리개의 끝이 들어갈 작은 홈이 패어 있다. 홈이 +자형으로 패어 있는 것을 십자홈붙이 나사라 하는데, 이 형태의 나사는 나사머리의 홈이 잘 망그러지지 않는 장점이 있다. 나사를 만드는 데 있어, 작은 나사는 탭이나 다이스를 써서 절삭한다. 또 전조법(轉造法)에 의해 만드는 일도 있다. 큰 나사 또는 특수한 나사는 선반으로 절삭하여 만든다. 나사는 죔용으로 쓰일 뿐만 아니라, 회전운동의 속도를 바꾸거나, 작은 회전력으로 큰 힘을 내는 곳 등에 이용되며, 또 수나사와 암나사의 상호운동에 의한 회전운동과 직선운동의 상호전환 기구로도 이용되는 등 그 응용범위가 매우 넓다. 또, 스크루 컨베이어·스크루 펌프 등과 같은 특수한 응용도 있다.

30 10[Ω]의 전구를 200[V]의 전원으로 3시간 동안 사용하였을 때 소비된 전력량은?

㉮ 6[kWh]   ㉯ 12[kWh]
㉰ 20[kWh]   ㉱ 200[kWh]

Sol $I = \dfrac{V}{R} = \dfrac{200}{10} = 20[A]$

$P = I^2 R = 20^2 \times 10 = 400 \times 10 = 4000[W]$

$W = P \times t = 4000 \times 3 = 12000[Wh] = 12[kWh]$

31 단위에 사용하는 배수의 연결이 옳지 않은 것은?

㉮ T(테라) − 10^9 ㉯ k(킬로) − 10^3
㉰ m(밀리) − 10^{-3} ㉱ n(나노) − 10^{-9}

Sol 미터법 표기에서 일반적으로 사용되는 접두기호

테라(T)	tera	10^{12}
기가(G)	giga	10^{9}
메가(M)	mega	10^{6}
킬로(k)	kilo	10^{3}
밀리(m)	milli	10^{-3}
마이크로(μ)	micro	10^{-6}
나노(n)	nano	10^{-9}
피코(p)	pico	10^{-12}

32 A, B 두 개의 입력 중 어느 하나라도 "1"일 경우에 출력이 "1"이 되는 논리 게이트는?

㉮ AND ㉯ OR ㉰ NAND ㉱ NOR

Sol 기본 논리 게이트의 종류

① AND 게이트 : 기본 동작원리는 모든 입력이 1일 때 출력은 1이 된다.

논리식 $F = A \cdot B$

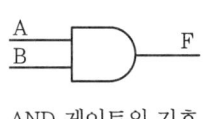

A	B	F
0	0	0
0	1	0
1	0	0
1	1	1

AND 게이트의 기호 / AND 게이트의 진리치표

② OR 게이트 : 기본 동작원리는 모든 입력 중 하나만 1이어도 출력은 1이 된다.

논리식 $F = A + B$

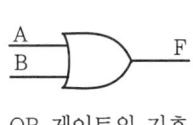

A	B	F
0	0	0
0	1	1
1	0	1
1	1	1

OR 게이트의 기호 / OR 게이트의 진리치표

③ NAND 게이트 : AND 게이트의 부정형으로 입력이 모두 1인 경우에만 출력은 0이 된다.

논리식 $F = \overline{A \cdot B}$

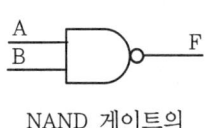

A	B	F
0	0	1
0	1	1
1	0	1
1	1	0

NAND 게이트의 기호 / NAND 게이트의 진리치표

④ NOR 게이트 : OR 게이트의 부정형으로 입력이 모두 0인 경우 출력이 1이 된다.
논리식 $F = \overline{A+B}$

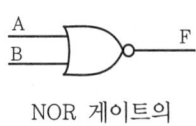

A	B	F
0	0	1
0	1	0
1	0	0
1	1	0

NOR 게이트의 기호

NOR 게이트의 진리치표

33 30[C]의 전하가 이동하여 210[J]의 일을 하였다면, 이때의 전위차는 얼마인가?

㉮ 0.07[V]　　㉯ 0.7[V]　　㉰ 7[V]　　㉱ 70[V]

Sol $V = \dfrac{W}{Q} = \dfrac{210}{30} = 7[V]$

34 진성 반도체의 특성으로 옳은 것은?

㉮ 온도가 상승하면 저항이 증가한다.
㉯ 진성 반도체에 불순물을 섞으면 저항이 증가한다.
㉰ 전기적 전도성은 도체와 부도체의 상위 정도이다.
㉱ 온도가 절대온도 0도 정도의 낮은 상태에서는 절연체가 된다.

Sol 반도체의 특징
① 부의 온도계수를 갖는다. 온도가 상승하면 저항이 감소하여 도전율이 증가한다.
② 정류작용을 한다.
③ 자기효과가 있다.
④ 열전효과가 있다.
⑤ 불순물 첨가에 의해 저항이 변한다.
※ 진성 반도체 : 불순물이 첨가되지 않은 순수한 반도체로 실리콘(Si), 게르마늄(Ge)이 이에 속한다.
※ 불순물 반도체 : 진성 반도체의 전기 전도성을 향상시키기 위하여 불순물을 첨가한 반도체로 N형과 P형의 반도체가 있다.
㉠ N형 반도체 : 4개의 전자를 갖는 진성 반도체에 원자가5가인 불순물 원자[비소(As), 인(P), 안티몬(Sb)]를 혼입하여 공유 결합을 이루고 1개의 전자가 남는다. 이를 과잉 전자 또는 도너(donor)라 한다.
다수 반송자 : 전자, 소수 반송자 : 정공
㉡ P형 반도체 : 4개의 전자를 갖는 진성 반도체에 원자가3가인 불순물 원자[인듐(In), 붕소(B), 알루미늄(Al), 갈륨(Ga)]의 억셉터(Accepter)를 혼입하면, 1개의 전자가 부족하게 되며, 이는 1개의 정공이 남는 상태이다.

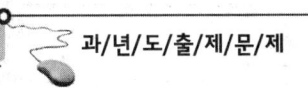

다수 반송자 : 정공, 소수 반송자 : 전자

35 나사의 종류 중 한쪽 방향으로 강하고 센 힘을 전달하는 나사는?

㉮ 둥근나사 ㉯ 톱니나사
㉰ 사각나사 ㉱ 사다리꼴나사

Sol 톱니나사
① 톱니 모양의 나사로서 힘을 한 방향으로만 받는 부품에 이용되는 나사이다.
② 힘을 받는 쪽에는 사각나사를, 반대쪽에는 삼각나사를 깎아서 양 나사의 장점을 구비한 것
③ 한 방향으로 큰 힘을 전달하는 이송 나사로 널리 이용된다.
예) 바이스, 압착기 등

36 전하가 가지고 있는 전기의 양을 무엇이라 하는가?

㉮ 전하량 ㉯ 전류량
㉰ 전압량 ㉱ 전위량

Sol ① 전압 : 회로 내에 전류가 흐르기 위해서 필요한 전기적인 압력
② 기전력 : 전류를 연속해서 흘리기 위해 전압을 연속적으로 만들어 주는 힘
③ 전위 : 전기통로의 임의의 점에서의 전압의 값
④ 전위차 : 전기통로에서 임의의 두 점간의 전위의 차

37 생체 전기 신호 측정과 관련하여 이온에 의한 전류를 자유전자에 의한 전류로 변환해주는 것은?

㉮ 전극 ㉯ 기억소자
㉰ 증폭기 ㉱ 압전소자

Sol 생체 전기 신호
① 생체 전기 신경세포나 근세포에 의해 발생되는 활동전위를 센서(전극)를 이용하여 측정
② 센서주변에 분포한 많은 세포의 활동에 의해 발생되는 전계를 전류 전압 형태로 표시
③ 의료분야에서 진단에 많이 사용
④ 심전도, 뇌전도, 안구전도, 근전도 등이 있다.

38 전압계의 허용 오차에서 1.0급의 경우는 허용 오차를 몇 [%]로 나타내는가?

㉮ ±0.5 ㉯ ±1.0 ㉰ ±1.2 ㉱ ±1.5

Sol

계기의 계급	허용오차
0.2급	±0.2[%]
0.5급	±0.5[%]
1.0급	±1.0[%]
1.5급	±1.5[%]
2.5급	±2.5[%]

39 오실로스코프로 측정이 불가능한 것은?

㉮ 전압 ㉯ 위상
㉰ 코일의 온도 ㉱ 주파수

Sol 오실로스코프(oscilloscope)

반복되는 전기적인 현상이나 파형 등을 브라운관으로 직시할 수 있도록 한 장치로서, 저주파로부터 수백[MHz]까지의 전자 현상의 관측이나 전기적 양의 측정, 통신기기의 조정, 주파수의 비교, 변조도의 측정 등에 사용된다.

40 정류형 계기는 어느 값을 지시하는가?

㉮ 평균값 ㉯ 실효값 ㉰ 파형률 ㉱ 파고율

Sol 정류형 계기는 실효값으로 지시하며, 실효값은 교류의 크기를 교류와 동일한 일을 하는 크기로 바꾸어 나타낸 값이다.
  ① 평균값 : 교류 순시값의 1주기 동안의 평균을 취하여 교류의 크기를 나타낸 값
  ② 순시값 : 교류의 시간에 따라 순간마다 파의 크기가 변하고 있으므로 전류파형 또는 전압파형에서 어떤 임의의 순간에서 전류 또는 전압의 크기
  ③ 최대값 : 교류파형의 순시값 중에서 가장 큰 순시값
  ④ 실효값 : 교류의 크기를 교류와 동일한 일을 하는 직류의 크기로 바꿔 나타낸 값

41 환자기록의 개념을 위한 원형적인 코드체계이며 3자리 코드를 근간으로 하고 있는 분류체계는?

㉮ ICD(국제질병분류)
㉯ SNOMED(체계화된 의학 및 수의학용 명명법)
㉰ ICPC(국제의료행위분류)
㉱ UMLS(통일의학용어시스템)

Sol 분류체계(약자 의미)

① IDC(International Classification of Disease, 국제질병분류) : 환자기록을 추출해내기 위한 원형적인 코드체계. 10년마다 개정, WHO에서 관리함

② SNOMED(체계화된 의학 및 수의학용 명명법) : 질병의 여러 가지 특성을 코드화
③ CPT(현대행위 용어) : 치료비에 의거한 진단과 치료과정을 정의하는 코드
④ ICPM(국제의료행위분류) : 진단, 임상병리실험, 검사, 예방, 수술, 기타 치료과정에 대한 내용으로 구성
⑤ RCC(Read 임상분류) : 전자의무기록을 위해 만들어짐
⑥ ATC(해부치료 화학적 코드) : 약품을 체계적이고 계층적 구조로 분류하기 위해 만들어짐
⑦ MeSH(의학논문주제어)
⑧ UMlS(통일의학용어 시스템) : 서로 다른 정보의 원천에서 얻은 정보를 사용자의 편의를 돕기 위해 개념적으로 연관 지으려는 시도에서 만들어짐
⑨ ICPC(국제 일차 진료 분류) : 외래방문, 입원, 수술 등의 이상적 상황을 코드화하는 데 사용

42 초음파 의료기기의 사용 중 결석의 탐사와 위치 결정 그리고 분쇄상태를 확인할 때는 X-선을 이용하는 방식과 초음파를 이용하는 방식이 있다. 초음파를 사용하는 기기의 특성이 아닌 것은?

㉮ 방사선 노출 위험이 없다.
㉯ X-선 투과성 결석도 발견할 수 있다.
㉰ 뼈와 겹치는 부분의 결석 분쇄도 가능하다.
㉱ 가격이 저렴하다.

Sol 초음파 의료기기의 사용 중 결석의 탐사와 위치 결정 그리고 분쇄상태를 확인할 때 뼈와 겹치는 부분의 결석 분쇄는 어렵다.
 (1) 초음파 의료기기의 특징
  ① 방사선 노출 위험이 없어 인체에 무해하다.
  ② 영상을 실시간으로 확인 할 수 있다.
  ③ X-선 투과성 결석도 발견할 수 있다.
  ④ 가격이 저렴하여 의료 전 분야에 걸쳐 널리 사용한다.

43 의료기기에 의한 장애 형태가 아닌 것은?

㉮ 유해물질, 병원체의 오염으로 인한 세균감염
㉯ 조직에서의 저항성 발열로 인한 수분부족 현상
㉰ 기기로부터 방출된 에너지로 인한 X-레이 감염
㉱ 기기성능의 결함, 정지로 인한 가동 시 환자진료의 위험 초래

Sol 조직에서의 저항성 발열로 인한 수분부족 현상은 환자의 생체현상에 속한다.
의료기기 GMP 적용 가이드라인(MDQMT-AG-2007-01)

의료기기와 관련된 잠재적인 위험요인 및 그에 기여하는 요소들의 예

D.1 일반사항

이 부속서는 모든 경우를 담고 있지는 않지만 서로 다른 의료기기들에 관련될 수 있는 가능한 위험 요인들과 그에 기여하는 요소들 목록을 제공한다.

D.2 에너지 위험요인 및 기여요소

이들에는 다음을 포함한다.
- 전기
- 열
- 기계적 힘
- 전리방사선
- 비전리 방사선
- 가동부
- 의도하지 않은 운동
- 현수질량
- 환자보조장치의 고장
- 압력(용기파열 등)
- 음압
- 진동
- 자기장(MRI 등)

D.3 생물학적 위험요인 및 기여요소

이들에는 다음을 포함한다.
- 생체오염
- 생체부적합
- 부정확한 배합(화학조성)
- 독성
- 알레르기발현
- 돌연변이유발
- 종양형성
- 기형 발생
- 발암
- 발열
- 위생안전성 유지불능
- 열화
- 재감염 그리고/또는 교차 감염

D.4 환경위험요인 및 기여요소

이들에는 다음을 포함한다.
- 전자장
- 장해전자파 취약성
- 장해전자파 방출
- 부적합한 전원 공급
- 부적합한 냉각제 공급
- 규정된 환경조건 이외의 장소에서 저장 또는 운용
- 함께 사용하고자 하는 다른 장치와의 비호환
- 우연한 기계적 손상
- 폐기물 그리고/또는 의료기기 처분으로 인한 오염

D.5 에너지 및 물질의 부정확한 출력으로 기인한 위험요인

이들에는 다음을 포함한다.
- 전기
- 방사선
- 용적
- 압력
- 의료가스 공급
- 마취제 공급

D.6 의료기기의 사용과 관련된 위험요인 및 기여요소

이들에는 다음을 포함한다.
- 부적합한 표시사항 부착
- 다음과 같은 부적합한 운용지침
  • 의료기기와 함께 사용되는 부속품의 부정확한 시방서

• 부정확한 사용 전 점검사항 시방서
• 과도하게 복잡한 운용지침
• 부정확한 서비스 및 보전 시방서
- 기술이 없거나 훈련되지 않은 인원에 의한 사용
- 합리적으로 예측 가능한 오용
- 부작용에 대한 불충분한 경고
- 일회용 의료기기의 재사용 위험요인에 대한 부적합한 경고
- 부정확한 측정 및 기타 도량형 관련요소
- 소모품/부속품/기타 의료기기와의 비호환
- 날카로운 모서리 또는 끝

D.7 부적절, 부적합 또는 과도하게 복잡한 사용자 인터페이스(인간/기계통신)
이들에는 다음을 포함한다.
- 실수 및 판단 오류
- 착오 및 회상 오류
- 과실 및 실책(정신적 또는 신체적)
- 지침, 절차 등의 위반 또는 생략
- 복잡하거나 혼동되는 제어시스템
- 모호하거나 불명확한 장치상태
- 설정치, 측정치 또는 기타 정보의 모호하거나 불명확한 표현
- 결과이 잘못 표현
- 불충분한 가시성, 가청성 또는 감촉성
- 제어기와조작량, 표시 정보와 실제 상태와의 불충분한 매핑
- 기존기기와 비교할 때 모순된 모드 또는 매핑

D.8 기능고장, 정비 및 노화에 따른 위험요인 및 기여요소
이들에는 다음을 포함한다.
- 오류가 섞인 데이터 전송
- 부적합한 보전 후 기능 점검시방서를 포함한 부적합한 보전시방서 또는 그것의 누락
- 부적합한 보전
- 적합한 의료기기 수명 결정방법 부재
- 전기/기계적 무결성 유실
- 부적합한 포장(오염 그리고/또는 의료기기의 열화)
- 재사용 그리고/또는 부적정한 재사용
- 반복된 사용에 따른 기능열화(액체/가스 경로의 점진적 폐쇄 또는 유량, 전기저항 변화 등)

44 청력 검사기에서 신호음으로 사용하는 신호의 파형은?
㉮ 톱니파　　㉯ 삼각파　　㉰ 구형파　　㉱ 사인파

청력 검사기(오디오미터 : audiometer)
귀의 청력을 검사하기 위하여 가청 주파수 영역의 여러 가지 레벨의 순음을 전기적으로 발생하는 음향 발생 장치로 청각의 예민한 정도를 측정하는 청각검사와 듣는 능력의 정도를 측정하며 난청의 원인이 되는 병소를 진단하는 청각검사로 나눈다.

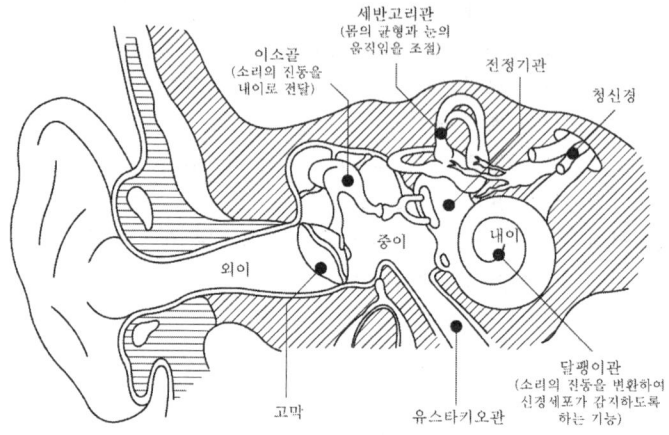

1) 검사와 진단의 종류
   ① 순음치 검사 : 가청주파수 범위의 소리를 듣는 검사
   ② 이음역치 검사 : 음성대화 범위를 측정
   ③ 명료도 검사 : 얼마나 정확하게 듣는지를 검사
2) 검사방법 : 외이로부터 내이에 이르기까지 전달된 소리를 측정하는 검사인 기도검사(air condition)와 청력에 장애가 발생하면 곧바로 골밀도 검사를 실시하여 외이도, 고막, 이소골 등에 병소가 있는지 또는 내이, 청신경, 중추신경계의 장애 유·무를 진단
3) 자극음 : 가청주파수 영역의 20[Hz]~20[kHz] 전 범위를 검사하지 않고, 125, 250, 500[Hz]와 1, 1.5, 2, 3, 4, 6, 8[kHz]와 −10~90[dB] 사이를 5~10[dB] 간격으로 선택
4) 자극음의 종류 : 연속음, 단락음, 주파수 변조음
   ① 단락음 : 2.5[pulse/sec]로 듀티비 50[%]인 200[ms] 동안 자극음의 발생과 중단을 반복
   ② 연속음 : 설정된 주파수와 진폭으로 연속 발생
   ③ 주파수 변조음 : 설정된 주파수에서 5[%] 이내로 변조음 발생

45 의료기관의 개설자 또는 관리자의 진료에 관한 기록 보존 기간을 잘못 연결한 것은?

㉮ 진단서 등의 부본 – 5년 ㉯ 처방전 – 2년
㉰ 진료기록부 – 10년 ㉱ 환자 명부 – 5년

「의료법 시행규칙」 제15조(진료에 관한 기록의 보존)
① 의료기관의 개설자 또는 관리자는 진료에 관한 기록을 다음 각 호에 정하는 기간 동안 보존하여야 한다.

1. 환자 명부 : 5년
2. 진료기록부 : 10년
3. 처방전 : 2년
4. 수술기록 : 10년
5. 검사소견기록 : 5년
6. 방사선사진 및 그 소견서 : 5년
7. 간호기록부 : 5년
8. 조산기록부 : 5년
9. 진단서 등의 부본(진단서·사망진단서 및 시체검안서 등을 따로 구분하여 보존할 것) : 3년

② 제1항의 진료에 관한 기록은 마이크로필름이나 광디스크 등(이하 이 조에서 "필름"이라 한다)에 원본대로 수록하여 보존할 수 있다.
③ 제2항에 따른 방법으로 진료에 관한 기록을 보존하는 경우에는 필름촬영책임자가 필름의 표지에 촬영 일시와 본인의 성명을 적고, 서명 또는 날인하여야 한다.

46 정보사회의 특징에 대한 설명으로 옳지 않은 것은?

㉮ 정보과학, 정보기술이 급속하게 진보한다.
㉯ 유통되는 정보의 양이 폭발적으로 증가한다.
㉰ 인간의 존엄성과 자유에 대한 가치추구가 제한되고 통제된다.
㉱ 사회활동에서 고도의 정보통신기술이 활용되고 자동화가 촉진되어 노동의 개념이 달라진다.

Sol 정보사회의 특징
① 정보사회는 정보의 사회적 중요성이 증대되는 사회이다. 개인 생활을 비롯한 정치, 경제, 문화의 제반 사회생활에서 정보 의존도가 커지는 사회이다.
② 정보사회는 컴퓨터 및 전자통신기술의 결합인 정보통신기술의 발전에 의해 가능해지는 사회이다.
③ 정보사회는 경제 활동의 중심이 상품의 생산에서 정보나, 서비스, 지식의 생산으로 옮겨지는 사회이다. 즉, 정보산업이 구조적으로 증대되는 사회이다.
④ 정보통신의 네트워크화가 이루어져 네트워크 커뮤니케이션이 가능한 사회이다.
⑤ 정보사회는 물질이나 에너지 이상으로 정보 자체가 중요한 자원이 되는 사회이다. 정보의 가치생산을 중심으로 사회 전체가 움직이는 사회이다. 즉, 인간의 지적 창조력이 가장 중요한 사회이다.

47 양전자 방출 단층촬영장치(PET)의 기전으로 옳은 것은?

㉮ 패러데이(Faraday) 법칙
㉯ 소멸(Annihilation) 현상
㉰ 비오-사바르(Biot-Savar) 법칙
㉱ 슈테판-볼츠만(Stephan-Boltzman) 법칙

Sol 양전자 방출 단층촬영장치(PET)는 양전자 방출핵종을 이용하는 [10]SPECT보다 해상도가 우

수하다. C-11(탄소), N-13(질소), O-15(산소), F-18(불소) 등 양전자 변환을 일으키는 동위 원소로부터 방출되는 양전자는 가까이에 있는 전자와 결합하여 소멸하면서 에너지가 0.511[MeV]인 소멸방사선 2개를 서로 반대 방향으로 방출한다. 환자에게 이와 같은 동위원소 표지화합물을 투여하고 인체 주위에 배열한 여러 개의 감마선 검출기를 사용하여 짝지어 방출되는 소멸방사선을 검출하면 양전자를 방출한 동위 원소의 위치를 SPECT보다 정확하게 알 수 있다. 이렇게 양전자방출핵종을 이용한 단층촬영기법을 양전자 방출 단층촬영(PET)이라 한다.

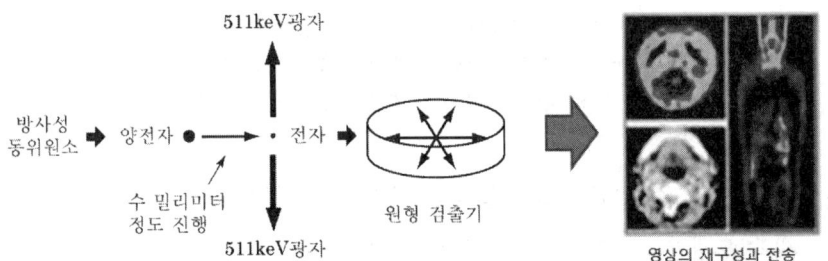

① 양전자 변환이 일어나는 점부터 수[mm] 이내의 곳에서 양전자는 전자와 결합하여 소멸하며, 이때 정반대 방향으로 2개의 소멸방사선이 나오게 된다. 소멸방사선을 A, B의 검출기로 기록하여 컴퓨터로 자료를 처리하여 신체 심부에서 동위 원소의 동작이나 분포를 체외에서 조사한다.

② PET에 사용되는 동위 원소는 핵에 양성자가 과잉인 것이므로 가속기를 이용하여 양성자를 쏘아 넣어 만든다. 또 제품의 반감기가 2·100분 정도로 짧아 장거리 수송이 어려우므로 병원에 설치한 소형 사이클로트론으로 제조한다.

③ 최근에는 PET(Position Emission Tomography)와 CT(Computed Tomography)의 장점을 결합한 PET-CT의 사용이 증가하고 있다. CT의 좋은 해상도로 인해 인체 내부구조의 정보를 얻고 PET로부터 방사성 의약품의 대사 특성 영상을 얻어 두 영상을 합성하면 구조적, 기능적 정보를 보다 정밀하게 관찰할 수 있다. 암의 정확한 위치나 퍼진 정도를 확인함으로써 수술이나 방사선, 항암치료의 범위나 방법의 결정에 많은 역할을 담당한다.

④ 양전자 방출 단층촬영(PET)은 방사성 의약품을 혈관에 주사한 후 전신에 흡수되어 방출되는 양전자를 이용하여 전신을 촬영한다. 이때 주사되는 방사성 의약품은 포도당과 같은 몸의 기초 신진대사에 이용되는 물질이므로 대사과정에 이상이 있는 암이나 염증부위, 조직의 괴사부위 등을 알 수 있다.

⑤ PET-CT는 기존의 PET(양전자 방출 단층촬영)와 CT(컴퓨터단층촬영)를 하나로 묶은 고성능 영상장치이다. PET는 암세포가 다른 세포에 비해 더 많은 포도당을 소비하는 특성을 이용한 암 진단 장비이다. 양전자를 방출하는 방사성 물질(F-18)을 포도당에

---

10) 단일광자 단층촬영(SPECT : Single Photon Emission Computed Tomography)은 평면 영상에 더해 단층 영상을 얻음으로써 병소를 정확히 평가할 수 있는 방법이다. 목적에 따라 해당하는 방사성 의약품을 환자에게 투여한 후 감마카메라를 인체 주위로 회전시키며 여러 방향의 2차원 투사상(projection)을 얻고, 이를 사이노그램 형태로 변환한 후 이에 영상 재구성 기법을 적용하면 CT와 마찬가지로 체내 단층영상(tomogram)을 얻을 수 있다. (사이노그램(Sinogram)이란 한 방향에서 획득한 투사 데이터를 투사 방향에 따라 순차적으로 배열한 것으로 각 행이 갖는 화소값들은 해당 프로파일의 해당 위치에서의 크기(amplitude)와 같다.)

붙여서 체내에 주사하면 암 세포가 이 포도당을 많이 잡아먹게 된다. 그렇게 되면 그곳에서 방사성 방출도 많아진다. 이를 기계가 검출하면 암덩어리가 어디에 있는지 알게 되는 원리이다. 하지만 문제는 PET 이미지가 안개가 낀 듯 뿌옇다는 점이다. 암이 있는 것은 알겠지만 어디에 정확히 있는지 알기 어렵다는 것이다. 반면 CT는 우리 몸을 3차원으로 명확히 그려내는 영상장치이다. 따라서 이 둘을 합쳐서 한 번에 암도 발견하고 위치도 정확히 알 수 있다.

48 심박동수가 60[BPM]이고, 1회 심박출량이 70[ml/beat]인 성인의 심박출량(CO) 표기로 옳은 것은?

㉮ 70[ml] ㉯ 70[ml/beat]

㉰ 4.2[l/min] ㉱ 42[l/min]

Sol 심박출량(co : cardiac output)은 1분 동안 심장에서 내보내는 혈액량으로 심장 기능뿐만 아니라 전체 순환계의 상태를 반영하는 지표이며, 전신 조직의 자율적인 조절을 통해 통제된다.

① 심박출량은 맥박수와 1회 심박출량을 곱(co=hr×sv)하면 된다. 그러므로 60×70=4200ml=4.2l/min이다.

② 보통 휴식 중에는 일반인의 경우에 1회 심박출량이 60~100[ml]이며, 운동을 할 경우에는 최대로 100~120[ml] 정도가 된다. 심박출량은 운동 강도가 50[%] 정도가 되면, 최대 수치에 도달하게 되며 일반적으로 그 이상 강도가 높아지더라도 1회 심박출량은 더 이상 증가하지 않는다.

49 연성 내시경(flexible endoscope)의 구성 요소가 아닌 것은?

㉮ CCD ㉯ 광원 ㉰ 안테나 ㉱ 유리섬유

Sol 신체 내부를 직접 볼 수 있는 의료 기구를 총칭하여 내시경(endoscope : 엔더스코프)이라 한다. 내시경은 굴곡 되지 않는 경성 내시경(rigid endoscope : 리지드 엔더스코프)과 자유롭게 굴곡 시킬 수 있는 연성 내시경(flexible endoscope : 플렉시블 엔더스코프)으로 나눌 수 있다.

① 경성 내시경 : 내시경의 직경이 크기 때문에 관찰시야가 넓고 흡인 배출능력이 좋으나, 마취에 따른 문제, 삽입의 어려움, 천공의 위험 등의 단점이 있어 현재는 연성 내시경이 이용되고 있다.

② 광학유리섬유의 특징 : 직경이 20~200[μm]인 유리섬유로 한쪽 단면에 빛을 입사시키면 빛은 유리의 내벽을 전반사하면서 계속 진행하여 다른 쪽 단면에 도달하게 할 수 있는 것이다. 따라서 직경 30[μm] 이하의 가는 광섬유를 다량으로(1만개 이상) 한 번에 묶어 놓으면, 이것으로 물체의 영상을 전송할 수 있다. 이를 영상 가이드라고 한다.

③ 내시경은 이 광섬유를 이용하고 있으므로 파이버스코프(fiber scope)라고 부르기도 한다. 광섬유는 자유로이 구부릴 수 있기 때문에 연성 내시경 제작이 가능하게 되었다. 그리

고 제논(Xenon) 램프 등으로 강한 조사광을 얻을 수 있으므로 관찰뿐만 아니라 사진이나 영화촬영도 가능하다. 또 넓은 각도를 볼 수 있는 광각렌즈 등을 선단에 장착시킴으로써 넓은 시야를 확보할 수 있다.

전방시형은 위, 십이지장 등의 관찰에 쓰이고 측방시형은 담도 개구부를 관찰하거나 담도 등의 조영을 위하여 사용되고 있다. 또한 생검 집게를 붙여서 내시경이 닿는 곳의 종양 등의 생검이나 이물질을 제거할 수 있다. 빛과 영상을 전달하는 광섬유의 발달로 딱딱하고 직선으로 된 강성 내시경(rigid endoscope)을 개선한 굴곡형의 연성 내시경(flexible endoscope)의 등장은 환자들에게 부담과 고통을 적게 주며, 보다 섬세한 수술이 가능해졌다.

④ 연성 내시경 : 내시경은 조작부, 커넥터부, 삽입부(연성부), 만곡부(선단부/앵글부) 및 라이트가이드부 등으로 구성되어 있다. 관찰원리는 의료용 광원장치에서 제공되는 빛이 광섬유(또는 유리섬유)로 구성된 라이트가이드에 의해 삽입된 내시경의 선단부까지 전달되어 신체 내부의 구조를 의료용 영상출력기(비디오시스템, TV모니터장치 및 각종 내시경의 촬영장치) 처치기구와 조합시켜서 직장, S자 결장부터 심부대장에 이르는 하부소화관(또는 이관, 비인후두, 기관지, 복강 등 관찰부위를 기재함)을 관찰, 진단하는 데 사용하는 전자스코프(또는 파이버스코프)이다.

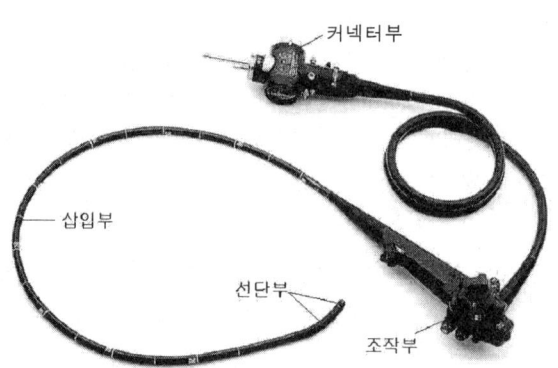

㉠ 커넥터부 : 라이트가이드, 흡인튜브, 전선 등이 내장되어 있다.
㉡ 삽입부 : 체내에 삽입하는 부분으로 이미지 및 라이트가이드 등이 조합되어 있다.
㉢ 만곡부(선단부) : 선단부는 CCD 카메라 및 이미지가이드 파이버가 연접되어 있고, 외측은 CCD 카메라 및 이미지가이드 파이버의 방수 및 보호목적으로 얇은 불소고무로 피복되어 있다.
㉣ 조작부 : 상기의 기능을 조작하는 부분이다.

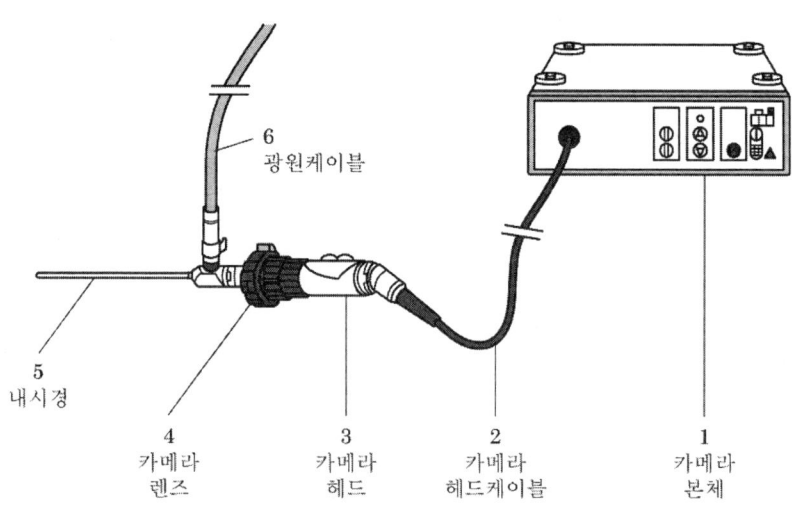

번호	명 칭	기 능
1	카메라 본체 (컨트롤러)	피사체를 촬영하고 영상을 모니터, 비디오 레코더, 프린터로 전송
2	카메라 헤드 케이블	카메라 헤드와 본체를 연결
3	카메라 헤드	피사체의 영상 정보를 본체 컨트롤러로 전달, 이미지 센서 및 원격 조정 버튼을 장착
4	카메라 렌즈	이미지를 카메라 렌즈를 통해 촬영
5	내시경	인체의 내부를 관찰, 검사하는 데 사용
6	광원 케이블	광원장치로부터 생성된 광원을 전달하여 피사체를 조명

50 의료기기의 생물학적 재평가가 요구되는 내용으로 옳지 않은 것은?

㉮ 제품의 사용 횟수의 변화

㉯ 저장 중인 완제품의 변화

㉰ 제품의 사용 목적의 변화

㉱ 제품 원자재의 출처나 사양의 변화

★ Sol 「의료기기의 생물학적 안전에 관한 공통기준규격」

4.7 다음 사항 중 한 가지 이상에 해당된다면 생물학적 재평가가 고려되어야 한다.

① 제품 원자재의 출처나 사양의 변화

② 조성, 공정, 1차 포장 또는 멸균방법에 대한 변화

③ 저장 중인 완제품의 변화

④ 제품의 사용 목적의 변화
⑤ 사람에게 사용되었을 때 부작용이 발생할 수 있다는 증거가 있는 경우

51 의료기관을 개설할 수 없는 사람은?

㉮ 임상병리사 ㉯ 조산사
㉰ 치과의사 ㉱ 한의사

Sol 「의료법」 제1절 의료기관의 개설

제33조(개설)
① 의료인은 이 법에 따른 의료기관을 개설하지 아니하고는 의료업을 할 수 없으며, 다음 각 호의 어느 하나에 해당하는 경우 외에는 그 의료기관 내에서 의료업을 하여야 한다.
  1. 「응급의료에 관한 법률」 제2조제1호에 따른 응급환자를 진료하는 경우
  2. 환자나 환자 보호자의 요청에 따라 진료하는 경우
  3. 국가나 지방자치단체의 장이 공익상 필요하다고 인정하여 요청하는 경우
  4. 보건복지부령으로 정하는 바에 따라 가정간호를 하는 경우
  5. 그 밖에 이 법 또는 다른 법령으로 특별히 정한 경우나 환자가 있는 현장에서 진료를 하여야 하는 부득이한 사유가 있는 경우
② 다음 각 호의 어느 하나에 해당하는 자가 아니면 의료기관을 개설할 수 없다. 이 경우 의사는 종합병원·병원·요양병원 또는 의원을, 치과의사는 치과병원 또는 치과의원을, 한의사는 한방병원·요양병원 또는 한의원을, 조산사는 조산원만을 개설할 수 있다.
  1. 의사, 치과의사, 한의사 또는 조산사
  2. 국가나 지방자치단체
  3. 의료업을 목적으로 설립된 법인(이하 "의료법인"이라 한다)
  4. 「민법」이나 특별법에 따라 설립된 비영리법인
  5. 「공공기관의 운영에 관한 법률」에 따른 준정부기관, 「지방의료원의 설립 및 운영에 관한 법률」에 따른 지방의료원, 「한국보훈복지의료공단법」에 따른 한국보훈복지의료공단
③ 제2항에 따라 의원·치과의원·한의원 또는 조산원을 개설하려는 자는 보건복지부령으로 정하는 바에 따라 시장·군수·구청장에게 신고하여야 한다.
④ 제2항에 따라 종합병원·병원·치과병원·한방병원 또는 요양병원을 개설하려면 보건복지부령으로 정하는 바에 따라 시·도지사의 허가를 받아야 한다. 이 경우 시·도지사는 개설하려는 의료기관이 제36조에 따른 시설기준에 맞지 아니하는 경우에는 개설허가를 할 수 없다.
⑤ 제3항과 제4항에 따라 개설된 의료기관이 개설 장소를 이전하거나 개설에 관한 신고 또는 허가사항 중 보건복지부령으로 정하는 중요사항을 변경하려는 때에도 제3항 또는 제4항과 같다.
⑥ 조산원을 개설하는 자는 반드시 지도의사(指導醫師)를 정하여야 한다.
⑦ 다음 각 호의 어느 하나에 해당하는 경우에는 의료기관을 개설할 수 없다.

1. 약국 시설 안이나 구내인 경우
2. 약국의 시설이나 부지 일부를 분할·변경 또는 개수하여 의료기관을 개설하는 경우
3. 약국과 전용 복도·계단·승강기 또는 구름다리 등의 통로가 설치되어 있거나 이런 것들을 설치하여 의료기관을 개설하는 경우

⑧ 제2항 제1호의 의료인은 하나의 의료기관만 개설할 수 있다. 다만, 2 이상의 의료인 면허를 소지한 자가 의원급 의료기관을 개설하려는 경우에는 하나의 장소에 한하여 면허 종별에 따른 의료기관을 함께 개설할 수 있다.

52 치료 및 재활용으로 쓰이는 전기자극은 전원장치에서 직류나 교류 전원을 신호발생기에 공급하여 생성된다. 이 신호발생기의 구성 요소가 아닌 것은?

㉮ 증폭기
㉯ 여과기
㉰ 변압기
㉱ 정류기

Sol 전기 자극치료기는 인체에 전류를 직접 통하게 함으로써 반응을 유발질병 치료하는 전기치료기이다.

※ 전기 자극치료기의 구성
- 치료용 전기 자극은 전원장치로부터 직류나 교류 전원을 신호발생기에 공급함으로써 생성
- 신호발생기 구성 : 전원공급회로, 발진회로, 출력증폭회로이며 의료용으로는 3가지가 쓰인다.

1. 전원공급
   ① 변압기 : 전류공급 전자기 유도를 통하여 제공된 교류전류의 증가를 늦추는 데 사용되는 장치
   ② 정류기 : 교류를 직류로 변환하는 장치. 이온도입에 적용. 단상파형으로 변환하여 말초신경섬유가 활성화되게 한다.
   ③ 여과기 : 특정 교류 주파수를 차단하고 다른 교류 주파수를 통과시켜 전기 자극을 발생하도록 하는 장치이다.
   ④ 조절기 : 전류의 흐름이 일정하게 유지되도록 조절하는 장치이다.
2. 발진기 회로 : 치료적 회로의 주파수 특성을 조절하는 역할로서 주파수, 진동시간, 순환주기, 상승 및 붕괴시간 등을 조절한다.
3. 증폭기의 출력회로 : 입력 에너지 증가 출력에 큰 에너지의 변화를 출력하는 장치. 반파의 전류, 전압 등의 강도를 조절, 증폭한다.
   ① 평류전기(단형파)
      ㉠ 직류전기, 건전지, 축전지, 콘덴서에 축전, 일정한 전압을 유지하여 소정의 전류를 가진 전기를 일정한 방향으로 흘리는 것
      ㉡ 양극 : 지각, 운동신경의 흥분을 가라앉히는 효과가 있고, 음극은 마비된 부위를 자극하므로 신경마비 등에 이용
   ② 감응전기 : 감응코일을 써서 전류를 빨리 단속시키면서 변화있는 전류를 통하게

하는 것
③ 교류전기 : 저주파 전류, 중주파 전류, 고주파 전류가 포함되어 의료에 사용되고 있다.

53 환자의 진료, 의학교육, 의학연구 및 의료경영에 필요한 각종의 정보를 효율적으로 체계화하여 관리하는 학문은?
㉮ 재택진료학　　　　　　　　㉯ 원격의료학
㉰ 의료정보학　　　　　　　　㉱ 의료영상학

Sol 의료정보학은 의학적 지식의 해석, 의학적 의사결정, 의학적 지식공학 등을 망라하는 분야로 미시에서 거시에 이르는, 또한 기초 생명과학과 임상의학, 그리고 개별 환자의 임상 진료에서 공중 보건학의 제 분야에 이르는 의학의 모든 영역과 관련됨을 의미한다. 의료정보학은 그 고유한 연구의 주제와 영역(의학 및 생명공학) 및 그 고유한 연구의 방법론(정보이론 및 정보학기법)으로서 타 학문분야와 구별되는 특징을 갖는다.

54 주로 중환자실, 신생아실, 분만실이나 회복실에서 사용하는 기기로서 환자의 심전도, 혈압, 호흡, 체온, 혈중산소 포화농도 등을 수치나 파형으로 나타내는 기기는?
㉮ 분만감시장치　　　　　　　㉯ 심전계
㉰ 뇌전계　　　　　　　　　　㉱ 환자감시장치

Sol 환자감시장치는 환자의 상태를 계속적으로 감시하기 위한 기기로 환자에게 부착한 여러 종류의 생체신호들을 측정하고, 이를 분석 처리하여 환자 상태에 관한 정보를 추출 의료진에게 출력해 주는 의료기기로 환자의 생명과 직접적으로 관련이 있는 생체신호들을 측정하기 때문에 정확도, 안전성이 보장되어야 한다. 환자감시장치의 기능으로는 심전도(ECG), 호흡수(Respiration), 혈중산소농도(SpO_2), 비관혈식 자동혈압측정(NIBP), 맥박수(Pulse Rate), 호기말 이산화탄소($EtCO_2$), 심박수, 체온(Temperature) 측정 등이 있다.
① 심전계(electrocardiograph) : 심장의 활동으로 인하여 생기는 기전력에 의하여 생체 내에 흐르는 전류 분포의 변화를 신체 표면의 두 점 사이의 전위차로써 검출하여 증폭한 다음 기록기에 기록하는 장치로서, 심장 질환의 진단에 이용된다.
② 뇌파계(electroencephalograph) : 뇌수의 율동적 활동 전압을 머리 피부에 전극을 붙여서 검출하여 증폭을 기록하는 장치(뇌파 기록)
③ 근전계(electromyograph) : 근육의 수축에 따라 생기는 근육 활동 전류를 전극에 의해 검출하여 증폭을 기록하는 장치
④ 안진계 : 눈의 안구 운동에 따라 생기는 각막, 망막 전위의 변화를 측정하여 기록하는 장치
⑤ 망막 전도 측장기 : 동공을 통하여 빛을 망막에 보낼 때 유발되는 전위를 측정, 기록하여 눈의 시세포의 기능 검사 등에 사용하는 장치(망막 전장)
⑥ 심음계(Phono cardiograph) : 청진기에 의한 청진술을 전자기술을 이용하여 개량한 것
⑦ 전기 혈압계 : 직접법과 간접법에 의한 혈압계가 있다.

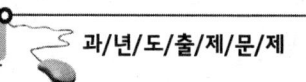

⑧ 맥파계(Plethymograph) : 심장의 박동에 따르는 혈관의 맥동 상태를 측정하여 기록한 맥파를 측정하는 장치
⑨ 오디오미터(audiometer) : 귀의 청력을 검사하기 위하여 가청 주파수 영역의 여러 가지 레벨의 순음을 전기적으로 발생하는 음향 발생 장치
⑩ 심장용 세동 제거 장치 : 수술 시나 고전압에 닿았을 경우의 충격에 의한 심장의 세동 상태를 정상 상태로 회복시키는 고압 임펄스 장치
⑪ 심장용 Medtronics의 페이스메이커(cardiac pacemaker) : 일시적으로 정지하거나 박동 주기가 고르지 못한 심장을 정상으로 되돌리기 위하여 전기적 펄스를 발생시켜 심장에 가하는 장치
⑫ 저주파 치료기, 고주파 치료기, 전기 메스 등

55 치료용 기기만으로 바르게 짝지어진 것은?

㉮ 전기수술기, 심전계
㉯ 인공호흡기, 뇌파계
㉰ 전기수술기, 인공호흡기
㉱ 심실세동제거기, 환자감시장치

Sol ① 진단기기(생체현상을 측정하는 기기)의 종류 : 심전계, 심박출량계, 혈류량측정기, 초음파진단기, 방사선진단기, 혈압계, 환자감시장치, CT, MRI, PET, PET-CT 등
② 치료기기(생체의 이상 부위의 치료와 치료의 목적에 사용되는 기기)의 종류 : 제세동기, 인공심폐기, 수액펌프, 전기수술기, Medtronics의 페이스메이커, 인공심장, 인공호흡기, 방사선치료기기, 저주파 치료기, 고주파 치료기 등

56 입원환자가 400명인 종합병원의 경우, 최소한으로 필요한 당직의사의 수는 몇 명인가?

㉮ 1명   ㉯ 2명   ㉰ 4명   ㉱ 10명

Sol 「의료법 시행령」 제18조(당직의료인)
① 법 제41조에 따라 각종 병원에 두어야 하는 당직의료인의 수는 입원환자 200명까지는 의사·치과의사 또는 한의사의 경우에는 1명, 간호사의 경우에는 2명을 두되, 입원환자 200명을 초과하는 200명마다 의사·치과의사 또는 한의사의 경우에는 1명, 간호사의 경우에는 2명을 추가한 인원수로 한다.
② 제1항에도 불구하고 정신병원, 재활병원, 결핵병원 등은 입원환자를 진료하는 데에 지장이 없도록 해당 병원의 자체 기준에 따라 배치할 수 있다.

57 마취기 시스템의 구성 요소가 아닌 것은?

㉮ 증발기
㉯ 통풍기
㉰ 청소기 시스템
㉱ 응축기

Sol 마취란 의식차단, 감각차단, 운동차단, 반사차단 등이 복합된 것을 의미하며, 마취의 목적은 무의식적인 상태, 즉 고통에 대해 무감각한 상태로 유도하는 데 있으며, 신체의 일부만 영향

을 주는 부위마취, 의식이 소실되는 전신마취로 나눌 수 있다. 마취기 시스템의 구성 요소는 마취기계, 기화기, 마취기, 순환부, 통풍기, 청소기 시스템으로 구성된다.

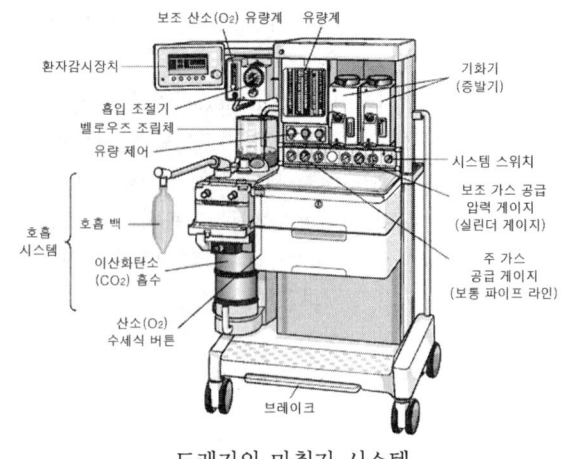

드레거의 마취기 시스템

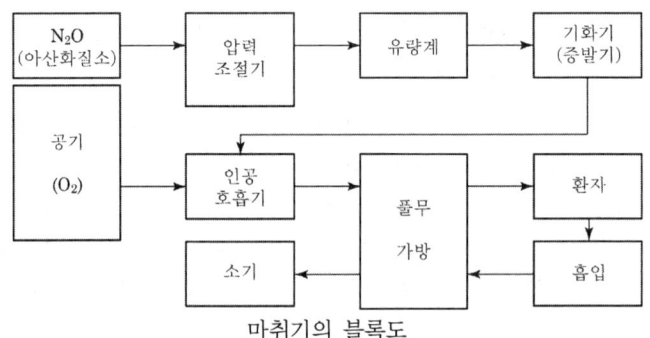

마취기의 블록도

① 기화기(Vaporizer : 증발기) : 액체로 된 휘발성 흡입 마취제를 가스 상태로 기화(증발)시켜주는 장치로서 증발된 마취 가스는 일정한 농도로 산소(O_2)와 아산화질소(N_2O)와 함께 환자의 폐 안으로 주입된다.

② 유량계(Flowmeter) : 환자에게 주입하는 산소(O_2)와 아산화질소(N_2O)의 분당 공급량을 측정하거나 조절하고 표시하는 장치로 산소(O_2)는 녹색, 아산화질소(N_2O)는 청색으로 표시하도록 규정되어 있다.

③ 호흡 백(rebreathing bag) : 환자에게 인위적으로 양압환기(positive pressure ventilation)를 하기 위해 사용하는 특수 고무 백으로서 수술이 진행되는 동안에는 대부분의 환자들이 자발호흡을 할 수 없기 때문에 마취과 의사가 마취기에 연결된 호흡 백을 손으로 압박(manual bagging)하여 산소(O_2)와 마취가스를 폐 안으로 주입하고, 장시간의 수술일 경우에는 손 대신에 인공호흡기(ventilator)를 사용하기도 한다. 호흡 낭의 크기는 환자의 일회호흡량(tidal volume)의 6~10배 정도가 적당하다.

④ 이산화탄소 흡수장치(carbon dioxide absorber) : 환자의 폐로부터 마취가스와 함께 배출되는 탄산가스를 제거하는 장치로 현재 전신마취의 대부분은 마취가스가 환자의 폐로 주입된 다음에 다시 체외로 배출되는데 이때 마취가스(산소 포함) 중에서 탄산가스만 제거한 후에 다시 환자에게 주입하는 반폐쇄순환(semi-closed circuit)의 마취방식을

채택하고 있으며, 이 탄산가스 흡수장치에는 특수한 탄산가스흡착제(소다라임 : soda-lime)가 들어 있다. 마취환자의 폐로부터 배출되는 마취가스(산소 포함) 중에서 탄산가스만 흡수하는 작용을 가지고 있으며 12~19[%]의 수분을 함유한 sodium hydroxide 또는 potassium hydroxide와 calcium hydroxide의 혼합물로 만들어져 있으며, 소다라임 한 과립의 크기는 보통 2.5[mm] 정도이다. 이산화탄소 흡수장치(carbon dioxide absorber)의 크기는 환자의 일회 호흡량의 2배 이상이면 충분하다.

⑤ 마취기 환기기(anesthesia machine ventilator) : 전신마취 시 근이완제의 사용으로 환자의 자발호흡이 없어지면 호흡 백을 사용하여 용수환기를 실시하거나 마취기 환기기를 사용하여 조절환기를 실시한다. 마취기에 부착된 환기기는 전기적 힘으로 작동되며, 호흡 백과 같이 풀무(bellow)의 압축에 의해 가스를 환자에게 강제적으로 흡입시킬 수 있다.

⑥ 마취가스 제거 시스템(scavenging system) : 마취가스를 실외로 배출하는 시스템으로 환자와 시술 담당자의 건강을 위해 필수적인 부속 장치이다.

58 연산장치가 아닌 것은?

㉮ 누산기   ㉯ 가산기
㉰ 보수기   ㉱ 프로그램 계수기

Sol ① 프로그램 카운터(program counter, PC) : CPU가 다음에 처리해야 할 명령이나 데이터의 메모리상의 번지를 지시한다.
② 누산기(accumulator, ACC) : ALU에서 처리한 결과를 항상 저장하며 또한 처리하고자 하는 데이터를 일시적으로 기억하는 레지스터이다.

59 진리표의 결과를 가지는 논리식은?

A	B	Y
0	0	0
0	1	1
1	0	1
0	0	0

㉮ $Y = A \cdot B$ ㉯ $Y = A \oplus B$
㉰ $Y = \overline{A} \cdot \overline{B}$ ㉱ $Y = \overline{A} \oplus \overline{B}$

Sol EOR 게이트 : 기본 동작원리는 입력이 모두 같을 때 논리 0이 되고, 다를 때는 논리 1이 된다.

논리식 $Y = A \oplus B$

60 컴파일(compile) 방식의 언어가 아닌 것은?

㉮ FORTRAN ㉯ C
㉰ PASCAL ㉱ BASIC

Sol 언어 번역기에는 인터프리터(interpreter), 컴파일러(compiler), 어셈블러(assembler)가 있다.

① 고급 언어로 작성된 프로그램을 기계어로 번역하는 프로그램을 컴파일러(compiler)라 한다. 전체 프로그램을 한꺼번에 기계어로 번역한 다음 번역이 끝나면 실행해 옮긴다. 또한 프로그램을 부분으로 나누어 번역한 후 하나로 링크하여, 실행 파일을 만드는 것이 가능하다. 따라서 큰 작업을 나누어 처리할 수 있다. 이런 번역방식의 언어로는 C, 파스칼, 포트란 등이 있다.

② 인터프리터 언어는 인터프리터(interpreter)를 통하여 고급 언어로 작성된 프로그램을 기계어로 번역한다.

③ 어셈블러(assembler)는 어셈블리어로 작성된 프로그램을 기계어로 번역한다.

Answer

01	02	03	04	05	06	07	08	09	10
㉱	㉰	㉱	㉮	㉱	㉯	㉱	㉰	㉰	㉱
11	12	13	14	15	16	17	18	19	20
㉱	㉮	㉱	㉱	㉰	㉰	㉰	㉯	㉰	㉱
21	22	23	24	25	26	27	28	29	30
㉮	㉯	㉮	㉱	㉱	㉱	㉮	㉱	㉰	㉯
31	32	33	34	35	36	37	38	39	40
㉮	㉯	㉰	㉱	㉯	㉰	㉮	㉯	㉰	㉯
41	42	43	44	45	46	47	48	49	50
㉮	㉰	㉯	㉱	㉮	㉰	㉯	㉰	㉰	㉮
51	52	53	54	55	56	57	58	59	60
㉮	㉮	㉰	㉱	㉰	㉯	㉯	㉱	㉯	㉱

2010 제4회 과년도출제문제

의료전자기능사 과년도 3주완성

01 심전도에 관한 설명으로 틀린 것은?

㉮ 심전도는 Electrocardiogram으로 ECG라 한다.
㉯ 심전도는 심장에서 발생하는 전기적 활동을 신체 표면에서 측정하여 그래프로 나타내는 것이다.
㉰ 심장의 비정상적인 활동에 의해 심전도의 형태가 변화한다.
㉱ 심전도를 통해서 호흡기관의 이상 유무를 알 수 있다.

Sol 심전도(electrocardiogram, ECG)
① 심장은 혈액을 전신에 순환시키는 펌프로 작용하는 일종의 근조직으로서, 전기 전도계(electro conduction system)에서 발생되는 전기 자극으로 수축한다.
② 심장근육이 수축, 이완할 때 발생되는 활동전위는 심장으로부터 온몸으로 퍼지는 전류를 일으키며, 이 전류는 몸의 위치에 따라 전위차를 발생시키는데, 이 전위차를 피부에 표면전극을 부착하여 검출한 것이 심전도이다.
㉠ 심전도 진단
㉡ 진료 및 수술 중에 심장의 이상 유무를 확인(중요한 자료)
㉢ 협심증, 심근경색, 부정맥 등 심장질환의 진단

02 생체 압력계측 센서로 사용되지 않는 것은?

㉮ 압전 센서   ㉯ 휨-감지 센서
㉰ 서미스터   ㉱ 스트레인 게이지

Sol 서미스터(thermistor, thermally sensitive resister) : 온도 변화에 따라 저항 값이 변하도록 설계한 열 저항이며, 니켈(Ni), 코발트(Co), 망간(Mn), 구리(Cu), 티탄 등의 산화물을 적당한 저항률과 온도계수를 가지도록 2~3종류 혼합하여 소결한 반도체로서, 온도측정, 온도제어, 온도보상장치 등에 이용된다.

(1) 서미스터(thermistor)의 종류
① 정온도계수(PTC : positive temperature coefficient)형 : 온도가 증가함에 따라 저항

이 증가한다.
② 부온도계수(NTC : negative temperature coefficient)형 : 온도가 증가함에 따라 저항은 감소한다.
(2) 서미스터(thermistor)의 특징
① 매우 소형으로 만들 수 있어 생체 내의 온도나 국부의 온도 측정이 가능하다.
② 응답속도가 빠르고 감도가 높다.
③ 저항이 아주 높아서 유도 전극선의 저항을 무시할 수 있다.
④ 장시간 체온을 측정할 때 적합한 센서이다.

03 우리 몸의 신경조직에는 뉴런보다 몇 배나 많은 신경교세포가 있다. 신경교세포의 기능이 아닌 것은?

㉮ 노폐물 처리 ㉯ 뉴런에 영양공급
㉰ 뉴런의 지지세포 ㉱ 세포외액 Na^+의 완충작용

Sol 신경교세포의 기능
뉴런의 지주, 뉴런의 영양공급, 노폐물 처리, 세포외액 K^+의 완충작용, 뉴런의 발육, 뇌혈관 장벽 형성, 수초생산

04 개별(discrete) 소자를 사용하여 생체계측증폭회로를 제작하는 것과 비교하여 연산증폭기를 사용하는 특징이 아닌 것은?

㉮ 낮은 신뢰성 ㉯ 회로의 간소화
㉰ 장치의 소형화 ㉱ 비용의 감소

Sol 개별소자를 연산증폭기에 사용할 때의 특징
① 높은 신뢰성 ② 회로의 간소화
③ 장치의 소형화 ④ 비용의 감소 등

05 심전도 측정에서 문제가 되는 동 잡음(motion artifact)이란?

㉮ 전극과 피부 간의 상호 움직임에 의해 발생하는 잡음
㉯ 전극선의 재질인 구리에 의해 발생하는 잡음
㉰ 전극과 전극선의 연결부분의 연결 불량으로 발생하는 잡음
㉱ 전극선의 피복이 벗겨져서 발생하는 잡음

Sol 동작음(Motion Artifact)은 전극의 움직임에 의해 발생되는 신호의 왜곡현상이다. 이는 전극의 움직임에 의해 전극-전해질 경계면에서 전하 분포의 교란이 발생하게 되고, 이로 인해 반전지 전위의 변화가 발생하게 되어 측정 생체전위의 변화를 유발시키기 때문에 발생된다. 이러한 동잡음은 주요하게 저주파의 성분을 가지므로 심전도(electrocardiogram, ECG) 측

정 시 이를 제거하기가 어렵다.
① 전극과 전해질의 경계면에는 이중층이라는 구조가 형성 → 이 이중층은 전하가 충전된 일종의 커패시터처럼 이해. 전극이 전해질에 대하여 상대적으로 움직이면 이 이중층에 교란이 발생되며, 이 교란은 전극의 반전위 전위의 변화를 유발하고 결국 잡음으로 나타난다.
② 비분극 전극의 경우 전극과 전해질 간의 전하의 이동이 가능하므로 이중층의 교란에 의한 동잡음이 적다.

06 심음(phonocardiogram)에 관한 설명으로 틀린 것은?
㉮ 심음은 심장 근처의 가슴 벽에 청진기를 대거나 또는 귀를 직접 가슴에 대면 들을 수 있다.
㉯ 심장의 에너지(심음)라는 전기적 현상을 기계적 에너지로 바꾸어 그래프화한다.
㉰ 심음은 심장판막의 열림과 닫힘, 혈액의 흐름, 심장벽의 진동으로 나타난다.
㉱ 심음을 듣고 진단함으로써 심장의 상태를 파악할 수 있어서 질병의 진단에 이용하고 있다.

Sol 심장판막의 개폐에 따라 발생한 진동 에너지가 흉벽을 통해 전달되어 나는 소리를 심음(heart sound)과 잡음(heart murmurs)이라 하며, 심음계(phonocardiograph)는 이 진동을 마이크로폰에 의하여 전기적 에너지로 변환시키고, 증폭기와 여파기(필터)를 거쳐 전자 오실로그래프의 작용으로 감광지에 기록한다. 기본적인 심음은 4개로 분류되며, 다음과 같은 특징이 있다.
① 제1심음(S1, first heart sound) : 심실수축기 초에 삼첨판과 승모판의 폐쇄(QRS 간격) 시 혈액이 판막 벽에 부딪쳐 발생되는 진동음으로, 낮고 둔한 저음이다.
② 제2심음(S2, secondary heart sound) : T파 이후에 나타나며, 대동맥 판막과 폐동맥 판막의 폐쇄 시 혈액이 판막 벽에 부딪쳐 발생되는 진동음으로, 짧고 고음이다.
③ 제3심음(S3) : 제2심음 후 0.12~0.16초 사이의 심장 이완기에 빠른 속도로 심실에 혈액이 충만되는 소리로, 아주 약하고 짧은 음(청진 상 듣기 어려움)으로 어린이나 젊은 사람에만 있다.
④ 제4심음(S4) : P파 후에 뒤따르는 심방의 분마성 리듬(arterial gallop)으로 보통 청진 상으로 청취 곤란하다.

07 신체의 여러 가지 관, 혈관, 자궁관, 자궁, 방광, [11]털세움근 및 소화관뿐만 아니라 다른 여러 내장 구조들의 벽을 이루고 있는 근육은?
㉮ 골격근육　　㉯ 심장근육　　㉰ 민무늬근육　　㉱ 돌기근육

---
[11] 피부의 모근에 붙어 있는 아주 작은 근육

Sol 근육은 혈관+신경+근막+힘줄로 구성되며, 근육의 수축을 통해 운동을 일으킨다.
  1. 근육의 기능
     ① 운동, 체열 생산(단, 저장기능은 없다)
     ② 체중의 약 45[%] 차지
     ③ 골격근, 심근, 평활근, 근막, 건, 건막 등으로 구성
     ④ 능동적 운동, 이동, 정지 시 뼈와 자세를 지지 및 유지
     ⑤ 골격근(skeletal muscle) : 뼈대근육 600여 개 - 근섬유(근육섬유)와 근내막(근육속막)으로 구성
  2. 형태상 분류
     ① 횡문근(sarcolemma, 가로무늬 있음) : 골격근, 심장근골격근세포의 세포막으로서 구조상 신경세포의 축삭돌기와 비슷하며, 기능상으로도 흥분성과 전도성을 가지고 있어 근수축에 중요한 기능을 담당하고 있다.
     ② 평활근(smooth muscle, 민무늬근육, 가로무늬 없음) : 근육 중에서 가로무늬가 없는 근. 척추동물에서는 심장근 이외의 내장근은 모두 민무늬근이다. 많은 내장장기의 벽에 분포되어 있으며, 대개 돌림층과 세로층의 두 층으로 배열되어 있다. 소화관이나 요관 같은 관모양의 구조에서는 꿈틀운동을 일으켜 내용물이 아래로 내려가게 하는 작용을 한다. 항문관, 위, 요도 등에서는 돌림층의 근육이 특히 두꺼워져 내용물이 내려가는 것을 조절하는 조임 근육이 형성되어 있다. 혈관에는 돌림층만 있으며, 혈관을 수축하여 혈액을 쥐어짜는 작용을 한다. 또한 자율신경의 지배를 받으며, 우리의 의지와 관계없이 작용한다.
  3. 기능상 분류
     ① 수의근(voluntary muscle) : 자신의 의지대로 움직인다. - 골격근
     ② 불수의근(involuntary muscle) : 의지대로 움직일 수 없다. - 심장근, 내장근

08 의학 용어 중 "좁아지거나 수축됨"을 뜻하는 접미사는?
  ㉮ -stenosis   ㉯ -ptosis
  ㉰ -pathy   ㉱ -algia

Sol ① -stenosis : 좁혀지다, 협착   ② -ptosis : 낙하
     ③ -pathy : 병   ④ -algia : 아픔

09 장기 혈류량의 측정에 사용하는 원리로 일정량의 색소를 투여 후 혈액, 요 등의 시료 또는 목적 장기와 체강 등에서 시료를 채취하여 측정하는 원리는?
  ㉮ 자기 분광법   ㉯ 임피던스법
  ㉰ 소실률법   ㉱ 가열법

Sol ① 혈장 소실률(PDR, plasma disappearance rate) : 일정량의 색소를 투여 후 혈액, 요

등의 시료 또는 목적 장기와 체강 등에서 시료를 채취하여 측정
② 핵자기공명 분광법(nuclear magnetic resonance) : 자기장 내에서 원자핵의 자기모멘트에 특정한 외부의 에너지가 작용하여 그 에너지를 흡수하고 다른 에너지 준위로 전이하는 현상. 또는 이를 이용한 분광법을 말하며, 보통 [12]NMR이라고도 한다. 물질의 특성분석에서 의학 분야까지 널리 이용되고 있다.
③ 생체전기 임피던스법(Bioelectrical Impedance) : 신체에 약한 전류를 통과시켜 전기저항으로 신체 내 수분량을 측정하고 이에 의해 체지방량을 측정하는 방법이다.

10 세포와 세포 내에 사용되는 전극이 있으며 주로 전기 생리학 연구에 사용되고, 단일세포 내에 찔러 넣어 막전위를 기록하는 데 사용하는 전극은?

㉮ 미소전극   ㉯ 자극용 전극
㉰ 표면전극   ㉱ 내부전극

Sol 1. 의료용 표면 전극(Body-Surface electrode)
① 금속판 전극(metal plate electrode) : 피부에 부착되어 있는 피부표면의 전위측정 – 심전도 집게

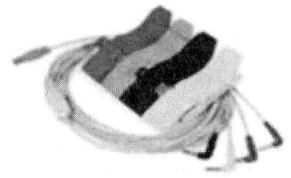

② 일회용 금속판 전극(Disposable metal plate electrode) : 중심의 금속판은 은도금되어 있으며 비분극 특성을 나타내도록 AgCl로 코팅. 동그란 형태로서 심전도 또는 근전도 측정에 사용

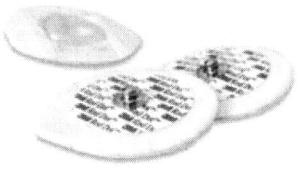

③ 흡착 전극(suction electrode) : 흡인에 의한 음압으로 피부에 고정되는 전극 Ball 형태로 단시간 심전도 기록에 사용
  ㉠ 장점 : 피부에 탈부착이 쉽고 빠르다.
  ㉡ 단점 : 장시간 사용에 부적합, 굴곡이 심한 부위에 부적합, 움직임에 의한 잡음(동

---
12) 핵자기공명(NMR, Nuclear Magnetic Resonance) : 자기장에 의해 공명하는 원자핵의 원리이다.
   (http://blog.daum.net/shon9940/661 참고)

잡음)

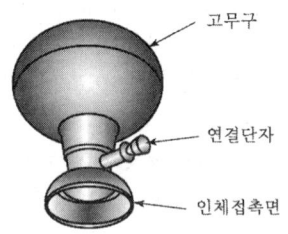 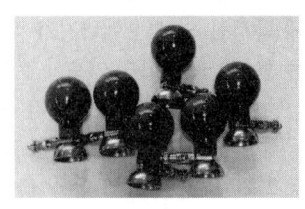

④ 부유 전극(floating electrode) : 피부가 직접 접촉하지 않고 그 사이에 전해질이 채워진 전극으로 동 잡음을 줄이기 위해 개발

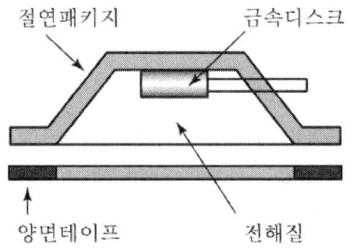

2. 의료용 내부 전극(Internal electrode) : 신체 내의 특정 부위의 전위를 측정하거나 특정 부위에 전기적 자극을 가하기 위해 인체에 삽입되는 전극
   ① 바늘형 전극(concentric needle electrode) : 바늘형의 전극으로 경피적인 측정에 사용 – 근전도 측정. 바늘 끝부분만의 전위를 측정하기 위해 대부분의 바늘 전극은 끝부분을 제외한 나머지 부분은 절연

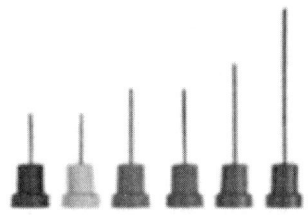

   ② 이식형 전극(Indwelling electrodes) : 인공장기의 일부분으로 또는 내부 장기의 측정, 자극의 목적으로 외과적 수술을 통해 인체 내에 삽입되는 전극, 장기간 측정의 용도로 사용. 전기신호가 외부로 전달되는 방식, 심박동기-무선전달 방식
   ③ 미세 전극(microelectrode) : 끝을 매우 가늘게 만들어서 단일 세포 수준에서의 전위 측정
      ㉠ 금속 마이크로전극(Metal Microelectrode) : 금속이 직접 측정 대상에 접촉하는 방식

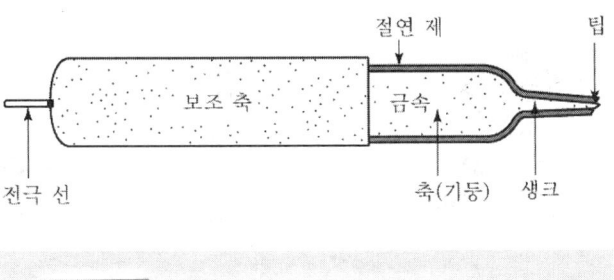

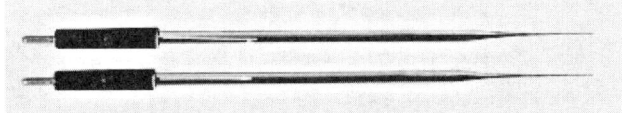

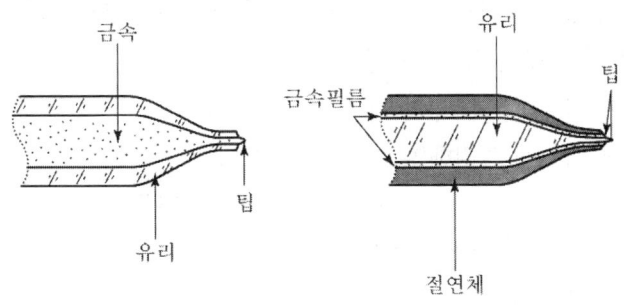

ⓒ 마이크로피펫 전극(Micropipet Electrode) : 비접촉으로 유리 피펫 속의 전해질을 통해 전기적으로 연결되는 방식
- 특성 : 전도부분이 매우 작아서 다른 전극에 비해 높은 임피던스를 가지는 마이크로 전극을 이용한 측정에서는 신호왜곡과 잡음을 고려
- 용도 : 침습적 사용에는 부적합하여 세포수준의 생리학적 측정에 사용

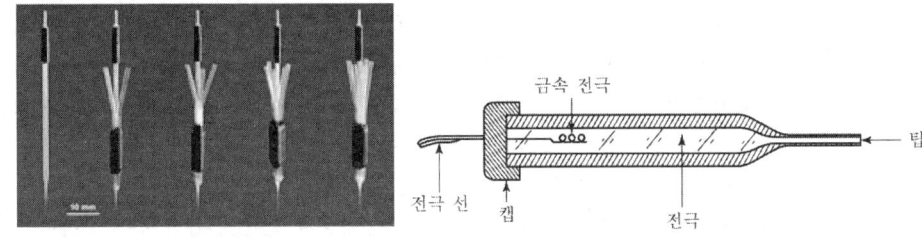

④ 가요성 전극(Flexible Electrode) : 인체 곡면에 접촉성을 높이고 움직임의 영향을 줄이기 위해 휘어지기 쉽도록 얇은 판 또는 막 형태로 제작된 전극

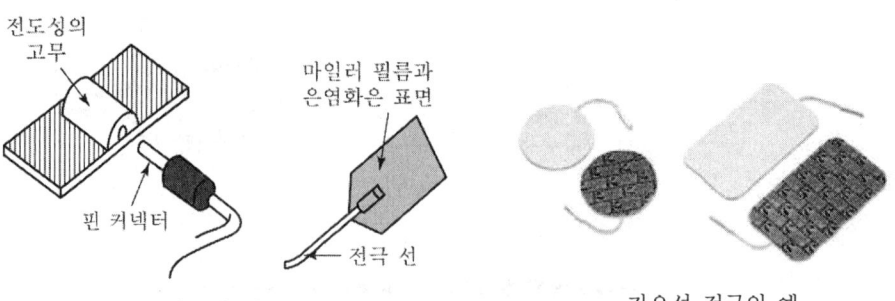

가요성 전극　　　　　　　　　가요성 전극의 예

11 의공학은 공학과 의학의 여러 분야가 조합 응용되는 학문이기 때문에 일반 공학 분야와 다른 특성을 갖는다. 그 특성이 아닌 것은?

㉮ 인체 시스템은 고유의 가변성을 갖는다.
㉯ 인체 내부를 측정해야 하는 특성이 있다.
㉰ 계측한 인체 신호의 수치화와 정보화가 쉽다.
㉱ 인체 접촉 때문에 고도의 안정성과 신뢰성이 요구된다.

Sol 1. 생체현상의 특수성
　① 일과성의 것이 많고 재현성이 빈약하다.(근전도, 뇌파 등)
　② 생체는 순응, 피로, 기억, 예상하는 성질이 있고, 일정 조건에서의 데이터 채집이 곤란함
　③ 개체의 차가 크다. 그러나 개체 내에서는 항상성이 유지되어 있다. 절대값보다 상대값이 중요
　④ 생체시스템은 각 기관이 유기적으로 결합되어 있기 때문에 어느 부분에 대한 특정 신호를 순수한 형으로 끄집어내기가 곤란하다.(뇌파에 근전도가 혼합되는 것)
　⑤ 생체신호는 대부분의 경우, 확률신호 또는 불규칙 신호라고 생각할 수 있다.
　⑥ 생체신호는 미약하고 일반적으로 S/N비가 작다.

2. 생체계측의 특수성
　① 측정대상이 인간이므로 안전성을 충분히 고려
　② 개체차가 상당히 크고, 장치의 설계나 데이터의 해석에 다양성 요구
　③ 데이터의 시간적 변화분이나 다른 상태량과의 상대적 균형에 주목하는 것이 중요
　④ 측정량의 배후(서로를 제어하는 피드백 기구)에 있는 시스템을 고려한 계측법과 설계
　⑤ 하나의 변수를 측정할 때 그 변수에 대한 변수를 분석적으로 해석
　⑥ 인체에 침해를 주지 않는 측정
　⑦ 잡음 등에 대한 저감 대책이 필요(생체신호는 미소하고 저주파인 것이 많음)
　⑧ 측정상태로 인한 생리 상태를 크게 변화시킬 수 있다.
　⑨ 반복되지 않는 현상을 검출하기 때문에 즉시성이 중요
　⑩ 계측기의 취급이 용이해야 한다.

12 호흡기 기능평가법에서 환기능(ventilation)에 대한 설명으로 옳은 것은?

㉮ 폐 내에서 공기가 폐포 간에 균형 있게 분포하는 기능
㉯ 외부공기가 기도를 통하여 폐포로 잘 전달되는 기능
㉰ 폐포 내 공기와 폐 모세혈관 내 혈액 간에 O_2, CO_2를 잘 교환하는 기능
㉱ 폐 내에 방사선이 모세혈관으로 전달되는 기능

Sol 호흡기의 기능평가법
① 환기능(ventilation) : 외부공기가 기도를 통하여 폐포로 잘 전달되는 기능
② 분포능(distribution) : 폐 내에서 공기가 폐포 간에 균형 있게 분포하는 기능
③ 확산능(diffusion) : 폐포 내 공기와 폐 모세혈관 내 혈액 간에 산소(O_2), 이산화탄소(CO_2)를 잘 교환하는 기능

13 심전도 기록지 속도가 50[mm/s]일 때 평균 RR 간격이 10[mm]일 경우의 심박수는?

㉮ 100[BPM]   ㉯ 150[BPM]   ㉰ 200[BPM]   ㉱ 300[BPM]

Sol 심전도 기록 시 기록지의 평균속도는 25[mm/s]이므로 가장 작은 눈금 1[mm]는 0.04s가 된다. 세로축에 대한 표준 교정곡선은 10[mm]를 1[mV]로 표현하는 것을 표준감도로 한다. 따라서 기록지의 최소눈금인 1[mm]는 1[mV]를 나타낸다.
6초 종이에 있는 주기의 숫자에 10을 곱하면 심박수가 된다. 심전도 용지의 위를 보면 작은 수직으로 된 표시가 있는데 그 간격이 3초이며, 3초 간격을 2개 취하면 6초이다. 이 6초 동안 쓰인 종이 사이에 있는 완전한 주기(R파에서 R파까지)의 수를 센다. 즉, 6초×10=60초(1분)이므로 6초 종이에 있는 주기의 숫자에 10을 곱하면 심박수가 나타나므로 심전도 기록지 속도가 50[mm/s]일 때 평균 RR 간격이 10[mm]이고 초당 5개의 파형이 그려지므로, 분당 심박수는 5×60=300[BPM]이 된다.

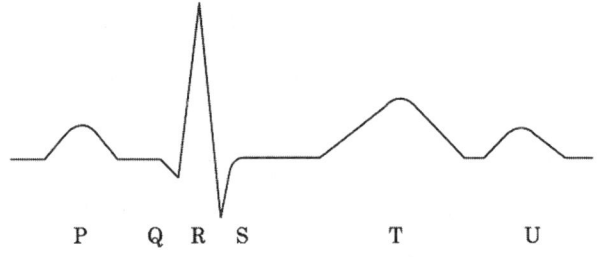

㉠ 심장박동 1주기에는 P파, QRS파, T파의 3개 봉우리가 차례로 그려진다.
㉡ P파 : 심방의 탈분극과 수축, 심방의 재분극은 표시되지 않는다.
㉢ QRS파 : 심실의 탈분극을 나타내며, ST 구간에서 심실의 수축이 일어난다.
㉣ T파 : 심실의 재분극을 표시한다.

14 200[Hz]의 아날로그 신호의 주기는?

㉮ 1[ms] ㉯ 5[ms] ㉰ 10[ms] ㉱ 20[ms]

Sol $T = \dfrac{1}{f} = \dfrac{1}{200} = 5 \times 10^{-3} = 5[\text{ms}]$

15 심혈관계 내에 와류가 발생하여 들리는 심음으로 진단에 사용하는 것은?

㉮ Pressure ㉯ Balloon ㉰ Murmur ㉱ Strain

Sol **수축기 잡음(systolic murmur)**

I음에서 II음 사이에 생기는 심잡음으로서, 잡음의 지속이 수축기 전체에 이르는 것(전수축기 잡음)과 수축기의 일부에서만 들을 수 있는 것(수축 조기, 중기, 후기 잡음)이 있다. 기질적 심질환에서 들을 수 있는 수축기 잡음에는 역류성 잡음과 구출성 잡음이 있다. 역류성 잡음(regurgitant mumur)은 전수축기에 걸쳐서 심첨부에 최강점을 지니는 심실중격결손 등이 대표적인 예이다. 구출성 잡음(ejection murmur)은 수축 중기에 피크를 갖는 다이아몬드형의 잡음을 나타내며, 제2늑간 흉골우연에 최대점을 갖는 폐동맥 판협착이 대표예이다. 그 밖에 여러 가지 원인에 의해 수축기 잡음을 듣게 되는 일이 있는데, 빈혈, 갑상샘 기능항진증, 운동 시 등에서는 혈류속 증가에 의한 수축기 혈류 잡음(flow murmur)이 있다. 수축 조기에만 잡음이 들리는 예는 기질적 심질환이 없는, 이른바 기능성 잡음인 경우가 많으며, 수축 후기에만 잡음이 들리는 경우는 승모판일탈증후군, 유두근부전증후군 등이 의심된다.

16 다음과 같은 회로의 전압이득은?

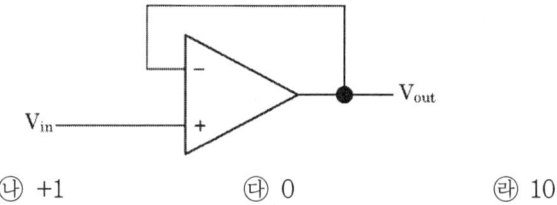

㉮ −1 ㉯ +1 ㉰ 0 ㉱ 10

Sol 연산증폭기를 이용한 버퍼(buffer)회로로 입력 임피던스가 매우 크고 출력 임피던스는 매우 작은 이상적인 완충증폭기로써 부궤환에 의한 이득이 1이므로 출력은 "1"이 된다.

17 심전도 측정 방법에 대한 설명으로 틀린 것은?

㉮ 측정 시 움직이지 않는다.
㉯ 일회용 전극은 재사용하지 않는다.
㉰ 전극의 부착 부분을 사전에 깨끗이 한다.
㉱ 전극의 전해질을 충분히 건조시키고 사용한다.

🔑 심전도 측정 시 전극의 전해질이 건조하게 되면 생체신호의 검출이 용이하지 않게 된다.
① 측정 시 움직이지 않는다.
② 일회용 전극은 재사용하지 않는다.
③ 전극의 부착 부분을 사전에 깨끗이 한다.
④ 피부 표면 부착 시 접촉력 유지 및 페이스트 사용한다.
⑤ 리드 선의 연결을 유지한다.(피복 관리, 단선 주의)
⑥ 전극과 측정 부위와의 접촉 임피던스를 감소시킨다.

18 지방을 소화시키는 담즙을 생성하는 기관은?

㉮ 비장   ㉯ 간   ㉰ 췌장   ㉱ 위

🔑 ① 간(liver)은 약 3000억 개가 넘는 간세포로 이루어진 우리 몸에서 가장 큰 장기로 성인은 무게가 1.2~1.5kg에 달하며, 체내 물질을 처리하고 저장하는 중요한 기능을 담당하며, 오른쪽 횡격막 아래에 위치하며 갈비뼈가 간을 보호하고 있어 정상인에게서는 대부분 만져지지 않지만 간이 붓거나 커지면 우측 갈비뼈 아래에서 만져질 수 있다. 간은 문맥이라 불리는 혈관을 통하여 위와 장에서 흡수한 영양분이 가득 들어있는 혈액을 공급받는데 이렇게 들어온 영양분은 간에서 가공되어 우리 몸에 해로운 물질이 해독된다. 간은 인체의 화학공장으로 단백질 등 우리 몸에 필요한 각종 영양소를 만들어 저장하고, 지방, 호르몬, 비타민 및 무기질 대사에 관여하여, 약물이나 몸에 해로운 물질을 해독하고, 수화 삭용을 돕는 담즙산을 만들며, 면역세포가 있어 우리 몸에 들어오는 세균과 이물질을 제거하는 중요한 일을 수행한다.

② 췌장(이자, pancreas)은 인간의 신체 내부에서 순환계로 직접 방출되어 대사 및 신체과정을 조절하는 내분비 물질(호르몬 등)을 생산하는 내분비 기관으로서의 췌장은 에너지 대사의 조절에 중요한 역할을 하는 인슐린을 생산한다. 췌장의 무게는 80g 정도로 복부의 위쪽에 위치한다. 머리 부분은 십이지장의 바로 옆에 있으며 몸통과 꼬리는 비장까지 이어진다. 췌장에는 약 150만 개 정도의 랑게르한스섬이 있다. 췌장이 하는 일은 크게 외분비 기능과 내분비 기능으로 구분한다.

㉠ 외분비 부분 : 인간에게 필요한 3대 영양소인 지방과 단백질, 당질을 분해하는 효소를 만든다.
  ⓐ 췌장액(트립신, 키모트립신, 카르복시펩티다아제, 아밀라아제, 리파아제 등)의 소화효소를 분비
  ⓑ 췌관보다 2cm 위에서 열리는 부췌관을 통하여 분비

㉡ 내분비 부분 : 우리 몸의 혈액에 있는 당분의 혈당(농도)을 조절하는 호르몬을 분비-십이지장유두를 통해 십이지장으로 분비
  ⓐ 랑게르한스섬(글루카곤의 A세포, 인슐린의 B세포(60~80%로 가장 많음), 소마토스타틴의 D세포)

③ 비장(spleen)은 횡격막(가슴과 배 사이를 구분해주는 근육성 막) 아래 복강(腹腔) 왼쪽에 있는 림프성 기관으로 사람의 비장은 주먹의 크기로 혈액이 많이 공급되는 곳이다. 림프

절이 림프액 순환을 걸러주는 곳이라면, 비장은 혈액의 성분들을 걸러주는 곳이다. 비장은 혈액의 생성과 저장, 쓸모없는 적혈구의 파괴, 혈액 속에 병균의 침입에 따른 면역체의 생성과 임파구를 만들어 저장하는 일 등을 담당한다.

19 아날로그 신호를 디지털 신호로 변환하는 과정을 순서대로 나열한 것은?

㉮ 아날로그 신호 → 부호화 → 표본화 → 양자화
㉯ 아날로그 신호 → 부호화 → 양자화 → 표본화
㉰ 아날로그 신호 → 표본화 → 부호화 → 양자화
㉱ 아날로그 신호 → 표본화 → 양자화 → 부호화

Sol 펄스부호변조(PCM) 방식은 아날로그 형태의 정보(신호)를 디지털 형태의 정보(신호)로 변경하는 방식으로, 변조회로의 기본구성은 표본화, 양자화, 부호화의 부분으로 구성된다.
① 표본화 : 음성신호와 같은 연속 파형을 일정한 간격으로 나누어 이 값만 취하고 나머지는 삭제하는 것
② 양자화 : 표본화한 값을 갖는 PAM 신호를 디지털 신호로 변환하기 위하여 PAM파를 각각의 대표 값으로 표현하는 것
③ 부호화 : 양자화된 샘플을 양자화 레벨의 수 n에 따라 2^n 비트로 부호화

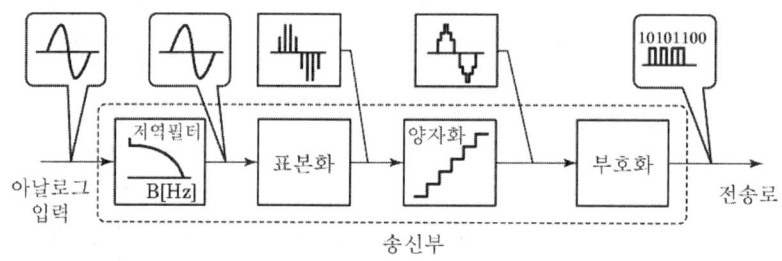

펄스부호변조(PCM) 방식

20 생체전기신호 검출용 차동증폭기의 일반적인 특징이 아닌 것은?

㉮ 매우 낮은 동상신호 제거비
㉯ 일정한 전압증폭도
㉰ 높은 전원전압 제거비
㉱ 매우 작은 바이어스 전류

Sol ① 차동증폭기(differential amplifier)는 2개의 입력 단자에 가해진 2개의 신호차를 증폭하여 출력으로 하는 회로이다.
② 차동증폭기는 동위상이며, 같은 진폭의 입력신호에 대한 동위상 신호 $V_c = \dfrac{1}{2}(v_{o1} + v_{o2})$에 대한 이득과 입력신호의 차인 차동신호 $V_p = v_{o1} - v_{o2}$에 대한 이득을 비교할 때, 차동

이득이 크고 동위상 이득이 작을수록 우수한 평형 특성을 가진다.

21 10진수 25.375를 2진수로 바꾸면?

㉮ (10100.001)$_2$
㉯ (11001.011)$_2$
㉰ (11001.001)$_2$
㉱ (10100.011)$_2$

Sol 정수부분의 계산

```
2 )  25
2 )  12  -- 1
2 )   6  -- 0
2 )   3  -- 0
      1  -- 1
```

소수점 부분의 계산

```
   0.375        0.75         0.5
 ×   2     ↗  ×  2    ↗   ×   2
   0.750        1.5          1.0
```

$(25.375)_{10} = (11001.011)_2$ 가 된다.

22 에너지 대역 중 전자가 가득 찬 영역은?

㉮ 전도대   ㉯ 충만대   ㉰ 허용대   ㉱ 금지대

Sol ① 허용대(allowable band) : 전자가 존재할 수 있는 에너지대
② 금지대(forbidden band) : 전자가 존재할 수 없는 에너지대. 에너지 갭(energy gap)
③ 전도대(conduction band) : 전자가 자유로이 이용되는 허용대
④ 충만대(filled band) : 들어갈 수 있는 전자의 수가 전부 들어가서 전자가 이동할 여지가 없는 허용대
⑤ 공핍대(exhaustion band, empty band) : 보통의 상태에서는 전자가 존재하지 않는 허용대

23 온도에 따른 용량변화가 적고 절연저항이 높으며 고주파까지 사용 가능하고 소용량 커패시터로 보통 측정에서 표준기로 사용되는 커패시터는?

㉮ 운모 커패시터
㉯ 세라믹 커패시터
㉰ 적층 커패시터
㉱ 전해 커패시터

Sol ① 전해 커패시터 또는 케미콘(chemical capacitor)이라고도 부르며 유전체로 얇은 산화막을 사용하고, 전극으로는 알루미늄을 사용하고 있다. 유전체를 매우 얇게 할 수 있으므로 콘덴서의 체적에 비해 큰 용량을 얻을 수 있다. 특징은 극성(플러스 전극과 마이너스 전극이 정해져 있다)이 있다는 점이다. 일반적으로 커패시터 자체에 마이너스측 리드를

표시하는 마크가 붙어 있다. 또, 가할 수 있는 전압, 용량(전기를 축적할 수 있는 양)도 표시되어 있다.

② 탄탈 커패시터(tantalum capacitor) : 전극에 탄탈륨이라는 재료를 사용하고 있는 전해 커패시터이다. 알루미늄 전해 커패시터와 마찬가지로, 비교적 큰 용량을 얻을 수 있다. 그리고 온도 특성(온도의 변화에 따라 용량이 변화한다. 용량이 변화하지 않을수록 특성이 좋다고 말한다), 주파수 특성 모두 전해 커패시터보다 우수하다.

③ 세라믹 커패시터는 전극 간의 유전체로 티탄산바륨(Titanium-Barium)과 같은 유전율이 큰 재료가 사용되고 있다. 이 커패시터는 인덕턴스(코일의 성질)가 적어 고주파 특성이 양호하다는 특징을 가지고 있어, 고주파의 바이패스(고주파 성분 또는 잡음을 어스로 통과시킨다)에 흔히 사용된다. 모양은 원반형으로 되어 있으며, 용량은 비교적 작다.

④ 적층 세라믹 커패시터 : 적층 세라믹 커패시터는 전극 간의 유전체로 고유전율계 세라믹을 다층 구조로 사용하고 있으며, 온도 특성, 주파수 특성이 양호하고, 게다가 소형이라는 큰 특징이 있다. 이 커패시터는 주파수 특성이 양호하고, 소형이라는 점 때문에 바이패스 용으로 흔히 사용된다. 온도 특성도 양호하므로 온도변화를 꺼려하는 회로에도 사용된다.

⑤ 마일러(Mylar) 커패시터 : 폴리에스테르 커패시터라고도 하며, 얇은 폴리에스테르 (polyester) 필름을 양측에서 금속으로 삽입하여, 원통형으로 감은 것이다. 저가격으로 사용하기 쉽지만, 높은 정밀도는 기대할 수 없다. 오차는 대략 ±5[%]에서 ±10[%] 정도이다.

⑥ 마이카 커패시터 : 유전체로 운모(mica)를 사용한 커패시터이다. 운모는 온도계수가 작고 안정성이 우수하며, 주파수 특성도 양호하기 때문에, 고주파에서의 공진회로나 필터 회로 등에 사용된다. 또한, 절연내압도 우수하므로 고압회로에도 사용된다. 결점으로는 용량이 그다지 크지 않고, 비싸다.

24 대표적인 수동소자가 아닌 것은?

㉮ 저항 ㉯ 인덕터
㉰ 커패시터 ㉱ 전압원

Sol ① 능동부품은 다이오드, 트랜지스터, FET, UJT 등을 말하며, 능동소자는 증폭, 발진, 신호변환 등의 기능을 갖는다.
② 수동부품은 전기 신호의 중계, 제어 등을 행하는 기구 부품(electro-mechanical component)이 수동소자이며, 저항, 커넥터, 소켓, 스위치 등이 이에 속한다.

25 불대수의 논리식 중 성립되지 않는 것은?

㉮ A+0=A ㉯ A+1=A
㉰ A·0=0 ㉱ A·1=A

Sol ㉯의 경우는 A+1=1이 된다.

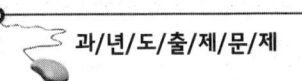

26 실리콘과 게르마늄의 결합 형태는?
  ㉮ 이온 결합
  ㉯ 분자 결합
  ㉰ 공유 결합
  ㉱ 다이아몬드 결합

  Sol ① n형 반도체 : 순수한 진성반도체인 게르마늄(Ge)이나 실리콘(Si)에 5가의 불순물 원자인 비소(As), 안티몬(Sb), 인(P) 등을 넣으면 공유결합을 하고 한 개의 과잉전자를 발생시킨다. 이 과잉전자를 제공한 불순물을 도너(donor)라 한다.
  ② p형 반도체 : 순수한 진성반도체인 게르마늄(Ge)이나 실리콘(Si)에 3가의 불순물 원자인 알루미늄(Al), 붕소(B), 인듐(In), 갈륨(Ga) 등을 넣으면 공유결합을 하고, 하나의 전자가 부족하게 되어 정공이 발생한다. 이 정공을 제공한 불순물을 억셉터(acceptor)라 한다.

27 변환기에서 입력과 출력의 관계가 어떤 특성을 갖춰야 제대로 기능을 할 수 있는가?
  ㉮ 직선성
  ㉯ S자형 관계
  ㉰ 비선형성
  ㉱ 저주파

  Sol 변환기
  ① 인체에서 발생하는 물리화학적 측정량을 전기적인 출력으로 변환하는 장치
  ② 센서는 생체로부터 수집되는 에너지를 최소한으로 한다.
  ③ 정확도와 정밀도가 높아야 하며, 입력과 출력의 관계가 선형성을 가져야 한다.
  ④ 인체에 무해해야 한다.

28 전자 1개의 전하량은?
  ㉮ $-1.602 \times 10^{-19}[C]$
  ㉯ $-1.602 \times 10^{-18}[C]$
  ㉰ $-1.602 \times 10^{-17}[C]$
  ㉱ $-1.602 \times 10^{-16}[C]$

  Sol 전자의 전기량 : $-1.602189 \times 10^{-19}[C]$
  전자의 질량 : $9.109534 \times 10^{-31}[kg]$

29 오실로스코프에서 전압 측정 시 수평 편향판에 가해지는 전압의 파형은?
  ㉮ 직류   ㉯ 정현파   ㉰ 톱니파   ㉱ 구형파

  Sol 오실로스코프의 수직축 단자에 측정하고자 하는 신호를 가하고, 수평축 단자에는 파형의 동기(출력 파형의 정지)를 맞추기 위하여 톱니파를 공급한다.

30 회로에서 $R_1=10[\Omega]$, $R_2=30[\Omega]$, $V=10[V]$일 때 R_1에 흐르는 전류는?

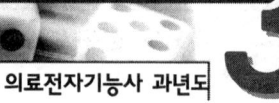

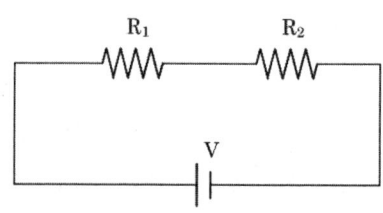

㉮ 0.25[A] ㉯ 1.0[A] ㉰ 1.3[A] ㉱ 2.0[A]

Sol 전체저항$(R_t) = R_1 + R_2 = 10 + 30 = 40[\Omega]$

$I = \dfrac{V}{R} = \dfrac{10}{40} = 0.25[A]$

31 물질에 물리적 힘을 인가하면 전위가 발생하고 전압을 인가하면 변형이 생기는 성질을 이용한 센서는?

㉮ 온도센서 ㉯ 압전센서 ㉰ 유도성 센서 ㉱ 정전용량센서

Sol ① 압전센서 : 압전 물질에 압력이 가해지면 전위가 발생하고 전압을 가하면 변형이 생기며, 압전 물질을 이용하면 어떤 부위에서 일어난 변위나 압력변화에 의한 전위를 측정하며, 심음도, 혈압, 혈류, 초음파기기에 사용된다.

공식 : $Q = kF$ (여기서, Q : 전하량, F : 가해진 힘, k : 압전상수)

② 유도성 센서 : 인덕턴스의 변화량을 측정하는 센서
  ㉠ 상호인덕턴스를 이용한 센서 : 2개의 코일을 같은 축 방향으로 배열하여 위치 변화를 시키면 상호 인덕턴스가 변함
  ㉡ 자기저항의 변화를 이용한 센서 : 코일은 고정시키고 코일 안에 자기저항물질을 넣거나 빼면 자기저항이 변하는 원리
  ㉢ 선형가변차동변환기(LVDT) : 가장 많이 사용되며 주로 압력이나 변위 또는 힘을 측정하는데 사용

③ 온도센서 : 온도나 열을 감지하는 소자로 센서 중에서 가장 광범위하게 사용되어 다른 센서에 비해 종류가 많다. 온도라는 물리량을 전기신호로 변환하는 것으로 접촉형과 비접촉형으로 구분하며, 비접촉 온도센서에는 적외선 센서가 있고, 접촉형 온도센서는 제벡효과를 이용한 열전대와 온도에 따른 저항 변화 특성을 이용한 측온저항체 및 서미스터가 있다.

④ 용량성 센서 : 정전용량을 측정하는 것으로 판의 면적이 s, 판의 간격이 d, ε는 축전기의 유전율일 때 용량성 센서의 정전용량 관계식은 $C = \varepsilon \dfrac{s}{d}$ 이다.

32 물리적 센서로 측정할 수 있는 양이 아닌 것은?

㉮ 변위 ㉯ 힘 ㉰ 산소농도 ㉱ 온도

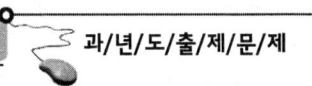

Sol 의학적 매개변수
① 물리적 변수 : 힘, 압력, 음파, 유량, 온도 등
② 화학적 변수
  ㉠ 세포 내외의 이온농도[K^+(포타슘), Na^+(소듐) 등]
  ㉡ 혈액에서의 산소농도(SPO_2) 및 이산화탄소 등의 농도
③ 전기적 변수 : 여러 기관에서 발생하는 생체 전위(생체조직의 흥분성 세포들의 전기 화학적 반응에 의해 발생되는 전위)

33 발광 다이오드의 역현상을 이용한 것으로, 광 통신의 수광 소자로 사용되며, 광 신호를 전기 신호로 바꾸는 광 검출기 등에 사용되는 다이오드는?

㉮ 터널 다이오드 ㉯ 포토 다이오드
㉰ 제너 다이오드 ㉱ 버랙터 다이오드

Sol ① 터널 다이오드(tunnel diode) : 불순물 농도를 매우 크게 만들어 부성 저항 특성을 갖는 소자로 마이크로파대의 발진이나 전자계산기의 고속 스위칭 소자로 사용된다.
② 제너 다이오드 (zener diode) : 전압을 일정하게 유지하기 위한 전압 제어소자로 정전압 다이오드로도 불리며, 정전압회로에 사용된다.
③ 가변 용량 다이오드(varactor diode) : 역방향 전압의 변화로 다이오드 양단의 공간 전하 용량이 가변되는 특성을 이용한 소자
④ 포토 다이오드(Photo Diode) : 규소의 PN 접합을 이용하여 빛의 입사를 광전류로 검출하는 소자로서, 빛을 강하게 하면 저항 값이 감소하고 전류는 증가하며, 빛이 약하면 저항 값이 증가하고 전류는 감소하는 동작을 하는 소자로 계수회로 등에 사용한다.

34 전기량을 기계적으로 변화시켜서 이것을 이용하여 눈금면 위에 지침이 움직이도록 하여 측정하는 방법으로 전압계나 전류계에 사용하는 측정방식은?

㉮ 영위법   ㉯ 편위법   ㉰ 직편법   ㉱ 반정법

Sol ① 편위법 : 피측정량을 지침의 지시 눈금으로 나타내는 방식
② 영위법 : 피측정량과 미리 값이 알려진 표준량이 서로 평형을 이루도록 하여, 표준량의 값으로부터 피측정량의 값을 알아내는 방식
③ 치환법 : 알고 있는 양과 측정하려는 양을 치환하여 비교하는 방식

35 계기의 동작상 분류 중 측정하고자 하는 값을 지침으로 직접 지시하는 계기는?

㉮ 지시계기   ㉯ 숫자식 계기
㉰ 적산계기   ㉱ 기록계기

Sol ① 지시계기 : 계기의 동작상 분류 중 측정하고자 하는 값을 지침으로 직접 지시하는 계기

② 기록계기(recording instrument) : 전압, 전류 및 주파수 등이 시간적으로 변화하는 상황을 기록용지에 자동적으로 측정, 기록하는 계기

36 심음계에서 가장 중요한 장치로 소리를 모으고 이를 전기적 신호로 변환시켜 주는 것은?

㉮ 증폭기 ㉯ 마이크로폰 ㉰ 필터 ㉱ 동조기

Sol 심음은 가청주파수 영역의 진동으로서 청진기를 이용하면 음으로 들을 수 있으며, 최근에 개발된 마이크로폰 등을 사용하여 신호처리나 객관적인 표시 등도 가능하다.
① 심음은 심장 내의 급격한 압력의 변환에 의해 판막이 개폐될 때에 발생하는 지속시간이 짧은 음(협의의 심음)과 혈류에 의해 발생하는 지속성을 가진 음(심잡음)을 포함한다.
② 심음검출에는 심음 마이크로폰이 사용되는데, 이는 심장의 소리를 전기신호로 변환해주는 장치이다.

37 정공이 소수 캐리어인 반도체의 종류는?

㉮ 순수 반도체 ㉯ 외인성 반도체
㉰ N형 반도체 ㉱ P형 반도체

Sol P형 반도체를 만드는 불순물(억셉터, acceptor)로는 In, Ga, B 등이 있으며 N형 반도체를 만드는 불순물(도너, donor)에는 안티몬(Sb), 비소(As), 인(P) 등이 있다.

38 정류형 계기가 지시하는 값은?

㉮ 파형률값 ㉯ 실효값 ㉰ 파고값 ㉱ 평균값

Sol 측정하고자 하는 교류를 반도체 정류기에 의해 직류로 변환한 후 가동 코일형 계기로 지시하는 계기를 정류형 계기라 하며 실효값으로 지시한다.
① 평균값 : 교류 순시값의 1주기 동안의 평균을 취하여 교류의 크기를 나타낸 값
② 순시값 : 교류의 시간에 따라 순간마다 파의 크기가 변하고 있으므로 전류파형 또는 전압 파형에서 어떤 임의의 순간에서 전류 또는 전압의 크기
③ 최대값 : 교류파형의 순시값 중에서 가장 큰 순시값
④ 실효값 : 교류의 크기를 교류와 동일한 일을 하는 직류의 크기로 바꿔 나타낸 값

39 동력을 전달시키는 기계요소와 가장 거리가 먼 것은?

㉮ 마찰차 ㉯ 체인과 스프로킷 휠
㉰ 나사 ㉱ 벨트

Sol 1. 기계요소 : 여러 가지 기계에 기본적이며 공통으로 사용되는 기계 부품
2. 기계요소의 구분
① 결합용 기계요소 : 두 개 이상의 부품을 결합시키는 데 사용되는 것으로, 나사, 볼트,

너트, 핀, 키, 리벳 등
② 축용 기계요소 : 축 부분에 사용되는 것으로, 축, 베어링, 클러치, 커플링 등
③ 전동용 기계요소 : 운동이나 동력을 전달하는 데 사용되며, 마찰차, 기어, 링크, 풀리, 체인 등
④ 관용 기계요소 : 기체 및 액체 등의 유체 수송에 사용되며, 파이프, 파이프 이음, 밸브, 콕 등
⑤ 기타 기계요소 : 그 밖의 목적으로 사용되는 것으로, 스프링, 브레이크 등
3. 결합용 기계요소
    (1) 나사(screw) : 연속적인 나선형 홈을 가지며 보통 둥근 원통 모양으로 기계제작에 쓰이는 부품으로 물체를 고정하거나 힘과 운동을 바꾸어줄 때 사용한다.
        ① 피치(pitch) : 나사산에서 다음 나사산까지의 거리
        ② 리드(lead) : 나사가 한 바퀴 돌 때 움직인 거리
        ③ 나사의 크기 : 수나사의 바깥지름(호칭 치수)으로 표시
        ④ 나사의 종류에 따른 용도
            ㉠ 삼각나사 : 일반 기계의 조립(볼트, 너트)
            ㉡ 사각나사 : 큰 힘을 전달하는 데 사용(프레스, 잭)
            ㉢ 사다리꼴나사 : 선반의 리드 나사, 스톱밸브의 밸브대
            ㉣ 톱니나사 : 밀링 머신의 일감 고정(기계 바이스)
            ㉤ 둥근나사 : 백열전구의 끼움나사, 시멘트 믹서 기계
    (2) 핀(pin) : 큰 힘이 걸리지 않는 부품을 결합하거나 고정
        종류 : 평행 핀, 테이퍼 핀, 분할 핀
    (3) 키(key) : 기어, 벨트 풀리, 핸들 등을 축에 고정시켜 회전을 전달하거나 회전을 전달하면서 축 방향으로 이동할 때 사용한다.
        ① 풀리, 기어 및 핸들 등의 회전체를 축과 고정시키는 것
        ② 축과 회전체가 미끄럼 없이 돌도록 끼워 넣는 쐐기
4. 축용 기계요소
    (1) 축(axis) : 기계에서 회전 운동으로 동력을 전달시킬 때 회전체의 중심 막대이다.
        ① 전동축 : 회전체가 같이 고정되어 동력을 전달하는 축
        ② 차축 : 축은 고정, 바퀴만 회전(철도 차량, 자전거의 허브 축)
    (2) 베어링(Bearing) : 축을 받쳐주는 기계요소로 회전할 때, 마찰을 줄이고 원활히 회전할 수 있도록 한다.

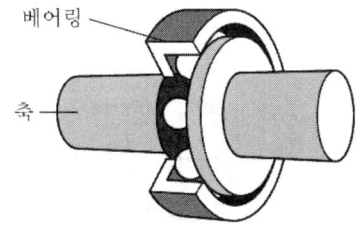

① 미끄럼 베어링 : 베어링 메탈을 사용. 접촉 면적이 커 마찰이 큼, 저속 회전을 하는

축에 적합
② 구름 베어링 : 볼이나 롤러를 사용. 접촉 면적이 작아 마찰이 적음. 고속 회전을 하는 축에 적합

5. 전동용 기계요소
   (1) 마찰차(friction wheel) : 마찰에 의하여 회전을 전달시키는 바퀴로 구름접촉에 의해 동력을 전달하는 대표적 전동장치
   ① 특징
      ㉠ 확실한 회전 운동의 전동이나 큰 전동에는 부적합하다.
      ㉡ 운전 중 접촉을 분리시키지 않고 마찰차를 이동시킬 수 있다.
   ② 종류 : 평 마찰차, 원추 마찰차, V홈 마찰차 등

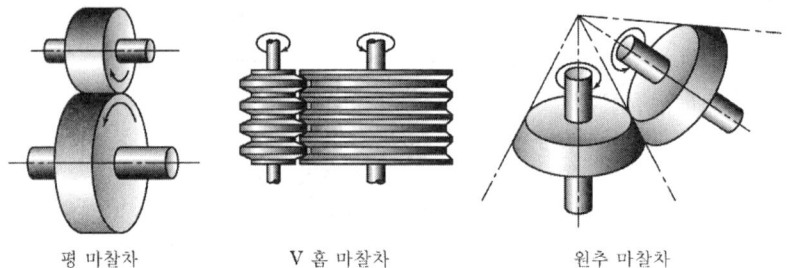

평 마찰차   V 홈 마찰차   원추 마찰차

   (2) 기어(gear) : 회전축에 연결된 톱니바퀴로 이루어진 기계부품으로 쌍으로 작동하며, 한 기어의 톱니는 다른 기어의 톱니와 맞물리면서 회전운동과 회전력(토크)을 미끄러짐 없이 전달하거나 가감(加減)한다.
   ① 원리 : 마찰차 접촉면의 이가 맞물려 돌아가게 한 것
   ② 용도 : 두 축 사이의 거리가 짧을 때(좁은 공간) 사용
   ③ 모듈 : 한 쌍의 기어가 맞물려 돌아가기 위한 조건으로는 기어 지름(D)을 잇수(Z)로 나눈 값이 서로 같아야 함
   ④ 기어의 종류
      ㉠ 평기어 : 두 축이 평행할 때 동력 전달
      ㉡ 헬리컬 기어 : 회전 방향을 직각으로 바꿀 때 사용(두 축 평행)
      ㉢ 베벨 기어 : 회전 방향을 직각으로 바꿀 때 사용(두 축 직각)
      ㉣ 웜과 웜기어 : 큰 감속비를 얻을 수 있음(두 축 직각)
      ㉤ 래크와 피니언 : 회전 운동을 직선 운동으로 바꾸거나 직선 운동을 회전 운동으로 바꿀 때 사용(두 축 평행)
   (3) 벨트와 벨트 풀리(belt & belt pulley) : 두 축 사이의 거리가 멀 때 사용하는 감아걸기 전동장치

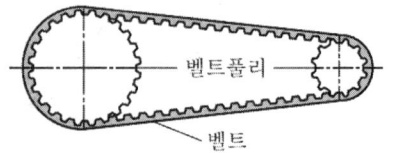

① 특징 : 정확한 회전비나 큰 동력의 전달에는 부적합
② 용도 : 두 축 사이의 거리가 먼 곳으로 자동차, 세탁기, 재봉틀, 탁상드릴링 머신 등
③ 벨트걸기 방법 : 바로걸기, 엇걸기

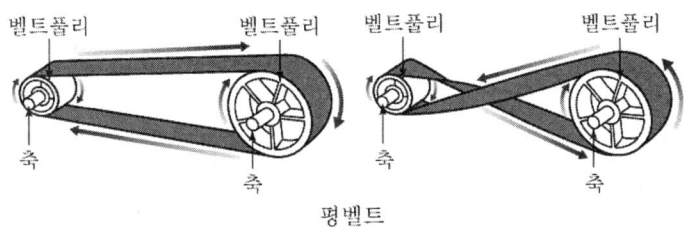

평벨트

④ 벨트의 종류 : 평 벨트, V 벨트

(4) 체인과 스프로킷(chain & sprocket) : 동력 전달 회전축에 고정되어 체인의 각 마디 사이에 끼워져 맞물려서 회전함으로써 동력을 전달하는 전동용 기계요소

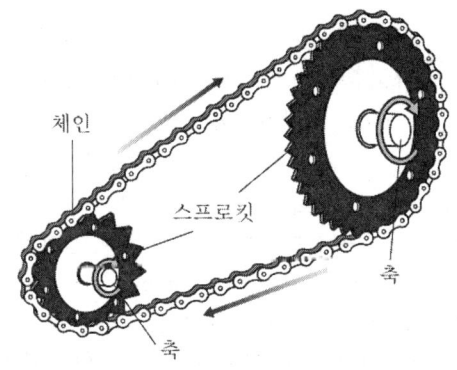

① 특징 : 큰 동력을 효율적으로 회전력의 전달이 정확하나 소음과 진동 등으로 고속 회전에 부적합하다.
② 용도 : 축간 거리가 길고 저속으로 큰 힘을 전달하는데 적합하다.
③ 종류 : 롤러 체인, 사일런트 체인

40 3각 나사의 골지름이 20[mm], 바깥지름이 30[mm]일 때 유효지름은?

㉮ 15[mm]   ㉯ 20[mm]   ㉰ 25[mm]   ㉱ 30[mm]

Sol 유효지름(d_2, de)

나사 축에 평행한 방향으로 나사산의 길이와 나사 홈의 길이가 같아지는 곳의 가상 원통 지름 (수나사).

암나사의 유효지름과 크기가 같다.

$$d_2 = \frac{d+d_1}{2}[m] = \frac{d+d_1}{2} = \frac{20+30}{2} = 25[mm]$$

41 서맥이 심해져서 약물로 치료가 불가능할 경우 증상을 개선하기 위해서 사용되는 기기는?

㉮ 인공신장 ㉯ 인공심장
㉰ 이식형 제세동기 ㉱ 페이스메이커(심박 조율기)

Sol 서맥이란 정상박동보다 심장박동이 낮게 뛰는 것을 말하며, 정상박동은 동방결절(S-A node)에서 발생하는 분당 60~100회 사이의 규칙적인 심장의 박동이며, 서맥은 60회 미만의 심실수축을 의미한다. 서맥이 심해져서 약물로 치료가 불가능할 경우 증상을 개선하기 위해서 심박 조율기(Medtronics의 페이스메이커, pacemaker)를 설치하는데 임시형과 영구형이 있으며, 설치하려면 절개 시술을 해야 한다.

42 심장이 갑자기 정지했을 경우 심장에 강한 전기충격을 가해 세동을 종료시키는 응급처치의 한 방편으로 사용되는 기기는?

㉮ X-ray ㉯ CT ㉰ 제세동기 ㉱ 초음파기기

Sol 제세동기(Defibrilator)는 심장부위의 체표면에 위치한 전극판을 통해 직류전기 충격을 줌으로써 심장조직을 일시에 탈분극시켜 13)심실상성 및 14)심실성 부정맥을 치료하는 방법이다.
① 전극부착 : 오른쪽 쇄골 아래, 흉골 가장자리 부분과 왼쪽 유두측면 겨드랑이 7[cm] 가량 떨어진 부위에 2개를 붙인다.
② 제세동 : 세동을 종료시키는 방법으로 심장이 갑자기 정지했을 경우 취할 수 있는 응급처치법으로, 심폐소생술(CPR, Cardiopulmonary Resuscitation)보다 효과가 뛰어나며 심실세동(VF)을 치료할 수 있는 유일한 방법
③ 심실세동 : 심실의 심근세포가 빠르고 불규칙한 수축에 의해 계속적으로 자극되어 가볍게 떨리는 현상으로 300~600/분당 수축하는 상태로, 혈압이 낮으며 수분 내에 심정지로 이어진다.

심실세동 제거	100~400J
심방세동	150J
심실성 빈맥	100J, 200J
심장에 직접	100J

㉠ 제세동을 성공시키기 위한 최소한의 에너지 - 제세동 역치
㉡ 해부학적 인자 - 심장의 크기, 폐의 용적
㉢ 전기적 인자 - 산소분압, 조직의 산성도
㉣ 지속시간 - 지속시간이 길어질수록 역치는 최대 5배

---

13) 심실상성빈맥(Supraventiricular Tachycardia)은 심실의 윗부분에서 발생하는 병적인 빠른 맥으로 심실성 빈맥과는 달리 대부분의 경우 생명에는 큰 위협이 없는 부정맥이다.
14) 심실성 부정맥(Ventricular Arrhythmia)은 심실의 이상으로 심장이 빨리 뛰거나 심하게 떨리는 경우로, 심실 박동은 정상적으로 분당 70~80회가 정상이나 120회 이상 뛰어 몸 전체로 충분한 혈액을 보낼 수 없어 심장 돌연사의 주요 원인 중 하나이다.

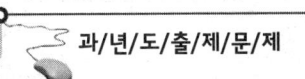

ⓒ 경흉저항 - 성인의 평균 경흉저항 70~80[Ω]
   (전극크기, 전극~피부접촉면, 호흡주기, 두 전극 간의 거리, 전극압력)
※ 제세동의 에너지형태
  ① 단상파형 : 전류를 한 방향으로만 강하게 한 번
  ② 이중파형 : 한 극에만 흐르지 않고 한 극에서 흐른 전류가 다른 극으로 이동

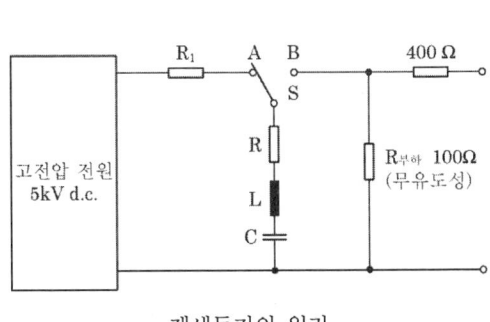
제세동기의 원리

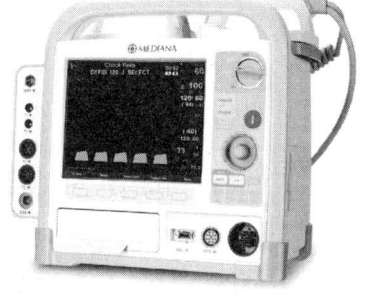
㈜메디아나의 제세동기

43 2테슬라(15)Tesla) 자장의 MRI에서 수소원자핵의 핵자기공명 주파수로 옳은 것은? (단, 수소원자의 자기회전비(gyromagnetic ratio)는 42.58[MHz/Tesla]임)

㉮ 21.29[MHz] ㉯ 42.58[MHz]
㉰ 63.87[MHz] ㉱ 85.16[MHz]

Sol W=R×B=42.58[MHz]×2=85.16[MHz]

44 의료기기법에서 정의한 "기술문서"에 포함되는 내용이 아닌 것은?

㉮ 원자재   ㉯ 사용목적
㉰ 사용방법   ㉱ 시험성적서

Sol 「의료기기법」 제2조(정의)
  ① 이 법에서 "의료기기"란 사람이나 동물에게 단독 또는 조합하여 사용되는 기구·기계·장치·재료 또는 이와 유사한 제품으로서 다음 각 호의 어느 하나에 해당하는 제품을 말한다. 다만, 「약사법」에 따른 의약품과 의약외품 및 「장애인복지법」 제65조에 따른 장애인 보조기구 중 의지(義肢)·보조기(보조기)는 제외한다.
    1. 질병을 진단·치료·경감·처치 또는 예방할 목적으로 사용되는 제품
    2. 상해(傷害) 또는 장애를 진단·치료·경감 또는 보정할 목적으로 사용되는 제품

---

15) 테슬라(tesla) : SI 단위계에서 자기유도 또는 자기력선 밀도의 단위로 1테슬라는 1제곱미터당 1웨버(Wb)의 자기력선이 통과할 때의 밀도를 말하며, 10^4 가우스에 해당한다. 미국의 전기 공학자 테슬라(Tesla, N.)의 이름에서 유래했다. 기호는 T이며, 강한 자장을 나타낼 때 사용하고 약한 자장을 나타낼 때는 G를 사용한다.

3. 구조 또는 기능을 검사·대체 또는 변형할 목적으로 사용되는 제품
4. 임신을 조절할 목적으로 사용되는 제품

② 이 법에서 "기술문서"란 의료기기의 성능과 안전성 등 품질에 관한 자료로서 해당 품목의 원자재, 구조, 사용목적, 사용방법, 작용원리, 사용 시 주의사항, 시험규격 등이 포함된 문서를 말한다.

③ 이 법에서 "의료기기취급자"란 의료기기를 업무상 취급하는 다음 각 호의 어느 하나에 해당하는 자로서 이 법에 따라 허가를 받거나 신고를 한 자, 「의료법」에 따른 의료기관 개설자 및 「수의사법」에 따른 동물병원 개설자를 말한다.
1. 의료기기 제조업자
2. 의료기기 수입업자
3. 의료기기 수리업자
4. 의료기기 판매업자
5. 의료기기 임대업자

45 의료법상 의료기관에 해당하는 것만 나열한 것은?

㉮ 접골원, 보건소
㉯ 종합병원, 치과병원
㉰ 보건소, 안마시술소
㉱ 치과병원, 접골원

Sol 「의료법」 제3조(의료기관)
① 이 법에서 "의료기관"이란 의료인이 공중(公衆) 또는 특정 다수인을 위하여 의료·조산의 업(이하 "의료업"이라 한다)을 하는 곳을 말한다.
② 의료기관은 다음 각 호와 같이 구분한다.
1. 의원급 의료기관 : 의사, 치과의사 또는 한의사가 주로 외래환자를 대상으로 각각 그 의료행위를 하는 의료기관으로서 그 종류는 다음 각 목과 같다.
  가. 의원   나. 치과의원   다. 한의원
2. 조산원 : 조산사가 조산과 임부·해산부·산욕부 및 신생아를 대상으로 보건활동과 교육·상담을 하는 의료기관을 말한다.
3. 병원급 의료기관 : 의사, 치과의사 또는 한의사가 주로 입원환자를 대상으로 의료행위를 하는 의료기관으로서 그 종류는 다음 각 목과 같다.
  가. 병원   나. 치과병원   다. 한방병원
  라. 요양병원(「정신보건법」 제3조제3호에 따른 정신의료기관 중 정신병원, 「장애인복지법」 제58조제1항제2호에 따른 의료재활시설로서 제3조의2의 요건을 갖춘 의료기관을 포함한다. 이하 같다.)
  마. 종합병원
③ 보건복지부장관은 보건의료정책에 필요하다고 인정하는 경우에는 제2항제1호부터 제3호까지의 규정에 따른 의료기관의 종류별 표준업무를 정하여 고시할 수 있다.

46 뇌막염의 진단 및 치료에 대한 약제의 처방을 결정해주어 의학에 활용된 전문가 시스템은?

㉮ ELIZA   ㉯ VM   ㉰ MYCIN   ㉱ CASNET

Sol 전문가 시스템의 의학 분야에서의 활용
① MYCIN은 1976년 Stanford 대학에서 뇌막염의 진단 및 치료에 대한 약제의 처방을 결정하는 프로그램이다.
② ELIZA는 정신과 치료 프로그램이다.
③ CASNET는 녹내장 진단 및 치료 프로그램이다.

47 프로그래밍 단계 중 순서도의 작성은 언제 하는가?
㉮ 타당성 조사 후   ㉯ 프로그램 코딩 후
㉰ 입·출력 설계 후   ㉱ 자료 입력 후

Sol 프로그램 작성 절차
① 문제분석 → ② 시스템설계(입·출력 설계) → ③ 순서도 작성 → ④ 프로그램 코딩 및 입력 → ⑤ 디버깅 → ⑥ 실행 → ⑦ 문서화
※ 순서도는 처리방법, 작업의 흐름, 순서 등을 정해진 기호를 사용하여 그림으로 나타내는 방법을 말한다.
※ 순서도 작성 시 고려사항
㉠ 처리되는 과정은 모두 표현한다.
㉡ 간단하고 명료하게 표현한다.
㉢ 전체의 흐름을 명확히 알 수 있도록 작성한다.
㉣ 과정이 길거나 복잡하면 나누어 작성하고, 연결자로 연결한다.
㉤ 통일된 기호를 사용한다.

48 생체계측장치가 아닌 것은?
㉮ 심전계   ㉯ 근전계
㉰ 초음파 진단장치   ㉱ 혈압계

Sol 생체전기신호
① 생체전기신경세포나 근세포에 의해 발생되는 활동전위를 센서(전극)를 이용하여 측정
② 센서 주변에 분포한 많은 세포의 활동에 의해 발생되는 전계를 전류 전압형태로 표시
③ 의료분야에서 진단에 많이 사용
④ 심전도, 뇌전도, 안구전도, 근전도 등이 있다.

생체전기신호의 종류에 따른 특성

생체전기신호	측정전극	유도법	주파수범위	활용분야
심전도(ECG)	표면전극/흡착전극	표면 12 유도	0.05~100[Hz]	부정맥, 심기능검사
뇌전도(EEG)	표면전극/컵전극	10~20 system	0.1~50[Hz]	수면다원검사 뇌유발전위검사
안구전도(EOG)	표면전극	단극/양극	DC~100[Hz]	수면다원검사 인지도 검사
근전도(EMG)	표면전극/바늘전극	단극/양극	100[Hz]~10[kHz]	근력측정, 재활치료

49 세라믹 소자에 고주파를 인가하여 발생하는 초음파를 이용하는 방식의 체외충격파 쇄석기는?

㉮ 수중방전 방식   ㉯ 미소발파 방식
㉰ 전자진동 방식   ㉱ 압전소자 방식

Sol 체외충격파 결석파쇄법(Extracorporeal Shock Wave Lithotripsy)은 신장, 요관, 요도, 방광 등에 생긴 결석을 체외에서 충격파를 쬐어 작은 파편으로 파쇄해 자연 배출시키는 비침습적이고 혁신적인 방법이다. 이는 특수전자장치에 의해 발생된 고에너지의 충격파가 한곳에 집중될 때 발생하는 강력한 충격효과를 나타내는 원리를 이용하여 체외에서 발생시킨 충격파를 체내의 결석에 초점을 맞추어 발사하여 신장, 요로 결석을 2mm 이하의 작은 가루로 부순 후 소변을 통해 자연배출 되게 하는 장비이다. 특히 이 충격파는 물속이나 수분을 많이 포함하고 있는 인체조직을 잘 통과하기 때문에 신장이나 주위 조직에는 아무런 손상을 주지 않는다는 장점이 있다.

발생된 충격파를 환부에 발사하는 치료부 소스와 충격파가 정확하게 시술부위에 전달되도록 적절한 환자의 위치와 자세를 포착, 유지하기 위하여 사용되는 관절형 스탠드 및 충격파를 발생시키는 본체 제너레이터로 구성되며, 정확한 위치 포착을 위해서 별도로 설치된 초음파영상장치 또는 X-Ray, C-Arm을 사용한다.

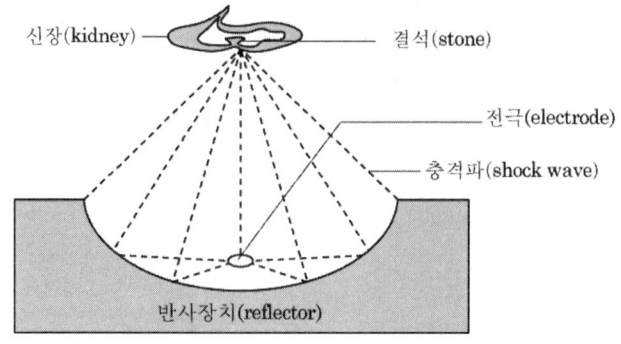

체외충격파 쇄석기는 충격발생장치(shock-wave generator)에 따라 압전기식(piezoelectric), 전기수압식(electrohydraulic), 전자기식(electromagnetic)으로 구분되며 이 중 압전기식은 타 기종의 결점을 한층 보완한 제3세대 쇄석기로 안전성과 효율성이 가장 뛰어난 기종이다.

① 수중방전방식(electrohydraulic) : 수중에 놓인 전극 간에 20Kv, 1us 정도의 방전을 일으켜 이때 발생하는 충격파를 이용하여 결석을 파쇄하는 방식
② 미소발파방식 : 미량의 화학물질을 폭파시켜 발생하는 충격파를 이용하여 결석을 파쇄하는 방식
③ 전자진동방식(electromagnetic) : 금속막을 전자석으로 진동시켜 이때 발생되는 압력파를 집속시켜 충격파를 만드는 방식
④ 압전소자방식(piezoelectric) : 세라믹 소자에 고주파를 인가하여 발생하는 초음파(압력파)를 이용하는 방식

※ 체외충격파 쇄석술의 특징
① 피부절개나 마취 없이 신장, 요관, 방광 결석 및 담낭결석 치료를 하며, 신장, 뼈, 피부 등 주위 조직의 손상이 없고 통증이 없다.
② 결석이 너무 크거나 중한 전실질환이 없는 한 입원이 필요 없으며 약 30~40분간의 시술 후 정상생활이 가능하다.
③ 결석은 점점 자라거나 자주 재발하는 성질이 있는데 다른 수술법은 반복 시술이 어려운 반면에 충격파 쇄석술은 얼마든지 반복치료가 가능하다.

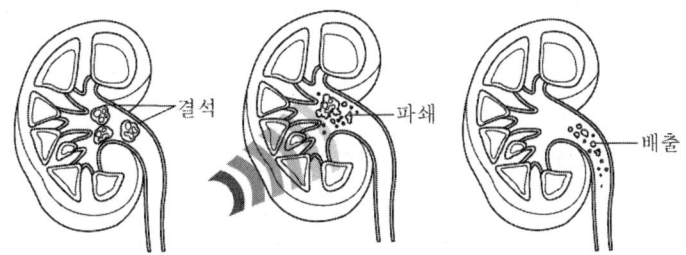

신장의 결석 ➡ 초음파를 통한 결석의 파쇄 ➡ 분쇄된 결석의 뇨를 통한 배출
체외충격파 쇄석술(ESWL)

④ 다른 절개수술에 비해 입원이나 마취, 투약 등이 필요 없기 때문에 신체적, 경제적 부담이 적다.
⑤ 시술 후 합병증이나 후유증이 극히 적으며 노약자나 대사성 질환자에 대해서도 안전하게 시술할 수 있는 등의 장점을 가진 치료 방법이다.

50 진단용 방사선 발생장치의 검사를 받아야 하는 기준이 아닌 것은?
㉮ 검사를 받은 후 2년이 지난 경우
㉯ 진단용 방사선 발생장치의 전원시설을 변경하는 경우

㉰ 진단용 방사선 발생장치의 안전에 영향을 줄 수 있는 X-선관을 교체하는 경우
㉱ 진단용 방사선 발생장치를 설치하거나 이전하여 설치하는 경우

Sol 「진단용 방사선 발생장치의 안전관리에 관한 규칙」

제4조(검사 및 측정)
① 의료기관의 개설자 또는 관리자는 다음 각 호의 어느 하나에 해당하는 사유가 있으면 법 제37조제2항에 따라 해당 진단용 방사선 발생장치를 사용하기 전에 그 진단용 방사선 발생장치에 대하여 별표 1의 검사기준에 따라 제6조에 따른 검사기관의 검사를 받아야 한다. 다만, 「의료기기법 시행규칙」 제5조제1항 및 제18조제1항에 따라 의료기기 제조품목허가 또는 수입품목허가를 받거나 같은 규칙 제20조제1항제6호에 따라 중고의료기기를 수입하려는 때에 식품의약품안전청에 등록한 시험검사기관에서 별표 1의 검사항목이 포함된 시험검사를 받아 해당 시험성적서를 제출하는 경우에는 본문에 따른 검사를 받지 아니하고 사용할 수 있다.
1. 진단용 방사선 발생장치를 설치하거나 이전하여 설치하는 경우
2. 진단용 방사선 발생장치의 전원시설을 변경하는 경우
3. 제3조제1항에 따라 사용중지신고를 한 진단용 방사선 발생장치를 다시 사용하려는 경우
4. 진단용 방사선 발생장치의 안전에 영향을 줄 수 있는 고전압 발생장치, X-선관 또는 제어장치를 수리하거나 X-선관을 교체하는 경우

51 방사선 관계 종사자의 유효선량의 연간한도는 얼마 이하이어야 하는가?

㉮ 50[m16)Sv]　　　　　　　　　㉯ 100[mSv]
㉰ 150[mSv]　　　　　　　　　　㉱ 200[mSv]

Sol 「진단용 방사선 발생장치의 안전관리에 관한 규칙」

방사선 관계 종사자의 선량한도(제4조제6항 관련)

피폭 구분	선량 한도
유효선량	연간 50[mSv](5rem) 이하이어야 하며, 5년간 누적선량은 100[mSv](10rem) 이하이어야 한다.
등가선량(수정체)	연간 150[mSv](15rem) 이하이어야 한다.
등가선량(피부·손 및 발)	연간 500[mSv](50rem) 이하이어야 한다.

1. 유효선량이란 인체 내 조직 간 선량분포에 따른 위험정도를 하나의 양으로 나타내기 위하여 방사능에 노출된 인체의 모든 조직에 대하여 각 조직의 등가선량에 해당 조직의 조직 가중치를 곱한 결과를 합산한 양을 말한다. 이 경우 전신피폭된 조직가중치의 합은 1로 한다.

---

16) 시버트(sivert : Sv) : 생물학적으로 인체에 영향을 미치는 방사선의 양을 나타내는 단위
베크렐(becquerel : Bq) : 방사성물질이 가지고 있는 방사능의 강도
렘(Roentgen equivalent man : rem) : 인체에 X선 같은 복사선이 투여될 때 그 정도를 표시하는 단위

2. 등가선량이란 인체의 피폭선량을 나타내기 위하여 흡수선량에 해당 방사선의 방사선가중치를 곱한 양을 말한다. 이 경우 진단용 엑스선의 방사선가중치는 1로 한다.
3. 방사선 관계 종사자의 선량한도 측정방법 등 측정에 필요한 세부 사항은 식품의약품안전평가원장의 승인을 받아 측정기관의 장이 정한다.
4. 연간 선량한도는 연도 중 처음 피폭선량을 측정한 시기와 관계없이 매 연도 12월 말일을 기준으로 하되, 티엘배지를 사용하는 방사선 관계 종사자의 선량한도는 매분기 말일마다 측정한 양을 합산한 것으로 한다.
5. 5년간 누적 선량한도는 처음 피폭선량을 측정한 시기와 관계없이 2008년 1월 1일을 기준으로 매 5년간의 누적선량으로 한다.

52 NOT 게이트에 해당되는 것은?

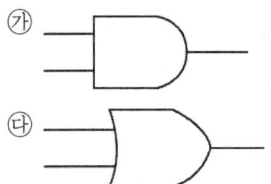

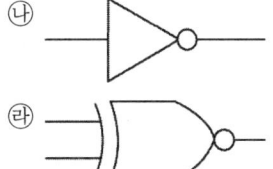

Sol ㉮는 AND 게이트, ㉯는 NOT 게이트, ㉰는 OR 게이트, ㉱는 EX-NOR 게이트의 기호이다.
① AND 게이트 : 기본 동작원리는 모든 입력이 1일 때 출력은 1이 된다.
논리식 $F = A \cdot B$

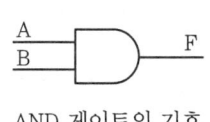

AND 게이트의 기호

A	B	F
0	0	0
0	1	0
1	0	0
1	1	1

AND 게이트의 진리치표

② OR 게이트 : 기본 동작원리는 모든 입력 중 하나만 1이어도 출력은 1이 된다.
논리식 $F = A + B$

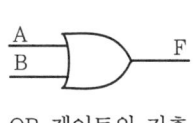

OR 게이트의 기호

A	B	F
0	0	0
0	1	1
1	0	1
1	1	1

OR 게이트의 진리치표

③ NOT 게이트 : 기본 동작원리는 입력이 1인 경우 출력은 0, 입력이 0인 경우 출력은 1이 되며, 이는 출력이 입력의 반대가 되는 인버터라고도 불린다.
논리식 $F = \overline{F}$

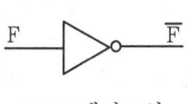

F	F̄
0	1
1	0

NOT 게이트의 기호

NOT 게이트의 진리치표

④ EX-NOR 게이트 : 두 입력이 서로 다른 때만 출력이 0이 된다. 두 입력이 같으면 1이 된다.

논리식 F = A⊙B = $\overline{AB}$ + AB

A	B	F
0	0	1
0	1	0
1	0	0
1	1	1

EX-NOR 게이트의 진리치표

53 인공관절에 따르는 문제점에 해당하지 않은 것은?

㉮ 탈구　　㉯ 감염증　　㉰ 해리현상　　㉱ 골성장현상

Sol 인공관절에 따르는 문제점

인공관절이 생체의 정상관절과 똑같이 안정적일 수는 없기 때문에 간혹 발생하는 수술 후 탈구나 심부 상처 부위의 감염증으로 인한 기능상실 등이 있으며, 이를 예방하기 위해 세심한 주의가 요구된다.

① 골 해리(bone dissociation) : 인공관절의 고정부가 마모되거나 느슨해져 불안정해지는 현상
② 골 흡수(bone resorption) : 골 조직에서 칼슘이 빠져나가 뼈에 구멍이 나고 부서지기 쉽게 되는 현상
③ 골 마모(bone wear) : 뼈의 마찰 부분이 닳아서 손상되는 현상

54 의료법상 병원에서 당직의료인을 두는 주된 이유는?

㉮ 왕진요청에 응하기 위해
㉯ 의무 기록을 관리하기 위해
㉰ 외래환자를 치료하기 위해
㉱ 응급환자와 입원환자를 진료하기 위해

Sol 「의료법」 제41조(당직의료인) 각종 병원에는 응급환자와 입원환자의 진료 등에 필요한 당직의료인을 두어야 한다.

55 코딩은 정보를 데이터 처리장치가 받아들일 수 있는 기호로 변환시키는 것을 말한다. 의학 자료를 코딩함으로써 얻을 수 있는 이득이 아닌 것은?

㉮ 어휘의 표준화　　　　　　　　㉯ 데이터의 양적인 증가
㉰ 데이터 접근성의 향상　　　　　㉱ 비용 절감의 효과

> **Sol** 코딩은 데이터 정보처리장치가 받아들일 수 있는 기호로 변환시키는 것으로 어휘의 표준화, 데이터 접근성의 향상, 비용 절감의 효과, 데이터의 양적인 감소 등의 효과를 얻을 수 있다.

56 PACS(Picture Archiving and Communication System)는 의학용 영상정보의 저장 판독 및 검색 기능 등의 수행을 통합적으로 처리하는 시스템을 말한다. PACS의 설명과 거리가 먼 것은?

㉮ DICOM 규격에 따라 이미지 데이터를 저장, 관리한다.
㉯ 별도의 인터페이스장치 없이 직접 PACS 서버에 의료영상을 전송 및 저장할 수 있다.
㉰ PACS의 종류에는 Archiving PACS, Mini PACS, Full PACS 등이 있다.
㉱ 의료 서비스 제공 기관에서 이뤄지는 다양한 업무 관련 메시지를 정의하고 있다.

> **Sol** PACS(Picture Archiving and Communication System)는 1980년대 초기까지는 디지털 영상처리에 대한 하드웨어와 소프트웨어의 기술력 때문에 만족할 만큼 활성화되지 못하였다. 1982년 PACS에 관한 첫 번째 국제회의가 SPIE(The international society of optical engineering)의 주관으로 열렸으며, 1983년 PACS와 관련하여 미 육군에 의한 원격 방사선 진료 이후에 대학병원을 중심으로 PACS가 설치되기 시작하였으며 이후부터 활발한 연구와 개발이 진행되었다. PACS의 상용제품은 1980년대 중반 이후부터 출시되기 시작하였으나 가격이나 기술적인 면에서 부족함이 많아 실패하였다. 그러나 1990년대에 하드웨어와 소프트웨어의 발전으로 PACS의 도입이 본격적으로 시작되었다.
> 1. PACS(의료영상시스템)의 장점
>   ① 최근 영상은 수초 이내에 1년 이상의 과거영상은 수분 이내에 조회가 가능
>   ② 동시에 다른 곳에서 같은 영상을 조회할 수 있다.
>   ③ 화면 밝기, 측정, 확대 등 다양한 영상처리와 편의성을 제공
>   ④ 필름관리에 소요된 의료 인력을 효율적으로 재배치할 수 있다.
>   ⑤ 영상데이터 복수 보관 시 분실 또는 훼손 없이 영구적인 보관이 가능
>   ⑥ 필름 보관 장소, 암실, 관리인력 절감
>   ⑦ 공기오염, 폐기물 처리 문제의 해결과 신속하고 정확한 정보 검색으로 진보된 교육 및 연구 환경을 제공
>   ⑧ 타 병원과의 정보 교환이 용이
> 2. PACS(의료영상시스템)의 구성 : PACS는 영상 획득부, 영상 저장부, 영상 전송부 및 영상 조회부로 구성된다.
>   ① 영상 획득부 : 디지털 영상 의료장비인 CT(Computer Tomography), MRI(Magnetic

Resonance Imaging) 등은 ACR-NEMA에서 발표한 DICOM 3.0 표준안으로 영상을 획득한다. 그러나 디지털 영상이 생성되지 않는 의료장비는 DICOM 게이트웨이를 이용하여 인터페이스 시키고 이미 촬영한 X-Ray 필름은 스캐너를 이용하여 디지털 영상화한다.

② 영상 저장부 : 의료영상의 저장 및 데이터베이스 영역으로 기존의 필름 보관실의 기능을 수행하는 부분이다. 컴퓨터를 이용하여 자동으로 의료영상들을 보관, 저장, 분류하는 기능을 수행한다.

③ 영상 전송부 : 의료영상을 획득하는 의료영상 촬영장치 또는 중앙 파일서버로부터 외래나 병동의 워크스테이션으로 정보를 전달하는 매개체이며, 병원 외부로부터 원격촬영 또는 웹서버를 지원하는 정보 전달망을 의미한다.

④ 영상 조회부 : 의료영상을 출력하는 부분으로서 진단용 모니터와 임상용 모니터를 사용하는 워크스테이션이다. 의료진이 의료영상뿐만 아니라 처방전달시스템이나 내시경 사진 또는 병사사진 등을 조회할 수 있다.

57 재택진단기기로 측정 가능한 생체신호로 옳은 것은?

㉮ 안압
㉯ 뇌압
㉰ 근유발전위
㉱ 혈중산소포화농도

Sol 원격진료란 혈압, 혈당 수치가 안정적인 고혈압, 당뇨 등 만성질환자 및 상당기간 진료를 계속 받고 있는 정신질환자, 거동이 어려운 노인·장애인, 독서벽지 등 주민, 군, 교도소 등 특수지역 환자, 병·의원 방문이 어려운 가정폭력 및 성폭력 피해자, 입원하여 수술 치료한 이후 추적관찰이 필요한 재택환자 등 병의원 이용이 어려워 의료 접근성이 떨어지는 환자들로 의학적 위험성이 낮고 상시적인 질병 관리가 필요한 환자가 의사와 직접 대면하지 않더라도, IT를 이용하여 멀리 떨어져있는 환자의 질병을 관리하고, 진단하며 처방 등을 하는 것으로, 상시적인 질병관리가 가능하고 의료접근성이 더 좋아질 것으로 기대된다.

- 재택진단기기 : 원격진단기(Telemedicine System)는 원격지 또는 재택 환자와 병의원의 의료진 사이 화상대화 같은 시진과 청진을 하거나 일괄 송신하고 환자의 임상자료를 토대로 기초적인 의료행위를 할 수 있는 시스템으로 혈당, 혈압, 체중, 심전도, 등을 진단한다.

58 MRI(자기공명영상)의 일반적인 특징에 대한 설명으로 틀린 것은?

㉮ 검사료가 싸며, 촬영시간이 오래 걸리지 않는다.
㉯ X-ray처럼 이온화 방사선이 아니므로 인체에 무해하다.
㉰ 필요한 각도의 영상을 검사자가 선택하여 촬영할 수 있다.
㉱ 컴퓨터 단층촬영(CT)에 비해 대조도와 해상도가 더 뛰어나다.

Sol MRI(Magnetic Resonance Imaging : 자기공명영상장치)의 원리

원자핵은 평소에는 회전운동을 하고 있으나 일단 강한 자기장에 놓이면 세차운동이 일어난다. 이 세차운동의 속도는 자기장의 세기와 밀접한 관계가 있어 자기장이 셀수록 빨라진다.

이렇게 자화되어 있는 원자핵에 고주파를 가하면 고에너지 상태가 되었다가, 다시 고주파를 끊으면 원래의 상태로 돌아간다. 이때 방출되는 에너지는 가했던 고주파와 똑같은 형태의 고주파를 방출한다. 이렇게 원자핵이 고유하게 방출되는 고주파를 예민한 안테나로 모아서 컴퓨터로 영상화한 것이 MRI이다. 즉, 인체를 구성하는 물질의 자기적 성질을 측정하여 컴퓨터를 통하여 다시 재구성, 영상화하는 기술이다.

MRI는 X-ray처럼 이온화 방사선이 아니므로 인체에 무해하고, 3-D 영상화가 가능하며 컴퓨터 단층촬영(CT)에 비해 대조도와 해상도가 더 뛰어나다. 그리고 횡단면 촬영만이 가능한 CT와는 달리 관상면과 시상면도 촬영할 수 있고, 필요한 각도의 영상을 검사자가 선택하여 촬영할 수 있다. 이러한 장점으로 인해 널리 쓰이고 있지만, 검사료가 비싸며 촬영시간이 오래 걸린다. 또한 검사공간이 협소하여 혼자 들어가야 하므로 중환자나 폐소공포증이 심한 환자는 찍을 수 없는 단점이 있다. MRI는 주로 중추신경계, 두경부, 척추와 척수 등 신경계통의 환자에게 이용되나 이용 범위는 넓다.

59 프로그램은 여러 개의 부 프로그램으로 이루어지는데 자주 수행되는 작업을 단위 프로그램으로 독립시킨 후 메인루틴(Main Routine)이나 다른 부 프로그램에서 필요할 경우 호출하는 프로그래밍 기법은?

㉮ 루핑(Looping)
㉯ 라이브러리(Library)
㉰ 서브루틴(Sub-Routine)
㉱ 구조적 프로그래밍(Structured Programming)

Sol 서브루틴(subroutine)은 어떤 프로그램이 실행될 때 부르거나 반복해서 사용되도록 만들어진 일련의 코드들을 지칭하는 용어로, 이를 이용하면 프로그램을 더 짧으면서도 읽고 쓰기 쉽게 만들 수 있으며, 하나의 루틴이 다수의 프로그램에서 사용될 수 있어서 재작성하지 않도록 해준다. 프로그램 로직의 주요 부분에서는 필요할 경우 공통 루틴으로 분기할 수 있으며, 해당 루틴의 작업이 완료되면 분기된 명령어의 다음 명령어로 복귀한다.

60 정상적인 전류 사용 시에 장착부 간에 환자를 사이에 두고 흐르는 생리적인 효과를 의도하지 않는 전류로서, 증폭기의 바이어스 전류, 임피던스 프레티스모그라피에 사용하는 전류는?

㉮ 환자측정전류
㉯ 누설전류
㉰ 외장누설전류
㉱ 접지누설전류

Sol **누설전류(IEC 601-1)의 종류**
① 접지누설전류 : 전원부에서 절연물을 통하여 내부 또는 표면을 통해 보호접지선으로 흐르는 누설전류

② 외장누설전류 : 조작자 또는 환자가 접촉할 수 있는 외장에서 보호접지선 이외의 도전체를 통하여 대지 또는 외장으로 흐르는 누설전류
③ 환자누설전류 : 환자를 통하여 대지로 흐르는 전류 또는 외부전원으로부터 환자와 F형 장착부를 통하여 대지로 흐르는 누설전류
④ 그 외 환자측정전류 : 장착부 간에 환자를 사이에 두고 흐르는 누설전류

Answer

01	02	03	04	05	06	07	08	09	10
랴	댜	랴	갸	갸	냐	댜	갸	댜	갸
11	12	13	14	15	16	17	18	19	20
댜	냐	랴	냐	댜	냐	랴	냐	랴	갸
21	22	23	24	25	26	27	28	29	30
냐	냐	갸	랴	냐	댜	갸	갸	댜	갸
31	32	33	34	35	36	37	38	39	40
냐	댜	냐	냐	갸	냐	댜	냐	댜	댜
41	42	43	44	45	46	47	48	49	50
랴	댜	랴	랴	냐	댜	댜	댜	랴	갸
51	52	53	54	55	56	57	58	59	60
갸	냐	랴	랴	냐	랴	냐	갸	댜	갸

2011 제4회 과년도출제문제

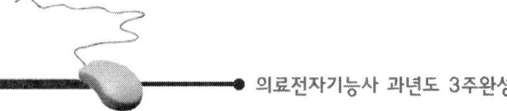

의료전자기능사 과년도 3주완성

01 신경세포와 신경세포가 만나 흥분을 전달하는 부위는?
  ㉮ 축삭(axon) ㉯ 연접(synapse)
  ㉰ 신경세포(neuron) ㉱ 칼슘채널(calcium channel)

Sol 뉴런
  뉴런의 구조 : 뉴런은 신경계를 구성하는 기본 단위로서, 신경 세포체와 거기에서 뻗어 나온 신경 돌기로 구성되어 있다.
  뉴런의 연결
  ① 자극은 수상 돌기에서 축색 돌기 쪽으로 전달된다.
  ② 뉴런과 뉴런은 시냅스로 연결되어 있으며, 한 뉴런의 흥분은 시냅스를 통하여 다른 뉴런의 수상 돌기로 전달된다.

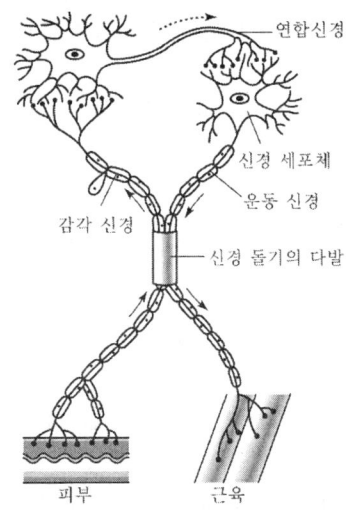

02 혈액의 가속과 감속, 심장밸브의 개폐 등으로 발생하는 심음은 몇 가지로 구성되어 있는가?
  ㉮ 2개의 심음 ㉯ 3개의 심음

㉰ 4개의 심음 ㉱ 5개의 심음

Sol 심음(Heart Sound)은 심장판막의 개폐에 따라 발생한 진동 에너지가 흉벽을 통해 전달되어 나는 소리로, 기본적인 심음은 4개로 분류되며, 다음과 같은 특징이 있다.

① 제1심음(S1, first heart sound) : 심실수축기 초에 삼첨판과 승모판의 폐쇄(QRS 간격) 시 혈액이 판막 벽에 부딪쳐 발생되는 진동음으로, 낮고 둔한 저음이다.
② 제2심음(S2, secondary heart sound) : T파 이후에 나타나며, 대동맥 판막과 폐동맥 판막의 폐쇄 시 혈액이 판막 벽에 부딪쳐 발생되는 진동음으로, 짧고 고음이다.
③ 제3심음(S3) : 제2심음 후 0.12–0.16초 사이의 심장 이완기에 빠른 속도로 심실에 혈액이 충만되는 소리로, 아주 약하고 짧은 음(청진 상 듣기 어려움)으로 어린이나 젊은 사람에만 있다.
④ 제4심음(S4) : P파 후에 뒤따르는 심방의 분마성 리듬(arterial gallop)으로 보통 청진 상으로 청취 곤란하다.

03 우리 몸의 구성 기관계 중 심장, 혈관, 림프관, 림프절, 비장, 흉선, 편도 등으로 이루어지며 가스, 영양분, 노폐물 등의 운반과 림프구 및 항체의 생산을 주로 담당하는 것은?

㉠ 신경계 ㉡ 순환계 ㉢ 소화계 ㉣ 호흡계

Sol ① 신경계(Nervous system) : 동물을 식물과 구별하게 하는 지각, 운동, 분비 등의 여러 기능을 통제하는 기관으로 중충신경계, 말초신경계 자율신경계로 이루어진다. 중추신경계는 외종뇌(대뇌반구, 기저핵 등), 간뇌, 중뇌, 소뇌, 교, 연수로 이루어지며 뼈로 보호되고, 중추신경계의 입출력은 12쌍의 뇌신경과 30쌍의 척수신경을 합친 말초신경계가 담당하고 자율신경계는 교감신경과 부교감신경으로 이루어지고 주로 내장, 혈관을 관리한다.
② 순환기계(Circulatory system) : 혈액과 림프를 만들고 그것을 전신에 순환시키는 기관의 총칭으로 혈액과 림프를 운반하는 혈관계와 림프관계, 혈관의 일부가 특수화하여 혈액을 내보내는 펌프로 된 심장, 혈액과 림프를 신생 또는 파괴하는 골수, 지라, 림프절 등으로 구성된다.
③ 소화기계(Digestive system) : 구강, 인두, 위, 소장, 대장, 항문으로 구성된 유강성 기관(Hallo Organ)으로 주머니 또는 관과 같은 형태를 이루고 있는 것으로 음식을 섭취한 후 신체의 유지 및 활동에 필요한 에너지를 얻기 위해서 흡수 가능한 형태로 분해하는 소화와 분해된 음식물을 장관 내의 혈관으로 받아들이는 흡수라는 매우 복잡한 물리화학적 과정을 거치게 됨으로서 일련의 관 계통과 그에 따른 소화 흡수에 필요한 물질을 분비하는 타액선, 간, 췌장 등의 분비선으로 구성되어 있다.
④ 호흡기계(Respiratory system) : 공기 중으로부터 산소를 얻어서 혈액에 공급하고 혈액 중의 탄산가스를 공기 중으로 배출하는 작용을 하는 기관계로서 호흡기는 상부의 비강과 하부의 후두, 기관, 기관지, 폐라고 하는 기관으로 나눈다.

04 그림은 심전도를 나타낸 것이다. 가장 큰 진폭을 보이는 R파(그림에서 ⓒ)가 발생하는 시점의 심장 활동 상태는?

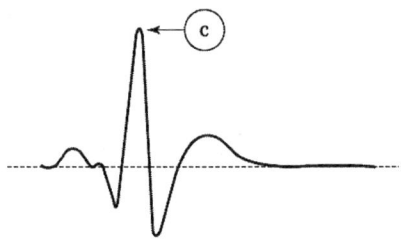

㉮ 심실 이완 ㉯ 심방 수축
㉰ 심실 수축 ㉱ 동방결절(SA node)에서 흥분 발생

Sol 심전도(electrocardiogram, ECG)는 심방과 심실의 탈분극과 재분극에 의해 발생된 전류의 크기와 방향의 변화를 그래프로 나타낸 것

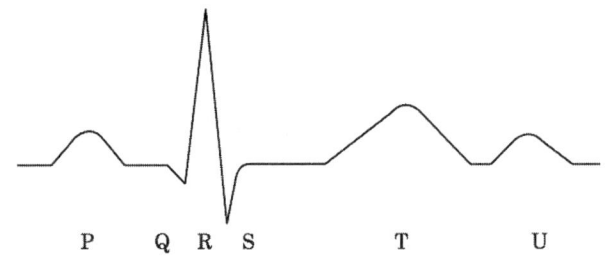

① P파 : 심방 세포의 17)탈분극(atrial depolarization)
② QRS파 : 심실의 탈분극(ventricular depolarization)
③ T파 : 심실의 18)재분극(ventricular repolarization)
④ U파 : 심실의 재분극 연장선상(점차 안정전위로 회복되는 시기)

05 머리뼈와 관련된 해부학적 요소가 아닌 것은?

㉮ 시상봉합(sagittal suture) ㉯ 벌집뼈(ethmoid bone)
㉰ 노뼈(radius) ㉱ 뒤통수뼈(occipital bone)

Sol 머리뼈는 15종 23개의 뼈로 이루어진다. 이중 아래턱뼈와 목뿔뼈 두 개를 제외하고 나머지 21개의 뼈는 서로 복잡하게 연결되어 하나의 덩어리를 형성한다. 머리뼈는 뇌머리뼈, 얼굴뼈, 혀의 뼈, 귓속뼈로 크게 4부분으로 나눌 수 있다. 머리는 총 28개의 뼈로 구성된다. 이중 머리뼈는 22개로 구성되며 뇌머리뼈, 얼굴뼈로 크게 나눌 수 있다.

---

17) 탈분극(depolarization) : 동물의 세포가운데 신경세포나 근육세포는 미세한 자극에 대해서도 쉽게 흥분하는데, 흥분이 없는 상태에서 이들 세포막을 보면 전기적으로 그 표면은 +, 세포 내는 -로 분극되어 있다. 이때 세포막 안팎 사이의 전위차를 막전위라 하며 흥분이 없는 막전위를 휴지막 전위라 한다.
18) 재분극(repolarization) : 자극에 의하여 휴지 전위가 어느 정도 감소하면 휴지전위는 갑자기 자동감소를 시작하며 나아가 세포 내가 +로 분극되는 극성역전이 다시 본래대로 돌아가 막전위가 휴지전위로 회복되는 것을 말한다. 탈분극 - 극성역전 - 재분극의 모든 과정을 활동전위라 한다.

① 뒤통수뼈(occipital bone) : 마루뼈와 고리뼈(첫째 목뼈) 등을 관절로 연결하는 납작한 머리뼈. 머리뼈의 기저 부분에서 가장 커다란 부분을 차지한다.
② 노뼈(radius)는 아래팔뼈 중 바깥쪽에 있는 뼈이다.
③ 벌집뼈(ethmoid bone)는 무쌍의 비강의 상측, 좌우안 안쪽의 정중에 있는 뼈이다.
④ 시상봉합(sagittal suture) 뼈와 뼈 사이의 연결에는 섬유성, 연골성, 활액성의 3종류로 구별할 수 있는데 섬유성 연결 가운데 결합조직이 극히 적고 여러 방향으로 굴곡한 연결을 봉합이라 하고 시상봉합은 좌우의 두정골 사이에서 두개정중 상면에 존재하는 것을 말한다.

06 혈류측정에 관한 설명으로 틀린 것은?

㉮ 혈액은 혈압이 높은 곳에서 낮은 곳으로 흐른다.
㉯ 혈압의 원천은 심장이다.
㉰ 단일 혈관을 대상으로 혈류를 측정하려면, 유속이나 유량을 측정하면 된다.
㉱ 마이크로폰 방식이 있다.

Sol 혈류측정법(blood flow measurement)
생체에 있어서의 혈류측정의 방법은 침습적 방법과 체외에서 비침습적으로 측정하는 방법으로 구별된다.
1. 침습적인 방법
   ① 체적법 : 혈관을 절단하여 흐르는 혈액의 체적을 구한다.
   ② 동압법 : 흐름 속에 물체를 넣고, 그 물체가 흐름의 운동량의 변화에 의해 받는 힘을 측정함으로써 구한다.
   ③ 차압법 : 베르누이(Bernoulli)의 정리나 푸아죄유(Poseuille)의 식을 이용
   ④ 열식 유량측정법 : 열의 냉각, 열전도율의 변화에서 구한다.
   ⑤ 전자유량계 : 자계 내를 흐르는 유체에 의해 발생하는 기전력에서 구한다.
2. 비침습적 방법
   ① 초음파혈류 도플러법
   ② 핵자기공명법
   ③ 레이저혈류계 등

07 안구운동 측정법으로 옳지 않은 것은?

㉮ 콘택트렌즈법 ㉯ 각막반사법
㉰ 전자측정법 ㉱ 전류측정법

Sol 안구 운동은 안구가 회전하여 시축의 방향이 움직이는 것으로, 좌우의 안구에 각각 6개의 안근이 붙어 있어서 그것이 수축하면 움직인다. 수의 안구 운동, 불수의 안구 운동, 폭주 등으로 분류하며, 안구운동 측정법에는 콘택트렌즈법, 각막반사법, 전자측정법(EOG), 임피

던스 측정법, 안자도(MOG)가 있다.
① 각막반사검사(corneal reflex test)는 두 눈에 빛을 대고 그 각막반사를 광원의 방향에서 보아 각막반사가 동공중앙에서 어느 정도 빗나가고 있는지를 검사하여, 안위가 정위, 사위, 사시의 어느 것인가를 결정하고 사시 각을 측정한다.
② 콘택트렌즈(Contact lens) 측정법은 안경과 마찬가지로 시력교정을 목적으로 직접 각막 표면에 밀착시켜 사용하는 렌즈를 교체하여 안구의 운동을 측정한다.
③ 안구전도(EOG : electrooculogram)는 안구의 내·외안각부에 전극을 붙여두면 안구운동에 수반하는 전장변화가 일어나는 것을 유도증폭해서 기록한 것이다.

08 X-선 영상을 이용하여 혈관을 촬영하기 위한 방법은?

㉮ X-선 조영술　　　　　　　　　㉯ fMRI
㉰ NIBP　　　　　　　　　　　　㉱ 도플러 영상법

Sol ① X-선 조영술 : X-선 조영제를 주사하여 혈관의 이상 유무를 알아보는 방법이다.
② fMRI(functional Magnetic Resonance Imaging, 기능성 자기공명장치) : MRI 기능에 산소가 많이 소비되는 지점과 양을 영상으로 표현 가능하게 만든 기기이다.
③ NIBP(Non-Invasive Blood Pressure) : 우리가 보통 알고 있는 혈압을 재는 방식으로 팔뚝에 커프를 감고 가압해서 동맥을 압박 후에 천천히 감압하여 혈액이 흐를 때 생기는 와류의 소리를 청진하여 수축기 혈압과 이완기 혈압을 측정하는 방법이다.
④ 색도플러 영상법(color flow doppler imaging) : 다양한 혈류 방향과 속도를 파란색과 빨간색의 농도 차이로 나타나는 것을 이용하는 방법이다.

09 생체전기신호를 검출할 때 전원선 잡음을 제거하기 위해 사용하는 방법으로 적합하지 않은 것은?

㉮ 신호 평균화　　　　　　　　　㉯ 인체의 접지
㉰ 차동증폭기의 사용　　　　　　㉱ 전원선 주파수의 대역소거필터 사용

Sol 생체신호의 특수성
① 생체에서 발생하는 신호는 그 신호의 진폭이 매우 작다.
② 주파수의 범위가 매우 낮다.
③ DC에서 수백[Hz] 이하의 대역에 분포한다.
④ 생체 시스템은 생체 내에 들어오는 물질에 대한 거부 반응에 대하여 고려한다.
⑤ 센서의 무독성과 계측기의 안정성을 보장한다.

10 전극을 통해 생체전기 현상을 기록할 수 있는 것이 아닌 것은?

㉮ 뇌전도　　㉯ 심전도　　㉰ 심음도　　㉱ 근전도

Sol 심장판막의 개폐에 따라 발생한 진동 에너지가 흉벽을 통해 전달되어 나는 소리를 심음(heart sound)과 잡음(heart murmurs)이라 하며, 심음계(phonocardiograph)는 이 진동을 마이크로폰에 의하여 전기적 에너지로 변환시키고, 증폭기와 여파기(필터)를 거쳐 전자 오실로그래프의 작용으로 감광지에 기록한다.

11 진단기기 중 단면 영상을 얻는 데 사용되지 않는 기기는?

㉮ 심전도(ECG)
㉯ 자기공명 영상장치(MRI)
㉰ 컴퓨터 단층 촬영장치(CT)
㉱ 초음파 영상장치

Sol 심전도(ECG)는 신체 표면에서 측정 가능한 심장의 전기적 활성단계를 반영하는 미약한 전기(엄밀히 말하면 전위차) 신호를 검출하여 그래프로 나타내는 의료기기이다.

12 생체 유량 계측 중 혈류의 측정에서 초음파 유량계의 한 종류인 펄스 도플러의 특징에 대한 설명으로 틀린 것은?

㉮ 펄스 형태의 짧은 기간 동안 초음파 발사
㉯ 혈류의 여러 층에서 반사되는 초음파 감지
㉰ 혈류 속도의 분포를 영상화
㉱ 와류부분을 그래프로 표시하여 진단에 활용

Sol 이동하는 물체에 음파를 쏜 경우, 반사해서 돌아오는 음파의 주파수는 도플러 효과에 의해 변화한다. 따라서 반사해 오는 음파의 주파수에서 대상물의 속도를 알 수 있다. 이 원리는 초음파에 의한 혈류계측에 응용되고 있는데, 사용하는 초음파가 연속적으로 발신되고 있으면 초음파가 통과하는 길에 존재하는 혈관 모두가 측정대상이 되며, 각 혈관 내의 혈류를 분리해서 측정하는 것은 불가능하다. 거기에서 초음파를 펄스 상으로 발신해서 임의의 지연시간 내의 반사파만을 추출하도록 하면 그 지연시간에 대응한 깊이의 혈관 내 혈류만을 측정할 수 있다. 이 방법을 펄스 도플러법이라고 한다. 이 방식에서는 혈류속도, 혈류량만이 아닌 혈류 패턴에서 말초혈관저항도 어느 정도 알 수 있다.

13 인체의 구성 조직 중 어깨, 골반, 늑골 등과 같이 넓적한 뼈를 가리키며, 신체의 연부조직을 보호하는 것을 뜻하는 근골격계 용어는?

㉮ compact bone : 치밀뼈
㉯ medullary cavity : 수강
㉰ pneumatic bone : 공기뼈
㉱ flat bone : 편평골

Sol 뼈의 기능
※ 지주기능(체격유지), 보호기능(내부 장기보호), 조혈기능(혈구생산), 운동기능(근육과 협력하여 운동), 저장기능(무기질(칼슘, 인산염) 등을 축적하여 혈류를 통하여 공급)

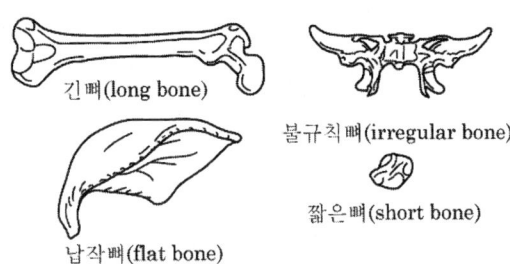

※ 뼈의 분류 : 인체에는 고유한 이름을 갖는 256개의 낱개 뼈가 있으며 몸의 부위에 따라 또는 뼈의 모양에 따라 분류한다.

1. 부위에 따른 분류

   몸에 있는 뼈는 부위에 따라 크게 몸통뼈대(axial skeleton)와 팔다리뼈대(사지골격 : appendicular skeleton)의 두 가지로 분류한다. 몸통뼈대에는 머리뼈(bones of the head)와 몸통뼈(bones of the trunk)가 포함되고, 팔다리뼈대에는 팔뼈(bones of the upper extremity)와 다리뼈(bones of the lower extremity)가 포함된다. 뼈대계통에 변이가 있으면 뼈의 수는 사람에 따라 달라질 수도 있으며, 변이가 아니더라도 숫자에 포함되지 않는 이름 없는 여러 개의 뼈를 통틀어 종자뼈(sesamoid bones)라고 하며 작은 콩알 또는 녹두알 크기의 뼈가 주로 관절 근처의 힘줄이나 근막 속에 묻혀 있어 근육의 지렛대 역할을 한다. 무릎뼈(patella)도 종자뼈의 하나지만 워낙 커서 별도의 이름을 부여하고 있다.

2. 모양에 따른 분류

   뼈의 생김새에 따라 크게 긴뼈(long bones), 짧은뼈(short bones), 납작뼈(flat bones), 불규칙뼈(irregular bones)의 네 가지로 구분한다.

   ① 긴뼈(long bones) : 가운데 뼈 몸통 부위가 원기둥 모양으로 길쭉하게 생기고, 그 양쪽 뼈끝은 뭉툭하게 생겼다. [예 : 위팔뼈(humerus), 넓적다리뼈(femur)]

   ② 짧은뼈(short bones) : 전체적으로 작고 짧다. [예 : 손목뼈(carpal bones), 발목뼈(tarsal bones)]

   ③ 납작뼈(flat bones) : 근육이 접촉하기 좋게 넓은 면을 갖는 뼈로서 많은 힘을 받기에 알맞도록 되어 있다. [예 : 어깨뼈(scapulae bones), 마루뼈(parietal bones), 갈비뼈(ribs)]

   ④ 불규칙뼈(irregular bones) : 형태가 복잡하고 특이하게 생겼다. [예 : 척추뼈(vertebrae)]

   ⑤ 이 밖에도 종자뼈(sesamoid bones)로 분류되는 작은 뼈 종류가 있는데 종자뼈는 고유한 이름이 없지만 가장 큰 종자뼈인 무릎뼈(patella)만은 예외로 이름을 갖고 있다.

14 체중 측정에 사용할 수 있는 센서는?

㉮ 광다이오드   ㉯ 로드셀   ㉰ 열전대   ㉱ 금속전극

★ɔɑl 로드 셀(load cell)은 무게를 숫자로 표시하는 전자저울에 필수적인 무게측정 소자이다.

15 아날로그 신호 처리에 관계없는 것은?

㉮ 증폭　　㉯ 이산화　　㉰ 변조　　㉱ 복조

Sol 측정정보를 가진 신호의 형태가 연속적이며 동작범위 내에서 임의의 값을 지니는 경우 이를 아날로그 방식이라 하며, 신호가 이산적이며 유한개의 값을 가지는 경우를 디지털 방식이라 한다. 대부분의 전극 및 센서에서의 출력신호는 아날로그 형태이나, 디지털 신호처리의 장점을 살리기 위해 아날로그 신호의 디지털 신호로의 변환이 필요하다. 디지털 신호처리기(컴퓨터)를 아날로그 센서 또는 아날로그 표시기에 접속시키기 위해서는 아날로그-디지털 변환기(analog-digital converter, ADC) 또는 디지털-아날로그변환기(digital-analog converter, DAC)가 필요하다. 디지털 동작방식의 장점은 높은 정확도, 반복성, 신뢰성, 잡음에 대한 면역성 등을 들 수 있다.

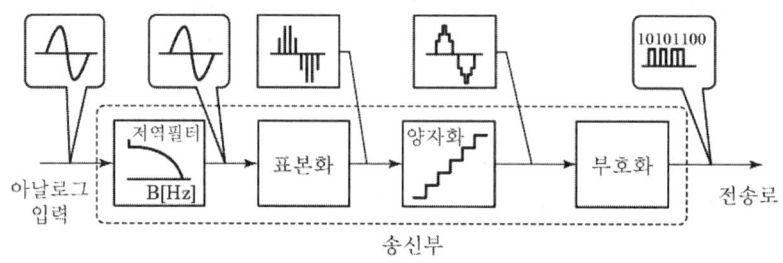

펄스부호변조(PCM) 방식

① 표본화 : 음성신호와 같은 연속 파형을 일정한 간격으로 나누어 이 값만 취하고 나머지는 삭제하는 것
② 양자화 : 표본화한 값을 갖는 PAM 신호를 디지털 신호로 변환하기 위하여 PAM파를 각각의 대표값으로 표현하는 것
③ 부호화 : 양자화된 샘플을 양자화 레벨의 수 n에 따라 2n 비트로 부호화

16 혈압의 간접측정법에 대한 설명이 아닌 것은?

㉮ 말단 부위에 압박주머니를 부착
㉯ 서서히 압박주머니를 내리며 말단 표면에서 청진
㉰ 압박주머니 내압과 수축기 압력이 같아지며 와류에 의한 소리 발생
㉱ 카테터에 스트레인 게이지 타입의 압력센서를 연결

Sol 혈압의 간접측정법
① 말단(팔) 부위에 압박주머니(cuff)를 부착한 후 압력을 증가시킨다.
② 압박주머니(cuff)의 내압(P_c)이 수축기 압력(P_s)보다 높으면 동맥폐쇄, 혈액순환이 중지된다.
③ 서서히 압박주머니(cuff)의 내압(P_c)을 내리며 말단표면에서 청진, 동시에 압박주머니(cuff)의 내압(P_c)을 관찰한다.

④ 압박주머니(cuff)의 내압(P_c)=수축기 압력(P_s)에 이르면 혈액 흐름이 시작되고 와류에 의한 소리(korotkoff sound) 발생 : 수축기 압력(P_s)을 확인한다.

⑤ 압박주머니(cuff)의 내압(P_c)=P_d(이완기 혈압)에 이르면 와류가 사라져 소리 소멸 : 이완기 혈압(P_d)을 확인한다.

⑥ 압박 시 상완동맥의 박동을 촉진하는 촉진법과 청진기로 코로트코프(Korotkoff)음을 듣는 청진법이 있다.

17 소화관 또는 소화기관, 소화샘에 속하지 않는 것은?

㉮ 위(stomach)　　　　　　　㉯ 콩팥(kidney)
㉰ 간(liver)　　　　　　　　　㉱ 췌장(pancreas)

Sol ① 간(liver)은 문맥이라 불리는 혈관을 통하여 위와 장에서 흡수한 영양분이 가득 들어있는 혈액을 공급받는데 이렇게 들어온 영양분은 간에서 가공되어 우리 몸에 해로운 물질이 해독된다. 간은 인체의 화학공장으로 단백질 등 우리 몸에 필요한 각종 영양소를 만들어 저장하고, 지방, 호르몬, 비타민 및 무기질 대사에 관여하여, 약물이나 몸에 해로운 물질을 해독하고, 소화 작용을 돕는 담즙산을 만들며, 면역세포가 있어 우리 몸에 들어오는 세균과 이물질을 제거하는 중요한 일을 수행한다.

② 췌장(이자, pancreas)은 인간의 신체 내부에서 순환계로 직접 방출되어 대사 및 신체과 정을 조절하는 내분비 물질(호르몬 등)을 생산하는 내분비 기관으로시의 췌장은 에너지 대사의 조절에 중요한 역할을 하는 인슐린을 생산한다.

췌장이 하는 일은 크게 외분비 기능과 내분비 기능으로 구분한다.

　㉠ 외분비 부분 : 인간에게 필요한 3대 영양소인 지방과 단백질, 당질을 분해하는 효소를 만든다.
　　ⓐ 췌장액(트립신, 키모트립신, 카르복시펩티다아제, 아밀라아제, 리파아제 등)의 소화효소를 분비
　　ⓑ 췌관보다 2cm 위에서 열리는 부췌관을 통하여 분비
　㉡ 내분비 부분 : 우리 몸의 혈액에 있는 당분의 혈당(농도)을 조절하는 호르몬을 분비-십이지장유두를 통해 십이지장으로 분비
　　ⓐ 랑게르한스섬(글루카곤의 A세포, 인슐린의 B세포(60~80%로 가장 많음), 소마토스타틴의 D세포)

③ 비장(spleen)은 혈액의 성분들을 걸러주는 곳이다. 비장은 혈액의 생성과 저장, 쓸모없는 적혈구의 파괴, 혈액 속에 병균의 침입에 따른 면역체의 생성과 임파구를 만들어 저장하는 일 등을 담당한다.

18 단위시간에 대한 기류의 양을 측정한 호흡유량을 적분한 값은?

㉮ 호흡량　　㉯ 호흡수　　㉰ 잔류 폐용량　　㉱ 폐포내압

Sol 호흡량(respiration volume, Respirations volume) : 1분간의 환기량을 말하는 것으로,

안정호흡 시의 호흡기량 평균은 정상 성인남자의 경우, 400~550[ml] 정도이고 이것을 1회 호흡기량(tidal volume)이라 하며, 환기량은 호흡수를 20으로 하면 8~11[L/분]이 된다. 심호흡 시에는 이보다 1회 약 1,800[ml]도 흡입할 수 있고 이것을 예비흡기량(inspiratory reserve volume)이라고 한다. 또 호출에 있어서도 약 1,500[ml] 정도 호출할 수 있고 이것을 예비호기량(expiratory reserve volume)이라고 한다. 이상 1회 호흡량, 예비흡기량, 예비호기량을 합쳐서 폐활량(vital capacity)이라고 한다.

19 수축기압이 120[19]mmHg], 확장기압이 90[mmHg]일 경우 맥압(pulse pressure)은?

㉮ 30[mmHg]   ㉯ 105[mmHg]
㉰ 120[mmHg] ㉱ 210[mmHg]

Sol 맥압(pulse pressure)

수축기혈압과 이완기혈압의 차이를 맥압이라고 부르며 일반적으로 정상 성인에서 맥압은 대략 35~45[mmHg] 정도이다.

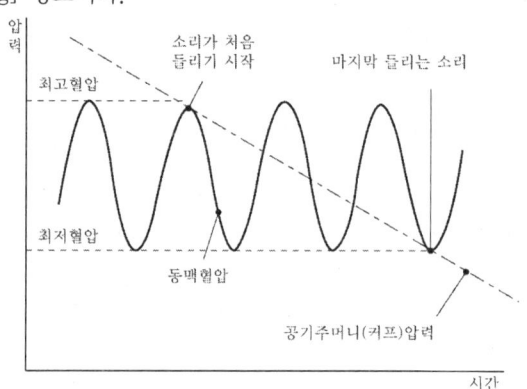

맥압=수축기 혈압-이완기 혈압=120mmHg-80mmHg=30mmHg

20 10배의 전압이득을 dB로 나타내면?

㉮ 20[dB]   ㉯ -20[dB]   ㉰ 10[dB]   ㉱ -10[dB]

Sol $A_v = 20\log_{10}10 = 20[\text{dB}]$

21 도너(donor)로 사용할 수 있는 원소는?

㉮ 탄소   ㉯ 인   ㉰ 붕소   ㉱ 납

Sol ① n형 반도체 : 순수한 진성반도체인 게르마늄(Ge)이나 실리콘(Si)에 5가의 불순물 원자인 비소(As), 안티몬(Sb), 인(P) 등을 넣으면 공유결합을 하고 한 개의 과잉전자를 발생시킨

---

19) mmHg(millimeter of mercury) : 기압이나 혈압에 쓰이는 단위로, Hg는 수은의 원소기호이고, 1mmHg는 수은주의 높이가 1mm일 때의 압력으로 1기압은 약 760mmHg에 해당한다.

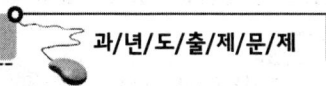

다. 이 과잉전자를 제공한 불순물을 도너(donor)라 한다.
② p형 반도체 : 순수한 진성반도체인 게르마늄(Ge)이나 실리콘(Si)에 3가의 불순물 원자인 알루미늄(Al), 붕소(B), 인듐(In), 갈륨(Ga) 등을 넣으면 공유결합을 하고, 하나의 전자가 부족하게 되어 정공이 발생한다. 이 정공을 제공한 불순물을 엑셉터(acceptor)라 한다.

22 효소를 이용하여 용액 속에 들어 있는 소량의 물질을 감지하는 센서는?

㉮ 저항센서 ㉯ 압전센서
㉰ 유도성 센서 ㉱ 바이오센서

Sol ① 압전 센서 : 압전 물질에 압력이 가해지면 전위가 발생하고 전압을 가하면 변형이 생기며, 압전 물질을 이용하면 어떤 부위에서 일어난 변위나 압력변화에 의한 전위를 측정하며, 심음도, 혈압, 혈류, 초음파기기에 사용된다.
  공식 : $Q = kF$ (여기서, Q : 전하량, F : 가해진 힘, k : 압전상수)
② 유도성 센서 : 인덕턴스의 변화량을 측정하는 센서
  ㉠ 상호인덕턴스를 이용한 센서 : 2개의 코일을 같은 축 방향으로 배열하여 위치 변화를 시키면 상호 인덕턴스가 변함
  ㉡ 자기저항의 변화를 이용한 센서 : 코일은 고정시키고 코일 안에 자기저항물질을 넣거나 빼면 자기저항이 변하는 원리
  ㉢ 선형가변차동변환기(LVDT, linear variable differential transformer) : 가장 많이 사용되며 주로 압력이나 변위 또는 힘을 측정하는데 사용
③ 온도센서 : 온도나 열을 감지하는 소자로 센서 중에서 가장 광범위하게 사용되어 다른 센서에 비해 종류가 많다. 온도라는 물리량을 전기신호로 변환하는 것으로 접촉형과 비접촉형으로 구분하며, 비접촉 온도센서에는 적외선 센서가 있고, 접촉형 온도센서는 제벡효과를 이용한 열전대와 온도에 따른 저항 변화 특성을 이용한 측온저항체 및 서미스터가 있다.
④ 용량성 센서 : 정전용량을 측정하는 것으로 판의 면적이 s, 판의 간격이 d, ε는 축전기의 유전율일 때 용량성 센서의 정전용량 관계식은 $C = \varepsilon \dfrac{s}{d}$ 이다.

23 바깥지름을 d[mm], 리드를 L[mm], 리드각을 α라 할 때, 옳은 관계식은?

㉮ $\tan\alpha = \dfrac{d}{\pi L}$ ㉯ $\tan\alpha = \dfrac{L}{\pi d}$
㉰ $\tan\alpha = \dfrac{\pi d}{L}$ ㉱ $\tan\alpha = \dfrac{\pi L}{d}$

Sol 리드각(lead angle)
나선각이라고도 하며, 나선곡선이 축선에 직각인 방향과 이루는 각으로 λ 또는 α로 표기

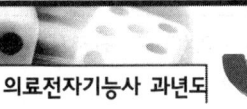

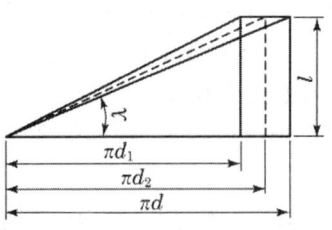

d_1 : 수나사의 골지름
d_2 : 유효지름
d : 수나사의 바깥지름(호칭지름)

∴ 리드각(α) $\tan\alpha = \dfrac{L}{\pi d}$

24 전자력의 방향을 알기 위한 법칙으로 검지손가락을 자기장의 방향, 중지손가락을 전류의 방향으로 향하게 하면 엄지손가락의 방향이 전류가 흐르는 도체에 작용하는 힘, 즉 전자력의 방향을 가리키며, 전동기의 원리를 나타내는 법칙은?

㉮ 암페어의 오른나사의 법칙   ㉯ 플레밍의 오른손법칙
㉰ 플레밍의 왼손법칙   ㉱ 렌츠의 법칙

Sol ① 렌츠의 법칙 : 전자유도에 의하여 생기는 기전력의 방향은 그 유도 전류가 만드는 자속이 항상 원래의 자속의 증가 또는 감소를 방해하는 방향이다.(역기전력의 법칙)
② 비오-사바르의 법칙 : 전류에 의한 자기장의 세기를 결정한다.
③ 패러데이의 법칙 : 전자유도에 의하여 생기는 기전력의 크기는 코일을 쇄교하는 자속의 변화율과 코일의 권수에 비례한다.(전자유도 법칙)
④ 플레밍의 오른손법칙 : 도체가 운동하여 자속을 끊었을 때 기전력의 방향을 알 수 있는 법칙
⑤ 플레밍의 왼손법칙(Fleming's left hand rule) : 자기장 안에 놓여 있는 도선에 전류가 흐를 때 도선이 받는 전자력의 방향은 왼손의 세 손가락을 서로 직각 방향으로 펼치고, 집게손가락은 자기장의 방향, 가운데 손가락은 전류의 방향으로 하고 엄지손가락의 방향이 전자력의 방향이다.

25 접합전계효과 트랜지스터(J-FET)의 단자가 아닌 것은?

㉮ 소스(source)   ㉯ 드레인(drain)
㉰ 게이트(gate)   ㉱ 캐소드(cathode)

Sol 전계효과 트랜지스터(FET, field effect transistor)는 다수 캐리어를 게이트 전극에 의해 정전적으로 제어하여 5극 진공관과 유사한 특성을 갖도록 한 3극 제어 소자이다.(유니폴러 트랜지스터라고도 한다.)
① 게이트와 소스 사이에 역바이어스를 걸고 드레인에 (+)전압을 걸어 사용한다.
② FET(전계효과 트랜지스터 : Field Effect Transistor)는 게이트에 역전압을 걸어주어 출력인 드레인 전류를 제어하는 전압제어 소자로서, 다수 캐리어인 자유전자나 정공 중

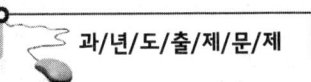

어느 하나에 의해서 전류의 흐름이 결정되므로 극성이 1개만 존재하는 단극성 트랜지스터(unipolar transistor)이다.

③ 5극 진공관과 같은 특성을 지니며, 입력 임피던스가 매우 높다.

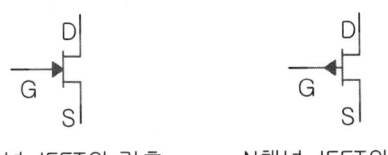

P채널 JFET의 기호   N채널 JFET의 기호

접합형 FET의 기호

26 나사에 관한 설명 중 옳은 것은?

㉮ 나사산이 올라가면서 감겨지는 방향이 오른쪽이면 왼나사라고 하며, 일반적인 목적에 사용된다.

㉯ 나사산이 올라가면서 감겨지는 방향이 오른쪽이면 왼나사라고 하며, 특수한 목적에 사용된다.

㉰ 나사산이 올라가면서 감겨지는 방향이 왼쪽이면 왼나사라고 하며, 일반적인 목적에 사용된다.

㉱ 나사산이 올라가면서 감겨지는 방향이 왼쪽이면 왼나사라고 하며, 특수한 목적에 사용된다.

Sol 나사(screw)의 종류

① 조임 방법에 따라
  ㉠ 오른나사(right-hand screw) : 축방향에서 보아 시계방향으로 풀림
  ㉡ 왼나사(left-hand screw) : 축방향에서 보아 반시계방향으로 풀림

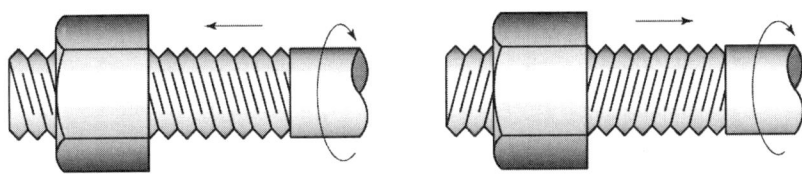

왼나사(left-hand screw)   오른나사(right-hand screw)

② 나사산의 모양에 따라
  ㉠ 3각나사 : 3각나사의 효율은 4각나사보다 작기 때문에 3각나사는 체결용으로 사용된다.
    ⓐ 미터나사 : 호칭치수는 바깥지름을 mm로 표시하며 나사산의 각도는 60°이고 피치는 mm로 표시한다.

ⓑ 유니파이나사 : 미국, 영국, 캐나다의 3국의 협정에 의해 정한 규격으로 나사산의 각이 60°이며 국제표준화기구(ISO)에서 채택되고 있고 25.4[mm](1인치)당 나사산의 수로 표시한다.

ⓒ 관용나사 : 가스관을 잇는 나사로 나사산 각은 55°로 테이퍼된 형태로 주로 사용된다.

ⓒ 4각나사 : 큰 축 하중을 받고 운동하는 경우에 사용되며 효율은 좋으나 고가이다.

ⓒ 사다리꼴나사 : 4각 및 사다리꼴나사는 동력전달용으로 사용된다. 사다리꼴나사는 나사산의 강도가 크며 나사산 각이 30°인 경우 피치를 mm로 표시하고 29°인 경우 25.4[mm]당 산수로 표시한다.

ⓒ 톱니나사 : 추력이 한쪽 방향으로 크게 작용하는 곳에 적합하고 힘을 받지 않은 나사산의 면은 30°의 각도로 경사지고 힘을 받는 면은 축에 거의 직각이다.

27 서미스터(thermistor) 소자는 주로 어떤 특성을 사용하는 것인가?

㉮ 논리제어특성 ㉯ 전압증폭특성
㉰ 전류증폭특성 ㉱ 온도특성

Sol 서미스터(thermistor, thermally sensitive resister) : 온도 변화에 따라 저항 값이 변하도록 설계한 열 저항이며, 니켈(Ni), 코발트(Co), 망간(Mn), 구리(Cu), 티탄 등의 산화물을 적당한 저항률과 온도계수를 가지도록 2~3종류 혼합하여 소결한 반도체로서, 온도측정, 온도제어, 온도보상장치 등에 이용된다.

28 다음과 같은 논리기호의 명칭은?

㉮ XOR
㉯ NOT
㉰ AND
㉱ NOR

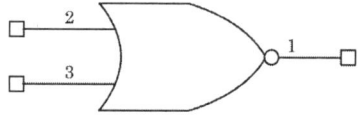

Sol 기본 논리 게이트의 종류

① AND 게이트 : 기본 동작원리는 모든 입력이 1일 때 출력은 1이 된다.

논리식 F = A · B

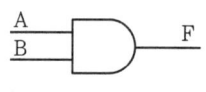

AND 게이트의 기호

A	B	F
0	0	0
0	1	0
1	0	0
1	1	1

AND 게이트의 진리치표

② NOT 게이트 : 기본 동작원리는 입력이 1인 경우 출력은 0, 입력이 0인 경우 출력은 1이 되며, 이는 출력이 입력의 반대가 되는 인버터라고도 불린다.

논리식 $F = \overline{F}$

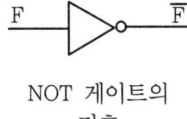

NOT 게이트의 기호

F	$\overline{F}$
0	1
1	0

NOT 게이트의 진리치표

③ NOR 게이트 : OR 게이트의 부정형으로 입력이 모두 0인 경우 출력이 1이 된다.

논리식 $F = \overline{A+B}$

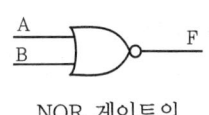

NOR 게이트의 기호

A	B	F
0	0	1
0	1	0
1	0	0
1	1	0

NOR 게이트의 진리치표

④ EX-OR 게이트(exclusive OR gate, 배타적 논리합 회로) : 두 입력이 서로 다른 때만 출력이 1이 된다. 회로(반일치 회로)

논리식 $F = A \oplus B = A\overline{B} + \overline{A}B$

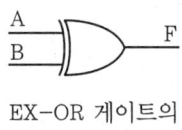

EX-OR 게이트의 기호

A	B	F
0	0	0
0	1	1
1	0	1
1	1	0

EX-OR 게이트의 진리치표

29 0.01[F]의 커패시터에 100[V]의 전압을 가할 때 축적되는 전기량은?

㉮ 0.5[C] ㉯ 1[C] ㉰ 2[C] ㉱ 4[C]

Sol $Q = C \cdot V = 0.01 \times 100 = 1[C]$

30 다음과 같은 진리표를 나타내는 게이트는?

입력	출력
1	0
0	1

㉮ NOR ㉯ OR ㉰ NOT ㉱ AND

Sol 문제 28번 해설 참조

31 미끄럼 베어링의 활동면에 따른 형식으로 적절치 않은 것은?

㉮ 병행 활동면 ㉯ 타원 활동면
㉰ 경사 활동면 ㉱ 원통 활동면

Sol 미끄럼 베어링(sliding bearing) : 축과 베어링면이 직접 접촉하여 축은 미끄럼운동을 한다. 서로 넓은 면에서 접촉하고 있기 때문에 축이 회전하면 마찰이 많아지게 되고, 그 때문에 발열하여 축과 베어링의 온도가 상승한다. 아주 고온이 되면 타서 붙어버려 회전이 불가능하게 된다. 이것을 막기 위해 축과 베어링 사이에 얇은 공간을 만들어, 윤활유를 이 공간 속에 넣어 운전시킨다. 윤활유를 쐐기모양의 틈에 집어넣어 유압을 발생시키고, 축은 유막에 뜨는 유체마찰상태로 되어, 발열을 방지하면서 회전한다. 서로 넓은 면에서 접촉하고 있으므로 큰 하중에도 견딘다.

32 트라이액에 대한 설명으로 옳은 것은?

㉮ 전압제어 소자이다.
㉯ 게이트 전류에 의해서 트리거 시킬 수 없다.
㉰ 쌍방향성 소자이다.
㉱ 게이트 전압에 따라 부하 전류의 값이 조절된다.

Sol 트라이액(triac)은 2방향성 3단자 사이리스터(thyristor)로 2방향 제어가 가능하다. 그러나 평균전류를 제어할 수 있을 뿐이어서 순간적인 제어나 전류의 차단은 할 수 없다. 교류로 사용하는 가정용 기구들의 회전수 제어, 냉장고, 전기담요 등의 온도제어 등에 널리 쓰인다.

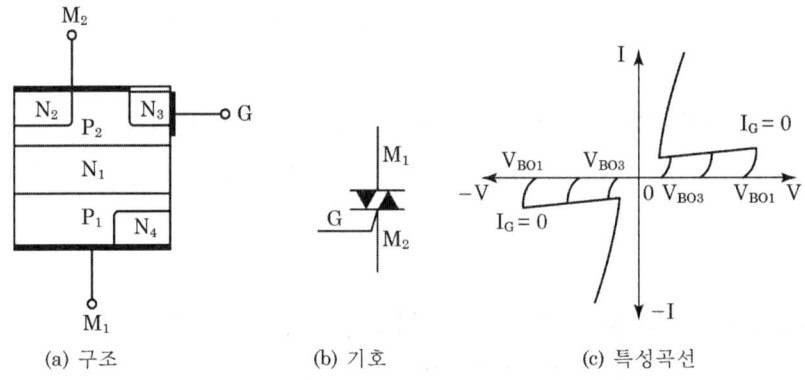

(a) 구조 (b) 기호 (c) 특성곡선

트라이액(TRIAC)의 구조와 기호 및 특성곡선

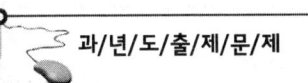

33 압전 센서가 사용되는 의료장치가 아닌 것은?
㉮ 초음파 영상장치   ㉯ 심음도 측정장치
㉰ 혈류 측정장치   ㉱ 체열 측정장치

Sol 압전 센서란 압전 물질에 압력이 가해지면 전위가 발생하고 전압을 가하면 변형이 생기며, 압전 물질을 이용하면 어떤 부위에서 일어난 변위나 압력변화에 의한 전위를 측정하며, 심음도, 혈압, 혈류, 초음파기기에 사용된다.
공식 : $Q=kF$ (여기서, Q : 전하량, F : 가해진 힘, k : 압전 상수)

34 측정방법 중 표준값을 이용하므로 간단하고 편리한 측정 방식은?
㉮ 직접 측정   ㉯ 간접 측정
㉰ 비교 측정   ㉱ 절대 측정

Sol ① 비교 측정(relative measurement)은 측정되는 것과 원칙적으로 같은 종류의 것을 표준으로 하여 그것과 비교하는 측정방법이다.
② 직접 측정(direct measurement)은 측정량을 직접 측정기로 재고, 측정값을 구하는 방법이다.
③ 간접 측정(indirect measurement)은 측정량과 일정한 관계가 있는 몇 개의 양을 측정함으로써 구하고자 하는 측정값을 간접적으로 유도해 내는 측정방법이다.
④ 질내 측정(absolute measurement)은 계측에서 기본 단위로 주어지는 양과 비교함으로써 이루어지는 측정방법이다.

35 각종 소자 기호와 명칭이 옳게 연결된 것은?

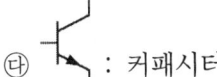

Sol ㉮는 가변 커패시터, ㉰는 NPN 쌍접합 트랜지스터, ㉱는 제너 다이오드(정전압 다이오드)의 기호이다.

36 도체에 흐르는 전류는 도체의 양 끝 사이에 가한 전압에 비례하고 도체의 저항에 반비례하는 관계를 무슨 법칙이라 하는가?
㉮ 키르히호프의 법칙   ㉯ 쿨롱의 법칙
㉰ 옴의 법칙   ㉱ 가우스의 법칙

Sol ① 옴의 법칙 : 회로의 저항 R에 흐르는 전류는 저항의 양끝에 가해진 전압 E에 비례하고 저항 R에 반비례한다는 법칙이다. 전압의 크기를 V, 전류의 세기를 I, 전기저항을 R이라 할 때, V=IR의 관계가 성립한다.

② 쿨롱의 법칙(Coulomb's law) : 두 자극 사이에 작용하는 힘은 그 거리의 제곱에 반비례하고, 두 자극의 세기의 곱에 비례하며, 힘의 방향은 두 자극을 잇는 직선상에 위치한다.

③ 키르히호프의 제1법칙(전류법칙) : 회로의 한 접속점에서 접속점에 흘러들어오는 유입전류(I_i)의 합과 흘러나가는 유출전류(I_o)의 합은 같다. 즉 유입전류와 유출전류의 합은 0이다.

④ 키르히호프의 제2법칙(전압법칙) : 회로망 중의 임의의 폐회로 내에서의 전압강하의 합은 그 회로의 기전력의 합과 같다.

⑤ 가우스의 법칙(Gauss law) : 어떤 닫힌 면에 수직으로 그 바깥쪽을 향한 전속 밀도 벡터 D를 그 면 전체에 걸쳐서 적분한 것은 그 면에서 감싸인 영역 내에 포함되는 전 전하량 Q와 같다.

37 오실로스코프로 직접 측정할 수 없는 것은?

㉮ 위상　　㉯ 전압　　㉰ 주파수　　㉱ 코일의 Q

Sol 오실로스코프(oscilloscope)
반복되는 전기적인 현상이나 파형 등을 브라운관으로 직시할 수 있도록 한 장치로서, 저주파로부터 수백[MHz]까지의 전자 현상의 관측이나 전기적 양의 측정, 통신기기의 조정, 주파수의 비교, 변조도의 측정 등에 사용된다.

38 보기의 불 대수를 간단히 한 결과식은?

> 보기
> $A(\overline{A} + B)$

㉮ $A + \overline{A}B$　　㉯ $A + \overline{B}$　　㉰ $A + B$　　㉱ $A \cdot B$

Sol $A(\overline{A}+B) = A\overline{A}+AB = AB$ ($A\overline{A}=0$이므로)

39 실제 실리콘 다이오드의 통상적인 전위 장벽의 크기는?

㉮ 0.1[V]　　㉯ 0.3[V]　　㉰ 0.7[V]　　㉱ 1[V]

Sol 일반적인 실리콘 다이오드의 전위 장벽은 0.7[V]이고, 일반적인 게르마늄 다이오드의 전위 장벽은 0.2[V]이다.

40 1비트의 정보를 저장할 수 있으며 메모리 소자로 사용이 가능한 것은?

㉮ 멀티플렉서　　㉯ 전감산기

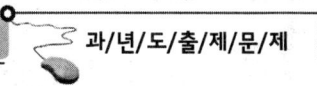

㉰ 반가산기   ㉱ 플립플롭

Sol 플립플롭(flipflop)은 1비트의 정보를 저장하는 기능을 가진 전자회로로 0 또는 1을 출력값으로 가지며 다른 회로부터 출력 값을 변경하라는 순간적인 펄스신호를 보낼 때까지 출력 값이 일정하게 유지된다.

41 인체의 대부분을 차지하는 물을 공명시키는 원리를 이용하고, 단면, 횡면, 사각 등 여러 면으로 검사하는 영상촬영장치는?

㉮ X선 촬영장치   ㉯ CT(Computed Tomography)
㉰ PACS(영상저장 전송시스템)   ㉱ MRI(Magnetic Resonance Image)

Sol **MRI(Magnetic Resonance Imaging : 자기공명영상장치)의 원리**

원자핵이 고유하게 방출되는 고주파를 예민한 안테나로 모아서 컴퓨터로 영상화한 것이 MRI이다. 즉, 인체를 구성하는 물질의 자기적 성질을 측정하여 컴퓨터를 통하여 다시 재구성, 영상화하는 기술이다.

MRI는 X-ray처럼 이온화 방사선이 아니므로 인체에 무해하고, 3-D 영상화가 가능하며 컴퓨터 단층촬영(CT)에 비해 대조도와 해상도가 더 뛰어나다. 그리고 횡단면 촬영만이 가능한 CT와는 달리 관상면과 시상면도 촬영할 수 있고, 필요한 각도의 영상을 검사자가 선택하여 촬영할 수 있다. 이러한 장점으로 인해 널리 쓰이고 있지만, 검사료가 비싸며 촬영시간이 오래 걸린다. 또한 검사공간이 협소하여 혼자 들어가야 하므로 중환자나 폐쇄공포증이 심한 환자는 찍을 수 없는 단점이 있다. MRI는 주로 중추신경계, 두경부, 척추와 척수 등 신경계통의 환자에게 이용되나 이용 범위는 넓다.

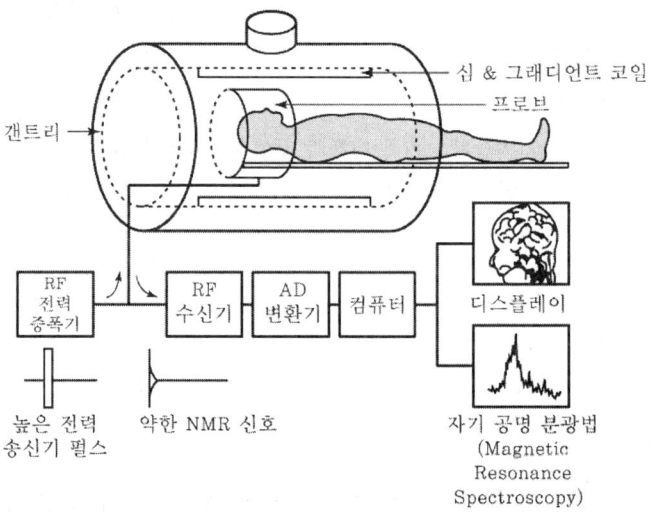

MRI(자기공명영상장치)의 블록도

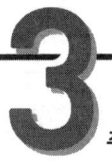

의료전자기능사 과년도 3주 완성

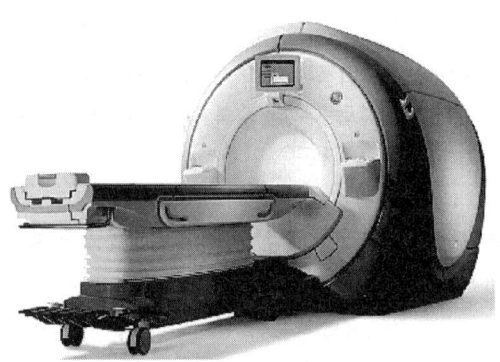

MRI(자기공명영상장치)

42 인간의 인식, 판단, 추론, 문제 해결 능력, 학습기능과 같은 인간의 두뇌작용을 연구 대상으로 하는 학문분야는?

㉮ 인공지능 ㉯ 전문가 시스템
㉰ 데이터베이스 ㉱ 신경회로망

Sol 인공지능(artificial intelligence)이란 인간의 학습능력과 추론능력, 지각능력, 자연언어의 이해능력 등을 컴퓨터 프로그램으로 실현한 기술이다.

43 보조기억장치가 아닌 것은?

㉮ RAM ㉯ 플로피 디스크
㉰ 하드디스크 ㉱ 광디스크

Sol 보조기억장치

① 순차접근 기억장치 : 기록 매체의 앞부분에서부터 뒤쪽으로 차례차례 접근하여 찾으려는 위치까지 접근해가는 장치로서, 데이터가 기억된 위치에 따라 접근되는 시간이 달라지게 된다.

㉠ 자기 테이프(magnetic tape) : 순차적 접근 기억장치 중에서 가장 많이 사용되는 매체로, 간편하며 용량이 크기 때문에 데이터나 프로그램을 장기간 보관시키는 데에 많이 사용된다.

㉡ 카세트테이프(cassette tape) : 카세트는 녹음기에 사용하는 카세트테이프를 직접 사용하고, 데이터를 기록하거나 테이프에 기록된 것을 읽을 때에도 녹음기를 직접 연결하여 사용한다.

㉢ 카트리지 테이프 : 자기 테이프를 소형으로 만들어 카세트테이프와 같이 고정된 집에 넣어서 만든 것으로, 소형으로 간편하면서도 기억 용량이 크므로 주기억장치나 다른 기억장치에 기억된 내용을 보관할 때 많이 사용한다.

② 직접 접근 기억장치 : 물리적인 위치에 영향을 받지 않으므로 순차적 접근 장치보다 빨리

데이터를 처리한다.

㉠ 자기 디스크(magnetic disk) : 시스템 프로그램을 기억시키는 대표적인 보조기억장치로서 여러 장을 하나의 축에 고정시켜 함께 회전하도록 하는 디스크 팩으로 사용하며, 디스크 팩에 있는 데이터를 읽거나 기록하는 헤드는 하나의 축에 고정되어서 같이 움직이는데 이것을 액세스 암이라 한다. 디스크 팩에서 데이터의 처리 순서는 항상 실린더 단위로 이루어진다.

㉡ 하드 디스크(hard disk) : 개인용 컴퓨터와 같이 소형인 컴퓨터 본체 내에 부착하여 사용할 수 있으므로 소형 컴퓨터에서는 대표적인 직접 접근 기억장치로 기억 용량은 비교적 크고 간편하지만, 디스크 팩을 교환할 수 없어 해당 디스크의 기억 용량 범위에서만 사용해야 한다.

㉢ 플로피 디스크(floppy disk) : 개인용 컴퓨터의 가장 대표적인 보조기억장치로 적은 비용과 휴대가 간편하여 널리 사용된다.

㉣ CD-ROM(compact disk read only memory) : 알루미늄이나 동판으로 만든 원판에 레이저 광선을 사용하여 데이터를 기록하거나 기억된 내용을 읽어내는 것으로, 알루미늄 디스크에 레이저 광선으로 구멍을 뚫어서 비트를 기록하고, 그것을 레이저 광선이 구멍을 통과하는 것을 읽으며 변질되지 않으면서 고밀도로 사용할 수 있다.

㉤ 자기 드럼(magnetic drum) : 드럼이 한 바퀴 회전하는 동안에 원하는 데이터를 찾을 수 있는 속도가 매우 빠른 기억장치로 제1세대 컴퓨터의 주기억장치로 사용하였으나, 기억 용량이 적은 것이 단점이다.

44 의료법의 목적이 아닌 것은?

㉮ 국민의료에 관하여 필요한 사항 규정
㉯ 국민이 수준 높은 의료혜택을 받게 함
㉰ 국민의 건강을 보호·증진
㉱ 의료인의 권리와 사명을 규정

Sol 의료법의 목적(법1조)
① 모든 국민에게 수준 높은 의료 혜택
② 국민의료에 관하여 필요한 사항 규정
③ 국민의 건강을 보호·증진

45 반가산기의 출력 합 S와 캐리 C에 대한 논리식은?

㉮ $S = X \oplus Y$, $C = XY$
㉯ $S = XY$, $C = X + Y$
㉰ $S = \overline{X}Y + XY$, $C = XY$
㉱ $S = \overline{X}Y + X\overline{Y}$, $C = X + Y$

Sol 반가산기는 2개의 2진수 A와 B를 더한 합(Sum)과 자리올림수(Carry)를 얻는 회로로서 배타적 논리회로(Exclusive-OR)와 AND 게이트로 구성하며, 반가산기의 $S = A \oplus B = \overline{A}B + A$

$\overline{B}$, C=AB이다.

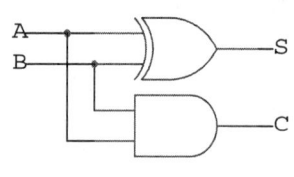

A	B	S	C
0	0	0	0
0	1	1	0
1	0	1	0
1	1	0	1

반가산기의 구성   반가산기의 진리치표

46 혈액투석 장치의 요소가 아닌 것은?

㉮ 투석기   ㉯ 항응고제   ㉰ 투석액   ㉱ 산화기

Sol 혈액투석(Hemodialysis)은 말기 신부전 환자에게 시행되는 치료요법의 하나로, 투석기(인공 신장기)와 투석막을 이용하여 반투막을 경계로 한쪽에는 노폐물이 축적된 환자의 혈액과 다른 한편에는 정상인의 세포외액과 조성이 비슷한 투석액을 서로 반대 방향으로 흐르도록 하여 혈액 내에 축적된 요소와 다른 노폐물을 포함한 용질을 농도 차이에 의한 확산에 의해 제거하고 정수압의 차이를 만들어 혈장을 한외 여과시켜 혈장 내의 과다한 수분을 제거한다.

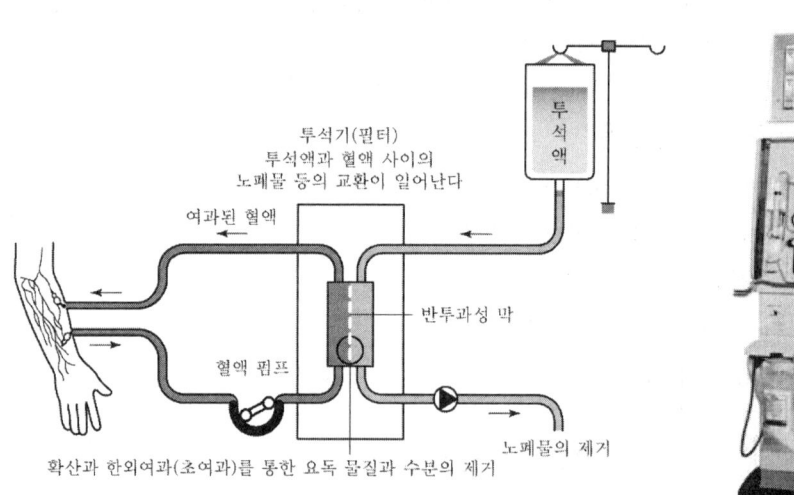

독일 FMC사의 고효율
혈액 투석기 FMC5008S

① 확산(Diffusion) : 반투과성막을 경계로 요독 물질의 농도가 높은 혈액에서 요독 물질이 없는 투석액 쪽으로 요독 물질이 이동한다.
② 대류(Convection) : 체액이 이동할 때 용질이 용매끌기라고 불리는 마찰력에 의해 움직이는 것. 투석으로는 대류에 의한 용질의 이동은 적지만, 초여과율이 높은 고유량 투석기에서는 그 역할이 크다.

③ 한외여과(ultrafiltration) : 초여과라고도 하며 투석막을 경계로 인위적으로 투석기에서 압력을 형성하여 수분을 혈액에서 투석액 쪽으로 이동시킨다.

47 의료기관의 필요한 인원 기준으로 틀린 것은?

㉮ 의료기관에는 보건복지부장관이 정하는 바에 따라 각 진료과목별로 필요한 수의 의료기사를 둔다.
㉯ 입원시설을 갖춘 종합병원·병원·치과병원·한방병원 또는 요양병원에는 2명 이상의 영양사를 둔다.
㉰ 종합병원에는 보건복지부장관이 정하는 바에 따라 필요한 수의 의무기록사를 둔다.
㉱ 의료기관에는 보건복지부장관이 정하는 바에 따라 필요한 수의 간호조무사를 둔다.

Sol 「의료법 시행규칙」 제38조(의료인 등의 정원)
① 법 제36조제5호에 따른 의료기관의 종류에 따른 의료인의 정원 기준에 관한 사항은 별표 5와 같다.
② 의료기관은 제1항의 의료인 외에 다음의 기준에 따라 필요한 인원을 두어야 한다.
   1. 병원급 의료기관에는 별표 5의2에 따른 약사 또는 한약사(법률 제8365호 약사법 전부개정법률 부칙 제9조에 따라 한약을 조제할 수 있는 약사를 포함한다. 이하 같다)를 두어야 한다.
   2. 입원시설을 갖춘 종합병원·병원·치과병원·한방병원 또는 요양병원에는 1명 이상의 영양사를 둔다.
   3. 의료기관에는 보건복지부장관이 정하는 바에 따라 각 진료과목별로 필요한 수의 의료기사를 둔다.
   4. 종합병원에는 보건복지부장관이 정하는 바에 따라 필요한 수의 의무기록사(醫務記錄士)를 둔다.
   5. 의료기관에는 보건복지부장관이 정하는 바에 따라 필요한 수의 간호조무사를 둔다.
   6. 종합병원에는 「사회복지사업법」에 따른 사회복지사 자격을 가진 자 중에서 환자의 갱생·재활과 사회복귀를 위한 상담 및 지도 업무를 담당하는 요원을 1명 이상 둔다.
③ 보건복지부장관은 간호사나 치과위생사의 인력 수급상 필요하다고 인정할 때에는 제1항에 따른 간호사 또는 치과위생사 정원의 일부를 간호조무사로 충당하게 할 수 있다.
- 의료법 시행규칙[별표 5]
  [의료기관에 두는 의료인의 정원(제38조 관련)]

구분	종합병원	병원	치과병원	한방병원	요양병원	의원	치과의원	한의원
의사	연평균 1일 입원환자를 20명으로 나눈 수(이 경우 소수점은 올림). 외래환자 3명은 입원환자 1명으로 환산함	종합병원과 같음	추가하는 진료과목당 1명(법 제43조 제2항에 따라 의과 진료과목을 설치하는 경우)	추가하는 진료과목당 1명(법 제43조제2항에 따라 의과 진료과목을 설치하는 경우)	연평균 1일 입원환자 40명마다 1명을 기준으로 함(한의사를 포함하여 환산함). 외래환자 3명은 입원환자 1명으로 환산함	종합병원과 같음		
치과의사	의사의 경우와 같음	추가하는 진료과목당 1명(법 제43조제3항에 따라 치과 진료과목을 설치하는 경우)	종합병원과 같음	추가하는 진료과목당 1명(법 제43조제3항에 따라 치과 진료과목을 설치하는 경우)	추가하는 진료과목당 1명(법 제43조 제3항에 따라 치과 진료과목을 설치하는 경우)		종합병원과 같음	
한의사	추가하는 진료과목당 1명(법 제43조제3항에 따라 치과 진료과목을 설치하는 경우)	추가하는 진료과목당 1명(법 제43조제3항에 따라 치과 진료과목을 설치하는 경우)	추가하는 진료과목당 1명(법 제43조 제3항에 따라 치과 진료과목을 설치하는 경우)	연평균 1일 입원환자 40명마다 1명을 기준으로 함(한의사를 포함하여 환산함). 외래환자 3명은 입원환자 1명으로 환산함	연평균 1일 입원환자 40명마다 1명을 기준으로 함(한의사를 포함하여 환산함). 외래환자 3명은 입원환자 1명으로 환산함			한방병원과 같음
조산사	산부인과에 배정된 간호사 정원의 3분의 1 이상	종합병원과 같음(산부인과가 있는 경우에만 둠)		종합병원과 같음(법 제43조제2항에 따라 산부인과를 설치하는 경우)		병원과 같음		
간호사(치과의료기관의 경우에는 치과위생사 또는 간호사)	연평균 1일 입원환자 2.5명으로 나눈 수(이 경우 소수점은 올림). 외래환자 12명은 입원환자 1명으로 환산함	종합병원과 같음	종합병원과 같음	연평균 1일 입원환자를 5로 나눈 수(이 경우 소수점은 올림). 외래환자 12명은 입원환자 1명으로 환산함	연평균 1일 입원환자 6명마다 1명을 기준으로 함(다만, 간호조무사는 간호사 정원의 3분의 2 범위 내에서 둘 수 있음). 외래환자 12명은 입원환자 1명으로 환산함	종합병원과 같음	종합병원과 같음	한방병원과 같음

48 의료기기의 기계적 강도 중 충격시험에 대한 설명으로 틀린 것은?

㉮ 용수철로 동작하는 충격시험기에 의해 타격을 주어 시험한다.

㉯ 기기는 움직이지 않도록 지지한다.

㉰ 외장이 튼튼하다고 생각되는 각 지점에 1회 타격을 가한다.

㉔ 시험점 표면에 수직으로 충격을 준다.

Sol 「의료기기의 전기·기계적 안전에 관한 공통기준규격」
제4절 기계적 위험에 대한 안전
21. 기계적 강도
- 일반 사항 : 기기의 설계 및 제조에 관한 일반 요구사항에 대해서는 3. 및 54.를 참조할 것. 그 일부를 형성하는 개폐 커버를 포함한 외장 및 그들에 부착된 모든 부품은 충분한 강도 및 강성을 지닐 것. 적합여부는 다음 시험을 적용하여 조사한다.

    a) 외장 또는 외장의 부분 및 그들에 부착된 모든 부품의 강성은 그 표면의 모든 부분의 625평방[mm]의 면적 전체에 걸쳐 직접 45[N]의 힘을 내측방향에 가해 시험한다. 눈에 띄는 손상이 없고, 연면거리 및 공간거리가 57.10에 규정한 수치 미만으로 감소하지 않을 것

    b) 외장 또는 외장의 부분 및 그들에 부착된 모든 부품의 강도는 부록 G에 나타낸 용수철로 동작하는 충격시험기에 의해 0.5 ± 0.05[J]의 충격에너지의 타격을 주어 시험한다. 발사 용수철은 발사용 고리가 맞물린 위치에서 정확히 규정치를 만족하는 압력을 주도록 조정한다.
    시험기는 해머축의 홈에 발사용 고리가 맞물리기까지 세트 노브를 인장하여 세트한다. 공시품의 시험점 표면에 수직으로 발사통을 누름에 따라 충격을 준다.
    누르는 압력을 발사통이 발사봉과 접촉될 때까지 서서히 증가시킨다. 그에 따라 발사기구가 동작하고, 해머가 타격을 준다.
    기기는 움직이지 않도록 지지하고, 외장이 약하다고 생각되는 각 점에 3회의 타격을 줄 것
    핸들, 레버, 노브, 표시기 등 및 외장에서 10[mm]를 초과하여 돌출해 있거나 또는 그 표면적이 4[cm^2]를 초과하는 신호등이나 그 커버에도 타격을 가할 것
    기기 내부의 램프나 그 커버는 정상적인 사용 시에 손상을 받을 우려가 있는 경우에 한해 시험한다.
    시험 후에 받은 손상이 안전상 위험을 일으켜서는 안되고, 특히 활전부가 접촉 가능해져서 제3절, 44. 및 57.10의 요구사항에 부적합해지지 않을 것. 상술한 시험의 결과, 보강 또는 강화절연의 완전성이 의심스러울 경우에는 관련 절연에 한해(기기의 나머지 절연은 제외한다) 20.에 규정한 내전압 시험을 할 것
    마감의 손상, 57.10에 규정한 값 미만으로 연면거리 및 공간거리가 감소하지 않을 정도의 약간의 패임 및 전기충격이나 습기에 대한 보호에 악영향을 주지 않는 작은 흠은 무시할 것
    눈에 보이지 않는 크랙 및 파이버로 강화한 몰드나 그와 같은 것의 표면 크랙은 무시할 것
    장식커버가 내부커버로 보강되어 있는 경우에는, 장식커버를 제거한 후에 내부커버가 이 시험에 견디면 장식커버의 파괴는 무시할 것

    c) 휴대형 기기에 부착한 운반용 핸들이나 손잡이는 다음 시험에 규정한 부하에 견딜 것. 핸들 및 그 장치수단에 그 기기 중량의 4배와 동등한 힘을 가한다. 힘은 조임쇠(클램

프)를 사용하지 않고, 핸들 중심부의 길이 7[cm]의 전체에 걸쳐 동시에 가하고, 0에서 시작해 5~10[s] 걸려 시험하는 힘에 달하도록 점차 증가하고, 1분간 유지한다. 기기에 둘 이상의 핸들이 부착되어 있는 경우에는, 힘을 그들 핸들에 배분하여 가할 것

힘의 배분은 정상적인 운반위치에 있어서, 그 기기의 질량이 각 핸들에 의해 지지되는 백분율을 측정하여 결정할 것. 기기에 둘 이상의 핸들이 부착되어 있긴 하지만, 하나의 핸들만으로 쉽게 운반할 수 있도록 설계되어 있는 경우에는, 각각의 핸들이 총시험력에 견딜 것

핸들은 그 기기로부터 떨어져 나와서는 안되고, 한 영구적인 열화, 크랙 또는 기타 손상의 흔적이 없을 것

21.3 환자를 지지 고정하는 기기의 부분은, 물리적인 상해나 고정 불량의 위험을 가능한 한 적게 하도록 설계하고 제작할 것

성인 환자의 지지부는 환자가 135[kg](정상부하)의 체중을 갖는 것으로 설계할 것. 제조업자가 소아과용과 같은 특정 용도를 지정하고 있는 경우에는, 정상부하를 감소할 것. 환자지지의 파손이 안전상 위험을 일으킬 경우에는, 28.의 요구사항을 적용할 것. 적합여부는 다음 시험에 의해 조사한다.

환자지지기구는 수평위로 하고, 사용설명서에 따른 범위에서 가장 불리한 위치에 두며, 사이드레일을 포함해 지지면 전체에 평등하게 분포하는 중량을 부하할 것. 중량은 규정중량에 도달하기까지 점차 증가시켜 그 지지기구에 더할 것

시험 중, 시험하는 기구의 부분과 고려되지 않는 기구부분에는 추가지지를 마련해도 좋다.

중량은 지정된 정상부하에 규정의 안전율(28. 참조)을 곱한 값으로 할 것. 정상부하가 지정되어 있지 않을 경우에는, 1.35[kN]의 힘을 주는 중량을 시험을 위한 정상부하로 생각할 것. 전시험 부하를 1분간 지지기구에 가할 것

안전상 위험에 대한 보호에 영향을 미치는 체인, 클램프, 와이어, 와이어의 단말부 및 접속부, 벨트, 축, 풀리 등과 같은 지지기구의 부품에 손상이 없을 것

지지기구는 전시험 부하를 가한 후, 1분 이내로 평형상태가 될 것

발판 및 의자는 같은 순서로 시험할 것. 단, 시험력은 지정된 정상부하의 2배로 하고 이 부하의 지정이 없는 경우에는 2.7[kN]으로 할 것. 시험력은 표면의 0.1[m^2]의 면적 전체에 균등하게 분포하도록 가하고 1분간 유지할 것

시험완료 시 발판 및 의자에 위험의 원인이 될 손상이 없을 것

*21.5 정상적인 사용 시에 손으로 잡는 기기 또는 기기의 부분은 견고한 표면에 1[m]의 높이에서 자유 낙하시켰을 때, 안전상 위험을 발생하지 않을 것

적합여부는 다음의 시험에 의해 조사한다.

시험하는 시료를 강성이 있는 기초(콘크리트 블록) 위에 평탄하게 둔 두께 50[mm]의 견고한 목판(예를 들면, 700[kg/m^3]를 초과하는 견고한 목판) 위에, 3방향의 다른 낙하지점에서 각각 1회씩 1[m]의 높이에서 자유낙하 시킬 것

시험 후에 기기는 이 기준규격의 요구사항에 적합할 것

*21.6 휴대형 및 이동형 기기는 거친 취급에 의한 스트레스에 견딜 수 있을 것
적합여부는 다음의 시험에 의해 조사한다.
  a) 휴대형 기기는 두께 50[mm]의 견고한 목판(21.5 참조) 위에서 표 Ⅷ에 나타낸 높이까지 들어올린다.
    목판의 치수는 적어도 그 기기 치수의 1.5배로 하고, 강성이 있는(콘크리트) 기초 위에 평평하게 둘 것. 기기를, 정상적인 사용 시에 놓여지는 각 자세로 3회씩 낙하시킨다.

[표 Ⅷ] 낙하높이

기기중량(kg)	낙하높이(cm)
10 이하	5
10 초과 50 이하	3
50 초과	2

   이 시험 후에 기기는 이 기준규격의 요구사항에 적합할 것
  b) 이동형 기기는 힘을 가능한 한 바닥에 근접하게 하여 정상진행방향으로 0.4±0.1[m/s] 속도 또는 동력구동의 기기의 경우에는 그 최고속도로 평평한 바닥에 고정한 높이 20[mm]의 하강스텝을 초과해서 추진시킨다. 시험은 20회 행하고 이후에 기기는 이 기준의 요구사항에 적합할 것. 또한 이 시험은 21.5 또는 21.6a)에 의해 시험한 기기 및 기기부분에 대해서는 실시하지 않는다.

*22. 가동부
22.2 기기동작 시에 노출해둘 필요가 없고, 또 노출되어 있으면 안전상 위험이 발생될 우려가 있는 가동부는 다음의 구조로 할 것
  a) 가반형 기기의 경우에는 그 기기와 일체인 부분을 형성하는 적절한 가드를 준비한다. 또는,
  b) 거치형 기기의 경우에는 기술문서 중의 제조업자가 기재한 설치설명서에 "이러한 가드나 동등한 보호를 개별로 마련할 것"을 요구하고 있지 않는 한 마찬가지로 가드한다. 움직이는 부분에의 접촉가능성 및 가능한 보호수단의 적절성에 대한 적합여부는 검사에 의해 조사한다. 가능한 보호수단은 기기의 일체의 부분으로서 형성된 것이나 거치형 기기의 설치 중에 부착되는 것(설치설명서 참조)이다.
  적합여부는 검사에 의해 조사한다.
22.3 와이어(로프), 체인 및 벨트는 그들이 그 가이드에서 벗어나거나 튀어나오지 않도록 하거나 또는 기타의 수단으로 안전상 위험을 방지할 것. 이 목적으로 사용하는 기계적 수단은 공구를 사용하지 않으면 제거할 수 없을 것
  적합여부는 검사에 의해 조사한다.
22.4 환자에게 손상을 초래할 우려가 있는 기기 또는 기기의 부분은 이들 기기부분의 조작자가 제어기를 계속 조작함에 의해서만 움직일 수 있을 것
  적합여부는 검사에 의해 조사한다.
22.6 기계적으로 쉽게 마모되어 안전상 위험을 발생할 우려가 있는 부분은 검사를 위해 접근

할 수 있을 것
적합여부는 검사에 의해 조사한다.

22.7
- 전동구동에 의한 기계적인 움직임이 안전상 위험을 발생시킬 가능성이 있는 경우에는 용이하게 식별할 수 있고, 또 접근할 수 있는 수단으로서 기기 관련부분의 비상용 절환 스위치를 준비할 것
  이러한 수단은 조작자에게 비상상태를 분명히 알리고 그 대응시간도 고려되어 있는 경우에 한하여, 안전장치로서 인정된다.
- 비상용 스위치나 정지수단의 동작은 별다른 안전상 위험을 발생시켜서는 안 되고, 또한 처음의 안전상 위험을 제거하기 위해 필요한 완전한 조작을 방해하지 않을 것.
- 비상정지장치는 모터의 정지전류 등을 고려한, 관련회로의 전부하 전류를 차단할 수 있을 것
- 움직임의 정지수단은 단일조작으로 동작할 것
  적합여부는 검사에 의해 조사한다.

23. 표면, 모서리 및 테두리
외상이나 손상을 줄 우려가 있는, 거친 표면 및 예리한 모서리나 테두리는 제거하거나 또는 커버할 것. 특히, 플랜지나 프레임의 테두리 및 다듬어지지 않은 부분의 제거에 주의할 것
적합여부는 검사에 의해 조사한다.

24. 정상적인 사용 시의 안정성

24.1 기기는 정상적인 사용 시에 10°의 각도의 경사에서 전도하지 않거나 또는 24.3의 요구사항을 만족할 것

24.3 기기가 10°의 각도의 경사에서 전도할 경우에는 다음의 모든 요구사항에 적합할 것
- 기기는 이동시를 제외하고, 정상적인 사용의 모든 위치에서 5° 각도에서 전도하지 않을 것
- 기기에 "사용설명서에 명기하고 있거나 또는 그 기기에 표시하고 있는 일정한 위치에 한해 이동하는 것이 바람직하다."는 주의서를 부착할 것
- 이동에 대해 지정한 자세에 있어서는 기기는 10°의 각도로 전도하지 않을 것.
  적합여부는 다음 시험을 적용하여 조사한다. 시험 중에 기기가 전도하지 않을 것
a) 기기에 모든 지정된 접속용 도선, 즉 전원코드 및 모든 접속용 코드를 부착한다. 모든 착탈 가능한 부품 및 부속품은 가장 불리한 조합으로 부착한다.
  전원소켓을 지닌 기기에는 지정된 착탈 전원코드를 부착한다.
  접속용 도선은 안정성에 관해 가장 불리한 위치로 경사면[(b) 및 참조]에 둘 것.
b) 안정성을 높이기 위한 특별한 이동위치가 지정되어 있지 않을 경우에는 기기를 수평면에 대해 10° 경사진 평면 위에 정상적인 사용 시의 모든 위치로 둔다.
  캐스터가 있을 경우에는 그것들을 가장 불리한 위치에 임시로 고정할 것.
  문이나 서랍 등은 가장 불리한 위치에 둘 것.
c) 안정성을 높이기 위한 특별한 이동위치를 지정하고 또, 기기에 표시하고 있을 경우에

는 지정위치에 한해 10° 경사진 평면 위에 두고, 전항의 규정에 따라 시험할 것. 더욱이 이러한 기기는 경사 각도를 5°로 제한하여, 이 항에 규정했듯이 정상적인 사용할 때의 모든 위치에서 시험한다.

d) 액체용기를 지닌 기기는 그 용기를 가득 채우거나 약간 채우거나 또는 비어 놓은 것 중에서 가장 불리한 상태에서 시험한다.

24.6 그립 및 기타의 조작기구

a) 질량 20[kg]을 초과하고 정상적인 사용 시에 손으로 취급할 것을 필요로 하는 기기 또는 기기의 부분에는 적절한 조작기구(예를 들면, 핸들, 아이볼트 등)를 갖추거나 또는 부속문서에 기기를 완전히 끌어올릴 수 있는 부분, 혹은 조립 시의 기기취급법을 기재할 것.

취급방법이 명백하고, 또 그렇게 취급되어도 결코 안전상 위험이 발생하지 않는 경우에는 특별한 구조나 설명은 불필요하다.

적합여부는 기기의 질량을 측정하고(필요한 경우), 기기 또는 부속문서의 검사에 의해 조사한다.

b) 20[kg]을 초과하는 질량을 갖고, 제조업자가 휴대형 기기로 지정한 기기는 그 기기를 두 사람 이상이 운반할 수 있도록 적절한 위치에 운반용 핸들을 준비할 것.

적합여부는 질량을 측정하고(필요한 경우) 운반함에 의해서 조사한다.

25. 비산물

25.1 비산하는 부분이 안전상 위험을 줄 우려가 있는 경우에는 보호수단을 강구할 것.

적합여부는 보호수단의 유·무를 검사에 의해 조사한다.

25.2 표시면의 최대직선치수가 16[cm]를 초과하는 도형표시용 진공관(CRT)은 내파의 영향 및 기계적 충격에 대해 본질적으로 안전한 것이든지 또는 기기의 외장이 그 진공관의 내파 영향에 대해 적절한 보호를 가질 것.

본질적으로 안전하지 않은(내파보호형이 아니다) 진공관에는 공구를 사용하지 않으면 제거할 수 없는 유효한 보호차폐를 준비할 것. 별도의 유리차폐를 사용할 경우에는 그 진공관의 표면에 직접 접촉시키지 않을 것.

시험에 의해 보증이 안 되는 경우에는, 진공관을 IEC 65의 규정에 따라 시험할 것.

28. 현수질량

28.1 일반 사항

다음 요구사항은 현수지지기구의 기계적 결함이 안전상 위험을 발생할 우려가 있는 경우에, 질량(환자를 포함)을 현수 지지하는 기기의 부분에 관한 것이다.

모든 가동부는 22.의 요구사항에도 적합할 것.

28.3 안전장치를 갖춘 현수지지기구

- 현수지지의 완전성이 그 제조과정에 의한 숨어 있는 결함이 있을지도 모르는 스프링과 같은 부품이나 또는 안전율이 28.4에 적합하지 않은 부품에 의존하고 있을 경우에는 파손 시의 지나친 움직임이 제한되어 있지 않는 한, 안전장치를 갖출 것.
- 안전장치는 28.4(2)에 적합한 안전율을 지닐 것.
- 현수지지기구가 파손되고 안전장치(예를 들면 예비 로프)가 동작하고 있는 상태가

된 후에도 기기를 사용할 수 있는 경우에는 안전장치가 동작하고 있음을 조작자에게 분명히 할 것.

28.4 안전장치를 갖추고 있지 않은 금속제 현수지지기구
안전장치를 갖추고 있지 않을 경우에는 현수지지의 구조는 다음 요구사항에 적합할 것.
1) 총하중은 안전동작 하중을 초과하지 않을 것.
2) 현수지지특성이 마모, 녹, 재료의 노화나 경시변화에 의해 손상될 우려가 없는 경우에는, 모든 현수지지부품의 안전율을 4 이상으로 할 것.
3) 마모, 녹, 재료의 노화나 경시변화에 따른 손상이 예측되는 경우에는 관련 현수지지 부품의 안전율을 8 이상으로 할 것.
4) 5[%] 미만의 신장파단특성을 지닌 금속이 현수지지부품으로서 사용되고 있는 경우에는 상기 2) 및 3)에 나타낸 안전율을 1.5배로 할 것.
5) 시브, 스프로킷, 벨트호일 및 가이드는 로프, 체인 및 벨트의 교환 시까지의 지정의 최단 수명 기간 중에는 현수지지기구에 관한 2)~4)에 나타낸 안전율을 유지하도록 설계하고 조립할 것.

28.3 및 28.4의 요구사항에 대한 적합여부는 설계 데이터 및 모든 보수설명서의 검사에 의해 조사한다.

49 의료기기법에서 정의한 "의료기기"가 아닌 것은?

㉮ 의지, 보조기 ㉯ 고주파 치료기
㉰ 휠체어 ㉱ 의료용 스쿠터

Sol 「의료기기법」 제2조(정의)
① 이 법에서 "의료기기"란 사람이나 동물에게 단독 또는 조합하여 사용되는 기구·기계·장치·재료 또는 이와 유사한 제품으로서 다음 각 호의 어느 하나에 해당하는 제품을 말한다. 다만, 「약사법」에 따른 의약품과 의약외품 및 「장애인복지법」 제65조에 따른 장애인보조기구 중 의지(義肢)·보조기(보조기)는 제외한다.
1. 질병을 진단·치료·경감·처치 또는 예방할 목적으로 사용되는 제품
2. 상해(傷害) 또는 장애를 진단·치료·경감 또는 보정할 목적으로 사용되는 제품
3. 구조 또는 기능을 검사·대체 또는 변형할 목적으로 사용되는 제품
4. 임신을 조절할 목적으로 사용되는 제품

50 환자감시장치에서 혈중산소포화농도(SpO_2) 측정에 사용되는 광원은?

㉮ X-선 ㉯ 자외선 ㉰ 적외선 ㉱ 감마선

Sol ① 혈중산소포화농도(SpO_2)는 동맥혈관 내 혈액의 적혈구에 산화 헤모글로빈의 농도 변화를 680[nm] 파장을 갖는 적색 발광다이오드와 890[nm] 파장을 갖는 적외선 발광다이오드, 이를 수신하는 광수신 포토다이오드를 이용하여 체외의 말초기관에서 측정한다.

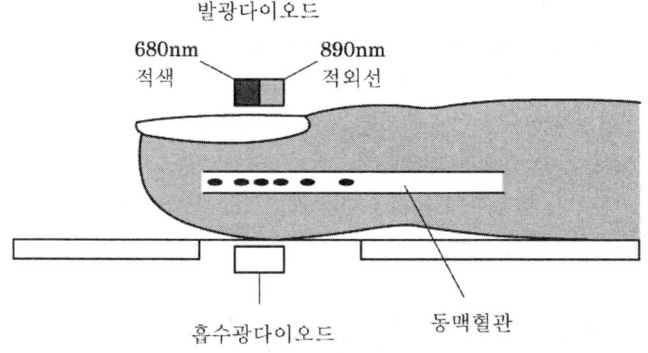

② 혈액 내의 산소 포화도를 측정하는 기기로서, 모니터, 센서, 배터리로 구성되어 있다.
③ 두 개의 광원으로부터 발생한 적외선과 자외선을 손가락과 같은 세동맥상에 통과시켰을 때 흡수한 빛의 비를 산소센서로 측정한다. 산소가 많이 포함되어 있는 선홍색의 혈액을 통과할 때는 자외선의 빛을 많이 흡수하고, 산소가 적은 암적색의 혈액을 통과할 때는 적외선의 빛을 많이 흡수한다. 적외선은 600~750[nm]의 파장이고, 자외선은 850~1,000[nm]의 파장을 갖는다.

51 재택의료기기로 진단할 수 있는 항목이 아닌 것은?

㉮ 뇌전도 ㉯ 혈당
㉰ 혈압 ㉱ 혈중산소포화농도

💫 원격진료란 혈압, 혈당 수치가 안정적인 고혈압, 당뇨 등 만성질환자 및 상당기간 진료를 계속 받고 있는 정신질환자, 거동이 어려운 노인·장애인, 독서벽지 등 주민, 군, 교도소 등 특수지역 환자, 병-의원 방문이 어려운 가정폭력 및 성폭력 피해자, 입원하여 수술 치료한 이후 추적관찰이 필요한 재택환자 등 병의원 이용이 어려워 의료 접근성이 떨어지는 환자들로 의학적 위험성이 낮고 상시적인 질병 관리가 필요한 환자가 의사와 직접 대면하지 않더라도, IT를 이용하여 멀리 떨어져있는 환자의 질병을 관리하고, 진단하며 처방 등을 하는 것으로, 상시적인 질병관리가 가능하고 의료접근성이 더 좋아질 것으로 기대된다.
• 재택진단기기 : 원격진단기(Telemedicine System)는 원격지 또는 재택 환자와 병의원의 의료진 사이 화상대화 같은 시진과 청진을 하거나 일괄 송신하고 환자의 임상자료를 토대로 기초적인 의료행위를 할 수 있는 시스템으로 혈당, 혈압, 체중, 심전도, 등을 진단한다.

52 전기적 쇼크를 방지하는 방법으로 옳은 것은?

㉮ 전류 제한기를 사용한다.
㉯ 고전압 전원을 사용한다.
㉰ 전원 코드선을 3선에서 2선으로 변경한다.
㉱ 이중 절연방식 대신 단일 절연방식을 사용한다.

Sol 1. 전기설비의 보호장치
   ① 전기설비의 절연물이 손상되거나 열화 되었을 경우 누설전류에 의한 감전 사고를 방지한다.
   ② 고전압의 혼촉으로 인체에 위험을 주는 전류를 대지로 흘러 보내 감전 사고를 방지한다.
   ③ 낙뢰에 의한 피해를 방지한다.
   ④ 지락사고가 발생하였을 경우 보호계전기를 신속하게 동작시킨다.
   ⑤ 송배전선로에서 지락사고가 발생하였을 경우 대지전위의 상승을 억제하고 절연강도를 경감시킨다.

2. 환자의 전기적 쇼크를 방지하는 방법
   ① 환자를 모든 접지된 물체나 모든 전류원으로부터 분리 또는 절연시킨다.
   ② 모든 전도체를 등전위 상태로 유지한다.
   ③ 의료용 접지방식을 준수한다.
   ④ 설치 시 전기 쇼크 안전을 고려하고, 사용 시 전기 쇼크 방지에 주의한다.

53 아네로이드 혈압계의 구성 요소가 아닌 것은?

㉮ 압박대   ㉯ 수은주   ㉰ 고무구   ㉱ 압력조절밸브

Sol 1. 코로트코프음 혈압계는 다음 각 부로 구성되고 다음 그림에 블록선도를 나타낸다. 다만, 맥박수를 측정할 수 있는 기능을 가지고 있지 않은 혈압계에 있어서는 맥박수 인식부 및 맥박수 표시부는 생략한다.
   1) 코로트코프음 감지부 : 코로트코프음을 감지해서 전기신호로 변환하는 부분
   2) 코로트코프음 인식 회로부 : 코로트코프음 감지부에서 감지된 신호를 증폭·여파해서 코로트코프음 표시부 또는 압력 표시부의 제어 구동을 하는 부분
   3) 코로트코프음 표시부 : 코로트코프음 인식회로부에서 인식된 코로트코프음을 빛·소리 등에 의해서 측정자의 시각 또는 청각에 명확히 알리는 부분
   4) 압력 검출부 : 박대에 가압된 공기압을 직접 검출하거나 또는 전기신호로 변환하는 부분

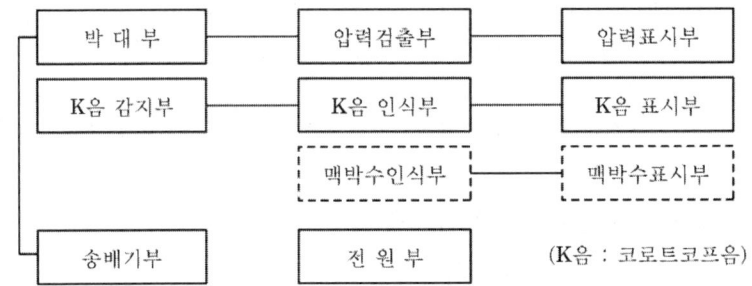

코로트코프음 혈압계 블록선도

   5) 압력 표시부 : 박대의 압력치 또는 최고 혈압치 및 최저 혈압치를 표시하는 부분
   6) 박대부 : 공기의 송입에 따라 환자의 팔에 압력을 가하는 부분

7) 송배기부 : 박대부에 공기를 송입하거나 배기하는 부분
8) 맥박수 인식부 : 코로트코프음 인식부로부터 신호를 받아서 코로트코프음의 주기로부터 1분간의 맥박수를 산출하는 부분
9) 맥박수 표시부 : 인식된 맥박수를 표시하는 부분
10) 전원부 : 혈압계에 전기 에너지를 공급하는 부분

2. 오실로메트릭식 혈압계는 다음 각 부로 구성되고 아래 그림에 블록선도를 나타낸다. 다만, 맥박수를 측정할 수 있는 기능을 갖고 있지 않은 혈압계에 있어서는 맥박수 인식부 및 맥박수 표시부는 생략한다.

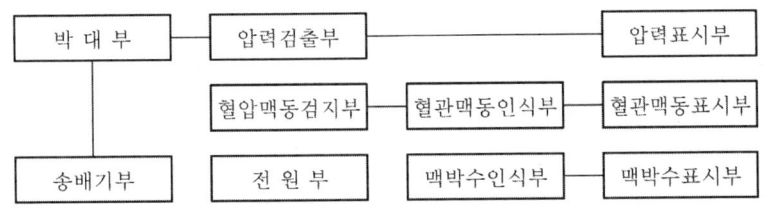

오실로메트릭식 혈압계 블록선도

1) 혈관맥동 검지부 : 혈관맥동에 의한 박대 내압의 미소 변동을 감지하고 전기 신호로 변환하는 부분. 압력 검출부와 겸용할 수 있다.
2) 혈관맥동 인식부 : 박대 내압의 변화와 혈관맥동에 의한 박대 내압의 미소변동과의 관계를 인식하고 혈압치를 결정하여 혈관맥동 표시부 또는 압력 표시부의 구동제어를 하는 부분
3) 혈관맥동 표시부 : 혈관맥동 인식부에서 인식된 맥동을 표시음 등에 의해서 측정자의 시각 및 청각에 명확히 알리는 부분
4) 압력 검출부 : 박대에 가압된 공기압을 직접 검출하거나 또는 전기신호로 변환하는 부분
5) 압력 표시부 : 박대의 압력치 또는 최고 혈압치 및 최저 혈압치를 표시하는 부분
6) 박대부 : 공기의 송입에 의해서 환자의 팔에 압력을 가하는 부분
7) 송배기부 : 박대부에 공기를 송입 및 배기하는 부분
8) 맥박수 인식부 : 혈관맥동 인식부로부터 신호를 얻어서 혈관맥동의 주기로부터 1분간의 맥박수를 산출하는 부분
9) 맥박수 표시부 : 인식된 맥박수를 표시하는 부분
10) 전원부 : 혈압계에 전기 에너지를 공급하는 부분

54 신장과 요관, 췌장 등의 담석 제거 등에 이용하였고, 특히 돌을 잘게 분해하도록 사용되는 장비는?

㉮ 체외충격파쇄석기　　　　　　　　㉯ 카테터
㉰ 산화기　　　　　　　　　　　　　㉱ 선형가속기

Sol 체외충격파 결석파쇄법(Extracorporeal Shock Wave Lithotripsy)은 신장, 요관, 요도, 방

광 등에 생긴 결석을 체외에서 충격파를 쬐어 작은 파편으로 파쇄해 자연 배출시키는 비침습적이고 혁신적인 방법이다. 이는 특수전자장치에 의해 발생된 고에너지의 충격파가 한곳에 집중될 때 발생하는 강력한 충격효과를 나타내는 원리를 이용하여 체외에서 발생시킨 충격파를 체내의 결석에 초점을 맞추어 발사하여 신장, 요로 결석을 2[mm] 이하의 작은 가루로 부순 후 소변을 통해 자연배출 되게 하는 장비이다. 특히 이 충격파는 물속이나 수분을 많이 포함하고 있는 인체조직을 잘 통과하기 때문에 신장이나 주위 조직에는 아무런 손상을 주지 않는다는 장점이 있다.

55 정보사회의 정의로서 틀린 것은?

㉮ 개인정보의 공용화
㉯ 정보창출의 대형화
㉰ 1인 다기능의 사회
㉱ 정보의 가치생산이 사회의 원동력

Sol 정보사회란 인간이 현대사회에 적응해서 살아가는 데 필요한 정보를 수집, 생산, 제작, 가공, 저장하는 과정을 통해 정보의 유통을 확산시켜 나가고 이러한 행위가 사회 전반에 보편화된 사회를 말한다. 따라서 정보사회는 엄청난 양의 정보가 생산되어 빠른 속도로 이동 및 유포되고 혹은 소비되는 사회를 의미한다.

56 의지와 보장구에 대한 설명 중 틀린 것은?

㉮ 보장구와 의지는 운동의 제어를 목적으로 신체에 장착하는 기구이다.
㉯ 의지의 착용은 피부표면의 전단력을 최대화시키는 방법으로 착용을 해야 한다.
㉰ 의지란 사지의 신체적인 결손을 대상으로 하는 인공 대치물이다.
㉱ 보장구란 사지, 체간의 기능장애의 경감을 목적으로 사용하는 보조기구이다.

Sol 보장구(assisting devices)는 신체 결함 및 불편을 해소하기 위하여 고안된 장비로 보조기구라고도 한다.
「장애인복지법」 제65조에 따르면 장애인 보조기구는 장애인이 장애의 예방·보완과 기능 향상을 위하여 사용하는 의지(義肢)·보조기 및 그 밖에 보건복지가족부장관이 정하는 보장구와 일상생활의 편의 증진을 위하여 사용하는 생활용품이다.
1. 국가와 지방단체에서 지급하는 장애인 보조기구
   ① 의지(prosthesis) : 의수(義手), 의족(義足)
   ② 보조기(orthosis, brace) : 상지 보조기, 하지 보조기, 척추 보조기
   ③ 휠체어 : 수동 휠체어, 전동 휠체어
   ④ 정형구두 등
2. 정형외과, 재활의학과, 신경외과의 처방전에 따라 다음과 같이 제공된다.
   ① 의지, 보조기 : 신체의 일부가 상실되어 의지, 보조기 착용이 요구되는 사람

② 전동 휠체어 : 뇌병변 장애인으로서 상지기능 근력검사가 1~3등급이고 인지기능 간이 정신진단검사 30점 중 24점 이상인 사람, 또는 지체장애인으로서 상지기능 근력검사가 1~3등급인 사람
③ 전동 스쿠터 : 뇌병변 장애인으로서 상지기능 근력검사가 4~5등급이고 인지기능 간이 정신진단검사 30점 중 24점 이상인 사람 또는 지체장애인으로서 상지기능 근력검사가 4~5등급인 사람
④ 수동 휠체어 : 지체장애인이나 뇌병변 5급 이상인 사람으로서 100[m] 이상 보행이 불가능한 사람
⑤ 정형구두 : 다리 길이의 차이, 족부 변형, 편마비가 있는 사람

57 혈액 속의 적혈구와 백혈구의 수를 측정하기 위한 임상 검사기기는?

㉮ 혈액가스분석기 ㉯ 자동혈구계수기
㉰ 원심분리기 ㉱ 생화학분석기

Sol
① 혈액가스분석기 : 동맥혈의 pH, 탄산가스분압(pCO_2)과 산소분압(pO_2)을 37℃에서 3가지 전극을 사용하여 측정하여 폐에서의 가스 교환 상태를 판정하는 장비로서 응급환자 및 중환자의 치료에 유효하다.
② 자동혈구 계수기(blood cell counter) : 혈구수 또는 그 밖의 입자수를 측정하는 계수기로서 빈혈이나 백혈병 등을 비롯한 혈액학적 질환이나 기타 유관 질환의 진단을 위한 가장 기초적이고 필수적인 검사이다.
③ 원심분리기(centrifuge) : 회전에 의한 원심력을 이용하여 비중이 다른 두 가지 액체 또는 액체 중에 잘 침전되게 하는 미립자상 고체 등을 분리하는 장치
④ 생화학분석기(chemistry Analyzer) : 혈액에서 분리한 혈청이나 요 등을 이용해 간, 신장, 췌장 등에 관련된 수치와 혈당, 단백질 등을 평가할 수 있는 장비로 빈혈이나 백혈병 등을 비롯한 혈액학적 질환이나 기타 유관 질환의 진단을 위한 가장 기초적이고 필수적인 검사이다.

58 동물의 점막, 눈, 피부 등과 같은 적절한 부위 혹은 이식조직을 이용하여 의료기기 및 의료용 재료 또는 용출액에 대한 자극성의 잠재성을 측정하기 위한 시험은?

㉮ 세포독성 시험 ㉯ 감작성 시험
㉰ 피내반응 시험 ㉱ 자극성 시험

Sol 「의료기기의 생물학적 안전에 관한 공통기준규격」
6.2 초기 생물학적 시험
6.2.1 세포독성 시험
본 시험은 세포배양 기술을 이용하여 의료기기 및 의료용 재료 또는 용출액에 의한 세포의 용해(세포의 사망) 정도, 세포성장의 저해율을 근거로 하여 세포에 미치는

영향을 결정하는 시험이다.

6.2.2 감작성 시험
본 시험은 적절한 시험동물모델을 이용하여 의료기기 및 의료용 재료 또는 용출액에 대한 접촉 감작성의 잠재성을 측정하기 위한 시험으로 미량의 용출물의 접촉 및 노출에 의해서도 알레르기나 감작반응을 유발할 수 있다.

6.2.3 자극성 시험
본 시험은 시험동물의 피부, 눈, 점막 등과 같은 적절한 부위 혹은 이식조직을 이용하여 의료기기 및 의료용 재료 또는 용출액에 대한 자극성의 잠재성을 측정하기 위한 시험으로 이 시험은 적절한 부위(피부, 눈, 점막)를 선택하여 의료기기 및 의료용 재료, 용출액에 대한 접촉부위 또는 접촉시간을 고려하여 적절하게 설정되어야 한다.

6.2.4 피내반응 시험
본 시험은 의료기기 용출액에 대한 조직의 국부반응을 평가하는 시험으로서 피부 또는 점막에 대한 자극성 시험의 적용이 부적절할 경우에 적용된다.(혈액과 접촉하는 의료기기) 본 시험은 용출액이 소수성일 경우에도 적용될 수 있다.

6.2.5 급성독성 시험
본 시험은 시험동물에 의료기기 및 의료용 재료 또는 용출액을 24시간 이내에 1회 이상 노출시켰을 때 시험동물에 나타나는 잠재적 위해를 측정한다. 본 시험은 의료기기가 접촉될 때 독성물질 및 분해산물이 흡수될 가능성이 있을 때 적절하다.

6.2.6 발열성 시험
발열성 시험은 의료기기 또는 의료용 재료의 용출액 내에서 발열반응을 일으키는 매개물질을 찾아내는 시험이다. 일회의 시험만으로는 엔도톡신 감염을 발생시키는 매개물질의 발열 반응을 구별해낼 수 없다.

6.2.7 아급성 독성 시험
본 시험은 의료기기 및 의료용 재료 또는 용출액을 24시간 이상 시험동물 수명의 10[%] 이하(쥐의 경우 최고 90일) 이내로 1회 이상 노출시켰을 때 나타나는 영향을 측정한다. 이 시험은 만성독성 시험자료가 있는 의료용 재료에 대해서는 시행하지 않을 수 있고, 이런 경우에는 시행하지 않는 이유를 최종보고서에 첨부시켜야 한다. 본 시험은 접촉방법과 시간에 대하여 적절하여야 한다.

6.2.8 유전독성 시험
본 시험은 포유동물 혹은 비포유동물의 세포 배양 또는 다른 기법을 사용하여 의료기기 및 의료용 재료 또는 용출액에 의한 유전자변이, 염색체 구조 및 수의 변화, DNA 또는 유전독성을 평가하기 위한 시험이다.

6.2.9 이식시험
본 시험은 의료용 재료 또는 완제품의 검체를 이식 부위 또는 적용하고자 하는 적절한 조직에 외과적으로 이식하여 육안관찰 및 현미경관찰로 살아 있는 조직에 대한 국부적인 병변의 정도를 평가한다. 이 시험은 접촉방법과 시간에 대하여 적절하여야 한다. 의료용 재료 이식 후 시험동물 전신에 나타난 영향을 평가하였다면 본 시험은 아급성 독성 시험과 동일하다.

6.2.10 혈액적합성 시험
   본 시험은 적절한 시험동물모델 또는 시스템을 사용했을 때 혈액과 접촉하는 의료기기 및 의료용 재료에 의한 혈액 또는 혈액구성 요소들의 영향을 평가한다. 특정한 혈액적합성 시험은 의료기기의 3차 구조, 접촉조건 및 임상적 적용기간 동안의 의료기기 또는 의료용 재료의 유체역학을 고려하여 설계될 수 있다.
   용혈성 시험은 의료기기 및 의료용 재료 또는 용출액에 의한 적혈구의 용해 및 헤모글로빈의 방출 정도를 측정하기 위한 시험이다.

6.3 추가적 생물학적 시험
6.3.1 만성독성 시험
   본 시험은 의료기기 및 의료용 재료 또는 용출액을 최소 시험동물 수명의 10[%] 이상(쥐의 경우 최고 90일 이상) 이내로 1회 이상 노출시켰을 때 나타나는 영향을 결정한다. 본 시험은 접촉 방법과 시간에 대하여 적절하여야 한다.
6.3.2 발암성 시험
   본 시험은 의료기기 및 의료용 재료 또는 용출액을 시험동물 수명의 전기간 동안 1회 이상 노출 또는 접촉시켜 종양형성의 가능성을 평가한다. 본 시험은 단일 실험으로 만성독성 및 종양형성 여부를 동시에 관찰할 수 있도록 설계될 수 있다. 발암성 시험은 다른 출처로부터 제안된 자료가 있는 경우에 한하여 시행되어야 한다. 본 시험은 접촉 방법과 시간에 대하여 적절하여야 한다.
6.3.3 생식독성 시험
   본 시험은 의료기기 및 의료용 재료 또는 용출액이 생식기능, 배형성(배자기형 발생성), 태아기와 초기 생후기의 성장에 대한 잠재적 영향력의 여부를 평가한다. 생식독성 시험은 의료기기가 적용 개체의 생식능력에 영향을 줄 수 있는 잠재력이 있을 경우에 한하여 시행되어야 한다. 의료기기의 적용부위는 반드시 고려되어야 한다.
6.3.4 생분해성 시험
   재흡수 또는 변성의 가능성이 있을 때, 본 시험은 의료기기 및 의료용 재료 또는 용출액에 대한 재흡수, 분포, 생물학적 변이 및 용출물 및 분해산물의 제거, 변성을 평가한다.

59 원시 프로그램을 목적 프로그램으로 번역하는 것은?

㉮ 컴파일러   ㉯ 라이브러리
㉰ 로더   ㉱ 인터프리터

Sol 번역 프로그램(translation program) : 원시 프로그램을 목적 프로그램으로 변환하는 것
번역 프로그램의 종류
① 어셈블리언어 프로그램을 기계언어 프로그램으로 바꾸는 어셈블러(assembler)
② 고급 언어 프로그램을 하위 언어 프로그램으로 변환하는 컴파일러 및 인터프리터

60 병원에서 주로 이용되는 카테터의 기능은?

㉮ 테이프의 역할 ㉯ 전자빔의 역할
㉰ 연결부의 역할 ㉱ 인체로 삽입하는 관의 역할

Sol 카테터(catheter)는 체강 또는 내강이 있는 장기 내로 삽입하기 위한 튜브형의 기구로 금속제의 경성인 것과 고무, 플라스틱제의 연성인 것이 있다.

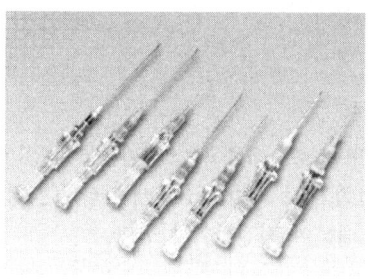
㈜신창메디칼의 I.V.Catheter

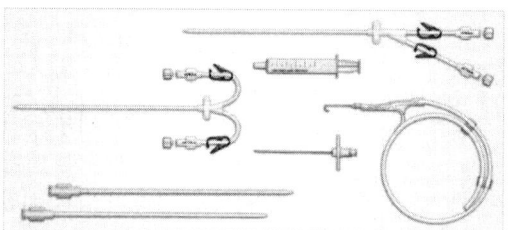
Bioline Comercial, Ltda.의 쇄골하 동맥 카테터

Answer

01	02	03	04	05	06	07	08	09	10
㉯	㉰	㉯	㉰	㉰	㉱	㉱	㉮	㉯	㉰
11	12	13	14	15	16	17	18	19	20
㉮	㉱	㉱	㉯	㉯	㉱	㉯	㉮	㉮	㉮
21	22	23	24	25	26	27	28	29	30
㉱	㉱	㉱	㉯	㉱	㉱	㉱	㉱	㉰	㉰
31	32	33	34	35	36	37	38	39	40
㉰	㉰	㉱	㉰	㉯	㉰	㉱	㉱	㉰	㉱
41	42	43	44	45	46	47	48	49	50
㉱	㉮	㉮	㉱	㉮	㉱	㉯	㉰	㉮	㉰
51	52	53	54	55	56	57	58	59	60
㉮	㉮	㉯	㉮	㉮	㉯	㉯	㉱	㉮	㉱

2012 제2회 과년도출제문제

의료전자기능사 과년도 3주완성

01 첨단 의공학 분야에 대한 설명으로 가장 옳은 것은?

㉮ 지능형 로봇을 이용한 수술 방법이 개발되고 있음
㉯ 나노 기술이 적용되기에는 생체 문자의 크기가 너무 작아 성공적이지 못했음
㉰ 반도체 기술은 생체 적합성 및 안전성 문제로 인하여 생체에 적용되지 못함
㉱ 원격지의 의사가 진료와 처방을 내리는 약물전달시스템이 상용화되었음

★Sol 의공학은 전자공학의 기술을 이용한 첨단 의료장비의 개발 분야, 정보산업의 발전에 따른 종합정보통신망을 이용하여 병원과 병원 간, 병원과 가정 사이 및 도시와 산간벽지 사이의 지역차가 없는 광역 진료 시스템 분야, 또는 보이지 않는 인체 내부 장기의 형체를 영상화시키는 분야, 인공 심장, 인공 폐, 인공 신장과 같은 인공장기분야 등의 연구를 통하여 인체의 과학적인 분석과 해석을 가능하게 함으로써 의료계의 정확한 진단과 치료에 도움을 주기 위한 필요에서 출발한 학문이다.

02 심음(heart sound)을 듣기 위해 필요한 것은?

㉮ 심전도(ECG) 기록기
㉯ 청진기(stethoscopes)
㉰ 심박 제세동기(defibrillator)
㉱ 심박 조율기(cardiac pacemaker)

★Sol ① 청진기(stethoscope)는 체내에서 발생하는 호흡음, 흉막음, 심음(心音), 혈관 내의 혈류음, 태아심음, 장의 유동음 등 소리를 일으키는 기관의 고유음을 청취하여 정상적인 상태인지의 여부를 확인하기 위한 기구이며, 또한 혈압을 측정할 때는 상완의 동맥음을 청취하기 위해서 사용한다.

② 청진기의 구조와 기능
   ㉠ Y자형 튜브(Y-tube) : 양쪽 귀로 각각 들을 수 있도록 양갈래 튜브
   ㉡ 고무관(flexible tube) : 청진판에 붙어 있는 가요 전선관. 소리를 귀로 전달한다.
   ㉢ 분기관(branch) : 소리를 귀로 전달하는 Y자형 튜브의 연장부
   ㉣ 귀꽂이(earpiece) : 바깥귀의 구멍에 삽입하는 끝부분
   ㉤ 분기관 클립(branch clip) : 청진기의 분기관을 열고 제자리에 고정시키는 장치

ⓗ 청진판(sound receiver) : 검진할 때 몸에 직접 닿는 부분으로 낮은 진동수를 감지할 수 있도록 해 주는 컵 모양의 벨과 높은 진동수를 감지할 수 있도록 해 주는 디스크 모양의 진동판으로 이루어진 장치
③ 심음(heart sound) : 심장 전체에 걸쳐서 들을 수 있으며, 흉벽에 귀를 바짝 대어도 들리지만, 보통은 청진기 등으로 외이도와 연결하여 들으면 "똑-딱"하는 2개의 음이 들린다.

03 전자유량계는 어떤 법칙과 관련이 깊은가?

㉮ 패러데이 법칙　　　　　　　　㉯ 플레밍의 법칙
㉰ 비오 사바르의 법칙　　　　　　㉱ 렌츠의 법칙

Sol 패러데이는 1834년 전기분해 실험을 통해 패러데이 법칙을 발견했는데, 이것은 전기화학의 가장 기본적인 법칙으로, 전해질 용액에 전류를 흘려줄 때 전극에서 생성되는 물질의 양은 화학 당량의 정수배가 되는데 1당량은 흘려준 전기량과 관련 있다는 것이다.
'패럿(farad)'이라는 단위로 전기분해할 때의 전기량을 표시하고 있다.
① 패러데이의 법칙 : 전자유도에 의하여 생기는 기전력의 크기는 코일을 쇄교하는 자속의 변화율과 코일의 권수에 비례한다.(전자유도법칙)
② 렌츠의 법칙 : 전자유도에 의하여 생기는 기전력의 방향은 그 유도 전류가 만드는 자속이 항상 원래의 자속의 증가 또는 감소를 방해하는 방향이다.(역기전력의 법칙)
③ 비오-사바르의 법칙 : 전류에 의한 자기장의 세기를 결정한다.
④ 플레밍의 오른손법칙 : 도체가 운동하여 자속을 끊었을 때 기전력의 방향을 알 수 있는 법칙
⑤ 플레밍의 왼손법칙(Fleming's left hand rule) : 자기장 안에 놓여 있는 도선에 전류가 흐를 때 도선이 받는 전자력의 방향은 왼손의 세 손가락을 서로 직각 방향으로 펼치고, 집게손가락은 자기장의 방향, 가운데 손가락은 전류의 방향으로 하고 엄지손가락의 방향이 전자력의 방향이다.

04 인체의 호흡작용 중에서 최대한으로 숨을 들이마신 후에 최대한으로 내쉴 수 있는 공기의 양을 말하며, 1회 호흡용적과 흡기예비용적에 호기예비용적을 합한 값을 뜻하는 공기용량을 무엇이라고 하는가?

㉮ 기능적 잔기용량　　　　　　　㉯ 폐활량
㉰ 총폐활량　　　　　　　　　　　㉱ 강제폐활량

Sol 심박출량(co : cardiac output)
1분 동안 심장에서 내보내는 혈액량으로 심장 기능뿐만 아니라 전체 순환계의 상태를 반영하는 지표이며, 전신 조직의 자율적인 조절을 통해 통제 된다.
① 심박출량은 맥박수와 1회 심박출량을 곱(co=hr×sv)하면 된다.
② 보통 휴식 중에는 일반인의 경우에 1회 심박출량이 60~100[ml]이며, 운동을 할 경우에

는 최대로 100~120[ml] 정도가 된다. 심박출량은 운동 강도가 50[%] 정도가 되면, 최대 수치에 도달하게 되며 일반적으로 그 이상 강도가 높아지더라도 1회 심박출량은 더 이상 증가하지 않는다.

05 단백질, 탄수화물, 지방을 소화시키기 위한 효소들을 포함하고 있는 기관은?

㉮ 비장　　　　　㉯ 간　　　　　㉰ 췌장　　　　　㉱ 위

Sol ① 간(liver)은 문맥이라 불리는 혈관을 통하여 위와 장에서 흡수한 영양분이 가득 들어있는 혈액을 공급받는데 이렇게 들어온 영양분은 간에서 가공되어 우리 몸에 해로운 물질이 해독된다. 간은 인체의 화학공장으로 단백질 등 우리 몸에 필요한 각종 영양소를 만들어 저장하고, 지방, 호르몬, 비타민 및 무기질 대사에 관여하여, 약물이나 몸에 해로운 물질을 해독하고, 소화 작용을 돕는 담즙산을 만들며, 면역세포가 있어 우리 몸에 들어오는 세균과 이물질을 제거하는 중요한 일을 수행한다.

② 췌장(이자, pancreas)은 인간의 신체 내부에서 순환계로 직접 방출되어 대사 및 신체과정을 조절하는 내분비 물질(호르몬 등)을 생산하는 내분비 기관으로서의 췌장은 에너지 대사의 조절에 중요한 역할을 하는 인슐린을 생산한다. 췌장이 하는 일은 크게 외분비 기능과 내분비 기능으로 구분한다.

　㉠ 외분비 부분 : 인간에게 필요한 3대 영양소인 지방과 단백질, 당질을 분해하는 효소를 만든다.

　　ⓐ 췌장액(트립신, 키모트립신, 카르복시펩티다아제, 아밀라아제, 리파아제 등)의 소화효소를 분비

　　ⓑ 췌관보다 2cm 위에서 열리는 부췌관을 통하여 분비

　㉡ 내분비 부분 : 우리 몸의 혈액에 있는 당분의 혈당(농도)을 조절하는 호르몬을 분비-십이지장유두를 통해 십이지장으로 분비

　　ⓐ 랑게르한스섬(글루카곤의 A세포, 인슐린의 B세포(60~80%로 가장 많음), 소마토스타틴의 D세포)

③ 비장(spleen)은 횡격막(가슴과 배 사이를 구분해주는 근육성 막) 아래 복강(腹腔) 왼쪽에 있는 림프성 기관으로 사람의 비장은 주먹의 크기로 혈액이 많이 공급되는 곳이다. 림프절이 림프액 순환을 걸러주는 곳이라면, 비장은 혈액의 성분들을 걸러주는 곳이다. 비장은 혈액의 생성과 저장, 쓸모없는 적혈구의 파괴, 혈액 속에 병균의 침입에 따른 면역체의 생성과 임파구를 만들어 저장하는 일 등을 담당한다.

06 심장의 심실 수축기에 들리는 소리로 주로 방실판막이 닫힐 때 나는 심음은?

㉮ 제1심음　　　㉯ 제2심음　　　㉰ 제3심음　　　㉱ 제4심음

Sol 심음(Heart Sound)은 심장판막의 개폐에 따라 발생한 진동 에너지가 흉벽을 통해 전달되어 나는 소리로, 기본적인 심음은 4개로 분류되며, 다음과 같은 특징이 있다.

① 제1심음(S1, first heart sound) : 심실수축기 초에 삼첨판과 승모판의 폐쇄(QRS 간격)

시 혈액이 판막 벽에 부딪쳐 발생되는 진동음으로, 낮고 둔한 저음이다.
② 제2심음(S2, secondary heart sound) : T파 이후에 나타나며, 대동맥 판막과 폐동맥 판막의 폐쇄 시 혈액이 판막 벽에 부딪쳐 발생되는 진동음으로, 짧고 고음이다.
③ 제3심음(S3) : 제2심음 후 0.12~0.16초 사이의 심장 이완기에 빠른 속도로 심실에 혈액이 충만되는 소리로, 아주 약하고 짧은 음(청진 상 듣기 어려움)으로 어린이나 젊은 사람에만 있다.
④ 제4심음(S4) : P파 후에 뒤따르는 심방의 분마성 리듬(arterial gallop)으로 보통 청진상으로 청취 곤란하다.

07 개별((discrete)소자를 사용하여 생체계측 증폭회로를 제작하는 것과 비교하여 연산증폭기를 사용하는 특징이 아닌 것은?

㉮ 낮은 신뢰성　　　　　　　　　㉯ 회로의 간소화
㉰ 장치의 소형화　　　　　　　　㉱ 비용의 감소

★Sol 개별소자를 연산증폭기에 사용 시의 특징
　　① 높은 신뢰성　　　② 회로의 간소화
　　③ 장치의 소형화　　④ 비용의 감소 등

08 신체의 움직임을 나타내는 용어 중 관절을 이루고 있는 두 뼈 사이의 각도가 해부학적 자세에서 시상단면을 따라 굽혀져 각이 작아지는 운동 상태를 무엇이라고 하는가?

㉮ 굽힘(flexion)　　　　　　　　㉯ 폄(extension)
㉰ 젖힘(hyperextension)　　　　　㉱ 벌림(abduction)

★Sol ① 굽힘(flexion) 운동 : 닿고 있는 두 뼈 사이의 각도가 원래의 각도보다 작아지는 경우를 말한다.
② 폄(extension) : 두 뼈 사이의 각도가 다시 원래의 각도대로 커져 해부학적 자세에 가까워지는 움직임을 말한다.
③ 젖힘(hyperextension) : 관절에 따라 폄에는 해부학적 자세를 넘어서는 경우도 있는데 이럴 때 이 움직임을 말한다.
④ 벌림(abduction), 모음(adduction) : 몸의 장축에서 멀어지는 운동이 벌림, 그 반대가 모음이라 말한다.

09 이상적인 연산증폭기의 특성으로 옳지 않은 것은?

㉮ 증폭도 ∞　　　　　　　　　　㉯ 입력임피던스 ∞
㉰ 대역폭 ∞　　　　　　　　　　㉱ 출력임피던스 ∞

★Sol 이상적인 연산증폭기의 특성

① 전압이득 A_v가 무한대이다. ($A_v = \infty$)
② 입력저항 R_i가 무한대이다. ($R_i = \infty$)
③ 출력저항 R_o가 0이다. ($R_o = 0$)
④ 대역폭이 무한대이고($BW = \infty$), 지연응답(response delay)이 0이다.
⑤ 오프셋(offset)이 0이다.
⑥ 특성의 변동, 잡음이 없다.
연산증폭기는 정확도를 높이기 위하여 큰 증폭도와 높은 안정도가 필요하다.

10 이마뼈, 마루뼈, 어깨뼈, 갈비뼈 등은 넓고 편평한 얇은 뼈이다. 이러한 뼈는 어떤 뼈에 속하는가?

㉮ 긴뼈　　　　㉯ 짧은뼈　　　　㉰ 납작뼈　　　　㉱ 불규칙뼈

Sol 뼈의 기능

※ 지주기능(체격유지), 보호기능(내부 장기보호), 조혈기능(혈구생산), 운동기능(근육과 협력하여 운동), 저장기능(무기질(칼슘, 인산염) 등을 축적하여 혈류를 통하여 공급)

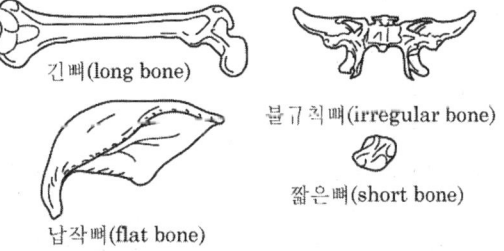

※ 뼈의 분류 : 인체에는 고유한 이름을 갖는 256개의 낱개 뼈가 있으며 몸의 부위에 따라 또는 뼈의 모양에 따라 분류한다.
① 부위에 따른 분류 : 몸에 있는 뼈를 부위에 따라 크게 두 가지로 분류한다.
몸통뼈대(axial skeleton)와 팔다리뼈대(사지골격 : appendicular skeleton)로 분류하며, 몸통뼈대에는 머리뼈(bones of the head)와 몸통뼈(bones of the trunk)가 포함되고, 팔다리뼈대에는 팔뼈(bones of the upper extremity)와 다리뼈(bones of the lower extremity)가 포함된다. 뼈대계통에 변이가 있으면 뼈의 수는 사람에 따라 달라질 수도 있으며, 변이가 아니더라도 숫자에 포함되지 않는 이름 없는 여러 개의 뼈를 통틀어 종자뼈(sesamoid bones)라고 하며 작은 콩알 또는 녹두알 크기의 뼈가 주로 관절 근처의 힘줄이나 근막 속에 묻혀 있어 근육의 지렛대 역할을 한다. 무릎뼈(patella)도 종자뼈의 하나지만 워낙 커서 별도의 이름을 부여하고 있다.
② 모양에 따른 분류 : 뼈의 생김새에 따라 크게 긴뼈(long bones), 짧은뼈(short bones), 납작뼈(flat bones), 불규칙뼈(irregular bones)의 네 가지로 구분한다.
㉠ 긴뼈(long bones) : 가운데 뼈 몸통 부위가 원 기둥 모양으로 길쭉하게 생기고, 그 양쪽 뼈끝은 뭉툭하게 생겼다. [예 : 위팔뼈(humerus), 넓적다리뼈(femur)]

ⓒ 짧은뼈(short bones) : 전체적으로 작고 짧다. [예 : 손목뼈(carpal bones), 발목뼈 (tarsal bones)]
ⓒ 납작뼈(flat bones) : 근육이 접촉하기 좋게 넓은 면을 갖는 뼈로서 많은 힘을 받기에 알맞도록 되어 있다. [예 : 어깨뼈(scapulae bones), 마루뼈(parietal bones), 갈비뼈 (ribs)]
ⓒ 불규칙뼈(irregular bones) : 형태가 복잡하고 특이하게 생겼다. [예 : 척추뼈 (vertebrae)]

이 밖에도 종자뼈(sesamoid bones)로 분류되는 작은 뼈 종류가 있는데 종자뼈는 고유한 이름이 없지만 가장 큰 종자뼈인 무릎뼈(patella)만은 예외로 이름을 갖고 있다.

11 혈압과 관련된 것이 아닌 것은?

㉮ 수축기 혈압　　㉯ 이완기 혈압　　㉰ 평균혈압　　㉱ 압맥파

Sol ① 심장은 수축하면서 혈액을 전신으로 뿜어내고, 이완하면서 혈액을 다시 심장에 채운다. 이 과정에서 혈관이 받는 압력을 혈압이라고 하고, 혈압은 다시 수축기 혈압과 이완기 혈압으로 나눈다.
② 맥압은 수축기 혈압에서 이완기 혈압을 뺀 값을 말한다.
③ 혈압은 심장에서 내뿜어진 혈액이 혈관 속을 흐를 때 혈관의 벽에 가해지는 압력으로 우리 몸이 필요로 하는 산소와 영양분을 우리 몸의 각 부분에 공급할 수 있도록 혈액을 순환시키는 역할을 하므로 혈액이 순환되지 못하면 신체는 기능을 할 수 없다. 심장은 수축하여 혈액을 동맥 내로 펌프질하거나, 이완하여 전신을 순환하고 돌아오는 혈액을 받아들이는 두 단계의 운동을 하며 심장이 수축할 때 동맥의 측벽이 받는 압력을 최고혈압(수축기 혈압), 심장이 이완될 때 동맥의 측벽이 받는 압력을 최저혈압(이완기 혈압)이라고 하고 "최고혈압/최저혈압"으로 표시한다.
㉠ 혈류맥파 : 동맥부위에서 심장의 박동에 의해 분출된 혈액의 흐름을 파형화한 것
㉡ 직경맥파 : 심장의 박동에 의해 변화되는 일정 부위에서의 혈관직경 변화를 파형화한 것
㉢ 압맥파 : 대동맥에서 혈액의 방출에 의해 발생되어 동맥벽을 따라서 인체에 전달되는 혈관 압력을 파형화한 것

12 심전도 측정 방법에 대한 설명으로 옳지 않은 것은?

㉮ 측정 시 움직이지 않는다.
㉯ 일회용 전극은 재사용하지 않는다.
㉰ 전극의 부착 부분을 사전에 깨끗이 한다.
㉱ 전극의 전해질을 충분히 건조시키고 사용한다.

Sol 심전도 측정 시 전극의 전해질이 건조하게 되면 생체신호의 검출이 용이하지 않게 된다.
① 측정 시 움직이지 않는다.

② 일회용 전극은 재사용하지 않는다.
③ 전극의 부착 부분을 사전에 깨끗이 한다.
④ 피부 표면 부착 시 접촉력 유지 및 페이스트 사용한다.
⑤ 리드 선의 연결을 유지한다.(피복 관리, 단선 주의)
⑥ 전극과 측정 부위와의 접촉 임피던스를 감소시킨다.

13 세포의 활동전압에 대한 설명이 아닌 것은?

㉮ 역치 이하의 저분극에서 발생되는 전압이다.
㉯ 신경, 근육세포에서 먼 거리까지 정보를 빨리 전달하는 역할을 한다.
㉰ 신경세포, 근육세포, 감각세포, 분비세포 등 세포막에서 발생하는 것이다.
㉱ 효과기 반응의 조절, 근육수축, 신경전달 물질과 호르몬의 분비 등과 같은 역할을 한다.

Sol 활동전위의 생성

① 활동전위(action potential) : 신경세포가 자극을 받아 신경흥분이 전도될 때의 막전위 상태 탈분극(depolarization)을 유도한다.
② 역치전위(threshold potential) : 활동전위를 일으킬 수 있는 만큼의 Na 이온이 들어온 상태 -50[mV]이다.
③ 실무율(all-or-nonc) : 활동전위가 딜분극을 일으키고 역치에 이르지 않으면 탈분극화를 일으키지 않는다.
④ 재분극(repolarization) : 세포내부의 K 이온의 농도가 더 높기 때문에 이들 이온이 세포 밖으로 분출되기 시작하고 세포 내부는 점점 음전화로 바뀌면서 재분극
※ 불응기(refactory period) : 탈분극 후 활동전위를 만들기까지 일정시간 기다려야 하는 것

14 생체신호 계측기기에 필요한 특성이 아닌 것은?

㉮ 정확성　　㉯ 재현성　　㉰ 정밀성　　㉱ 표류성

Sol 생체계측기기의 특성

① 정적 특성 : 직류입력 또는 매우 낮은 주파수 성분의 입력에 대한 성능
　㉠ 정확도(accuracy) : 참값과 측정된 값과의 차이를 참값으로 나눈 것으로 보통 퍼센트 (%)로 표시하며, 정확도는 측정되는 양의 범위에 따라서 다르게 된다.
　　ⓐ 정확도는 오차의 종류나 발생원에 상관하지 않는 모든 오차의 양을 측정한다.
　　ⓑ 정확도는 측정치의 퍼센트, 전범위에 대한 퍼센트, 디지털 표시방법인 경우에는 표시 숫자의 수, 아날로그인 경우에는 가장 작은 간격의 반으로 나타낸다.
　㉡ 정밀도(precision) : 측정치를 표시할 수 있는 유효숫자의 표시로서 고정밀도의 측정은 고정확도의 측정을 의미하지 않으며, 정밀도는 참값과의 비교가 되지 않는다.
　㉢ 해상도(resolution) : 측정될 수 있는 최소의 증감치, 혹은 감별해 낼 수 있는 최소량으

로 거의 같은 값을 갖는 양이 구별될 수 있는 정도이다.
ⓔ 재현성(reproducibility) : 동일한 방법으로 동일한 측정 대상을, 측정자, 장치, 측정 장소, 측정 시기의 모든 것, 또는 그 중 어느 하나가 다른 조건에서 측정하였을 때 개개의 측정치가 일치하는 성질 또는 정도로 정확성을 의미하지 않는다.

$$재현성 = \frac{표준화}{평균값} \times 100[\%]$$

ⓜ 정적 감도
  ⓐ 입력의 증감에 대한 출력의 증감의 비로 입력변수를 정상 작동 구간 내에서 변화시키면서 출력의 변화를 측정하여 그린 교정곡선상의 기울기로 표시
  ⓑ 입력과 출력 간의 관계를 회귀직선으로 나타낼 때 기울기에 해당하는 것이 감도가 됨
ⓗ 영점표류(zero drift) : 온도의 변화에 의하여 계측기의 영점이 변화하는 것
  ⓐ 교정곡선 상에서의 모든 출력값이 동일한 양만큼 증가 혹은 감소하는 현상
  ⓑ 영점표류에 영향을 주는 것은 생산 공정 중에서 잘못 조정된 경우, 주위 온도의 변화, 히스테리시스, 진동, 충격, 원하지 않는 방향으로부터의 힘에 대한 감도 등
  ⓒ 심전도 전극에서의 직류 오프셋 전압의 변동은 영점표류의 한 예임
ⓢ 감도표류(sensitive drift) : 방해입력이나 변형입력의 영향으로 교정곡선의 기울기가 변하는 현상(감도를 변화시키는데 따른 영향)
  ⓐ 생산 공정상의 허용범위, 전원의 변동, 비선형성, 주위 온도와 압력의 변화 등에 기인
  ⓑ 심전도 증폭기에서 직류전압의 변동 또는 주위 온도의 변화에 의한 전압이득의 변화는 감도표류의 한 예이다.
ⓞ 직선성, 선형성(linearity) : 어떤 한 양(量)의 변화가 다른 양의 변화에 비례적인 변화를 가져올 경우, 그 두 양 사이의 관계
ⓩ 입력 범위(input range) : 주어진 조건을 만족시킬 수 있는 최대한의 입력크기와 최소한의 입력크기 사이의 차이
  ⓐ 최대 동작범위는 기기에 손상을 주지 않는 최대의 입력전압
  ⓑ 이 범위의 위쪽 부분에서는 비선형적일 가능성이 보다 크게 나타난다.
ⓒ 입력 임피던스(input impedance) : 생체공학 분야에서는 센서나 기기들은 비전기적인 양을 전압이나 전류로 변환하는 것이 보통이기 때문에 일반화시킨 입력 임피던스의 개념을 사용한다.

② 비선형 특성 : 입·출력 특성이 직선에서 벗어나는 모든 경우가 비선형에 해당된다.
  ㉠ 포화(saturation) : 일정 크기의 이상/이하의 입력에 대해서는 출력이 더 이상 증가/감소하지 않는다.
  ㉡ 브레이크 다운(breakdown) : 한계 이상/이하의 압력에 대해서는 출력이 무한대로 증가/감소한다.
  ㉢ 불감대(dead zone) : 제어계에서 입력이 변화해도 출력이 발생하지 않는 입력의 범위
  ㉣ 뱅뱅 : 특정 입력치에서 출력이 일정량 점프하게 되는 특성
  ㉤ 히스테리시스(hysteresis) : 입력의 크기 변화의 방향(증가방향/감소방향)에 따라 출

력의 크기가 다르다.
③ 동적 특성 : 연속적인 시스템에서 동적 입력과 동적 출력을 관계시켜서 나타내기 위해서는 미분방정식 또는 적분방정식이 요구되며, 고정상수를 갖는 선형적인 상미분 방정식으로 나타낼 수 있다.
  ㉠ 전달함수 : 선형시스템 또는 기기에서 전달함수는 입력신호와 출력신호와의 관계를 수학적으로 나타내는 것
  ㉡ 0차 기기
    ⓐ 0차 시스템은 출력이 모든 주파수의 범위에서 입력에 비례하여 나타난다.
    ⓑ 진폭과 위상의 왜곡이 없기 때문에 이상적인 동적 성질을 갖고 있다.
    ⓒ 선형 가변저항기는 0차 기기의 좋은 예이다.
  ㉢ 1차 기기 : 한 개의 에너지 저장 소자를 갖고 있는 경우에는 미분방정식에서 y(t)의 미분이 필요하게 된다.
  ㉣ 2차 기기 : 동적 반응을 나타내는데 2차 미분방정식이 요구되며 많은 의료기기가 2차 또는 그 이상의 차수를 갖는 저역 통과 시스템이다.

15 200[Hz]의 아날로그 신호의 주기는?

㉮ 1[ms]   ㉯ 5[ms]   ㉰ 10[ms]   ㉱ 20[ms]

Sol $T = \dfrac{1}{f} = \dfrac{1}{200} = 0.005[s] = 5[ms]$

16 호흡기의 기능평가법의 평가기능과 해설이 옳게 연결된 것은?

㉮ 환기능 - 폐 내에서 공기가 폐포 간에 균형 있게 분포하는 기능
㉯ 분포능 - 외부공기가 기도를 통하여 폐포로 잘 전달되는 기능
㉰ 확산능 - 폐포 내 공기와 폐모세혈관 내 혈액 간에 O_2, CO_2를 잘 교환하는 기능
㉱ 피폭능 - 폐 내에 방사선이 모세혈관으로 전달되는 기능

Sol 호흡기의 기능 평가법
① 환기능(ventilation) : 외부공기가 기도를 통하여 폐포로 잘 전달되는 기능
② 분포능(distribution) : 폐 내에서 공기가 폐포 간에 균형 있게 분포하는 기능
③ 확산능(diffusion) : 폐포 내 공기와 폐모세혈관 내 혈액 간에 O_2, CO_2를 잘 교환하는 기능

17 혈압측정 방법 중 직접측정법에 대한 설명이 아닌 것은?

㉮ 혈관 내로 카테터를 삽입한 후 변환장치에 연결하여 측정하는 방법이다.
㉯ 혈압을 실시간으로 계측이 가능하다.
㉰ 말단(팔) 부위에 압박주머니를 부착한 후 압력을 증가시킨다.

㉴ 카테터에 스트레인 게이지 타입의 압력센서를 연결하여 혈압 파형을 계측한다.

Sol ① 혈압의 직접측정법
  ㉠ 동맥내강(혈관)에 직접 압력센서가 부착된 바늘을 찔러 넣거나 혈관 내로(fluid-filled) 카테터(Catheter)를 삽입한 후 변환장치(스트레인 게이지 형태[strain-gauge type]의 압력 센서)에 연결하여 측정하는 방법이다.
  ㉡ 관혈적 측정법이라 불리며, 혈압을 실시간으로 계측이 가능하다.
  ㉢ 동맥내압의 직접적인 측정방법과 신뢰성 높은 상관관계를 갖는다.
  ㉣ 간혹 초소형 혈관 내 압력 센서를 직접 삽입하여 혈압 측정 : 동특성이 우수하다.

② 혈압의 간접측정법
  ㉠ 말단(팔) 부위에 압박주머니(cuff)를 부착한 후 압력을 증가시킨다.
  ㉡ 압박주머니(cuff)의 내압(P_c)이 수축기 압력(P_s)보다 높으면 동맥폐쇄, 혈액순환이 중지된다.
  ㉢ 서서히 압박주머니(cuff)의 내압(P_c)을 내리며 말단표면에서 청진, 동시에 압박주머니(cuff)의 내압(P_c)을 관찰한다.
  ㉣ 압박주머니(cuff)의 내압(P_c)=수축기 압력(P_s)에 이르면 혈액 흐름이 시작되고 와류에 의한 소리(korotkoff sound) 발생 : 수축기 압력(P_s)을 확인한다.
  ㉤ 압박주머니(cuff)의 내압(P_c)=P_d(이완기 혈압)에 이르면 와류가 사라져 소리 소멸 : 이완기 혈압(P_d)을 확인한다.
  ㉥ 압박 시 상완동맥의 박동을 촉진하는 촉진법과 청진기로 코로트코프(Korotkoff)음을 듣는 청진법이 있다.

18 세포막을 구성하고 있는 주요 성분은?
  ㉮ 탄수화물과 섬유소
  ㉯ 단백질과 지질
  ㉰ 단백질과 탄수화물
  ㉱ 지질과 탄수화물

Sol **세포의 구조와 기능**

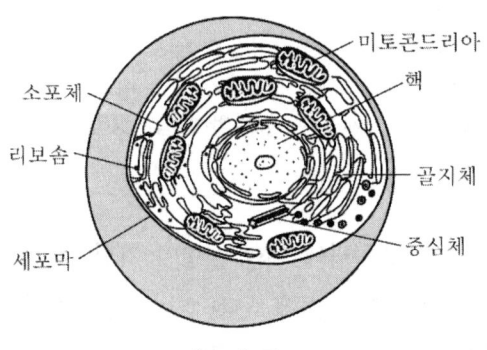

세포의 구조

1. 핵 : 유전자를 가지고 있어서 세포의 증식과 유전을 주도하는 등 생명활동의 중심

① 핵막 : 2중막 구조, 핵공 있음(핵공 : mRNA를 비롯한 여러 가지 물질의 이동이 일어남)
② 염색사 : DNA(디옥시리보핵산 : Deoxyribonucleic acid), 히스톤 단백질로 구성. 세포 분열 시 응축되어 염색체가 됨
③ 인 : RNA(리보핵산 : ribonucleic acid)와 단백질이 주성분, 막 구조 없음. 리보솜을 합성하는 rRNA(ribosomal RNA : 단백질을 합성하는 세포 기관인 리보솜의 일부를 차지하는 세포 내 분자)를 생성
④ 핵의 기능 : 생명활동을 조절하는 중추-세포의 생활유지, 증식, 유전
2. 세포막 : 원형질 보호, 세포 안팎으로의 물질 출입을 통제, 조절 세포가 외부로부터 분리되어 독자적인 구조, 기능 유지
  ① 성분 : 인지질, 단백질, 소량의 탄수화물
  ② 유동 모자이크 막 구조 가설 → 단백질이 인지질 2중층 속에서 자유로이 이동
3. 미토콘드리아(mitochondria) : 세포질 속에 많이 들어 있는 타원형 또는 둥그런 꼴의 작은 세포 소기관으로 세포의 발전소
  ① 내막 : 여러 겹으로 겹쳐진 크리스털 구조를 이룸
    내부 : 기질 DNA, 리보솜 ← 독자적인 증식이 가능
    ⓐ 세포 호흡에 관계하는 효소가 있음 : 유기물 산화 → ATP(아데노신3인산 : adenisine triphosphate, 조효소 : 효소의 작용을 도와주는 물질) 합성
    ⓑ 세포활동에 필요한 에너지 제공
    ⓒ 유기물의 화학에너지를 ATP 에너지로 전환
  ② 간세포, 심장, 근육세포에 많음
  ③ 야누스그린 B에 생체 염색
4. 소포체 : 모든 세포 안에 존재하는 편평한 주머니 모양의 막성 기관으로 물질의 합성과 수송에 관여한다.
  ① 조면 소포체 : 리보솜이 붙어 있으며 단백질 수송에 관여.
    이자 세포에 많음(∵분비 기능 왕성)
  ② 활면 소포체 : 지질의 합성과 골지체 형성에 관여
5. 리보솜(ribosome) : 세포질 속의 소포체의 표면에 붙어 있는 작은 알갱이 모양의 물질로 단백질을 합성하는 아주 작은 입자
  ① 막 구조가 없다. 크고 작은 2개의 단위체로 구성
  ② 주성분 : rRNA, 단백질, 핵 속의 인에서 합성
  ③ 단백질의 합성 장소
6. 골지체
  ① 시스터나(납작한 주머니가 여러 층으로 포개져 있는 것), 골지 소낭
  ② 조면 소포체로부터 단백질을 전달받아 재포장한 후 골지 소낭을 이용하여 세포 밖으로 분비 리소좀을 만듦
  ③ 식물세포의 골지체 : 딕티오솜-골지체에서 세포벽을 구성하는 셀룰로오스 등을 합성 분비

④ 분비 기능이 활발한 소화샘, 호르몬샘의 구성 세포에 많이 존재
7. 리소좀(lysosome) : 다양한 가수분해효소(핵산, 단백질, 다당류와 같은 거대분자를 분해할 수 있는 생물학적 촉매)
   ① 구형의 작은 세포기관, 골지체에서 만들어짐. 단일막
   ② 가수분해 효소가 들어 있어 세포 내로 들어온 외부 물질, 세포 내의 노폐물, 노후한 세포 기관 분해 →세포 내 소화 담당. 상처 난 부위의 죽은 세포 자체 분해
   ③ 백혈구에 많음
8. 중심립
   ① 동물세포, 하등한 식물세포에서 발견. 핵 주위에 2개가 직각 상태로 존재
   ② 3개씩 9쌍의 미세소관이 원형으로 배치된 9+0 구조
   ③ 세포가 분열할 때 복제된 후 양극으로 이동하여 방추사 형성. 섬모나 편모를 형성하는 기저체가 됨

19 심장이 비정상적으로 느리게 박동하는 경우 심장에 주기적 전기 펄스를 보내는 전기자극기를 무엇이라 부르는가?

㉮ 뇌전기(EEG) 기록기 ㉯ 심박 조율기
㉰ 제세동기 ㉱ 초음파 주사 촬영기

Sol ① 심박 조율기(pacemaker)는 주로 맥박이 너무 느려서 발생하는 서맥성 부정맥 치료에 사용되는 기구로 정상적인 맥박수는 분당 60회에서 100회 사이에 들어간다. 물론 운동하거나 화가 났을 때는 분당 120회 이상으로도 맥박이 상승하고, 휴식 중이거나 잘 때는 분당 50회까지도 떨어진다. 그러나 맥박이 너무 느리게 되면 피로감을 느끼고 운동 시 숨이 금방 차오르게 되며 심하면 실신하게 되는 경우도 있다. 이런 문제점을 해결하기 위한 기구가 심박 조율기이다. 그러나 최근에는 심박 조율기를 서맥성 부정맥뿐 아니라 심부전증 치료에도 활용하고 있다.
② 심박 조율기는 작고 납작한 금속성 기계로 주로 어깨 피부 밑에 수술적으로 삽입하도록 되어있으며, 이때 혈전이 생기지 않도록 코팅된 가느다란 전극을 혈관 내로 넣어서 심장 근육에 위치시키게 된다. 심박 조율기는 심장에서 나오는 전기신호를 감지하여서 일정 설정 값보다 맥박이 느릴 경우에는 전기 자극을 심장에 주게 되면 심장은 수축하게 되므로 심박동이 빨라지게 되는 것이다.

20 생체신호에 대한 설명 중 옳지 않은 것은?

㉮ 생체는 전기를 발생시키는 무수한 세포들을 가지고 있다.
㉯ 생체 내에 존재하는 신경, 근육들의 전기화학적 작용에 의해 만들어진다.
㉰ 심전도, 뇌전도 등이 대표적인 예이다.
㉱ 혈압, 체온, 호흡 등도 전기적인 신호로 구분한다.

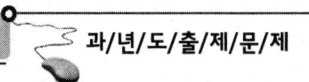

생체신호의 종류

1. 생체전기신호
   ① 생체전기신경세포나 근세포에 의해 발생되는 활동전위를 센서(전극)를 이용하여 측정
   ② 센서 주변에 분포한 많은 세포의 활동에 의해 발생되는 전계를 전류 전압형태로 표시
   ③ 의료분야에서 진단에 많이 사용
   ④ 심전도, 뇌전도, 안구전도, 근전도 등이 있다.
2. 생체 임피던스 신호
   ① 미약한 전류를 인체 피부 또는 조직에 주입하여 조직 임피던스와 전류에 의해 만들어진 전압 강하를 측정하는 신호
   ② 인체의 구성, 내분비계 및 신경활동 등에 대한 중요한 정보를 제공
   ③ 임피던스법-심박출량계, 체지방 측정기 등
3. 생체음향신호
   ① 역학적 특성에 따라 발생하는 음향잡음을 측정한 신호
      ㉠ 심장에서 혈액의 흐름은 심장판막 또는 혈관의 역학적 운동을 통해 음향신호 발생
      ㉡ 폐와 기도에서의 공기의 흐름은 역학적 운동을 통해 음향신호 발생
      ㉢ 내부 소화기 계통의 장기나, 관절부위의 관절낭에서도 음향신호가 발생
   ② 음향신호는 마이크로폰 등을 이용하여 체표면에서 측정
   ③ 심음계, 청진기 등
4. 생체자기신호
   ① 심장, 뇌, 척수, 위 등에서 발생하는 미세한 자장신호 및 자장분포를 고감도 자장센서를 사용하여 측정하는 신호
   ② 인체 내의 활동 전류에 주변매질에 의한 영향이 생체전기신호에 비해 적다.
   ③ 뇌 또는 심장의 내부에서 일어나는 활동전류의 미세한 변화를 정밀하게 측정
   ④ 심자도, 뇌자도 등
5. 생체역학신호
   ① 생체시스템의 기계적 운동을 다양한 트랜스듀서를 이용하여 측정하는 신호
   ② 기계적 운동현상은 전기적, 자기적 신호와 달리 전파되지 않는 특징을 가진다.
   ③ 생체역학신호의 측정을 위해서는 운동발생지점에서 정확한 측정이 필요하다.
6. 생화학신호
   ① 살아 있는 생체조직이나 샘플로부터 화학적으로 측정되는 정보이다.
   ② 생체 내부의 다양한 이온분포, 가스 분압 등을 측정
   ③ 임상병리과 및 마취과에서 사용되는 장비들에 사용

21 정공이 소수 캐리어인 반도체의 종류는?

㉠ 순수 반도체   ㉡ 외인성 반도체
㉢ N형 반도체   ㉣ P형 반도체

Sol P형 반도체를 만드는 불순물(억셉터, acceptor)에는 In, Ga, B 등이 있으며, N형 반도체를 만드는 불순물(도너, donor)에는 안티몬(Sb), 비소(As), 인(P) 등이 있다.

22 미터법 접두기호와 그에 해당하는 십의 승수값이 올바른 것은?

㉮ 밀리(m) : 10^{-2} ㉯ 마이크로(μ) : 10^{-6}
㉰ 킬로(k) : 10^6 ㉱ 기가(G) : 10^{12}

Sol 미터법 표기에서 일반적으로 사용되는 접두기호

테라(T)	tera	10^{12}
기가(G)	giga	10^9
메가(M)	mega	10^6
킬로(k)	kilo	10^3
밀리(m)	milli	10^{-3}
마이크로(μ)	micro	10^{-6}
나노(n)	nano	10^{-9}
피코(p)	pico	10^{-12}

23 빠른 진행현상이나 과도현상의 관측 및 파형의 분석 등을 할 수 있는 장치로 전자계측분야에 많이 사용되고 있는 계측장비는?

㉮ 가동코일형 계기 ㉯ 가동철편형 계기
㉰ 오실로스코프 ㉱ 유도형 계기

Sol 오실로스코프(oscilloscope)는 시간에 따른 입력전압의 변화를 화면에 출력하는 장치. 전기 진동이나 펄스처럼 시간적 변화가 빠른 신호를 관측한다. 보통 브라운관에 녹색점으로 영상을 나타내지만, 요즘에는 액정화면을 사용하는 디지털 오실로스코프가 많이 사용되고 있다.

24 진성 반도체의 특성으로 옳은 것은?

㉮ 온도가 상승하면 저항이 증가한다.
㉯ 진성 반도체에 불순물을 섞으면 저항이 증가한다.
㉰ 전기적 전도성은 도체와 부도체의 상위 정도이다.
㉱ 온도가 절대온도 0도 정도의 낮은 상태에서는 절연체가 된다.

Sol 반도체의 특징
 ① 부의 온도계수를 갖는다. 온도가 상승하면 저항이 감소하여 도전율이 증가한다.
 ② 정류작용을 한다.
 ③ 자기효과가 있다.

④ 열전효과가 있다.
⑤ 불순물 첨가에 의해 저항이 변한다.

25 기어의 바깥지름의 크기에 따른 분류 중 옳은 것은?

㉮ 소형 기어 : 10[mm] 이하
㉯ 중형 기어 : 10~20[mm]
㉰ 대형 기어 : 40~200[mm]
㉱ 극대형 기어 : 1,000[mm] 이상

Sol 기어의 바깥지름의 크기에 따른 분류

극소형 기어	10[mm] 이하
소형 기어	10~40[mm]
중형 기어	40~250[mm]
대형 기어	250~1,000[mm]
극대형 기어	1,000[mm] 이상

26 회로에서 미지의 저항 X의 값은 얼마인가? (단, R_1=10[Ω], R_2=100[Ω], R_3=20[Ω], V=10[V], 검류계 G에는 전류가 흐르지 않는다.)

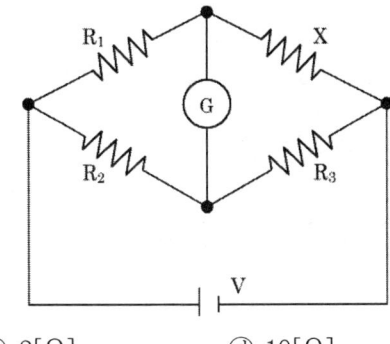

㉮ 1[Ω]   ㉯ 2[Ω]   ㉰ 10[Ω]   ㉱ 100[Ω]

Sol $R_1 \times R_3 = R_2 \times R_x$의 식에 의해

$R_x = \dfrac{R_1 R_3}{R_2} = \dfrac{10 \times 20}{100} = 2[\Omega]$

27 발광 다이오드의 역현상을 이용한 것으로, 광 통신의 수광 소자로 사용되며, 광 신호를 전기 신호로 바꾸는 광 검출기 등에 사용되는 다이오드는?

㉮ 터널 다이오드   ㉯ 포토 다이오드

㉓ 제너 다이오드 ㉔ 버랙터 다이오드

Sol ① 터널 다이오드(tunnel diode) : 불순물 농도를 매우 크게 만들어 부성 저항 특성을 갖는 소자로 마이크로파대의 발진이나 전자계산기의 고속 스위칭 소자로 사용된다.
② 제너 다이오드(zener diode) : 전압을 일정하게 유지하기 위한 전압 제어 소자로 정전압 다이오드로도 불리며, 정전압회로에 사용된다.
③ 가변 용량 다이오드(varactor diode) : 역방향 전압의 변화로 다이오드 양단의 공간 전하 용량이 가변되는 특성을 이용한 소자
④ 포토 다이오드(photo diode) : 규소의 PN 접합을 이용하여 빛의 입사를 광전류로 검출하는 소자로서, 빛을 강하게 하면 저항 값이 감소하여 전류는 증가하고, 빛이 약하면 저항 값이 증가하여 전류는 감소하는 동작을 하는 소자로 계수회로 등에 사용한다.
⑤ 버랙터 다이오드 : 가하는 전압에 따라서 정전기 용량이 바뀌는 성질을 이용한 다이오드. 텔레비전이나 FM 튜너의 자동 동조 시스템에 사용하여, 주파수 변조나 자동 주파수 조정을 한다.

28 나사의 종류와 쓰임새가 옳지 않은 것은?

㉮ 3각나사 : 일반결합용 ㉯ 4각나사 : 힘의 전달용
㉰ 사다리꼴나사 : 운동전달용 ㉱ 둥근나사 : 마찰감소용

Sol 나사(screw)의 종류
① 조임 방법에 따라
　㉠ 오른나사(right-hand screw) : 축방향에서 보아 시계방향으로 풀림
　㉡ 왼나사(left-hand screw) : 축방향에서 보아 반시계방향으로 풀림
② 나사산의 모양에 따라
　㉠ 3각나사 : 3각나사의 효율은 4각나사보다 작기 때문에 3각나사는 체결용으로 사용된다.
　　ⓐ 미터나사 : 호칭치수는 바깥지름을 mm로 표시하며 나사산의 각도는 60°이고 피치는 mm로 표시한다.
　　ⓑ 유니파이나사 : 미국, 영국, 캐나다의 3국의 협정에 의해 정한 규격으로 나사산의 각이 60°이며 국제표준화기구(ISO)에서 채택되고 있고 25.4[mm](1인치)당 나사산의 수로 표시한다.
　　ⓒ 관용나사 : 가스관을 잇는 나사로 나사산 각은 55°로 테이퍼된 형태로 주로 사용된다.
　㉡ 4각나사 : 큰 축 하중을 받고 운동하는 경우에 사용되며 효율은 좋으나 고가이다.
　㉢ 사다리꼴나사 : 4각 및 사다리꼴나사는 동력전달용으로 사용된다. 사다리꼴나사는 나사산의 강도가 크며 나사산 각이 30°인 경우 피치를 mm로 표시하고 29°인 경우 25.4[mm]당 산수로 표시한다.
　㉣ 톱니나사 : 추력이 한쪽 방향으로 크게 작용하는 곳에 적합하고 힘을 받지 않은 나사산의 면은 30°의 각도로 경사지고 힘을 받는 면은 축에 거의 직각이다.

③ 나사의 용도에 따라
　㉠ 체결용 : 구조 정밀도 및 강도가 중요
　㉡ 거리 조정용 : 구조 정밀도가 중요
　㉢ 전동용 : 강도를 필요

29 전원을 일정하게 유지하여 전압의 안정을 위하여 사용하는 다이오드는?

　㉮ 터널 다이오드　　　　　　　　㉯ 발광 다이오드
　㉰ 바랙터 다이오드　　　　　　　㉱ 제너 다이오드

　Sol ① 제너 다이오드(zener diode) : 전압을 일정하게 유지하기 위한 전압 제어 소자로 정전압 다이오드로도 불리며, 정전압회로에 사용된다.
　　② 발광 다이오드(Light Emitting Diode, LED) : 순방향 전압이 인가되면 PN 접합의 N형 반도체 내의 전자가 PN 접합 층으로 이동하고 P형 반도체 내의 정공이 PN 접합 층으로 이동하여 전자와 정공이 재결합을 하면서 빛을 발산하도록 하는 소자이며, LED의 빛은 결정과 반도체 불순물에 따라 결정되며 적색, 녹색, 황색, 백색 등이 이용되고 있다.

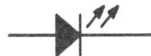

30 쌍접합 트랜지스터(BJT)의 3개의 단자 이름이 아닌 것은?

　㉮ 캐소드(cathode)　　　　　　　㉯ 컬렉터(collector)
　㉰ 베이스(base)　　　　　　　　㉱ 이미터(emitter)

　Sol **쌍접합 트랜지스터(Bipolar Transistor)의 구조**
　　① 쌍접합 트랜지스터는 3층으로 된 반도체 소자로 npn형과 pnp형으로 구분한다.
　　② 2층의 n형 층과 1층의 p형 층으로 구성된 것을 npn형이라 하고, 2층의 p형 층과 1층의 n형 층으로 구성된 것을 pnp형이라 한다.

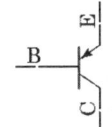　　　　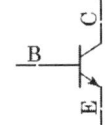

　　　PNP형 쌍접합 트랜지스터　　　NPN형 쌍접합 트랜지스터

31 P형 반도체의 3가 원소로 옳은 것은?

　㉮ As(비소)　　㉯ P(인)　　㉰ B(붕소)　　㉱ Sb(안티몬)

　Sol ① n형 반도체 : 순수한 진성 반도체인 게르마늄(Ge)이나 실리콘(Si)에 5가의 불순물 원자인 비소(As), 안티몬(Sb), 인(P) 등을 넣으면 공유결합을 하고 한 개의 과잉전자를 발생시킨다. 이 과잉전자를 제공한 불순물을 도너(donor)라 한다.

② p형 반도체 : 순수한 진성 반도체인 게르마늄(Ge)이나 실리콘(Si)에 3가의 불순물 원자인 알루미늄(Al), 붕소(B), 인듐(In), 갈륨(Ga) 등을 넣으면 공유결합을 하고, 하나의 전자가 부족하게 되어 정공이 발생한다. 이 정공을 제공한 불순물을 엑셉터(acceptor)라 한다.

32 생체전기신호측정과 관련하여 이온에 의한 전류를 자유전자에 의한 전류로 변환해주는 것은?

㉮ 전극 ㉯ 기억소자 ㉰ 증폭기 ㉱ 압전소자

Sol 생체전기신호
① 생체전기신경세포나 근세포에 의해 발생되는 활동전위를 센서(전극)를 이용하여 측정
② 센서 주변에 분포한 많은 세포의 활동에 의해 발생되는 전계를 전류 전압형태로 표시
③ 의료분야에서 진단에 많이 사용
④ 심전도, 뇌전도, 안구전도, 근전도 등이 있다.

33 보기의 식이 나타내는 논리 게이트는?

> 보기
> "A = B + C"

㉮ AND ㉯ OR ㉰ NOT ㉱ NOR

Sol OR 게이트
기본 동작원리는 모든 입력 중 하나만 1이어도 출력은 1이 된다.
논리식 F = A + B

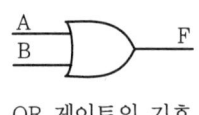

OR 게이트의 기호

A	B	F
0	0	0
0	1	1
1	0	1
1	1	1

OR 게이트의 진리치표

34 전기적 신호를 가하면 변형에 의한 진동이 생기고 변형을 주면 전기적 신호가 생기는 물질을 이용한 센서를 무엇이라 하는가?

㉮ 유도성 센서 ㉯ 용량성 센서
㉰ 압전 센서 ㉱ 온도 센서

Sol ① 압전 센서 : 압전 물질에 압력이 가해지면 전위가 발생하고 전압을 가하면 변형이 생기며,

압전 물질을 이용하면 어떤 부위에서 일어난 변위나 압력변화에 의한 전위를 측정하며, 심음도, 혈압, 혈류, 초음파기기에 사용된다.

공식 : $Q=kF$ (여기서, Q : 전하량, F : 가해진 힘, k : 압전상수)

② 유도성 센서 : 인덕턴스의 변화량을 측정하는 센서
 ㉠ 상호인덕턴스를 이용한 센서 : 2개의 코일을 같은 축 방향으로 배열하여 위치 변화를 시키면 상호 인덕턴스가 변함
 ㉡ 자기저항의 변화를 이용한 센서 : 코일은 고정시키고 코일 안에 자기저항물질을 넣거나 빼면 자기저항이 변하는 원리
 ㉢ 선형가변차동변환기(LVDT) : 가장 많이 사용되며 주로 압력이나 변위 또는 힘을 측정하는데 사용

③ 온도 센서 : 온도나 열을 감지하는 소자로 센서 중에서 가장 광범위하게 사용되어 다른 센서에 비해 종류가 많다. 온도라는 물리량을 전기신호로 변환하는 것으로 접촉형과 비접촉형으로 구분하며, 비접촉 온도센서에는 적외선 센서가 있고, 접촉형 온도센서는 제백효과를 이용한 열전대와 온도에 따른 저항 변화 특성을 이용한 측온저항체 및 서미스터가 있다.

④ 용량성 센서 : 정전용량을 측정하는 것으로 판의 면적이 s, 판의 간격이 d, ε는 축전기의 유전율일 때 용량성 센서의 정전용량 관계식은 $C=\varepsilon\frac{s}{d}$이다.

35. 전기력선의 특징에 대한 설명으로 옳지 않은 것은?

㉮ 도체 내부에 전기력선이 존재한다.
㉯ 전기력선은 도체 표면에서 직각으로 지나간다.
㉰ 전기력선은 전위가 높은 곳에서 낮은 곳으로 향한다.
㉱ 전기력선은 +전하에서 시작해서 -전하에서 끝난다.

Sol 전기력선의 특징
① 전기력선은 서로 겹치지 않고, 중간에 끊어지지 않는다.
② 전기력선은 +전하에서 나와 -전하로 들어간다.
③ 전기력선의 접선방향과 전기장의 방향은 같다.
④ 전기력선의 면 밀도는 전기장의 세기에 비례한다.

36. 온도에 따른 용량변화가 적고 절연저항이 높으며 고주파까지 사용 가능하고 소용량 커패시터로 보통 측정에서 표준기로 사용되는 콘덴서는?

㉮ 운모 커패시터
㉯ 세라믹 커패시터
㉰ 적층 커패시터
㉱ 전해 커패시터

Sol ① 전해 커패시터 또는 케미콘(chemical capacitor)이라고도 부르며 유전체로 얇은 산화막

을 사용하고, 전극으로는 알루미늄을 사용하고 있다. 유전체를 매우 얇게 할 수 있으므로 커패시터의 체적에 비해 큰 용량을 얻을 수 있다. 특징은 극성(플러스 전극과 마이너스 전극이 정해져 있다)이 있다는 점이다. 일반적으로 커패시터 자체에 마이너스측 리드를 표시하는 마크가 붙어 있다. 또, 가할 수 있는 전압, 용량(전기를 축적할 수 있는 양)도 표시되어 있다.

② 탄탈 커패시터(tantalum capacitor) : 전극에 탄탈륨이라는 재료를 사용하고 있는 전해 커패시터이다. 알루미늄 전해 커패시터와 마찬가지로, 비교적 큰 용량을 얻을 수 있다. 그리고 온도 특성(온도의 변화에 따라 용량이 변화한다. 용량이 변화하지 않을수록 특성이 좋다고 말한다), 주파수 특성 모두 전해 커패시터보다 우수하다.

③ 세라믹 커패시터는 전극 간의 유전체로 티탄산바륨(Titanium-Barium)과 같은 유전율이 큰 재료가 사용되고 있다. 이 커패시터는 인덕턴스(코일의 성질)가 적어 고주파 특성이 양호하다는 특징을 가지고 있어, 고주파의 바이패스(고주파 성분 또는 잡음을 어스로 통과시킨다)에 흔히 사용된다. 모양은 원반형으로 되어 있으며, 용량은 비교적 작다.

④ 적층 세라믹 커패시터 : 적층 세라믹 커패시터는 전극 간의 유전체로 고유전율계 세라믹을 다층 구조로 사용하고 있으며, 온도 특성, 주파수 특성이 양호하고, 게다가 소형이라는 큰 특징이 있다. 이 커패시터는 주파수 특성이 양호하고, 소형이라는 점 때문에 바이패스용으로 흔히 사용된다. 온도 특성도 양호하므로 온도변화를 꺼려하는 회로에도 사용된다.

⑤ 마일러(Mylar) 커패시터 : 폴리에스테르 커패시터라고도 하며, 얇은 폴리에스테르(polyester) 필름을 양측에서 금속으로 삽입하여 원통형으로 감은 것이다. 저가격으로 사용하기 쉽지만, 높은 정밀도는 기대할 수 없다. 오차는 대략 ±5[%]에서 ±10[%] 정도이다.

⑥ 마이카 커패시터 : 유전체로 운모(mica)를 사용한 커패시터이다. 운모는 온도계수가 작고 안정성이 우수하며, 주파수 특성도 양호하기 때문에, 고주파에서의 공진회로나 필터 회로 등에 사용된다. 또한, 절연내압도 우수하므로 고압회로에도 사용된다. 결점으로는 용량이 그다지 크지 않고, 비싸다.

37 동력을 전달시키는 기계요소와 가장 거리가 먼 것은?

㉮ 마찰차　　　　　　　　　　㉯ 체인과 스프로킷 휠
㉰ 나사　　　　　　　　　　　㉱ 벨트

Sol 1. 기계요소의 구분
　　① 결합용 기계요소 : 두 개 이상의 부품을 결합시키는 데 사용되는 것으로, 나사, 볼트, 너트, 핀, 키, 리벳 등
　　② 축용 기계요소 : 축 부분에 사용되는 것으로, 축, 베어링, 클러치, 커플링 등
　　③ 전동용 기계요소 : 운동이나 동력을 전달하는 데 사용되며, 마찰차, 기어, 링크, 풀리, 체인 등
　　④ 관용 기계요소 : 기체 및 액체 등의 유체 수송에 사용되며, 파이프, 파이프 이음, 밸브,

콕 등
⑤ 기타 기계요소 : 그 밖의 목적으로 사용되는 것으로, 스프링, 브레이크 등
2. 결합용 기계요소
① 나사(screw) : 연속적인 나선형 홈을 가지며 보통 둥근 원통 모양으로 기계제작에 쓰이는 부품으로 물체를 고정하거나 힘과 운동을 바꾸어줄 때 사용한다.
② 핀(pin) : 큰 힘이 걸리지 않는 부품을 결합하거나 고정
 종류 : 평행 핀, 테이퍼 핀, 분할 핀
③ 키(key) : 기어, 벨트 풀리, 핸들 등을 축에 고정시켜 회전을 전달하거나 회전을 전달하면서 축 방향으로 이동할 때 사용한다.
3. 축용 기계요소
① 축(axis) : 기계에서 회전 운동으로 동력을 전달시킬 때 회전체의 중심 막대이다.
② 베어링(Bearing) : 축을 받쳐주는 기계요소로 회전할 때, 마찰을 줄이고 원활히 회전할 수 있도록 한다.
4. 전동용 기계요소
① 마찰차(friction wheel) : 마찰에 의하여 회전을 전달시키는 바퀴로 구름접촉에 의해 동력을 전달하는 대표적 전동장치
② 기어(gear) : 회전축에 연결된 톱니바퀴로 이루어진 기계부품으로 쌍으로 작동하며, 한 기어의 톱니는 다른 기어의 톱니와 맞물리면서 회전운동과 회전력(토크)을 미끄러짐 없이 전달하거나 가감(加減)한다.
③ 벨트와 벨트 풀리(belt & belt pulley) : 두 축 사이의 거리가 멀 때 사용하는 감아걸기 전동장치
④ 체인과 스프로킷(chain & sprocket) : 동력 전달 회전축에 고정되어 체인의 각 마디 사이에 끼워져 맞물려서 회전함으로써 동력을 전달하는 전동용 기계요소

38 ⓐ와 ⓑ에 들어갈 알맞은 용어는?

> **보기**
> 디지털 멀티미터(Digital multimeter)로 직류 전류를 측정하려고 한다. 이때 전류의 경로를 (ⓐ)하고 디지털 멀티미터를 접속하며 극성은 전류가 (ⓑ)의 단자로 들어와 음(−)의 단자로 나가도록 한다.

㉮ ⓐ 개방, ⓑ 양(+)　　　　㉯ ⓐ 개방, ⓑ 음(−)
㉰ ⓐ 단락, ⓑ 양(+)　　　　㉱ ⓐ 단락, ⓑ 음(−)

Sol 디지털 멀티미터(Digital multimeter)로 직류 전류를 측정하려면 전류의 경로를 개방하고 디지털 멀티미터를 접속하며 극성은 전류가 양(+)의 단자로 들어와 음(−)의 단자로 나가도록 접속하고 측정하여야 한다.

39 정류회로의 종류 중에서 하나의 정류다이오드와 교류전원 부하저항이 연결되어 구성되는 회로로 입력 교류전압의 양(+)의 반주기 동안은 다이오드가 도통되어 출력이 나타나고 음(-)의 반주기는 출력이 없는 회로의 명칭은?

㉮ 반파 정류회로　　　　　　　　㉯ 전파 정류회로
㉰ 브리지 정류회로　　　　　　　㉱ 정전압 조정회로

Sol 정류회로의 종류 : 교류전류를 직류전류로 변환하는 회로가 정류회로이다.
① 반파 정류회로 : 다이오드 등의 정류 소자를 사용하여 교류의 + 또는 -의 반 사이클만 전류를 흘려서 부하에 직류를 흘리도록 한 회로
② 전파 정류회로 : 다이오드를 사용하여 교류의 +, - 어느 반 사이클에 대해서도 정류를 하고, 부하에 직류전류를 흘리도록 한 회로로 중간 탭이 있는 트랜스가 필요하다.
③ 브리지 정류회로 : 전파 정류회로의 일종으로, 다이오드 4개를 브리지 모양으로 접속하여 정류하는 회로로 중간 탭이 있는 트랜스를 사용하지 않아도 된다.
④ 배전압 정류회로 : 입력 교류 전압 최대값의 거의 2배의 직류 출력 전압이 얻어지도록 배려된 정류회로
⑤ 정전압회로 : 부하가 변동하더라도 전원의 출력전압이 변하지 않도록 하는 회로

40 에너지 대역 중 전자가 가득 찬 영역은?

㉮ 전도대　　　㉯ 충만대　　　㉰ 허용대　　　㉱ 금지대

Sol ① 허용대(allowable band) : 전자가 존재할 수 있는 에너지대
② 금지대(forbidden band) : 전자가 존재할 수 없는 에너지대. 에너지 갭(energy gap)
③ 전도대(conduction band) : 전자가 자유로이 이용되는 허용대
④ 충만대(filled band) : 들어갈 수 있는 전자의 수가 전부 들어가서 전자가 이동할 여지가 없는 허용대
⑤ 공핍대(exhaustion band, empty band) : 보통의 상태에서는 전자가 존재하지 않는 허용대

41 의료기관이 실시하는 가정간호의 범위가 아닌 것은?

㉮ 수술　　　　　　　　　　　　㉯ 검체의 채취
㉰ 투약　　　　　　　　　　　　㉱ 주사

Sol 가정간호 관련 의료법시행규칙 제24조(가정간호)
① 법 제33조제1항제4호에 따라 의료기관이 실시하는 가정간호의 범위는 다음 각 호와 같다.
　1. 간호
　2. 검체의 채취(보건복지가족부장관이 정하는 현장검사를 포함한다. 이하 같다) 및 운반
　3. 투약
　4. 주사

5. 응급처치 등에 대한 교육 및 훈련
6. 상담
7. 다른 보건의료기관 등에 대한 건강관리에 관한 의뢰

② 가정간호를 실시하는 간호사는 「전문간호사 자격인정 등에 관한 규칙」에 따른 가정전문간호사이어야 한다.
③ 가정간호는 의사나 한의사가 의료기관 외의 장소에서 계속적인 치료와 관리가 필요하다고 판단하여 가정전문간호사에게 치료나 관리를 의뢰한 자에 대하여만 실시하여야 한다.
④ 가정전문간호사는 가정간호 중 검체의 채취 및 운반, 투약, 주사 또는 치료적 의료행위인 간호를 하는 경우에는 의사 또는 한의사의 진단과 처방에 의하여야 한다. 이 경우 의사 및 한의사의 처방의 유효기간은 처방일부터 90일까지로 한다.
⑤ 가정간호를 실시하는 의료기관의 장은 가정전문간호사를 2인 이상 두어야 한다.
⑥ 가정간호를 실시하는 의료기관의 장은 가정간호에 관한 기록을 5년간 보존하여야 한다.
⑦ 이 규칙에서 정한 것 외에 가정간호의 질 관리 등 가정간호의 실시에 필요한 사항은 보건복지부장관이 따로 정하는 바에 의한다.

42 적외선 체열진단기의 구성 요소로 맞지 않는 것은?

㉮ 발광부 ㉯ 스캔 집광부
㉰ 적외선 검출기 ㉱ 스캔 검출계

Sol 적외선 체열진단기(Medical Thermal Imaging System)의 구성 요소

① 적외선 검출기를 사용해서 체표의 온도분포를 구하기 위해서는 주사기구(스캐닝 메커니즘 : scanning mechanism)가 필요하고 이것을 갖춘 것이 서멀 카메라(thermal camera)이다. 전기적 주사를 하는 적외선 비디콘, 이미지 주사관 등이 있으나 현재 서멀 카메라라고 하는 것의 대부분은 기계적 주사를 하는 것인데 주사와 동기시켜 브라운관, 필링 위에 열 분포상을 얻는다.
② 기본적인 구성으로는 광학계 주사장치, 검출장치, 표시부로 구성된다.
  ㉠ 주사장치 : 기계적인 구성방법으로 사용하고 광학계는 반사경으로 구성된다.
  ㉡ 검출기 : 강도가 높은 인듐안티몬 검출기를 사용한다.
  ㉢ 표시부 : 브라운관으로 하고 이것을 폴라로이드 카메라로 촬영해서 기록으로 남기거나 컬러 프린트한다.

43 연성 내시경(flexible endoscope)의 구성 요소가 아닌 것은?

㉮ CCD ㉯ 광원 ㉰ 안테나 ㉱ 유리섬유

Sol 신체 내부를 직접 볼 수 있는 의료기구를 총칭하여 내시경(endoscope : 엔더스코프)이라 한다. 내시경은 굴곡되지 않는 경성 내시경(rigid endoscope : 리지드 엔더스코프)과 자유롭게 굴곡시킬 수 있는 연성 내시경(flexible endoscope : 플렉시블 엔더스코프)으로 나눌 수 있다.

① 경성 내시경 : 내시경의 직경이 크기 때문에 관찰시야가 넓고 흡인 배출능력이 좋으나, 마취에 따른 문제, 삽입의 어려움, 천공의 위험 등의 단점이 있어 현재는 연성 내시경이 이용되고 있다.

② 연성 내시경 : 내시경은 조작부, 커넥터부, 삽입부(연성부), 만곡부(선단부/ 앵글부) 및 라이트가이드부 등으로 구성되어 있다. 관찰 원리는 의료용 광원장치에서 제공되는 빛이 광섬유(또는 유리섬유)로 구성된 라이트가이드에 의해 삽입된 내시경의 선단부까지 전달되어 신체 내부의 구조를 의료용 영상출력기(비디오시스템, TV 모니터장치 및 각종 내시경의 촬영장치) 처치기구와 조합시켜서 직장, S자결장부터 심부대장에 이르는 하부 소화관(또는 이관, 비인후두, 기관지, 복강 등 관찰부위를 기재함)을 관찰, 진단하는 데 사용하는 전자스코프(또는 파이버스코프)이다.

㉠ 커넥터부 : 라이트가이드, 흡인튜브, 전선 등이 내장되어 있다.
㉡ 삽입부 : 체내에 삽입하는 부분으로 이미지 및 라이트가이드 등이 조합되어 있다.
㉢ 만곡부(선단부) : 선단부는 CCD 카메라 및 이미지가이드 파이버가 연접되어 있고, 외측은 CCD 카메라 및 이미지가이드 파이버의 방수 및 보호 목적으로 얇은 불소고무로 피복되어 있다.
㉣ 조작부 : 상기의 기능을 조작하는 부분이다.

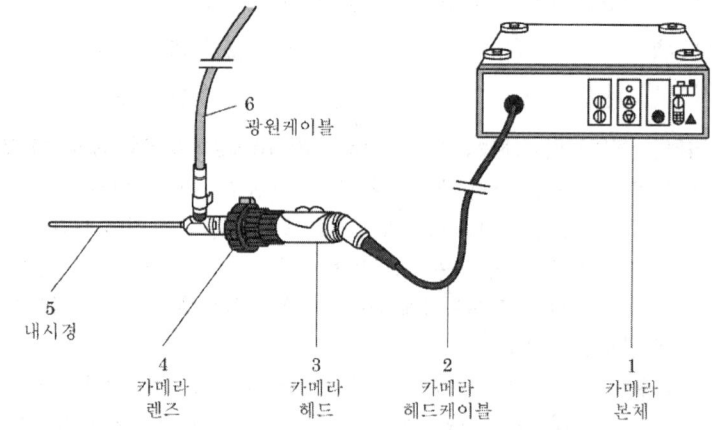

번호	명 칭	기 능
1	카메라 본체 (컨트롤러)	피사체를 촬영하고 영상을 모니터, 비디오 레코더, 프린터로 전송
2	카메라 헤드케이블	카메라 헤드와 본체를 연결
3	카메라 헤드	피사체의 영상 정보를 본체 컨트롤러로 전달, 이미지 센서 및 원격 조정 버튼을 장착
4	카메라 렌즈	이미지를 카메라 렌즈를 통해 촬영
5	내시경	인체의 내부를 관찰, 검사하는 데에 사용
6	광원 케이블	광원장치로부터 생성된 광원을 전달하여 피사체를 조명

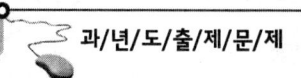

44 중환자실 등에 이용되는 수액펌프의 주된 목적은?

㉮ 수압을 낮추기 위해서
㉯ 체온을 유지하기 위해서
㉰ 혈액순환을 돕기 위해서
㉱ 정확한 수액을 제어하기 위해서

🌟Sol 수액주입펌프(infusion pump)는 수액의 주입량을 임의로 조절할 수 있는 장치로서 신생아나 영유아 또는 중환자들에게 수액이나 약물을 적정량 주입하고자 할 때 많이 사용하고 있다.

45 의료기기에 의한 장애 형태로 볼 수 없는 것은?

㉮ 유해물질, 병원체의 오염으로 인한 세균감염
㉯ 조직에서의 저항성 발열로 인한 수분부족 현상
㉰ 기기로부터 방출된 에너지로 인한 X-레이 감염
㉱ 성능의 열화, 동작의 불량으로 기기의 파손

🌟Sol 생체조직에서의 저항성 발열로 인한 수분부족 현상은 의료기기에 의한 장애 형태가 아니다.
의료기기 GMP 적용 가이드라인 (MDQMT-AG-2007-01)
의료기기와 관련된 잠재적인 위험요인 및 그에 기여하는 요소들의 예
D.6 의료기기의 사용과 관련된 위험요인 및 기여요소
- 부적합한 표시사항 부착
- 다음과 같은 부적합한 운용지침
  • 의료기기와 함께 사용되는 부속품의 부정확한 시방서
  • 부정확한 사용 전 점검사항 시방서
  • 과도하게 복잡한 운용지침
  • 부정확한 서비스 및 보전 시방서
- 기술이 없거나 훈련되지 않은 인원에 의한 사용
- 합리적으로 예측 가능한 오용
- 부작용에 대한 불충분한 경고
- 일회용 의료기기의 재사용 위험요인에 대한 부적합한 경고
- 부정확한 측정 및 기타 도량형 관련요소
- 소모품/부속품/기타 의료기기와의 비호환
- 날카로운 모서리 또는 끝

46 생체계측장치가 아닌 것은?

㉮ 심전계   ㉯ 근전계
㉰ 초음파 진단장치   ㉱ 혈압계

Sol 문제 20번 해설 참조

47 방사선 관계자 이외의 자가 거주하는 쪽에 설치된 방어벽의 외부에서 측정한 방사선 산란선량 및 누설선량의 합계는 주당 얼마 이하이어야 하는가?

㉮ 2.58×10^{-5} [C/kg] ㉯ 2.58×10^{-6} [C/kg]
㉰ 3.58×10^{-5} [C/kg] ㉱ 3.58×10^{-6} [C/kg]

Sol 방어벽의 바깥쪽에서 측정한 방사선 누설선량 및 산란선량의 합계는 주당 2.58×10^{-5} [C/kg](주당 100mR) 이하이어야 한다. 다만, 사람이 통행 또는 거주하지 아니하는 방향에는 방어벽을 설치하지 아니하여도 되고, 방사선 관계자 외의 사람이 거주하는 방향에 설치된 방어벽의 바깥쪽에서 측정한 누설선량 및 산란선량의 합계는 주당 2.58×10^{-6} [C/kg](주당 10mR) 이하이어야 한다.

48 컴파일(compile) 방식의 언어가 아닌 것은?

㉮ FORTRAN   ㉯ C   ㉰ BASIC   ㉱ PASCAL

Sol 언어 번역기에는 인터프리터(interpreter), 컴파일러(compiler), 어셈블러(assembler)가 있다.
① 고급 언어로 작성된 프로그램을 기계어로 번역하는 프로그램을 컴파일러(compiler)라 한다.
② 인터프리터 언어는 인터프리터(interpreter)를 통하여 고급 언어로 작성된 프로그램을 기계어로 번역한다.
③ 어셈블러(assembler)는 어셈블리어로 작성된 프로그램을 기계어로 번역한다.

49 X선 장치에 컴퓨터를 조합시켜 생체의 단층을 촬영하는 영상기술은?

㉮ 자기공명 단층촬영장치(MRI, Magnetic Resonance Image)
㉯ CT 촬영장치(Computed Tomography)
㉰ X선 촬영장치
㉱ PACS(영상저장 전송시스템)

Sol ① 컴퓨터 단층촬영(CT)은 X선과 컴퓨터를 결합함으로써 체내의 모든 부분을 관찰할 수 있는 진단장치
② 자기공명영상(MRI)은 자력에 의하여 발생하는 자기장을 이용하여 생체의 임의의 단층상을 만들 수 있는 진단장치
③ 의료영상저장전송시스템(PACS, Picture Archiving and Communication System)은 디지털 의료영상이미지를 DICOM(Digital Imaging and Communications in Medicine)이라는 국제표준규약에 맞게 저장, 가공, 전송하는 시스템이다. CT, MRI 같은 디지털의료영상장비를 사용하여 획득된 의료영상이미지는 DICOM 형식으로 저장되며 판독결과와 진료기록이 추가될 수 있다. 또한 네트워크를 통해서 병원 내·외의 단말로 전송이 가능하다.

50 인공관절의 마모에 의해 미립자가 떨어져 나와 생체반응을 일으킴으로써 점차 뼈가 녹아내리고 고정면이 느슨해지는 현상은?

㉮ 골흡수 현상   ㉯ 마찰계수저하 현상
㉰ 골마모 현상   ㉱ 골해리 현상

Sol 인공관절에 따르는 문제점

인공관절이 생체의 정상관절과 똑같이 안정적일 수는 없기 때문에 간혹 발생하는 수술 후 탈구나 심부 상처 부위의 감염증으로 인한 기능상실 등이 있으며, 이를 예방하기 위해 세심한 주의가 요구된다.
① 골 해리(bone dissociation) : 인공관절의 고정부가 마모되거나 느슨해져 불안정해 지는 현상
② 골 흡수(bone resorption) : 골 조직에서 칼슘이 빠져나가 뼈에 구멍이 나고 부서지기 쉽게 되는 현상
③ 골 마모(bone wear) : 뼈의 마찰 부분이 닳아서 손상되는 현상

51 환자의 진료, 의학교육, 의학연구 및 의료경영에 필요한 각종 정보를 효율적으로 체계화하여 관리하는 학문은?

㉮ 재택진료학   ㉯ 원격의료학   ㉰ 의료정보학   ㉱ 의료영상학

Sol 의료정보학은 의학적 지식의 해석, 의학적 의사결정, 의학적 지식공학 등을 망라하는 분야로 미시에서 거시에 이르는, 또한 기초 생명과학과 임상의학, 그리고 개별 환자의 임상 진료에서 공중보건학의 제 분야에 이르는 의학의 모든 영역과 관련됨을 의미한다. 의료정보학은 그 고유한 연구의 주제와 영역(의학 및 생명공학) 및 그 고유한 연구의 방법론(정보이론 및 정보학 기법)으로서 타 학문분야와 구별되는 특징을 갖는다.
※ 의료정보학의 분야
1. 기초의료정보학(기초학문으로서의 의료정보학 : academic medical informatics) : 의학의 정보 이론적 기반을 연구하는 분야이다.
2. 임상의료정보학(응용으로서의 의료정보학 : clinical informatics, health informatics) : 주로 임상과정에 초점을 맞춘 분야이다.
3. 생명의료정보학(의생명현상 연구 도구로서의 의료정보학 : bioinformatics) : 주로 인간과 인간의 질병 및 그 치료를 주된 연구대상으로 한다.

52 환자 환경 2.5[m] 이내의 범위에는 적어도 10[mV] 이상의 전위차가 발생하면 안 된다. 인체의 저항을 1[kΩ]이라고 가정하였을 경우, 전류는 어느 정도 이상 흐르면 안 되는가?

㉮ 1[mA]   ㉯ 1[μA]   ㉰ 10[mA]   ㉱ 10[μA]

Sol $i = \dfrac{V}{R} = \dfrac{10 \times 10^{-3}}{1 \times 10^{3}} = 10 \times 10^{-6} [A] = 10[\mu A]$

53 플립플롭(Flip-Flop)의 종류에 해당되지 않는 것은?

㉮ JK형 ㉯ T형 ㉰ D형 ㉱ RR형

Sol ① RS 플립플롭

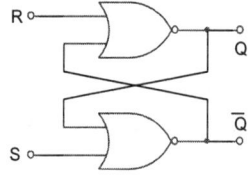

R	S	Q	$\overline{Q}$
0	0	Q0	$\overline{Q_0}$
0	1	1	0
1	0	0	1
1	1	부정	부정

RS 플립플롭의 회로 / RS F/F의 진리치표

② T 플립플롭

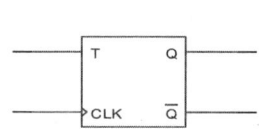

CLK	T	$Q_{(t+1)}$
0	0	0
0	1	$\overline{Q}$ (toggle)
1	0	1
1	1	$\overline{Q}$ (toggle)

T F/F의 도형 / T F/F의 진리치표

③ D 플립플롭

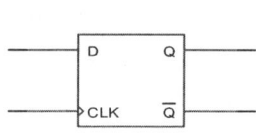

CLK	D	$Q_{(t+1)}$
0	0	0
0	1	0
1	0	0
1	1	1

D F/F의 도형 / D F/F의 진리치표

④ JK 플립플롭(MS-JK 플립플롭)

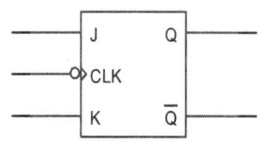

J	K	$Q_{(t+1)}$
0	0	Q(불변)
0	1	0
1	0	1
1	1	$\overline{Q}$ (toggle)

JK F/F의 도형 / JK F/F의 진리치표

54 인체에 접촉하여 인체에 삽입된 상태에서 외부와 연결되는 의료기기를 나타내는 것은?

㉮ 체내 이식형 의료기기 ㉯ 체내·외 연결형 의료기기

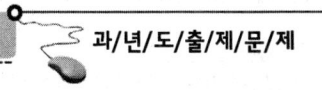

㉰ 비접촉형 의료기기　　　　　　㉱ 표면접촉형 의료기기

🌟 **의료기기의 생물학적 안전에 관한 공통기준규격**

　※ 의료기기 접촉의 특성에 따른 분류

　　① 비접촉형 의료기기 : 환자의 인체에 직접 혹은 간접적으로 접촉하지 않는 의료기기와 본 기준규격에 포함되지 않는 의료기기를 말한다.

　　② 표면접촉형 의료기기 : 다음과 같이 인체에 접촉하는 의료기기를 말한다.

　　　㉠ 피부 : 피부(손상되지 않은 피부)에만 접촉하는 의료기기[의료용 전극(electrodes), 외부 보철물(external prostheses) 등]

　　　㉡ 점막 : 점막과 접촉하는 의료기기(콘택트렌즈, 요도카테터, 질 내벽 및 내부장기 관련 의료기기[위 튜브(stomach tubes), 에스(S)자 결장경(sigmoidoscopes), 결장경(colonoscopes), 위내시경(gastroscopes)], 기관용 튜브[endotracheal tubes, Tracheal tube, 기관지경(bronchoscopes)], 치과용 충전재, 치과교정용 장치 및 자궁내 피임기구 등)

　　　㉢ 파열된 혹은 외상 표면 : 파열되거나 손상된 표면과 접촉하는 의료기기(궤양, 화상, 육아조직의 드레싱 혹은 치료기구 및 폐쇄형 첩포 등)

　　③ 체내·외 연결형 의료기기(External communicating devices) : 다음과 같이 인체에 접촉하여 인체에 삽입된 상태에서 외부와 연결되는 의료기기를 말한다.

　　　㉠ 혈액과 간접적으로 접촉 : 혈관의 한 지점에서 접촉하여 혈관계 입구의 도관역할을 하는 의료기기(수액세트, 수혈세트 등)

　　　㉡ 조직, 뼈 및 상아질계와 접촉 : 조직, 뼈 및 상아질계와 접촉하는 의료기기(복강경, 관절경, 치과용 시멘트, 치과용 충전재 및 피부 스테이플 등)

　　　㉢ 순환 혈액과 접촉 : 순환하는 혈액과 접촉하는 의료기기(혈관 내 카테터, 인공심장박동기 전극, 산소공급기, 체외 산소공급 튜브 및 부속품, 투석기, 투석기 튜브 및 부속품 등)

　　④ 체내 이식형 의료기기(Implant devices) : 다음과 같이 인체에 접촉하는 의료기기를 말한다.

　　　㉠ 뼈 : 주로 뼈와 접촉하는 의료기기(정형외과용 핀, 플레이트, 인공관절, 인공뼈, 골시멘트 및 골 내에 사용하는 의료기기 등)

　　　㉡ 조직 : 주로 조직 또는 조직액(tissue fluide)과 접촉하는 의료기기(인공심장박동기, 주입-배액용 튜브·카테터, 근육신경 센서 및 자극기, 인공힘줄, 인공유방, 인공후두, 의료용 클립 등)

　　　㉢ 혈액 : 주로 혈액과 접촉하는 의료기기(인공심장박동기전극, 인공동정맥관, 인공심장판막, 인공혈관, 약물주입 카테터 및 심실 보조기구 등)

55 운영체제가 아닌 것은?

　㉮ Workstation　　㉯ UNIX　　㉰ Windows　　㉱ MS-DOS

🌟 운영체제(OS, Operating System)는 컴퓨터 시스템의 효율적인 사용을 위하여 컴퓨터의

모든 행위를 감시하고 통제하는 일련의 거대한 소프트웨어의 집단으로 Windows, UNIX, MS-DOS, MAC 등이 있다.

56 병원정보시스템(HIS)의 가장 핵심이 되는 부분으로서 병원을 찾아오는 환자를 중심으로 일어나는 일련의 흐름을 전산화한 것을 무엇이라 하는가?

㉮ 처방전달시스템(OCS) ㉯ 사무자동화(OA)
㉰ 영상정보 ㉱ 경영지원

> Sol ① 의료기관에서 주로 사용되는 소프트웨어로는 의료영상저장전송시스템(PACS), 처방전달시스템(OCS, Order Communication System 혹은 Order Entry System라고 한다), 전자의무기록(EMR) 등이 있다. 또한 OCS를 진료 오더 수행체계(MOCS, Medical Order Communication System)로 표시하는 경우도 있다.
> ② OCS 업무는 환자에 대한 처방정보를 효율적이고 정확하게 온라인 형태로 입력, 수정, 취소하고, 사용자의 필요에 따라 조회하고 출력한다. OCS 시행 이전에는 환자를 진단하고, 환자를 진료하기 위한 환자정보, 의사처방을 처방전(Doctor's Order)에 수기로 기재하고, 처방전을 작성하여 전달하면 그 처방지에 의해서 처방을 수행하였다. OCS 시행 이후에는 의사가 환자진료에 관련된 정보 및 처방을 전산에 직접 입력함으로써 온라인화된 정보시스템에 의해 의사의 처방을 자동으로 받음으로써 전산정보에 따라 업무를 처리하게 되었다. 치료의사는 자동 전달된 처방을 수행하고, 간호사는 출력된 Work List에 의해서 간호업무를 수행하며, 검사부서는 전달된 정보에 의해서 검사를 시행하고 자동으로 검사결과가 병동에 전달되며 약사는 전달된 약 처방에 의해서 약을 조제하여 병동으로 전달하고 진료비는 자동 계산되며, 진료재료는 사용량만큼 합산되고, 자동으로 재고관리가 가능하게 되었다.

57 제세동기의 구성 요소가 아닌 것은?

㉮ 전원부 ㉯ 전극
㉰ 심전도 모니터부 ㉱ 산화기(oxygenator)

> Sol ① 산화기(oxygenator)는 심폐바이패스 회로 중에서 우리 몸의 폐의 가스교환 기능을 대행해 주는 장치로 산화기는 심폐기를 이루는 구성성분 중 동맥펌프와 더불어 가장 중요한 두 가지 기본성분 중의 하나이다. 산화기는 실제 우리 몸으로부터 받아들인 정맥 혈액에 단순히 산소 공급만을 하는 것이 아니라 이산화탄소 제거 기능도 겸하기 때문에 산화기란 용어보다는 인공폐(artificial lung) 또는 가스교환기(gas exchanger)라는 용어가 더 적절하다는 견해도 있다.
> ② 제세동기(Defibrillator)는 심장부위의 체표면에 위치한 전극판을 통해 직류전기 충격을 줌으로써 심장조직을 일시에 탈분극시켜 [20]심실상성 및 [21]심실성 부정맥을 치료하는 방

---
20) 심실상성빈맥(Supraventiricular Tachycardia)은 심실의 윗부분에서 발생하는 병적인 빠른 맥으로 심실성 빈맥과는

법이다.

58 프로그래밍 단계 중 순서도의 작성은 언제 하는가?

㉮ 타당성 조사 후
㉯ 프로그램 코딩 후
㉰ 입·출력 설계 후
㉱ 자료 입력 후

🌟**Sol 프로그램 작성 절차**

① 문제분석 → ② 시스템설계(입·출력 설계) → ③ 순서도 작성 → ④ 프로그램 코딩 및 입력 → ⑤ 디버깅 → ⑥ 실행 → ⑦ 문서화

59 의료법상 의료기관에 해당하는 것만 나열한 것은?

㉮ 접골원, 보건소
㉯ 종합병원, 치과병원
㉰ 보건소, 안마시술소
㉱ 치과병원, 접골원

🌟**Sol 「의료법」 제3조(의료기관)**

① 이 법에서 "의료기관"이란 의료인이 공중(公衆) 또는 특정 다수인을 위하여 의료·조산의 업(이하 "의료업"이라 한다)을 하는 곳을 말한다.
② 의료기관은 다음 각 호와 같이 구분한다.
  1. 의원급 의료기관 : 의사, 치과의사 또는 한의사가 주로 외래환자를 대상으로 각각 그 의료행위를 하는 의료기관으로서 그 종류는 다음 각 목과 같다.
    가. 의원   나. 치과의원   다. 한의원
  2. 조산원 : 조산사가 조산과 임부·해산부·산욕부 및 신생아를 대상으로 보건활동과 교육·상담을 하는 의료기관을 말한다.
  3. 병원급 의료기관 : 의사, 치과의사 또는 한의사가 주로 입원환자를 대상으로 의료행위를 하는 의료기관으로서 그 종류는 다음 각 목과 같다.
    가. 병원   나. 치과병원   다. 한방병원
    라. 요양병원(「정신보건법」 제3조제3호에 따른 정신의료기관 중 정신병원, 「장애인복지법」 제58조제1항제2호에 따른 의료재활시설로서 제3조의2의 요건을 갖춘 의료기관을 포함한다. 이하 같다)
    마. 종합병원

60 주로 중환자실, 신생아실, 분만실이나 회복실에서 사용하는 기기로서 환자의 심전도, 혈압, 호흡, 체온, 혈중산소포화농도 등을 수치나 파형으로 나타내는 기기는?

달리 대부분의 경우 생명에는 큰 위험이 없는 부정맥이다.
21) 심실성 부정맥(Ventricular Arrhythmia)은 심실의 이상으로 심장이 빨리 뛰거나 심하게 떨리는 경우로, 심실 박동은 정상적으로 분당 70~80회가 정상이나 120회 이상 뛰어 몸 전체로 충분한 혈액을 보낼 수 없어 심장 돌연사의 주요 원인 중 하나이다.

㉮ 분만감시장치 ㉯ 심전계
㉰ 뇌전계 ㉱ 환자감시장치

Sol 환자감시장치(Patient monitor)는 환자의 각종 생체정보를 감시하는 기구로서 각종 감지기를 환자의 정확한 부위에 부착하거나 삽입하여 각 기능에서 감지된 신호를 증폭부를 거쳐 완충증폭 후 아날로그/디지털로 전환하는 장비

① 심박수(Heart Rate), 혈중 산소 농도(SpO_2), 맥박수(Pulse Rate), 혈압(NIBP), 체온(Temp) 측정 등의 기능이 있다.
② 실시간으로 제공함으로써 의사나 간호사가 환자 상태를 실시간으로 평가하여 치료하는 데 도움을 주는 필수적인 의료장비(상태가 안정되지 못한 환자를 다루는 중환자실에서는 반드시 필요한 장비)
③ 화면에 표시되도록 하는 기록기능과 설정값을 벗어날 경우 알람이 발생하여 환자의 이상 상태 여부를 알려주는 알람기능이 있다.
④ 내부 배터리가 있어 비상시 배터리로 작동하여 사용할 수 있고 휴대도 용이하다.
⑤ 프린트를 사용해서 결과를 확인, 중앙에서 여러 환자의 상태를 수시로 체크가 가능 (central monitoring system) 하다.

※ 측정센서 : 심전도 리드선, 혈중산소농도센서, 체온측정센서, 비관혈적 혈압커프

Answer

01	02	03	04	05	06	07	08	09	10
㉮	㉯	㉮	㉯	㉰	㉮	㉮	㉮	㉱	㉰
11	12	13	14	15	16	17	18	19	20
㉱	㉱	㉮	㉱	㉯	㉰	㉮	㉯	㉯	㉱
21	22	23	24	25	26	27	28	29	30
㉰	㉯	㉯	㉱	㉯	㉯	㉯	㉱	㉯	㉮
31	32	33	34	35	36	37	38	39	40
㉰	㉮	㉯	㉱	㉮	㉮	㉰	㉮	㉮	㉯
41	42	43	44	45	46	47	48	49	50
㉮	㉮	㉯	㉱	㉰	㉰	㉯	㉰	㉯	㉱
51	52	53	54	55	56	57	58	59	60
㉰	㉱	㉯	㉯	㉮	㉮	㉱	㉰	㉯	㉱

2012 제4회 과년도출제문제

의료전자기능사 과년도 3주완성

01 생체신호와 측정전극이 옳지 않은 것은?
　㉮ 뇌전도는 표면전극으로 측정한다.
　㉯ 근전도는 표면전극으로 측정한다.
　㉰ 심음도는 표면전극으로 측정한다.
　㉱ 안구전도는 표면전극으로 측정한다.

> ★Sol 심음은 가청주파수 영역의 진동으로서 청진기를 이용하면 음으로 들을 수 있으며, 최근에 개발된 마이크로폰 등을 사용하여 신호처리나 객관적인 표시 등도 가능하다.
> ① 심음은 심장 내의 급격한 압력의 변환에 의해 판막이 개폐될 때에 발생하는 지속시간이 짧은 음(협의의 심음)과 혈류에 의해 발생하는 지속성을 가진 음(심 잡음)을 포함한다.
> ② 심음 검출에는 심음 마이크로폰이 사용되는데, 이는 심장의 소리를 전기신호로 변환해주는 장치이다.

02 생체신호 측정전극으로 사용되는 금속전극의 대표적인 재질은?
　㉮ 철(Fe)　　　　　　　　　　㉯ 은-염화은(Ag-AgCl)
　㉰ 구리(Cu)　　　　　　　　　㉱ 금(Au)

> ★Sol 분극(polarization)이란 전극 반응에 있어서 음극과 양극 간에 전류가 흐르면 전극 간에 역기전력 같은 것이 생겨 전위가 변화하는 것으로 분극은 전류를 방해하는 방향으로 변화를 일으키므로 반응의 저항력이 작고 전극 반응의 속도는 전위에 의해 결정되지 않고 분극의 크기에 따라서 결정된다.
> ※ 분극 전극(polarization electrode))과 비분극 전극(nonpolarizing electrode)
> 　① 분극 전극(polarizing electrode) : 전극과 전해질의 경계면에 형성되는 용량성에 의한 변위전류만이 흐르는 전극으로 전기화학적으로 매우 안정적인 귀금속으로 만든 전극이 완전분극 전극에 가까운 특성을 나타낸다.
> 　② 비분극 전극(nonpolarizing electrode) : 전극과 전해질의 경계면에서 전하의 이동에 의한 전류가 흐르는 전극으로 은-염화은 전극(Ag-AgCl)은 의료 및 생체 실험용으로

많이 쓰이는 대표적인 비분극형 전극이다.

03 1분 동안에 좌심실이 대동맥으로 박출하는 혈액량을 무엇이라고 하는가?

㉮ 대동맥량   ㉯ 총혈액량
㉰ 좌심실량   ㉱ 심박출량

Sol 심박출량(co : cardiac output)은 1분 동안 심장에서 내보내는 혈액량으로 심장 기능뿐만 아니라 전체 순환계의 상태를 반영하는 지표이며, 전신 조직의 자율적인 조절을 통해 통제된다.
① 심박출량은 맥박수와 1회 심박출량을 곱(co=hr×sv)하면 된다.
② 보통 휴식 중에는 일반인의 경우에 1회 심박출량이 60~100[ml]이며, 운동을 할 경우에는 최대로 100~120[ml] 정도가 된다. 심박출량은 운동 강도가 50[%] 정도가 되면, 최대 수치에 도달하게 되며 일반적으로 그 이상 강도가 높아지더라도 1회 심박출량은 더 이상 증가하지 않는다.

04 우리 몸의 말초신경계 중에서 민무늬근육, 심장근육 및 샘의 작용을 조절하는 신경계통은?

㉮ 몸신경계(somatic nerve system)
㉯ 자율신경계(autonomic nerve system)
㉰ 운동신경계(motor nerve system)
㉱ 중추신경계(central nerve system)

Sol ① 말초신경계(Peripheral Nerve System, PNS)는 동물의 신경계 일부로서 중추신경계와 함께 동물의 행동을 제어한다. 외부의 자극을 감지하여 중추신경계로 전달하고, 또한 중추신경계에서 오는 반응을 기관에 전달하는 역할을 한다.
② 자율신경계(Autonomic Nerve System, ANS)는 내장, 혈관, 선, 평활근, 심장근에 분포하면서 그 활동을 지배하는 신경계로 소화, 호흡, 순환, 흡수, 대사, 배설, 생식의 기능을 무의식적 반사로 조절하는 신경계이다.

05 인공 생체재료의 특성으로 옳지 않은 것은?

㉮ 내구성   ㉯ 화학적 활성
㉰ 생체 적합성   ㉱ 안전성

Sol 생체재료란 의약품을 제외한 합성, 천연 또는 그들의 복합재료로서, 일정기간 인체의 조직, 기관, 그 기능의 일부 또는 전부를 대체하거나 촉진하는 재료이며, 생체재료로 사용되기 위한 필수 조건은 생체적합성(biocompatibility)과 생체기능성으로 나눌 수 있다.
① 생체적합성의 특성
㉠ 생체 내부에서 독성을 나타내지 말아야 한다.

ⓒ 생물학적 기능을 저해하지 말아야 한다.
ⓒ 생체재료 주변의 조직에 염증을 유발해서는 안 된다.
ⓔ 알레르기와 종양을 유발해서는 안 된다.
② 생체기능성의 특성
ⓐ 기계적 강도가 충분해야 한다.
ⓑ 기계적인 피로특성이 충분해야 한다.
ⓒ 광학적 특성이 적절하게 유지되어야 한다.
ⓓ 물리적인 밀도가 적절하여야 한다.
ⓔ 생체적용을 위한 멸균소독이 가능하여야 한다.

06 아날로그 신호에 대한 설명으로 옳은 것은?

㉮ "0"과 "1"로 구성된 이산적인 데이터
㉯ 음성과 같은 이산적인 변이형태를 지닌 생체신호
㉰ 전압과 시간에 의존하여 이산적으로 변화하는 물리량
㉱ 전압과 전류가 시간에 의존하여 연속적으로 변화하는 물리량

Sol 아날로그 신호와 디지털 신호
① 아날로그 신호
ⓐ 전압과 전류의 시간에 의존하여 연속적으로 변화하는 물리량에 대한 표현
ⓑ 음성과 같은 연속적인 변이형태 또는 센서에 의해 감지되는 생체신호 등과 같이 연속적인 값
ⓒ 아날로그 신호는 여러 개의 정현파로 이루어짐
② 디지털 신호
ⓐ 0과 1로 구성되는 이산적인 데이터 값

07 디지털 신호처리시스템의 구성도에서 ①에 들어갈 신호처리 내용은?

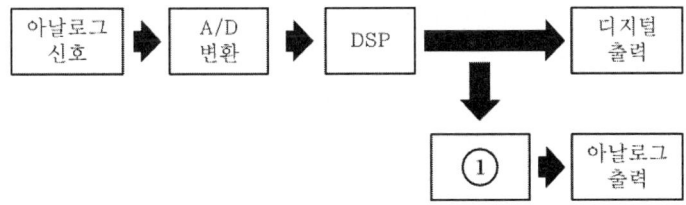

㉮ 신호처리
㉯ 신호증폭
㉰ 필터
㉱ D/A 변환

Sol 디지털 데이터를 아날로그로 출력하기 위해서는 D/A 변환기가 필요하다.

08 소화기계(digestive system)에 속하지 않는 기관은?

㉮ esophagus ㉯ stomach
㉰ urethra ㉱ colon

Sol 식도(esophagus), 위(stomach), 결장(colon)은 소화기계(digestive system)의 용어이고, 요도(urethra)는 비뇨기계(urinary system)의 용어이다.
① 소화기계(digestive system)는 음식물을 섭취(ingestion)하여 영양분을 흡수하는 기관으로 입에서 항문까지의 소화관과 침샘, 간, 췌장을 포함한 소화기선이 모두 포함된다.
② 비뇨기계(urinary system)는 동물의 체내 대사 활동의 결과물로 생성된 각종 노폐물을 요를 통해 체외로 배설하는 작용을 담당하는 기관으로 신장, 요관, 방광, 요도가 해당되고 주요 기능은 노폐물의 배설, 수분 조절 및 항상성 유지이다.

09 생체의 압력계측 중 직접측정법에 해당되지 않는 것은?

㉮ 혈압을 실시간으로 계측가능
㉯ 혈관 내로 fluid-filled catheter 삽입
㉰ 말단(팔) 부위에 압박주머니(cuff)를 부착한 후 압력 증가
㉱ Catheter에 strain-gauge type의 압력센서를 연결하여 혈압파형 계측

Sol ① 혈압의 직접측정법
㉠ 동맥내강(혈관)에 직접 압력센서가 부착된 바늘을 찔러 넣거나 혈관 내로(fluid-filled) 카테터(Catheter)를 삽입한 후 변환장치(스트레인 게이지 형태[strain-gauge type]의 압력 센서)에 연결하여 측정하는 방법이다.
㉡ 관혈적 측정법이라 불리며, 혈압을 실시간으로 계측이 가능하다.
㉢ 동맥내압의 직접적인 측정방법과 신뢰성 높은 상관관계를 갖는다.
㉣ 간혹 초소형 혈관 내 압력 센서를 직접 삽입하여 혈압 측정 : 동특성이 우수하다.
② 혈압의 간접측정법
㉠ 말단(팔) 부위에 압박주머니(cuff)를 부착한 후 압력을 증가시킨다.
㉡ 압박주머니(cuff)의 내압(P_c)이 수축기 압력(P_s)보다 높으면 동맥폐쇄, 혈액순환이 중지된다.
㉢ 서서히 압박주머니(cuff)의 내압(P_c)을 내리며 말단표면에서 청진, 동시에 압박주머니(cuff)의 내압(P_c)을 관찰한다.
㉣ 압박주머니(cuff)의 내압(P_c)=수축기 압력(P_s)에 이르면 혈액 흐름이 시작되고 와류에 의한 소리(korotkoff sound) 발생 : 수축기 압력(P_s)을 확인한다.
㉤ 압박주머니(cuff)의 내압(P_c)=P_d(이완기 혈압)에 이르면 와류가 사라져 소리 소멸 : 이완기 혈압(P_d)을 확인한다.
㉥ 압박 시 상완동맥의 박동을 촉진하는 촉진법과 청진기로 코로트코프(Korotkoff)음을 듣는 청진법이 있다.

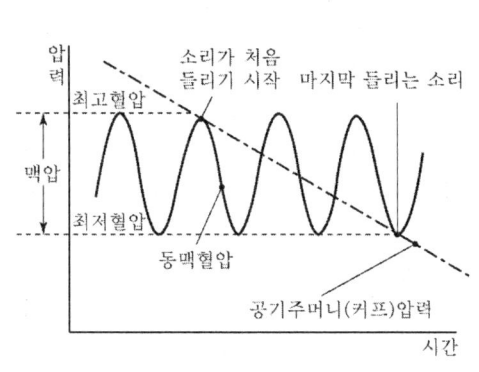
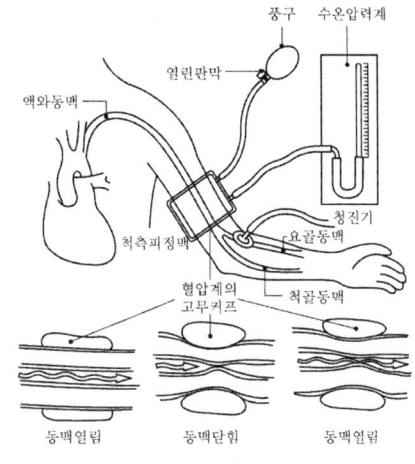

혈압의 간접측정원리

10 전압 이득이 각각 40[dB]와 20[dB]인 증폭기 2개를 그림과 같이 연결하였다. 합성 전압 이득은?

㉮ 0[dB]
㉯ 20[dB]
㉰ 30[dB]
㉱ 60[dB]

Sol 종합 이득 $G = G_1 + G_2 + G_3 \cdots G_n$의 식에 의해
$G = 40 + 20 = 60$ 붓붓붓

11 생체신호를 측정하는 데 사용하는 표면 전극으로 사용하지 않는 전극은?

㉮ 금속전극   ㉯ 내부전극   ㉰ 흡착전극   ㉱ 부유전극

Sol 1. 의료용 표면 전극(Body-Surface electrode)
  ① 금속판 전극(metal plate electrode) : 피부에 부착되어 있는 피부표면의 전위측정 - 심전도 집게
  ② 일회용 금속판 전극(Disposable metal plate electrode) : 중심의 금속판은 은도금되어 있으며 비분극 특성을 나타내도록 염화은(AgCl)으로 코팅. 동그란 형태로서 심전도 또는 근전도 측정에 사용
  ③ 흡착 전극(suction electrode) : 흡인에 의한 음압으로 피부에 고정되는 전극 Ball 형태로 단시간 심전도 기록에 사용
    ㉠ 장점 : 피부에 탈부착이 쉽고 빠르다.
    ㉡ 단점 : 장시간 사용에 부적합, 굴곡이 심한 부위에 부적합, 움직임에 의한 잡음(동잡음)

④ 부유 전극(floating electrode) : 피부가 직접 접촉하지 않고 그 사이에 전해질이 채워진 전극으로 동 잡음을 줄이기 위해 개발
2. 의료용 내부 전극(Internal electrode) : 신체 내의 특정 부위의 전위를 측정하거나 특정 부위에 전기적 자극을 가하기 위해 인체에 삽입되는 전극
   ① 바늘형 전극(concentric needle electrode) : 바늘형의 전극으로 경피적인 측정에 사용 – 근전도 측정. 바늘 끝부분만의 전위를 측정하기 위해 대부분의 바늘 전극은 끝부분을 제외한 나머지 부분은 절연
   ② 이식형 전극(Indwelling electrodes) : 인공장기의 일부분으로 또는 내부 장기의 측정, 자극의 목적으로 외과적 수술을 통해 인체 내에 삽입되는 전극, 장기간 측정의 용도로 사용. 전기신호가 외부로 전달되는 방식, 심박동기 – 무선전달 방식
   ③ 미세 전극(microelectrode) : 끝을 매우 가늘게 만들어서 단일 세포 수준에서의 전위 측정
      ㉠ 금속 마이크로전극(Metal Microelectrode) : 금속이 직접 측정 대상에 접촉하는 방식
      ㉡ 마이크로피펫 전극(Micropipet Electrode) : 비접촉으로 유리 피펫 속의 전해질을 통해 전기적으로 연결되는 방식
         • 특성 : 전도부분이 매우 작아서 다른 전극에 비해 높은 임피던스를 가지는 마이크로 전극을 이용한 측정에서는 신호왜곡과 잡음을 고려
         • 용도 : 침습적 사용에는 부적합하여 세포수준의 생리학적 측정에 사용
   ④ 가요성 전극(Flexible Electrode) : 인체 곡면에 접촉성을 높이고 움직임의 영향을 줄이기 위해 휘어지기 쉽도록 얇은 판 또는 막 형태로 제작된 전극

12 해부학적 방향에 대한 용어 설명에 해당하는 방향은 무엇인가?

> **보기**
> 정중면(median plane)에 평행되는 모든 면으로서 신체를 좌우로 나누는 면을 말한다.

㉮ 관상면(coronal plane)　　　　㉯ 시상면(sagittal plane)
㉰ 이마면(frontal plane)　　　　㉱ 가로면(transverse plane)

Sol 해부학적 자세는 양쪽 발을 일직선이 되게 똑바로 서서 눈은 앞의 수평선을 바라보며, 양팔을 손바닥을 펴서 앞(정면)으로 향하게 하고 자연스럽게 늘어뜨리고 있는 사람의 자세이다.

	시상면 (Sagittal Plane)	인체를 수직으로 나누어 좌우부분
	정중시상면 (Midsagittal Plane)	인체를 좌우로 똑같이 나누는 평면
	횡단면 (Transverse plane)	인체를 수평으로 나누어 상하부분
	전두면 (Frontal Plane)	인체를 수직으로 나누어 앞뒤부분

13 생체신호를 측정할 때 주의해야 할 사항이 아닌 것은?

㉮ 정확한 계측 조작방법을 습득해야 한다.
㉯ 생체신호를 측정할 때 잡음을 무시한다.
㉰ 인체에 접촉되는 센서는 무독성을 사용한다.
㉱ 측정 시 온도, 습도 등 계측에 적절한 환경을 유지한다.

★ Sol **생체계측의 특수성**
① 측정 대상이 인간이므로 안전성을 충분히 고려
② 개체차가 상당히 크고, 장치의 설계나 데이터의 해석에 다양성 요구
③ 데이터의 시간적 변화분이나 다른 상태량과의 상대적 균형에 주목하는 것이 중요
④ 측정량의 배후(서로를 제어하는 피드백 기구)에 있는 시스템을 고려한 계측법과 설계
⑤ 하나의 변수를 측정할 때 그 변수에 대한 변수를 분석적으로 해석
⑥ 인체에 침해를 주지 않는 측정
⑦ 잡음 등에 대한 저감 대책이 필요(생체신호는 미소하고 저주파인 것이 많음)
⑧ 측정상태로 인한 생리 상태를 크게 변화시킬 수 있다.
⑨ 반복되지 않는 현상을 검출하기 때문에 즉시성이 중요
⑩ 계측기의 취급이 용이해야 한다.

14 심전도의 파형에 나타나지 않는 파는?

㉮ P파　　㉯ Q파　　㉰ R파　　㉱ W파

★ Sol 심전도(electrocardiogram, ECG)는 심방과 심실의 탈분극과 재분극에 의해 발생된 전류의 크기와 방향의 변화를 그래프로 나타낸 것

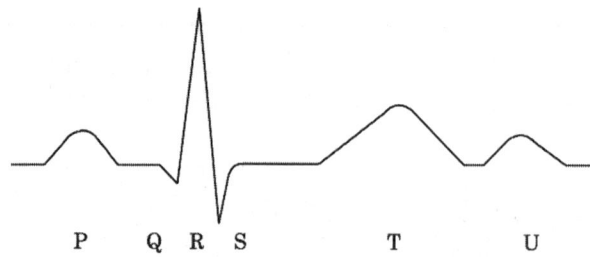

① P파 : 심방 세포의 22)탈분극(atrial depolarization)
② QRS파 : 심실의 탈분극(ventricular depolarization)
③ T파 : 심실의 23)재분극(ventricular repolarization)
④ U파 : 심실의 재분극 연장선상(점차 안정전위로 회복되는 시기)

15 동맥에서 발생하는 맥파의 종류가 아닌 것은?

㉮ 혈류맥파　　　㉯ 직경맥파　　　㉰ 압맥파　　　㉱ 심음파

Sol ① 심장은 수축하면서 혈액을 전신으로 뿜어내고, 이완하면서 혈액을 다시 심장에 채운다. 이 과정에서 혈관이 받는 압력을 혈압이라고 하고, 혈압은 다시 수축기 혈압과 이완기 혈압으로 나눈다.
② 맥압은 수축기 혈압에서 이완기 혈압을 뺀 값을 말한다.
③ 혈압은 심장에서 내뿜어진 혈액이 혈관 속을 흐를 때 혈관의 벽에 가해지는 압력을 말한다.
④ 혈압은 우리 몸이 필요로 하는 산소와 영양분을 우리 몸의 각 부분에 공급할 수 있도록 혈액을 순환시키는 역할을 하므로 혈액이 순환되지 못하면 신체는 기능을 할 수 없다. 심장은 수축하여 혈액을 동맥 내로 펌프질하거나, 이완하여 전신을 순환하고 돌아오는 혈액을 받아들이는 두 단계의 운동을 하며 심장이 수축할 때 동맥의 측벽이 받는 압력을 최고혈압(수축기 혈압), 심장이 이완될 때 동맥의 측벽이 받는 압력을 최저혈압(이완기 혈압)이라고 하고 "최고혈압/최저혈압"으로 표시한다.
㉠ 혈류맥파 : 동맥부위에서 심장의 박동에 의해 분출된 혈액의 흐름을 파형화한 것
㉡ 직경맥파 : 심장의 박동에 의해 변화되는 일정 부위에서의 혈관직경 변화를 파형화한 것
㉢ 압맥파 : 대동맥에서 혈액의 방출에 의해 발생되어 동맥벽을 따라서 인체에 전달되는 혈관 압력을 파형화한 것

16 심장의 박동에 따른 혈액 이동 경로를 순서대로 나열한 것은?

---

22) 탈분극(depolarization) : 동물의 세포가운데 신경세포나 근육세포는 미세한 자극에 대해서도 쉽게 흥분하는데, 흥분이 없는 상태에서 이들 세포막을 보면 전기적으로 그 표면은 +, 세포 내는 -로 분극되어 있다. 이때 세포막 안팎 사이의 전위차를 막전위라 하며 흥분이 없는 막전위를 휴지막 전위라 한다.
23) 재분극(repolarization) : 자극에 의하여 휴지 전위가 어느 정도 감소하면 휴지전위는 갑자기 자동감소를 시작하며 나아가 세포 내가 +로 분극되는 극성역전이 다시 본래대로 돌아가 막전위가 휴지전위로 회복되는 것을 말한다.
　　탈분극 - 극성역전 - 재분극의 모든 과정을 활동전위라 한다.

㉮ 신체 각 기관→대정맥→우심방→우심실→허파동맥→허파→허파정맥→좌심방→좌심실→대동맥

㉯ 신체 각 기관→대정맥→우심실→우심방→허파동맥→허파→허파정맥→좌심실→좌심방→대동맥

㉰ 신체 각 기관→대정맥→좌심방→좌심실→허파동맥→허파→허파정맥→우심방→우심실→대동맥

㉱ 신체 각 기관→대정맥→좌심실→좌심방→허파동맥→허파→허파정맥→우심실→우심방→대동맥

🌠 심장의 박동에 따른 혈액 이동 경로

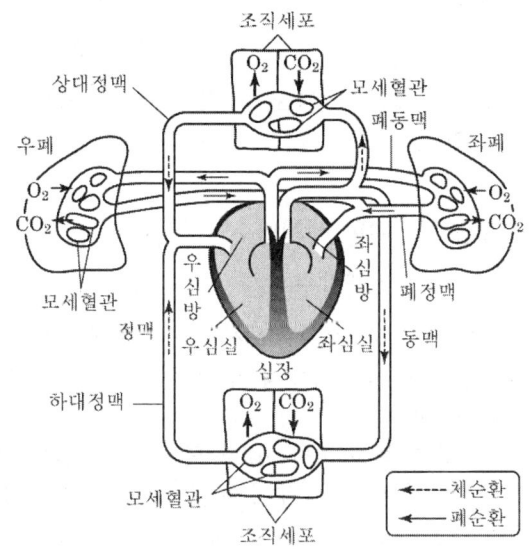

① 폐순환 : 2개의 폐정맥을 통하여 좌심방으로 내보는 것(우심방→우심실→폐동맥→좌심방)

② 체순환 : 좌심실의 펌프작용으로 이루어짐(좌심방→좌심실→대동맥계→전신동맥계)

17 뇌 신경세포의 전기적 활동에 의해 발생하는 전기적 신호를 측정 기록한 것을 무엇이라 하는가?

㉮ 안전도(EOG) ㉯ 심전도(ECG)
㉰ 뇌전도(EEG) ㉱ 근전도(EMG)

🌠 ① 신경전도(ENG, elctroneurogram) : 말초신경 부근에 전극을 설치하여 자극 후 생체전위 측정, 신경전도 속도 및 지연시간 등을 계측

② 근전도(EMG, electromyogram) : 근육(motor unit) 근처에 전극을 설치하여 수축작용

측정
③ 심전도(ECG, electrocardiogram) : 신체표면에 전극을 설치하여 심장의 전기활동 측정
④ 뇌전도(EEG, electroencephalogram) : 머리 주변에 표면전극을 설치하여 뇌의 전기활동 측정
⑤ 망막전도(ERG, electroretinogram) : 망막의 내측면이나 각막에 전극을 설치하여 시각반응현상을 측정
⑥ 안구전도(EOG, Electro-oculogram) : 눈 주변에 표면전극을 설치하여 눈동자의 운동상태를 측정

18 가슴부위의 골격에 해당하지 않는 것은?

㉮ 빗장뼈, 어깨뼈　　　　　　　　㉯ 갈비뼈, 칼돌기
㉰ 갈비뼈, 척추　　　　　　　　　㉱ 마루뼈, 관자뼈

Sol 가슴부위의 골격은 가슴의 외벽을 형성하는 뼈대로 복장뼈, 척추뼈, 그리고 12쌍의 갈비뼈 등으로 이루어진다.

19 호흡기기의 기능평가를 위한 생체변수인 것은?

㉮ 혈압　　　㉯ 맥박수　　　㉰ 생체전위　　　㉱ 폐용적

Sol 폐기능을 종합적으로 평가하기 위해서는 폐의 기계적 작용, 확산능(diffusing capacity), 혈액가스분석, 폐순환 및 혈역학, 환기-관류 분포, 션트 그리고 폐량 등을 종합하여 다각적으로 분석하여야 한다.

① 피검사가 평상 호흡(tidal breathing)을 하다가 최대로 숨을 들이마신 다음 가능한 한 끝까지 천천히 내쉬고 다시 평상 호흡으로 돌아오는 과정에서 폐용적을 구할 수 있다.
② 폐용적은 평상 호흡기량(Tidal Volume, TV), 흡기 예비기량(Inspiratory Reserve Volume, IRV), 호기 예비기량(Expiratory Reserve Volume, ERV), 잔기량(Residual Volume, RV)의 네 가지 단위용적과 이들의 조합으로 이루어진 흡기용량(Inspiratory Capacity, IC), 폐활량(Vital Capacity, VC), 기능적 잔기용량(Functional Residual Capacity, FRC) 및 총 폐용량(Total Lung Capacity, TLC)으로 분류한다.

㉠ 1회 호흡량(Tidal Volume) : 숨을 들이마시거나 내쉴 때 폐에 드나드는 공기량(500 ml)
㉡ 예비흡기량(Inspiratory reserve Volume) : 안정 상태에서 1회 호흡량을 흡입한 후 억지로 더 흡입할 수 있는 공기의 용적(3,000ml)
㉢ 예비호기량(Expiratory reserve Volume) : 안정 상태에서 호기 후 억지로 더 배출시킬 수 있는 공기의 용적(1,100ml)
㉣ 잔기량(Residual Volume) : 최대 호기량을 다 배출한 후 폐에 남아 있는 공기의 양 (1,200ml)
㉤ 폐활량(Vital Capacity) : 1회 호흡량+예비호기량+예비흡기량(ml)

20 인체의 감각 기관 중에서 눈에 나타나는 증상 용어를 설명한 것으로 옳지 않은 것은?

㉮ 근시 : 상이 망막 앞에 맺어지는 현상으로 오목렌즈로 교정한다.
㉯ 원시 : 상이 망막 뒤에 맺어지는 현상으로 볼록렌즈로 교정하며 노안이라고도 한다.
㉰ 난시 : 각막이나 수정체의 굴절면이 고르지 않아 망막에 정확히 상이 맺혀지지 않는 현상
㉱ 약시 : 두 눈으로 본 단일 물체가 두 개로 보이는 것으로 안근마비 때에 나타나는 현상

Sol 안과적 검사 상 특별한 이상을 발견할 수 없는데 교정시력(안경이나 콘택트렌즈 등으로 교정한 시력)이 잘 나오지 않는 상태로, 시력표에서 양쪽 눈의 시력이 두 줄 이상 차이가 있을 때 시력이 낮은 쪽을 약시라고 한다.

21 다음 회로에서 $R_1=10[\Omega]$, $R_2=30[\Omega]$, $V=10[V]$일 때 R_1에 흐르는 전류는?

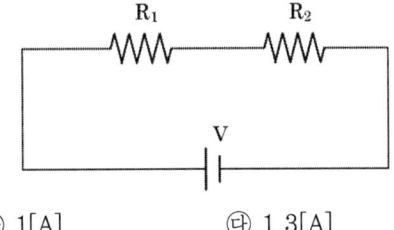

㉮ 0.25[A]   ㉯ 1[A]   ㉰ 1.3[A]   ㉱ 2.0[A]

Sol 전체저항(R_t)
$R_t = R_1 + R_2 = 10 + 30 = 40[\Omega]$
$I = \dfrac{V}{R} = \dfrac{10}{40} = 0.25[A]$

22 물체에 힘을 가해 이동할 때 공급하는 에너지를 무엇이라고 하는가?

㉮ 일(work)   ㉯ 속도(velocity)
㉰ 토크(torque)   ㉱ 속력(speed)

Sol ① 토크(torque) : 어떤 힘이 가해지는 물체를 회전시키는 정도
② 속도(velocity) : 물체의 속력과 방향을 함께 나타내는 양
③ 속력(speed) : 물체가 얼마나 빨리 움직이는가를 나타내는 양
④ 일(work) : 물체에 힘이 작용하여 움직일 때, 힘과 변위의 곱으로 주어지는 물리량

23 논리식 중 성립되지 않는 것은?

㉮ $A + \overline{A} = A$ ㉯ $A \cdot A = A$

㉰ A · $\overline{A}$ = 0　　　　　　　　　㉱ 0 · $\overline{A}$ = 0

Sol A + $\overline{A}$ = 1이 된다.

24 심음을 측정하는 변환기는?

㉮ 전자유량계　　　　　　　　　㉯ 차압식 유량계
㉰ 서미스터　　　　　　　　　　㉱ 마이크로폰

Sol 심음은 가청주파수 영역의 진동으로서 청진기를 이용하면 음으로 들을 수 있으며, 최근에 개발된 마이크로폰 등을 사용하여 신호처리나 객관적인 표시 등도 가능하다.
① 심음은 신장 내의 급격한 압력의 변환에 의해 판막이 개폐될 때에 발생하는 지속시간이 짧은 음(협의의 심음)과 혈류에 의해 발생하는 지속성을 가진 음(심 잡음)을 포함한다.
② 심음 검출에는 심음 마이크로폰이 사용되는데, 이는 심장의 소리를 전기신호로 변환해주는 장치이다.

25 P형과 N형 반도체의 접합으로 만들어진 소자의 주된 역할은?

㉮ 증폭작용　　　　　　　　　　㉯ 발진작용
㉰ 정류작용　　　　　　　　　　㉱ 스위치작용

Sol 다이오드(Diode)의 용도는 정류, 검파, 발진, 증폭, 전압안정 등에 사용하며, PN 접합 다이오드는 정류작용에 사용된다.

26 나사의 종류 중 한쪽 방향으로 강하고 센 힘을 전달하는 나사는?

㉮ 둥근나사　　　　　　　　　　㉯ 사각나사
㉰ 톱니나사　　　　　　　　　　㉱ 사다리꼴나사

Sol 나사(screw)의 종류(나사산의 모양에 따라)
① 3각나사 : 3각나사의 효율은 4각나사보다 작기 때문에 3각나사는 체결용으로 사용된다.
　㉠ 미터나사 : 호칭치수는 바깥지름을 [mm]로 표시하며 나사산의 각도는 60°이고 피치는 [mm]로 표시한다.
　㉡ 유니파이나사 : 미국, 영국, 캐나다의 3국의 협정에 의해 정한 규격으로 나사산의 각이 60°이며 국제표준화기구(ISO)에서 채택되고 있고 25.4[mm](1인치)당 나사산의 수로 표시한다.
　㉢ 관용나사 : 가스관을 잇는 나사로 나사산 각은 55°로 테이퍼된 형태로 주로 사용된다.
② 4각나사 : 큰 축 하중을 받고 운동하는 경우에 사용되며 효율은 좋으나 고가이다.
③ 사다리꼴나사 : 4각 및 사다리꼴나사는 동력전달용으로 사용된다. 사다리꼴나사는 나사산의 강도가 크며 나사산 각이 30°인 경우 피치를 [mm]로 표시하고 29°인 경우 25.4[mm]당 산수로 표시한다.

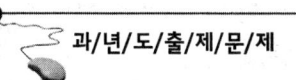

④ 톱니나사 : 추력이 한쪽 방향으로 크게 작용하는 곳에 적합하고 힘을 받지 않은 나사산의 면은 30°의 각도로 경사지고 힘을 받는 면은 축에 거의 직각이다.
  ㉠ 톱니 모양의 나사로서 힘을 한 방향으로만 받는 부품에 이용되는 나사이다.
  ㉡ 힘을 받는 쪽에는 사각나사를, 반대쪽에는 삼각나사를 깎아서 양 나사의 장점을 구비한 것
  ㉢ 한 방향으로 큰 힘을 전달하는 이송 나사로 널리 이용된다.
     예) 바이스, 압착기 등

27 전하가 가지고 있는 전기의 양을 무엇이라 하는가?
  ㉮ 전위량   ㉯ 전류량   ㉰ 전압량   ㉱ 전하량

  Sol ① 전압 : 회로 내에 전류가 흐르기 위해서 필요한 전기적인 압력
       ② 기전력 : 전류를 연속해서 흘리기 위해 전압을 연속적으로 만들어 주는 힘
       ③ 전위 : 전기통로의 임의의 점에서 전압의 값
       ④ 전위차 : 전기통로에서 임의의 두 점 간의 전위의 차

28 전기와 관련된 용어와 단위의 연결이 옳지 않은 것은?
  ㉮ 전하-[C]   ㉯ 전류-[A]   ㉰ 전압-[V]   ㉱ 저항-[W]

  Sol ① 전압은 회로 내에 전류가 흐르기 위해서 필요한 전기적인 압력으로 단위는 [V]이다.
       ② 전류는 1[sec] 동안에 도체의 단면을 이동하는 전하(전기량)로 나타내며, 단위는 [A]이다.
       ③ 저항은 전류의 흐름을 방해하는 전기적 양으로 전압과 전류의 비로서, 단위는 [Ω]이다.
       ④ 전하는 물체가 띠고 있는 정전기의 양으로서, 단위는 [C]이다.

29 기계의 구성 요소 중에서 조립하려면 결합(체결)요소가 사용된다. 결합요소인 것은?
  ㉮ 베벨 기어   ㉯ 피니언   ㉰ 3각나사   ㉱ 베어링

  Sol 결합용 기계요소
       ① 나사(screw) : 연속적인 나선형 홈을 가지며 보통 둥근 원통 모양으로 기계제작에 쓰이는 부품으로 물체를 고정하거나 힘과 운동을 바꾸어줄 때 사용한다.
          나사의 종류 : 삼각나사, 사각나사, 사다리꼴나사, 톱니나사, 둥근나사
       ② 핀 : 큰 힘이 걸리지 않는 부품을 결합하거나 고정
          종류 : 평행 핀, 테이퍼 핀, 분할 핀
       ③ 키(key) : 기어, 벨트 풀리, 핸들 등을 축에 고정시켜 회전을 전달하거나 회전을 전달하면서 축 방향으로 이동할 때 사용한다.

30 A, B 두 개의 입력 중 어느 하나라도 "1"일 경우에 출력이 "1"이 되는 논리 게이트는?

㉮ AND ㉯ OR ㉰ NAND ㉱ NOR

🔑 기본 논리 게이트의 종류

① AND 게이트 : 기본 동작원리는 모든 입력이 1일 때 출력은 1이 된다.

논리식 $F = A \cdot B$

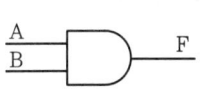

AND 게이트의 기호

A	B	F
0	0	0
0	1	0
1	0	0
1	1	1

AND 게이트의 진리치표

② OR 게이트 : 기본 동작원리는 모든 입력 중 하나만 1이어도 출력은 1이 된다.

논리식 $F = A + B$

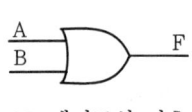

OR 게이트의 기호

A	B	F
0	0	0
0	1	1
1	0	1
1	1	1

OR 게이트의 진리치표

③ NAND 게이트 : AND 게이트의 부정형으로 입력이 모두 1인 경우에만 출력은 0이 된다.

논리식 $F = \overline{A \cdot B}$

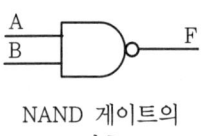

NAND 게이트의 기호

A	B	F
0	0	1
0	1	1
1	0	1
1	1	0

NAND 게이트의 진리치표

④ NOR 게이트 : OR 게이트의 부정형으로 입력이 모두 0인 경우 출력이 1이 된다.

논리식 $F = \overline{A + B}$

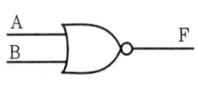

NOR 게이트의 기호

A	B	F
0	0	1
0	1	0
1	0	0
1	1	0

NOR 게이트의 진리치표

31 일반적인 디지털 멀티미터(Digital multimeter)로 측정할 수 없는 것은?

㉮ 저항의 크기 ㉯ 직류전압
㉰ 파형 ㉱ 교류전압

💡 Sol 디지털 멀티미터(Digital Multimeter)는 디지털 방식의 전자계측기로 저항, 전압, 전류와 같은 여러 가지를 측정할 수 있고, 오실로스코프는 파형의 모양, 전압의 크기, 주파수와 변조도, 위상, 일그러짐 등을 측정할 수 있다.

32 오실로스코프로 측정이 불가능한 것은?

㉮ 전압 ㉯ 위상 ㉰ 주파수 ㉱ 저항값

💡 Sol 오실로스코프(oscilloscope) : 반복되는 전기적인 현상이나 파형 등을 브라운관으로 직시할 수 있도록 한 장치로서, 저주파로부터 수백[MHz]까지의 전자 현상의 관측이나 전기적 양의 측정, 통신기기의 조정, 주파수의 비교, 변조도의 측정 등에 사용된다.

33 체온의 측정에 사용하는 서미스터의 특성에 대한 설명 중 옳은 것은?

㉮ 온도의 변화에 따라 기전력이 발생한다.
㉯ 온도의 변화에 따라 저항이 변화한다.
㉰ 온도에 비례하는 빛을 방출한다.
㉱ 온도에 비례하는 전류를 발생한다.

⭐ Sol 서미스터(thermistor, thermally sensitive resister) : 온도 변화에 따라 저항 값이 변하도록 설계한 열 저항이며, 니켈(Ni), 코발트(Co), 망간(Mn), 구리(Cu), 티탄 등의 산화물을 적당한 저항률과 온도계수를 가지도록 2~3종류 혼합하여 소결 반도체로서, 온도측정, 온도제어, 온도보상장치 등에 이용된다.
  (1) 서미스터(thermistor)의 종류
    ① 정온도계수(PTC : positive temperature coefficient)형 : 온도가 증가함에 따라 저항이 증가한다.
    ② 부온도계수(NTC : negative temperature coefficient)형 : 온도가 증가함에 따라 저항은 감소한다.
  (2) 서미스터(thermistor)의 특징
    ① 매우 소형으로 만들 수 있어 생체 내의 온도나 국부의 온도 측정이 가능하다.
    ② 응답속도가 빠르고 감도가 높다.
    ③ 저항이 아주 높아서 유도 전극선의 저항을 무시할 수 있다.
    ④ 장시간 체온을 측정할 때 적합한 센서이다.

34 전압계의 허용오차에서 0.5급의 경우는 허용 오차율을 몇 [%]로 나타내는가?

㉮ ±0.5　　㉯ ±1.0　　㉰ ±1.2　　㉱ ±1.5

Sol

계기의 계급	허용오차
0.2급	±0.2[%]
0.5급	±0.5[%]
1.0급	±1.0[%]
1.5급	±1.5[%]
2.5급	±2.5[%]

35 다음 연산증폭기에서 전압이득(A_V)은?

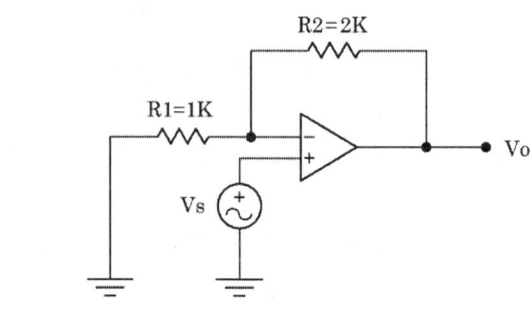

㉮ 2　　㉯ 3　　㉰ 4　　㉱ 5

Sol $A_V = \dfrac{V_o}{V_i} = \left(1 + \dfrac{R_2}{R_1}\right) = \left(1 + \dfrac{2}{1}\right) = 3$

36 단위에 사용하는 배수의 연결이 옳지 않은 것은?

㉮ T(테라)－10^9　　㉯ k(킬로)－10^3
㉰ m(밀리)－10^{-3}　　㉱ n(나노)－10^{-9}

Sol 미터법 표기에서 일반적으로 사용되는 접두기호

테라(T)	tera	10^{12}
기가(G)	giga	10^9
메가(M)	mega	10^6
킬로(k)	kilo	10^3
밀리(m)	milli	10^{-3}
마이크로(μ)	micro	10^{-6}
나노(n)	nano	10^{-9}
피코(p)	pico	10^{-12}

37 2개의 입력이 서로 다를 때만 출력이 "1"이 되는 게이트는?

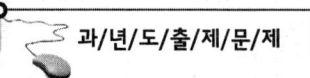

㉮ AND ㉯ OR ㉰ NOT ㉱ EX-OR

Sol EX-OR 게이트(exclusive OR gate, 배타적 논리합 회로)

두 입력이 서로 다른 때만 출력이 1이 된다. 회로(반일치 회로)

논리식 $F = A \oplus B = A\overline{B} + \overline{A}B$

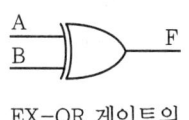

EX-OR 게이트의 기호

A	B	F
0	0	0
0	1	1
1	0	1
1	1	0

EX-OR 게이트의 진리치표

38 어떤 도체의 단면을 30분 동안에 5400[C]의 전기량이 이동했다고 하면 전류의 크기는 얼마인가?

㉮ 1[A] ㉯ 3[A] ㉰ 5[A] ㉱ 7[A]

Sol $I = \dfrac{Q}{t} = \dfrac{5400}{30 \times 60} = \dfrac{5400}{1800} = 3[A]$

39 전력 다이오드는 교류입력 신호를 평균값 또는 직류값으로 변화시키는 정류과정에서 사용되는 소자이다. 이런 용도로 사용되는 다이오드의 명칭으로 가장 적절한 것은?

㉮ 정류 다이오드 ㉯ 반도체 다이오드
㉰ 실리콘 다이오드 ㉱ 게르마늄 다이오드

Sol 실리콘 또는 게르마늄의 단결정 속에서 PN형을 접합하여 P형 쪽에 에노드, N형 쪽에 캐소드의 두 단자로 구성되는 것이 다이오드이고, 순방향 접속에서는 전류가 흐르고 역방향 접속에서는 전류가 흐르지 않는 특성을 이용하여 교류입력 신호를 평균값 또는 직류값으로 변화시키는 정류과정에서 사용되는 소자를 정류 다이오드(rectification diode)라 한다.

40 정류형 계기는 어느 값을 지시하는가?

㉮ 평균값 ㉯ 실효값 ㉰ 파형률 ㉱ 파고율

Sol 정류형 계기는 실효값으로 지시하며, 실효값은 교류의 크기를 교류와 동일한 일을 하는 크기로 바꾸어 나타낸 값이다.
① 평균값 : 교류 순시값의 1주기 동안의 평균을 취하여 교류의 크기를 나타낸 값
② 순시값 : 교류의 시간에 따라 순간마다 파의 크기가 변하고 있으므로 전류파형 또는 전압파형에서 어떤 임의의 순간에서 전류 또는 전압의 크기
③ 최대값 : 교류파형의 순시값 중에서 가장 큰 순시값

④ 실효값 : 교류의 크기를 교류와 동일한 일을 하는 직류의 크기로 바꿔 나타낸 값

41 정부 또는 정부가 위임·위탁한 기관에서 당해 품목이 적합하게 제조·판매되고 있음을 증명하는 서류를 무엇이라고 하는가?

㉮ 의료기기 품질경영시스템 인증서   ㉯ 의료기기 품목허가서
㉰ 제조판매증명서   ㉱ 기술문서

Sol 「의료기기법」 제2조(정의)
② 이 법에서 "기술문서"란 의료기기의 성능과 안전성 등 품질에 관한 자료로서 해당 품목의 원자재, 구조, 사용목적, 사용방법, 작용원리, 사용 시 주의사항, 시험규격 등이 포함된 문서를 말한다.
「의료기기법시행규칙」
제조판매증명서 : 정부 또는 정부가 위임·위탁한 기관에서 당해 품목이 적합하게 제조·판매되고 있음을 증명하는 서류

42 MRI 영상장치에서 수소원자핵의 종축 자기화에서 횡축 자기화로 변화시키는 역할을 하는 것은?

㉮ 90° RF 펄스   ㉯ gradient 코일
㉰ 초전도자석   ㉱ shim 코일

Sol **MRI(Magnetic Resonance Imaging : 자기공명영상장치)의 원리**
1. 주 자석 : 정자계를 만듦
   ① 영구자석 : 자계 영구적, 유지비가 저렴. 누설자계가 작아 공간이 작다. 세기가 0.35[T] 이하. 자석의 시간적 안정도가 떨어진다.
   ② 상온전자석
   ③ 초전도전자석(가장 많이 쓰임) : 자계(0.5~3.0T), 공간균일도가 좋으며 자계의 시간적 안전성이 뛰어나 가장 많이 이용됨. 초전도 현상을 유지. 전자석을 극저온 냉각해야 하는 데 액체 헬륨을 이용
2. 심 코일(Shimming Coil)
   ① 양질의 영상, 매우 좋은 자계의 균일도가 요구됨
   ② 초전도자석은 솔레노이드 코일, 자계의 균일도가 매우 양호
   ③ 자계의 균일도를 더 높이기 위하여 추가적으로 쓰이는 코일
3. 고주파 코일 : 자기공명영상에서 원자핵 스핀을 여기하고, 여기된 스핀이 평형상태로 회귀하면서 발생하는 자유유도감쇠(FID : Free Induction Decay) 신호를 감지하는 장치. 따라서 고주파 코일의 자기공명영상의 신호 대 잡음비를 좌우. 잡음이 적은 영상을 얻기 위해서는 고감도 고주파 코일이 필수
4. 경사자계코일 : 경사자계코일에 펄스를 인가해주는 장치. 함축자료로 경사자계 강도가

쓰이며, 일반적 강도는 30~60[mT/m]이다.
5. 스펙트로미터(Spectrometer) : 파형합성을 수신한 MRI 신호를 처리하여 영상을 구성하는 주제어장치이다.

43 마취기 시스템의 구성 요소가 아닌 것은?

㉮ 증발기 ㉯ 통풍기
㉰ 청소기 시스템 ㉱ 응축기

Sol 마취기 시스템의 구성 요소는 마취기계, 기화기, 마취기, 순환부, 통풍기, 청소기 시스템으로 구성된다.

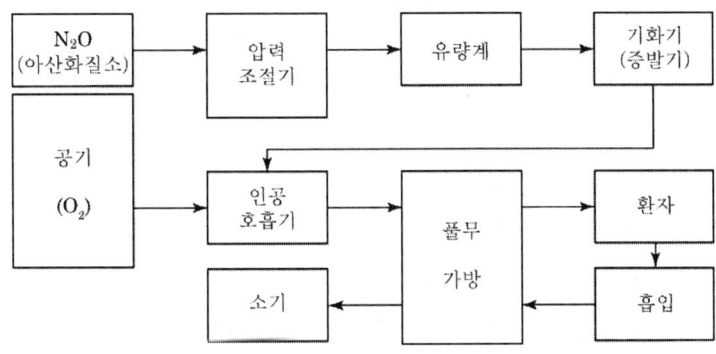

마취기의 블록도

① 기화기(Vaporizer : 증발기) : 액체로 된 휘발성 흡입 마취제를 가스 상태로 기화(증발)시켜주는 장치로서 증발된 마취 가스는 일정한 농도로 산소(O_2)와 아산화질소(N_2O)와 함께 환자의 폐 내로 주입된다.

② 유량계(Flowmeter) : 환자에게 주입하는 산소(O_2)와 아산화질소(N_2O)의 분당 공급량을 측정하거나 조절하고 표시하는 장치로 산소(O_2)는 녹색, 아산화질소(N_2O)는 청색으로 표시하도록 규정되어 있다.

③ 호흡 낭(rebreathing bag) : 환자에게 인위적으로 양압환기(positive pressure ventilation)를 하기 위해 사용하는 특수 고무 백으로서 수술이 진행되는 동안에는 대부분의 환자들이 자발호흡을 할 수 없기 때문에 마취과 의사가 마취기에 연결된 호흡 백을 손으로 압박(manual bagging)하여 산소(O_2)와 마취가스를 폐 내로 주입하고, 장시간의 수술일 경우에는 손 대신에 인공호흡기(ventilator)를 사용하기도 한다. 호흡 낭의 크기는 환자의 일회 호흡량(tidal volume)의 6~10배 정도가 적당하다.

④ 이산화탄소 흡수장치(carbon dioxide absorber) : 환자의 폐로부터 마취가스와 함께 배출되는 탄산가스를 제거하는 장치로 현재 전신마취의 대부분은 마취가스가 환자의 폐로 주입된 다음에 다시 체외로 배출되는데 이때 마취가스(산소 포함) 중에서 탄산가스만 제거한 후에 다시 환자에게 주입하는 반 폐쇄 순환(semi-closed circuit)의 마취방식을 채택하고 있으며, 이 탄산가스 흡수장치에는 특수한 탄산가스흡착제(소다라임 : soda-lime)가 들어 있다. 마취환자의 폐로부터 배출되는 마취가스(산소 포함) 중에서 탄산가스만 흡수하는 작용을 가지고 있으며 12~19[%]의 수분을 함유한 sodium hydroxide 또는 potassium hydroxide와 calcium hydroxide의 혼합물로 만들어져 있으며, 소다라임 한 과립의 크기는 보통 2.5[mm] 정도이다. 이산화탄소 흡수장치(carbon dioxide absorber)의 크기는 환자의 일회 호흡량의 2배 이상이면 충분하다.

⑤ 마취기 환기기(anesthesia machine ventilator) : 전신마취 시 근이완제의 사용으로 환자의 자발호흡이 없어지면 호흡 백을 사용하여 용수환기를 실시하거나 마취기 환기기를 사용하여 조절환기를 실시한다. 마취기에 부착된 환기기는 전기적 힘으로 작동되며, 호흡 백과 같이 풀무(bellow)의 압축에 의해 가스를 환자에게 강제적으로 흡입시킬 수 있다.

⑥ 마취가스 제거 시스템(scavenging system) : 마취가스를 실외로 배출하는 시스템으로 환자와 시술 담당자의 건강을 위해 필수적인 부속 장치이다.

44 진단용 방사선 발생장치가 아닌 것은?

㉮ 유방촬영용 장치
㉯ 진단용 초음파 장치
㉰ 진단용 엑스선 발생기
㉱ 치과진단용 엑스선 발생장치

Sol 「진단용 방사선 발생장치의 안전관리에 관한 규칙」

1. "진단용 방사선 발생장치"란 방사선을 이용하여 질병을 진단하는 데에 사용하는 기기(器機)로서 다음 각 목의 어느 하나에 해당하는 장치를 말한다.
   가. 진단용 엑스선 장치
   나. 진단용 엑스선 발생기
   다. 치과진단용 엑스선 발생장치
   라. 전산화 단층 촬영장치(양전자 방출 전산화 단층촬영장치를 포함한다)
   마. 유방촬영용 장치 등 방사선을 발생시켜 질병의 진단에 사용하는 기기

45 전류의 세기에 따른 인체의 생리적 반응으로 옳지 않은 것은?

㉮ 1[mA]-이탈할 수 없는 전류
㉯ 50[mA] 이상-근육수축, 호흡마비, 심장억제, 통증
㉰ 100~300[mA]-심실세동
㉱ 6[A] 이상-호흡정지, 3도 화상

Sol 매크로 쇼크(Macro shock)와 마이크로 쇼크(Micro shock)

① 매크로 쇼크(Macro shock) : 높은 전기적 에너지의 충격으로 인한 위험

1[mA]	찌르르 느낀다.(최소감지전류)
5[mA]	손발이 강하게 느끼지만 참을 수 있는 최대전류
10~20[mA]	자력으로 이탈할 수 있는 한계(이탈한계전류)
50[mA]	통증, 기절, 심장, 호흡기계의 흥분
100[mA]~3[A]	심장세동의 발생
6[A] 이상	대전류에 의한 화상

② 마이크로 쇼크(Micro shock) : 인체신경망은 전기적 신호를 통해 동작. 수[μV] 단위, 즉 인체에 작은 전기적 신호를 인가하면 인체는 오작동(심장의 경우 대단히 위험)

46 전기수술기에 대한 설명으로 옳지 않은 것은?

㉮ 전기에너지를 사용하여 수술 시 출혈량을 줄여서 혈액의 손실을 줄이는 장비이다.
㉯ 수술 시 시야를 확보할 수 있고 흉터도 심하게 남지 않는다.
㉰ 저주파의 전류를 통과하면 고통도 없고 근육수축도 일어나지 않는다.
㉱ 전기수술기의 작용은 절개, 응고, 지혈 등 크게 세 가지이다.

Sol ① 고주파를 이용한 전기수술기는 스파크를 발생시켜 국부적으로 가열시켜 조직 절개 및 빠른 응고로 환자를 시술하는 장치로 수술을 시행하는 경우 인체 조직의 일부를 절개하고, 수술 시 출혈을 줄이기 위하여 사용되는 필수적인 장비로서 전기수술기의 구성은 본체, 전극, 대극판이라 부르는 3가지 요소로 구성되고,

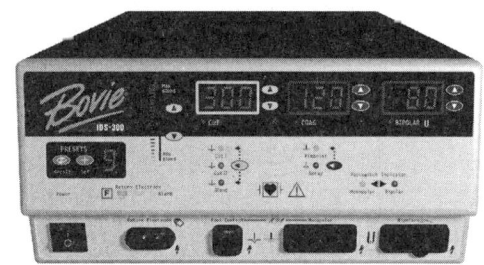

Bovie IDS-300 전기수술기

작동원리는 본체에서 고주파 전류가 발생, 생체에 접촉되는 전극 끝을 통하여 생체 내로 흘러 대극판으로 다시 흘러나와 본체로 환류된다. 이때 전극이 접촉한 부위는 전류가 흐르게 된다. 그러나 전류는 생체 내부에서는 어렵게 흐르기 때문에 열이 발생하지 않으며, 고온으로 발생한 생체 부위만 절개, 응고, 지혈 작용이 일어나게 된다.

② 대극판이 필요한 이유는 전기메스를 사용할 때는 체내에 흐르는 전류를 본체로 되돌려야 하는데 메스 끝 전극처럼 접촉면이 좁으면 그 전력 출구에서도 메스 끝 전극과 같은 현상이 나타나 접촉면이 넓은 대극판이 필요하다.

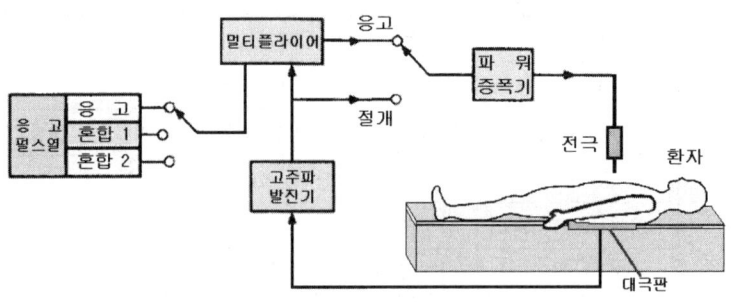

전기수술기의 원리

47 수행 목적에 따른 재활보조공학 기구의 종류로 옳지 않은 것은??

㉮ 듣기 재활보조공학기구-보청기
㉯ 이동 재활보조공학기구-확대기구
㉰ 의사전달 재활보조공학기구-인공후두
㉱ 단말기 입력 재활보조공학기구-마우스 스틱

⭐Sol 보조기기 분류

대분류	중분류	소분류
감각장애인을 위한 보조공학	시각장애용	저시력보완장치
		음성(또는 타 감각) 대체장치
	청각장애	저청력 보완장치
		촉각(또는 타 감각) 대체장치
감각장애인을 위한 보조공학	시각장애용	저시력보완장치
		음성(또는 타 감각) 대체장치
	청각장애	저청력 보완장치
		촉각(또는 타 감각) 대체장치
일상생활동작 (ADL)	생활보조용품	침구
		식사보조도구
		위생보조도구
		착탈의 보조도구
	작업보조용품	테이블/의자
		사무보조도구
		집게/다목적 보조도구

대분류	중분류	소분류
이동	이동기구	전동휠체어
		수동휠체어
		기능성 휠체어
		스쿠터
	보행보조도구	걷기보조도구
		지팡이/클러치
		보행차/실버카
		유아용 이동보조기구
	기타 이동 보조도구	경사로
		리프트
		자동차 개조
착석 및 자세	자세유지 보조도구	기립형
		욕창방지용
		재활치료용
		발교정형
	착석유지 보조도구	기성형
		맞춤형
		벨트/스트랩
컴퓨터대체접근	대체 입력장치	대체 마우스
		대체 키보드
	선택장치	스위치
		보조입력도구
보완대체의사소통(AAC)	의사소통 보조도구	음성합성장치
		녹음장치
	언어학습용 보조도구	언어학습용 보조도구
학습	소프트웨어	소프트웨어
	하드웨어	하드웨어
주택 및 직장환경 개조	개조	인테리어
	환경조정장치	홈오토메이션

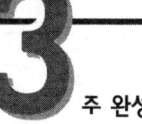

대분류	중분류	소분류
재활치료도구	물리치료	성인
		소아
	작업치료	작업치료
		감각통합
	언어치료	언어치료
	기타	보행치료
		기타
보장구	손 부위	팔
		손
	발 부위	다리
		발
		기타 신체부위

48 심박출량 측정법으로 옳지 않은 것은?

㉮ 픽(Fick)법 ㉯ X-선 희석법
㉰ 온도(열)희석법 ㉱ 색소(염료)희석법

𝒮𝑜𝑙 심박출량의 측정방법

심박출량은 단위시간(주로 분)에 심장으로부터 분출되는 혈액의 양이며 단위는. L/min이다. 개인 간의 체격의 차이에 따른 혼란을 줄이기 위하여 단위체표면적당 심박출량으로 나타내는 것이 심박출량지수(cardiac index)이며 단위는 L/min/m^{2}이다.

① Fick, S법 : 질량보존의 법칙으로부터 산출된 것으로써, 신체의 각 부위에서 심장으로 돌아온 혈액에 존재하는 산소와 폐포를 거쳐 혈액으로 운반된 산소의 양을 합친 것은 심장으로부터 뿜어져 나오는 산소의 양과 같다. 따라서 심박출량은 산소소모량을 동맥혈과 정맥혈의 산소함유량 차이로 나눈 것과 같다.

$$심박출량(Co) = 산소 \ 소비(동맥/정맥 \ 산소함량차이) = \frac{VO_2}{C_aO_2 - C_vO_2}$$

② 지시약 희석법(dye dilution) : [24]인도시아닌 초록(indocyanine green) 색소를 지시물질로 사용하여 심박출량을 측정하는 색소희석법은 열희석방법 이전에 가장 많이 쓰이던 측정법이다. 인도시아닌 초록 색소는 독성이 없고 간에 의해 빠르게 제거된다. 일정한 양, 보통 임상에서 5mg의 색소를 중심 정맥 카테터를 통해 주입한 후 동맥혈에 나타난 색소의 농도를 농도계(densitometer)를 이용하여 동핵혈 표본 분석으로 구한다. 이렇게 구해진 색소 지표 곡선(dyeindicator index) 아래 면적은 심박출량과 상관관계가 있다.

③ 온도희석법(Thermo dilution) : 저온이나 고온의 액체를 지시물질로 주입, 서미스터 등

---

24) 안토시아닌(anthocyanin) : 꽃이나 과실 등에 주로 포함되어 있는 색소로, 수소 이온 농도에 따라 빨간색, 보라색, 파란색 등을 띤다.

으로 검출한다.
④ RI 희석법 : 색소 대신 방사선 동위 원소를 지시물질로 주입한다.
⑤ 임피던스 희석법 : 혈액과 전기 저항률이 다른 액체를 주입하여 전기저항의 변화를 측정한다.
⑥ 리튬희석법(litium dilution) : 비침습적인 심박출량 측정법의 하나로 중심 정맥 카테터 혹은 말초 정맥을 통해 리튬 클로라이드를 주입한 후 말초 동맥 카테터에 연결된 감지장치로 리튬의 농도를 잼으로써 심박출량을 산출해 내는 방식이다.
⑦ 도플러를 이용한 심박출량측정 : 경식도 심초음파를 이용한 일회심박출량의 측정은 좌심실 유출로(left ventricular outflow tract)나 대동맥, 혹은 폐동맥을 통과하는 혈류량을 측정함으로써 구할 수 있다.

49 진료에 관한 기록 보존 연한으로 옳은 것은?

㉮ 환자 명부 : 5년
㉯ 진료기록부 : 5년
㉰ 처방전 : 5년
㉱ 수술기록 : 5년

Sol 「의료법 시행규칙」 제15조(진료에 관한 기록의 보존)
① 의료기관의 개설자 또는 관리자는 진료에 관한 기록을 다음 각 호에 정하는 기간 동안 보존하여야 한다.
  1. 환자 명부 : 5년
  2. 진료기록부 : 10년
  3. 처방전 : 2년
  4. 수술기록 : 10년
  5. 검사소견 기록 : 5년
  6. 방사선사진 및 그 소견서 : 5년
  7. 간호기록부 : 5년
  8. 조산기록부 : 5년
  9. 진단서 등의 부본(진단서·사망진단서 및 시체검안서 등을 따로 구분하여 보존할 것) : 3년
② 제1항의 진료에 관한 기록은 마이크로필름이나 광디스크 등(이하 이 조에서 "필름"이라 한다)에 원본대로 수록하여 보존할 수 있다.
③ 제2항에 따른 방법으로 진료에 관한 기록을 보존하는 경우에는 필름촬영책임자가 필름의 표지에 촬영 일시와 본인의 성명을 적고, 서명 또는 날인하여야 한다.

50 의료기기의 제품에 사용되는 재료를 선택함에 있어서 재료의 성질과 기능이 사용 목적에 적당한가를 먼저 생각해야 한다. 의료기기의 생물학적 평가와 연관하여 고려되어야 하는 사항이 아닌 것은?

㉮ 제조재료
㉯ 제품의 분해산물

㉰ 원제품의 성능과 성질   ㉱ 제품의 사용 목적의 변화

Sol 「의료기기의 생물학적 안전에 관한 공통기준규격」
4.3 다음은 의료기기의 생물학적 평가와 관련하여 고려해야 할 사항이다.
① 제조에 사용되는 원자재
② 공정과정에서의 첨가물, 혼합물, 잔류물
③ 용해물(leachable substances)
④ 분해산물(degradation products)
⑤ 완제품에서의 기타 구성성분 및 구성성분의 상호작용
⑥ 완제품의 성질과 특성

51 전기저항이나 생체조직률의 온도특성을 이용하는 소자가 아닌 것은?

㉮ 압전 센서   ㉯ 서미스터
㉰ 적외선 센서   ㉱ 열전대소자

Sol ① 온도 센서(temperature sensor)란 온도변화에 의해서 내부 저항 값이나, 전압 혹은 전류가 변하는 센서로, 공업계측용으로는 열전쌍, 온도측정 저항체, 서미스터(NTC), 금속식 온도계가, 그리고 생활용품의 센서로는 서미스터(NTC, PTC, CTR) 감온 페라이트, 금속식 온도계가 많이 쓰이고 있다.
  ㉠ 서미스터(Thermistor, Thermally Sensitive Resistor) : 온도에 따라 내부저항 값이 작아지는 부성특성을 이용한 소자
  ㉡ 금속저항센서(metal resistance temperature detector) : 금속재료가 온도에 따라 비례 저항이 커지는 것을 이용한 소자로, 동, 니켈, 백금이 선(線)이나 막(膜)형태로 온도 센서로써 사용되고, 백금선을 사용한 것은 백금온도 측정 저항체로서 사용된다.
  ㉢ 열전쌍센서 : 서로 다른 물체에 온도를 가하면 기전력이 발생하는 원리를 이용한 소자
② 압전 센서(piezoelectric sensor)란 압전 물질에 압력이 가해지면 전위가 발생하고 전압을 가하면 변형이 생기는 소자로, 압전 물질을 이용하면 어떤 부위에서 일어난 변위나 압력 변화에 의한 전위를 측정하며, 심음도, 혈압, 혈류, 초음파기기에 사용된다.
$Q = kF$ (여기서, Q : 전하량, F : 가해진 힘, k : 압전 상수)

52 체내의 전해액에 의해 생성된 혈액의 산염기평형 측정을 위한 임상검사용 기기는?

㉮ 원심분리기   ㉯ 생화학분석기
㉰ pH meter   ㉱ 자동혈구계수기

Sol ① 원심분리기(centrifuge) : 회전에 의한 원심력을 이용하여 비중이 다른 두 가지 액체 또는 액체 중에 잘 침전되게 하는 미립자상 고체 등을 분리하는 장치
② 생화학분석기(chemistry Analyzer) : 혈액에서 분리한 혈청이나 요 등을 이용해 간, 신장, 췌장 등에 관련된 수치와 혈당, 단백질 등을 평가할 수 있는 장비이다.

③ pH meter(피에이치미터) : 산성·알칼리성의 농도의 지표인 pH(수소 이온 지수)를 측정하는 계기(計器). pH는 수소 이온의 mol 농도의 상용로그의 역수로 정의되는 양인데, 실용적으로는 2종의 표준용액을 혼합하는 방법으로 측정 표준이 만들어져 있다. 손으로 하는 분석에서는 시약과 지시약을 사용, pH를 측정하고, 공업계측이나 실험실에서의 자동측정에서는 시료 용액 속에 담근 특수한 전극의 전위차를 측정하는 계기가 널리 사용되는데, 이것을 pH 미터라고 부른다. 전극으로는 수소전극·퀸히드론 전극·안티몬 전극·유리전극 등을 사용하는데, 현재는 대부분의 용도에 유리전극을 쓰고 있다. 증폭기와 짝지어 pH의 값(산성 1~7, 알칼리성 7~14)을 1/100자리까지 측정할 수 있는 정밀형도 있다.

④ 자동혈구 계수기(blood cell counter) : 혈구수 또는 그 밖의 입자수를 측정하는 계수기로서 빈혈이나 백혈병 등을 비롯한 혈액학적 질환이나 기타 유관 질환의 진단을 위한 가장 기초적이고 필수적인 검사이다.

53 의료기기의 생물학적 재평가가 요구되는 내용으로 옳지 않은 것은?

㉮ 제품의 사용횟수의 변화 ㉯ 저장 중인 완제품의 변화
㉰ 제품의 사용 목적의 변화 ㉱ 제품 원자재의 출처나 사양의 변화

Sol 「의료기기의 생물학적 안전에 관한 공통기준규격」
4.7 다음 사항 중 한 가지 이상에 해당된다면 생물학적 재평가가 고려되어야 한다.
① 제품 원자재의 출처나 사양의 변화
② 조성, 공정, 1차 포장 또는 멸균방법에 대한 변화
③ 저장 중인 완제품의 변화
④ 제품의 사용 목적의 변화
⑤ 사람에게 사용되었을 때 부작용이 발생할 수 있다는 증거가 있는 경우

54 기억된 내용에 접근(access)하여 읽을(read) 수는 있으나 임의로 기억시킬 수(write) 없는 읽기 전용 기억소자로서 전원이 꺼져도 기억 내용이 사라지지 않는 것은?

㉮ 버스(BUS) ㉯ 롬(ROM) ㉰ 램(RAM) ㉱ 코어(CORE)

Sol ① ROM(Read Only Memory) : 비소멸성의 기억 소자로 이미 저장되어 있는 내용을 인출할 수는 있으나, 새로운 데이터를 저장할 수 없는 반도체 기억 소자
② RAM(Random Access Memory) : 저장한 번지의 내용을 인출하거나 새로운 데이터를 저장할 수 있으나, 전원이 꺼지면 내용이 소멸된다.

55 인공심폐기에 대한 설명으로 옳지 않은 것은?

㉮ heart lung Machine으로 불린다.
㉯ 심장과 폐의 역할을 하는 의료기기이다.

㉰ 혈액에 산소를 공급하지만 이산화탄소는 제거하지 않는다.
㉱ 우심방에서 나온 혈액을 산화기를 거쳐 대동맥으로 다시 보낸다.

𝒮𝑜𝑙 인공심폐기(Heart-Lung-machine)란 특수 제작된 튜브를 대정맥이나 심방에 연결하여 심장으로 유입되는 혈액을 체외로 받아낸 다음 인공폐의 구실을 하는 산화기에서 산소를 공급하고 펌프를 이용하여 대동맥에 삽입된 관을 통하여 다시 체내로 밀어 넣어 주는 의료기기이다. 인공심폐기를 이용하여 생명을 유지시켜주는 과정을 체외순환이라고 하고 체외순환을 이용한 모든 수술을 통상 개심술이라 부르며, 인공심폐기를 이용한 체외순환을 위해서는 이물질인 튜브나 산화기 등에서 혈액이 응고되지 않도록 헤파린이라고 하는 항응고 약물을 사용하여 많은 경우 체온을 20~30도까지 낮춘 저체온 상태에서 수술하게 된다.

1. 인공심폐기의 원리 : 상행과 하행 대정맥에 정맥관을 삽입해서 심장으로 들어오는 정맥혈을 인공 심폐기로 받아 이 혈액을 인공 폐(주로 반투막을 이용)에서 이산화탄소를 제거하고 산소를 공급하여 동맥혈로 만든 다음 대동맥에 삽입한 동맥관으로 혈액을 펌프의 힘으로 밀어 넣어 주는 것이다.

2. 인공심폐에 의한 체외순환 : 혈액의 응고를 막기 위해 혈액 내에 헤파린 등을 첨가한 뒤 인공심폐의 동맥측 회로가 상행대동맥 또는 대퇴동맥으로 삽입된다. 이어 정맥측 회로가 우심방으로부터 상·하대정맥에 삽입되고, 인공 심펌프로 동맥측 회로가 상행대동맥 또는 대퇴동맥에 의해 혈액을 빼내어 적절한 관류량으로 혈액을 보내거나 빼내는 균형이 유지되면 심장 내의 수술조작이 시작된다. 인공심폐에 의한 체외순환 중에 혈액의 관류량·산소유량·혈액온도 또는 혈액의 희석도 등을 조절한다.

3. 인공심폐의 응용 : 인공심폐의 체외순환은 심장수술에 널리 이용되고 있으며, 그 외에도 수술 후 또는 심부전 때의 순환 보조에 이용된다. 또 폐부전에는 며칠 또는 수주에 이르는 장기 폐기능의 보조에 이용되며, 암 치료 때 하이퍼서미아(가온요법) 등에서도 응용되고 있다.

56 의료기관을 개설할 수 없는 사람은?

㉮ 임상병리사 ㉯ 조산사
㉰ 치과의사 ㉱ 한의사

𝒮𝑜𝑙 「의료법」 제1절 의료기관의 개설

제33조(개설)

② 다음 각 호의 어느 하나에 해당하는 자가 아니면 의료기관을 개설할 수 없다. 이 경우 의사는 종합병원·병원·요양병원 또는 의원을, 치과의사는 치과병원 또는 치과의원을, 한의사는 한방병원·요양병원 또는 한의원을, 조산사는 조산원만을 개설할 수 있다.

1. 의사, 치과의사, 한의사 또는 조산사
2. 국가나 지방자치단체
3. 의료업을 목적으로 설립된 법인(이하 "의료법인"이라 한다)
4. 「민법」이나 특별법에 따라 설립된 비영리법인

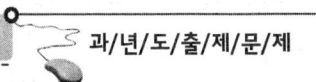

5. 「공공기관의 운영에 관한 법률」에 따른 준정부기관, 「지방의료원의 설립 및 운영에 관한 법률」에 따른 지방의료원, 「한국보훈복지의료공단법」에 따른 한국보훈복지의료공단

57 적절한 시험동물모델 또는 시스템을 사용했을 때, 혈액과 접촉하는 의료기기 및 의료용 재료에 의한 혈액 또는 혈액구성 요소들의 영향을 평가하는 시험은?

㉮ 혈액적합성시험 ㉯ 발열성시험
㉰ 피내반응시험 ㉱ 아급성독성시험

Sol 「의료기기의 생물학적 안전에 관한 공통기준규격」

6. 시험
6.2 초기 평가시험
6.2.6 발열성시험
　　본 시험은 의료기기 또는 원자재의 용출물 내에서 발열반응을 일으키는 매개물질을 감지하는 시험이다. 한 종류의 시험으로는 엔도톡신 감염에 의한 발열반응인지, 매개 물질에 의한 발열반응인지 구별할 수 없다.
　　면역독성시험은 기타 출처로부터 얻어진 자료들이 면역독성학적 영향을 암시하는 경우에만 고려되어야 한다.
　　전신독성시험은 아급성독성시험 방법과 아만성독성시험 방법 그리고 이식시험 방법에 포함될 수 있다.
6.2.7 아급성 및 아만성독성시험
　　본 시험은 의료기기 및 원자재 또는 이들의 용출물을 24시간 이상 시험동물 수명의 10[%](쥐의 경우 최고 90일) 이내로 1회 노출 또는 반복 노출시켰을 때 나타나는 영향을 측정하기 위한 것이다. 이 시험은 만성독성 시험자료가 있는 원자재에 대해서는 시행하지 않을 수 있고, 이런 경우에는 시행하지 않는 이유를 최종보고서에 첨부시켜야 한다. 본 시험은 접촉경로(route)와 접촉시간이 적절하여야 한다.
6.2.10 혈액적합성시험
　　본 시험은 적절한 시험동물모델 또는 시스템을 사용하여 혈액 또는 혈액 구성성분들에 대한 혈액 접촉 의료기기 및 원자재의 영향을 평가하기 위한 것이다. 특정한 혈액 적합성시험은 임상적 적용기간 동안의 의료기기 또는 원자재의 기하학적 구조(geometry), 접촉조건, 유체역학을 고려하여 설계될 수 있다.
　　용혈성 시험은 의료기기 및 원자재 또는 이들의 용출물에 의한 적혈구의 용해 및 헤모글로빈의 방출 정도를 측정하기 위한 시험이다.

58 환자감시장치의 혈중산소포화도(SpO_2) 측정에 관한 설명으로 합당하지 않은 것은?
㉮ 산소와 결합한 헤모글로빈은 적외선을 많이 흡수하는 성질을 이용한 것이다.
㉯ 광원은 적외선과 파장이 긴 가시광선인 빨간색을 혼합하여 사용한다.

㉰ 환자의 상태와 무관하게 측정하여 적산하는 시간이 동일하다.

㉱ 발광부와 수광부로 구분되어 손가락 끝부분인 손톱 부위에 부착한다.

Sol 혈중산소포화농도(SpO_2)는 동맥혈관 내 혈액의 적혈구에 산화 헤모글로빈의 농도 변화를 680[nm] 파장을 갖는 적색 발광다이오드와 890[nm] 파장을 갖는 적외선 발광다이오드, 이를 수신하는 광수신 포토다이오드를 이용하여 체외의 말초기관에서 측정한다.

59 전기자극치료란 인체에 전류를 통하게 하여 유용한 생리적 반응을 유발하고 이로 인해 질병을 치료하는 모든 방법을 가리킨다. 의료용으로 주로 쓰이는 전기의 형태가 아닌 것은?

㉮ 평류전기 ㉯ 감응전기 ㉰ 고압전기 ㉱ 교류전기

Sol 전기자극 치료기는 인체에 전류를 직접 통하게 함으로써 반응을 유발, 질병을 치료하는 전기 치료기이다.

※ 전기자극 치료기의 구성

① 치료용 전기자극은 전원장치로부터 직류나 교류 전원을 신호발생기에 공급함으로써 생성한다.

② 신호발생기 구성 : 전원공급회로, 발진회로, 출력증폭회로이며 의료용으로는 3가지가 쓰인다.

㉠ 전원공급

ⓐ 변압기 : 전류공급전자기 유도를 통하여 제공된 교류전류의 증가를 늦추는 데 사용되는 장치이다.

ⓑ 정류기 : 교류를 직류로 변환하는 장치. 이온도입에 적용. 단상파형으로 변환하여 말초신경섬유가 활성화되게 한다.

ⓒ 여과기 : 특정 교류 주파수를 차단하고 다른 교류 주파수를 통과시켜 전기자극을 발생하도록 하는 장치이다.

ⓓ 조절기 : 전류의 흐름이 일정하게 유지되도록 조절하는 장치

㉡ 발진기회로 : 치료적 회로의 주파수 특성을 조절하는 역할로서 주파수, 진동시간, 순환주기, 상승 및 붕괴시간 등을 조절한다.

㉢ 증폭기의 출력회로 : 입력 에너지 증가 출력에 큰 에너지의 변화를 출력하는 장치. 반파의 전류, 전압 등의 강도를 조절, 증폭한다.

ⓐ 평류전기(단형파)
- 직류전기, 건전지, 축전지, 콘덴서에 축전, 일정한 전압을 유지하여 소정의 전류를 가진 전기를 일정한 방향으로 흘리는 것이다.
- 양극 : 지각. 운동신경의 흥분을 가라앉히는 효과가 있고, 음극은 마비된 부위를 자극하므로 신경마비 등에 이용한다.

ⓑ 감응전기 : 감응코일을 써서 전류를 빨리 단속시키면서 변화있는 전류를 통하게 하는 것이다.

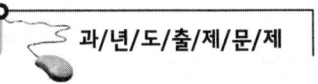

ⓒ 교류전기 : 저주파 전류, 중주파 전류, 고주파 전류가 포함되어 의료에 사용되고 있다.

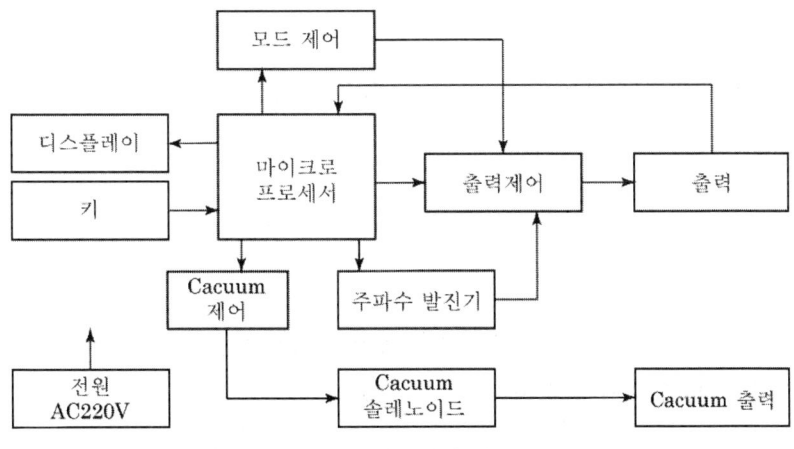

저주파자극치료기의 계통도

60 사용자로부터 데이터를 입력받기 위해서는 표준 입력 함수를 사용한다. C언어에서 제공하는 표준 입력 함수 중의 하나는?

㉮ printf( ) 함수   ㉯ main( ) 함수
㉰ scanf( ) 함수   ㉱ swap( ) 함수

Sol printf 함수는 입력된 인자값을 출력하는 기능이고, scanf 함수는 입력 함수이다.

01	02	03	04	05	06	07	08	09	10
㉰	㉯	㉱	㉯	㉯	㉱	㉱	㉰	㉰	㉱
11	12	13	14	15	16	17	18	19	20
㉯	㉯	㉯	㉱	㉱	㉱	㉮	㉰	㉱	㉱
21	22	23	24	25	26	27	28	29	30
㉮	㉮	㉮	㉱	㉯	㉰	㉱	㉱	㉰	㉯
31	32	33	34	35	36	37	38	39	40
㉰	㉱	㉯	㉮	㉯	㉮	㉰	㉯	㉮	㉯
41	42	43	44	45	46	47	48	49	50
㉰	㉮	㉱	㉯	㉮	㉰	㉯	㉯	㉮	㉱
51	52	53	54	55	56	57	58	59	60
㉮	㉰	㉮	㉯	㉯	㉮	㉮	㉰	㉰	㉰

2013 제2회 과년도출제문제

01 의료용 표면 전극을 다음 장치들의 동작을 위해 사용할 때 순간적으로 가장 큰 전류가 전극을 통해 흐르는 장치는?
㉮ 심전도(ECG) 측정장치
㉯ 뇌전도(EEG) 측정장치
㉰ 근전도(EMG) 기록장치
㉱ 제세동기(defibrillator)

> Sol 생체에서 발생하는 신호는 그 신호의 진폭이 매우 작고, 주파수의 범위가 매우 낮아 DC에서 수백[Hz] 이하의 대역에 분포한다. 생체전기신경세포나 근세포에 의해 발생되는 활동전위를 센서(전극)를 이용하여 측정하는 것으로 센서 주변에 분포한 많은 세포의 활동에 의해 발생되는 전계를 전류 전압형태로 표시하며 의료분야에서 심전도, 뇌전도, 안구전도, 근전도 등의 진단에 많이 사용한다.
> ① 근전도(EMG, electromyogram) : 근육(motor unit) 근처에 전극을 설치하여 수축작용 측정
> ② 심전도(ECG, electrocardiogram) : 신체 표면에 전극을 설치하여 심장의 전기활동 측정
> ③ 뇌전도(EEG, electroencephalogram) : 머리 주변에 표면전극을 설치하여 뇌의 전기활동 측정
> ④ 제세동기(Defibrillator)는 심장부위에 체표면에 위치한 전극판을 통해 직류전기 충격을 줌으로써 심장조직을 일시에 탈분극시켜 [25]심실상성 및 [26]심실성 부정맥을 치료하는 기기이다.

02 아날로그 신호를 디지털 신호로 변환하는 과정으로 옳은 것은?
㉮ 표본화 → 양자화 → 부호화
㉯ 표본화 → 부호화 → 양자화
㉰ 양자화 → 표본화 → 부호화
㉱ 부호화 → 양자화 → 표본화

---

[25] 심실상성빈맥(Supraventricular Tachycardia)은 심실의 윗부분에서 발생하는 병적인 빠른 맥으로 심실성 빈맥과는 달리 대부분의 경우 생명에는 큰 위협이 없는 부정맥이다.
[26] 심실성 부정맥(Ventricular Arrhythmia)은 심실의 이상으로 심장이 빨리 뛰거나 심하게 떨리는 경우로, 심실 박동은 정상적으로 분당 70~80회가 정상이나 120회 이상 뛰어 몸 전체로 충분한 혈액을 보낼 수 없어 심장 돌연사의 주요 원인 중 하나이다.

Sol 펄스부호변조(PCM) 방식은 아날로그 형태의 정보(신호)를 디지털 형태의 정보(신호)로 변경하는 방식으로, 변조회로의 기본구성은 표본화, 양자화, 부호화의 부분으로 구성된다.
① 표본화 : 음성신호와 같은 연속 파형을 일정한 간격으로 나누어 이 값만 취하고 나머지는 삭제하는 것
② 양자화 : 표본화한 값을 갖는 PAM 신호를 디지털 신호로 변환하기 위하여 PAM파를 각각의 대표 값으로 표현하는 것
③ 부호화 : 양자화된 샘플을 양자화 레벨의 수 n에 따라 2^n 비트로 부호화

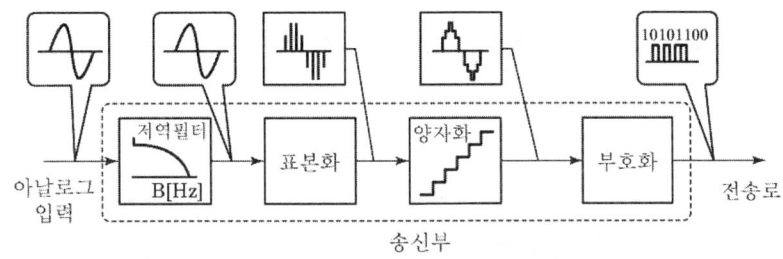

펄스부호변조(PCM) 방식

03 어떤 회로에 전류가 2[A] 흐를 때 부하저항이 10[Ω]이면 인가된 전압은 얼마인가?
㉮ 2[V]　　　㉯ 10[V]　　　㉰ 20[V]　　　㉱ 40[V]

Sol $V = I \cdot R = 2 \times 10 = 20[V]$

04 일차뼈되기 중심과 이차뼈되기 중심에 있는 연골로서 뼈의 길이 성장이 일어나는 것은?
㉮ 해면뼈(sponge bone)　　　㉯ 치밀뼈(compact bone)
㉰ 뼈끝판(epiphyseal plate)　　　㉱ 관절연골(articular cartilage)

Sol 뼈의 성장
① 뼈가 생성된 뒤에는 성장이 이루어지는데 팔다리뼈처럼 대롱 모양을 하고 있는 길이와 두께 양쪽으로 자라고, 머리뼈와 같은 납작한 뼈에서는 넓이와 두께가 더해진다.
② 긴뼈는 일반적으로 가운데 뼈 몸통과 양쪽의 뼈끝을 가지고 있는데 길이로의 성장은 두 뼈 발생 중심이 마주치는 뼈 몸통과 뼈끝 사이인 뼈몸통 끝(melaphysis)의 뼈끝판(epiphyseal plate)에서 이루어진다. 이 뼈끝판의 변두리인 뼈몸통 쪽에서 연골이 새로운 뼈로 바뀌고 가운데 연골은 다시 증식을 하여 또 다른 뼈로 바뀌는 일을 반복함으로써 뼈가 길이로 성장하는 것이다.
③ 성장이 끝나게 되면 뼈끝판은 더 이상 자라지 않고 완전한 뼈로 바뀌는 것을 뼈끝선(epiphyseal lines)이라고 하며, 더 이상의 성장은 이루어지지 않는다. 긴뼈에서 가늘던 뼈가 두께를 더하며 자라나는 것은 연골의 참여 없이도 뼈를 덮고 있는 뼈바깥막(periosteum)의 뼈모세포(osteoblasis)에서 증식이 이어져 치밀뼈의 두께가 더해가고

뼈 속의 골수공간 쪽에 면한 치밀뼈는 뼈를 흡수하는 뼈파괴세포(osteoclasis)에 의하여 밖으로 두꺼워지는 만큼 깎여져 결과적으로는 공수공간도 넓어지는 상태를 이룬다.
④ 머리뼈와 같이 납작한 뼈에서는 뼈 사이의 이음새 부분인 봉합과 납작한 뼈의 안팎 두 군데에서 뼈가 자라나가 뼈 전체가 넓게 되는 한편 두께도 두꺼워진다. 뼈의 바깥면과 속면에서는 긴뼈처럼 바깥쪽의 머리뼈바깥막(두개골막, pericranium)에서는 증식이 되고 안의 머리뼈속막(두개골내막, endocranium)에서는 파괴가 되면서 모양을 만들어간다.

05 그림은 무엇을 측정하는 원리를 나타낸 것인가?

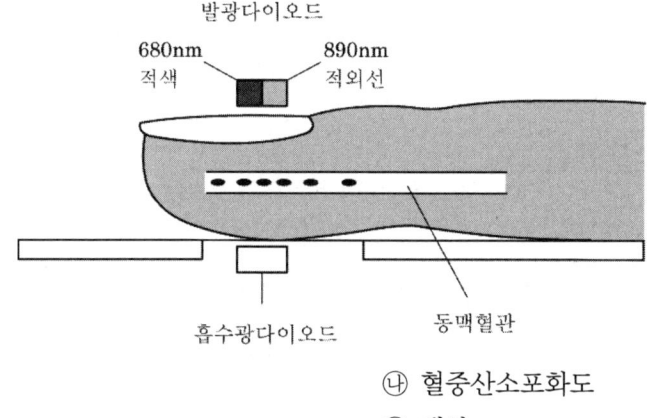

㉮ 혈압
㉯ 혈중산소포화도
㉰ 호흡
㉱ 맥압

Sol 혈중산소포화농도(SpO_2)는 동맥혈관 내 혈액의 적혈구에 산화 헤모글로빈의 농도 변화를 680[nm] 파장을 갖는 적색 발광다이오드와 890[nm] 파장을 갖는 적외선 발광다이오드, 이를 수신하는 광수신 포토다이오드를 이용하여 체외의 말초기관에서 측정한다.

06 그림은 심전도의 한 주기를 나타낸 것이다. 가장 큰 진폭을 보이는 ⓒ 부분의 파형 이름은?

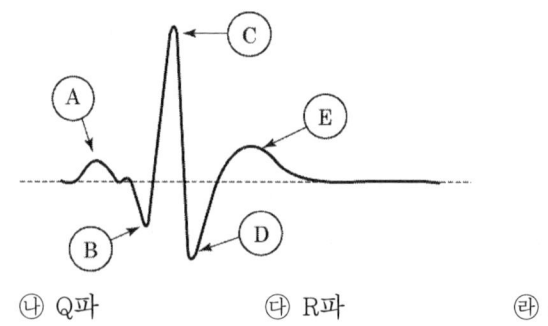

㉮ P파 ㉯ Q파 ㉰ R파 ㉱ S파

Sol 심전도(electrocardiogram, ECG)는 심방과 심실의 탈분극과 재분극에 의해 발생된 전류의

크기와 방향의 변화를 그래프로 나타낸 것

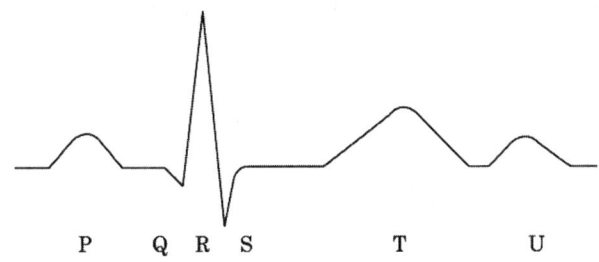

① P파 : 심방 세포의 27)탈분극(atrial depolarization)
② QRS파 : 심실의 탈분극(ventricular depolarization)
③ T파 : 심실의 28)재분극(ventricular repolarization)
④ U파 : 심실의 재분극 연장선상(점차 안정전위로 회복되는 시기)

07 피부에서 세포 분열이 일어나는 층은?

㉮ 투명층　　　　㉯ 종자층　　　　㉰ 각질층　　　　㉱ 과열층

🌟 Sol 피부(skin, integument)는 몸의 표면을 덮고 있는 인체의 최대기관이다. 피부는 외부에 노출되어 있으며 온도, 먼지, 자외선 등 물리적, 화학적 자극을 완충시켜 몸을 보호해 주는 역할을 한다.

우리의 몸은 모누 피부로 덮여 있다. 따라서 피부는 신체를 형성하고 있는 것 중에서 최대의 기관이라 할 수 있으며 표피, 진피 및 피하지방의 독특한 층으로 구성되어 있다.

※ 피부의 구조
① 표피(epidermis) : 5층, 4가지 세포. 무혈관성(avascular) 상피조직
㉠ 종자층(stratum germinativum) 또는 바닥층(stratum basale) : 표피의 가장 아래층. 각질세포들이 단층으로 배열, 세포분열이 계속됨. 멜라닌세포, 촉각세포
㉡ 유극층(가시층, stratum spinosum) : 8개 이상의 세포층으로 구성된 두꺼운 부분. 각질세포, 멜라닌세포, 랑게르한스세포
㉢ 과립층(stratum granulosum) : 세포 내 각질화(keratinization)가 진행 → 세포의 모양 변화, 핵 소실, 수분 소실
㉣ 투명층(stratum lucidum) : 손, 발바닥과 같은 두꺼운 피부에서만 관찰
㉤ 각질층(stratum corneum) : 세포가 죽어서 케라틴으로 변형된 층, 저절로 떨어져 나감(30일 주기), 약산성
방어역할-수분증발을 제한, 자외선 차단, 세균의 침투 방지, 피부손상 방어.

---

27) 탈분극(depolarization) : 동물의 세포가운데 신경세포나 근육세포는 미세한 자극에 대해서도 쉽게 흥분하는데, 흥분이 없는 상태에서 이들 세포막을 보면 전기적으로 그 표면은 +, 세포 내는 -로 분극되어 있다. 이때 세포막 안 팎 사이의 전위차를 막전위라 하며 흥분이 없는 막전위를 휴지막 전위라 한다.
28) 재분극(repolarization) : 자극에 의하여 휴지 전위가 어느 정도 감소하면 휴지전위는 갑자기 자동감소를 시작하며 나아가 세포 내가 +로 분극되는 극성역전이 다시 본래대로 돌아가 막전위가 휴지전위로 회복되는 것을 말한다.
탈분극 - 극성역전 - 재분극의 모든 과정을 활동전위라 한다.

ⓑ 유두(papilla) : 진피층이 위로 솟구쳐 올라 표피의 종자층을 위로 밀어올린 것. 손가락, 손발바닥의 피부에서 뚜렷하게 관찰
ⓐ 마찰력능선(friction ridge) : 물건을 잡거나 집어들 때 놓치거나 미끄러지지 않는 마찰력을 제공
② 진피(dermis) : 혈관을 포함하는 결합조직, 피부 안쪽의 두꺼운 층. 결합조직, 교원섬유(collagen), 탄력섬유, 신경종말, 근육, 모낭(hair follicle), 피지선(기름샘), 한선(땀샘), 지방 등이 존재
㉠ 감각신경종말(nerve ending) : 열, 냉·촉각, 압력, 통증자극에 민감하게 반응
㉡ 혈관 : 체온 조절
외부 온도 상승→진피층의 혈관 확장→몸의 표층 혈액 흐름 하강→진피층의 혈관 수축→혈액이 중요한 장기 쪽으로 흐름
③ 피하지방층(피부밑 조직, subcutaneous layer)
㉠ 얕은 근막(superficial fascia) : 진피층 바로 아래쪽에 이어지는 피부 밑 조직으로 엉성한 결합조직의 형태이며, 체지방의 절반 정도가 분포
㉡ 피하주사(subcutaneous injection) : 피부 밑 조직의 약물 주입

08 감각과 감각기관이 주어지는 자극의 유형이 잘못 짝지어진 것은?

㉮ 감각 : 접촉, 자극 : 압력 ㉯ 감각 : 추위, 자극 : 온도
㉰ 감각 : 미각, 자극 : 화학물질 ㉱ 감각 : 청각, 자극 : 화학물질

Sol 인체의 감각은 시각, 청각, 후각, 미각, 촉각 등 5가지로 이루어져 있다.
① 시각의 감각기관은 눈이며, 수용기는 망막에 있다.
간상세포 : 명암감각(야맹증), 원추세포 : 색깔감각(색맹)
• 명순응과 암순응(간상세포에서)
명순응 : 빛→ 로돕신 분해→ 에너지→ 시신경흥분→ 시각성립
암순응 : 로돕신합성→ 빛→ 로돕신 분해→ 에너지→ 시신경흥분 → 시각성립
② 청각의 감각기관은 귀이며, 수용기는 내이(內耳)의 달팽이관 속에 들어 있다.
• 청각 : 음파 - 귓바퀴 - 외이도 - 고막 - 청소골 - 달팽이관(난원창) - 전정계 - 고실계- 기저막- 코르티기관 - 청신경- 대뇌(청각성립)
• 평형감각
전정기관 : 몸의 위치감각 (청사의 중력 자극으로)
반고리관 : 몸의 회전감각 (림프액의 관성 자극으로)
③ 후각의 감각기관은 코이며, 수용기는 비점막 속에 들어 있다.
기체의 화학물질자극 : 코 - 후각상피 - 후각세포 - 후신경 - 대뇌〈역치가 낮아 쉽게 피로〉
④ 미각의 감각기관은 입 안의 혀이며, 수용기는 혀의 미뢰 속에 있다.
액체의 화학물질자극 : 혀 - 유두 - 미뢰 - 미신경 - 대뇌

맛의 종류	혀의 부위
단맛	앞부분
쓴맛	제일 끝부분
신맛	양쪽 가장자리
짠맛	신맛의 앞쪽 부분

⑤ 촉각의 감각기관은 피부이며, 피부는 온각, 냉각, 통각, 압각의 감각기관이다.
- 온점 : 루피니소체 0~3
- 냉점 : 크라우제 소체 6~23
- 압점 : 파시니소체 약 25
- 촉점 : 마이스너, 메르켈소체
- 통점 : 신경의 말단 100~200

인간의 오감과 센서와의 비교

인간의 기관	인간의 감각	센서의 종류	센서 소자의 일례
눈	시각(빛)	광 센서	광도전 소자, 이미지 센서, Photo-Didode
귀	청각(소리)	음향 센서	마이크로폰, 압전 소자, 진동자
피부	촉각(압력)(온도)(습도)	진동 센서 온도 센서 압력 센서	Strain Gauge, 반도체 압력 센서 배금 서미스터 적외선
혀	미각(맛)	맛 센서	백금, 산화물, 반도체, 가스 센서, 입자 센서
코	후각(냄새)	냄새 센서	Bio-Chemical 소자, Zirconia 소자
오감이 아닌 센서		중력 센서 자기 센서	자이로효과(진동자이로), 가속도 센서 Hall 소자, Radar, SQUID

09 X선을 이용한 촬영 방법은?

㉮ 컴퓨터 단층촬영(CT) ㉯ 자기공명 영상촬영(MRI)
㉰ 초음파 주사 영상 촬영 ㉱ 열영상 촬영

🌟Sol ① 컴퓨터 단층촬영(CT)은 X선과 컴퓨터를 결합함으로써 체내의 모든 부분을 관찰할 수 있는 진단장치
② 자기공명영상(MRI)은 자력에 의하여 발생하는 자기장을 이용하여 생체의 임의의 단층상을 만들 수 있는 진단장치

10 장기 혈류량의 측정에 사용하는 원리로 일정량의 색소를 투여한 후 혈액, 요 등의 시료 또는 목적 장기와 체강 등에서 시료를 채취하여 측정하는 원리는?

㉮ 가열법　　　　　　　　　　㉯ 소실률법
㉰ 자기분광법　　　　　　　　㉱ 임피던스법

Sol ① 혈장 소실률(PDR, plasma disappearance rate) : 일정량의 색소를 투여한 후 혈액, 요 등의 시료 또는 목적 장기와 체강 등에서 시료를 채취하여 측정
② 핵자기공명 분광법(nuclear magnetic resonance) : 자기장 내에서 원자핵의 자기모멘트에 특정한 외부의 에너지가 작용하여 그 에너지를 흡수하고 다른 에너지 준위로 전이하는 현상, 또는 이를 이용한 분광법을 말한다. 보통 NMR이라고도 한다. 물질의 특성분석에서 의학 분야까지 널리 이용되고 있다.
③ 생체 전기 임피던스법(Bioelectrical Impedance)은 신체에 약한 전류를 통과시켜 전기저항으로 신체 내 수분량을 측정하고 이에 의해 체지방량을 측정하는 방법이다.

11 의공학의 특성에 대한 설명으로 옳지 않은 것은?

㉮ 고유의 가변적 특성을 갖는 생체시스템을 대상으로 한다.
㉯ 인체에 적용되므로 고도의 안정성과 신뢰성이 요구된다.
㉰ 측정되는 신호의 진폭이 일반 신호보다 크고 높은 주파수 특성을 갖고 있다.
㉱ 의공학은 의학과 공학 등 여러 분야에 접목되어 있다.

Sol 의용생체공학은 의학과 공학의 협동적인 학문 분야이다. 공학적 원리와 방법을 의학 분야에 적용하여 의학 분야에서의 새로운 현상 및 사실을 탐구하고 이를 임상적 진료에까지 응용한다. 한편으로 생체 및 인체 시스템의 원리를 공학분야에 활용하는 학문 분야이다.
　※ 의공학의 특성
　　① 고유의 가변적 특성 – 피드백, 상호영향
　　② 고도의 안전성 요구 – 인체에 사용
　　③ 측정 대상이 대부분 신체 내부이므로 고통이 없어야 함
　　④ 측정되는 신호의 진폭이 작고 낮은 주파수 특성
　　⑤ 생체 시스템의 이물질에 대한 거부반응 고려
　　⑥ 생체 시스템의 변화에 대한 요인을 정확하게 파악하기 어려움
　　⑦ 측정 데이터의 수치화, 정보화가 어려움

12 심전도에 관한 설명으로 틀린 것은?

㉮ 심전도는 Electrocardiogram으로 ECG라 한다.
㉯ 심전도는 심장에서 발생하는 전기적 활동을 신체 표면에서 측정하여 그래프로 나타내는 것이다.
㉰ 심장의 비정상적인 활동에 의해 심전도의 형태가 변화한다.
㉱ 심전도를 통해서 호흡기관의 이상 유무를 알 수 있다.

심전도(electrocardiogram, ECG)
① 심장은 혈액을 전신에 순환시키는 펌프로 작용하는 일종의 근조직으로서, 전기전도계 (electro conduction system)에서 발생되는 전기 자극으로 수축한다.
② 심장근육이 수축, 이완할 때 발생되는 활동전위는 심장으로부터 온몸으로 퍼지는 전류를 일으키며, 이 전류는 몸의 위치에 따라 전위차를 발생시키는데, 이 전위차를 피부에 표면전극을 부착하여 검출한 것이 심전도이다.
 ㉠ 심전도 진단
 ㉡ 진료 및 수술 중에 심장의 이상 유무를 확인 : 중요한 자료
 ㉢ 협심증, 심근경색, 부정맥 등 심장질환의 진단

13 호흡기 기능평가법에서 분포능(distribution)에 대한 설명으로 옳은 것은?
㉮ 폐 내에 방사선이 모세혈관으로 전달되는 기능
㉯ 외부공기가 기도를 통하여 폐포로 잘 전달되는 기능
㉰ 폐 내에서 공기가 폐포 간에 균형 있게 분포하는 기능
㉱ 폐포 내 공기와 폐 모세혈관 내 혈액 간에 O_2, CO_2를 잘 교환하는 기능

호흡기의 기능평가법
① 환기능(ventilation) : 외부공기가 기도를 통하여 폐포로 잘 전달되는 기능
② 분포능(distribution) : 폐 내에서 공기가 폐포 간에 균형 있게 분포하는 기능
③ 확산능(diffusion) : 폐포 내 공기와 폐 모세혈관 내 혈액 간에 O_2, CO_2를 잘 교환하는 기능

14 생체에서 발생하는 특수한 현상인 생체전기현상의 특징으로 옳지 않은 것은?
㉮ 전기현상이 미약하다.
㉯ 잡음이 적고 안정적이다.
㉰ 신호원의 임피던스가 크다.
㉱ 특정 주파수로 구성되어 있다.

생체신호의 특수성
① 생체에서 발생하는 신호는 그 신호의 진폭이 매우 작다.
② 주파수의 범위가 매우 낮다.
③ DC에서 수백[Hz] 이하의 대역에 분포한다.
④ 생체 시스템은 생체 내에 들어오는 물질에 대한 거부반응에 대하여 고려해야 한다.
⑤ 센서의 무독성과 계측기의 안정성을 보장해야 한다.

15 피부에 대한 설명으로 옳지 않은 것은?
㉮ 피부는 표피, 진피, 피하조직으로 구성된다.
㉯ 진피 내에는 혈관, 신경, 피부 부속기(모근, 한선 등)가 있다.

㉰ 진피는 유두층과 양상층으로 구성되어 있다.
㉱ 표피에는 혈관이 발달되어 있다.

Sol 피부(skin, integument)는 몸의 표면을 덮고 있는 인체의 최대기관이다. 피부는 외부에 노출되어 있으며 온도, 먼지, 자외선 등 물리적, 화학적 자극을 완충시켜 몸을 보호해 주는 역할을 한다.

① 표피 : 표피는 피부의 가장 표층부에 있는 보호층으로 중층편평상피로 구성되어 있으며 그 두께는 대략 0.007~0.12[mm] 정도이다. 가장 심층부를 제외하고는 모두 죽은 세포로 이루어져 있는데 손바닥과 발바닥 부위는 5층으로, 그 외 다른 부위는 4층으로 구분된다. 표피는 혈관이 없기 때문에 진피층으로부터 영양분을 공급받는다.

② 진피 : 진피는 표피의 안쪽에 있는 2개의 층으로 두께는 0.5~3[mm] 정도로 표피보다 더 두껍다. 진피 내에 있는 탄력섬유와 교원섬유(아교섬유)는 특정한 패턴으로 배열되어 있어서 피부의 선과 긴장도를 결정한다. 또한 진피에는 한선, 피지선, 신경말단 그리고 모낭(털주머니)이 분포되어 있으며, 혈관 또한 광범위하게 분포하고 있어 표피에 영양을 공급해 준다. 진피는 두 층으로 이루어져 상층의 유두층과 하층(심청)의 망상층으로 나뉜다.

③ 피하조직 : 피하조직은 사실 피부의 일부분이 아니며 진피를 그 밑의 장기와 연결시켜 주는 부분으로 성긴 결합조직과 지방세포로 이루어져 있다. 결합조직은 내부의 구조와 단단히 연결하는 작용을 하며 지방조직은 지질의 저장, 절연작용, 충격완충작용 그리고 체온조절 작용을 한다. 또한 지방조직의 양은 신체부위, 성, 연령 그리고 개개인의 영양 상태에 따라서 다르며 대체적으로 여성은 남성보다 8[%] 정도 더 많다.

④ 각질층 : 표피 중 가장 바깥쪽에 있는 층으로 25~30개의 납작한 비늘과 같은 세포층으로 이루어져 있으며 매일 수천 개의 죽은 세포들이 피부 표면에서 각질화되어 박리된다. 이러한 각질화 현상은 피부를 보호하는 데 중요한 작용을 하며 피부 표면의 마찰이 생길 수록 기저층과 가시층에서 세포분열이 활발해져서 결과적으로 굳은살이 더 형성되어 보호작용이 강화된다.

⑤ 피부의 신경과 혈관 분포 : 진피에는 광범위하게 신경이 분포되어 있다. 진피 내에 있는 평활근과 선(샘)들은 특수화된 외피계 효과기이며 이들은 자율신경섬유에 의하여 중추신경에서 전달된 흥분충동에 반응을 한다. 또한 피부에는 감각수용체가 있어서 촉각, 압력, 온각, 간지럼 또는 통각에 반응을 한다. 특히 손바닥, 발바닥, 입술 같은 곳에는 감각수용체가 밀집되어 있어서 유난히 민감하다.

16 청진에 의하여 듣기가 곤란한 심음의 구성으로 옳은 것은?

㉮ 1심음과 2심음　　　　　　　　㉯ 1심음과 3심음
㉰ 2심음과 4심음　　　　　　　　㉱ 3심음과 4심음

Sol 심음(Heart Sound)은 심장판막의 개폐에 따라 발생한 진동 에너지가 흉벽을 통해 전달되어 나는 소리로, 기본적인 심음은 4개로 분류되며, 다음과 같은 특징이 있다.

① 제1심음(S1, first heart sound) : 심실수축기 초에 삼첨판과 승모판의 폐쇄(QRS 간격) 시 혈액이 판막 벽에 부딪쳐 발생되는 진동음으로, 낮고 둔한 저음이다.
② 제2심음(S2, secondary heart sound) : T파 이후에 나타나며, 대동맥 판막과 폐동맥 판막의 폐쇄 시 혈액이 판막 벽에 부딪쳐 발생되는 진동음으로, 짧고 고음이다.
③ 제3심음(S3) : 제2심음 후 0.12-0.16초 사이의 심장 이완기에 빠른 속도로 심실에 혈액이 충만되는 소리로, 아주 약하고 짧은 음(청진 상 듣기 어려움)으로 어린이나 젊은 사람에만 있다.
④ 제4심음(S4) : P파 후에 뒤따르는 심방의 분마성 리듬(arterial gallop)으로 보통 청진 상으로 청취 곤란하다.

17 그림과 같은 회로의 전압이득은?

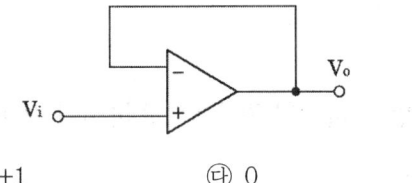

㉮ −1   ㉯ +1   ㉰ 0   ㉱ 10

🌟ol 연산증폭기를 이용한 버퍼(buffer)회로로 입력 임피던스가 매우 크고 출력 임피던스는 매우 작은 이상적인 완충증폭기로써 부궤환에 의한 이득이 1이므로 출력은 "1"이 된다.

18 위(stomach)의 의미를 가진 의학 용어는?

㉮ epi-   ㉯ cardi-   ㉰ hetero-   ㉱ gastr-

🌟ol ① epi- : ~의 위에, 위의
② hetero- : 다른
③ gastr- : 위장

19 디지털 신호를 아날로그 신호로 변환 시 변환 된 신호는 계단 형태의 신호로 나타나므로 필터회로를 사용하여 진폭에 관한 연속적인 형태의 신호로 변환하여야 한다. 이때 사용되는 필터회로는?

㉮ 저역통과 필터   ㉯ 고역통과 필터
㉰ 대역통과 필터   ㉱ 대역소거 필터

🌟ol ① 저역통과 필터(LPF) : 저주파 신호만을 통과시킨다.
② 고역통과 필터(HPF) : 고주파 신호만을 통과시킨다.
③ 대역통과 필터(BPF) : 특정 주파수 대역의 신호만을 통과시킨다.
④ 대역저지 필터(BRF) : 특정 주파수 대역의 신호만을 걸러낸다.

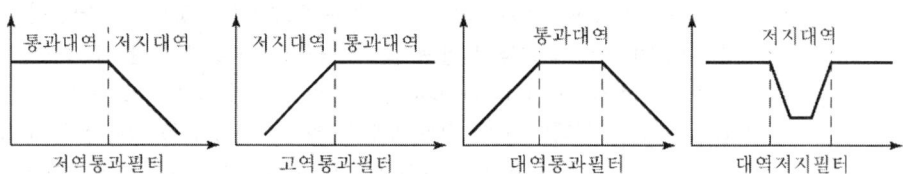

저역통과필터 　　　고역통과필터 　　　대역통과필터 　　　대역저지필터

20 단백질 소화의 최종 산물은?

㉮ 아미노산　　㉯ 단백질　　㉰ 염산　　㉱ 탄수화물

Sol 영양소의 최종 분해 산물은 다음과 같다.
① 탄수화물 : 혈당, 포도당
② 단백질 : 아미노산
③ 지방 : 지방산, 글리세롤

21 직렬회로에서 전압이 25[V]인 회로에서 2.5[A]의 전류가 흐르기 위해서는 필요한 저항의 크기는 얼마인가?

㉮ 40[Ω]　　㉯ 30[Ω]　　㉰ 20[Ω]　　㉱ 10[Ω]

Sol 옴의 법칙에 의해 $R = \dfrac{V}{I} = \dfrac{25}{2.5} = 10[\Omega]$

22 도너(doner)로 사용될 수 있는 원소는?

㉮ 붕소　　㉯ 탄소　　㉰ 인　　㉱ 납

Sol ① n형 반도체 : 순수한 진성 반도체인 게르마늄(Ge)이나 실리콘(Si)에 5가의 불순물 원자인 비소(As), 안티몬(Sb), 인(P) 등을 넣으면 공유결합을 하고 한 개의 과잉전자를 발생시킨다. 이 과잉전자를 제공한 불순물을 도너(donor)라 한다.
② p형 반도체 : 순수한 진성 반도체인 게르마늄(Ge)이나 실리콘(Si)에 3가의 불순물 원자인 알루미늄(Al), 붕소(B), 인듐(In), 갈륨(Ga) 등을 넣으면 공유결합을 하고, 하나의 전자가 부족하게 되어 정공이 발생한다. 이 정공을 제공한 불순물을 엑셉터(acceptor)라 한다.

23 미끄럼 베어링의 활동면에 따른 형식으로 분류할 때, 미끄럼면(활동면)이 서로 평행하게 있을 경우를 말하는 것은?

㉮ 병행 활동면　　　　　　㉯ 타원 활동면
㉰ 경사 활동면　　　　　　㉱ 원통 활동면

Sol 미끄럼 베어링(sliding bearing) : 축과 베어링면이 직접 접촉하여 축은 미끄럼운동을 한다. 서로 넓은 면에서 접촉하고 있기 때문에 축이 회전하면 마찰이 많아지게 되고, 그 때문에

발열하여 축과 베어링의 온도가 상승한다. 아주 고온이 되면 타서 붙어버려 회전이 불가능하게 된다. 이것을 막기 위해 축과 베어링 사이에 얇은 공간을 만들어, 윤활유를 이 공간 속에 넣어 운전시킨다. 윤활유를 쐐기모양의 틈에 집어넣어 유압을 발생시키고, 축은 유막에 뜨는 유체 마찰 상태로 되어, 발열을 방지하면서 회전한다. 서로 넓은 면에서 접촉하고 있으므로 큰 하중에도 견딘다.

24 진성 반도체의 특성으로 옳은 것은?

㉮ 온도가 상승하면 반도체의 저항은 감소한다.
㉯ 진성 반도체에 불순물을 섞으면 저항이 증가한다.
㉰ 전기적 전도성은 도체와 부도체의 상위 정도이다.
㉱ 온도가 절대온도 0도 정도의 낮은 상태에서는 도체가 된다.

Sol 반도체의 특징

① 부의 온도계수를 갖는다. 온도가 상승하면 저항이 감소하여 도전율이 증가한다.
② 정류작용을 한다.
③ 자기효과가 있다.
④ 열전효과가 있다.
⑤ 불순물 첨가에 의해 저항이 변한다.

25 서미스터(thermistor) 소자는 주로 어떤 특성을 사용하는 것인가?

㉮ 논리 제어 특성　　　　　　　㉯ 온도 특성
㉰ 전류 증폭 특성　　　　　　　㉱ 전압 증폭 특성

Sol 서미스터(thermistor, thermally sensitive resister)

온도 변화에 따라 저항 값이 변하도록 설계한 열 저항이며, 니켈(Ni), 코발트(Co), 망간(Mn), 구리(Cu), 티탄 등의 산화물을 적당한 저항률과 온도계수를 가지도록 2~3종류 혼합하여 소결한 반도체로서, 온도측정, 온도제어, 온도보상장치 등에 이용된다.

※ 서미스터(thermistor)의 특징
① 매우 소형으로 만들 수 있어 생체 내의 온도나 국부의 온도 측정이 가능하다.
② 응답속도가 빠르고 감도가 높다.
③ 저항이 아주 높아서 유도 전극선의 저항을 무시할 수 있다.
④ 장시간 체온을 측정할 때 적합한 센서이다.

26 3각나사의 골지름이 20[mm], 바깥지름이 30[mm]일 때 유효지름은?

㉮ 15[mm]　　　　　　　　　　㉯ 20[mm]
㉰ 25[mm]　　　　　　　　　　㉱ 30[mm]

유효지름(d_2, d_e)

나사 축에 평행한 방향으로 나사산의 길이와 나사 홈의 길이가 같아지는 곳의 가상 원통 지름(수나사)

암나사의 유효지름과 크기가 같다.

$$d_2 = \frac{d+d_1}{2}[m] = \frac{20+30}{2} = 25[mm]$$

27 계기의 동작상 분류 중 측정하고자 하는 값을 지침으로 직접 지시하는 계기는?

㉠ 지시계기 ㉡ 숫자식 계기 ㉢ 적산계기 ㉣ 기록계기

① 지시계기 : 계기의 동작상 분류 중 측정하고자 하는 값을 지침으로 직접 지시하는 계기
② 기록계기(recording instrument) : 전압, 전류 및 주파수 등이 시간적으로 변화하는 상황을 기록용지에 자동적으로 측정, 기록하는 계기

28 보기는 어떤 논리회로를 설명한 것인가?

> **보기**
> - 2개의 입력 A와 B 외에 한 개의 캐리를 입력하는데 결국 3개의 입력으로 가산을 수행한다.
> - 2개의 반가산기 회로와 한 개의 OR 게이트를 합친 논리회로이다.

㉠ 반가산기 ㉡ 인코더 ㉢ 전가산기 ㉣ 멀티플렉서

전가산기(full-adder, FA)는 2개의 2진 숫자를 동시에 더할 수 있도록 하위의 자리로부터 올라오는 자리올림수까지 포함하여 연산할 수 있도록 만든 가산기

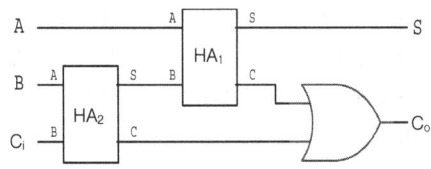

반가산기를 이용한 전가산기의 블록도

① 한자리수 A와 B, 그리고 자리올림수를 합할 때에 사용되는 것으로 결과는 A와 B의 합(S)과 자리올림수(Carry)가 된다.
② 계산을 하기 위한 합(S)과 자리올림수(C)의 논리식은 다음과 같다.

$S = \overline{A}\overline{B}C_i + \overline{A}B\overline{C_i} + A\overline{B}\overline{C_i} + ABC_i$

$= (\overline{A}B + A\overline{B})\overline{C_i} + (\overline{A}\overline{B} + AB)C_i$

$= (A \oplus B)\overline{C_i} + (\overline{A \oplus B})C_i$

$$= (A \oplus B) \oplus C_i$$
$$C_o = AB + (A \oplus B)C_i = AB + AC_i + BC_i$$

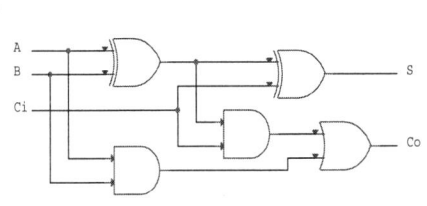

A	B	C_i	S	C_o
0	0	0	0	0
0	0	1	1	0
0	1	0	1	0
0	1	1	0	1
1	0	0	1	0
1	0	1	0	1
1	1	0	0	1
1	1	1	1	1

전가산기의 회로   전가산기(Full Adder)의 진리표

29 쌍접합 트랜지스터(BJT)의 3개의 단자 이름이 아닌 것은?
- ㉮ 이미터(emitter)
- ㉯ 컬렉터(collector)
- ㉰ 캐소드(cathode)
- ㉱ 베이스(base)

Sol 쌍접합 트랜지스터(Bipolar Transistor)의 구조
① 쌍접합 트랜지스터는 3층으로 된 반도체 소자로 npn형과 pnp형으로 구분한다.
② 2층의 n형 층과 1층의 p형 층으로 구성된 것을 npn형이라 하고, 2층의 p형 층과 1층의 n형 층으로 구성된 것을 pnp형이라 한다.

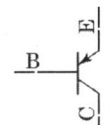   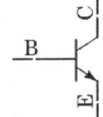

PNP형 쌍접합 트랜지스터   NPN형 쌍접합 트랜지스터

30 유도성 센서의 동작 원리가 아닌 것은?
- ㉮ 자기저항
- ㉯ 정전용량
- ㉰ 차동변환기
- ㉱ 정전유도

Sol 센서란 온도, 광, 압력, 습도 등의 물리량이나 화학량을 감지하여 처리하기 쉬운 신호(주로 전기신호)로 바꾸어 주는 소자 또는 장치
※ 유도성 센서의 원리
① 상호 인덕턴스의 변화를 이용한 센서
② 자기저항의 변화를 이용한 센서
③ 선형 차동변환기(Linear variable differential transformer, LVDT)

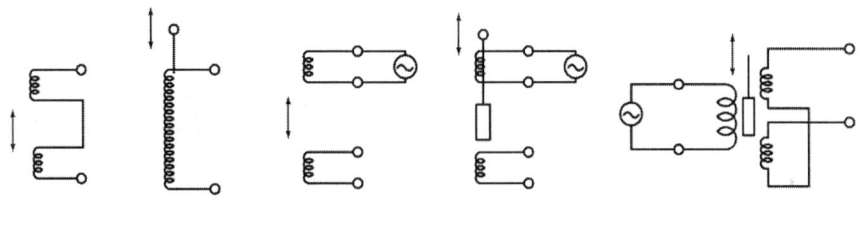

(a) 자기유도   (b) 상호유도   (c) 차동변환기

유도성 센서의 기본원리

※ 유도성 센서의 특성
① 코일 내 코어가 유발하는 변화를 이용하여 변위를 계측
② 높은 출력을 가지지만 주파수응답에 제한을 받음
③ 외부자계의 영향가능성이 높음

31 탄성 게이지(스트레인 게이지)의 고유저항 관계식으로 옳은 것은? (단, ρ=고유상수, L=길이, s=단면적)

㉮ $R = L\dfrac{s}{\rho}$ ㉯ $R = L\dfrac{s}{2\rho}$ ㉰ $R = \rho\dfrac{s}{L}$ ㉱ $R = \rho\dfrac{L}{s}$

Sol 스트레인 게이지(Strain gauge, 변형률계 또는 응력계)

물체에 힘이 작용하여 물체의 변형이 일어나는 효과를 이용하여 재료의 응력, strain을 측정하는 센서
① 얇은 전기절연물 Base 위에 격자모양의 저항선 또는 포토에칭을 가공한 저항박을 입히고, 인출선을 붙인 것
② 측정대상물의 표면에 전용 접착제로 접착하여 측정
③ 일반적인 전기적, 전자적 신호를 이용하여 공학적인 값을 측정하는 측정장비이고, 길이의 변화율을 진동현의 주파수(Hz) 코일의 저항 등을 이용하여 간접적으로 측정하는 장치이다.
④ 측정하고자 하는 물체에 발생하는 변형량은 Backing 소재를 경유하여 변형량 감지 저항체에 전달되어서 수축-인장을 하게 된다. 이런 저항체의 변화는 전기저항값을 변화시키게 되고 시험편 또는 구조물이 변형을 받게 되면 이것에 접착된 저항체도 같은 변형이 생겨서 저항값의 변화를 가져오게 된다. 변형량과 저항변화 사이에는 일정한 관계가 있으며 이 저항값의 변화에서 변형량값을 알아낼 수 있다.
$R = \rho\dfrac{L}{s}[\Omega]$ (여기서, ρ=고유상수, L=길이, s=단면적)

32 생체신호측정에 있어서 과전압 보호 대책이 아닌 것은?

㉮ 단위 이득 차동증폭기   ㉯ 입력단 버퍼증폭기

㉰ 전압 분배회로 ㉱ 직류 복귀증폭기

Sol ① 입력단 버퍼증폭기 : 다음 단의 회로에서 적절한 입력신호를 받지 못해 오동작하는 것을 막기 위해 해당 단의 앞 또는 뒤에 추가적으로 붙이는 완충(buffer)작용의 증폭기를 말한다.
② 전압 분배회로는 옴의 법칙을 이용하여 입력전압을 저항의 크기에 비례하여 분배해 주는 회로

33 심음계에서 가장 중요한 장치로 소리를 모으고 이를 전기적 신호로 변환시켜 주는 것은?

㉮ 증폭기 ㉯ 마이크로폰 ㉰ 필터 ㉱ 동조기

Sol 심음은 가청주파수 영역의 진동으로서 청진기를 이용하면 음으로 들을 수 있으며, 최근에 개발된 마이크로폰 등을 사용하여 신호처리나 객관적인 표시 등도 가능하다.
① 심음은 심장 내의 급격한 압력의 변환에 의해 판막이 개폐될 때에 발생하는 지속시간이 짧은 음(협의의 심음)과 혈류에 의해 발생하는 지속성을 가진 음(심잡음)을 포함한다.
② 심음 검출에는 심음 마이크로폰이 사용되는데, 이는 심장의 소리를 전기신호로 변환해주는 장치이다.

34 트라이액에 대한 설명으로 옳은 것은?

㉮ 쌍방향성 소자이다.
㉯ 전압제어 소자이다.
㉰ 게이트 전류에 의해서 트리거시킬 수 없다.
㉱ 게이트 전압에 따라 부하 정류의 값이 조절된다.

Sol 트라이액(triac)은 2방향성 3단자 사이리스터(thyristor)로 2방향 제어가 가능하다. 그러나 평균전류를 제어할 수 있을 뿐이어서 순간적인 제어나 전류의 차단은 할 수 없다. 교류로 사용하는 가정용 기구들의 회전수 제어, 냉장고, 전기담요 등의 온도제어에 널리 쓰인다.

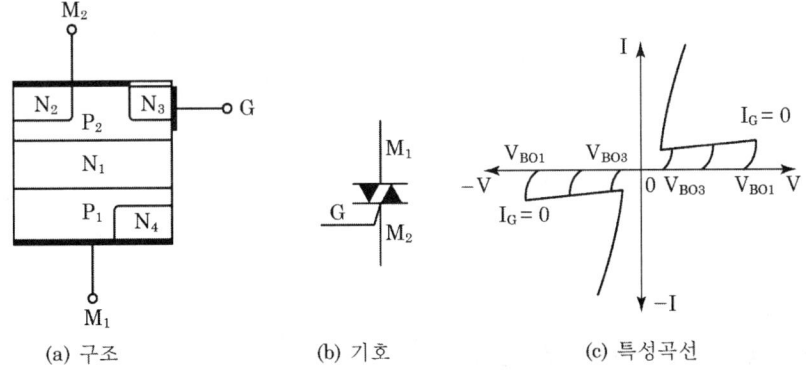

(a) 구조 (b) 기호 (c) 특성곡선

트라이액(TRIAC)의 구조와 기호 및 특성곡선

35 회로에서 2개의 저항이 직렬로 연결되어 있을 때, 전체 저항은 몇 [Ω]인가?

㉮ 2[Ω]
㉯ 3[Ω]
㉰ 5[Ω]
㉱ 8[Ω]

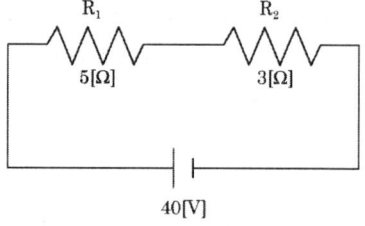

Sol 전체저항 $R_t = R_1 + R_2 = 5 + 3 = 8[\Omega]$

36 혈압에 대한 설명으로 옳지 않은 것은?

㉮ 심장의 펌프작용으로 발생된 힘에 의하여 혈관을 통하여 전달된다.
㉯ 혈관의 수축과 팽창에 의해 혈압을 조절한다.
㉰ 혈관의 수축과 팽창은 혈관의 지름을 변화시킴으로써 혈관 표면적의 변화를 일으킨다.
㉱ 혈관은 일정하므로 측정값은 항상 평균값으로 가정한다.

Sol ① 혈압은 심장에서 내뿜어진 혈액이 혈관 속을 흐를 때 혈관의 벽에 가해지는 압력으로, 혈압은 우리 몸이 필요로 하는 산소와 영양분을 우리 몸의 각 부분에 공급할 수 있도록 혈액을 순환시키는 역할을 하므로 혈액이 순환되지 못하면 신체는 기능을 할 수 없다. 심장은 수축하여 혈액을 동맥 내로 펌프질 하거나, 이완하여 전신을 순환하고 돌아오는 혈액을 받아들이는 두 단계의 운동을 하며 심장이 수축할 때 동맥의 측벽이 받는 압력을 최고혈압(수축기 혈압), 심장이 이완될 때 동맥의 측벽이 받는 압력을 최저혈압(이완기 혈압)이라고 하고 "최고혈압/최저혈압"으로 표시한다.
② 혈압은 대개 동맥혈압을 말한다. 동맥혈압이란 동맥(심장에서 온몸으로 나가는 피가 흐르는 혈관)의 벽에 미치는 피의 압력을 뜻한다. 즉, 혈압은 동맥혈관의 벽에 미치는 피의 압력을 말하며, 사람의 혈압은 시시각각으로 변하는데 심장이 한번 뛰는 동안에도 혈압은 큰 차이가 있다. 그 중에서 심장이 수축하여 동맥혈관으로 피를 내보낼 때의 혈압이 가장 높은데 이때의 혈압을 수축기 혈압이라고 한다. 심장이 수축하여 피를 뿜어내려면 반드시 심장이 늘어나서 정맥에서 피를 받아들여야 한다. 심장이 늘어나서 피를 받아들이는 시기에는 동맥혈관에 미치는 압력이 가장 낮은데 이때의 혈압을 이완기 혈압이라고 말한다.
③ 혈압을 나타내는 단위는 혈압계의 수은(원소기호 Hg)기둥의 높이를 mm 단위로 나타낸 것을 쓴다. 그러므로 단위는 mmHg이다. 혈압을 나타낼 때에는 수축기 혈압을 먼저 쓰고 사이에 /을 그은 다음에 이완기 혈압을 쓴 후 단위를 붙인다. 예로 120/80[mmHg], 110/70[mmHg] 등의 형식이 된다.

37 보기의 불 대수를 간단히 한 결과식은?

보기

$$\overline{B}(\overline{A}+B)$$

㉮ $B + \overline{A}\,B$ ㉯ $B + \overline{B}$ ㉰ $A + B$ ㉱ $\overline{A}\,\overline{B}$

Sol $\overline{B}(\overline{A}+B) = \overline{A}\,\overline{B} + B\overline{B} = \overline{A}\,\overline{B}$ ($B\overline{B} = 0$이므로)

38 성인 맥박이 1분에 60회 이하로 비정상적으로 천천히 뛰는 것을 의미하는 것은?

㉮ 빈맥 ㉯ 서맥
㉰ 기외수축 ㉱ 동방결절

Sol ① 서맥(Bradycardia)은 심박수가 분당 60회 미만으로, 비정상적으로 느려진 상태를 말하며, 정상 심박수는 분당 60회에서 100회 사이이다.
② 조기수축(기외수축)이 발생하면 맥박이 정상으로 뛰다가 한 번씩 건너뛰는 현상이 나타난다. 이렇게 건너뛰는 맥박은 1분에 한두 번 또는 수십 번씩 다양하게 나타난다. 맥박이 건너뛴 다음에 나타나는 맥박은 정상맥박보다도 더 강하게 나타난다. 이때 심장은 건너뛰는 것이 아니라 조기수축을 하는데, 조기수축은 심장의 방출량이 너무 작기 때문에 맥박으로 전달이 안 되는 것이다. 이 조기수축은 심방에서 발생하면 심방성 조기수축, 심실에서 발생하면 심실성 조기수축이라고 한다.
③ 빈맥(Tachycardia)은 심박수가 분당 100회 이상인 상태로 빈맥은 갑상선 호르몬의 수지가 비정상으로 높아지는 갑상선항진증과 같은 내과적 문제나 갈색세포종이라 불리는 부신 종양에 의해 발생할 수 있다.
④ 동방결절(Sinoatrial node : S-A Node) : 심장은 모든 부분이 스스로 박동할 수 있는 능력을 가지고 있지만 정상적인 인체 내에서도 매 박동의 시작과 활동전압의 전도는 특수 전도계에 의하여 일어나는데 그 시작 부위가 동방결절이다.
⑤ 방실결절(Atrioventricular Node : A-V Node) : 심장의 전도계의 일부분으로 심장의 심방과 심실 사이에 위치하여 심실로 전달되는 심장의 전기적 신호의 기점이 됨

39 실제 실리콘 다이오드의 통상적인 전위 장벽의 크기는?

㉮ 0.1[V] ㉯ 0.3[V]
㉰ 0.5[V] ㉱ 0.7[V]

Sol 일반적인 실리콘 다이오드의 전위 장벽은 0.7[V]이고, 일반적인 게르마늄 다이오드의 전위 장벽은 0.2[V]이다.

40 초음파 영상장치에서 초음파를 혈관 내에 쐈을 때, 혈구 세포에 반사되어 돌아오는 초음파의 주파수 변화를 측정하여 혈류의 속도를 측정하는데 이때 사용되는 물리이론은?

㉮ 홀 효과   ㉯ 도플러 효과
㉰ 압전 효과   ㉱ 광전 효과

Sol ① 홀 효과(Hall effect) : 전류와 자기장에 의해 모든 전도체 물질에 나타나는 효과로 전류가 흐르는 전기 전도체에 수직하게 자기장이 걸릴 때, 전류와 자기장의 방향에 수직하게 걸리는 전압이 나타나는 효과이다.

② 도플러 효과(Doppler effect) : 음파에서 소리를 내는 물체나 듣는 사람이 운동하면 원래와는 다른 파형으로 변한 소리로 들리는 현상으로 일반적으로 파원과 관측자, 파동이 전파되는 매질의 상대속도에 따라 파원이 내는 원래의 파장과 진동수가 달라져서 관찰된다. 모든 종류의 파동에서 성립하는 보편적인 현상으로 빠르게 움직이는 물체에 초음파를 쏘아서 반사되는 파동의 진동수를 관측하여 물체의 속력을 측정하는 도플러 속도계, 항공기에서 지상으로 전파를 발사하여 반사되어 수신되는 전파와 송신 전파와의 진동수의 차이(도플러 주파수)를 측정하여 비행기의 속도를 알아내는 도플러 레이더 등에 응용된다.

③ 압전 효과(Piezoelectric Effect) : 압전 물질을 매개로 기계적 에너지와 전기적 에너지가 상호 변환하는 작용이다. 다시 말해 압력이나 진동(기계에너지)을 가하면 전기가 생기고 전기를 흘려주면 진동이 생기는 효과다.

④ 광전 효과(photoelectric effect) : 보통 금속 표면에 빛을 쪼였을 때 금속 표면에서 전자가 튀어나오는 현상이다.

41 인간의 인식, 판단, 추론, 문제 해결 능력, 학습기능과 같은 인간의 두뇌작용을 연구 대상으로 하는 학문분야는?

㉮ 인공지능   ㉯ 전문가 시스템
㉰ 데이터베이스   ㉱ 신경회로망

Sol 인공지능(artificial intelligence)이란 인간의 학습능력과 추론능력, 지각능력, 자연언어의 이해능력 등을 컴퓨터 프로그램으로 실현한 기술이다.

42 반가산기의 출력 합 S와 캐리 C에 대한 논리식은?

㉮ $S = XY, \ C = X + Y$ ㉯ $S = X \oplus Y, \ C = XY$
㉰ $S = \overline{X}Y + XY, \ C = XY$ ㉱ $S = \overline{X}Y + X\overline{Y}, \ C = X + Y$

Sol 반가산기는 2개의 2진수 A와 B를 더한 합(Sum)과 자리올림수(Carry)를 얻는 회로로서 배타적 논리회로(Exclusive-OR)와 AND 게이트로 구성하며, 반가산기의 $S = A \oplus B = \overline{A}B + A\overline{B}$, $C = AB$이다.

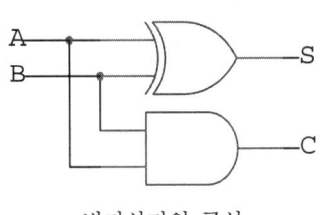

A	B	S	C
0	0	0	0
0	1	1	0
1	0	1	0
1	1	0	1

반가산기의 구성   반가산기의 진리치표

43 신부전 환자에게 혈액투석을 처방함으로써 기대할 수 있는 효과가 아닌 것은?

㉮ 과잉의 수분 제거   ㉯ 노폐물 제거
㉰ 신장세포 재생   ㉱ 전해질 균형 유지

Sol 혈액투석(Hemodialysis)의 효과
① 요독소 제거 : 신장에서 체외로 배설시키는 노폐물을 제거한다.
② 필요 없는 여분의 수분을 제거 : 신장에서 소변으로 배설시키는 수분을 제거한다.
③ 산-염기의 균형 유지에 큰 역할 : 혈액투석은 혈액 산도를 조절하는데 혈액이 정상적인 상태, 즉 약알칼리성이 되도록 혈중의 산을 제거하며, 알칼리는 투석액을 통해 보충함으로써 산-염기 평형을 이루게 된다.
④ 전해질 조절 : 나트륨, 칼륨, 칼슘, 인 등의 혈액 중에 있는 전해질이 과도한 경우에 투석액을 이용해 배설하고 부족할 경우에는 투석액으로 보충해서 체액의 조성과 비슷한 정상 범위 내로 조절해준다.

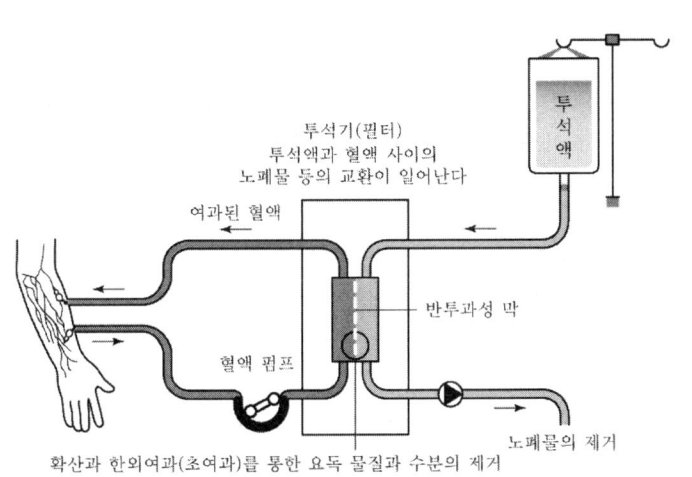

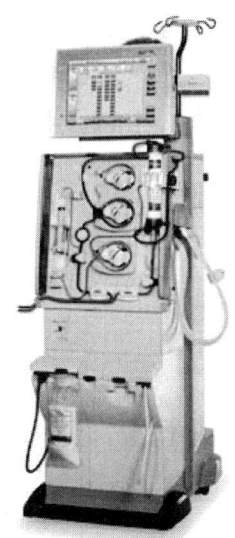

독일 FMC사의 고효율 혈액 투석기 FMC5008S

44 입원환자가 400명인 경우, 당직의료인의 수는?

㉮ 의사·치과의사 또는 한의사의 경우에는 1명, 간호사의 경우에는 2명
㉯ 의사·치과의사 또는 한의사의 경우에는 2명, 간호사의 경우에는 4명
㉰ 의사·치과의사 또는 한의사의 경우에는 3명, 간호사의 경우에는 6명
㉱ 의사·치과의사 또는 한의사의 경우에는 4명, 간호사의 경우에는 8명

「의료법 시행령」 제18조(당직의료인)
① 법 제41조에 따라 각종 병원에 두어야 하는 당직의료인의 수는 입원환자 200명까지는 의사·치과의사 또는 한의사의 경우에는 1명, 간호사의 경우에는 2명을 두되, 입원환자 200명을 초과하는 200명마다 의사·치과의사 또는 한의사의 경우에는 1명, 간호사의 경우에는 2명을 추가한 인원수로 한다.
② 제1항에도 불구하고 정신병원, 재활병원, 결핵병원 등은 입원환자를 진료하는 데에 지장이 없도록 해당 병원의 자체 기준에 따라 배치할 수 있다.

45 보기의 업무를 수행하는 의료기사를 무엇이라고 하는가?

보기
"신체부분의 기능장애를 원활하게 회복시키기 위하여 그 장애 있는 신체부분을 습관적으로 계속 동작시켜 지정된 물체를 만들거나 완성된 기구를 사용할 수 있도록 훈련·치료하는 업무에 종사한다."

㉮ 작업치료사　　　　　　　　　㉯ 물리치료사
㉰ 임상병리사　　　　　　　　　㉱ 치과기공사

「의료기사 등에 관한 법률 시행령」 2조(의료기사, 의무기록사 및 안경사의 업무 범위 등)
① 「의료기사 등에 관한 법률」(이하 "법"이라 한다) 제3조에 따른 의료기사, 의무기록사 및 안경사(이하 "의료기사 등"이라 한다)의 업무의 범위와 한계는 다음 각 호의 구분에 따른다.
　1. 임상병리사 : 병리학·미생물학·생화학·기생충학·혈액학·혈청학·법의학·요화학(尿化學)·세포병리학의 분야, 방사성 동위원소를 사용한 가검물(可檢物) 등의 검사 및 생리학적 검사(심전도·뇌파·심폐기능·기초대사나 그 밖의 생리기능에 관한 검사를 말한다)의 분야에서 임상병리검사에 필요한 다음 각 목의 업무에 종사한다.
　　가. 기계·기구·시약 등의 보관·관리·사용
　　나. 가검물 등의 채취·검사
　　다. 검사용 시약의 조제(調劑)
　　라. 혈액의 채혈·제제(製劑)·제조·조작·보존·공급
　　마. 그 밖의 임상병리검사업무
　2. 방사선사 : 전리방사선(電離放射線) 및 비전리방사선의 취급과 방사성 동위원소를 이용한 핵의학적 검사 및 의료영상진단기·초음파진단기의 취급, 방사선기기 및 부속

기자재의 선택 및 관리 업무
3. 물리치료사 : 온열치료, 전기치료, 광선치료, 수치료(水治療), 기계 및 기구 치료, 마사지·기능훈련·신체교정운동 및 재활훈련과 이에 필요한 기기·약품의 사용·관리, 그 밖의 물리요법적 치료업무
4. 작업치료사 : 신체 부분의 기능장애를 원활하게 회복시키기 위하여 장애가 있는 신체 부분을 습관적으로 계속 움직이게 하여 지정된 물체를 만들거나 완성된 기구를 사용할 수 있도록 훈련·치료하는 업무
5. 치과기공사 : 치과의사의 진료에 필요한 작업 모형, 보철물(심미 보철물과 악안면 보철물을 포함한다), 임플란트 맞춤 지대주(支臺柱) 및 상부구조, 충전물(充塡物), 교정장치 등 치과기공물의 제작·수리 또는 가공, 그 밖의 치과기공업무
6. 치과위생사 : 치석 등 침착물(沈着物) 제거, 불소 도포, 임시 충전, 임시 부착물 장착, 부착물 제거, 치아 본뜨기, 교정용 호선(弧線)의 장착·제거, 그 밖에 치아 및 구강 질환의 예방과 위생에 관한 업무. 이 경우 「의료법」 제37조제1항에 따른 안전관리기준에 맞게 진단용 방사선 발생장치를 설치한 보건기관 또는 의료기관에서 구내(口內) 진단용 방사선 촬영업무를 할 수 있다.
7. 의무기록사 : 의료기관에서 질병 및 수술 분류, 진료기록의 분석·진료통계, 암 등록, 전사(轉寫) 등 각종 의무(醫務)에 관한 기록 및 정보를 유지·관리하고 이를 확인하는 업무
8. 안경사 : 안경(시력보정용으로 한정한다. 이하 같다)의 조제(調製) 및 판매와 콘택트렌즈(시력보정용이 아닌 것을 포함한다. 이하 같다)의 판매 업무. 이 경우 안경 및 콘택트렌즈의 도수를 조정하기 위한 시력검사[약제를 사용하는 시력검사 및 자동굴절검사기기를 사용하지 아니하는 타각적(他覺的) 굴절검사는 제외한다]를 할 수 있다. 다만, 6세 이하의 아동에 대한 안경의 조제·판매와 콘택트렌즈의 판매는 의사의 처방에 따라야 한다.
② 의료기사는 의사 또는 치과의사의 지도를 받아 제1항에서 규정한 업무를 수행한다.

46 정상적인 전류 사용 시에 장착부 간에 환자를 사이에 두고 흐르는 생리적인 효과를 의도하지 않은 전류로서, 증폭기의 바이어스 전류, 임피던스 프레티스모그라피에 사용하는 전류는?

㉮ 환자 측정전류 ㉯ 누설전류
㉰ 외장 누설전류 ㉱ 접지 누설전류

Sol 「의료기기의 전기·기계적 안전에 관한 공통 기준규격」
2.5 전류
2.5.1 접지누설전류 : 전원부에서 절연의 내부 또는 표면을 통해 보호접지선으로 흐르는 전류
2.5.2 외장누설전류 : 정상적인 사용 시에 장착부를 제외하고 조작자 또는 환자가 접촉할 수 있는 외장 또는 외장의 부분에서, 보호접지선 이외의 도전접속을 통해 대지 또는

그 외장 외의 다른 외장 부분으로 흐르는 전류

2.5.3 누설전류 : 기능과는 무관한 전류로서 접지누설전류, 외장누설전류 및 환자누설전류로 정의된다.

2.5.4 환자측정전류 : 정상적인 사용 시 환자의 어느 한 장착부와 환자의 다른 모든 장착부 간에 흐르는, 생리적인 효과를 의도하지 않은 전류로서 예를 들면, 증폭기의 바이어스 전류, 임피던스 프레티스모그라피에 사용하는 전류를 말한다.

2.5.6 환자누설전류 : 장착부에서 환자를 경유하여 대지에 흐르거나 또는 외부의 전원에서 환자에게 의도하지 않은 전압에 기인하여 환자로부터 F형 장착부를 경유하여 대지로 흐르는 전류

47 인체 내의 생체신호를 측정 진단하는 장비로서 가장 거리가 먼 것은?

㉮ 심전계 ㉯ 근전계
㉰ 혈압계 ㉱ 레이저 치료기

Sol 생체전기신호

① 생체전기신경세포나 근세포에 의해 발생되는 활동전위를 센서(전극)를 이용하여 측정
② 센서 주변에 분포한 많은 세포의 활동에 의해 발생되는 전계를 전류 전압형태로 표시
③ 의료분야에서 진단에 많이 사용
④ 심전도, 뇌전도, 안구전도, 근전도 등이 있다.

생체전기신호	측정전극	유도법	주파수범위	활용분야
심전도(ECG)	표면전극/흡착전극	표면12 유도	0.05~100[Hz]	부정맥, 심기능검사
뇌전도(EEG)	표면전극/컵전극	10~20 system	0.1~50[Hz]	수면다원검사 뇌유발전위검사
안구전도(EOG)	표면전극	단극/양극	DC~100[Hz]	수면다원검사 인지도검사
근전도(EMG)	표면전극/바늘전극	단극/양극	100[Hz]~10[kHz]	근력측정, 재활치료

생체전기신호의 종류에 따른 특성

48 양전자 방출 단층촬영장치(PET)의 기전으로 옳은 것은?

㉮ 패러데이(Faraday) 법칙
㉯ 소멸(Annihilation) 현상
㉰ 비오-사바르(BiotSavar) 법칙
㉱ 슈테판-볼츠만(Stephan-Boltzman) 법칙

Sol 양전자 방출 단층촬영장치(PET)는 양전자 방출핵종을 이용하는 [29]SPECT보다 해상도가 우수

하다. C-11(탄소), N-13(질소), O-15(산소), F-18(불소) 등 양전자 변환을 일으키는 동위 원소로부터 방출되는 양전자는 가까이에 있는 전자와 결합하여 소멸하면서 에너지가 0.511[MeV]인 소멸방사선 2개를 서로 반대 방향으로 방출한다. 환자에게 이와 같은 동위 원소 표지화합물을 투여하고 인체 주위에 배열한 여러 개의 감마선 검출기를 사용하여 짝지어 방출되는 소멸방사선을 검출하면 양전자를 방출한 동위 원소의 위치를 SPECT보다 정확하게 알 수 있다. 이렇게 양전자 방출핵종을 이용한 단층촬영 기법을 양전자 방출 단층촬영(PET)이라 한다.

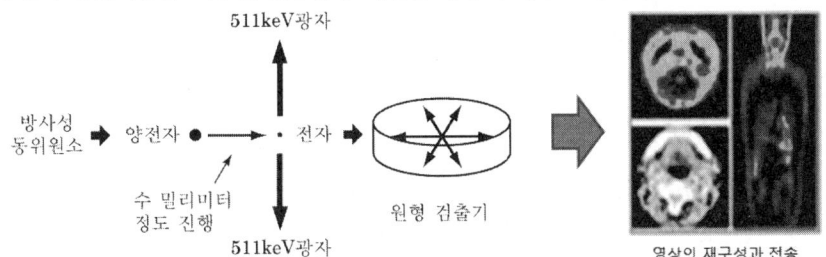

① 양전자 변환이 일어나는 점부터 수[mm] 이내의 곳에서 양전자는 전자와 결합하여 소멸하며, 이때 정반대 방향으로 2개의 소멸방사선이 나오게 된다. 소멸방사선을 A, B의 검출기로 기록하여 컴퓨터로 자료를 처리하여 신체 심부에서 동위 원소의 동작이나 분포를 체외에서 조사한다.
② PET에 사용되는 동위 원소는 핵에 양성자가 과잉인 것들이므로 가속기를 이용하여 양성자를 쏘아 넣어 만든다. 또 제품의 반감기가 2~110분 정도로 짧아 장거리 수송이 어려우므로 병원에 설치한 소형 사이클로트론으로 제조한다.
③ 최근에는 PET(Position Emission Tomography)와 CT(Computed Tomography)의 장점을 결합한 PET-CT의 사용이 증가하고 있다. CT의 좋은 해상도로 인해 인체 내부구조의 정보를 얻고 PET로부터 방사성 의약품의 대사 특성 영상을 얻어 두 영상을 합성하면 구조적, 기능적 정보를 보다 정밀하게 관찰할 수 있다. 암의 정확한 위치나 퍼진 정도를 확인함으로써 수술이나 방사선, 항암치료의 범위나 방법의 결정에 많은 역할을 담당한다.
④ 양전자 방출 단층촬영(PET)은 방사성 의약품을 혈관에 주사한 후 전신에 흡수되어 방출되는 양전자를 이용하여 전신을 촬영한다. 이때 주사되는 방사성 의약품은 포도당과 같은 몸의 기초 신진대사에 이용되는 물질이므로 대사과정에 이상이 있는 암이나 염증부위, 조직의 괴사부위 등을 알 수 있다.
⑤ PET-CT는 기존의 PET(양전자 방출 단층촬영)와 CT(컴퓨터 단층촬영)를 하나로 묶은 고성능 영상장치이다. PET는 암세포가 다른 세포에 비해 더 많은 포도당을 소비하는 특성을 이용한 암 진단 장비이다. 양전자를 방출하는 방사성 물질(F-18)을 포도당에 붙여서 체내에 주사하면 암 세포가 이 포도당을 많이 잡아먹게 된다. 그렇게 되면 그곳에

---

29) 단일광자 단층촬영(SPECT : Single Photon Emission Computed Tomography)은 평면 영상에 더해 단층 영상을 얻음으로써 병소를 정확히 평가할 수 있는 방법이다. 목적에 따라 해당하는 방사성 의약품을 환자에게 투여한 후 감마카메라를 인체 주위로 회전시키며 여러 방향의 2차원 투사상(projection)을 얻고, 이를 사이노그램 형태로 변환한 후 이에 영상 재구성 기법을 적용하면 CT와 마찬가지로 체내 단층영상(tomogram)을 얻을 수 있다. (사이노그램(Sinogram)이란 한 방향에서 획득한 투사 데이터를 투사 방향에 따라 순차적으로 배열한 것으로 각 행이 갖는 화소값들은 해당 프로파일의 해당 위치에서의 크기(amplitude)와 같다.)

서 방사성 방출도 많아진다. 이를 기계가 검출하면 암 덩어리가 어디에 있는지 알게 되는 원리이다. 하지만 문제는 PET 이미지가 안개 낀 듯 뿌옇다는 점이다. 암이 있는 것은 알겠지만 어디에 정확히 있는지 알기 어렵다는 것이다. 반면 CT는 우리 몸을 3차원으로 명확히 그려내는 영상장치이다. 따라서 이 둘을 합쳐서 한 번에 암도 발견하고 위치도 정확히 알 수 있다.

49 의료법상 의료인이 아닌 것은?

㉮ 한의사 ㉯ 치과의사
㉰ 조산사 ㉱ 간호조무사

Sol 「의료법」 제2조(의료인)

① 이 법에서 "의료인"이란 보건복지부장관의 면허를 받은 의사・치과의사・한의사・조산사 및 간호사를 말한다.
② 의료인은 종별에 따라 다음 각 호의 임무를 수행하여 국민보건 향상을 이루고 국민의 건강한 생활 확보에 이바지할 사명을 가진다.
  1. 의사는 의료와 보건지도를 임무로 한다.
  2. 치과의사는 치과 의료와 구강 보건지도를 임무로 한다.
  3. 한의사는 한방 의료와 한방 보건지도를 임무로 한다.
  4. 조산사는 조산(助産)과 임부(姙婦)・해산부(解産婦)・산욕부(産褥婦) 및 신생아에 대한 보건과 양호지도를 임무로 한다.
  5. 간호사는 상병자(傷病者)나 해산부의 요양을 위한 간호 또는 진료 보조 및 대통령령으로 정하는 보건활동을 임무로 한다.

50 전기적 쇼크를 방지하는 방법으로 옳은 것은?

㉮ 전원 코드선의 접지선을 제거한다.
㉯ 고전압 전원을 사용한다.
㉰ 전류 제한기를 사용한다.
㉱ 이중 절연방식 대신 단일 절연방식을 사용한다.

Sol 1. 전기설비의 보호장치

① 전기설비의 절연물이 손상되거나 열화 되었을 경우 누설전류에 의한 감전 사고를 방지한다.
② 고전압의 혼촉으로 인체에 위험을 주는 전류를 대지로 흘려보내 감전 사고를 방지한다.
③ 낙뢰에 의한 피해를 방지한다.
④ 지락사고가 발생하였을 경우 보호계전기를 신속하게 동작시킨다.
⑤ 송배전선로에서 지락사고가 발생하였을 경우 대지전위의 상승을 억제하고 절연강도를 경감시킨다.

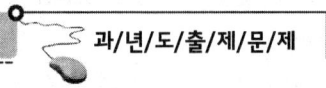

2. 환자의 전기적 쇼크를 방지하는 방법
   ① 환자를 모든 접지된 물체나 모든 전류원으로부터 분리 또는 절연
   ② 모든 전도체를 등전위 상태로 유지
   ③ 의료용 접지방식을 준수
   ④ 설치 시 전기 쇼크 안전을 고려하고, 사용 시 전기 쇼크 방지에 주의

51 아네로이드 혈압계의 구성 요소가 아닌 것은?
㉮ 압박대 ㉯ 수은주
㉰ 고무구 ㉱ 압력조절밸브

Sol 혈압계의 기본 구성 요소
환자의 팔(limb) 주위를 감싸는 압박대와 고무 주머니, 고무 주머니에 압력을 공급 또는 방출하는 수동 시스템, 고무 주머니의 순간 압력(instantaneous pressure)을 측정 및 표시하는 장치 등으로 구성된다.
혈압계는 팽창 압박대를 사용하여 동맥압을 비관혈식으로 측정하기 위한 수은 또는 아네로이드 압력계 및 기타 기계적 측정장치를 일반적으로 사용한다.
※ 이 장치의 부품은 압력계, 압박대, 수축 밸브(주로 급속 배출 밸브와 조합된), 핸드 펌프 또는 전자 기계적 펌프 및 연결 호스이다. 이 장치는 압력 조절용 전자 기계적 부품을 장착할 수 있다.

52 치료용 기기만으로 바르게 짝지어진 것은?
㉮ 전기수술기, 심전계
㉯ 인공호흡기, 뇌파계
㉰ 전기수술기, 인공호흡기
㉱ 심실세동 제거기, 환자감시장치

Sol ① 진단기기(생체현상을 측정하는 기기)의 종류 : 심전계, 심박출량계, 혈류량측정기, 초음파진단기, 방사선진단기, 혈압계, 환자감시장치, CT, MRI, PET, PET-CT 등
② 치료기기(생체의 이상 부위의 치료와 치료의 목적에 사용되는 기기)의 종류 : 제세동기, 인공심폐기, 수액펌프, 전기수술기, 페이스메이커, 인공심장, 인공호흡기, 방사선치료기기, 저주파 치료기, 고주파 치료기 등

53 반사된 초음파의 세기를 측정하여 시간과 진폭의 관계를 나타내는 초음파 진단법으로 옳은 것은?
㉮ A-모드 ㉯ B-모드
㉰ M-모드 ㉱ 도플러-모드

Sol ① 초음파영상진단기기는 X선, CT, MRI 등의 다른 영상진단기기에 비해 소형이고 저렴하며, 실시간으로 표시 가능하고, X선 등의 피폭이 없는 높은 안전성 때문에, 심장, 복부, 비뇨기 및 산부인과 진단 등에 널리 사용되고 있다. 초음파는 인간의 가청주파수(20~20,000[Hz])보다 진동수가 높은 음파로서, 초음파영상진단기기는 초음파 빔을 인체에 입사시켰을 때, 생체 조직에 따라 음향 특성이 다르기 때문에 조직의 경계에서 초음파가 반사되는 점을 이용하여 생체 내부 구조를 영상화시켜 질병 유무를 진단하는 장치이다.

② 초음파영상진단기기는 인체의 초음파 영상을 얻기 위해 초음파 신호를 인체 내부로 송신하고, 반사되어 온 초음파 에코신호를 수신하기 위한 프로브를 포함하며, 프로브는 관찰하고자 하는 대상에 따라 초음파 진동자를 수십 개 이상 배열하여 플라스틱 케이스에 넣어 제작한 것으로 검사 부위 및 목적에 따라서 그 모양과 크기가 다르다.

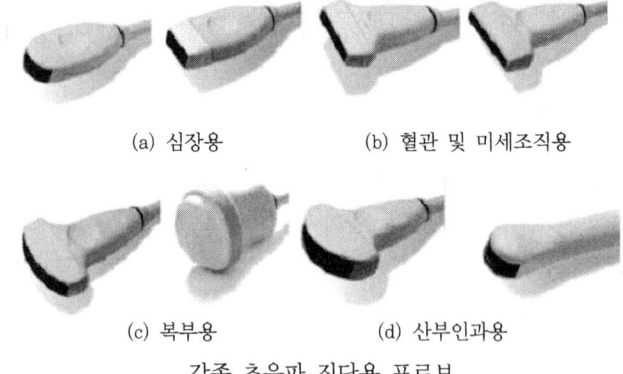

(a) 심장용　　(b) 혈관 및 미세조직용

(c) 복부용　　(d) 산부인과용

각종 초음파 진단용 프로브

③ 프로브는 트랜스듀서 어셈블리를 지칭하며, 트랜스듀서는 압전물질이 진동하면서 전기신호와 음향신호를 상호 변환시키는 압전층, 압전층에서 발생된 초음파가 대상체에 최대한 전달될 수 있도록 압전층과 대상체 사이의 음향 임피던스 차이를 감소시키는 정합층, 압전층의 전방으로 진행하는 초음파를 특정 지점에 집속시키는 렌즈층, 초음파가 압전층의 후방으로 진행되는 것을 차단시켜 영상 왜곡을 방지하는 흡음층을 포함한다.

④ 보통의 진단에 사용되는 프로브의 주파수는 3~5[MHz] 범위 내에 있고, 깊은 곳에 있는 장기를 진단하기 위해서는 2.5[MHz] 주파수, 수술 시에는 7.5[MHz]가 사용된다.

⑤ 초음파 영상기법에는 초음파 에코신호의 반사계수를 2차원 영상으로 보이는 B모드(brightness mode), 심장 등 대상체의 움직임을 주기적으로 보이는 M모드(motion mode), 도플러 효과(Doppler effect)를 이용하여 움직이는 혈류 등 대상체의 속도를 도플러 스펙트럼으로 보이는 D모드(Doppler mode), 도플러 효과를 이용하여 대상체의 속도를 컬러로 보이는 C모드(color Doppler mode), 대상체를 압축하기 전과 압축한 후의 반응 차이를 영상으로 보이는 탄성영상기법, 조영제 투여를 통해 하모닉 영상을 제공하는 하모닉 영상기법 등이 있다.

54 피사체에 서로 다른 각도에서 X선을 조사한 후 각 조직의 투영 데이터를 검출기로 수집하

고 컴퓨터를 이용하여 연산처리함으로써 영상을 재구성하는 촬영장치로서 단순한 X선 영상만으로는 불가능했던 인체의 단층상을 촬영함으로써 영상 진단의 질을 높이는 데 기여한 촬영장치는?

㉮ MRI(Magnetic Resonance Image)
㉯ PACS(영상저장 전송시스템)
㉰ CT(Computed Tomography)
㉱ X선 촬영장치

Sol 컴퓨터 단층 촬영(CT : Computed Tomography)은 tomography란 말은 단면이나 조각을 뜻하는 그리스어 tomos와 기록을 뜻하는 graphein가 결합된 말이다. 즉, 일반 촬영으로 나타낼 수 없는 신체의 단층 영상을 기록하여 나타내는 장치이다. CT 스캐너를 이용한 컴퓨터단층 촬영법으로, 엑스선이나 초음파를 여러 각도에서 인체에 투영하고 이를 컴퓨터로 재구성하여 인체 내부 단면의 모습을 화상으로 처리하는데, 종양 등의 진단법으로 널리 이용되고 있다.

55 인공관절의 일반적인 문제점으로 대두되고 있는 것이라고 볼 수 없는 것은?

㉮ 골 해리현상
㉯ 골 성장현상
㉰ 수술 후 간혹 발생할 수 있는 탈구
㉱ 신부 상처부위의 감염증으로 인한 기능상실

Sol 인공관절 치환술은 손상되거나 닳아버린 연골 부위를 인공 삽입물로 바꾸는 수술이다.
  ※ 인공관절에 따르는 문제점
    ① 인공관절이 생체의 정상관절과 똑같이 안정적일 수는 없기 때문에 간혹 발생하는 수술 후 탈구나 심부 상처부위의 감염증으로 인한 기능상실 등이 있으며, 이를 예방하기 위해 세심한 주의가 요구된다.
    ② 인공관절면의 마모현상을 들 수 있는데 인공고관절 수술 후 시간이 흐름에 따라 관절면이 마모되게 되며 이로 인하여 폴리에틸렌이나 금속 그리고 세라믹에서조차 미립자가 떨어져 나와 생체반응을 일으킴으로써 점차 뼈가 녹아내리고 고정면이 느슨해지는 해리(loosening) 현상이 발생하여 최근에 인공관절의 가장 큰 문제점으로 대두되고 있다.
    ③ 사람의 뼈는 살아 있는 조직이어서 닳아버리면 새로운 뼈가 생성되지만 인공관절 수명은 10~20년이어서 젊은 사람이 수술했다면 또다시 재수술을 받아야 한다.

56 PACS(Picture Archiving and Communication System)는 의학용 영상정보의 저장 판독 및 검색 기능 등의 수행을 통합적으로 처리하는 시스템을 말한다. PACS의 설명과 거리가 먼 것은?

㉮ DICOM 규격에 따라 이미지 데이터를 저장, 관리한다.

㈐ 별도의 인터페이스장치 없이 직접 PACS 서버에 의료영상을 전송 및 저장할 수 있다.
㈑ PACS의 종류에는 Archiving PACS, Mini PACS, Full PACS 등이 있다.
㈒ 의료 서비스 제공 기관에서 이루어지는 다양한 업무 관련 메시지를 정의하고 있다.

✯ Sol PACS(Picture Archiving and Communication System)

1. PACS(의료영상시스템)의 장점
   ① 최근 영상은 수초 이내에, 1년 이상의 과거영상은 수분 이내에 조회가 가능
   ② 동시에 다른 곳에서 같은 영상을 조회할 수 있다.
   ③ 화면 밝기, 측정, 확대 등 다양한 영상처리와 편의성을 제공
   ④ 필름관리에 소요된 의료 인력을 효율적으로 재배치할 수 있다.
   ⑤ 영상데이터 복수 보관 시 분실 또는 훼손 없이 영구적인 보관이 가능
   ⑥ 필름 보관 장소, 암실, 관리인력 절감
   ⑦ 공기오염, 폐기물 처리 문제의 해결과 신속하고 정확한 정보 검색으로 진보된 교육 및 연구 환경을 제공
   ⑧ 타 병원과의 정보 교환이 용이

2. PACS(의료영상시스템)의 구성 : PACS는 영상 획득부, 영상 저장부, 영상 전송부 및 영상 조회부로 구성된다.
   ① 영상 획득부 : 디지털 영상 의료장비인 CT(Computer Tomography), MRI(Magnetic Resonance Imaging) 등은 ACR-NEMA에서 발표한 DICOM 3.0 표준안으로 영상을 획득한다. 그러나 디지털 영상이 생성되지 않는 의료장비는 DICOM 게이트웨이를 이용하여 인터페이스 시키고 이미 촬영한 X-Ray 필름은 스캐너를 이용하여 디지털 영상화한다.
   ② 영상 저장부 : 의료영상의 저장 및 데이터베이스 영역으로 기존의 필름 보관실의 기능을 수행하는 부분이다. 컴퓨터를 이용하여 자동으로 의료영상들을 보관, 저장, 분류하는 기능을 수행한다.
   ③ 영상 전송부 : 의료영상을 획득하는 의료영상 촬영장치 또는 중앙 파일서버로부터 외래나 병동의 워크스테이션으로 정보를 전달하는 매개체이며, 병원 외부로부터 원격촬영 또는 웹서버를 지원하는 정보 전달망을 의미한다.
   ④ 영상 조회부 : 의료영상을 출력하는 부분으로서 진단용 모니터와 임상용 모니터를 사용하는 워크스테이션이다. 의료진이 의료영상뿐만 아니라 처방전달 시스템이나 내시경 사진 또는 병사사진 등을 조회할 수 있다.

57 페이스메이커와 제세동기에 대한 설명 중 옳지 않은 것은?
㈎ 제세동기보다 페이스메이커가 안정성이 더 높다.
㈏ 이식형 제세동기와 페이스메이커는 모두 부정맥 치료기기이다.
㈐ 페이스메이커는 부정맥 중에서도 서맥일 경우 많이 사용한다.
㈑ 가하는 전기적 에너지는 페이스메이커보다 제세동기가 훨씬 작다.

Sol ① 심실세동 : 심장이 매우 빠르고 불규칙하게 수축함으로써 실제적인 심박출량을 만들어 내지 못하고 가늘게 떨고 있는 상태
② 제세동 : 심실세동이 발생된 심장에 강한 전류를 일시적으로 통과시킴으로써 심실세동을 종료시키고 심장이 다시 정상적으로 박동하도록 하는 전기 충격치료 페이스메이커(Pacemaker)는 느린 부정맥(bradyarrhythmias) 또는 느린 심박동환자를 치료한다. 페이스메이커는 피로 등의 증상완화에 도움이 될 수 있다.
서맥이 심해져서 약물로 치료가 불가능할 경우 증상을 개선하기 위해서 심박 조율기(페이스메이커, pacemaker)를 설치하는데 임시형과 영구형이 있으며, 설치하려면 수술을 해야 한다.
이식형 제세동기(ICD)는 빠른 부정맥(tachyarrhythmias) 또는 빠른 심박동을 치료한다. 심실의 빠른 부정맥은 생명을 위협할 수 있다. 따라서 ICD는 빠른 박동을 중지시킬 뿐 아니라 정상 심장박동을 회복시키고, 심장 돌연사(sudden cardiac death)를 예방한다.
③ 자동제세동기 : 심장 리듬을 자동으로 분석하여 필요한 경우 제세동을 시행할 수 있도록 유도하여 주는 의료장비로 이상파형 자동제세동기는 제조회사에 따라 120~200[J]로 제세동을 시행하도록 설정되어 있다.

58 컴퓨터의 중앙처리장치(CPU)의 개념에 속하지 않는 것은?

㉮ 레지스터(Register)　　　　　　㉯ ALU(Arithmetic Logic Unit)
㉰ CU(Control Unit)　　　　　　　㉱ 프린터(Printer)

Sol ① 중앙처리장치(CPU, Central Processing Unit)는 전자계산기 각 부분의 작동을 제어하고 연산을 수행하는 핵심적인 부분으로, 제어 장치와 연산 장치로 구성된다.
② 제어 장치는 주기억 장치에 기억된 프로그램 명령들을 해독하고, 그 의미에 따라 필요한 장치에 신호를 보내어 작동시키며, 그 결과를 검사 통제하는 역할을 한다. 연산 장치는 프로그램상의 명령문에 대한 모든 연산을 수행하는 장치로서, 누산기, 데이터 레지스터, 가산기, 상태 레지스터 등으로 구성된다.

59 기계어에 대한 설명으로 옳지 않은 것은?

㉮ 2진수 1과 0으로 구성된다.
㉯ 컴퓨터가 직접 이해할 수 있어 처리속도가 가장 빠르다.
㉰ 일반적으로 프로그램 작성 및 수정이 아주 쉽다.
㉱ 기계 종속적(machine-dependent) 언어이다.

Sol 기계어(Machine Language) : 컴퓨터가 직접 이해할 수 있는 2진 코드(0과 1)로 기종마다 다르고, 프로그램의 작성 및 수정, 해독이 매우 어려워 거의 사용되지 않으나, 컴퓨터에서의 수행 속도는 가장 빠른 장점을 지닌다.
① 2진수를 사용하여 명령어와 데이터를 표현한다.

② 호환성이 없고, 기계마다 언어가 다르다.
③ 프로그램의 실행속도가 빠르다.
④ 프로그램의 유지보수와 배우기가 어렵다.

60 보기에서 설명하는 의료정보의 종류는?

> **보기**
> Ⅰ. 환자의 임상진료에 관련된 모든 정보의 보관소
> Ⅱ. 임상의사의 기억을 보조하는 정보 저장소
> Ⅲ. 의학적 의사결정과정의 직접적 도구
> Ⅳ. 의학 연구 및 임상 연구 수행의 핵심적 기반
> Ⅴ. 의사소통의 중요한 매개체

㉮ EMR ㉯ EHR
㉰ POC ㉱ OCS

Sol 1. OCS(Order Communication System) : 각종 의학정보 및 환자들의 진찰자료를 보관한 DB와 의사가 환자를 진단한 후 처방을 통신망을 통해 각 해당 진료부서로 전달해 주는 시스템입니다. 이 시스템은 환자의 등록에서 진료, 수납까지 원내의 모든 데이터를 관리 전달하는 것은 물론 병원의 모든 행정을 효율적으로 관리할 수 있도록 하는 통합의료정보 시스템
　　※ OCS(처방전달시스템)의 효과
　　　① 외래접수, 수납, 진료, 투약 등의 대기시간 단축
　　　② 간호사 사무업무의 감소로 인한 재원환자의 간호서비스 개선
　　　③ 진료정보의 활용 및 정확한 전달체계를 통한 진료의 질적 향상
2. PACS(Picture Archiving and Communication System) :
　1) PACS(의료영상시스템)의 장점
　　① 최근 영상은 수초 이내에 1년 이상의 과거영상은 수분 이내에 조회가 가능
　　② 동시에 다른 곳에서 같은 영상을 조회할 수 있다.
　　③ 화면 밝기, 측정, 확대 등 다양한 영상처리와 편의성을 제공
　　④ 필름관리에 소요된 의료 인력을 효율적으로 재배치할 수 있다.
　　⑤ 영상데이터 복수 보관 시 분실 또는 훼손 없이 영구적인 보관이 가능
　　⑥ 필름 보관 장소, 암실, 관리인력 절감
　　⑦ 공기오염, 폐기물 처리 문제의 해결과 신속하고 정확한 정보 검색으로 진보된 교육 및 연구 환경을 제공
　　⑧ 타 병원과의 정보 교환이 용이
　2) PACS(의료영상시스템)의 구성 : PACS는 영상 획득부, 영상 저장부, 영상 전송부 및 영상 조회부로 구성된다.
3. EMR(Electronic Medical Record) : 전자 의료 기록 시스템(진료)을 말하는 것으로 처방

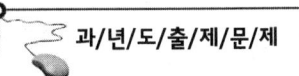

입력을 포함한 환자의 진료정보를 입력할 수 있는 시스템
4. HIS(Hospital Information System) : OCS, EMR, DW, KMS 등을 포함한 병원에서 쓰는 모든 시스템을 포함한 통합의료정보시스템은 EMR뿐만 아니라 처방전달시스템(OCS), 의료영상저장통신시스템(PACS), 진단검사의학시스템(LIS) 등으로 구성된다.

Answer

01	02	03	04	05	06	07	08	09	10
라	가	다	다	나	다	나	라	가	나
11	12	13	14	15	16	17	18	19	20
다	라	다	나	라	라	나	라	가	가
21	22	23	24	25	26	27	28	29	30
라	다	가	가	가	나	가	라	라	나
31	32	33	34	35	36	37	38	39	40
라	다	나	가	라	라	라	나	라	나
41	42	43	44	45	46	47	48	49	50
가	나	다	나	가	가	라	나	라	다
51	52	53	54	55	56	57	58	59	60
나	다	가	다	나	라	라	라	다	가

2013 제4회 과년도출제문제

01 생체전기신호 검출용 차동증폭기의 일반적인 특징이 아닌 것은?
- ㉮ 매우 낮은 동상신호 제거비
- ㉯ 일정한 전압증폭도
- ㉰ 높은 전원전압 제거비
- ㉱ 매우 작은 바이어스 전류

Sol 차동증폭기(differential amplifier)
2개의 입력 단자에 가해진 2개의 신호차를 증폭하여 출력으로 하는 회로이다. 차동증폭기는 동위상이며, 같은 진폭의 입력신호에 대한 동위상 신호 $V_c = \frac{1}{2}(v_{o1} + v_{o2})$에 대한 이득과 입력신호의 차인 차동신호 $V_p = v_1 - v_{o2}$에 대한 이득을 비교할 때, 차동 이득이 크고 동위상 이득이 작을수록 우수한 평형 특성을 가진다.

02 아날로그 신호를 디지털 신호로 변환하는 과정을 순서대로 나열한 것은?
- ㉮ 아날로그 신호 → 부호화 → 표본화 → 양자화
- ㉯ 아날로그 신호 → 부호화 → 양자화 → 표본화
- ㉰ 아날로그 신호 → 표본화 → 부호화 → 양자화
- ㉱ 아날로그 신호 → 표본화 → 양자화 → 부호화

Sol 펄스부호변조(PCM) 방식은 아날로그 형태의 정보(신호)를 디지털 형태의 정보(신호)로 변경하는 방식으로, 변조회로의 기본구성은 표본화, 양자화, 부호화의 부분으로 구성된다.
① 표본화 : 음성신호와 같은 연속 파형을 일정한 간격으로 나누어 이 값만 취하고 나머지는 삭제하는 것
② 양자화 : 표본화한 값을 갖는 PAM 신호를 디지털 신호로 변환하기 위하여 PAM파를 각각의 대표값으로 표현하는 것
③ 부호화 : 양자화된 샘플을 양자화 레벨의 수 n에 따라 2^n 비트로 부호화

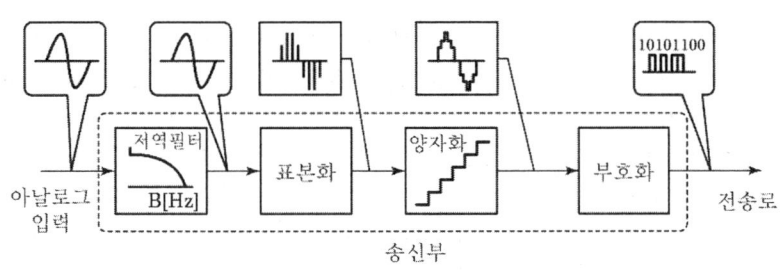

펄스부호변조(PCM) 방식

03 뇌척수액이 주로 생성되는 곳은?

㉮ 맥락막　　　㉯ 공막　　　㉰ 맥락총　　　㉱ 활막

☆Sol ① 뇌에서는 하루에 350~500[cc]의 뇌척수액(물)을 만들어 내는데, 이 물은 뇌의 중심부의 뇌실의 맥락총(choroid plexus)에서 생성되어 통로를 따라 이동하여 척수 및 뇌의 밖을 돌아서 시상정맥동이라는 부위에서 흡수된다. 따라서 일정량이 생성되고 흡수되어 뇌와 척수에는 총 150[cc]의 물만 존재한다.
② 뇌수종이라는 병은 어떤 원인에 의해 150[cc] 이상의 물이 고여 뇌실팽창을 유발하는 질환으로 뇌척수액 생성이 증가하거나 아니면 뇌척수액 흡수가 줄어들거나 아니면 중간의 흐르는 통로가 막히는 경우이다.

04 체적이 2[m³]인 어떤 유체의 무게가 20,000[N]이었다. 이 유체의 비중량은 몇 [N/m³]인가?

㉮ 10,000[N/m³]　　　㉯ 20,000[N/m³]
㉰ 30,000[N/m³]　　　㉱ 40,000[N/m³]

☆Sol 물질의 무게를 중량이라 하고, 단위체적(1m³)당 중량을 비중량(specific weight)이라 한다.

비중량$(\gamma) = \dfrac{\text{유체의 무게}(W)}{\text{유체의 체적}(V)} = \dfrac{20000}{2} = 10,000[N/m^3]$

05 나사에 대한 설명으로 옳지 않은 것은?

㉮ 결합요소로 가장 많이 사용한다.
㉯ 간단히 풀 수 있는 특징이 있다.
㉰ 회전운동과 낙하운동의 상호변환요소이다.
㉱ 작은 회전 모멘트로 축방향의 큰 힘을 얻는다.

☆Sol 나사는 둘 또는 그 이상의 부분품을 죄어서 고정시키는 목적으로 가장 많이 사용되고 있으며, 볼트·너트가 그 대표적인 것이다. 그리고 작은 나사·나무나사 등의 머리에는 나사돌리개의 끝이 들어갈 작은 홈이 패어 있다. 홈이 十자형으로 패어 있는 것을 십자홈붙이 나사라

하는데, 이 형태의 나사는 나사머리의 홈이 잘 망그러지지 않는 장점이 있다. 나사를 만드는 데 있어, 작은 나사는 탭이나 다이스를 써서 절삭한다. 또 전조법(轉造法)에 의해 만드는 일도 있다. 큰 나사 또는 특수한 나사는 선반으로 절삭하여 만든다. 나사는 죔용으로 쓰일 뿐만 아니라, 회전운동의 속도를 바꾸거나, 작은 회전력으로 큰 힘을 내는 곳 등에 이용되며, 또 수나사와 암나사의 상호운동에 의한 회전운동과 직선운동의 상호전환 기구로도 이용되는 등 그 응용범위가 매우 넓다. 또 스크루 컨베이어·스크루 펌프 등과 같은 특수한 응용도 있다.

06 환자감시장치에서 일반적으로 계측되는 항목으로 포함되지 않는 기능은?

㉮ 심전도(ECG)   ㉯ 호흡(Respiration)
㉰ 자기공명영상장치(MRI)   ㉱ 혈중 산소포화농도(SpO_2)

📖 환자감시장치(Patient monitor)는 환자의 각종 생체정보를 감시하는 기구로서 각종 감지기를 환자의 정확한 부위에 부착하거나 삽입하여 각 기능에서 감지된 신호를 증폭부를 거쳐 완충증폭 후 아날로그/디지털로 전환하는 장비

① 심박수(Heart Rate), 혈중 산소 농도(SpO_2), 맥박수(Pulse Rate), 혈압(NIBP), 체온(Temp) 측정 등의 기능이 있다.
② 실시간으로 제공함으로써 의사나 간호사가 환자 상태를 실시간으로 평가하여 치료하는 데 도움을 주는 필수적인 의료장비(상태가 안정되지 못한 환자를 다루는 중환자실에서는 반드시 필요한 장비)
③ 화면에 표시되도록 하는 기록기능과 설정값을 벗어날 경우 알람이 발생하여 환자의 이상상태 여부를 알려주는 알람기능이 있다.
④ 내부 배터리가 있어 비상시 배터리로 작동하여 사용할 수 있고 휴대도 용이하다.
⑤ 프린트를 사용해서 결과를 확인, 중앙에서 여러 환자의 상태를 수시로 체크가 가능 (central monitoring system) 하다.

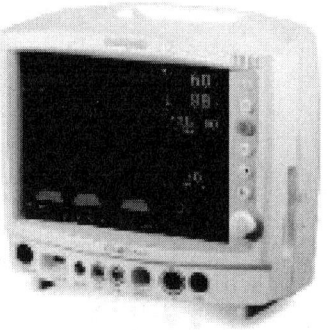
(주)메디아나의 YM-6000 환자감시장치

※ 측정센서 : 심전도 리드선, 혈중산소농도센서, 체온측정센서, 비관혈적 혈압커프

07 호흡기 기능평가법에서 환기능(ventilation)에 대한 설명으로 옳은 것은?

㉮ 폐 내에서 공기가 폐포 간에 균형 있게 분포하는 기능
㉯ 외부공기가 기도를 통하여 폐포로 잘 전달되는 기능
㉰ 폐포 내 공기와 폐 모세혈관 내 혈액 간에 O_2, CO_2를 잘 교환하는 기능
㉱ 폐 내에 방사선이 모세혈관으로 전달되는 기능

Sol 호흡기의 기능평가법
① 환기능(ventilation) : 외부공기가 기도를 통하여 폐포로 잘 전달되는 기능
② 분포능(distribution) : 폐 내에서 공기가 폐포 간에 균형 있게 분포하는 기능
③ 확산능(diffusion) : 폐포 내 공기와 폐 모세혈관 내 혈액 간에 산소(O_2), 이산화탄소(CO_2)를 잘 교환하는 기능

08 그림은 심전도를 나타낸 것이다. P파(그림에서 Ⓐ부분)가 발생하는 시점의 심장 활동 상태는?

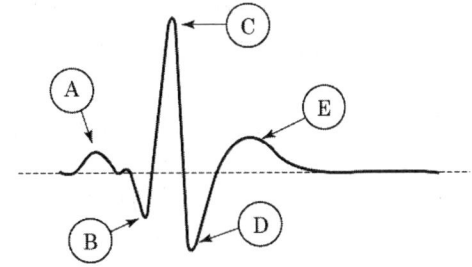

㉮ 심방수축　　㉯ 심방이완　　㉰ 심실수축　　㉱ 심실이완

Sol 심전도(electrocardiogram, ECG)는 심방과 심실의 탈분극과 재분극에 의해 발생된 전류의 크기와 방향의 변화를 그래프로 나타낸 것

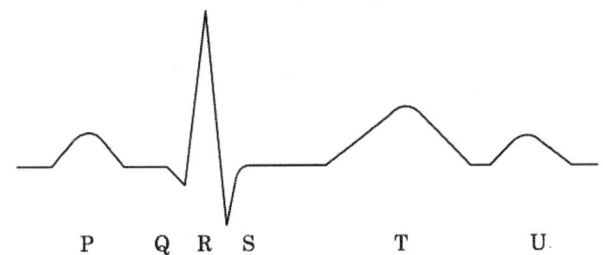

① P파 : 심방 세포의 30)탈분극(atrial depolarization)
② QRS파 : 심실의 탈분극(ventricular depolarization)
③ T파 : 심실의 31)재분극(ventricular repolarization)
④ U파 : 심실의 재분극 연장선상(점차 안정전위로 회복되는 시기)

---

30) 탈분극(depolarization) : 동물의 세포가운데 신경세포나 근육세포는 미세한 자극에 대해서도 쉽게 흥분하는데, 흥분이 없는 상태에서 이들 세포막을 보면 전기적으로 그 표면은 +, 세포 내는 −로 분극되어 있다. 이때 세포막 안팎 사이의 전위차를 막전위라 하며 흥분이 없는 막전위를 휴지막 전위라 한다.
31) 재분극(repolarization) : 자극에 의하여 휴지 전위가 어느 정도 감소하면 휴지전위는 갑자기 자동감소를 시작하며 나아가 세포 내가 +로 분극되는 극성역전이 다시 본래대로 돌아가 막전위가 휴지전위로 회복되는 것을 말한다.
탈분극 − 극성역전 − 재분극의 모든 과정을 활동전위라 한다.

09 혈류속도나 혈류량을 초음파를 이용하여 측정하기에 적합한 모드 방식은?

㉮ B-Mode ㉯ M-Mode
㉰ A-Mode ㉱ Doppler Mode

Sol 의료 초음파는 초음파를 이용해 근육, 힘줄, 그리고 많은 내부 장기들, 이들의 크기, 구조와 병리학적 손상을 실시간으로 단층 영상으로 가시화하는 진단 의료 영상 기술이다. 자기공명영상(MRI)이나 엑스선 전산화 단층 촬영(CT)에 비해 가격이 저렴하고 이동이 용이하여 널리 사용되고 있다.

① A 모드 : 반사된 신호를 표현하기 위한 방법은 여러 가지가 있지만, A(amplitude ; 진폭) 모드와 B(brightness ; 밝기) 모드가 주로 쓰인다. 초음파는 직진성이 뛰어나 음향 임피던스가 다른 두 물질 사이의 경계면에서 반사가 일어나 그 반사파를 수신할 때까지의 시간을 바탕으로 물질까지 위치를 계산할 수 있다. 물질까지의 거리를 가로축에 두고 반사된 에코의 진폭을 세로축에 둔 그래프가 A 모드 영상이다. 원리는 중요하지만, A 모드는 실제 검사에는 별로 사용되지 않는다.

② B 모드 : A 모드는 반사된 신호의 진폭과 위치를 표시하지만, 이 진폭을 점의 밝기로 표시한 것이 B 모드이다. 1개의 초음파 빔은 1차원 영상밖에 구성할 수 없지만, 여러 초음파 빔을 발생시키면 2차원 그림을 만들 수 있다. 단순히 초음파 검사라고 하면 B 모드를 가리키는 경우가 많다.

③ M 모드 : M(Motion : 움직임) 모드는 초음파 반사의 신호가 변화하는 것을 영상화하는 검사이다. 심장 밸브나 심근의 움직임 등 움직임이 있는 부위가 변하는 모습을 실시간으로 관찰할 수 있기 때문에 도플러 초음파와 마찬가지로 심장 초음파에 많이 쓰인다.

④ 도플러 영상 : 도플러 효과에 의해 반사된 음파의 주파수가 변화하는 것을 이용하여 물체가 프로브에 접근하고 있는지 멀어지고 있는지를 판정해 이미지상에 나타낼 수 있다. 도플러 영상에는 특정 위치의 초음파 빔의 주파수 변화를 교류로 변환해 그래프로 나타내는 도플러 모드와 B 모드 이미지에 지정된 영역에서의 유속 변화를 색으로 표현하는 컬러 도플러 모드가 있다. 특히 심장 초음파에서 심장의 혈류를 평가하는 데 유용하다.

⑤ 컬러 도플러는 적색 이동, 청색 이동이 각각 멀어지고 가까워지는 도플러 효과를 나타내지만, 의료용 기기에서는 반대로 적색이 가까워지는 것, 청색이 멀어지는 것을 표시한다.

10 의공학의 기술에 해당하지 않는 것은?

㉮ 생체 모델링 및 시뮬레이션 ㉯ 생체 신호 처리
㉰ 의료 영상 기기 ㉱ 생체 건축 공학

Sol 의공학은 공학의 여러 분야가 의학의 여러 분야에 응용되는 것이기 때문에 보는 관점에 따라서 여러 가지로 분류할 수 있다. 공학적 관점에서는 적용되는 공학적 기술에 따라서 분류하는 경향이 있으며, 의학적 관점에서는 그 기술이 의학의 어떠한 분야에 응용되는가에 따라서 분류하고 있다. 생체신호처리, 의학 영상 처리 및 분석, 의료기기, 모델링 및 시뮬레이션, 생체역학, 생체재료, 재활공학, 인공장기, 의료정보, 진단 보조 시스템 등으로 분류한다.

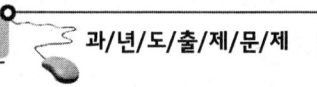

11 디지털 신호처리의 장점으로 옳지 않은 것은?

㉮ 완벽한 데이터의 복조가 가능하며, 손실이 적다.
㉯ 수치화된 디지털 데이터는 전송과 조작이 용이하다.
㉰ 데이터 전송 신뢰도가 높고 정보량이 적어 빠른 전송이 가능하다.
㉱ 기존 정보의 완벽한 데이터 처리를 위해 샘플링 비율을 높임으로써 처리 데이터가 감소한다.

Sol 기존 정보의 완벽한 처리를 위해 샘플링 비율을 높임으로써 해결이 가능하지만 처리 데이터가 증가하는 단점이 있다.

12 그림의 논리회로와 동일한 기능을 갖는 논리 게이트는?

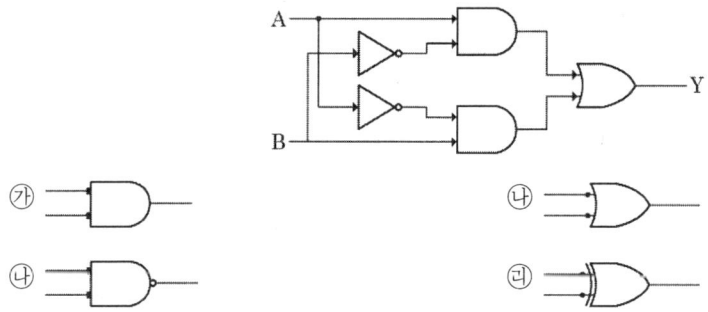

Sol $Y = A\bar{B} + \bar{A}B = A \oplus B$ 가 되므로 EX-OR 게이트이다.
㉮는 AND 게이트, ㉯는 OR 게이트, ㉰는 NAND 게이트, ㉱는 EX-OR 게이트 기호이다.

13 서로 맞물려서 회전하는 기어 중에서 치수가 작은 기어의 명칭으로 옳은 것은?

㉮ 큰 기어   ㉯ 피니언
㉰ 래크   ㉱ 피동기어

Sol 서로 맞물려서 회전하는 기어 중에서 치(tooth) 수가 많은 기어를 큰 기어 또는 기어라 하고, 치수가 작은 기어를 피니언이라 규정하고 있다.

14 카테터는 주로 어떤 재료를 사용하나?

㉮ 종이   ㉯ 다이아몬드
㉰ 알루미늄   ㉱ 고무

Sol 카테터(catheter)는 체강 또는 내강이 있는 장기 내로 삽입하기 위한 튜브형의 기구로 금속제의 경성인 것과 고무, 플라스틱제의 연성인 것이 있다.

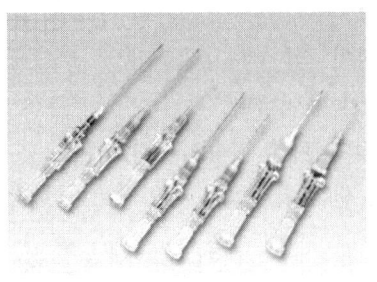
㈜신창메디칼의 I.V.Catheter

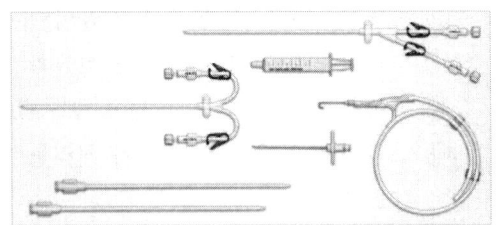
Bioline Comercial, Ltda.의 쇄골하 동맥 카테터

15 심장세포의 활동전압곡선에 대한 Phase 0~3의 내용이 일치하지 않는 것은?

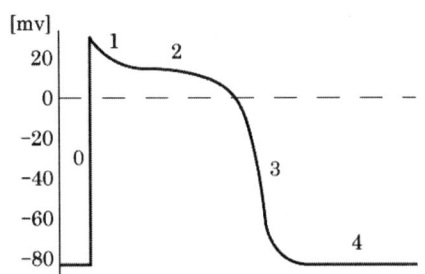

㉮ Phase 0 : 탈분극기 ㉯ Phase 1 : 재분극 시작
㉰ Phase 2 : 고평부 ㉱ Phase 3 : 안정막전압

Sol 0단계에서는 Na 채널의 빠른 유입으로 인해서 가파른 곡선으로 탈분극이 되고, 1단계에서는 K 채널의 유출로 인해서 약간 재분극을 했다가 다시 2단계에서 Ca 채널의 유입으로 인해 평탄기를 가지면서 활동전압이 길게 유지되고 3단계에 다시 K 채널의 유출로 재분극이 되고 4단계에 안정상태를 유지하게 된다.

※ 심근세포의 활동전위

① 0단계(탈분극 단계) : 활동전위의 직선의 높은 상승곡선으로 세포막이 역치 전위에 도달하고 빠른 소듐통로를 열어서 Na^+이 세포 안으로 들어가도록 하는 동안 일어난다. 상승 곡선 동안에 세포는 탈분극하고 수축을 시작한다.

② 1단계(초기의 빠른 재분극 단계) : 빠른 소듐 통로는 닫히고 세포 안으로 이동하는 Na^+의 흐름도 중단된다. 이어 K^+통로가 열려 세포로부터 K^+가 세포 밖으로 유출된다. 그 결과 세포 안의 양전하가 감소하여 막전위는 0[mV]로 떨어진다.

③ 2단계(느린 재분극 단계) : 심근 세포의 느린 재분극이 연장된 단계로서 심근세포가 수축을 마치고 이완을 시작한다. 세포막 사이의 복잡한 이온교환으로 K^+는 계속해서 세포 밖으로 나오고 Na^+는 천천히 세포 안으로 들어가는 동안 Ca^{++}도 느린 칼슘 통로를 통해서 세포 안으로 들어간다. 이때 세포 안으로 유입되는 양이온(Na^+, Ca^{++})과 유출되는 양이온(K^+)의 양이 균형을 이룸으로써 막전위가 일정기간 0[mV]로 유지된다.

④ 3단계(마지막 빠른 재분극 단계) : 세포 안이 현저하게 음전기가 되는 동안 막전위는 다시 한번 휴식수준으로 되돌아간다. 이것은 일차적으로 K^+가 세포 밖으로 유출되기 때문이다.

⑤ 4단계(3단계와 0단계 사이의 기간) : 4단계 초기에 세포막은 안정막 전위로 되돌아가고 세포 안쪽은 바깥쪽에 비해서 다시 음전기가 된다. 이 시점에서 소듐-포타슘 펌프 기전이 활성화되어 Na^+는 세포 밖으로, K^+는 세포 안으로 이동시킨다. 세포막의 Na^+에 대한 불침투성 때문에 보통 안정막 전위가 유지된다.

16 호흡기 기능평가법에서 분포능(distribution)에 대한 설명으로 옳은 것은?

㉮ 폐 내에 방사선이 모세혈관으로 전달되는 기능
㉯ 폐 내에서 공기가 폐포 간에 균형 있게 분포하는 기능
㉰ 외부공기가 기도를 통하여 폐포로 잘 전달되는 기능
㉱ 폐포 내 공기와 폐 모세혈관 내 혈액 간에 O_2, CO_2를 잘 교환하는 기능

Sol 호흡기의 기능 평가법
① 환기능(ventilation) : 외부공기가 기도를 통하여 폐포로 잘 전달되는 기능
② 분포능(distribution) : 폐 내에서 공기가 폐포 간에 균형 있게 분포하는 기능
③ 확산능(diffusion) : 폐포 내 공기와 폐 모세혈관 내 혈액 간에 O_2, CO_2를 잘 교환하는 기능

17 호흡 운동의 설명으로 옳지 않은 것은?

㉮ 흡식 호흡(inspiration)은 공기를 폐 속으로 흡식
㉯ 호식 호흡(expiration)은 폐 속의 공기를 외부로 배출
㉰ 호식은 대기압이 폐 내 압력보다 높기 때문에 일어난다.
㉱ 흡식은 대기압이 폐 내 압력보다 높기 때문에 일어난다.

Sol 호식 호흡(expiration)은 폐 속의 공기를 외부로 배출하는 것이므로 폐 내 압력이 대기압보다 높아야 한다.

18 신체의 여러 가지 관, 혈관, 자궁관, 자궁, 방광, [32]털세움근 및 소화관뿐만 아니라 다른 여러 내장 구조들의 벽을 이루고 있는 근육은?

㉮ 골격근육　　　㉯ 심장근육　　　㉰ 민무늬근육　　　㉱ 돌기근육

Sol 근육은 혈관+신경+근막+힘줄로 구성되며, 근육의 수축을 통해 운동을 일으킨다.
1. 근육의 기능

---
[32] 피부의 모근에 붙어 있는 아주 작은 근육

① 운동, 체열생산(단, 저장기능은 없다)
② 체중의 약 45[%] 차지
③ 골격근, 심근, 평활근, 근막, 건, 건막 등으로 구성
④ 능동적 운동, 이동, 정지 시 뼈와 자세를 지지 및 유지
⑤ 골격근(skeletal muscle) : 뼈대근육 600여 개, 근섬유(근육섬유)와 근내막(근육속 막)으로 구성

2. 형태상 분류
① 횡문근(sarcolemma, 가로무늬 있음) : 골격근, 심장근골격근세포의 세포막으로서 구조상 신경세포의 축삭돌기와 비슷하며, 기능상으로도 흥분성과 전도성을 가지고 있어 근수축에 중요한 기능을 담당하고 있다.
② 평활근(smooth muscle, 민무늬근육, 가로무늬 없음) : 근육 중에서 가로무늬가 없는 근. 척추동물에서는 심장근 이외의 내장근은 모두가 민무늬근이다. 많은 내장장기의 벽에 분포되어 있으며, 대개 돌림층과 세로층의 두 층으로 배열되어 있다. 소화관이나 요관 같은 관모양의 구조에서는 꿈틀운동을 일으켜 내용물이 아래로 내려가게 하는 작용을 한다. 항문관, 위, 요도 등에서는 돌림층의 근육이 특히 두꺼워져 내용물이 내려가는 것을 조절하는 조임 근육이 형성되어 있다. 혈관에는 돌림층만 있으며, 혈관을 수축하여 혈액을 쥐어짜는 작용을 한다. 또한 자율신경의 지배를 받으며, 우리의 의지와 관계없이 작용한다.

3. 기능상 분류
① 수의근(voluntary muscle) : 자신의 의지대로 움직인다. – 골격근
② 불수의근(involuntary m) : 의지대로 움직일 수 없다. – 심장근, 내장근

19 뇌의 기본 구성 단위는 일반적으로 무엇이라 불리는가?

㉮ 네프론(nephron) ㉯ 뉴런(neuron)
㉰ 오스테온(osteon) ㉱ 클론(clone)

Sol ① 뉴런(neuron) : 신경단위 또는 신경원(神經元)이라고도 하며, 신경세포와 거기에서 나온 돌기를 합친 것으로 현미경으로 뉴런을 최초 관찰한 사람은 체코의 해부학자 얀 푸르키네이다.
② 네프론(신원, nephron) : 신장의 구조적, 기능적 단위로 말피기소체와 세뇨관을 합하여 부르는 이름이며, 신장 하나에 약 100만개가 모여 있다. 신장의 네프론에서 생성된 오줌은 신우, 수뇨관을 거쳐 방광에 저장되었다가 요도를 통해 배설된다.
③ 클론(clone) : 무성 생식으로 생긴 유전자형이 동일한 생물집단

20 안구의 움직임을 검출하고자 할 때 측정하는 생체신호는?

㉮ 심전도(ECG) ㉯ 안전도(EOG)
㉰ 위전도(EGG) ㉱ 근전도(EMG)

Sol ① 신경전도(ENG, elctroneurogram) : 말초신경 부근에 전극을 설치하여 자극 후 생체전위 측정, 신경전도속도 및 지연시간 등을 계측
② 근전도(EMG, electromyogram) : 근육(motor unit) 근처에 전극을 설치하여 수축작용 측정
③ 심전도(ECG, electrocardiogram) : 신체 표면에 전극을 설치하여 심장의 전기활동 측정
④ 뇌전도(EEG, electroencephalogram) : 머리 주변에 표면전극을 설치하여 뇌의 전기활동 측정
⑤ 망막전도(ERG, electroretinogram) : 망막의 내측면이나 각막에 전극을 설치하여 시각반응현상을 측정
⑥ 안구전도(Electro-oculogram : EOG) : 눈 주변에 표면전극을 설치하여 눈동자의 운동상태를 측정

21 0.01[F]의 커패시터에 200[V]의 전압을 가할 때 축적되는 전기량은?

㉮ 0.5[C]   ㉯ 1[C]   ㉰ 2[C]   ㉱ 4[C]

Sol $Q = CV = 0.01 \times 200 = 2[C]$

22 어떤 물질에 어떤 방향으로 압축 또는 인장력을 가했을 때, 전기 분극이 일어나고 그 대응되는 단면에는 분극전하가 나타나는 현상을 무엇이라고 하나?

㉮ 압전 효과   ㉯ 전계 효과
㉰ 광전자 방출 효과   ㉱ 에디슨 효과

Sol ① 압전 효과(Piezoelectric effect) : 압전 물질(수정(SiO_2), 로셀염(rochelle salt), 인산칼륨(KH_2PO_4), 티탄산바륨($BaTiO_3$))등의 유전체 결정에 압력이나 장력을 가하여 기계적 변형을 주면, 결정 표면에 양, 음의 전하가 나타나서 대전한다. 또, 반대로 이들 결정을 전장 안에 놓으면 결정 속에 기계적 변형이 생기는 현상으로, 압전 현상을 이용하면 어떤 부위에서 일어난 변위나 압력변화에 의한 전위를 측정하며, 심음도, 혈압, 혈류, 초음파 기기에 사용된다.
② 전계 효과(Field Effect) : 어떤 반도체에 전계를 걸어주었을 때. 반도체 내의 캐리어(자유전자 또는 정공)들이 인가된 전계에 따라 (+)쪽에는 (-) 캐리어 즉, 전자가 모이고 (-)쪽에는 (+) 캐리어 즉, 정공이 모여서 전기를 흘릴 수 있는 도전성 채널을 만들어 주는 현상
③ 광전자 방출 효과(Photoelectric effect) : 도체에 빛을 비추면 그 표면에서 전자를 방출하는 현상(광전 효과)
④ 에디슨 효과(Edison effect) : 금속 또는 반도체를 고온으로 가열하면, 그 내부의 전자가 열에 의해 에너지를 얻어 표면으로부터 공간으로 방출되는 현상(열전자 방출 효과)

23 회로에서 2[A]의 전류가 흐르고 저항이 각각 1[Ω], 2[Ω], 3[Ω]일 때 단자 전압 V_1은 몇 [V]인가?

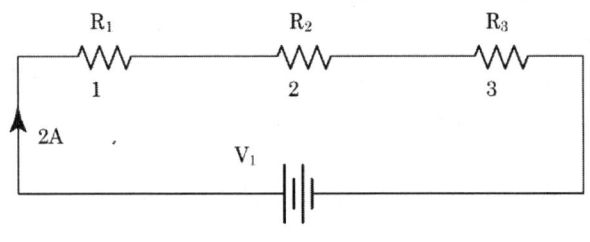

㉮ 10[V]　　　㉯ 12[V]　　　㉰ 14[V]　　　㉱ 16[V]

Sol 합성저항(R_t)을 먼저 구하면
$R_t = R_1 + R_2 + R_3 = 1 + 2 + 3 = 6[\Omega]$
$V_1 = \times R_t = 2 \times 6 = 12[V]$

24 대표적인 수동소자가 아닌 것은?

㉮ 저항　　　㉯ 인덕터　　　㉰ 트랜지스터　　　㉱ 콘덴서

Sol ① 능동부품은 다이오드, 트랜지스터, FET, UJT 등을 말하며, 능동소자는 증폭, 발진, 신호 변환 등의 기능을 갖는다.
② 수동부품은 전기 신호의 중계, 제어 등을 행하는 기구 부품(electro-mechanical component)이 수동소자이며, 저항, 커넥터, 소켓, 스위치 등이 이에 속한다.

25 1비트의 정보를 저장할 수 있으며 메모리 소자로 사용이 가능한 것은?

㉮ 멀티플렉서　　㉯ 플립플롭　　㉰ 반가산기　　㉱ 전감산기

Sol 플립플롭(flipflop)은 1비트의 정보를 저장하는 기능을 가진 전자회로로 0 또는 1을 출력값으로 가지며 다른 회로로부터 출력값을 변경하라는 순간적인 펄스신호를 보낼 때까지 출력값이 일정하게 유지된다.

26 오른나사와 왼나사를 분류하는 기준은?

㉮ 나사의 길이에 따라　　　　㉯ 나사의 크기에 따라
㉰ 감겨지는 방향에 따라　　　㉱ 나사산의 무게에 따라

Sol 나사(screw)의 종류(조임 방법에 따라)
① 오른나사(right-hand screw) : 축방향에서 보아 시계방향으로 풀림
② 왼나사(left-hand screw) : 축방향에서 보아 반시계방향으로 풀림

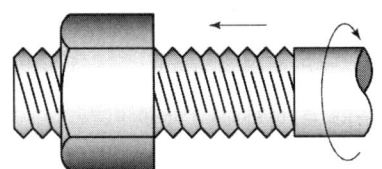
왼나사(left-hand screw)

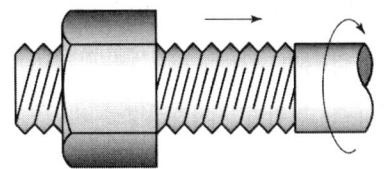
오른나사(right-hand screw)

27 온도를 측정하는 센서가 아닌 것은?
㉮ 금속 저항 센서   ㉯ 서미스터 센서
㉰ 열전쌍 센서   ㉱ 압전 센서

🔑 ① 온도 센서(temperature sensor)란 온도변화에 의해서 내부 저항 값이나, 전압 혹은 전류가 변하는 센서로, 공업계측용으로는 열전쌍, 온도측정 저항체, 서미스터(NTC), 금속식 온도계가, 그리고 생활용품의 센서로는 서미스터(NTC, PTC, CTR) 감온 페라이트, 금속식 온도계가 많이 쓰이고 있다
  ㉠ 서미스터(Thermistor, Thermally Sensitive Resistor) : 온도에 따라 내부저항 값이 작아지는 부성특성을 이용한 소자
  ㉡ 금속저항센서(metal resistance temperature detector) : 금속재료가 온도에 따라 비례 저항이 커지는 것을 이용한 소자로, 동, 니켈, 백금이 선(線)이나 막(膜)형태로 온도 센서로써 사용되고, 백금선을 사용한 것은 백금온도 측정 저항체로서 사용된다.
  ㉢ 열전쌍센서 : 서로 다른 물체에 온도를 가하면 기전력이 발생하는 원리를 이용한 소자
② 압전 센서(piezoelectric sensor)란 압전 물질에 압력이 가해지면 전위가 발생하고 전압을 가하면 변형이 생기는 소자로, 압전 물질을 이용하면 어떤 부위에서 일어난 변위나 압력 변화에 의한 전위를 측정하며, 심음도, 혈압, 혈류, 초음파기기에 사용된다.
  $Q = kF$ (여기서, Q : 전하량, F : 가해진 힘, k : 압전 상수)

28 용량성 센서의 정전용량 관계식으로 옳은 것은? (단, 판의 면적이 s, 판의 간격이 d, ε는 유전율이다.)

㉮ $C = S\dfrac{d}{\varepsilon}$ ㉯ $C = d\dfrac{\varepsilon}{s}$ ㉰ $C = \varepsilon\dfrac{s}{d}$ ㉱ $C = \varepsilon\dfrac{d}{s}$

🔑 유도성 센서가 인덕턴스의 변화량을 측정하는 것이라면 용량성 센서는 정전용량을 측정하는 것으로 판의 면적이 s, 판의 간격이 d, ε는 축전기의 유전율일 때 용량성 센서의 정전용량 관계식은 $C = \varepsilon\dfrac{s}{d}$이다.

29 전기량을 기계적으로 변화시켜서 이것을 이용하여 눈금면 위에 지침이 움직이도록 하여

측정하는 방법으로 전압계나 전류계에 사용하는 측정방식은?

㉮ 영위법　　　㉯ 편위법　　　㉰ 직편법　　　㉱ 반정법

Sol ① 편위법 : 피측정량을 지침의 지시 눈금으로 나타내는 방식
② 영위법 : 피측정량과 미리 값이 알려진 표준량이 서로 평형을 이루도록 하여, 표준량의 값으로부터 피측정량의 값을 알아내는 방식
③ 치환법 : 알고 있는 양과 측정하려는 양을 치환하여 비교하는 방식

30 생체 전기 신호 측정과 관련하여 이온에 의한 전류를 자유전자에 의한 전류로 변환해주는 것은?

㉮ 증폭기　　　㉯ 기억소자　　　㉰ 전극　　　㉱ 압전소자

Sol 생체전기신호
① 생체전기신경세포나 근세포에 의해 발생되는 활동전위를 센서(전극)를 이용하여 측정
② 센서 주변에 분포한 많은 세포의 활동에 의해 발생되는 전계를 전류 전압형태로 표시
③ 의료분야에서 진단에 많이 사용
④ 심전도, 뇌전도, 안구전도, 근전도 등이 있다.

31 여러 가지 코일을 동일한 철심에 감은 것으로 전압의 변환 기능을 갖고 이를 이용하여 전압을 높이거나 낮추는 데 사용하는 것은?

㉮ 가변저항　　　㉯ 커패시터　　　㉰ 다이오드　　　㉱ 전원트랜스

Sol ① 가변저항(Potentiometer)은 전자회로에서 저항값을 임의로 바꿀 수 있는 저항기이다.
② 축전기(capacitor, 커패시터) 또는 콘덴서(condenser)란 전기회로에서 전기용량을 지녀 전기적 위치 에너지를 저장하는 부품이다.
③ 다이오드(diode)는 게르마늄이나 규소로 만들며 발광, 정류 특성 등을 지니는 반도체 소자를 말한다.
④ 전원트랜스포머(power transformer)는 교류전압을 회로에서 필요로 하는 교류전압으로 높여 주거나 낮추어 주는 부품이다.

32 신경세포의 중심 부분을 무엇이라 하는가?

㉮ 세포체　　　㉯ 수상돌기　　　㉰ 축삭　　　㉱ 미토콘드리아

Sol ① 세포체(soma, cell body)는 신경세포의 중심이 되는 부분으로 세포의 핵과 세포소기관들이 있다.
② 수상돌기(dendrite)는 수많은 가지로 뻗어나가 있으며, 주로 신경세포가 신호를 받아들이는 부분이다.
③ 축삭(axon)은 세포체로부터 아주 길게 뻗어나가는 부분으로 수상돌기와 세포체를 거쳐

전달된 신호를 다른 신경세포나 세포에 전달하는 부분이다.

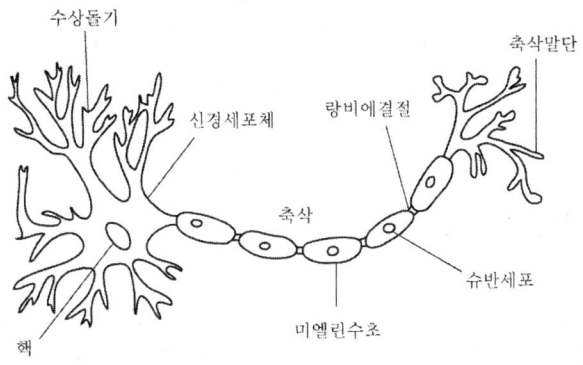

33 나사의 바깥지름을 d, 골지름을 d_1이라 할 때, 유효지름은?

㉮ $\dfrac{d+d_1}{2}$ ㉯ $\dfrac{d-d_1}{2}$ ㉰ $d+d_1$ ㉱ $d-d_1$

Sol ① 바깥지름(d)
　　㉠ 수나사의 바깥지름
　　㉡ 나사의 크기를 나타내는 호칭
　　㉢ 같은 크기의 암나사 지름 → 암나사의 골 지름(D)
② 안지름(D_1)
　　㉠ 암나사의 안지름
　　㉡ 같은 크기의 수나사의 골지름(d_1)
③ 유효지름(d_2, d_e)
　　나사 축에 평행한 방향으로 나사산의 길이와 나사 홈의 길이가 같아지는 곳의 가상 원통 지름(수나사)
　　암나사의 유효지름과 크기가 같다.
$$d_2 = \dfrac{d+d_1}{2}[m]$$

34 디코더의 입력 코드와 출력 코드를 올바르게 나열한 것은?

㉮ BCD 코드-3중 코드 ㉯ 10진수-2진 코드
㉰ 2진 코드-그레이 코드 ㉱ 2진 코드-10진수

Sol ① 디코더(decoder)는 n비트의 2진 코드(code)값을 입력으로 받아들여 최대 2^n개의 서로 다른 정보로 바꿔 주는 조합회로를 말한다.
② 인코더(encoder)는 디코더의 반대되는 기능(입력과 출력이 바뀐 기능)을 수행하는 회로이다.

35 오실로스코프에서 전압 측정 시 수평 편향판에 가해지는 전압의 파형은?

㉮ 직류   ㉯ 정현파   ㉰ 톱니파   ㉱ 구형파

⭐Sol 오실로스코프의 수직축 단자에 측정하고자 하는 신호를 가하고 수평축 단자에는 파형의 동기(출력 파형의 정지)를 맞추기 위하여 톱니파를 공급한다.

36 보기에서 설명하는 법칙은?

> **보기**
> "엄지손가락을 전류가 흐르는 도체의 방향과 일치시키고 나머지 네 손가락으로 도체를 잡으면 이들 손가락의 방향이 바로 자력선의 방향이 되며, 도체 주위에 발생하는 자력의 강도는 전류에 비례한다."

㉮ 렌츠의 법칙   ㉯ 플레밍의 왼손법칙
㉰ 플레밍의 오른손법칙   ㉱ 암페어의 오른나사법칙

⭐Sol ① 플레밍의 왼손법칙 : 자기장 속에서 전류가 받는 힘의 방향을 알아내는 법칙으로, 왼손의 엄지와 검지, 중지를 서로 수직되게 하고 검지는 자기장, 중지는 전류의 방향으로 했을 때 엄지가 향하는 쪽이 힘을 받는 방향으로 전동기의 회전 방향을 알 수 있다.
② 플레밍의 오른손법칙은 자기장 속에서 움직이는 직선도선에 생기는 유도 전류의 방향을 알아보는 법칙으로, 오른손 엄지와 검지, 중지를 서로 수직되게 하고 엄지는 힘을 받는 방향(움직이는 방향), 검지는 자기장 방향으로 했을 때 중지가 향하는 방향이 유도전류의 방향이다.
③ 암페어의 법칙(오른나사)은 전류가 흐르는 도선 주위에 생기는 자기장의 방향을 알아보는 법칙으로, 엄지를 전류의 방향으로 향하게 해서 네 개의 손가락으로 감아쥐었을 때 네 개의 손가락의 방향이 자기장의 방향이 된다. 그래서 네 개의 손가락의 모양과 같이 자기장은 원형을 그린다.
④ 렌츠의 법칙은 원형 코일에 자석을 가까이하거나 멀리할 때 코일에 흐르는 유도전류의 방향은 그 자석의 운동을 방해하는 방향으로 코일에 유도자기장을 만든다.
⑤ 패러데이의 법칙은 코일 주위에 자속이 변할 때 코일에 유도 기전력의 크기를 결정하는 법칙이다.

37 구름 베어링의 설명으로 옳지 않은 것은?

㉮ 볼을 이용한 미끄럼으로 마찰을 줄인다.
㉯ 롤러를 이용한 미끄럼으로 마찰을 줄인다.
㉰ 축과 베어링 메탈 사이의 마찰을 줄이기 위하여 구름 접촉을 형성한다.
㉱ 규격화되어 있지 않고 자체 제작하는 경우가 많다.

⭐Sol 구름 베어링은 일반적으로 궤도륜 전동체 및 케이지(retainer)로 구성되어 있고 주로 부하되

는 하중의 방향에 의해 레이디얼 베어링과 스러스트 베어링으로 구분된다. 또한 전동체의 종류에 따라서 볼 베어링과 롤러 베어링으로 나눌 수 있고 그 형상이나 특정 용도에 의해서도 분류할 수 있다.

① 구름 베어링의 장점
  ㉠ 미끄럼 베어링과 비교하여 동력이 절약된다.
  ㉡ 기동저항이 작다.
  ㉢ 윤활유가 절약된다.
  ㉣ 고속회전이 가능하다.
  ㉤ 윤활유에 의한 기계의 오손이 적다.
  ㉥ 신뢰성이 있다. 단, 취급방법이 좋지 못한 경우 신뢰성이 떨어진다.
  ㉦ 유지비가 감소된다.
  ㉧ 기계의 정밀도를 유지할 수 있으며 마멸도 극히 작다.
  ㉨ 베어링의 길이를 단축시킬 수 있다.

② 구름 베어링은 미끄럼 베어링과 비교하여 다음과 같은 특징을 갖고 있다.
  ㉠ 기동마찰이 작고, 동마찰과의 차이도 더욱 작다.
  ㉡ 국제적으로 표준화, 규격화가 이루어져 있으므로 호환성이 있고 교환사용이 가능하다.
  ㉢ 베어링의 주변 구조를 간략하게 할 수 있고 보수·점검이 용이하다.
  ㉣ 일반적으로 경방향 하중과 축방향 하중을 동시에 받을 수 있다.
  ㉤ 고온도·저온도에서의 사용이 비교적 용이하다.
  ㉥ 깅성을 높이기 위해 부(負)의 클리어런스 예압 상태로 해서도 사용할 수 있다. 또한 구름 베어링은 형식마다 각각 특징을 갖고 있다.

38 다이오드에서 전류를 많이 흐르게 하는 바이어스는?

㉮ 순방향 바이어스 ㉯ 역방향 바이어스(inverse)
㉰ 부족한 방향 ㉱ 반대 방향(reverse)

Sol ① 다이오드는 전류를 한쪽 방향으로만 흘리는 반도체 부품이고, 바이어스(bias)는 전류 흐름의 방향을 결정하는 것이다.
② 순방향 바이어스에 의해 다이오드가 전류를 전도할 수 있는 상태이고, 역방향 바이어스에 의해서는 전류가 흐르지 않는다.

39 해부 용어 중에서 기관(organ)에 속하지 않는 것은?

㉮ 심장 ㉯ 세포 ㉰ 신장 ㉱ 간

Sol 물질을 구성하는 가장 작은 단위는 원자이고, 원자들이 화학결합에 의하여 분자를 구성하고, 분자들은 다시 거대분자를 형성한다. 이와 같은 세포들은 조직(tissue)-기관(organ)-계통(system)-개체(body)라는 일련의 구조적 체계를 형성하고 있다.
① 세포(Cell) : 인체 구성과 기능 & 유전 상 기본 단위

② 조직(tissue) : 분화 방향이 같고 구조와 기능이 비슷한 세포의 집단(상피조직, 결합조직, 신경조직, 근육조직)
③ 기관(organ) : 특수기능이나 활동수행을 위해 각 조직들이 적절하게 결합된 상태
④ 계통(system) : 몇 개 기관이 서로 연결, 하나의 기능적 단위를 이룸
⑤ 개체(body)

40 신경전달성 물질 중에서 주요한 억제성 신경전달 물질인 것은?

㉮ 아세틸콜린(acetyl choline)
㉯ 도파민(dopamine)
㉰ 폴리펩티드(polypeptide)
㉱ 가바(gamma-amino-butyric acid, GABA)

Sol ① 아세틸콜린은 혈관 확장 효과가 있으나 그 작용은 일시적이고 하지보다는 상지나 얼굴에 더 많이 작용하는 혈류의 국소조절 물질이다.
② GABA는 일반 곡류에 존재하며 동식물에 널리 분포되어 있는 아미노산의 일종으로 포유류의 소뇌에 존재하는 신경전달 억제물질이다.
③ 폴리펩티드(polypeptide) 또는 펩타이드, 폴리펩타이드, 펩티드(Peptide)는 아미노산의 중합체이다. 보통 소수의 아미노산이 연결된 형태를 펩티드라 부르고 많은 아미노산이 연결되면 단백질로 부른다.
④ 도파민(dopamine, $C_8H_{11}NO_2$)은 카테콜아민 계열의 유기 화합물로, 다양한 동물들의 중추 신경계에서 발견되는 호르몬이나 신경전달물질이다.

41 A=1, B=0일 때 다음 논리회로 출력 X, Y의 값은?

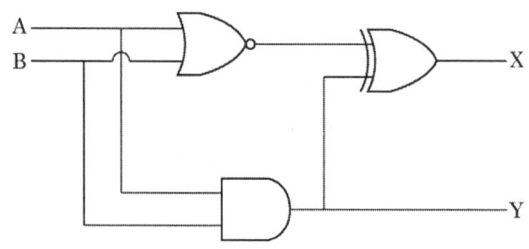

㉮ X=1, Y=0　　　　　　　　　㉯ X=0, Y=1
㉰ X=0, Y=0　　　　　　　　　㉱ X=1, Y=1

Sol ① NOR 게이트 : OR 게이트의 부정형으로 입력이 모두 0인 경우 출력이 1이 된다.
　　논리식 $F = \overline{A+B}$
② AND 게이트 : 기본 동작원리는 모든 입력이 1일 때 출력은 1이 된다.
　　논리식 $F = A \cdot B$

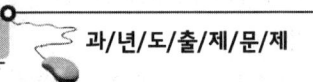

③ EX-OR 게이트(exclusive OR gate, 배타적 논리합 회로) : 두 입력이 서로 다른 때만 출력이 1이 된다.(반일치 회로)

논리식 $F = A \oplus B = A\overline{B} + \overline{A}B$

위와 같은 논리 게이트의 식에 따라 NOR 게이트의 출력은 입력이 0과 1이므로 출력은 0이 되고 AND 게이트의 출력도 0이 된다. 또한 EX-OR 게이트의 입력은 모두 0이므로 출력은 0이 된다. 그러므로 X=0, Y=0이 된다.

42 인공관절에 따르는 문제점에 해당하지 않은 것은?

㉠ 골성장현상　　㉡ 감염증　　㉢ 해리현상　　㉣ 탈구

Sol 인공관절에 따르는 문제점

인공관절이 생체의 정상관절과 똑같이 안정적일 수는 없기 때문에 간혹 발생하는 수술 후 탈구나 심부 상처부위의 감염증으로 인한 기능 상실 등이 있으며, 이를 예방하기 위해 세심한 주의가 요구된다.

① 골 해리(bone dissociation) : 인공관절의 고정부가 마모되거나 느슨해져 불안정해 지는 현상
② 골 흡수(bone resorption) : 골 조직에서 칼슘이 빠져나가 뼈에 구멍이 나고 부서지기 쉽게 되는 현상
③ 골 마모(bone wear) : 뼈의 마찰 부분이 닳아서 손상되는 현상

43 의료정보시스템의 발전과정 중 관계형 데이터베이스, 4세대 언어, 클라이언트/서버 환경의 새로운 의료정보시스템이 등장한 시기는?

㉠ 1960년대　　㉡ 1970년대　　㉢ 1980년대　　㉣ 1990년대

Sol 1980년대는 PC의 발전이 가격이나 기술적인 면에서 정보혁명을 가능하게 한 시기로 다양한 데이터베이스 관리시스템이 개발되어 사용자들의 요구에 부합되었다. 관계형 데이터베이스 관리시스템 언어로 오라클, Ingres, Cybase, SQL 등이 개발되고, 자연 언어와 가까운 4세대 언어 등이 사용되었으며, 임상의학 연구용 환자 데이터베이스도 병원정보 시스템의 필수요건으로 대두되었다. 우리나라는 의료보험 청구를 위한 의료보험수가 시스템을 도입하였다.

44 서맥이 심해져서 약물로 치료가 불가능할 경우 증상을 개선하기 위해서 사용되는 기기는?

㉠ 인공신장　　　　　　　　　㉡ 인공심장
㉢ 이식형 제세동기　　　　　 ㉣ 페이스메이커(심박 조율기)

Sol 서맥이란 정상박동보다 심장박동이 낮게 뛰는 것을 말하며, 정상박동은 동방결절(S-A node)에서 발생하는 분당 60~100회 사이의 규칙적인 심장의 박동이며, 서맥은 60회 미만의 심실수축을 의미한다. 서맥이 심해져서 약물로 치료가 불가능할 경우 증상을 개선하기

위해서 심박 조율기(페이스메이커, pacemaker)를 설치하는데 임시형과 영구형이 있으며, 설치하려면 절개 시술을 해야 한다.

45 인큐베이터는 온도, 습도, 그리고 통풍을 조절할 투명한 공간과 주변장치를 포함한다. 이러한 인큐베이터의 4가지 대표적인 기능으로 옳지 않은 것은?

㉮ 복사　　　　㉯ 대류　　　　㉰ 증발　　　　㉱ 융해

Sol 인큐베이터란 대체로 체중 2[kg] 이하의 미숙아 및 치아노제·호흡장애 등의 이상 증세를 보이는 신생아를 길러내는 산소공급기가 달린 보온기계로 무색투명하고 두꺼운 플라스틱제가 많으며, 안에 있는 미숙아를 밖에서 관찰할 수도 있으며, 인큐베이터는 외부로부터의 유해한 자극을 최대한 막아주고 되도록 엄마 자궁과 비슷한 환경을 제공하는 역할을 하는데, 이 때문에 '인공 자궁'이라고 부르기도 한다.

인큐베이터의 가장 중요한 기능이 온도 조절로, 열의 3 요소는 전도, 복사, 대류현상이다.

① 전도(conduction) : 어느 물체 속에서 열이 진행하는 속도를 말하며, 금속은 돌이나 물보다 열전도가 높은 물질이고 금속 중에서도 구리나 양은, 은 등은 전도율이 더 좋다.

② 복사(radiation) : 열이 외부로 나가려는 상태이다.

③ 대류(convection) : 열은 찬 것과 더운 열이 만나면 항상 균형을 맞추기 위하여 서로 이동하게 되는 것으로, 마치 더운 공기는 올라가고 찬 공기는 아래로 흐르는 작용이다.

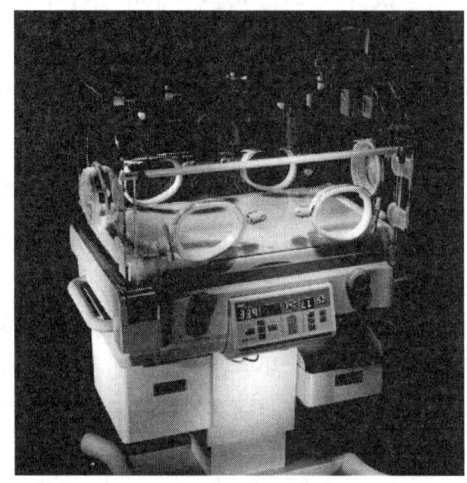

JW중외메디칼 인큐베이터 CHS-i1000

46 혈액 속의 적혈구와 백혈구의 수를 측정하기 위한 임상 검사기기는?

㉮ 혈액가스분석기　　　　㉯ 원심분리기
㉰ 자동혈구계수기　　　　㉱ 생화학분석기

Sol ① 혈액가스분석기 : 동맥혈의 pH, 탄산가스분압(pCO_2)과 산소분압(pO_2)을 37℃에서 3가지 전극을 사용하여 측정하여 폐에서의 가스 교환 상태를 판정하는 장비로서 응급환자 및 중환자의 치료에 유효하다.
② 자동혈구 계수기(blood cell counter) : 혈구수 또는 그 밖의 입자수를 측정하는 계수기로서 빈혈이나 백혈병 등을 비롯한 혈액학적 질환이나 기타 유관 질환의 진단을 위한 가장 기초적이고 필수적인 검사이다.
③ 원심분리기(centrifuge) : 회전에 의한 원심력을 이용하여 비중이 다른 두 가지 액체 또는 액체 중에 잘 침전되게 하는 미립자상 고체 등을 분리하는 장치
④ 생화학분석기(chemistry Analyzer) : 혈액에서 분리한 혈청이나 요 등을 이용해 간, 신장, 췌장 등에 관련된 수치와 혈당, 단백질 등을 평가할 수 있는 장비로 빈혈이나 백혈병 등을 비롯한 혈액학적 질환이나 기타 유관 질환의 진단을 위한 가장 기초적이고 필수적인 검사이다.

47 객체 지향 언어가 아닌 것은?

㉮ C Program
㉯ C^{++} Program
㉰ Java Program
㉱ Smalltalk Program

Sol ① 1980년대 중반에 들어서는 객체 지향 프로그래밍이 상당히 활발히 확산되었고 C^{++}, Objective C, Eiffel, Ada95 등 수많은 객체 지향 언어들이 연이어 탄생하게 된다.
② 객체 지향 프로그래밍(Object-Oriented Programming, OOP)은 컴퓨터 프로그래밍의 패러다임의 하나이다. 객체 지향 프로그래밍은 컴퓨터 프로그램을 명령어의 목록으로 보는 시각에서 벗어나 여러 개의 독립된 단위, 즉 '객체'들의 모임으로 파악하고자 하는 것이다. 각각의 객체는 메시지를 주고받고, 데이터를 처리할 수 있다.
③ 객체 지향 프로그래밍은 프로그램을 유연하고 변경이 용이하게 만들기 때문에 대규모 소프트웨어 개발에 많이 사용된다. 또한 프로그래밍을 더 배우기 쉽게 하고 소프트웨어 개발과 보수를 간편하게 하며, 보다 직관적인 코드 분석을 가능하게 하는 장점을 갖고 있다. 그러나 지나친 프로그램의 객체화 경향은 실제 세계의 모습을 그대로 반영하지 못한다는 비판을 받기도 한다.

48 프로그래밍 단계 중 순서도의 작성은 언제 하는가?

㉮ 타당성 조사 후
㉯ 입·출력 설계 후
㉰ 자료 입력 후
㉱ 프로그램 코딩 후

Sol 프로그램 작성 절차
① 문제분석 → ② 시스템설계(입·출력 설계) → ③ 순서도 작성 → ④ 프로그램 코딩 및 입력 → ⑤ 디버깅 → ⑥ 실행 → ⑦ 문서화
※ 순서도는 처리방법, 작업의 흐름, 순서 등을 정해진 기호를 사용하여 그림으로 나타내는 방법을 말한다.
※ 순서도 작성 시 고려사항

① 처리되는 과정은 모두 표현한다.
② 간단하고 명료하게 표현한다.
③ 전체의 흐름을 명확히 알 수 있도록 작성한다.
④ 과정이 길거나 복잡하면 나누어 작성하고, 연결자로 연결한다.
⑤ 통일된 기호를 사용한다.

49 청력 검사기에서 신호음으로 사용하는 신호의 파형은?

㉮ 톱니파　　㉯ 삼각파　　㉰ 구형파　　㉱ 사인파

Sol 청력검사기(오디오미터, audiometer)

귀의 청력을 검사하기 위하여 가청주파수 영역의 여러 가지 레벨의 순음을 전기적으로 발생하는 음향 발생 장치로 청각의 예민한 정도를 측정하는 청각검사와 듣는 능력의 정도를 측정하며 난청의 원인이 되는 병소를 진단하는 청각검사로 나눈다.

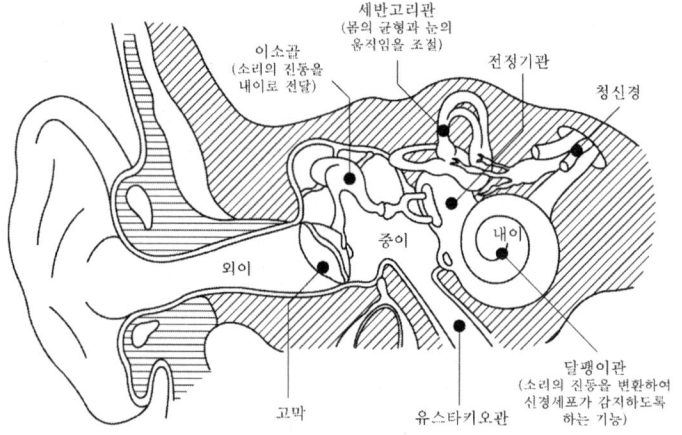

1. 검사와 진단의 종류
   ① 순음치 검사 : 가청주파수 범위의 소리를 듣는 검사
   ② 이음역치 검사 : 음성대화 범위를 측정
   ③ 명료도 검사 : 얼마나 정확하게 듣는지를 검사
2. 검사방법 : 외이로부터 내이에 이르기까지 전달된 소리를 측정하는 검사인 기도검사(air condition)와 청력에 장애가 발생하면 곧바로 골밀도 검사를 실시하여 외이도, 고막, 이소골 등에 병소가 있는지 또는 내이, 청신경, 중추신경계의 장애 유·무를 진단
3. 자극음 : 가청주파수 영역의 20[Hz]~20[kHz] 전 범위를 검사하지 않고 125, 250, 500 [Hz]와 1, 1.5, 2, 3, 4, 6, 8[kHz]와 −10~90[dB] 사이를 5~10[dB] 간격으로 선택
4. 자극음의 종류 : 연속음, 단락음, 주파수 변조음
   ① 단락음 : 2.5[pulse/sec]로 듀티비 50[%]인 200[ms] 동안 자극음의 발생과 중단을 반복
   ② 연속음 : 설정된 주파수와 진폭으로 연속 발생

③ 주파수 변조음 : 설정된 주파수에서 5[%] 이내로 변조음 발생

50 국제의료행위분류(ICPM)에 대한 설명 중 옳지 않은 것은?

㉮ 진단, 검사, 예방, 수술, 기타 치료과정에 대한 내용을 갖고 있다.
㉯ WHO가 1976년에 처음 발간한 분류법이다.
㉰ 치료비에 의거한 진단과 치료과정을 정의하는 코드이다.
㉱ ICD-9-CM의 과정부분은 모두 이것을 근간으로 만들어졌다.

Sol ICPM은 WHO가 1976년에 처음 시험용으로 발간한 분류법으로 진단, 임상병리실험, 검사, 예방, 수술, 기타 치료과정에 대한 내용으로 구성되었고, ICD(International Classification of Disease, 국제질병분류)-9-CM의 과정 부분은 모두 이것을 바탕으로 만들어졌다.

51 당뇨환자들은 자가혈당 측정기를 구입하여 자택에서 혈당을 검사하는 경우가 많은데, 혈액의 세포성분과 액체성분을 분리하여 측정하는 병원과는 달리 혈액의 모든 성분을 포함하고 있는 것을 측정하므로 병원보다 약 15[%] 정도 낮게 수치가 나올 수도 있다. 여기서 채혈 직후의 신선혈 혹은 항응고혈 자체를 무엇이라고 하는가?

㉮ 혈당 ㉯ 혈장 ㉰ 혈청 ㉱ 전혈

Sol 혈액의 구성(composition of the blood)

피는 물과 같은 액체(혈장)로 구성되어 있으며, 고체 성분(혈구, 혈소판)은 그 속에서 떠 있는 상태이다. 몸무게의 7% 내지 8%를 차지한다.

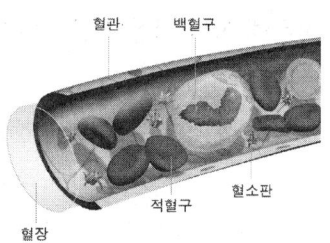

① 백혈구(white blood cell) : 몸의 방어에 필수적 역할을 하는 혈구(감염원의 파괴, 항체의 생성).
② 혈관(blood vessel) : 피가 인체를 순환하는 막성관. 혈관은 약 15만 km에 이르는 네트워크를 형성하고 있다.
③ 혈장(plasma) : 특히 수분, 무기 염류, 단백질로 구성된 피의 액체 부분. 양분과 노폐물 같은 성분이 핏속에서 함께 순환하도록 한다.
④ 혈소판(platelet) : 피를 응고시켜 출혈을 막는 혈구
⑤ 적혈구(red blood cell) : 산소를 운반하고 색소(헤모글로빈)를 함유하는 혈구. 적혈구의

수가 가장 많다.
⑥ 전혈(whole blood)은 적혈구와 백혈구·혈장·혈소판 등 혈액의 전체 성분을 헌혈하는 것으로 320mL 또는 400mL의 양으로 45mL 또는 56mL의 항응고 보존제를 혈액 백에 넣어 냉장 보존한다. 냉장온도는 1~6℃이며 보존기간은 35일이며, 실온에 30분 이상 노출되면 사용할 수 없다.
⑦ 혈당(blood sugar) : 혈액 속에 함유되어 있는 포도당을 의미하며, 간의 작용을 중심으로 한 각종 호르몬의 상호작용으로 혈액 내에서 적절한 농도를 유지한다. 사람에는 일반적으로 80~100mg/100mL 농도로 들어있는데, 굶었을 때에는 혈당이 떨어지고 식후에는 120~130mg/100mL 정도로 약간 올라간다.
⑧ 혈청(blood serum) : 혈액이 완전응고 된 후 혈액으로부터 유리된 투명한 상층액. 응고과정을 거치며 혈장에서 섬유소원이 제거된 상태로서 알부민, 글로불린 등의 단백질을 비롯하여 여러 가지 효소단백질 등 생체의 기능 유지에 필요한 여러 가지 성분을 포함한다.

52 의료법상 병원에서 당직의료인을 두는 주된 이유는?

㉮ 왕진요청에 응하기 위해
㉯ 의무 기록을 관리하기 위해
㉰ 외래환자를 치료하기 위해
㉱ 응급환자와 입원환자를 진료하기 위해

Sol 「의료법」 제41조(당직의료인)
각종 병원에는 응급환자와 입원환자의 진료 등에 필요한 당직의료인을 두어야 한다.

53 이미 나와 있는 간단한 코드에 하나 이상의 문자를 더하여 새로운 좀 더 자세한 코드를 만들어주는 코드는?

㉮ 숫자 코드
㉯ 연상기호 코드
㉰ 계층구조 코드
㉱ 조합 코드

Sol ① 숫자 코드 : 숫자 코드는 연속적으로 만들 수 있으며, 새로운 항목에는 다음의 새로운 숫자가 부여된다.
② 연상기호 코드 : 사용자가 그 코드를 기억하기 쉽게 해 주지만 많은 양의 분류에서는 코드 길이가 길어지거나 그 항목의 의미와는 어긋난 코드가 생성될 수 있다.
③ 계층구조 코드 : 이미 나와 있는 간단한 코드를 하나 이상의 문자를 더하여 새로운 좀 더 자세한 코드를 만드는 것이다.
④ 조합 코드 : 치료과정의 행위, 기구, 목적 그리고 해부학적 부위를 순서대로 배열하여 이용 가능한 의료행위 분류를 들 수 있다.

54 미국의료정보학회(AMIA)가 권고한 의료정보학의 목표 7가지에 해당하지 않는 것은?

㉮ 의료사무관리
㉯ 전문가 시스템
㉰ 정보의 검색과 관리
㉱ 컴퓨터 조작방법의 습득

Sol 1993년 미국의료정보학회(The American Medical Informatics Association, AMIA)가 미래의 의료행위에 영향을 줄 수 있는 분야나 범위에 관해 7개의 분야를 선정해 최소한 이 7개의 분야가 포함되어야 한다고 권고하였다. 이러한 7개 분야는 의료정보학의 학문적 진화를 위해 선행되어야 할 과제와 목표라 할 수 있다.

① 컴퓨터 조작 방법에서는 임상의들이 자신의 개인용 컴퓨터의 조작 방법과 각종 소프트웨어의 사용법과 활용법을 습득하고 적재적소에 활용할 수 있는 능력이 필수적으로 필요하다.
② 통신 분야에서는 현대가 정보와 통신의 시대인 만큼 임상의들이 다른 기관의 컴퓨터와의, 다른 동료들과의 전자통신을 이용한 정보교환방법을 터득하여야 한다.
③ 정보의 검색과 관리 분야에서는 임상의들이 전산화된 데이터베이스로부터 여러 다양하고 새로운 의료 정보들을 검색하고 관리할 수 있는 능력을 배양해야 한다.
④ e-Learning 분야에서는 임상의들이 자신들을 대상으로 한 평생교육을 위한 컴퓨터 보조 학습장치를 선택하고 활용하는 방안을 제시해야 한다.
⑤ 환자관리와 의사결정의 분야에서는 임상의들이 환자관리를 위하여 데이터베이스와 통계 프로그램을 사용하는 방법을 습득하고 의사결정에 도움을 줄 수 있도록 해야 한다.
⑥ 의료사무관리 분야에서는 병원사무관리에 있어 임상의들이 진료서비스의 질 향상 그리고 외료비외 절간과 질환이 예방 등을 위해 컴퓨터를 활용하는 방안을 강구해야 한다.
⑦ 병원정보시스템 분야에 있어서는 모든 의료인들에게 병원 업무의 전산화에 대한 이해와 환자진료에 정보시스템의 활용 방안을 제시해야 한다.

55 병원정보시스템(HIS)의 구조에 속하지 않는 것은?

㉮ 처방전달시스템(OCS)
㉯ 사무자동화
㉰ 의료영상시스템
㉱ 컴퓨터구조

Sol **병원정보시스템(HIS, Hospital Information System)**
의료기관의 진료, 진료지원, 영상정보, 접수·수납에 이르는 관리 업무를 전산화한 시스템
① HIS의 특징
   ㉠ 높은 시스템 성능 : 서버, 네트워크, 클라이언트, 저장 장치 등의 높은 성능 요구
   ㉡ 시스템의 안정성 : 무정전 장치(UPS), 데이터베이스관리시스템(DBMS), 안정성, 방화벽(Firewall) 등의 안정성 요구
   ㉢ 신속한 정보전달 능력 : 진료과별, 부서별 요구정보에 대한 응용 프로그램의 빠른 처리 및 전송 능력 요구
   ㉣ 전문화된 정보관리 : 분야별 정보의 전문화, 표준화된 정보관리체계 요구
   ㉤ 환자 중심의 정보전달 체계 : 모든 정보의 시작과 끝이 병원 중심이 아닌 환자 중심의 정보전달체계 요구

② 병원정보화의 3대 핵심 시스템
  ㉠ 처방전달시스템(OCS, Order Communicating System) : 의사의 처방을 인력이나 기계적인 방법에 의존하지 않고 컴퓨터를 이용해 신속, 정확하게 진료 지원 부서에 전달하는 시스템
  ㉡ 의료영상 저장전송시스템(PACS, Picture Archving and Communication System) : 의료영상기기로부터 획득된 디지털 영상을 고속의 네트워크를 이용해 의학용 영상 정보의 저장(Archiving), 판독(Diagnosis), 검색(Viewing), 전송(Forwarding)하는 의료영상통합관리시스템을 의미
  ㉢ 의무기록 전산화(EMR, Electronic Medical Record) : 병원에서 종이로 구성된 진료 차트들이 모두 사라지고 데이터 형식으로 주고받도록 해주는 의무기록 전산화에 초점을 맞춘 개념

56 간섭전류치료기를 사용할 때 금기해야 할 사람이 아닌 것은?

㉮ 임신부의 복부 ㉯ 순환계 질환 환자
㉰ 피부 질환 환자 ㉱ 심박조절기를 착용한 환자

Sol 간섭전류치료는 중주파 전류 치료의 한 방법으로서 3,000[Hz]에서 6,000[Hz] 사이의 주파수에서 전자의 흐름 방향을 교대시킨다. 즉, 간섭전류치료는 1[Hz]와 100[Hz] 사이의 간섭전류를 유발하기 위하여 4,000[Hz] 안팎의 두 개의 중주파 전류를 사용하는 것이다.

※ 간섭전류치료기의 적응 증상
  ① 통증 : 원인과 관련된 동통경로의 양쪽 모두를 직접적으로 치료함으로 해서 가장 효과가 있다.(근육, 건, 인대, 관절낭, 신경 등에서 기인)
  ② 근육연축(muscle spasm)
  ③ 부종(edama) : 삼출물의 흡수를 돕는 데 유용
  ④ 혈종(hematoma) : 혈종의 용해를 위해 유용
  ⑤ 근막증후근의 발통점(trigger spots in myofascial syndrome)
  ⑥ 긴장성 실금
  ⑦ 지연된 유합
  ⑧ 여러 가지 원인에 의한 근약증(muscle weakness)

※ 간섭전류치료기의 금기 증상
  ① 동맥질환 : 전류의 자극효과가 색전자를 일으킬 수 있다.(색전자 : 혈류에 의해 어떤 장소로부터 운반된 혈병 또는 이동에 의해 혈관이 돌연 폐쇄되는 것)
  ② 심부정맥혈전증
  ③ 감염증 증상 : 감염을 전파할 가능성이 있다.
  ④ 임신 중인 자궁
  ⑤ 출혈의 위험 : 더욱 출혈을 일으킬 수 있다.
  ⑥ 악성종양
  ⑦ 심박조율기

⑧ 월경기간 : 복부 위에만 금기
⑨ 열병증상
⑩ 개방상처
⑪ 신뢰할 수 없는 환자
⑫ 피부과학상의 증상

57 환자감시장치에 포함되지 않는 생체 신호는?

㉮ 뇌전도와 심전도 ㉯ 심전도과 심박수
㉰ 체온과 혈압 ㉱ 호흡수와 혈중산소포화도

Sol 환자감시장치(Patient monitor)는 환자의 각종 생체정보를 감시하는 기구로서 각종 감지기를 환자의 정확한 부위에 부착하거나 삽입하여 각 기능에서 감지된 신호를 증폭부를 거쳐 완충증폭 후 아날로그/디지털로 전환하는 장비
① 심박수(Heart Rate), 혈중 산소 농도(SpO_2), 맥박수(Pulse Rate), 혈압(NIBP), 체온(Temp) 측정 등의 기능이 있다.
② 실시간으로 제공함으로써 의사나 간호사가 환자 상태를 실시간으로 평가하여 치료하는데 도움을 주는 필수적인 의료장비(상태가 안정되지 못한 환자를 다루는 중환자실에서는 반드시 필요한 장비)
③ 화면에 표시되도록 하는 기록기능과 설정값을 벗어날 경우 알람이 발생하여 환자의 이상상태 여부를 알려주는 알람기능이 있다.
④ 내부 배터리가 있어 비상시 배터리로 작동하여 사용할 수 있고 휴대도 용이하다.
⑤ 프린트를 사용해서 결과를 확인, 중앙에서 여러 환자의 상태를 수시로 체크가 가능(central monitoring system)하다.
※ 측정센서 : 심전도 리드선, 혈중산소농도센서, 체온측정센서, 비관혈적 혈압커프

58 코딩은 정보를 데이터 처리장치가 받아들일 수 있는 기호로 변환시키는 것을 말한다. 의학 자료를 코딩함으로써 얻을 수 있는 이득이 아닌 것은?

㉮ 어휘의 표준화 ㉯ 데이터의 양적인 증가
㉰ 데이터 접근성의 향상 ㉱ 비용 절감의 효과

Sol 코딩은 데이터 정보처리장치가 받아들일 수 있는 기호로 변환시키는 것으로 어휘의 표준화, 데이터 접근성의 향상, 비용 절감의 효과, 데이터의 양적인 감소 등의 효과를 얻을 수 있다.

59 의료기기법에서 정의한 "의료기기"가 아닌 것은?

㉮ 고주파 치료기 ㉯ 의지, 보조기
㉰ 제세동기 ㉱ 안경

Sol 의료기기법 제2조(정의)

① 이 법에서 "의료기기"란 사람이나 동물에게 단독 또는 조합하여 사용되는 기구·기계·장치·재료 또는 이와 유사한 제품으로서 다음 각 호의 어느 하나에 해당하는 제품을 말한다. 다만, 「약사법」에 따른 의약품과 의약외품 및 「장애인복지법」제65조에 따른 장애인보조기구 중 의지(義肢)·보조기(補助器)는 제외한다.
1. 질병을 진단·치료·경감·처치 또는 예방할 목적으로 사용되는 제품
2. 상해(傷害) 또는 장애를 진단·치료·경감 또는 보정할 목적으로 사용되는 제품
3. 구조 또는 기능을 검사·대체 또는 변형할 목적으로 사용되는 제품
4. 임신을 조절할 목적으로 사용되는 제품

60 인공심폐기 회로의 인공심폐기의 동작 순서가 옳은 것은?

㉮ 우심방 – 혈액펌프 – 산소공급기 – 대동맥
㉯ 좌심방 – 혈액펌프 – 산소공급기 – 대동맥
㉰ 우심실 – 혈액펌프 – 산소공급기 – 대정맥
㉱ 좌심실 – 혈액펌프 – 산소공급기 – 대정맥

Sol 인공심폐기(Heart-Lung-machine)

심장의 병변을 수술하기 위해서는 심장의 박동을 멈추고 심장 내부의 혈액을 비운 상태에서 수술해야 하는 경우가 대부분으로 심장을 정지시킨 상태에서 수술하기 위해서는 수술 중 생명을 유지하기 위하여 심장과 폐의 기능을 대신하여 주는 인공심폐기라고 하는 특수 의료기기가 필요하다. 인공심폐기는 특수 제작된 튜브를 대정맥이나 심방에 연결하여 심장으로 유입되는 혈액을 체외로 받아낸 다음 인공폐의 구실을 하는 산화기에서 산소를 공급하고 펌프를 이용하여 대동맥에 삽입된 관을 통하여 다시 체내로 밀어 넣어 주는 의료기기이다.

1. 인공심폐기의 원리 : 상행과 하행 대정맥에 정맥관을 삽입해서 심장으로 들어오는 정맥혈을 인공 심폐기로 받아 이 혈액을 인공 폐(주로 반투막을 이용)에서 이산화탄소를 제거하고 산소를 공급하여 동맥혈로 만든 다음 대동맥에 삽입한 동맥관으로 혈액을 펌프의 힘으로 밀어 넣어 주는 것이다.
2. 인공심폐에 의한 체외순환 : 혈액의 응고를 막기 위해 혈액 내에 헤파린 등을 첨가한 뒤 인공심폐의 동맥측 회로가 상행대동맥 또는 대퇴동맥으로 삽입된다. 이어 정맥측 회로가 우심방으로부터 상·하대정맥에 삽입되고, 인공 심펌프로 동맥측 회로가 상행대동맥 또는 대퇴동맥에 의해 혈액을 빼내어 적절한 관류량으로 혈액을 보내거나 빼내는 균형이 유지되면 심장 내의 수술조작이 시작된다. 인공심폐에 의한 체외순환 중에 혈액의 관류량·산소유량·혈액온도 또는 혈액의 희석도 등을 조절한다.
3. 인공심폐의 응용 : 인공심폐의 체외순환은 심장수술에 널리 이용되고 있으며, 그 외에도 수술 후 또는 심부전 때의 순환 보조에 이용된다. 또 폐부전에는 며칠 또는 수주에 이르는 장기 폐기능의 보조에 이용되며, 암 치료 때 하이퍼서미아(가온요법) 등에서도 응용되고 있다.

과/년/도/출/제/문/제

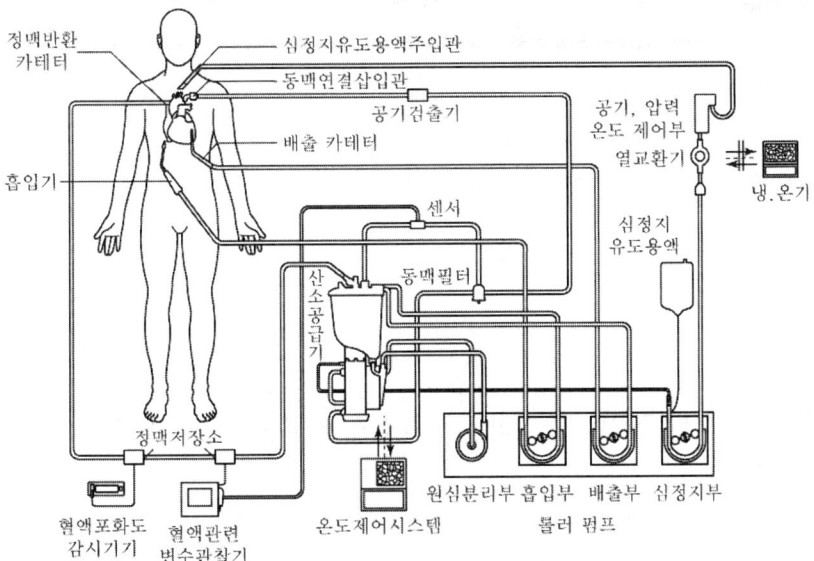

인공심폐기의 동작 원리도

Answer

01	02	03	04	05	06	07	08	09	10
㉮	㉲	㉰	㉮	㉯	㉰	㉯	㉮	㉲	㉲
11	12	13	14	15	16	17	18	19	20
㉲	㉲	㉯	㉲	㉲	㉯	㉯	㉰	㉯	㉯
21	22	23	24	25	26	27	28	29	30
㉰	㉮	㉯	㉯	㉰	㉯	㉲	㉰	㉯	㉰
31	32	33	34	35	36	37	38	39	40
㉲	㉮	㉮	㉲	㉯	㉲	㉲	㉮	㉯	㉮
41	42	43	44	45	46	47	48	49	50
㉰	㉮	㉰	㉲	㉯	㉰	㉮	㉯	㉲	㉰
51	52	53	54	55	56	57	58	59	60
㉲	㉲	㉰	㉯	㉯	㉯	㉮	㉯	㉯	㉮

2014 제2회 과년도출제문제

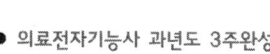

의료전자기능사 과년도 3주완성

01 심전도 신호를 측정할 때 심전도 신호에 섞여 있는 근전도 신호를 억제하는 방법으로 적당한 것은?
- ㉮ 신체 움직임의 제한
- ㉯ 고임피던스 전극 사용
- ㉰ 증폭기의 저주파 대역 제한
- ㉱ 도전성 젤 사용

Sol 신체의 움직임에 따른 근육에서 발생하는 신호를 검출하는 것이 근전도이므로 심전도 신호를 측정할 때 심전도 신호에 섞여 있는 근전도 신호를 억제하기 위해서는 신체의 움직임을 제한하여야 한다.
① 측정 시 움직이지 않는다.
② 일회용 전극은 재사용하지 않는다.
③ 전극의 부착 부분을 사전에 깨끗이 한다.
④ 피부 표면 부착 시 접촉력 유지 및 페이스트 사용한다.
⑤ 리드 선의 연결을 유지한다.(피복 관리, 단선 주의)
⑥ 전극과 측정 부위와의 접촉 임피던스를 감소시킨다.

02 골지름(d_1)이 5[mm], 바깥지름(d_2)이 10[mm]인 나사의 유효지름(d)은?
- ㉮ 2.5[mm]
- ㉯ 5[mm]
- ㉰ 7.5[mm]
- ㉱ 10[mm]

Sol ① 바깥지름(d)
  ㉠ 수나사의 바깥지름
  ㉡ 나사의 크기를 나타내는 호칭
  ㉢ 같은 크기의 암나사 지름 → 암나사의 골 지름(D)
② 안지름(D_1)
  ㉠ 암나사의 안지름
  ㉡ 같은 크기의 수나사의 골지름(d_1)
③ 유효지름(d_2, d_e)
  나사 축에 평행한 방향으로 나사산의 길이와 나사 홈의 길이가 같아지는 곳의 가상 원통 지름(수나사)

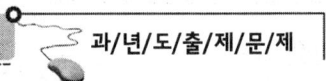

암나사의 유효지름과 크기가 같다.

$$d_2 = \frac{d_1 + d_2}{2}[m] = \frac{5+10}{2} = 7.5[mm]$$

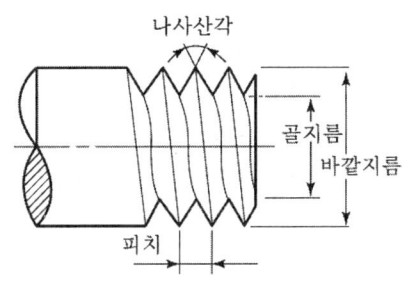

(a) 수나사

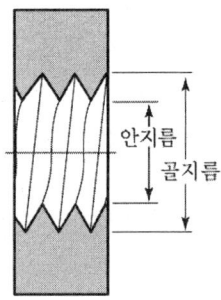

(b) 암나사

	최대	최소
수나사	바깥지름	골지름
암나사	골지름	안지름

03 베어링에서 2개의 고체면 사이에 유동성 윤활제와 고체 마찰제가 개재하여 2개의 고체면이 서로 직접 접촉하지 않고 운전 중 두 활동면 사이에 완전한 유막이 형성되어 양면이 완전히 분리되는 마찰형태는?

㉮ 고체마찰 ㉯ 건조마찰
㉰ 유체마찰 ㉱ 불완전 윤활마찰

⭐Sol 마찰의 종류(Types of frictions)

① 경계마찰(Mixed Friction) : 고체표면에 단일 분자층으로 부터 기체의 막이 부착된 경계 윤활의 마찰
② 건조마찰(Solid Friction) : 고체마찰이라 할 수 있으며 깨끗한 고체 표면끼리의 마찰
③ 유체마찰(Fluid Friction) : 고체표면 간에 충분한 유체 막을 형성하여 그 유체 막으로 하중을 지지하는 윤활에 의한 마찰
  ㉠ 완전 윤활 마찰 : 2개의 고체면 사이에 유동성 윤활제와 고체마찰제가 개재하여 2개의 고체면이 서로 직접 접촉하지 않고, 운전 중 두 활동면 사이에 완전한 유막이 형성되어 양면이 완전히 분리되어 있어서 가장 좋은 윤활 조건에 있는 마찰 상태이다.
  ㉡ 불완전 윤활 마찰 : 고체마찰과 액체마찰의 중간쯤 되는마찰 상태로서 윤활마찰 상태와 베어링과 고체면 사이에 윤활제가 개재하고 있어도 어느 곳에서는 양 활동면의 유막이 깨져서 직접 접촉하여 윤활작용이 완전하지 못하게 되는 상태이다.

04 우리 몸의 신경조직에는 뉴런보다 몇 배나 많은 신경교세포가 있다. 신경교세포의 기능이 아닌 것은?

㉮ 노폐물 처리 ㉯ 뉴런에 영양공급
㉰ 뉴런의 지지 세포 ㉱ 세포 외액 Na^+의 완충작용

Sol 신경 조직은 신경세포와 신경교세포로 구성되며, 신경세포는 신경 조직의 본질적인 기능을 담당하고 신경교세포(Neuroglia Cell)는 혈관과 신경세포 사이에 위치하여 신경세포의 지지, 영양 공급, 노폐물 제거, 식세포 작용 등을 담당한다. 따라서 병균이나 독물질이 신경세포에 잘 침입하지 못하는 것이다.

05 생체전기신호를 검출할 때 전원선 잡음을 제거하기 위해 사용하는 방법으로 적합하지 않은 것은?

㉮ 신호 평균화 ㉯ 인체의 접지
㉰ 차동증폭기의 사용 ㉱ 전원선 주파수의 대역소거필터 사용

Sol 생체신호의 특수성
① 생체에서 발생하는 신호는 그 신호의 진폭이 매우 작다.
② 주파수의 범위가 매우 낮다.
③ DC에서 수백 Hz 이하의 대역에 분포한다.
④ 생체 시스템은 생체 내에 들어오는 물질에 대한 거부반응에 대하여 고려해야 한다.
⑤ 센서의 무독성과 계측기의 안정성을 보장해야 한다.

06 100[V], 5[A]의 전기를 5[sec] 동안 사용할 때의 전력량은?

㉮ 500[J] ㉯ 2500[J] ㉰ 25[J] ㉱ 100[J]

Sol $W = Pt = VIt$ [J]의 식에 의해 $W = 100 \times 5 \times 5 = 2500$[J]

07 도자 센서 시스템의 물리적 모델에서 컴플라이언스(compliance)는 어떤 특성에 대한 것인가?

㉮ 관성 ㉯ 마찰 ㉰ 탄성 ㉱ 주파수

Sol ① 관성(inertia) : 물체에 작용하는 힘의 총합이 0일 때, 운동의 상태를 유지하려는 경향을 말하며, 운동의 상태가 변할 때 물체의 저항력이다.
② 마찰(friction) : 언제든지 직간접적인 표면접촉을 하고 있는 두 고체가 상대운동을 하려고 할 때는 항상 그 운동에 대한 저항력이다.
㉠ 마찰력의 크기는 접촉면의 넓이와는 거의 무관하다.
㉡ 마찰은 표면을 누르는 하중이나 무게에 비례한다.

③ 탄성(elasticity) : 힘을 더하면 형태가 바뀌지만, 힘을 빼면 원래대로 돌아오는 성질을 말한다.
   ㉠ 탄성 계수는 응력과 변형도의 비율로 정의된다.
   ㉡ 컴플라이언스(compliance)는 휨과 비틀림 응력의 비로 표시하는 물질 상수이므로 탄성에 해당한다.

08 생체 유량 계측 중 혈류의 측정에서 초음파 유량계의 한 종류인 펄스 도플러의 특징에 대한 설명으로 틀린 것은?

㉮ 펄스 형태의 짧은 기간 동안 초음파 발사
㉯ 혈류의 여러 층에서 반사되는 초음파 감지
㉰ 혈류속도의 분포를 영상화
㉱ 와류부분을 그래프로 표시하여 진단에 활용

Sol 도플러 효과(Doppler effect)는 음원(音源)과 관측자와의 상대속도에 의해서, 서로 정지하고 있을 때와 그 관측되는 진동수가 달라지는 현상으로 음원이 가까워지면 파장은 짧아져 진동수는 증가하여 높은 소리로 들린다. 또한 음원이 멀어지면 파장은 길어져 진동수는 감소하여 낮은 소리로 들린다. 이러한 도플러 효과를 이용하여 항공기나 자동차의 상대속도를 측정하거나 액체의 유속을 측정할 수 있다.

09 수축기압이 120[33)]mmHg], 확장기압이 90[mmHg] 일 경우 맥압(pulse pressure)은?

㉮ 5[mmHg]　　㉯ 10[mmHg]　　㉰ 20[mmHg]　　㉱ 30[mmHg]

Sol 맥압(pulse pressure) : 수축기혈압과 이완기혈압의 차이를 맥압이라고 부르며 일반적으로 정상 성인에서 맥압은 대략 35~45[mmHg] 정도이다.

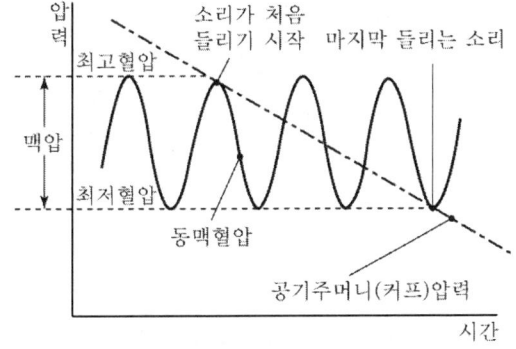

맥압=수축기 혈압-이완기 혈압=120[mmHg]-90[mmHg]=30[mmHg]

---

33) mmHg(millimeter of mercury) : 기압이나 혈압에 쓰이는 단위로, Hg는 수은의 원소기호이고, 1mmHg는 수은주의 높이가 1mm일 때의 압력으로 1기압은 약 760mmHg에 해당한다.

10 부교감신경의 역할에 해당하는 것은?

㉮ 혈관수축 ㉯ 혈압상승
㉰ 심박수상승 ㉱ 위장의 활동 활발

Sol 신경계는 인체의 적응을 비롯하여 인체 활동의 조정과 경험의 축적 및 본능적인 행동을 계획하는 기관계로서 구조적 요소인 중추 및 말초신경계와 기능적 요소인 자율신경계로 이루어져 있다.
① 교감신경 : 자율신경의 하나로 위급한 경우에 빠르게 대처할 수 있도록 도와주며, 이 신경이 자극을 받으면 골격근과 신경으로 가는 혈액량이 늘어나며 심장박동이 빨라지고 감각도 예민해지는 반면에 내장으로 가는 혈액량은 크게 줄어든다.
② 부교감신경 : 자율신경의 하나로 위급한 상황에 대비하여 미리 에너지를 저장해두기 위한 일 등을 하며, 신경이 자극을 받으면 내장으로 가는 혈액량이 늘어나 소화와 배설 등이 활발히 일어나고, 심장의 박동이 느려져서 대체로 에너지의 사용이 줄어든다.

11 아날로그 신호 처리에 관계없는 것은?

㉮ 증폭 ㉯ 이산화 ㉰ 변조 ㉱ 복조

Sol 측정정보를 가진 신호의 형태가 연속적이며 동작범위 내에서 임의의 값을 지니는 경우 이를 아날로그 방식이라 하며, 신호가 이산적이며 유한개의 값을 가지는 경우를 디지털 방식이라 한다. 대부분의 전극 및 센서에서의 출력신호는 아날로그 형태이나, 디지털 신호처리의 장점을 살리기 위해 아날로그 신호의 디지털 신호로의 변환이 필요하다. 디지털 신호처리기(컴퓨터)를 아날로그 센서 또는 아날로그 표시기에 접속시키기 위해서는 아날로그-디지털 변환기(analog-digital converter, ADC) 또는 디지털-아날로그변환기(digital-analog converter, DAC)가 필요하다. 디지털 동작방식의 장점은 높은 정확도, 반복성, 신뢰성, 잡음에 대한 면역성 등을 들 수 있다.

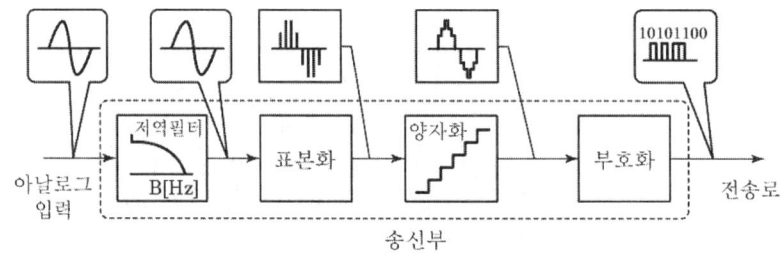

펄스부호변조(PCM) 방식

① 표본화 : 음성신호와 같은 연속 파형을 일정한 간격으로 나누어 이 값만 취하고 나머지는 삭제하는 것
② 양자화 : 표본화한 값을 갖는 PAM 신호를 디지털 신호로 변환하기 위하여 PAM파를 각각의 대표값으로 표현하는 것
③ 부호화 : 양자화된 샘플을 양자화 레벨의 수 n에 따라 2n 비트로 부호화

12 심전도 측정에서 문제가 되는 동 잡음(motion artifact)이란?

㉮ 전극과 피부 간의 상호 움직임에 의해 발생하는 잡음
㉯ 전극선의 재질인 구리에 의해 발생하는 잡음
㉰ 전극과 전극선의 연결부분의 연결 불량으로 발생하는 잡음
㉱ 전극선의 피복이 벗겨져서 발생하는 잡음

Sol 동잡음(Motion Artifact)은 전극의 움직임에 의해 발생되는 신호의 왜곡현상이다. 이는 전극의 움직임에 의해 전극-전해질 경계면에서 전하 분포의 교란이 발생하게 되고, 이로 인해 반전지 전위의 변화가 발생하게 되어 측정 생체전위의 변화를 유발시키기 때문에 발생된다. 이러한 동잡음은 주요하게 저주파의 성분을 가지므로 심전도(electrocardiogram, ECG) 측정 시 이를 제거하기가 어렵다.
① 전극과 전해질의 경계면에는 이중층이라는 구조가 형성 → 이 이중층은 전하가 충전된 일종의 커패시터처럼 이해. 전극이 전해질에 대하여 상대적으로 움직이면 이 이중층에 교란이 발생되며, 이 교란은 전극의 반전위 전위의 변화를 유발하고 결국 잡음으로 나타난다.
② 비분극 전극의 경우 전극과 전해질 간의 전하의 이동이 가능하므로 이중층의 교란에 의한 동잡음이 적다.

13 생체에서 발생하는 전위는 극히 미약하여 생체신호의 계측이 용이하지 않다. 또한 인간을 대상으로 하기 때문에 안전성을 충분히 고려하여 측정이 이루어져야 한다. 생체 전기 현상에 이용되는 증폭기 중 이때 필요한 증폭기는?

㉮ 차동증폭기　　　　　　　　　㉯ 고감도 증폭기
㉰ 전치증폭기　　　　　　　　　㉱ 고입력 임피던스 증폭기

Sol 생체에서 발생하는 전위는 극히 미약하여 생체신호의 계측이 용이하지 않고 인간을 대상으로 하기 때문에 안전성을 충분히 고려하여 측정이 이루어져야 하므로 생체 전기 현상의 측정에는 고감도 계측증폭기(instrumentation amplifier)가 사용된다.

14 생체 신호 계측증폭기에서 출력이 포화될 때 일어나는 현상에 대한 설명으로 옳은 것은?

㉮ 출력신호의 파형 변화가 사라진다.
㉯ 출력에 정현파가 나타난다.
㉰ 전력소모가 급격하게 증가한다.
㉱ 입력에 구형파가 나타난다.

Sol 생체 신호 계측증폭기에서 출력이 포화되면 출력신호의 파형 변화는 없게 된다.

15 체내 항상성을 옳게 설명한 것은?

㉮ 신체의 각 기관이 고유의 기능을 할 수 있도록 하는 신경계의 조정기능이다.
㉯ 세포내액의 환경조건과 물질 농도를 일정하게 유지하기 위한 신체기능이다.
㉰ 세포외액의 환경조건과 물질 농도를 일정하게 유지하기 위한 신체기능이다.
㉱ 체액 전체의 환경조건과 물질 농도를 일정하게 유지하기 위한 신체기능이다.

Sol 생체 각 기관이 외부의 자극을 받아들이고 그에 대해 반응하며 또 외부환경이 변하더라도 체내의 상태를 일정하게 유지하려고 하는 성질로, 신경계와 내분비계에 의한 조절을 통해 신체의 항상성을 유지한다.
– 신체의 항상성 : 생체 각 기관이 그 기능을 발휘하면서 동시에 상호 연락하여 서로 조화를 이루는 평형상태

16 호흡기의 일부로 모세혈관과의 사이에 가스교환이 일어나는 곳이며, 양쪽 폐에 약 3억 개가 있는 것은?

㉮ 폐포　　　㉯ 기도　　　㉰ 후두　　　㉱ 기관지

Sol 폐포(허파꽈리)
각 호흡세기관지의 끝에는 약 50개~100개의 폐포(허파꽈리)가 붙어있으며, 그 전체 개수가 3억~5억 개에 이른다. 그리고 전체 표면의 넓이는 $90m^2$(어른의 경우)에 이른다. 바로 이러한 폐포와 세기관지들이 한 덩어리가 되어 폐엽(肺葉)을 이루게 된다. 폐포(허파꽈리)는 실질적으로 '산소와 이산화탄소의 교환'이 일어나는 장소로서 매우 중요한 곳이다.

17 생체신호에 대한 의미가 옳지 않은 것은?

㉮ ECG – 심전도　　　㉯ EEG – 뇌전도 혹은 뇌파
㉰ EMG – 근전도　　　㉱ EKG – 심음도

Sol 생체전기신호
① 생체전기신경세포나 근세포에 의해 발생되는 활동전위를 센서(전극)를 이용하여 측정
② 센서 주변에 분포한 많은 세포의 활동에 의해 발생되는 전계를 전류 전압형태로 표시
③ 의료분야에서 진단에 많이 사용
④ 심전도, 뇌전도, 안구전도, 근전도 등이 있다.

생체전기신호	측정전극	유도법	주파수 범위	활용분야
심전도(ECG)	표면전극 /흡착전극	표면12 유도	0.05~100[Hz]	부정맥, 심기능검사
뇌전도(EEG)	표면전극 /컵전극	10~20 system	0.1~50[Hz]	수면다원검사 뇌유발전위검사
안구전도(EOG)	표면전극	단극/양극	DC~100[Hz]	수면다원검사 인지도검사
근전도(EMG)	표면전극 /바늘전극	단극/양극	100[Hz]~10[kHz]	근력측정, 재활치료

생체전기신호의 종류에 따른 특성

18 혈압의 간접측정법에 대한 설명이 아닌 것은?

㉮ 말단 부위에 압박주머니를 부착
㉯ 서서히 압박주머니를 내리며 말단 표면에서 청진
㉰ 압박주머니 내압과 수축기 압력이 같아지며 와류에 의한 소리 발생
㉱ 카테터에 스트레인 게이지 타입의 압력센서를 연결

Sol 혈압의 간접측정법

㉠ 말단(팔) 부위에 압박주머니(cuff)를 부착한 후 압력을 증가시킨다.
㉡ 압박주머니(cuff)의 내압(P_c)이 수축기 압력(P_s)보다 높으면 동맥폐쇄, 혈액순환이 중지된다.
㉢ 서서히 압박주머니(cuff)의 내압(P_c)을 내리며 말단표면에서 청진, 동시에 압박주머니(cuff)의 내압(P_c)을 관찰한다.
㉣ 압박주머니(cuff)의 내압(P_c)=수축기 압력(P_s)에 이르면 혈액 흐름이 시작되고 와류에 의한 소리(korotkoff sound) 발생 : 수축기 압력(P_s)을 확인한다.
㉤ 압박주머니(cuff)의 내압(P_c)=P_d(이완기 혈압)에 이르면 와류가 사라져 소리 소멸 : 이완기 혈압(P_d)을 확인한다.
㉥ 압박 시 상완동맥의 박동을 촉진하는 촉진법과 청진기로 코로트코프(Korotkoff)음을 듣는 청진법이 있다.

19 소화관 또는 소화기관, 소화샘에 속하지 않는 것은?

㉮ 위(stomach)   ㉯ 콩팥(kidney)
㉰ 간(liver)   ㉱ 췌장(pancreas)

Sol ① 간(liver)은 체내 물질을 처리하고 저장하는 중요한 기능을 담당한다. 간은 문맥이라 불리는 혈관을 통하여 위와 장에서 흡수한 영양분이 가득 들어 있는 혈액을 공급받는데 이렇

게 들어온 영양분은 간에서 가공되어 우리 몸에 해로운 물질이 해독된다. 간은 인체의 화학공장으로 단백질 등 우리 몸에 필요한 각종 영양소를 만들어 저장하고, 지방, 호르몬, 비타민 및 무기질 대사에 관여하여, 약물이나 몸에 해로운 물질을 해독하고, 소화작용을 돕는 담즙산을 만들며, 면역세포가 있어 우리 몸에 들어오는 세균과 이물질을 제거하는 중요한 일을 수행한다.

② 췌장(이자, pancreas)은 인간의 신체 내부에서 순환계로 직접 방출되어 대사 및 신체과정을 조절하는 내분비 물질(호르몬 등)을 생산하는 내분비 기관으로서, 췌장은 에너지 대사의 조절에 중요한 역할을 하는 인슐린을 생산한다. 췌장이 하는 일은 크게 외분비 기능과 내분비 기능으로 구분한다.

　㉠ 외분비 기능 : 인간에게 필요한 3대 영양소인 지방과 단백질, 당질을 분해하는 효소를 만든다.
　　ⓐ 췌장액(트립신, 키모트립신, 카르복시펩티다아제, 아밀라아제, 리파아제 등)의 소화효소를 분비
　　ⓑ 췌관보다 2[cm] 위에서 열리는 부췌관을 통하여 분비
　㉡ 내분비 기능 : 우리 몸의 혈액에 있는 당분의 혈당(농도)을 조절하는 호르몬을 분비-십이지장유두를 통해 십이지장으로 분비
　　ⓐ 랑게르한스섬(글루카곤의 A세포, 인슐린의 B세포(60~80[%]로 가장 많음), 소마토스타틴의 D세포)

③ 비장(spleen)은 횡격막(가슴과 배 사이를 구분해주는 근육성 막) 아래 복강(腹腔) 왼쪽에 있는 림프성 기관으로 사람의 비장은 주먹 크기로 혈액이 많이 공급되는 곳이다. 림프절이 림프액 순환을 걸러주는 곳이라면, 비장은 혈액의 성분들을 걸러주는 곳이다. 비장은 혈액의 생성과 저장, 쓸모없는 적혈구의 파괴, 혈액 속에 병균의 침입에 따른 면역체의 생성과 임파구를 만들어 저장하는 일 등을 담당한다.

20 액체와 기체 또는 혼합될 수 없는 두 액체 사이의 경계면에는 액체의 분자인력 때문에 액체표면(밀도가 큰 액체)에 막 또는 특수한 층이 형성되는데 이에 연관되는 힘은?

　㉮ 표면장력　　　　　　　　　　㉯ 분산력
　㉰ 표면응력　　　　　　　　　　㉱ 전단응력

Sol ① 표면장력(surface tension)은 액체의 표면이 가능한 한 작은 면적을 차지하기 위하여 스스로 수축하려고 작용하는 힘이다.

② 전단응력 (Shear stress : τ) : 단면에 평행하게 작용하는 응력
$$\tau = \frac{전단력}{단면적} = \frac{V}{A}$$
　㉠ 요소의 반대편 면에 작용하는 전단응력은 크기는 같고 방향은 반대이다.
　㉡ 서로 직교하는 면에 작용하는 전단응력은 크기는 같고 방향은 두 면의 차선을 향하거나 교차선의 바깥을 향하게 된다.

③ 표면 응력(extreme fiber stress,) : 일반적으로 재료 외표면에 생기는 응력. 재료의 구부

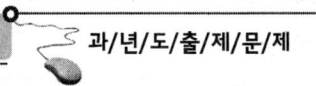

림 또는 비틀림에 따른 단면의 표면 응력은 그 단면에서의 최대치가 된다.
④ 분산력(dispersion force) : 분자 또는 원자끼리 작용하는 인력. 전기적으로 중성인 분자나 원자 사이에 작용하는 자발적 쌍극자와 이것으로 형성된 쌍극자 간의 전기력을 말한다.

21 리드각이 α인 나사의 유효지름이 d이고, 리드가 L일 때 옳은 식은?

㉮ $\tan\alpha = \dfrac{d}{L}$ ㉯ $\tan\alpha = \dfrac{2d}{L}$

㉰ $\tan\alpha = \dfrac{L}{\pi d}$ ㉱ $\tan\alpha = \dfrac{L}{2\pi d}$

Sol 리드각(lead angle) : 나선각이라고도 하며, 나선곡선이 축선에 직각인 방향과 이루는 각으로 λ 또는 α로 표기

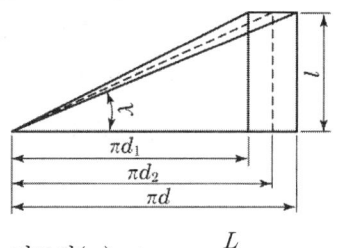

d_1 : 수나사의 골지름
d_2 : 유효지름
d : 수나사의 바깥지름(호칭지름)

리드각(α) $\tan\alpha = \dfrac{L}{\pi d}$

22 변환기에서 입력과 출력의 관계가 어떤 특성을 갖춰야 제대로 기능을 할 수 있는가?

㉮ 직선성 ㉯ S자형 관계 ㉰ 비선형성 ㉱ 저주파

Sol 변환기(transducer)
① 인체에서 발생하는 물리화학적 측정량을 전기적인 출력으로 변환하는 장치이다.
② 센서는 생체로부터 수집되는 에너지를 최소화한다.
③ 정확도와 정밀도가 높아야 하며, 입력과 출력의 관계가 선형성을 가져야 한다.
④ 인체에 무해해야 한다.

23 불대수의 논리식 중 성립되지 않는 것은?

㉮ A+0=A ㉯ A+1=A ㉰ A·0=0 ㉱ A·1=A

Sol ㉯의 경우는 A+1=1이 된다.

24 코일에 유도되는 전압의 크기를 계산할 수 있는 기전력에 관련한 법칙은?

㉮ 쿨롱의 법칙 ㉯ 패러데이 법칙
㉰ 옴의 법칙 ㉱ 키르히호프의 법칙

Sol ① 패러데이의 법칙 : 전자유도에 의하여 생기는 기전력의 크기는 코일을 쇄교하는 자속의 변화율과 코일의 권수에 비례한다.(전자유도 법칙)
② 옴의 법칙 : 전기회로에 흐르는 전류는 전압에 비례하고, 저항에 반비례한다.
③ 키르히호프의 제1법칙(전류법칙) : 회로의 한 접속점에서 접속점에 흘러들어 오는 유입전류(I_i)의 합과 흘러나가는 유출전류(I_o)의 합은 같다. 즉 유입전류와 유출전류의 합은 0이다.
④ 키르히호프의 제2법칙(전압법칙) : 회로망 중의 임의의 폐회로 내에서의 전압강하의 합은 그 회로의 기전력의 합과 같다.
⑤ 쿨롱의 법칙(Coulomb's law) : 두 자극 사이에 작용하는 힘은 그 거리의 제곱에 반비례하고, 두 자극의 세기의 곱에 비례하며, 힘의 방향은 두 자극을 잇는 직선상에 위치한다.

25 용량성 센서의 용량값을 변화시킬 수 있는 방법이 아닌 것은?
㉮ 두 평행판의 마주하는 간격을 변화   ㉯ 두 평행판의 마주하는 면적을 변화
㉰ 두 평행판 사이의 유전체를 변화   ㉱ 두 평행판 사이의 자성체를 변화

Sol 유도성 센서가 인덕턴스의 변화량을 측정하는 것이라면 용량성 센서는 정전용량을 측정하는 것으로 판의 면적이 s, 판의 간격이 d, ε는 축전기의 유전율일 때 용량성 센서의 정전용량 관계식은 $C = \varepsilon \dfrac{s}{d}$ 이다.

26 나사의 리드와 피치에 대한 설명으로 옳은 것은?
㉮ 리드와 피치는 언제나 같다.
㉯ 리드와 피치는 언제나 같지 않다.
㉰ 1줄 나사의 리드는 피치의 2배이다.
㉱ 2줄 나사의 리드는 피치의 1배이다.

Sol 나사(screw)의 명칭
① 피치 : 나사산에서 다음 나사산까지의 거리
② 리드 : 나사가 한 바퀴 돌 때 축방향으로 움직인 거리이며, 한줄 나사의 경우 리드 피치가 같지만, 2줄 나사의 경우 1리드는 피치의 2배가 된다.
③ 나사의 크기 : 바깥지름으로 표시
④ 바깥지름 : 나사의 크기를 나타내는 호칭치수라 하고, 이는 한국산업규격(KS)에 규정
⑤ 안지름 : 암나사의 산마루에 접하는 가상적인 원통의 지름
⑥ 골지름 : 수나사와 암나사의 골에 접하는 가상적인 원통의 지름
⑦ 나사산의 각 : 나사산의 단면 모양에서 나사산을 이루는 두 개의 빗변이 이루는 각

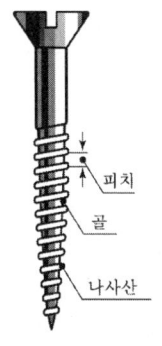
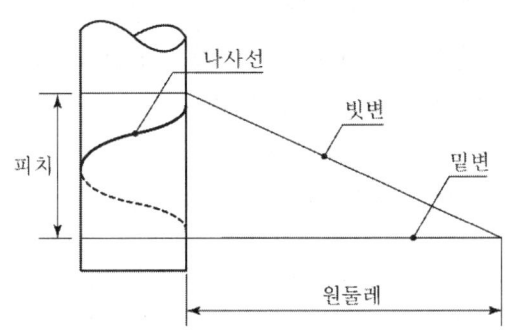

27 대표적인 수동소자가 아닌 것은?

㉮ 저항   ㉯ 인덕터   ㉰ 커패시터   ㉱ 전압원

Sol ① 수동부품은 전기 신호의 중계, 제어 등을 행하는 기구 부품(electro-mechanical component)으로 수동소자이며, 저항, 커넥터, 커패시터, 소켓, 스위치 등이 이에 속한다.
② 능동소자(부품)는 다이오드(Diode), 트랜지스터, 전계효과트랜지스터(FET), 단접합 트랜지스터(UJT) IC, 연산증폭기 등을 말하며, 능동소자는 증폭, 발진, 신호 변환 등의 기능을 갖는다.

28 인체의 감각기관과 센서가 잘못 연결된 것은?

㉮ 시각-광센서   ㉯ 촉각-온도센서
㉰ 청각-초음파센서   ㉱ 후각-압력센서

Sol 인체의 감각은 시각, 청각, 후각, 미각, 촉각 등 5가지로 이루어져 있다.

인간의 오감과 센서와의 비교

인간의 기관	인간의 감각	센서의 종류	센서 소자의 일례
눈	시각(빛)	광 센서	광도전 소자, 이미지 센서, Photo-Didode
귀	청각(소리)	음향 센서	마이크로폰, 압전 소자, 진동자
피부	촉각(압력) (온도) 습도	진동 센서 온도 센서 압력 센서	Strain Gauge, 반도체 압력 센서 백금 서미스터 적외선
혀	미각(맛)	맛 센서	백금, 산화물, 반도체, 가스 센서, 입자 센서
코	후각(냄새)	냄새 센서	Bio-Chemical 소자, Zirconia 소자
오감이 아닌 센서		중력 센서 자기 센서	자이로효과(진동자이로), 가속도 센서 Hall 소자, Radar, SQUID

29 레이디얼 미끄럼 베어링의 설명으로 옳은 것은?

㉮ 마찰을 줄이기 위해 볼을 이용한다.
㉯ 마찰을 줄이기 위해 롤러를 이용한다.
㉰ 반지름 방향의 하중을 받는다.
㉱ 축방향의 하중을 받는다.

Sol 미끄럼 베어링(sliding bearing)
축과 베어링면이 직접 접촉하여 축은 미끄럼운동을 한다. 서로 넓은 면에서 접촉하고 있기 때문에 축이 회전하면 마찰이 많아지게 되고, 그 때문에 발열하여 축과 베어링의 온도가 상승한다. 아주 고온이 되면 타서 붙어버려 회전이 불가능하게 된다. 이것을 막기 위해 축과 베어링 사이에 얇은 공간을 만들어, 윤활유를 이 공간 속에 넣어 운전시킨다. 윤활유를 쐐기 모양의 틈에 집어넣어 유압을 발생시키고, 축은 유막에 뜨는 유체마찰상태로 되어, 발열을 방지하면서 회전한다. 서로 넓은 면에서 접촉하고 있으므로 큰 하중에도 견딘다.

30 두 개 이상의 입력 신호에 대하여 한 개의 출력 신호를 얻으며, 입력 신호 중 홀수개의 1이 입력된 경우에 출력 신호는 1이 되며, 그렇지 않을 경우에는 출력 신호가 0이 되는 게이트는?

㉮ EX-OR 게이트 ㉯ NAND 게이트
㉰ NOR 게이트 ㉱ NOT 게이트

Sol 기본 논리 게이트의 종류
① NOT 게이트 : 기본 동작원리는 입력이 1인 경우 출력은 0, 입력이 0인 경우 출력은 1이 되며, 이는 출력이 입력의 반대가 되는 인버터라고도 불린다.
논리식 $F = \overline{F}$

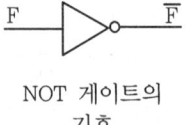
NOT 게이트의 기호

F	$\overline{F}$
0	1
1	0

NOT 게이트의 진리치표

② NAND 게이트 : AND 게이트의 부정형으로 입력이 모두 1인 경우에만 출력은 0이 된다.
논리식 $F = \overline{A \cdot B}$

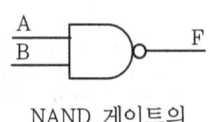
NAND 게이트의 기호

A	B	F
0	0	1
0	1	1
1	0	1
1	1	0

NAND 게이트의 진리치표

③ NOR 게이트 : OR 게이트의 부정형으로 입력이 모두 0인 경우 출력이 1이 된다.
논리식 $F = \overline{A+B}$

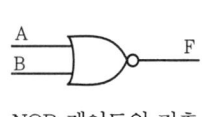

NOR 게이트의 기호

A	B	F
0	0	1
0	1	0
1	0	0
1	1	0

NOR 게이트의 진리치표

④ EX-OR 게이트(exclusive OR gate, 배타적 논리합 회로) : 두 입력이 서로 다른 때만 출력이 1이 된다. 회로(반일치 회로)
논리식 $F = A \oplus B = A\overline{B} + \overline{A}B$

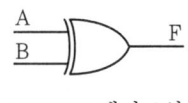

EX-OR 게이트의 기호

A	B	F
0	0	0
0	1	1
1	0	1
1	1	0

EX-OR 게이트의 진리치표

31 이상적인 OP Amp(Operational Amplifier)의 특성으로 옳지 않은 것은?

㉮ 입력 임피던스 0(zero) ㉯ 출력 임피던스 0(zero)
㉰ 잡음 특성 0(zero) ㉱ 전압이득 무한대

⭐Sol 이상적인 연산증폭기의 특성
① 전압이득 A_v가 무한대이다($A_v = \infty$).
② 입력저항 R_i가 무한대이다($R_i = \infty$).
③ 출력저항 R_o가 0이다($R_o = 0$).
④ 대역폭이 무한대이고(BW = ∞), 지연응답(response delay)이 0이다.
⑤ 오프셋(offset)이 0이다.
⑥ 특성의 변동, 잡음이 없다.
연산증폭기는 정확도를 높이기 위하여 큰 증폭도와 높은 안정도가 필요하다.

32 반가산기에서 입력이 A와 B일 때 반올림되는 캐리, 즉 C의 출력 논리식으로 옳은 것은?

㉮ $C = \overline{A}B$ ㉯ $C = AB$ ㉰ $C = A\overline{B}$ ㉱ $C = \overline{AB}$

⭐Sol 반가산기는 2개의 2진수 A와 B를 더한 합(Sum)과 자리올림수(Carry)를 얻는 회로로서 배타적 논리회로(Exclusive-OR)와 AND 게이트로 구성되며, 반가산기의 $S = A \oplus B = A\overline{B} +$

$A\overline{B}$, $C=AB$이다.

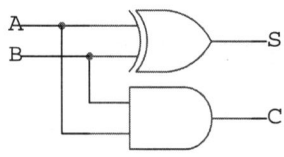

A	B	S	C
0	0	0	0
0	1	1	0
1	0	1	0
1	1	0	1

반가산기의 구성   반가산기의 진리치표

33 10진수 25.375를 2진수로 바꾸면?

 ㉮ $(10100.001)_2$ ㉯ $(11001.011)_2$

 ㉰ $(11001.001)_2$ ㉱ $(10100.011)_2$

Sol 정수부분의 계산

```
2 )  25
2 )  12  -- 1
2 )   6  -- 0
2 )   3  -- 0
      1  -- 1
```

소수점 부분의 계산

```
  0.375      0.75       0.5
×    2  /  ×   2  /  ×   2
  0.750      1.5       1.0
```

$(23.375)_{10} = (11001.011)_2$가 된다.

34 물리량과 명칭이 옳지 않은 것은?

 ㉮ 전력 - 와트(Watt)   ㉯ 주파수 - 헤르츠(hertz)

 ㉰ 힘 - 뉴턴(newton)   ㉱ 전기저항 - 암페어(ampere)

Sol ① 전압은 회로 내에 전류가 흐르기 위해서 필요한 전기적인 압력으로 단위는 [V]이다.
  ② 전류는 1[sec] 동안에 도체의 단면을 이동하는 전하(전기량)로 나타내며, 단위는 [A]이다.
  ③ 저항은 전류의 흐름을 방해하는 전기적 양으로 전압과 전류의 비로서, 단위는 [Ω]이다.
  ④ 전하는 물체가 띠고 있는 정전기의 양으로서, 단위는 [C]이다.

35 오실로스코프에서 출력된 펄스파형의 크기가 가운데 0점을 기준으로 위로 3.5칸이었다. 오실로스코프의 Volt/div가 1[V]였다면 $V_{(p-p)}$는 얼마인가?

 ㉮ 5[V]   ㉯ 6[V]   ㉰ 7[V]   ㉱ 8[V]

Sol $V_{p-p} = 1 \times 3.5 \times 2 = 7[V]$

36 어긋난 축기어가 아닌 것은?

㉮ 하이포이드기어
㉯ 나사기어
㉰ 웜기어
㉱ 베벨기어

🌟 Sol 기어(gear)의 종류

기어축의 관계위치에 의한 것이 가장 일반적이며, 평행축, 교차축, 어긋난 축의 3가지로 분류한다.

① 평행축 기어에는 평 기어, 헬리컬 기어, 내접(인터널) 기어, 랙, 헬리컬 랙 기어 등이 있다.
   - ㉠ 평 기어(spur gear) : 잇줄이 축에 평행한 직선의 원통기어로, 제작이 쉬우므로 동력전달용으로 가장 많이 사용되는 기어이며 축의 회전 방향은 서로 역방향이다.
   - ㉡ 헬리컬 기어(helical gear) : 축에 대하여 치형을 경사지게 절삭한 것으로 스퍼 기어보다 회전이 원활하지만 치형이 경사져 있으므로 축방향으로 하중이 걸리기 때문에 축방향의 힘을 받아주는 스러스트 베어링(thrust bearing)이 필요하다.
   - ㉢ 더블 헬리컬 기어(double helical gear) : 왼쪽 비틀림과 오른쪽 비틀림의 헬리컬 기어를 조합한 기어로 축방향력(스러스트)이 발생하지 않는다는 장점이 있다.
   - ㉣ 랙(rack)와 피니언(pinion) : 랙은 스퍼 기어의 지름을 무한대로 한 경우이며 피니언은 랙과 물리는 기어로 랙과 피니언은 회전운동을 왕복운동으로 바꾸고 또 그 역운동을 시키는 데 사용한다.
   - ㉤ 내접 기어(internal gear) : 평 기어와 맞물리는 원통의 내측에 이가 만들어져 있는 기어로, 주로 유성기어 장치나 기어형 축 조인트(기어 커플링) 등에 사용되고 있다.

② 교차 축 기어에는 직선 베벨 기어, 스파이럴 베벨 기어, 제롤 베벨 기어 등
   - ㉠ 직선 베벨 기어(straight bevel gear) : 톱니 줄기가 피치 원뿔면에 일치하는 기어로 서로 맞물릴 때 톱니의 위쪽에서 시작하여 톱니 뿌리 방향으로 물리며 베벨 기어 가운데 가장 만들기 쉽고 간단하며 제작비가 적게 들지만 쓰임새는 곡선 베벨 기어보다 적다.
   - ㉡ 곡선 베벨 기어(spiral bevel gear) : 톱니 줄기가 나선 모양으로 되어 있으며, 비틀림각은 20°~40°의 범위이며 흔히 35°가 가장 적당한 편으로 직선 베벨 기어에 비하여 한 번에 접촉하는 물림 길이가 커서 부드럽게 움직이고, 진동과 소음이 적고 고속에서 사용할 수 있으며 하중을 전달하는 능력이 직선 베벨 기어보다 훨씬 커서 많이 이용된다.
   - ㉢ 제롤 베벨 기어(zerol bevel gear) : 곡선 베벨 기어 가운데 톱니 줄기의 비틀림 각도가 0°로 회전방향이 변해도 추력(thrust) 방향이 바뀌지 않아서 추력 방향의 힘이 곡선 베벨 기어보다 작게 되므로, 원활한 회전이 필요한 곳에 직선 베벨 기어 대신 사용 가능하므로 주로 감속기·차동기어장치 등에 사용되고 특히 추력이 걸리는 곳에 쓰인다.
   - ㉣ 크라운 기어(crown gear) : 이것은 평 기어 또는 헬리컬 기어와 맞물리는 원판모양의 기어로 직교하는 축 또는 어긋난 축에 사용된다.

③ 어긋난 축 기어에는 나사 기어, 웜 기어, 하이포이드 기어 등이 있다.
   - ㉠ 웜 기어(worm gear) : 서로 직각을 이루며 같은 평면 위에 있지 않는 2축 사이의

회전을 전달하는 기어이다.
ⓒ 장고형 웜기어(hourglass worm gear) : 장고형 웜과 이것과 맞물리는 웜 휠의 총칭으로 제작이 어렵지만 원통 웜기어에 비해 큰 동력을 전달할 수 있다.
ⓒ 하이포이드 기어(hypoid gear) : 베벨 기어의 일종으로서 베벨 기어의 축을 엇갈리게 한 것으로 엇갈린 축의 협각이 90°를 이루어 자동차의 차동 기어 장치의 감속 기어로 이용된다.
ⓔ 나사 기어(screw gear) : 원통기어 한 쌍을 어긋난 축 사이의 운동 전달에 이용할 경우의 기어로 헬리컬 기어 간 또는 헬리컬 기어와 평기어의 조합으로 사용되며, 조용하지만 비교적 경부하가 아니면 사용할 수 없다.

37 실리콘과 게르마늄은 무슨 결합을 하고 있는가?

㉮ 이온 결합 ㉯ 분자 결합
㉰ 공유 결합 ㉱ 다이아몬드 결합

Sol ① n형 반도체 : 순수한 진성반도체인 게르마늄(Ge)이나 실리콘(Si)에 5가의 불순물 원자인 비소(As), 안티몬(Sb), 인(P) 등을 넣으면 공유 결합을 하고 한 개의 과잉전자를 발생시킨다. 이 과잉전자를 제공한 불순물을 도너(donor)라 한다.
② p형 반도체 : 순수한 진성반도체인 게르마늄(Ge)이나 실리콘(Si)에 3가의 불순물 원자인 알루미늄(Al), 붕소(B), 인듐(In), 갈륨(Ga) 등을 넣으면 공유 결합을 하고, 하나의 전자가 부족하게 되어 정공이 발생한다. 이 정공을 제공한 불순물을 억셉터(acceptor)라 한다.
※ 공유 결합 : 두 개 이상의 원자가 서로 전자를 제공하여 형성된 전자쌍을 공유함으로써 형성되는 화학 결합

38 여러 회선이 하나의 회선을 공유하려면 어떤 회로를 사용하면 좋은가?

㉮ 인터페이스 ㉯ 버스 터미널
㉰ 멀티플렉서 ㉱ 디멀티플렉서

Sol ① 멀티플렉서(multiplexer)는 여러 개의 입력선 중에서 하나를 선택하여 단일의 출력으로 내보내는 조합 논리회로이다. 데이터 선택기(data selector)라고 부르기도 한다. 또한 멀티플렉서는 MUX라는 약어로 표현되기도 한다.
② 디멀티플렉서(Demultiplexer)는 데이터 분배기(data distributor)라고도 불리며, 멀티플렉서와 반대되는 연산을 수행하는 조합 논리회로이다.

39 나사에 대한 설명으로 옳은 것은?

㉮ 작은 회전 모멘트로 축방향의 큰 힘을 얻을 수 있다.
㉯ 작은 축방향의 힘으로 큰 회전 모멘트를 얻을 수 있다.
㉰ 작은 마찰력으로 큰 모멘트를 얻을 수 있다.

㉴ 작은 모멘트로 큰 마찰력을 얻을 수 있다.

Sol 나사(screw)는 둘 또는 그 이상의 부분품을 죄어서 고정시키는 목적으로 가장 많이 사용되고 있으며, 볼트·너트가 그 대표적인 것이다. 그리고 작은 나사·나무나사 등의 머리에는 나사돌리개의 끝이 들어갈 작은 홈이 패어 있다. 홈이 ＋자형으로 패어 있는 것을 십자홈붙이 나사라 하는데, 이 형태의 나사는 나사머리의 홈이 잘 망그러지지 않는 장점이 있다. 나사를 만드는 데 있어 작은 나사는 탭이나 다이스를 써서 절삭한다. 또 전조법에 의해 만드는 일도 있다. 큰 나사 또는 특수한 나사는 선반으로 절삭하여 만든다. 나사는 죔용으로 쓰일 뿐만 아니라, 회전운동의 속도를 바꾸거나, 작은 회전력으로 큰 힘을 내는 곳 등에 이용되며, 또 수나사와 암나사의 상호운동에 의한 회전운동과 직선운동의 상호전환 기구로도 이용되는 등 그 응용범위가 매우 넓다. 또, 스크루 컨베이어·스크루 펌프 등과 같은 특수한 응용도 있다.

40 항원체 반응을 이용하여 체내에 잠입하고 있는 병원체나 다른 혈액형 물질 등의 항체 또는 항원을 인식하게 되어 특정한 반응을 보이는 생체 센서는?

㉮ 면역 센서 ㉯ 미생물 센서
㉰ 미각 센서 ㉱ 냄새 센서

Sol 센서(Sensor)는 자연과 우주에 산재한 모든 종류의 정보, 신호, 에너지 중에서 특히 인간이 알고자 하는 것들을 물리적, 화학적, 생물학적 수단과 물질을 이용하여 검출하는 장치나 부품이다.
① 미생물 센서(microbial sensor) : 일반적으로 가격이 비싸고 불안정한 효소 대신, 효소가 추출 정제되는 미생물 자체를 분자식별 소자로 이용하는 센서로 경제적이고 안정성도 우수하기 때문에 공업 프로세스, 환경 계측에 널리 응용
② 면역 센서(Immunosensors)는 항원과 항체 사이의 선택적 결합력을 이용해 혈액 등의 체액에 존재하는 단백질·항원·호르몬·의약품과 같은 측정에 이용된다.
③ 바이오센서(Bio-sensor)는 병원균, DNA, 또는 혈당과 같은 생체의 물질뿐만 아니라 일반적인 화학 물질에 대한 인식 기능을 갖는 생물학적 수용체가 전기 또는 광학적 변환기와 결합되어 생물학적 상호작용 및 인식반응을 전기적 또는 광학적 신호로 변환함으로써 분석하고자 하는 물질을 선택적으로 감지할 수 있는 소자이다.

41 보조기억장치가 아닌 것은?

㉮ ROM ㉯ 플로피 디스크
㉰ 하드 디스크 ㉱ 광디스크

Sol 보조기억장치
① 순차 접근 기억장치 : 기록 매체의 앞부분에서부터 뒤쪽으로 차례차례 접근하여 찾으려는 위치까지 접근해가는 장치로서, 데이터가 기억된 위치에 따라 접근되는 시간이 달라지게

된다.
- ㉠ 자기 테이프(magnetic tape) : 순차적 접근 기억장치 중에서 가장 많이 사용되는 매체로, 간편하며 용량이 크기 때문에 데이터나 프로그램을 장기간 보관시키는 데에 많이 사용된다.
- ㉡ 카세트테이프(cassette tape) : 카세트는 녹음기에 사용하는 카세트테이프를 직접 사용하고, 데이터를 기록하거나 테이프에 기록된 것을 읽을 때에도 녹음기를 직접 연결하여 사용한다.
- ㉢ 카트리지 테이프 : 자기 테이프를 소형으로 만들어 카세트테이프와 같이 고정된 집에 넣어서 만든 것으로, 소형으로 간편하면서도 기억 용량이 크므로 주기억장치나 다른 기억장치에 기억된 내용을 보관할 때 많이 사용한다.
② 직접 접근 기억장치 : 물리적인 위치에 영향을 받지 않으므로 순차적 접근 장치보다 빨리 데이터를 처리한다.
- ㉠ 자기 디스크(magnetic disk) : 시스템 프로그램을 기억시키는 대표적인 보조기억장치로서 여러 장을 하나의 축에 고정시켜 함께 회전하도록 하는 디스크 팩으로 사용하며, 디스크 팩에 있는 데이터를 읽거나 기록하는 헤드는 하나의 축에 고정되어서 같이 움직이는데 이것을 액세스 암이라 한다. 디스크 팩에서 데이터의 처리 순서는 항상 실린더 단위로 이루어진다.
- ㉡ 하드 디스크(hard disk) : 개인용 컴퓨터와 같이 소형인 컴퓨터 본체 내에 부착하여 사용할 수 있으므로 소형 컴퓨터에서는 대표적인 직접 접근 기억장치로 기억 용량은 비교적 크고 간편하지만, 디스크 팩을 교환할 수 없어 해당 디스크의 기억 용량 범위에서만 사용해야 한다.
- ㉢ 플로피 디스크(floppy disk) : 개인용 컴퓨터의 가장 대표적인 보조기억장치로 적은 비용과 휴대가 간편하여 널리 사용된다.
- ㉣ CD-ROM(compact disk read only memory) : 알루미늄이나 동판으로 만든 원판에 레이저 광선을 사용하여 데이터를 기록하거나 기억된 내용을 읽어내는 것으로, 알루미늄 디스크에 레이저 광선으로 구멍을 뚫어서 비트를 기록하고, 그것을 레이저 광선이 구멍을 통과하는 것을 읽으며 변질되지 않으면서 고밀도로 사용할 수 있다.
- ㉤ 자기 드럼(magnetic drum) : 드럼이 한 바퀴 회전하는 동안에 원하는 데이터를 찾을 수 있는 속도가 매우 빠른 기억장치로 제1세대 컴퓨터의 주기억장치로 사용하였으나, 기억 용량이 적은 것이 단점이다.

42 의료기기 제조업 허가를 받을 수 있는 사람은?

㉮ 금치산자 ㉯ 마약 중독자
㉰ 복권된 파산자 ㉱ 정신질환자

🌟Sol 〈의료기기법〉 제6조 6항 다음 각호의 1에 해당하는 자는 의료기기의 제조업허가를 받을 수 없다.
1. 「정신보건법」 제3조제1호에 따른 정신질환자. 다만, 전문의가 제조업자로서 적합하다

고 인정하는 사람은 그러하지 아니하다.
2. 금치산자·한정치산자 또는 파산선고를 받은 자로서 복권되지 아니한 자
3. 마약 그 밖의 유독물질의 중독자
4. 이 법을 위반하여 금고 이상의 형의 선고를 받고 그 집행이 종료되지 아니하거나 그 집행을 받지 아니하기로 확정되지 아니한 자
5. 이 법을 위반하여 제조업허가가 취소된 날부터 1년이 경과되지 아니한 자

43 의료기관의 필요한 인원 기준으로 틀린 것은?

㉮ 입원시설을 갖춘 종합병원·병원·치과병원·한방병원 또는 요양병원에는 2명 이상의 영양사를 둔다.
㉯ 의료기관에는 보건복지부장관이 정하는 바에 따라 각 진료과목별로 필요한 수의 의료기사를 둔다.
㉰ 종합병원에는 보건복지부장관이 정하는 바에 따라 필요한 수의 의무기록사를 둔다.
㉱ 의료기관에는 보건복지부장관이 정하는 바에 따라 필요한 수의 간호조무사를 둔다.

Sol 「의료법 시행규칙」 제38조(의료인 등의 정원)
② 의료기관은 제1항의 의료인 외에 다음의 기준에 따라 필요한 인원을 두어야 한다.
1. 병원급 의료기관에는 별표 5의2에 따른 약사 또는 한약사(법률 제8365호 약사법 전부개정법률 부칙 제9조에 따라 한약을 조제할 수 있는 약사를 포함한다. 이하 같다)를 두어야 한다.
2. 입원시설을 갖춘 종합병원·병원·치과병원·한방병원 또는 요양병원에는 1명 이상의 영양사를 둔다.
3. 의료기관에는 보건복지부장관이 정하는 바에 따라 각 진료과목별로 필요한 수의 의료기사를 둔다.
4. 종합병원에는 보건복지부장관이 정하는 바에 따라 필요한 수의 의무기록사(醫務記錄士)를 둔다.
5. 의료기관에는 보건복지부장관이 정하는 바에 따라 필요한 수의 간호조무사를 둔다.
6. 종합병원에는 「사회복지사업법」에 따른 사회복지사 자격을 가진 자 중에서 환자의 갱생·재활과 사회복귀를 위한 상담 및 지도 업무를 담당하는 요원을 1명 이상 둔다.

44 의료기기의 기계적 강도 중 충격시험에 대한 설명으로 틀린 것은?

㉮ 용수철로 동작하는 충격시험기에 의해 타격을 주어 시험한다.
㉯ 기기는 움직이지 않도록 지지한다.
㉰ 외장이 튼튼하다고 생각되는 각 지점에 1회 타격을 가한다.
㉱ 시험점 표면에 수직으로 충격을 준다.

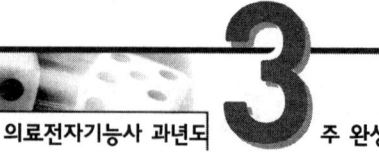

Sol 「의료기기의 전기·기계적 안전에 관한 공통기준규격」
제4절 기계적 위험에 대한 안전
21. 기계적 강도
- 일반 사항 : 기기의 설계 및 제조에 관한 일반 요구사항에 대해서는 3. 및 54.를 참조할 것. 그 일부를 형성하는 개폐 커버를 포함한 외장 및 그들에 부착된 모든 부품은 충분한 강도 및 강성을 지닐 것. 적합여부는 다음 시험을 적용하여 조사한다.
  a) 외장 또는 외장의 부분 및 그들에 부착된 모든 부품의 강성은 그 표면의 모든 부분의 625[mm^2]의 면적 전체에 걸쳐 직접 45[N]의 힘을 내측방향에 가해 시험한다. 눈에 띄는 손상이 없고, 연면거리 및 공간거리가 57.10에 규정한 수치 미만으로 감소하지 않을 것
  b) 외장 또는 외장의 부분 및 그들에 부착된 모든 부품의 강도는 부록 G에 나타낸 용수철로 동작하는 충격시험기에 의해 0.5±0.05[J]의 충격에너지의 타격을 주어 시험한다.
  발사 용수철은 발사용 고리가 맞물린 위치에서 정확히 규정치를 만족하는 압력을 주도록 조정한다.
  시험기는 해머축의 홈에 발사용 고리가 맞물리기까지 세트 노브를 인장하여 세트한다. 공시품의 시험점 표면에 수직으로 발사통을 누름에 따라 충격을 준다.
  누르는 압력을 발사통이 발사봉과 접촉될 때까지 서서히 증가시킨다. 그에 따라 발사기구가 동작하고, 해머가 타격을 준다.
  기기는 움직이지 않도록 지지하고, 외장이 약하다고 생각되는 각 점에 3회의 타격을 줄 것

45 체내에 일정한 전류를 흘려서 측정한 저항값을 토대로 체내의 수분, 단백질, 무기질 및 지방을 측정하는 진단장비는?

㉮ 혈당장치 ㉯ 체성분석기
㉰ 투석장치 ㉱ 인공고관절

Sol 체성분석기의 원리는 BIA(Biomedical Impedance Analysis)법인 생체전기 임피던스법(근육보다 지방이 전기가 잘 통하지 않는 성질)을 이용하여 사지(손과 발)에 전극을 통하여 다주파의 미세전류를 통하여 신체부위별의 저항 값을 측정하는 방법으로 인체를 원통형으로 가정하고 근육과 지방의 수분 포함량에 따른 저항값의 차이를 측정하여 체성분을 측정한다.

46 인큐베이터의 4가지 대표적인 기능이 아닌 것은?

㉮ 대류 ㉯ 전도 ㉰ 증발 ㉱ 확산

Sol 인큐베이터란 대체로 체중 2[kg] 이하의 미숙아 및 치아노제·호흡장애 등의 이상 증세를 보이는 신생아를 길러내는 산소공급기가 달린 보온기계로 무색투명하고 두꺼운 플라스틱제

가 많으며, 안에 있는 미숙아를 밖에서 관찰할 수도 있으며, 인큐베이터는 외부로부터의 유해한 자극을 최대한 막아주고 되도록 엄마 자궁과 비슷한 환경을 제공하는 역할을 하는데, 이 때문에 '인공 자궁'이라고 부르기도 한다. 인큐베이터의 가장 중요한 기능이 온도 조절로, 열의 3요소는 전도, 복사, 대류현상이다.
① 전도(conduction) : 어느 물체 속에서 열이 진행하는 속도를 말하며, 금속은 돌이나 물보다 열전도가 높은 물질이고 금속 중에서도 구리나 양은, 은 등은 전도율이 더 좋다.
② 복사(radiation) : 열이 외부로 나가려는 상태이다.
③ 대류(convection) : 열은 찬 것과 더운 열이 만나면 항상 균형을 맞추기 위하여 서로 이동하게 되는 것으로, 더운 공기는 올라가고 찬 공기는 아래로 흐르는 작용이다.

47 경피신경전기자극치료기의 치료적 효과가 아닌 것은?

㉮ 근경직 완화 효과

㉯ 약간의 미열 효과와 마사지 효과

㉰ 감각신경의 자극으로 인한 통증제거 효과

㉱ 심부정맥이나 급성심근 경색증에 효과

Sol 경피신경전기자극치료기(TENS)는 전류를 이용, 피부의 말초감각신경을 자극하여 다양한 원인으로 초래되는 제반 통증을 치료하는 방법으로 근경축 완화, 미열효과와 마사지 등의 효과가 있는 치료 방법이다.

48 의료용 전기기기의 전기충격 방지용 추가보호수단에 따른 의료기기 분류 중 전원을 안전한 저전압으로 사용하는 기기는 어디에 속하는가?

㉮ 내부전원기기　　　　　　　　㉯ 3급기기

㉰ 2급기기　　　　　　　　㉱ 1급기기

Sol 의료용 기기를 전기충격방지의 추가보호 형식에 따라 1, 2, 3급기기 및 내부전원기기의 4종류로 분류한다.
① 1급기기는 플러그의 삽입과 동시에 접지되는 기기이다.
② 2급기기는 절연을 이중으로 강화한 2중 절연방식을 이용하는 기기이다.
③ 3급기기는 전원을 안전한 저전압으로 사용하는 기기이다.
④ 내부전원기기는 전지나 축전지로 동작하는 기기이다.

49 국내 종합병원급의 병원정보시스템(HIS)이 발전해온 과정을 순서대로 올바르게 나열한 것은?

㉮ 원무정보시스템 → 처방전달시스템 → 전자의무기록

㉯ 원무정보시스템 → 전자의무기록 → 처방전달시스템

㉰ 처방전달시스템 → 전자의무기록 → 원무정보시스템

㉱ 처방전달시스템 → 원무정보시스템 → 전자의무기록

Sol 병원정보시스템(HIS)은 병원의 여러 업무를 수행하는 데 필요한 정보를 적시에 적절하게 제공하는 시스템으로 여러 형태의 기능을 수행하는 단위 시스템들의 복합체이다.
1) 병원정보시스템의 필요성
   ① 환자증가에 따른 행정업무 증가
   ② 의약품 및 의료 소모품 관리의 능률 제고
   ③ 환자서비스의 질적 향상
   ④ 귀중한 임상자료의 활용성 제고
   ⑤ 병원재정의 향상
2) 병원정보시스템의 발전 과정
   ① 의료정보시스템의 가장 기초가 되는 시스템은 원무관리시스템과 처방전달시스템 (CPOE : Computerized Physician Order Entry)이다.
   ② 1990년대 전반에 처방전달시스템(OCS : Order Communication System) 도입 시작
   ③ 2000년대 전반에 전자의무기록(EMR, Electronic Medical Record) 태동

50 X-선관에 대한 설명으로 옳지 않은 것은?

㉮ 양극전압은 전자를 가속시킨다.

㉯ 고진공유지는 전자를 냉각시킨다.

㉰ 음극은 전자를 발생시킨다.

㉱ 타깃(target)은 전자를 충돌시켜 X-선을 방출한다.

Sol ① X-선관을 이용, 발생 전장(Electric Field)을 이용하여 가속된 전자를 양극(anode)인 저지극(Target)에 충돌시킬 때 전자의 운동에너지가 전자파에너지로 변환하면서 발생되는 X-선을 제동방사선이라 한다.
② 전자파로 파동성과 입자성의 입자를 광자(photon)라 한다.
③ X-선 광자는 파장이 짧을수록 에너지가 커지며, 단위는 keV가 사용된다.
   1[keV]의 에너지는 전자가 1[kV]의 전위차를 이동하면서 얻는 운동에너지
④ 전자를 발생시키는 음극(cathode, 혹은 filament)과 전자가 충돌하는 양극(anode, 혹은 target)이 있고 접속시키는 접속통이 있다. 전자가 양극과 충돌하면 운동에너지는 열로 변화되고 1[%] 미만의 극히 적은 에너지만이 X-선으로 변환된다. 양극에서는 열이 발생하기 때문에 양극의 재질은 열전도율이 좋으면서도 용융점이 높은 텅스텐이 많이 사용된다.

51 0.5테슬라($^{34)}$Tesla) 자장의 MRI에서 수소원자핵의 핵자기공명주파수로 옳은 것은?

---

34) 테슬라(tesla) : SI 단위계에서 자기유도 또는 자기력선 밀도의 단위로 1테슬라는 1제곱미터(m^2)당 1웨버(Wb)의 자기력선이 통과할 때의 밀도를 말하며, 10^4가우스에 해당한다. 미국의 전기 공학자 테슬라(Tesla, N.)의 이름에서 유래했다. 기호는 T이며, 강한 자장을 나타낼 때 사용하고 약한 자장을 나타낼 때는 G를 사용한다.

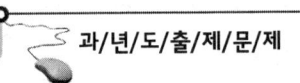

(단, 수소원자의 자기회전비(gyromagnetic ratio)는 42.58[MHz/Tesla]임)

㉮ 21.29[MHz]　　　　　　　　　　㉯ 42.58[MHz]
㉰ 63.87[MHz]　　　　　　　　　　㉱ 85.16[MHz]

Sol W=R×B=42.58[MHz]×0.5=21.29[MHz]

52 반드시 의료기기 판매업 신고를 하여야 하는 경우는?

㉮ 의료기기인 콘돔을 판매하고자 할 경우
㉯ 약국개설자가 의료기기를 판매하고자 할 경우
㉰ 의약품도매상이 의료기기를 판매하고자 할 경우
㉱ 의료기기의 수입업자가 수입한 의료기기를 소비자(환자)에게 직접 판매하고자 할 경우

Sol 의료기기법(법률 제12392호) 제17조(판매업 등의 신고) 벌칙규정 과태료

① 의료기기의 판매를 업으로 하려는 자(이하 "판매업자"라 한다) 또는 임대를 업으로 하려는 자(이하 "임대업자"라 한다)는 영업소마다 총리령으로 정하는 바에 따라 영업소 소재지의 특별자치도지사, 시장·군수·구청장(자치구의 구청장을 말한다. 이하 같다)에게 판매업신고 또는 임대업신고를 하여야 한다.

② 다음 각 호의 어느 하나에 해당하는 경우에는 제1항에 따른 신고를 하지 아니할 수 있다.
　1. 의료기기의 제조업자나 수입업자가 그 제조하거나 수입한 의료기기를 의료기기취급자에게 판매하거나 임대하는 경우
　2. 제1항에 따른 판매업신고를 한 자가 임대업을 하는 경우
　3. 약국 개설자나 의약품 도매상이 의료기기를 판매하거나 임대하는 경우
　4. 총리령으로 정하는 임신조절용 의료기기 및 의료기관 외의 장소에서 사용되는 자가진단용 의료기기를 판매하는 경우

③ 제1항에 따른 신고에 대하여는 제6조제1항제2호·제4호·제5호, 제12조 및 제14조를 준용한다. 이 경우 "제조"는 "판매 또는 임대"로, "제조업허가"는 "판매업신고 또는 임대업신고"로, "제조업자"는 "판매업자 또는 임대업자"로 각각 본다.

53 입원환자가 1000명인 종합병원의 경우 최소한 필요한 당직의사의 수는 몇 명인가?

㉮ 3명　　　　㉯ 5명　　　　㉰ 8명　　　　㉱ 10명

Sol 「의료법 시행령」 제18조(당직의료인)

① 법 제41조에 따라 각종 병원에 두어야 하는 당직의료인의 수는 입원환자 200명까지는 의사·치과의사 또는 한의사의 경우에는 1명, 간호사의 경우에는 2명을 두되, 입원환자 200명을 초과하는 200명마다 의사·치과의사 또는 한의사의 경우에는 1명, 간호사의 경우에는 2명을 추가한 인원수로 한다.

과년도출제문제 •••••　301

② 제1항에도 불구하고 정신병원, 재활병원, 결핵병원 등은 입원환자를 진료하는 데에 지장이 없도록 해당 병원의 자체 기준에 따라 배치할 수 있다.
제1항에 따라 1000/200=5명이 된다.

54 소프트웨어로서 원시 언어로 된 프로그램을 목적 언어로 된 프로그램으로 변환(번역)하는 프로그램은?

㉮ 로더 ㉯ 라이브러리
㉰ 컴파일러 ㉱ 인터프리터

Sol 언어 번역기에는 인터프리터(interpreter), 컴파일러(compiler), 어셈블러(assembler)가 있다.
① 고급 언어로 작성된 프로그램을 기계어로 번역하는 프로그램을 컴파일러(compiler)라 한다.
② 인터프리터 언어는 인터프리터(interpreter)를 통하여 고급 언어로 작성된 프로그램을 기계어로 번역한다.
③ 어셈블러(assembler)는 어셈블리어로 작성된 프로그램을 기계어로 번역한다.

55 $(11001)_2$의 2의 보수는?

㉮ 00111 ㉯ 11010 ㉰ 00110 ㉱ 10111

Sol 2의 보수=1의 보수+1이므로
11001의 1의 보수=00110, 2의 보수=00110+1=00111이 된다.

56 병원에서 주로 이용되는 카테터의 기능은?

㉮ 테이프의 역할 ㉯ 전자빔의 역할
㉰ 연결부의 역할 ㉱ 인체로 삽입하는 관의 역할

Sol 카테터(catheter)는 체강 또는 내강이 있는 장기 내로 삽입하기 위한 튜브형의 기구로 금속제의 경성인 것과 고무, 플라스틱제의 연성인 것이 있다.

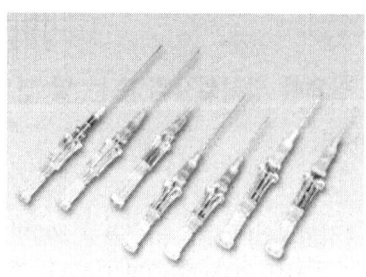
㈜신창메디칼의 I.V.Catheter

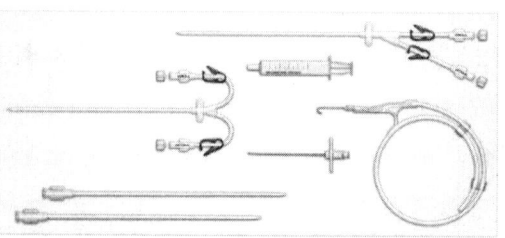
Bioline Comercial, Ltda.의 쇄골하 동맥 카테터

57 의료기사 등이 업무상 알게 된 비밀을 누설하였을 때의 벌칙은?

㉮ 50만원 이하의 벌금

㉯ 3년 이하의 징역 또는 1천만원 이하의 벌금

㉰ 1년 이하의 징역 또는 100만원 이하의 벌금

㉱ 100만원 이하의 벌금

Sol 의료기사 등에 관한 법률(법률 제11860호) 제10조(비밀누설의 금지) 벌칙규정
의료기사 등은 이 법 또는 다른 법령에 특별히 규정된 경우를 제외하고는 업무상 알게 된 비밀을 누설하여서는 아니 된다.
제30조(벌칙) 관련판례
① 다음 각 호의 어느 하나에 해당하는 사람은 3년 이하의 징역 또는 1천만원 이하의 벌금에 처한다.
  1. 제9조제1항 본문을 위반하여 의료기사 등의 면허 없이 의료기사 등의 업무를 한 사람
  2. 제9조제3항을 위반하여 타인에게 의료기사 등의 면허증을 빌려 준 사람
  3. 제10조를 위반하여 업무상 알게 된 비밀을 누설한 사람
  4. 제11조의2제1항을 위반하여 치과기공사의 면허 없이 치과기공소를 개설한 자. 다만, 제11조의2제1항에 따라 개설등록을 한 치과의사는 제외한다.
  5. 제11조의3제1항을 위반하여 치과의사가 발행한 치과기공물제작의뢰서에 따르지 아니하고 치과기공물제작 등 업무를 행한 자
  6. 제12조제1항을 위반하여 안경사의 면허 없이 안경업소를 개설한 사람
② 제1항제3호의 죄는 고소가 있어야 공소를 제기할 수 있다.

58 레이저의 4가지 특성에 포함되지 않는 것은?

㉮ 간섭성　　㉯ 단색성　　㉰ 지향성　　㉱ 입자성

Sol LASER(는 Light amplification by stimulated emission of radiation의 약어로 빛의 조사(방사)의 유도 방출에 의해 증폭된 빛을 말한다.
일반 빛과 레이저는 단색광이므로 파장에 따라 붉은색, 노란색 등의 단색으로 보이고, 근적외선이나 자외선 대역 파장의 레이저는 눈에 보이지 않으며 파장에 따라 투과하는 정도나 흡수도가 다르므로 치료에 매우 중요한 변수가 된다. 지향성이 높아 렌즈를 이용하여 빛을 집속하면 단위 면적당 매우 높은 빛 에너지(전력밀도 : power density)를 얻을 수 있다.
 1. 레이저의 특성
    ① 단색성(Monochromaticity) - 단일파장
    ② 지향성(Directivity) - 광 공진기로 왕복한 힘
    ③ 간섭성(Coherence) - 위상차
    ④ 고휘도성(Brightness)과 에너지 집중도

59 NOT 게이트에 해당되는 것은?

Sol ㉮는 AND 게이트, ㉰는 OR 게이트, ㉱는 EX-NOR 게이트의 기호이다.

60 의료기기의 생물학적 평가와 관련하여 고려해야 할 사항이 아닌 것은?

㉮ 제조에 사용되는 재료(원자재)   ㉯ 완제품의 성질과 특성
㉰ 완제품의 제조국가   ㉱ 제품의 분해산물

Sol 〈의료기기의 생물학적 안전에 관한 공통기준규격〉
4.3 다음은 의료기기의 생물학적 평가와 관련하여 고려해야 할 사항이다.
1) 제조에 사용되는 원자재
2) 공정과정에서의 첨가물, 혼합물, 잔류물
3) 용해물(leachable substances)
4) 분해산물(degradation products)
5) 완제품에서의 기타 구성성분 및 구성성분의 상호작용
6) 완제품의 성질과 특성

Answer

01	02	03	04	05	06	07	08	09	10
㉮	㉰	㉰	㉱	㉯	㉯	㉰	㉱	㉱	㉱
11	12	13	14	15	16	17	18	19	20
㉯	㉮	㉯	㉮	㉱	㉮	㉱	㉱	㉯	㉮
21	22	23	24	25	26	27	28	29	30
㉰	㉮	㉰	㉯	㉱	㉯	㉱	㉱	㉰	㉮
31	32	33	34	35	36	37	38	39	40
㉮	㉯	㉯	㉱	㉰	㉯	㉰	㉰	㉮	㉮
41	42	43	44	45	46	47	48	49	50
㉮	㉰	㉮	㉰	㉯	㉱	㉱	㉯	㉮	㉯
51	52	53	54	55	56	57	58	59	60
㉮	㉱	㉯	㉰	㉮	㉱	㉯	㉱	㉯	㉰

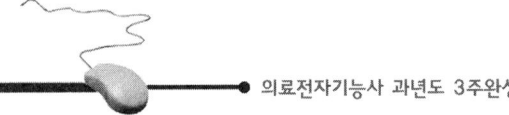

2014 제4회 과년도출제문제

의료전자기능사 과년도 3주완성

01 피부가 인지하는 자극이 아닌 것은?
① 차가움   ② 뜨거움
③ 눌림   ④ 단맛이 남

🔑 Sol 피부의 구조도를 보면 피부는 표피, 진피, 피하조직으로 구성되어 있으며, 혈관과 신경이 피부 전반에 분포하여 영양공급이나 자극에 대한 반응을 하고 있다. 또한, 땀의 배출과 혈류량에 따라서 체온을 조절하고, 체내의 노폐물을 제거하며, 피부에는 촉각, 온각, 냉각, 통각을 느끼며, 온도나 통증 자극 등에 대해서 인지하는 기능도 있다. 그 밖에 체내의 수분을 조절하거나 비타민 D를 생성하는 기능을 가진다.
촉각의 감각기관은 피부이며, 피부는 온각, 냉각, 통각, 압각의 감각기관이다.
• 온점 : 루피니소체 0~3
• 냉점 : 크라우제 소체 6~23
• 압점 : 파치니소체 약 25
• 촉점 : 마이스너, 메르켈소체
• 통점 : 신경의 말단 100~200

02 지방을 소화시키는 담즙을 생성하는 기관은?
① 비장   ② 간   ③ 췌장   ④ 위

🔑 Sol 간(liver)은 약 3000억 개가 넘는 간세포로 이루어진 우리 몸에서 가장 큰 장기로 성인은 무게가 1.2~1.5[kg]에 달하며, 체내 물질을 처리하고 저장하는 중요한 기능을 담당한다. 오른쪽 횡격막 아래에 위치하며 갈비뼈가 간을 보호하고 있어 정상인에게서는 대부분 만져지지 않지만 간이 붓거나 커지면 우측 갈비뼈 아래에서 만져질 수 있다. 간은 문맥이라 불리는 혈관을 통하여 위와 장에서 흡수한 영양분이 가득 들어 있는 혈액을 공급받는데 이렇게 들어온 영양분은 간에서 가공되어 우리 몸에 해로운 물질이 해독된다. 간은 인체의 화학공장으로 단백질 등 우리 몸에 필요한 각종 영양소를 만들어 저장하고, 지방, 호르몬, 비타민 및 무기질 대사에 관여하여, 약물이나 몸에 해로운 물질을 해독하고, 소화 작용을 돕는 담즙산을 만들며, 면역세포가 있어 우리 몸에 들어오는 세균과 이물질을 제거하는 중요한 일을 수행한다.

03 인체 내에서 발생하는 생체신호의 종류가 아닌 것은?

① 생체전기신호　　　　　　　　② 생체역학신호
③ 생채음향신호　　　　　　　　④ 생체환경신호

Sol 생체신호의 종류

1. 생체전기신호
   ① 생체전기신경세포나 근세포에 의해 발생되는 활동전위를 센서(전극)를 이용하여 측정
   ② 센서 주변에 분포한 많은 세포의 활동에 의해 발생되는 전계를 전류 전압형태로 표시
   ③ 의료분야에서 진단에 많이 사용
   ④ 심전도, 뇌전도, 안구전도, 근전도 등이 있다.

2. 생체 임피던스 신호
   ① 미약한 전류를 인체 피부 또는 조직에 주입하여 조직 임피던스와 전류에 의해 만들어진 전압 강하를 측정하는 신호
   ② 인체의 구성, 내분비계 및 신경활동 등에 대한 중요한 정보를 제공
   ③ 임피던스법-심박출량계, 체지방 측정기 등

3. 생체음향신호
   ① 역학적 특성에 따라 발생하는 음향잡음을 측정한 신호
   　㉠ 심장에서 혈액의 흐름은 심장판막 또는 혈관의 역학적 운동을 통해 음향신호 발생
   　㉡ 폐와 기도에서의 공기의 흐름은 역학적 운동을 통해 음향신호 발생
   　㉢ 내부 소화기 계통의 장기나, 관절부위의 관절낭에서도 음향신호가 발생
   ② 음향신호는 마이크로폰 등을 이용하여 체표면에서 측정
   ③ 심음계, 청진기 등

4. 생체자기신호
   ① 심장, 뇌, 척수, 위 등에서 발생하는 미세한 자장신호 및 자장분포를 고감도 자장센서를 사용하여 측정하는 신호
   ② 인체 내의 활동 전류에 주변매질에 의한 영향이 생체전기신호에 비해 적다.
   ③ 뇌 또는 심장의 내부에서 일어나는 활동전류의 미세한 변화를 정밀하게 측정
   ④ 심자도, 뇌자도 등

5. 생체역학신호
   ① 생체시스템의 기계적 운동을 다양한 트랜스듀서를 이용하여 측정하는 신호
   ② 기계적 운동현상은 전기적, 자기적 신호와 달리 전파되지 않는 특징을 가진다.
   ③ 생체역학신호의 측정을 위해서는 운동발생지점에서 정확한 측정이 필요하다.

6. 생화학신호
   ① 살아 있는 생체조직이나 샘플로부터 화학적으로 측정되는 정보이다.
   ② 생체 내부의 다양한 이온분포, 가스 분압 등을 측정
   ③ 임상병리과 및 마취과에서 사용되는 장비들에 사용

04 심장 전위의 발생 및 전도 순서가 옳은 것은?

① 방실결절 → 동방결절 → 히스 속 → 푸르킨예 섬유 → 심실근
② 동방결절 → 방실결절 → 히스 속 → 푸르킨예 섬유 → 심실근
③ 방실결절 → 동방결절 → 심실근 → 푸르킨예 섬유 → 히스 속
④ 동방결절 → 방실결절 → 심실근 → 히스 속 → 푸르킨예 섬유

Sol 심장의 전기전도는 동방결절(SA노드) → 방실결절(AV노드) → 히스번들 → Purkinje 섬유 → 심실근의 순서로 전도된다.

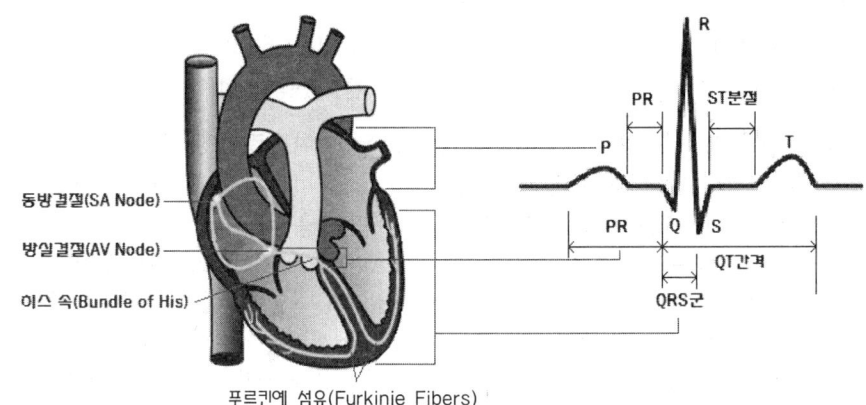

심장의 전도계

05 생체에서 발생하는 전위는 극히 미약하여 생체신호의 계측이 용이하지 않다. 또한 인간을 대상으로 하기 때문에 안전성을 충분히 고려하여 측정이 이루어져야 한다. 생체 전기 현상에 이용되는 증폭기 중 이때 필요한 증폭기는?
① 차동증폭기　　　　　　　　② 전치증폭기
③ 고감도 증폭기　　　　　　　④ 고입력 임피던스 증폭기

Sol 생체에서 발생하는 전위는 극히 미약하여 생체신호의 계측이 용이하지 않고 인간을 대상으로 하기 때문에 안전성을 충분히 고려하여 측정이 이루어져야 하므로 생체 전기 현상의 측정에는 고감도 계측증폭기(instrumentation amplifier)가 사용된다.

06 40[dB]의 전압이득을 갖는 증폭기의 입력전압이 1[mV]일 때 출력전압은?
① 1[mV]　　② 10[mV]　　③ 100[mV]　　④ 1,000[mV]

Sol $A_v = \dfrac{V_o}{V_i} = 100$ 이므로

$V_o = V_i \times 100 = 1 \times 10^{-3} \times 100 = 100[mA]$

07 의학 용어 중 "좁아지거나 수축됨"을 뜻하는 접미사는?

① -stenosis ② -ptosis ③ -pathy ④ -algia

Sol ① -stenosis : 좁혀지다, 협착 ② -ptosis : 낙하
③ -pathy : 병 ④ -algia : 아픔

08 심전도 기록지 속도가 50[mm/s]일 때 평균 RR 간격이 10[mm]일 경우의 심박수는?

① 100[BPM] ② 150[BPM]
③ 200[BPM] ④ 300[BPM]

Sol 심전도 기록 시 기록지의 평균속도는 25[mm/s]이므로 가장 작은 눈금 1[mm]는 0.04s가 된다. 세로축에 대한 표준 교정곡선은 10[mm]를 1[mV]로 표현하는 것을 표준감도로 한다. 따라서 기록지의 최소눈금인 1[mm]는 1[mV]를 나타낸다.
6초 종이에 있는 주기의 숫자에 10을 곱하면 심박수가 된다. 심전도 용지의 위를 보면 작은 수직으로 된 표시가 있는데 그 간격이 3초이며, 3초 간격을 2개 취하면 6초이다. 이 6초 동안 쓰인 종이 사이에 있는 완전한 주기(R파에서 R파까지)의 수를 센다. 즉, 6초×10=60초 (1분)이므로 6초 종이에 있는 주기의 숫자에 10을 곱하면 심박수가 나타나므로 심전도 기록지 속도가 50[mm/s]일 때 평균 RR 간격이 10[mm]이고 초당 5개의 파형이 그려지므로, 분당 심박수는 5×60=300[BPM]이 된다.

09 생체계측기 설계 시 고려사항이 아닌 것은?

① 신호적 요소 ② 환경적 요소
③ 의학적 요소 ④ 입력임피던스

Sol 생체계측 시스템 설계 시 고려사항
㉠ 신호적 요소(정확도, 속도 등)
㉡ 환경적 요소(운영/환경 요소 등)
㉢ 의학적 요소(강인성, 리소스 요구 등)

10 선택적 투과성 막을 사이에 두고 물의 농도차가 있을 때 농도가 낮은 곳에서 높은 곳으로 물이 이동하는 현상을 무엇이라 하는가?

① 확산 ② 활동전위 ③ 삼투 ④ 휴지기

Sol ㉠ 확산(Diffusion) : 반(선택적)투과성 막을 경계로 요독 물질의 농도가 높은 혈액에서 요독 물질이 없는 투석액 쪽으로 요독 물질이 이동한다.
㉡ 삼투(osmosis) : 반(선택적)투과성 막을 경계로 농도가 다른 두 용액이 있을 때 저농도에서 고농도로 물(용매)이 확산에 의해 이동하는 현상으로, 에너지를 소비하지 않는다.

과/년/도/출/제/문/제

11 뼈의 기능에 해당하지 않는 것은?
① 운동 역할
② 무기물의 생성 역할
③ 조직의 지지대 역할
④ 내부 장기 및 신경 근육의 보호 역할

Sol 골격의 기능
㉠ 지지작용 : 신체의 견고한 지지장치, 신체의 외형을 결정
㉡ 보호작용 : 최강의 기초를 만들고 내부 장기를 보호
㉢ 지렛대 역할 : 부착되어 있는 근육이 수축하면 지렛대 역할을 하여 운동이 일어나게 함
㉣ 조혈기능 : 골 내부에 있는 연한 조직인 적골수에서는 혈액 생성
㉤ 무기질의 저장 : 칼슘과 인을 저장하여 몸이 필요로 할 때 공급

12 심혈관계 내에 와류가 발생하여 들리는 심음으로 진단에 사용하는 것은?
① Pressure   ② Balloon   ③ Murmur   ④ Strain

Sol 수축기 잡음(systolic murmur)
I음에서 II음 사이에 생기는 심잡음으로서, 잡음의 지속이 수축기 전체에 이르는 것(전수축기 잡음)과 수축기의 일부에서만 들을 수 있는 것(수축 조기, 중기, 후기 잡음)이 있다. 기질적 심질환에서 들을 수 있는 수축기 잡음에는 역류성 잡음과 구출성 잡음이 있다. 역류성 잡음(regurgitant murmur)은 전수축기에 걸쳐서 심첨부에 최강점을 지니는 심실중격결손 등이 대표적인 예이다. 구출성 잡음(ejection murmur)은 수축 중기에 피크를 갖는 다이아몬드형의 잡음을 나타내며, 제2늑간 흉골우연에 최대점을 갖는 폐동맥 판협착이 대표예이다. 그 밖에 여러 가지 원인에 의해 수축기 잡음을 듣게 되는 일이 있는데, 빈혈, 갑상샘 기능 항진증, 운동 시 등에서는 혈류속 증가에 의한 수축기 혈류 잡음(flow murmur)이 있다. 수축 조기에만 잡음이 들리는 예는 기질적 심질환이 없는, 이른바 기능성 잡음인 경우가 많으며, 수축 후기에만 잡음이 들리는 경우는 승모판일탈증후군, 유두근부전증후군 등이 의심된다.

13 해부학적 평면의 설명으로 옳지 않은 것은?
① 정중면-우리 몸을 앞뒤 대칭으로 이등분하여 나누는 면이다.
② 시상면-우리 몸을 전후 방향인 세로로 절단해 인체 좌우로 나누는 면이다.
③ 관상면-우리 몸을 이마에 평행이 되게 나누는 면이다.
④ 횡단면-우리 몸을 위, 아래로 나누는 면으로 지면에 수평이 되게 나누므로 수평면이라고도 한다.

Sol 해부학적 자세는 양쪽 발을 일직선이 되게 똑바로 서서 눈은 앞의 수평선을 바라보며, 양팔

을 손바닥을 펴서 앞(정면)으로 향하게 하고 자연스럽게 늘어뜨리고 있는 사람의 자세이다.

시상면 (Sagittal Plane)	인체를 수직으로 나누어 좌우부분
정중시상면 (Midsagittal Plane)	인체를 좌우로 똑같이 나누는 평면
횡단면 (Transverse plane)	인체를 수평으로 나누어 상하부분
전두면 (Frontal Plane)	인체를 수직으로 나누어 앞뒤부분

14 신체에 센서를 삽입하여 생체신호를 측정하는 방식은?

① 외부측정 ② 침습적 측정
③ 샘플측정 ④ 표면측정

🌟 sol 생체신호란 살아 있는 세포의 활동에서 발생되는 생물학적 신호로서 주로 전기 및 자기신호를 말하며, 신호의 크기가 매우 작기 때문에 정밀측정기술이 가장 핵심기술이 된다.
  ㉠ 침습적 측정 : 신체 내의 특정 부위의 전위를 측정하거나 특정 부위에 전기적 자극을 가하기 위해 신체에 센서를 삽입하여 생체신호를 측정하는 방식
  ㉡ 표면측정 : 생체의 표면에서 비침습적 방법으로 전위 등의 생체신호를 측정하는 방법
  ㉢ 샘플측정 : 측정값의 모(母)집단에서 불규칙하게 n개의 샘플을 추출하여 측정하는 방식

15 간접 혈압 측정에서 커프의 압력과 동맥압이 일치하면 미세한 동맥혈관 틈을 통하여 혈액이 흐르게 되고 이때 음을 발생시키게 되는데 이 소리를 무엇이라고 부르는가?

① Microphone sound ② Diastolic sound
③ Systolic sound ④ Korotkoff sound

🌟 sol 1. 혈압의 직접측정법
  ㉠ 동맥내강(혈관)에 직접 압력센서착된 바늘을 찔러 넣거나 혈관 내로(fluid-filled) 카테터(Catheter)를 삽입한 후 변환장치[스트레인 게이지 형태(strain-gauge type)의 압력 센서]에 연결하여 측정하는 방법이다.
  ㉡ 관혈적 측정법이라 불리며, 혈압을 실시간으로 계측이 가능하다.
  ㉢ 동맥내압의 직접적인 측정방법과 신뢰성 높은 상관관계를 갖는다.
  ㉣ 간혹 초소형 혈관 내 압력 센서를 직접 삽입하여 혈압 측정 : 동특성이 우수하다.
2. 혈압의 간접측정법

㉠ 말단(팔) 부위에 압박주머니(cuff)를 부착한 후 압력을 증가시킨다.
㉡ 압박주머니(cuff)의 내압(P_c)이 수축기 압력(P_s)보다 높으면 동맥폐쇄, 혈액순환이 중지된다.
㉢ 서서히 압박주머니(cuff)의 내압(P_c)을 내리며 말단표면에서 청진, 동시에 압박주머니(cuff)의 내압(P_c)을 관찰한다.
㉣ 압박주머니(cuff)의 내압(P_c)=수축기 압력(P_s)에 이르면 혈액 흐름이 시작되고 와류에 의한 소리(korotkoff sound) 발생 : 수축기 압력(P_s)을 확인한다.
㉤ 압박주머니(cuff)의 내압(P_c)=P_d(이완기 혈압)에 이르면 와류가 사라져 소리 소멸 : 이완기 혈압(P_d)을 확인한다.
㉥ 압박 시 상완동맥의 박동을 촉진하는 촉진법과 청진기로 코로트코프(Korotkoff)음을 듣는 청진법이 있다.

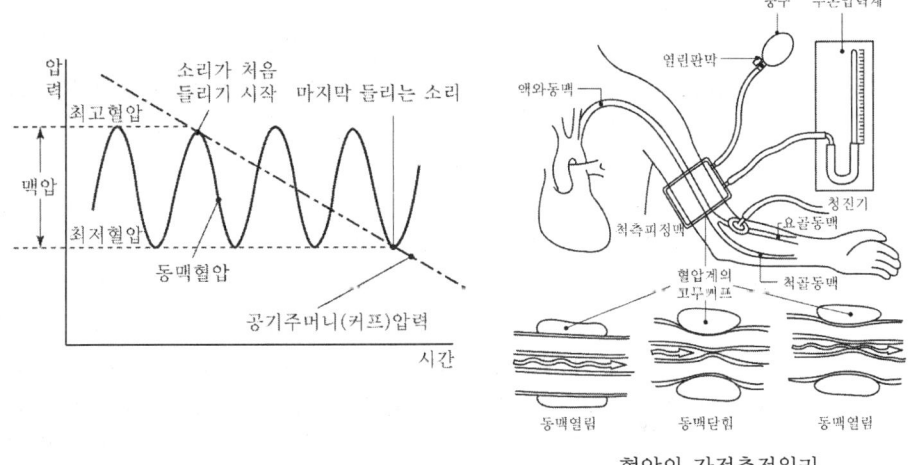

혈압의 간접측정원리

16 뇌전도(EEG) 신호는 주파수 대역별로 분리하여 이름을 붙인다. 가장 높은 주파수 대역의 파형은?

① 알파(α)파
② 베타(β)파
③ 세타(θ)파
④ 델타(δ)파

Sol 뇌파(EEG, Electroencephalogram)는 뇌의 수많은 신경에서 발생한 전기적인 신호가 합성되어 나타나는 미세한 뇌 표면의 신호를 전극을 이용하여 측정한 전위. 뇌파 신호는 뇌의 활동, 측정 시의 상태 및 뇌 기능에 따라 시공간적으로 변화하는데 뇌파의 측정은 뇌 기능과 장애를 진단하기 위한 필수적인 과정이다.

뇌파	주파수, 전압	두뇌활동상태	파형
베타(β)파	13~30Hz, 2~20μV	깨어 있을 때/의식적인 활동상태	
알파(α)파	8~12Hz, 20~60μV	긴장이 이완되어 있는 상태/눈을 감은 상태	
세타(θ)파	4~7Hz, 20~100μV	정서적으로 안정된 경우/가수면 상태	
델타(δ)파	0.2~3Hz, 20~200μV	정상(깊은) 수면 상태	

17 혈류량 측정에 사용할 수 있는 가장 적절한 효과는?

① 도플러 효과 ② 펠티어 효과
③ 광전 효과 ④ 홀 효과

Sol ㉠ 홀 효과(Hall effect) : 전류와 자기장에 의해 모든 전도체 물질에 나타나는 효과로 전류가 흐르는 전기 전도체에 수직하게 자기장이 걸릴 때, 전류와 자기장의 방향에 수직하게 걸리는 전압이 나타나는 효과이다.

㉡ 도플러 효과(Doppler effect) : 음파에서 소리를 내는 물체나 듣는 사람이 운동하면 원래와는 다른 파형으로 변한 소리로 들리는 현상으로 일반적으로 파원과 관측자, 파동이 전파되는 매질의 상대속도에 따라 파원이 내는 원래의 파장과 진동수가 달라져서 관찰된다. 모든 종류의 파동에서 성립하는 보편적인 현상으로 빠르게 움직이는 물체에 초음파를 쏘아서 반사되는 파동의 진동수를 관측하여 물체의 속력을 측정하는 도플러 속도계, 항공기에서 지상으로 전파를 발사하여 반사되어 수신되는 전파와 송신 전파와의 진동수의 차이(도플러 주파수)를 측정하여 비행기의 속도를 알아내는 도플러 레이더 등에 응용된다.

㉢ 압전 효과(Piezoelectric Effect) : 압전 물질을 매개로 기계적 에너지와 전기적 에너지가 상호 변환하는 작용이다. 다시 말해 압력이나 진동(기계에너지)을 가하면 전기가 생기고 전기를 흘려주면 진동이 생기는 효과다.

㉣ 광전 효과(photoelectric effect) : 보통 금속 표면에 빛을 쪼였을 때 금속 표면에서 전자가 튀어나오는 현상이다.

18 심장의 수축에 따른 활동전류를 체표면에서 측정, 기록한 것을 의미하는 것은?

① 뇌전도(EEG) ② 안전도(EOG)
③ 심전도(ECG, EKG) ④ 근전도(EMG)

Sol ㉠ 신경전도(ENG, elctroneurogram) : 말초신경 부근에 전극을 설치하여 자극 후 생체전위 측정, 신경전도속도 및 지연시간 등을 계측

㉡ 근전도(EMG, electromyogram) : 근육(motor unit) 근처에 전극을 설치하여 수축작용

측정
ⓒ 심전도(ECG, electrocardiogram) : 신체 표면에 전극을 설치하여 심장의 전기활동 측정
ⓔ 뇌전도(EEG, electroencephalogram) : 머리 주변에 표면전극을 설치하여 뇌의 전기활동 측정
ⓜ 망막전도(ERG, electroretinogram) : 망막의 내측면이나 각막에 전극을 설치하여 시각 반응현상을 측정
ⓗ 안구전도(Electro-oculogram : EOG) : 눈 주변에 표면전극을 설치하여 눈동자의 운동 상태를 측정

19 접두사 중 "여분의~"란 의미를 가진 것은?

① ein-   ② ecto-   ③ extra-   ④ en-

Sol
① ein : 없는(not), 반대의, 내재의
② ecto : 외부의(outer)
③ extra : 여분의(additional)
④ en : 안쪽의(in), 내재의

20 체온 측정 장치에 사용할 수 있는 센서는?

① 서미스터   ② 로드셀
③ 스트레인 게이지   ④ CdS

Sol 서미스터(thermistor, thermally sensitive resistor) : 온도 변화에 따라 저항값이 변하도록 설계한 열 저항이며, 니켈(Ni), 코발트(Co), 망간(Mn), 구리(Cu), 티탄 등의 산화물을 적당한 저항률과 온도계수를 갖도록 혼합하여 소결한 반도체로서, 온도측정, 온도제어, 온도보상장치 등에 이용된다.

21 물리적 센서에서 측정하는 양으로만 이루어진 것은?

① 변위 - 힘   ② 힘 - 수소이온농도
③ 산소분압 - 온도   ④ 변위 - 산소농도

Sol **의학적 매개변수**
① 물리적 센서
  ㉠ 생체의 물리적 변화를 감지하는 것으로 변위, 속도, 온도, 압력, 빛 같은 물리량 변화에 반응하는 센서
  ㉡ 저항 센서, 유도성 센서, 용량성 센서, 압전 센서, 온도 센서, 광센서 등
② 화학적 센서
  ㉠ 생체 내의 어떤 화합물의 농도를 측정하는 데 사용
    세포 내외의 이온농도[K+(포타슘), Na+(소듐) 등]
  ㉡ 화합물의 존재여부를 판단하는 데 효과적
  ㉢ 기체를 이용하기도 하고 전기적 화학적 반응이나 광도를 측정하여 반응을 살피기도 함

㉣ 수소이온 농도(pH), 산소 분압(PO_2), 이산화탄소 분압(PCO_2), 산소포화도(SpO_2), 헤마토크리트(hematocrit : 전체 혈액 중에서 적혈구가 차지하는 부피로 적혈구의 양을 계산하는 지표), 대사산물, 전해질 등

③ 전기적 변수 : 여러 기관에서 발생하는 생체 전위(생체조직의 흥분성 세포들의 전기 화학적 반응에 의해 발생되는 전위)

22 다음과 같은 진리표를 나타내는 게이트는?

입력		출력
A	B	Y
0	0	0
0	1	0
1	0	0
1	1	1

① NOT   ② OR   ③ AND   ④ NOR

Sol 기본 논리 게이트의 종류

① AND 게이트 : 기본 동작원리는 모든 입력이 1일 때 출력은 1이 된다.

논리식 $F = A \cdot B$

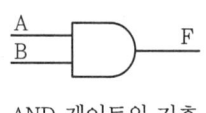

AND 게이트의 기호

A	B	F
0	0	0
0	1	0
1	0	0
1	1	1

AND 게이트의 진리치표

② OR 게이트 : 기본 동작원리는 모든 입력 중 하나만 1이어도 출력은 1이 된다.

논리식 $F = A + B$

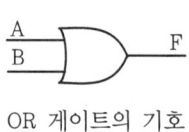

OR 게이트의 기호

A	B	F
0	0	0
0	1	1
1	0	1
1	1	1

OR 게이트의 진리치표

③ NOT 게이트 : 기본 동작원리는 입력이 1인 경우 출력은 0, 입력이 0인 경우 출력은 1이 되며, 이는 출력이 입력의 반대가 되는 인버터라고도 불린다.

논리식 $F = \overline{F}$

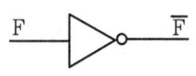

F	$\bar{F}$
0	1
1	0

NOT 게이트의 기호   NOT 게이트의 진리치표

④ NOR 게이트 : OR 게이트의 부정형으로 입력이 모두 0인 경우 출력이 1이 된다.
  논리식 $F = \overline{A+B}$

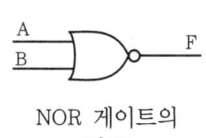

A	B	F
0	0	1
0	1	0
1	0	0
1	1	0

NOR 게이트의 기호   NOR 게이트의 진리치표

23 오실로스코프에서 출력된 펄스파형의 크기가 가운데 0점을 기준으로 위로 3.5칸이었다. 오실로스코프의 Volt/div가 1[V]였다면 $V_{(p-p)}$는 얼마인가?

① 5[V]   ② 6[V]   ③ 7[V]   ④ 8[V]

Sol 오실로스코프(oscilloscope)
반복되는 전기적인 현상이나 파형 등을 브라운관으로 직시할 수 있도록 한 장치로서, 저주파로부터 수백[MHz]까지의 전자 현상의 관측이나 전기적 양의 측정, 통신기기의 조정, 주파수의 비교, 변조도의 측정 등에 사용된다.
$V_{p-p} = 1 \times 3.5 \times 2 = 7[V]$

24 반도체에 대한 설명으로 옳지 않은 것은?

① n형 반도체는 다수 반송자가 전자이다.
② p형 반도체는 다수 반송자가 정공이다.
③ n형 반도체는 불순물을 5가 원소를 사용한다.
④ p형 반도체는 불순물을 2가 원소를 사용한다.

Sol 불순물 반도체
진성 반도체의 전기 전도성을 향상시키기 위하여 불순물을 첨가한 반도체로 N형과 P형의 반도체가 있다.
㉠ N형 반도체 : 4개의 전자를 갖는 진성 반도체에 원자가 5가인 불순물 원자[비소(As), 인(P), 안티몬(Sb)]를 혼입하여 공유 결합을 이루고 1개의 전자가 남는다. 이를 과잉전자 또는 도너(donor)라 한다.
  ⓐ 다수 반송자 : 전자   ⓑ 소수 반송자 : 정공

ⓒ P형 반도체 : 4개의 전자를 갖는 진성 반도체에 원자가 3가인 불순물 원자[인듐(In), 붕소(B), 알루미늄(A), 갈륨(Ga)]의 억셉터(Acceptor)를 혼입하면, 1개의 전자가 부하게 되며, 이는 1개의 정공이 남는 상태이다.
ⓐ 다수 반송자 : 정공   ⓑ 소수 반송자 : 전자

25 관절의 운동 형태에 따른 설명으로 옳은 것은??
① 신전(extension)-구부리는 것
② 내반(inversion)-바깥쪽으로 도는 것
③ 외전(abduction)-정중면으로 가까워지는 운동
④ 외측회전(external rotation)-축에서 바깥쪽으로 회전하는 운동

Sol ① 신전(extension)-곧게 펴는 것(굴곡과 반대)
② 내반(inversion)-안쪽으로 도는 것(외반과 반대)
③ 외전(abduction)-정중면에서 멀어져가는 운동

26 생체 표면 전극에 대한 설명 중 틀린 것은?
① 전극으로부터 잡음이 발생될 수도 있다.
② 전극 표면 물질은 절연 물질도 사용된다.
③ 전극 접촉저항은 면적에 비례한다.
④ 전극에 부착되어 있는 페이스트는 피부의 임피던스를 낮춘다.

Sol 의료용 표면 전극(Body-Surface electrode)
① 금속판 전극(metal plate electrode) : 피부에 부착되어 있는 피부표면의 전위측정 – 심전도 집게
② 일회용 금속판 전극(Disposable metal plate electrode) : 중심의 금속판은 은도금되어 있으며 비분극 특성을 나타내도록 염화은(AgCl)으로 코팅. 동그란 형태로서 심전도 또는 근전도 측정에 사용
③ 흡착 전극(suction electrode) : 흡인에 의한 음압으로 피부에 고정되는 전극 Ball 형태로 단시간 심전도 기록에 사용
  ㉠ 장점 : 피부에 탈부착이 쉽고 빠르다.
  ㉡ 단점 : 장시간 사용에 부적합, 굴곡이 심한 부위에 부적합, 움직임에 의한 잡음(동잡음)
④ 부유 전극(floating electrode) : 피부에 직접 접촉하지 않고 그 사이에 전해질이 채워진 전극으로 동 잡음을 줄이기 위해 개발

27 금속재료를 영구적으로 결합하는 데 사용되는 막대 모양의 결합용 기계요소는?
① 리벳   ② 너트   ③ 와셔   ④ 클러치

Sol 결합용 기계요소

두 개 이상의 부품을 결합시키는 데 사용되는 것으로, 나사, 볼트, 너트, 핀, 키, 리벳 등이 있다.

※ 리벳 : 금속제 환봉의 한쪽 끝에 이탈 방지용 머리를 붙인 압정을 말한다. 리벳의 종류로서는 둥근 리벳, 접시 리벳, 평리벳, 냄비 리벳 등이 있다.

28 활동전위 생성의 초반기에 외부에서 주어진 자극에 대해서 그 크기에 관계없이 새로운 활동전위를 발생시키지 못하는 구간을 무엇이라 하는가?

① 포화기 ② 부족기
③ 절대 불응기 ④ 상대 불응기

Sol 심근세포의 활동전위

[심장주기와 흥분성의 관계] 절대불응기 → 상대불응기 → 과상기 → 수공기

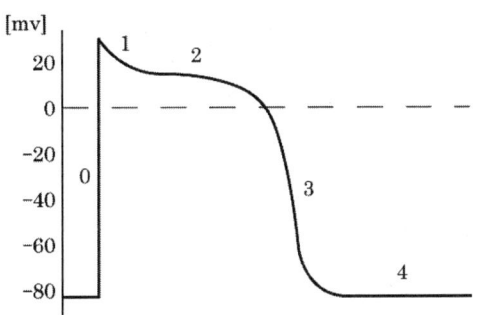

① 절대 불응기(absolute refractory period) : 각 기의 탈분극~재분극(1, 2상과 3상의 일부까지) 심전도 QRS 부근
  ㉠ 활동전위 중에 어떠한 자극에도 새로운 활동전위를 만들지 않는 시기
  ㉡ 흥분 후 짧은 시기는 아무리 강한 자극이 있어도 반응하지 않는 시기
② 수공기(Vulnerable period) : T파의 정상보다 약간 전에 나타난다. – 약 30msec
  ㉠ 절대불응기와 상대불응기 사이에 존재
  ㉡ 흥분동요 현상이 있으며, 자극이 가해지면 세동(fibrillation)을 일으킨다.
③ 상대성 불응기(relative refractory period) : 심전도 ST 부근과 T파에 해당
  ㉠ 강한 자극에만 반응하는 시기
  ㉡ 재분극 중 제3상의 막전위가 역치전위(약 −60[mV])에 닿으면 시작되고 제3상의 종말 직전에 끝난다.
    • 불응기(절대+상대) : 심전도 QT 시간과 일치
④ 과상기(super normal period) : 심전도 T파 후
  ㉠ 상대불응기 다음에 나타나며 약간의 자극(=약한 자극)에도 반응하게 된다.
  ㉡ 다음에 반복되는 동방결절의 원시자극에 반응하기 위한 준비단계이다. – 자동능을 의미

29 1[C]의 전기량이 두 점 사이를 이동하여 24[J]의 일을 하였다면, 두 점 사이의 전위차는 몇 [V]인가?

① 12[V]　　　② 24[V]　　　③ 26[V]　　　④ 48[V]

Sol $V = \dfrac{W}{Q} = \dfrac{24}{1} = 24[\text{V}]$

30 회로에서 미지의 저항 X의 값은 얼마인가? (단, $R_1=10[\Omega]$, $R_2=100[\Omega]$, $R_3=20[\Omega]$, $V=10[\text{V}]$, 검류계 G에는 전류가 흐르지 않는다.)

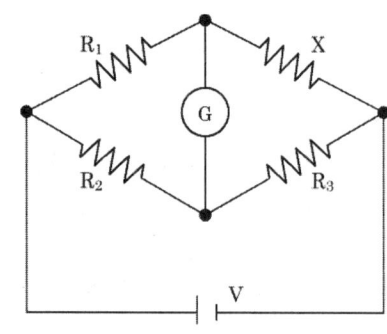

① 1[Ω]　　　② 2[Ω]　　　③ 10[Ω]　　　④ 100[Ω]

Sol $R_1 \times R_3 = R_2 \times R_x$의 식에 의해 $R_x = \dfrac{R_1 R_3}{R_2} = \dfrac{10 \times 20}{100} = 2[\Omega]$

31 하나의 IC 패키지에 빛을 발생하는 발광부와 빛을 받아들이는 수광부(포토 트랜지스터)를 봉입시킨 소자로서 잡음으로부터 출력의 에러나 소자의 손상을 방지하기 위한 것은?

① LED　　　　　　　　② 다이오드
③ 트랜지스터　　　　　④ 포토 커플러

Sol 포토 커플러(Photo coupler)는 회로 간을 전기적으로 절연한 상태에서 전기 신호를 전달하는 목적으로 발광소자와 수광소자를 하나의 Package에 결합하여 입출력 간을 전기적으로 절연시켜 광으로 신호를 전달하는 광결합 소자를 말한다.

① 포토 커플러의 일반적 특징
　㉠ 입출력 간이 전기적으로 완전히 절연되어 있으며 전위차가 다른 두 회로 간의 신호전달에 사용된다.
　㉡ 신호전달이 단방향이므로 출력으로부터 입력에 대한 영향이 없다.
　㉢ 논리소자와의 Interface가 용이하고 응답속도가 빠르다.
　㉣ 소형, 경량이므로 실장밀도를 높일 수 있다.
　㉤ 수명이 반영구적이며, 높은 신뢰성을 갖는다.
　㉥ 포토 커플러는 빛을 이용하여 신호전달을 하기 때문에 잡음에 강하다.

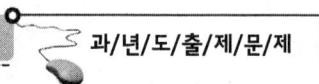

② 포토 커플러의 구조 및 기본 동작
포토 커플러는 일반적으로 발광용 소자와 수광용 소자 사이에 고절연 물질을 넣어 광학적으로 결합시켜 접지 전위가 다른 회로 간의 신호 인터페이스로 사용하는 절연 트랜스나 전자 릴레이를 대체하는 소자이다.

32 여러 가지 의료생체센서에서의 측정량 중 GAS 센서를 이용한 장치는?

① 태아 심음
② 산소측정기
③ 관혈식 혈압계
④ 뇌압계

🌟 센서는 인간의 감각기관을 대체하기 위하여 만들어진 부품
• 화학적 센서 : 화학 센서를 이용하여 측정하는 대상 물질
  ㉠ 생체 내의 어떤 화합물의 농도를 측정하는 데 사용
     세포 내외의 이온농도[K^+(포타슘), Na^+(소듐) 등]
  ㉡ 화합물의 존재여부를 판단하는 데 효과적
  ㉢ 기체를 이용하기도 하고 전기적 화학적 반응이나 광도를 측정하여 반응을 살피기도 함
  ㉣ 수소이온 농도(pH), 산소 분압(PO_2), 이산화탄소 분압(PCO_2), 산소포화도(SpO_2), 헤마토크리트, 대사산물, 전해질 등

감각	기관	물리현상/물리량	반도체 센서 디바이스	
시각	눈	가시광/결상	광전변화장치	광전도장치 포토다이오드 CCD 이미지 센서
청각	귀	음파/진동	압력-전기 변환저항	피에조 저항장치 감압 다이오드
촉각	손가락/피부	변위/압력	변위-전기 변환장치	피에조 저항장치 비틀림 게이지
온각	손가락/피부	전열항사/온도	온도-전기 변환장치	서미스터 적외선 광전도장치 적외선포토다이오드
후각	코	확산/흡착	가스 센서/습도 센서	
미각	혀	용해/흡착	이온검출 FET	

33 물질에 물리적 힘을 인가하면 전위가 발생하고 전압을 인가하면 변형이 생기는 성질을 이용한 센서를 무엇이라 하는가?

① 온도 센서
② 압전 센서
③ 유도성 센서
④ 정전용량 센서

🌟 ① 압전 센서 : 압전 물질에 압력이 가해지면 전위가 발생하고 전압을 가하면 변형이 생기며, 압전 물질을 이용하면 어떤 부위에서 일어난 변위나 압력변화에 의한 전위를 측정하며,

심음도, 혈압, 혈류, 초음파기기에 사용된다.

　　공식 : $Q = kF$ (여기서, Q : 전하량, F : 가해진 힘, k : 압전상수)

② 유도성 센서 : 인덕턴스의 변화량을 측정하는 센서

　㉠ 상호인덕턴스를 이용한 센서 : 2개의 코일을 같은 축방향으로 배열하여 위치 변화를 시키면 상호 인덕턴스가 변함

　㉡ 자기저항의 변화를 이용한 센서 : 코일은 고정시키고 코일 안에 자기저항물질을 넣거나 빼면 자기저항이 변하는 원리

　㉢ 선형가변차동변환기(LVDT) : 가장 많이 사용되며 주로 압력이나 변위 또는 힘을 측정하는 데 사용

③ 온도센서 : 온도나 열을 감지하는 소자로 센서 중에서 가장 광범위하게 사용되어 다른 센서에 비해 종류가 많다. 온도라는 물리량을 전기신호로 변환하는 것으로 접촉형과 비접촉형으로 구분하며, 비접촉 온도센서에는 적외선 센서가 있고, 접촉형 온도센서는 제벡효과를 이용한 열전대와 온도에 따른 저항 변화 특성을 이용한 측온저항체 및 서미스터가 있다.

④ 용량성 센서 : 정전용량을 측정하는 것으로 판의 면적이 s, 판의 간격이 d, 축전기의 유전율이 ε일 때 용량성 센서의 정전용량 관계식은 $C = \varepsilon \dfrac{s}{d}$이다.

34 저항률을 ρ, 도전율을 σ, 도체의 길이를 l[m], 도체의 단면적을 A[m²]라 할 때, R은?

① $R = \rho \dfrac{l}{A} [\Omega]$ 　　　② $R = \rho \dfrac{A}{l} [\Omega]$

③ $R = \sigma \dfrac{l}{A} [\Omega]$ 　　　④ $R = \sigma \dfrac{A}{l} [\Omega]$

Sol 저항용 센서 : 저항을 측정하는 것으로, 저항률을 ρ, 도전율을 σ, 도체의 길이를 l[m], 도체의 단면적을 A[m²]라 할 때 저항성 센서의 저항 $R = \rho \dfrac{l}{A} [\Omega]$이다.

35 망막(Retina)에 대한 설명으로 옳지 않은 것은?

① 광수용체와 망막속신경으로 이루어져 있다.

② 수정체로 인해서 초점을 맞춘다.

③ 상하 좌우 반전된 상이 망막에 투시된다.

④ 망막은 전체적으로 3[mm] 두께 이상의 얇은 막이다.

Sol 망막(Retina)은 빛의 수용기로서, 두께 0.5~1[mm]의 그물모양구조를 이루며, 눈알의 신경부에 해당한다. 외측에 색소상피층, 시각세포(원뿔세포, 막대세포)의 층, 쌍극세포층, 신경절세포층, 가장 안쪽에는 신경섬유층이 있다. 눈에 들어온 빛은 신경섬유층, 신경절세포층, 쌍극세포층을 통과해 시각세포에 도달하며, 이곳에서 감광색소와 광화학적 변화를 일으킨

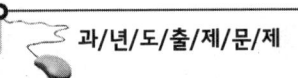

다. 이 변화를 쌍극세포로 전달하고 다시 중추로 전달하여 빛으로 감각된다. 망막의 부위에 따라 시각세포 분포가 달라, 황반이라고 불리는 부위에서는 원뿔세포만이 존재하며, 그 주위에는 막대체세포가 많다. 시각신경이 들어오는 부위인 유두부에는 시각세포가 결여되어, 빛을 느끼지 않는다. 이것이 맹점이다. 망막 후부의 중앙에는 가장 예민한 황반이 있고, 황반의 중앙에는 막대시각세포가 없는 중심오목이 있다. 중심오목과 안쪽 약 0.25[cm]에는 시각신경 및 망막중심동맥이 들어가는 점이 있다. 이곳에서 망막은 불완전하며 맹점을 형성한다.

36 각종 소자 기호와 명칭이 옳게 연결된 것은?

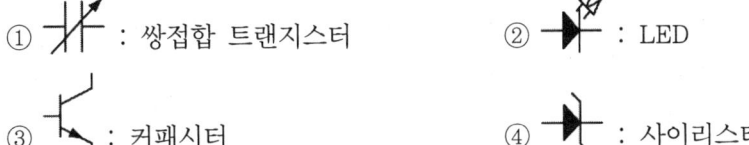

Sol ①은 가변 커패시터, ③은 NPN 쌍접합 트랜지스터, ④는 제너 다이오드(정전압 다이오드)의 기호이다.

37 동력을 전달시키는 기계요소와 가장 거리가 먼 것은?

① 마찰차
② 체인과 스프로킷 휠
③ 나사
④ 벨트

Sol 전동용 기계요소

(1) 마찰차(friction wheel) : 마찰에 의하여 회전을 전달시키는 바퀴로 구름접촉에 의해 동력을 전달하는 대표적 전동장치
① 특징
    ㉠ 확실한 회전 운동의 전동이나 큰 전동에는 부적합하다.
    ㉡ 운전 중 접촉을 분리시키지 않고 마찰차를 이동시킬 수 있다.
② 종류 : 평 마찰차, 원추 마찰차, V홈 마찰차 등

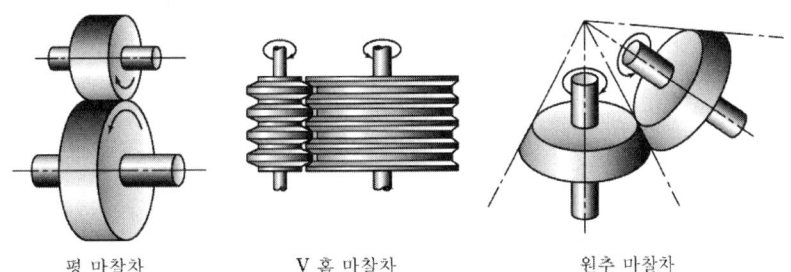

평 마찰차   V 홈 마찰차   원추 마찰차

(2) 기어(gear) : 회전축에 연결된 톱니바퀴로 이루어진 기계부품으로 쌍으로 작동하며, 한 기어의 톱니는 다른 기어의 톱니와 맞물리면서 회전운동과 회전력(토크)을 미끄러

짐 없이 전달하거나 가감(加減)한다.
① 원리 : 마찰차 접촉면의 이가 맞물려 돌아가게 한 것
② 용도 : 두 축 사이의 거리가 짧을 때(좁은 공간) 사용
③ 모듈 : 한 쌍의 기어가 맞물려 돌아가기 위한 조건으로는 기어 지름(D)을 잇수(Z)로 나눈 값이 서로 같아야 함
④ 기어의 종류
  ㉠ 평 기어 : 두 축이 평행할 때 동력 전달
  ㉡ 헬리컬 기어 : 회전 방향을 직각으로 바꿀 때 사용(두 축 평행)
  ㉢ 베벨 기어 : 회전 방향을 직각으로 바꿀 때 사용(두 축 직각)
  ㉣ 웜과 웜기어 : 큰 감속비를 얻을 수 있음(두 축 직각)
  ㉤ 래크와 피니언 : 회전 운동을 직선 운동으로 바꾸거나 직선 운동을 회전 운동으로 바꿀 때 사용(두 축 평행)

(3) 벨트와 벨트 풀리(belt & belt pulley) : 두 축 사이의 거리가 멀 때 사용하는 감아걸기 전동장치

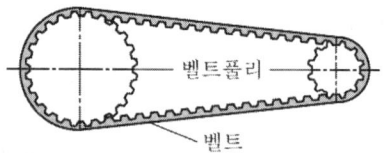

① 특징 : 정확한 회전비나 큰 동력의 전달에는 부적합
② 용도 : 두 축 사이의 거리가 먼 곳으로 자동차, 세탁기, 재봉틀, 탁상드릴링 머신 등
③ 벨트걸기 방법 : 바로걸기, 엇걸기

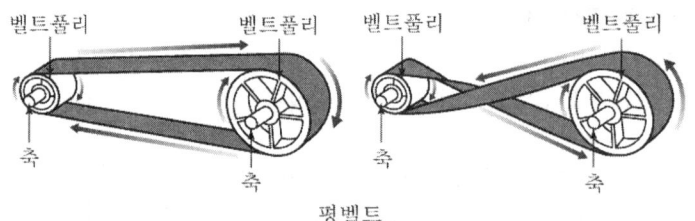

평벨트

(4) 체인과 스프로킷(chain & sprocket) : 동력 전달 회전축에 고정되어 체인의 각 마디 사이에 끼워져 맞물려서 회전함으로써 동력을 전달하는 전동용 기계요소

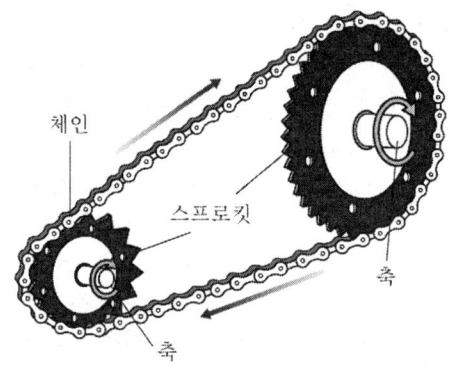

① 특징 : 큰 동력을 효율적으로 회전력의 전달이 정확하나 소음과 진동 등으로 고속회전에 부적합하다.
② 용도 : 축간 거리가 길고 저속으로 큰 힘을 전달하는데 적합하다.
③ 종류 : 롤러 체인, 사일런트 체인

38 정류회로의 종류 중에서 하나의 정류 다이오드와 교류전원 부하저항이 연결되어 구성되는 회로로 입력 교류전압의 양(+)의 반주기 동안은 다이오드가 도통되어 출력이 나타나고 음(-)의 반주기는 출력이 없는 회로의 명칭은?

① 반파 정류회로
② 전파 정류회로
③ 브리지 정류회로
④ 정전압 조정회로

Sol 정류회로의 종류

교류전류를 직류전류로 변환하는 회로가 정류회로이다.
㉠ 반파 정류회로 : 다이오드 등의 정류 소자를 사용하여 교류의 + 또는 -의 반 사이클만 전류를 흘려서 부하에 직류를 흘리도록 한 회로
㉡ 전파 정류회로 : 다이오드를 사용하여 교류의 +, - 어느 반 사이클에 대해서도 정류를 하고, 부하에 직류전류를 흘리도록 한 회로로 중간 탭이 있는 트랜스가 필요하다.
㉢ 브리지 정류회로 : 전파 정류회로의 일종으로, 다이오드 4개를 브리지 모양으로 접속하여 정류하는 회로로 중간 탭이 있는 트랜스를 사용하지 않아도 된다.
㉣ 배전압 정류회로 : 입력 교류 전압 최댓값의 거의 2배의 직류 출력 전압이 얻어지도록 배려된 정류회로
㉤ 정전압회로 : 부하가 변동하더라도 전원의 출력전압이 변하지 않도록 하는 회로

39 인체에 사용하는 전극의 재료로 적당하지 않은 것은?

① 철(Fe)
② 백금(Pt)
③ 금(Au)
④ 염화은(AgCl)

Sol 귀금속(Noble Metal) 전극

용량성으로 금, 은, 백금 등 전기화학적으로 안정한 금속을 사용하며, 은-염화은 전극(Ag-AgCl)이 의료 및 생체 실험용으로 많이 쓰이는 대표적인 비분극형 전극이다.

※ 분극 전극(polarizing electrode)과 비분극 전극(nonpolarizing electrode)

  ㉠ 분극 전극(polarizing electrode) : 전극과 전해질의 경계면에 형성되는 용량성에 의한 변위전류만이 흐르는 전극으로 전기화학적으로 매우 안정적인 귀금속으로 만든 전극이 완전분극 전극에 가까운 특성을 나타낸다.

  ㉡ 비분극 전극(nonpolarizing electrode) : 전극과 전해질의 경계면에서 전하의 이동에 의한 전류가 흐르는 전극으로 은-염화은 전극(Ag-AgCl)은 의료 및 생체 실험용으로 많이 쓰이는 대표적인 비분극형 전극이다.

40 파골세포(osteoclast)의 역할과 관련이 없는 것은?

① 뼈를 파괴한다.
② 뼈 안쪽의 골세포를 용해시킨다.
③ 골수강의 크기를 증가시킨다.
④ 혈종에 침투하여 섬유소그물망을 형성한다.

Sol ㉠ 파골세포(osteoclast)는 두께 성장에 관여하며, 뼈를 파괴하는 세포로 뼈 안쪽의 골세포를 용해시켜 골수강의 크기를 증가시킨다.
㉡ 섬유아세포(fiboblast)는 골절의 치유과정에 관여하며, 혈종에 침투하여 섬유소그물망을 형성한다.

41 재택진단기기로 측정 가능한 생체신호로 옳은 것은?

① 안압
② 뇌압
③ 근유발전위
④ 혈중산소포화농도

Sol 원격진료란 혈압, 혈당 수치가 안정적인 고혈압, 당뇨 등 만성질환자 및 상당기간 진료를 계속 받고 있는 정신질환자, 거동이 어려운 노인·장애인, 독서벽지 등 주민, 군, 교도소 등 특수지역 환자, 병-의원 방문이 어려운 가정폭력 및 성폭력 피해자, 입원하여 수술 치료한 이후 추적관찰이 필요한 재택환자 등 병의원 이용이 어려워 의료 접근성이 떨어지는 환자들로 의학적 위험성이 낮고 상시적인 질병 관리가 필요한 환자가 의사와 직접 대면하지 않더라도, IT를 이용하여 멀리 떨어져 있는 환자의 질병을 관리하고, 진단하며 처방 등을 하는 것으로, 상시적인 질병관리가 가능하고 의료접근성이 더 좋아질 것으로 기대된다.

• 재택진단기기 : 원격진단기(Telemedicine System)는 원격지 또는 재택 환자와 병의원의 의료진 사이 화상대화 같은 시진과 청진을 하거나 일괄 송신하고 환자의 임상자료를 토대로 기초적인 의료행위를 할 수 있는 시스템으로 혈당, 혈압, 체중, 심전도 등을 진단한다.

42 다음 논리회로에 의한 논리식이 옳은 것은?

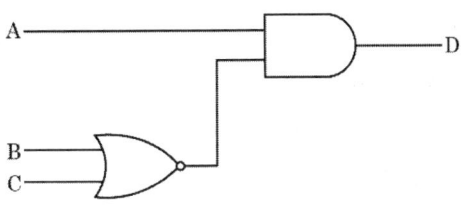

① $D = A + \overline{B}C$
② $D = (A+B)(A+C)$
③ $D = AB + C$
④ $D = A(\overline{B+C})$

🌟ol ㉠ NOR 게이트 : OR 게이트의 부정형으로 입력이 모두 0인 경우 출력이 1이 된다.
논리식 $F = \overline{B+C}$
㉡ AND 게이트 : 기본 동작원리는 모든 입력이 1일 때 출력은 1이 된다.
논리식 $D = A \cdot (\overline{B+C})$

43 진단용 방사선 발생장치의 검사를 받아야 하는 기준이 아닌 것은?

① 검사를 받은 후 2년이 지난 경우
② 진단용 방사선 발생장치의 전원시설을 변경하는 경우
③ 진단용 방사선 발생장치의 안전에 영향을 줄 수 있는 X-선관을 교체하는 경우
④ 진단용 방사선 발생장치를 설치하거나 이전하여 설치하는 경우

🌟ol 「진단용 방사선 발생장치의 안전관리에 관한 규칙」
제4조(검사 및 측정)
① 의료기관의 개설자 또는 관리자는 다음 각 호의 어느 하나에 해당하는 사유가 있으면 법 제37조제2항에 따라 해당 진단용 방사선 발생장치를 사용하기 전에 그 진단용 방사선 발생장치에 대하여 별표 1의 검사기준에 따라 제6조에 따른 검사기관의 검사를 받아야 한다. 다만, 「의료기기법 시행규칙」 제5조제1항 및 제18조제1항에 따라 의료기기 제조품목허가 또는 수입품목허가를 받거나 같은 규칙 제20조제1항제6호에 따라 중고의료기기를 수입하려는 때에 식품의약품안전청에 등록한 시험검사기관에서 별표 1의 검사항목이 포함된 시험검사를 받아 해당 시험성적서를 제출하는 경우에는 본문에 따른 검사를 받지 아니하고 사용할 수 있다.
1. 진단용 방사선 발생장치를 설치하거나 이전하여 설치하는 경우
2. 진단용 방사선 발생장치의 전원시설을 변경하는 경우
3. 제3조제1항에 따라 사용중지신고를 한 진단용 방사선 발생장치를 다시 사용하려는 경우
4. 진단용 방사선 발생장치의 안전에 영향을 줄 수 있는 고전압 발생장치, X-선관 또는 제어장치를 수리하거나 X-선관을 교체하는 경우

44 인공심폐기의 구성 요소가 아닌 것은?

① 저혈조(blood reservoir)　　② 증류수(distilled water)
③ 열교환기(heat exchanger)　　④ 정맥 캐뉼라(venous cannulae)

Sol 인공심폐기(Heart-Lung-machine)의 구성

(1) 정맥 캐뉼라(Venous Cannulae)
　※ 캐뉼라(Cannulae)는 인체 내에서 액체 등을 빼내거나, 인체 내로 약물을 주입할 때 사용한다.
(2) 저혈조(Blood Reservoir)
　① 기포형 산화기(bubble oxygenator) : 동맥 저장소(arterial reservoir)
　② 막형 산화기(membrane oxygenator) : 정맥 저장소(venous reservoir)
　③ 응급 시 5~10초간의 관류에 필요한 혈액 공급, 정맥환류량이 과도할 때 저장하는 역할, 공기를 배출하는 역할
(3) 산화기(Oxygenator) : 산소공급기
　① 동맥펌프와 더불어 중요한 2가지 기본성분 중의 하나이다.
　② 정맥혈액에 단순히 산소공급을 하는 것이 아니라 이산화탄소 제거 기능
(4) 열교환기(Heat Exchanger) : 저체온의 유도 사용
(5) 펌프(Pumps) : 심장 대신 사용
　① 롤러 펌프(Roller pump)
　② 원심분리 펌프(Centrifugal pump) : 소용돌이처럼 혈액을 회전시켜 형성되는 압력을 이용한다.
(6) 여과기(Filters)
(7) 동맥 캐뉼라(Arterial Cannulae)
　① 환자의 체표면적과 예상 유량(flow rate)으로 결정한다.
　② 무명동맥 직하부, 사지동맥을 이용
(8) 심장 내 흡인장치(Cardiotomy Suction System) : 출혈을 심폐기로 저혈조로 흡입함
(9) 셀 셰이버(Cell Shaver) : 헤파린 투여 전 또는 프로타민 투여 후 – 자동수혈
　※ 헤파린(heparin) : 혈액 응고를 저지하는 작용을 하는 다당류의 황산 에스테르
　※ 프로타민(protamine) : 보통 핵산과 함께 단백질로 존재하는 염기성 단백질로 가수분해를 하여 염기성 아미노산을 만든다. 물과 암모니아수에 잘 녹으며 열을 받아도 엉기지 않는다.
(10) 심폐기사(Perfusionist)

45 의료기기법에서 정의한 "기술문서"에 포함되는 내용이 아닌 것은?

① 원자재　　② 사용목적
③ 사용방법　　④ 대차대조표

Sol 「의료기기법」 제2조(정의)

② 이 법에서 "기술문서"란 의료기기의 성능과 안전성 등 품질에 관한 자료로서 해당 품목의 원자재, 구조, 사용 목적, 사용방법, 작용원리, 사용 시 주의사항, 시험규격 등이 포함된 문서를 말한다.

46 의료법에서 지정한 "의료인"에 포함되는 내용이 아닌 것은?

① 의사   ② 의공기사   ③ 조산사   ④ 치과의사

§ol 「의료법」 제2조(의료인)
① 이 법에서 "의료인"이란 보건복지부장관의 면허를 받은 의사·치과의사·한의사·조산사 및 간호사를 말한다.
② 의료인은 종별에 따라 다음 각 호의 임무를 수행하여 국민보건 향상을 이루고 국민의 건강한 생활 확보에 이바지할 사명을 가진다.
  1. 의사는 의료와 보건지도를 임무로 한다.
  2. 치과의사는 치과 의료와 구강 보건지도를 임무로 한다.
  3. 한의사는 한방 의료와 한방 보건지도를 임무로 한다.
  4. 조산사는 조산(助産)과 임부(姙婦)·해산부(解産婦)·산욕부(産褥婦) 및 신생아에 대한 보건과 양호지도를 임무로 한다.
  5. 간호사는 상병자(傷病者)나 해산부의 요양을 위한 간호 또는 진료 보조 및 대통령령으로 정하는 보건활동을 임무로 한다.

47 치료 및 재활용으로 쓰이는 전기자극은 전원장치에서 직류나 교류 전원을 신호발생기에 공급하여 생성된다. 이 신호발생기의 구성 요소가 아닌 것은?

① 증폭기   ② 여과기   ③ 변압기   ④ 정류기

§ol 전기 자극치료기는 인체에 전류를 직접 통하게 함으로써 반응을 유발, 질병을 치료하는 전기치료기이다.
  ※ 전기 자극치료기의 구성 요소
    ① 변압기 : 전류공급 전자기 유도를 통하여 제공된 교류전류의 증가를 늦추는 데 사용되는 장치
    ② 정류기 : 교류를 직류로 변환하는 장치. 이온도입에 적용. 단상파형으로 변환하여 말초신경섬유가 활성화되게 한다.
    ③ 여과기 : 특정 교류 주파수를 차단하고 다른 교류 주파수를 통과시켜 전기 자극을 발생하도록 하는 장치이다.
    ④ 조절기 : 전류의 흐름이 일정하게 유지되도록 조절하는 장치이다.

48 MRI(자기공명영상)의 일반적인 특징에 대한 설명으로 틀린 것은?

① 검사료가 싸며, 촬영시간이 오래 걸리지 않는다.

② X-ray처럼 이온화 방사선이 아니므로 인체에 무해하다.
③ 필요한 각도의 영상을 검사자가 선택하여 촬영할 수 있다.
④ 컴퓨터 단층촬영(CT)에 비해 대조도와 해상도가 더 뛰어나다.

Sol **MRI(Magnetic Resonance Imaging : 자기공명영상장치)**

원자핵은 평소에는 회전운동을 하고 있으나 일단 강한 자기장에 놓이면 세차운동이 일어난다. 이 세차운동의 속도는 자기장의 세기와 밀접한 관계가 있어 자기장이 셀수록 빨라진다. 이렇게 자화되어 있는 원자핵에 고주파를 가하면 고에너지 상태가 되었다가, 다시 고주파를 끊으면 원래의 상태로 돌아간다. 이때 방출되는 에너지는 가했던 고주파와 똑같은 형태의 고주파를 방출한다. 이렇게 원자핵이 고유하게 방출되는 고주파를 예민한 안테나로 모아서 컴퓨터로 영상화한 것이 MRI이다. 즉, 인체를 구성하는 물질의 자기적 성질을 측정하여 컴퓨터를 통하여 다시 재구성, 영상화하는 기술이다.

MRI는 X-ray처럼 이온화 방사선이 아니므로 인체에 무해하고, 3-D 영상화가 가능하며 컴퓨터 단층촬영(CT)에 비해 대조도와 해상도가 더 뛰어나다. 그리고 횡단면 촬영만이 가능한 CT와는 달리 관상면과 시상면도 촬영할 수 있고, 필요한 각도의 영상을 검사자가 선택하여 촬영할 수 있다. 이러한 장점으로 인해 널리 쓰이고 있지만, 검사료가 비싸며 촬영시간이 오래 걸린다. 또한 검사공간이 협소하여 혼자 들어가야 하므로 중환자나 폐소공포증이 심한 환자는 찍을 수 없는 단점이 있다. MRI는 주로 중추신경계, 두경부, 척추와 척수 등 신경계통의 환자에게 이용되나 이용 범위는 넓다.

49 순서도 기호와 용도가 옳지 않은 것은?

① ⬭ : 순서도의 시작과 끝

② ▱ : 변수의 초기화 및 준비사항 기입

③ ◇ : 조건, 비교, 판단, 분기 등 결정

④ ⌓ : 서류를 매체로 하는 출력

Sol 순서도(flowchart) : 컴퓨터로 처리해야 할 작업 과정을 약속된 기호를 사용하여 순서대로 일관성 있게 그림으로 나타낸 것

순서도 기호 : 순서도는 프로그래머 자신은 물론, 그 프로그램의 개발과 운영 및 유지 보수에 관계되는 모든 사람과 연관성을 가지게 된다. 그러므로 누구나 이해할 수 있는 약속된 기호를 사용하여야 한다. 순서도에 사용하는 기호는 국제 표준화 기구(international standard organization(ISO))에서 정한 것을 사용한다.

기호	이름	의 미
	터미널	순서도의 시작과 끝을 표시
	준비	배열선언 및 초기 설정에 사용
	흐름선(Flow-line)	순서도 기호 간 연결 및 흐름을 표시
	반복(Loop)	반복 수행
	자기디스크	자기디스크를 매체로 사용
	종이테이프	종이테이프를 정렬할 때 사용
	표시(Display)	화면으로 출력
	수작업	Off-line 작업
	분류(Sort)	데이터를 정렬할 때 사용
	통신	통신회선으로 접속
	온라인(On-line) 기억	온라인 보조기억장치
	입출력	데이터의 입출력 시 사용
	비교, 판단	비교 및 판단에 의한 논리적 분기를 할 경우 사용
	결합	같은 페이지에서 순서도 흐름을 연결
	서브루틴	부프로그램 처리
	자기테이프	자기테이프 매체로 사용
	조합 (Merge)	여러 개의 파일을 하나로 합침
	수작업 입력	콘솔(Console)에 의한 입력
	페이지 결합	순서도 흐름이 다른 페이지로 연결될 경우 사용
	주석	주석이나 설명을 표시
	오프라인(Off-line)기억	오프라인 기억장치

50 전기치료 및 재활치료에서 열의 전달 방법에 의한 분류 중 열등이나 적외선 빛에서 주로 일어나는 열의 전달방식은?

① 전도 ② 대류 ③ 응해 ④ 복사

Sol 열의 3요소는 전도, 복사, 대류현상이다.

⊙ 전도(conduction) : 어느 물체 속에서 열이 진행하는 속도를 말하며, 금속은 돌이나 물보다 열전도가 높은 물질이고 금속 중에서도 구리나 양은, 은 등이 전도율이 더 좋다.
⊙ 복사(radiation) : 열이 외부로 나가려는 상태이다.
⊙ 대류(convection) : 열은 찬 것과 더운 열이 만나면 항상 균형을 맞추기 위하여 서로 이동하게 되는 것으로, 마치 더운 공기는 올라가고 찬 공기는 아래로 흐르는 작용이다.

51 세라믹 소자에 고주파를 인가하여 발생하는 초음파를 이용하는 방식의 체외충격파 쇄석기는?

① 수중방전방식
② 미소발파방식
③ 전자진동방식
④ 압전소자방식

Sol 체외충격파 결석파쇄법(Extracorporeal Shock Wave Lithotripsy)
① 수중방전방식(electrohydraulic) : 수중에 놓인 전극 간에 20[kV], 1[μs] 정도의 방전을 일으켜 이때 발생하는 충격파를 이용하여 결석을 파쇄하는 방식
② 미소발파방식 : 미량의 화학물질을 폭파시켜 발생하는 충격파를 이용하여 결석을 파쇄하는 방식
③ 전자진동방식(electromagnetic) : 금속막을 전자석으로 진동시켜 이때 발생되는 압력파를 집속시켜 충격파를 만드는 방식
④ 압전소자방식(piezoelectric) : 세라믹 소자에 고주파를 인가하여 발생하는 초음파(압력파)를 이용하는 방식

52 입원환자가 400명인 종합병원의 경우, 최소한으로 필요한 당직의사의 수는 몇 명인가?

① 1명　　　② 2명　　　③ 4명　　　④ 10명

Sol 「의료법 시행령」 제18조(당직의료인)
① 법 제41조에 따라 각종 병원에 두어야 하는 당직의료인의 수는 입원환자 200명까지는 의사·치과의사 또는 한의사의 경우에는 1명, 간호사의 경우에는 2명을 두되, 입원환자 200명을 초과하는 200명마다 의사·치과의사 또는 한의사의 경우에는 1명, 간호사의 경우에는 2명을 추가한 인원수로 한다.
② 제1항에도 불구하고 정신병원, 재활병원, 결핵병원 등은 입원환자를 진료하는 데에 지장이 없도록 해당 병원의 자체 기준에 따라 배치할 수 있다.

53 정보사회의 특징에 대한 설명으로 옳지 않은 것은?

① 정보과학, 정보기술이 급속하게 진보한다.
② 유통되는 정보의 양이 폭발적으로 증가한다.
③ 인간의 존엄성과 자유에 대한 가치추구가 제한되고 통제된다.
④ 사회활동에서 고도의 정보통신기술이 활용되고 자동화가 촉진되어 노동의 개념이

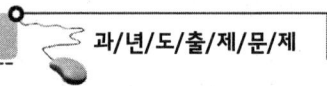

달라진다.

🌟Sol 정보사회의 특징
- ㉠ 정보사회는 정보의 사회적 중요성이 증대되는 사회이다. 개인 생활을 비롯한 정치, 경제, 문화의 제반 사회생활에서 정보 의존도가 커지는 사회이다.
- ㉡ 정보사회는 컴퓨터 및 전자통신기술의 결합인 정보통신기술의 발전에 의해 가능해지는 사회이다.
- ㉢ 정보사회는 경제 활동의 중심이 상품의 생산에서 정보나, 서비스, 지식의 생산으로 옮겨지는 사회이다. 즉, 정보산업이 구조적으로 증대되는 사회이다.
- ㉣ 정보통신의 네트워크화가 이루어져 네트워크 커뮤니케이션이 가능한 사회이다.
- ㉤ 정보사회는 물질이나 에너지 이상으로 정보 자체가 중요한 자원이 되는 사회이다. 정보의 가치생산을 중심으로 사회 전체가 움직이는 사회이다. 즉, 인간의 지적 창조력이 가장 중요한 사회이다.

54 C언어에서 사용되는 연산자의 설명이 틀린 것은?
① = : 같음
② % : 나머지
③ + : 증가 연산자
④ && : AND

🌟Sol C언어는 다른 프로그래밍 언어에서 볼 수 없는 보다 유연한 많은 연산자들을 제공한다.
(1) 산술 연산자

연산자	의미
+	덧셈
-	뺄셈
*	곱셈
/	나눗셈
%	나머지

(2) 증감 연산자
- ㉠ 전위형(PREFIX) : ++변수명 또는 --변수명
- ㉡ 후위형(POSTFIX) : 변수명++ 또는 변수명-

(3) 관계 연산자 : 두 변수나 수식 간의 대소 비교 및 상등 관계를 판단

관계	연산자	연산식	의미
대소관계	<	A<B	A가 B보다 작다.
	<=	A<=B	A가 B보다 작거나 같다.
	>	A>B	A가 B보다 크다.
	>=	A>=B	A가 B보다 크거나 같다.
상등관계	==	A==B	A는 B와 같다.
	!=	A!=B	A는 B와 같지 않다.

(4) 논리 연산자 : 참 또는 거짓과 같은 논리값을 사용하여 논리 연산을 수행한다.
  ㉠ &&(논리곱)
  ㉡ ||(논리합) - !(부정)
(5) 비트 연산자
  ㉠ & : 비트끼리의 AND
  ㉡ | : 비트끼리의 OR
  ㉢ ~ : 비트의 1의 보수(결합법칙 오른쪽)
  ㉣ ^ : 비트끼리의 XOR(eXclusive OR)
  ㉤ >> : 오른쪽 비트 이동 연산자
  ㉥ << : 왼쪽 비트 이동 연산자

55 의료기사의 종류에 해당되지 않는 것은??

① 간호조무사   ② 임상병리사   ③ 방사선사   ④ 치과위생사

Sol 「의료기사 등에 관한 법률 시행령」 2조(의료기사, 의무기록사 및 안경사의 업무 범위 등)
  ① 「의료기사 등에 관한 법률」(이하 "법"이라 한다) 제3조에 따른 의료기사, 의무기록사 및 안경사(이하 "의료기사 등"이라 한다)의 업무의 범위와 한계는 다음 각 호의 구분에 따른다.
   1. 임상병리사 : 병리학·미생물학·생화학·기생충학·혈액학·혈청학·법의학·요화학(尿化學)·세포병리학의 분야, 방사성 동위원소를 사용한 가검물(可檢物) 등의 검사 및 생리학적 검사(심전도·뇌파·심폐기능·기초대사나 그 밖의 생리기능에 관한 검사를 말한다)의 분야에서 임상병리검사에 필요한 다음 각 목의 업무에 종사한다.
     가. 기계·기구·시약 등의 보관·관리·사용
     나. 가검물 등의 채취·검사
     다. 검사용 시약의 조제(調劑)
     라. 혈액의 채혈·제제(製劑)·제조·조작·보존·공급
     마. 그 밖의 임상병리검사업무
   2. 방사선사 : 전리방사선(電離放射線) 및 비전리방사선의 취급과 방사성 동위원소를 이용한 핵의학적 검사 및 의료영상진단기·초음파진단기의 취급, 방사선기기 및 부속 기자재의 선택 및 관리 업무
   3. 물리치료사 : 온열치료, 전기치료, 광선치료, 수치료(水治療), 기계 및 기구 치료, 마사지·기능훈련·신체교정운동 및 재활훈련과 이에 필요한 기기·약품의 사용·관리, 그 밖의 물리요법적 치료업무
   4. 작업치료사 : 신체 부분의 기능장애를 원활하게 회복시키기 위하여 장애가 있는 신체 부분을 습관적으로 계속 움직이게 하여 지정된 물체를 만들거나 완성된 기구를 사용할 수 있도록 훈련·치료하는 업무
   5. 치과기공사 : 치과의사의 진료에 필요한 작업 모형, 보철물(심미 보철물과 악안면 보철물을 포함한다), 임플란트 맞춤 지대주(支臺柱) 및 상부구조, 충전물(充塡物), 교

정장치 등 치과기공물의 제작·수리 또는 가공, 그 밖의 치과기공업무
6. 치과위생사 : 치석 등 침착물(沈着物) 제거, 불소 도포, 임시 충전, 임시 부착물 장착, 부착물 제거, 치아 본뜨기, 교정용 호선(弧線)의 장착·제거, 그 밖에 치아 및 구강 질환의 예방과 위생에 관한 업무. 이 경우「의료법」제37조제1항에 따른 안전관리기준에 맞게 진단용 방사선 발생장치를 설치한 보건기관 또는 의료기관에서 구내(口內) 진단용 방사선 촬영업무를 할 수 있다.
7. 의무기록사 : 의료기관에서 질병 및 수술 분류, 진료기록의 분석·진료통계, 암 등록, 전사(轉寫) 등 각종 의무(醫務)에 관한 기록 및 정보를 유지·관리하고 이를 확인하는 업무
8. 안경사 : 안경(시력보정용으로 한정한다. 이하 같다)의 조제(調製) 및 판매와 콘택트렌즈(시력보정용이 아닌 것을 포함한다. 이하 같다)의 판매 업무. 이 경우 안경 및 콘택트렌즈의 도수를 조정하기 위한 시력검사[약제를 사용하는 시력검사 및 자동굴절검사기기를 사용하지 아니하는 타각적(他覺的) 굴절검사는 제외한다]를 할 수 있다. 다만, 6세 이하의 아동에 대한 안경의 조제·판매와 콘택트렌즈의 판매는 의사의 처방에 따라야 한다.
② 의료기사는 의사 또는 치과의사의 지도를 받아 제1항에서 규정한 업무를 수행한다.

56 환자기록의 개념을 위한 원형적인 코드체계이며 3자리 코드를 근간으로 하고 있는 분류체계는?

① ICD(국제질병분류)
② SNOMED(체계화된 의학 및 수의학용 명명법)
③ ICPC(국제의료행위분류)
④ UMLS(통일의학용어시스템)

Sol 분류체계(약자 의미)
㉠ IDC(International Classification of Disease, 국제질병분류) : 환자기록을 추출해내기 위한 원형적인 코드체계. 10년마다 개정, WHO에서 관리함
㉡ SNOMED(체계화된 의학 및 수의학용 명명법) : 질병의 여러 가지 특성을 코드화
㉢ CPT(현대행위 용어) : 치료비에 의거한 진단과 치료과정을 정의하는 코드
㉣ ICPM(국제의료행위분류) : 진단, 임상병리실험, 검사, 예방, 수술, 기타 치료과정에 대한 내용으로 구성
㉤ RCC(Read 임상분류) : 전자의무기록을 위해 만들어짐
㉥ ATC(해부치료 화학적 코드) : 약품을 체계적이고 계층적 구조로 분류하기 위해 만들어짐
㉦ MeSH(의학논문주제어)
㉧ UMLS(통일의학용어 시스템) : 서로 다른 정보의 원천에서 얻은 정보를 사용자의 편의를 돕기 위해 개념적으로 연관지으려는 시도에서 만들어짐
㉨ ICPC(국제 일차 진료 분류) : 외래방문, 입원, 수술 등의 이상적 상황을 코드화하는 데 사용

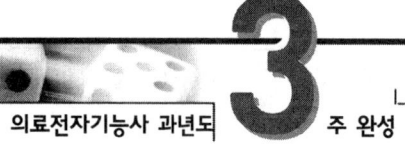

57 X-선관 양극에 축적되는 열용량(Heat Unit)과 관계없는 것은?

① 관전류[mA] ② 관전압[KVP] ③ 음극온도 ④ 노출시간[sec]

Sol X-선관에서 발생되는 열량

관전류, 관전압, 연속사용시간의 정격을 표시한다.
X선에서 발생되는 열량=관전압(KVP)×관전류(mA)×노출시간(sec)[HU]

58 심박동수가 60[BPM]이고, 1회 심박출량이 70[ml/beat]인 성인의 심박출량(CO) 표기로 옳은 것은?

① 70[ml] ② 70[ml/beat] ③ 4.2[l/min] ④ 42[l/min]

Sol 심박출량(co : cardiac output)은 1분 동안 심장에서 내보내는 혈액량으로 심장 기능뿐만 아니라 전체 순환계의 상태를 반영하는 지표이며, 전신 조직의 자율적인 조절을 통해 통제된다.

㉠ 심박출량은 맥박수와 1회 심박출량을 곱(co=hr×sv)하면 된다. 그러므로 60×70 = 4200ml=4.2l/min이다.

㉡ 보통 휴식 중에는 일반인의 경우에 1회 심박출량이 60~100[ml]이며, 운동을 할 경우에는 최대로 100~120[ml] 정도가 된다. 심박출량은 운동 강도가 50[%] 정도가 되면 최대 수치에 도달하게 되며 일반적으로 그 이상 강도가 높아지더라도 1회 심박출량은 더 이상 증가하지 않는다.

59 의료기기의 생물학적 평가에 있어 단기적인 영향을 검사하는 사항이 아닌 것은?

① 자극성 시험 ② 혈전형성 시험
③ 발암성 시험 ④ 용혈성 시험

Sol 의료기기의 생물학적 안전에 관한 공통기준규격

4.4 생물학적 평가에 사용되는 시험방법과 시험결과의 분석에는 의료기기 또는 부분품이 인체와 접촉하는 빈도, 시간, 접촉상태, 원자재의 화학적 성분 등이 고려되어야 한다. 이 원리에 따라 의료기기를 분류하여 적절한 시험을 선정한다.("5 의료기기의 분류" 참조) 본 기준규격은 원자재 또는 완제품에 대하여 행하는 시험에 적용된다.

광범위한 생물학적 위해요소(hazard)에는 다음이 포함될 수 있다.

(1) 단기적 영향[급성독성시험, 피부, 안구 및 점막에 대한 자극성시험, 감작성시험, 용혈성 및 혈전형성(thrombogenicity)시험 등이 포함된다.]

(2) 장기적 혹은 특정한 독성영향[아만성(24시간 이상 시험동물 수명의 10% 이내로 1회 노출 또는 반복 노출시켰을 때 나타나는 독성) 및 만성독성시험, 감작성시험, 유전독성시험, 발암성시험, 최기형성(배 발생 시 기형형성)을 포함한 생식독성시험 등이 포함된다.]

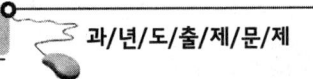

60 인공호흡기에 대한 설명 중 옳은 것은?
① 장시간 기관 내 튜브를 삽입함으로써 후두 손상이나 심각한 위장관 팽만이 올 수 있다.
② 1분당 전달되는 인공호흡기의 평균 호흡 수는 40~50[회/min]이다.
③ 간헐적 강제 환기 방식(IMV)은 대상자의 자발적인 호흡능력이 없을 때 사용한다.
④ 인공호흡기는 환기를 제공함으로써 손상된 폐를 치료한다.

🌟 Sol 인공호흡기(ventilator, mechanical ventilator)는 스스로 호흡을 못하거나 호흡량이 부족한 사람에게 인공적으로 공기, 산소를 공급하는 장치이다.
① 일반적으로 성인은 분당 15~20회 정도 숨을 쉬며, 호흡 1회당 약 500[ml] 정도의 공기를 교환한다.
② 양압형 인공호흡기는 크기도 작고 값도 저렴했다. 또한 직접 폐 안으로 공기를 넣는 구조이기 때문에 산소량을 조절할 수 있어서, 호흡곤란 환자에게 적용할 수 있었다.
③ 인공호흡기는 단지 폐 속으로 공기를 불어넣어 줄 뿐이지, 폐의 역할 자체를 도와주지는 못한다.
④ 환자의 환기기능이 나빠져, 환자의 호흡만으로 폐혈액 가스교환이 적절히 유지되지 못할 때 기계장치를 동원하여 인위적으로 호흡시켜주는 것을 말한다.
⑤ 간헐적 강제 환기(Intermittent Mandatory Ventilation, IMV)는 환자의 자발호흡을 허용하면서 이와 무관하게 기계가 설정한 호흡을 하는 것으로 때로는 자발 호흡과 기계 호흡과의 부조화로 인해 과소환기, 기흉, 뇌혈류량의 변동 등의 합병증이 나타날 수 있다.

Answer

01	02	03	04	05	06	07	08	09	10
④	②	④	②	③	③	①	④	④	③
11	12	13	14	15	16	17	18	19	20
②	③	①	②	④	②	①	③	③	①
21	22	23	24	25	26	27	28	29	30
①	③	③	④	④	③	①	③	②	②
31	32	33	34	35	36	37	38	39	40
④	②	②	①	④	②	③	①	①	④
41	42	43	44	45	46	47	48	49	50
④	④	①	②	④	②	①	①	②	④
51	52	53	54	55	56	57	58	59	60
④	②	③	③	①	①	③	③	③	①

2015 제2회 과년도출제문제

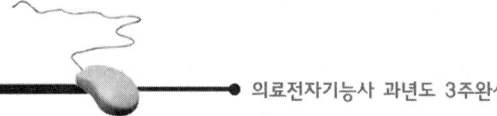

의료전자기능사 과년도 3주완성

01 개별 소자(discrete device)를 사용하여 생체계측증폭회로를 제작하는 것과 비교하여 연산증폭기를 사용할 때의 장점이 아닌 것은?
① 낮은 신뢰성
② 회로의 간소화
③ 장치의 소형화
④ 비용의 감소

⭐Sol 개별소자를 연산증폭기에 사용 시의 특징
① 높은 신뢰성
② 회로의 간소화
③ 장치의 소형화
④ 비용의 감소 등

02 연속 도플러유량계를 이용하여 혈류 속도를 구하는 식이 $v = \dfrac{cf_d}{2f_o \cos\theta}$ 일 때 수식과 관계 없는 것은?
① 음속
② 혈압
③ 도플러 주파수
④ 음원의 주파수

⭐Sol 도플러 효과(Doppler effect)
음파에서 소리를 내는 물체나 듣는 사람이 운동하면 원래와는 다른 파형으로 변한 소리로 들리는 현상으로 일반적으로 파원과 관측자, 파동이 전파되는 매질의 상대속도에 따라 파원이 내는 원래의 파장과 진동수가 달라져서 관찰된다. 모든 종류의 파동에서 성립하는 보편적인 현상으로 빠르게 움직이는 물체에 초음파를 쏘아서 반사되는 파동의 진동수를 관측하여 물체의 속력을 측정하는 도플러 속도계, 항공기에서 지상으로 전파를 발사하여 반사되어 수신되는 전파와 송신 전파와의 진동수의 차이(도플러 주파수)를 측정하여 비행기의 속도를 알아내는 도플러 레이더 등에 응용된다.
초음파에서 적용되는 도플러 공식 : $\Delta f = 2 \times f_o \times vRBC \times \cos\theta / c$
Δf : 주파수 변이, f_o : 원주파수, $vRBC$: 적혈구 속도, θ : 도플러 각, c : 음속

03 안정막전위(resting membrane potential)는 대개 몇 [mV] 내외인가?

① -30　　　　② -50　　　　③ -70　　　　④ -90

🔹**Sol** 안정막전위(resting membrane potential) : 살아있는 모든 세포는 자극을 받지 않은 상태에서 세포막 안과 밖의 전위차를 일정하게 유지하며 이를 안정막전위라 한다. 미세 전극을 이용하여 직접 측정한 결과 근육은 -80~-90[mV], 신경은 -70[mV]로 알려져 있다.

04 생체신호 계측기기에 필요한 특성이 아닌 것은?

① 정확성　　　② 표류성　　　③ 재현성　　　④ 정밀성

🔹**Sol** 생체계측기기의 정적 특성

※ 정적 특성 : 직류입력 또는 매우 낮은 주파수 성분의 입력에 대한 성능

① 정확도
　㉠ 참값과 측정된 값의 차이를 참값으로 나눈 것
　㉡ 보통 퍼센트(%)로 표시
　㉢ 정확도는 측정되는 양의 범위에 따라서 다르게 됨
　㉣ 정확도는 오차의 종류나 발생원에 상관하지 않는 모든 오차의 양을 측정
　㉤ 정확도는 측정치의 퍼센트, 전범위에 대한 퍼센트, 디지털 표시방법인 경우에는 표시 숫자의 수, 아날로그인 경우에는 가장 작은 간격의 반으로 나타냄

② 정밀노
　㉠ 측정치를 표시할 수 있는 유효숫자의 표시
　㉡ 고정밀도의 측정은 고정확도의 측정을 의미하지 않음
　㉢ 정밀도는 참값과의 비교가 되지 않음

③ 해상도
　㉠ 측정될 수 있는 최소의 증감치, 혹은 감별해 낼 수 있는 최소량
　㉡ 거의 같은 값을 갖는 양이 구별될 수 있는 정도

④ 재현성
　㉠ 일정한 기간 동안에 동일한 입력에 대해 같은 출력을 제공할 수 있는 기기의 능력 정도
　㉡ 재현성 표준화/평균값×100[%]
　㉢ 재현성은 정확성을 의미하지 않음

⑤ 정적 감도
　㉠ 입력의 증감에 대한 출력의 증감의 비
　㉡ 입력변수를 정상 작동 구간 내에서 변화시키면서 출력의 변화를 측정하여 그린 교정 곡선상의 기울기로 표시
　㉢ 입력과 출력 간의 관계를 회귀직선으로 나타낼 때 기울기에 해당하는 것이 감도가 됨
　㉣ 입·출력 데이터가 직선인 경우 이 직선의 기울기(m)와 y축의 절편

⑥ 영점표류
　㉠ 교정곡선상에서의 모든 출력값이 동일한 양만큼 증가 혹은 감소하는 현상

ⓒ 영점표류에 영향을 주는 것은 생산 공정 중에서 잘못 조정된 경우, 주위 온도의 변화, 히스테리시스, 진동, 충격, 원하지 않는 방향으로부터의 힘에 대한 감도 등
   ⓒ 심전도 전극에서의 직류 오프셋 전압의 변동은 영점표류의 한 예임
⑦ 감도표류
   ㉠ 방해 입력이나 변형입력의 영향으로 교정곡선의 기울기가 변하는 현상
   ㉡ 생산 공정상의 허용범위, 전원의 변동, 비선형성, 주위 온도와 압력의 변화 등에 기인
   ㉢ 심전도 증폭기에서 직류전압의 변동 또는 주위 온도의 변화에 의한 전압이득의 변화는 감도표류의 한 예임
⑧ 직선성, 선형성
   ㉠ 시스템이나 소자가 다음과 같은 특성을 가질 때 선형적이라고 한다.
   ㉡ 입력 x_1에 대한 출력은 y_1, 입력 x_2에 대한 출력은 y_2일 때
   ㉢ 교정곡선이 완전한 직선이면 선형성이 만족된다.
   ㉣ 그러나 높은 정확성이 필수조건은 아니다.
⑨ 입력범위
   ㉠ 주어진 조건을 만족시킬 수 있는 최대한의 입력크기와 최소한의 입력크기 사이의 차이
   ㉡ 최대 동작범위는 기기에 손상을 주지 않는 최대의 입력전압을 가리킴
   ㉢ 이 범위의 위쪽 부분에서는 비선형적일 가능성이 보다 크게 나타남
⑩ 입력 임피던스
   ㉠ 생체공학 분야에서는 센서나 기기들은 비전기적인 양을 전압이나 전류로 변환하는 것이 보통이기 때문에 일반화시킨 입력 임피던스의 개념 사용
   ㉡ 일반화된 입력 임피던스 Z_x는 다음과 같이 정의된다.
   $Z_x = Xd_1/Xd_2(Xd_1$: 작용 입력변수, Xd_2 : 유동 입력변수)
   ㉢ 전력 P는 측정매질을 통과하는 시간에 따른 에너지의 전달률
   ㉣ P의 값을 최소화하기 위해 작용변수 Xd_1을 측정할 때, 일반적인 입력 임피던스를 최대로 하여야 함
   $P = Xd_1 \times Xd_2 = Xd_2/Z_x = Z \times Xd_2$

05 이상적인 연산증폭기의 특성으로 틀린 것은?

① 증폭도 ∞   ② 입력 임피던스 ∞
③ 대역폭 ∞   ④ 출력 임피던스 ∞

Sol 이상적인 연산증폭기의 특성
① 전압이득 A_v가 무한대이다($A_v = \infty$).
② 입력저항 R_i가 무한대이다($R_i = \infty$).
③ 출력저항 R_o가 0이다($R_o = 0$).
④ 대역폭이 무한대이고(BW = ∞), 지연응답(response delay)이 0이다.

⑤ 오프셋(offset)이 0이다.
⑥ 특성의 변동, 잡음이 없다.
⑦ 연산증폭기는 정확도를 높이기 위하여 큰 증폭도와 높은 안정도가 필요하다.

06 접미사 중 "통증"이란 의미를 갖는 것은?
① -algia　　② -ac　　③ -al　　④ -cyte

Sol ① -algia : 아픔　　② -ac : ~의
③ -al : ~의　　④ -cyte : 세포

07 생체계측 시 센서에 대한 설명으로 틀린 것은?
① 물리화학적인 측정량으로 전기적 출력으로 변환하는 장치
② 전기변수 또는 신호는 가장 취급이 어려움
③ 생체의 측정하고자 하는 대상에서 발생하는 에너지 형태에만 반응
④ 생체에서 뽑아내는 에너지를 최소한으로 요구

Sol 생체계측의 특수성
① 측정 대상이 인간이므로 안전성을 충분히 고려
② 개체차가 상당히 크고, 장치의 설계나 데이터의 해석에 다양성 요구
③ 데이터의 시간적 변화분이나 다른 상태량과의 상대적 균형에 주복하는 것이 중요
④ 측정량의 배후(서로를 제어하는 피드백 기구)에 있는 시스템을 고려한 계측법과 설계
⑤ 하나의 변수를 측정할 때 그 변수에 대한 변수를 분석적으로 해석
⑥ 인체에 침해를 주지 않는 측정
⑦ 잡음 등에 대한 저감 대책이 필요(생체신호는 미소하고 저주파인 것이 많음)
⑧ 측정상태로 인한 생리 상태를 크게 변화시킬 수 있다.
⑨ 반복되지 않는 현상을 검출하기 때문에 즉시성이 중요
⑩ 계측기의 취급이 용이해야 한다.

08 생체신호를 측정할 때 주의해야 할 사항이 아닌 것은?
① 정확한 계측 조작방법을 습득해야 한다.
② 생체신호를 측정할 때 잡음을 무시한다.
③ 인체에 접촉되는 센서는 무독성을 사용한다.
④ 측정 시 온도, 습도 등 계측에 적절한 환경을 유지한다.

Sol 08번 해설 참조 요망

09 전류 궤환증폭기의 출력 임피던스는 궤환이 없을 때와 비교하였을 때 차이점은?

① 증가한다. ② 감소한다.
③ 변화없다. ④ 증가하였다가 감소한다.

Sol 부궤환

궤환된 전압/전류가 신호전압과 역위상(입력신호가 감소함)
- 특징
  ㉠ 이득이 감소한다.
  ㉡ 주파수 대역이 증가한다.
  ㉢ 잡음이 감소한다.
  ㉣ 왜율이 감소한다.
  ㉤ 입·출력 임피던스가 변한다.
  ㉥ 전력 효율과는 무관

	실제 궤환성분	입력저항	출력저항
직렬전압부궤환 (Emiter follower)	V_f(전압)	증가	감소
직렬전류부궤환 (전류궤환 bias)	V_f(전압)	증가	증가
병렬전압부궤환 (전압궤환(자기) bias)	I_f(전류)	감소	감소
병렬전류부궤환	I_f(전류)	감소	증가

10 소화기계(digestive system)에 속하지 않는 기관은?

① esophagus ② stomach
③ urethra ④ colon

Sol 식도(esophagus), 위(stomach), 결장(colon)은 소화기계(digestive system)의 용어이고, 요도(urethra)는 비뇨기계(urinary system)의 용어이다.
  ㉠ 소화기계(digestive system)는 음식물을 섭취(ingestion)하여 영양분을 흡수(absorption)하는 기관으로 입에서 항문까지의 소화관과 침샘, 간, 췌장을 포함한 소화기선이 모두 포함된다.
  ㉡ 비뇨기계(urinary system)는 동물의 체내 대사 활동의 결과물로 생성된 각종 노폐물을 요를 통해 체외로 배설하는 작용을 담당하는 기관으로 신장, 요관, 방광, 요도가 해당되고 주요 기능은 노폐물의 배설, 수분 조절 및 항상성 유지이다.

11 호흡기기의 기능 평가를 위한 생체변수인 것은?

① 혈압 ② 맥박수 ③ 생체전위 ④ 폐용적

Sol 폐용적

폐용적은 종합적인 폐기능을 평가하기 위해 시행하는 검사로 폐활량측정기를 이용하여 흡기와 호기의 가스 부피를 측정하는 것이다.

① 1회 호흡량(Tidal Volume) : 숨을 들이마시거나 내쉴 때 폐에 드나드는 공기량(500[ml])
② 예비흡기량(Inspiratory reserve Volume) : 안정 상태에서 1회 호흡량을 흡입한 후 억지로 더 흡입할 수 있는 공기의 용적(3000[ml])
③ 예비호기량(Expiratory reserve Volume) : 안정 상태에서 호기 후 억지로 더 배출시킬 수 있는 공기의 용적(1100[ml])
④ 잔기량(Residual Volume) : 최대 호기량을 다 배출한 후 폐에 남아 있는 공기의 양(1200[ml])
⑤ 폐활량(Vital Capacity) : 1회 호흡량+예비호기량+예비흡기량[ml]

12 생체전기 신호처리 과정에 관한 설명으로 틀린 것은?

① 모든 생체신호는 아날로그 신호이다.
② 측정된 생체신호를 디지털화하기 위해서는 표본화, 양자화, 부호화 과정을 거친다.
③ 아날로그 신호를 디지털 신호로 변환하면, 처리과정이 복잡해지고 비경제적이나 컴퓨터를 이용할 수 있다는 장점이 있다.
④ 생체신호 처리는 아날로그 신호를 디지털 신호로 변환하는 A/D 변환과정과 디지털 신호를 아날로 신호로 복원하는 D/A 변환과정이 있다.

Sol 측정정보를 가진 신호의 형태가 연속적이며 동작범위 내에서 임의의 값을 지니는 경우 이를 아날로그 방식이라 하며, 신호가 이산적이며 유한개의 값을 가지는 경우를 디지털 방식이라 한다. 대부분의 전극 및 센서에서의 출력신호는 아날로그 형태이나, 디지털 신호처리의 장점을 살리기 위해 아날로그 신호의 디지털 신호로의 변환이 필요하다. 디지털 신호처리기(컴퓨터)를 아날로그 센서 또는 아날로그 표시기에 접속시키기 위해서는 아날로그-디지털 변환기(analog-digital converter, ADC) 또는 디지털-아날로그 변환기(digital-analog converter, DAC)가 필요하다. 디지털 동작방식의 장점은 높은 정확도, 반복성, 신뢰성, 잡음에 대한 면역성 등을 들 수 있다.

13 공기가 지나가는 통로를 순서대로 나열한 것은?

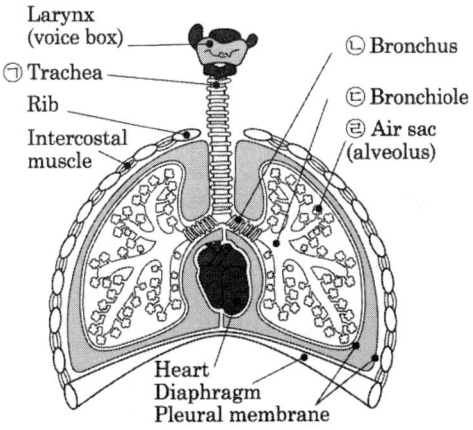

① ㉠→㉡→㉢→㉣   ② ㉠→㉡→㉣→㉢
③ ㉠→㉢→㉡→㉣   ④ ㉡→㉠→㉢→㉣

Sol 호흡계는 코, 후두(larynx), 기관(trachea), 기관지(bronchus), 세기관지(bronchiole), 폐포(air sac, alveolus) 등의 호흡 기관이 모여서 이루어진 것이다.

㉠ 코는 우리가 숨을 쉴 때 공기의 통로이며 호흡의 첫 단계가 시작되는 부분이다. 콧구멍은 두 개이며, 콧구멍 속으로 들어간 공기는 두 개의 터널 모양으로 된 비강을 통과하여 인두, 후두, 기관을 지나 폐로 들어가게 된다.

㉡ 혀와 기관 사이에 있는 후두 역시 공기가 지나가는 통로이며 폐까지 가는 길이 시작되는 부분이다.

㉢ 기관의 길이는 약 10[cm], 굵기는 약 1.5[cm] 정도이며 16~20개 정도의 연골이 한 줄로 길게 세워져 쌓여 있다. 기관의 특징은 곧게 세워져 있어 구부러지거나 접히지 않아 공기가 항상 잘 통과하도록 되어 있다는 점이다.

㉣ 기관이 두 개로 갈라지면서 폐로 연결되는 기관지는 작은 관으로 되어 있다. 양쪽 기관지는 폐 속으로 들어가면서 점점 더 가는 관으로 갈라지다가 폐의 호흡 단위인 폐포와 이어진다. 폐는 두 개이며 수도 없이 많은 작은 공기 주머니들로 이루어져 있다. 폐의 겉부분은 늑막으로 싸여 있으며 폐와 폐 사이에는 심장이 있다.

㉤ 호흡은 흡기를 통해 체내대사에 필요한 산소를 공급하고, 호기를 통해 생성된 이산화탄소를 몸 밖으로 배출하여 체내의 pH를 정상범위로 유지하는 기능을 한다.

㉥ 호흡기계의 구조
- 코, 인두, 후두, 기관, 기관지, 세기관지, 폐포를 포함한 폐로 구성
- 혈액을 통한 기체 교환은 폐포에서만 일어나고 다른 호흡기계 구조들은 폐에 공기를 전달시키는 전도 통로이며 유입되는 공기를 정화, 가습, 가온하는 기능을 담당
- 폐로 도달하는 공기는 처음보다 먼지나 세균 같은 자극물체가 감소되어 있고 따뜻하고 습함
- 외호흡(external respiration) : 허파꽈리 안의 공기와 허파꽈리 모세혈관 사이의 가스 교환(허파호흡)
- 내호흡(internal respiration) : 허파꽈리로부터 산소를 얻은 혈액이 각 조직세포 사이의 가스교환(조직호흡)
- 호흡기도 : 코(Nose) → 인두(Pharynx) → 후두(Larynx) → 기관(Trachea) → 기관지(Bronchi) → 세기관지 → 종말기관지

14 폐활량계 산소소비량이 500[mL/min], 동맥의 산소 함유량이 0.25 및 정맥의 산소함유량이 0.20일 때 심박출량은? (단, Fick의 수식은 $\frac{dm}{dt}/(C_a - C_v)$이다.)

① 4[L/min]   ② 5[L/min]
③ 10[L/min] ④ 15[L/min]

Sol 심박출량의 측정방법

심박출량은 단위시간(주로 분)에 심장으로부터 분출되는 혈액의 양이며 단위는, L/min이다. 개인 간의 체격의 차이에 따른 혼란을 줄이기 위하여 단위체표면적당 심박출량으로 나타내는 것이 심박출량지수(cardiac index)이며 단위는 L/min/m²이다.

① Fick, S법 : 질량보존의 법칙으로부터 산출된 것으로서, 신체의 각 부위에서 심장으로 돌아온 혈액에 존재하는 산소와 폐포를 거쳐 혈액으로 운반된 산소의 양을 합친 것은 심장으로부터 뿜어져 나오는 산소의 양과 같다. 따라서 심박출량은 산소소모량을 동맥혈과 정맥혈의 산소함유량 차이로 나눈 것과 같다.

심박출량(C_o) = 산소 소비(동맥/정맥 산소함량 차이) = $\dfrac{VO_2}{C_aO_2 - C_vO_2}$

$C_o = \dfrac{500}{0.25-0.20} = 10000 [\text{m}l]$

15 생체 압력계측 중 직접측정법에 해당되지 않는 것은?

① 혈압을 실시간으로 계측 가능
② 혈관 내로 fluid-filled catheter 삽입
③ 말단(팔) 부위에 압박 주머니(cuff)를 부착한 후 압력 증가
④ catheter에 strain-gauge type의 압력센서를 연결하여 혈압파형 측정

Sol 혈압의 직접측정법

① 동맥내강(혈관)에 직접 압력센서가 부착된 바늘을 찔러 넣거나 혈관(fluid-fluid) 카테터(Catheter)를 삽입한 후 변환장치(strain-gauge type의 압력센서)에 연결하여 측정하는 방법
② 관혈적 측정법으로 불리며, 혈압을 실시간으로 계측 가능
③ 동맥내압의 직접적인 측정방법과 신뢰성 높은 상관관계를 가짐
④ 간혹 초소형 혈관 내 압력센서를 직접 삽입하여 혈압 측정 : 동특성 우수

16 마찰계수가 극히 작아 효율은 90[%] 이상 좋으며, 수치제어용 공작기계의 이송나사로 적합한 것은?

① 사다리꼴 나사   ② 톱니 나사
③ 둥근 나사   ④ 볼 나사

Sol
• 볼 나사는 나사 축과 너트 사이에서 볼이 구름 운동을 하는 고효율 이송 나사이다. 구동 토크가 기존 미끄럼 나사의 1/3에도 못 미쳐 구동 모터 동력을 효과적으로 줄여준다.
• 볼 스크루(Ball screw)는 회전운동을 직선운동으로 바꿀 때 사용되며, 그 구성은 수나사와 암나사 사이에 강구를 넣어 구를 수 있는 나사에 2회 반 또는 3회 반 정도로 돈다.
• 볼 스크루 드라이브는 회전 운동을 선형 운동으로(또는 반대로) 전환하는 조립체이다. 볼

스크루 및 볼 너트와 함께 재순환 볼 베어링이 조립되어 있다. 볼 스크루와 너트 간 인터페이스는 볼 베어링에 의해 만들어져서 볼 형태와 일치되어 회전한다. 구름 요소가 있는 볼 스크루 드라이브는 마찰 계수가 매우 낮고 일반적으로 효율이 90[%] 이상이다. 전달된 작용력은 여러 개의 볼 베어링 전체에 분산되어 볼당 상대 부하가 비교적 낮다.

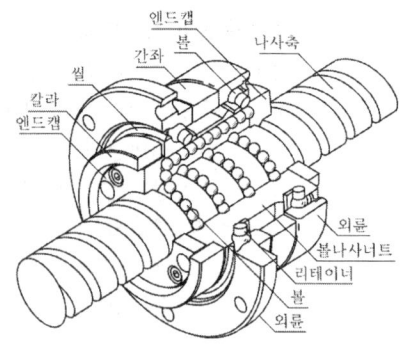

17 코일에 축적되는 자계 에너지의 표현식으로 옳은 것은?

① $W = \dfrac{1}{2}LI$ ② $W = \dfrac{1}{2}LI^2$

③ $W = 2LI$ ④ $W = 2LI^2$

Sol $W = \dfrac{1}{2}LI^2$

18 사진은 해부학적 평면 중에서 어떤 면으로 잘라서 본 곳인가?

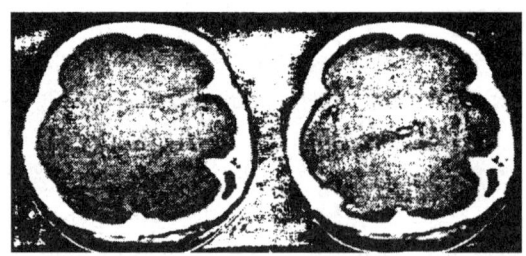

① 관상면(coronal plane)   ② 전두면(frontal plane)
③ 수평면(transverse plane)   ④ 시상면(sagittal plane)

Sol 해부학적 자세는 양쪽 발을 일직선이 되게 똑바로 서서 눈은 앞의 수평선을 바라보며, 양팔을 손바닥을 펴서 앞(정면)으로 향하게 하고 자연스럽게 늘어뜨리고 있는 사람의 자세이다.

시상면 (Sagittal Plane)	인체를 수직으로 나누어 좌우부분
정중시상면 (Midsagittal Plane)	인체를 좌우로 똑같이 나누는 평면
횡단면 (Transverse plane)	인체를 수평으로 나누어 상하부분
전두면 (Frontal Plane)	인체를 수직으로 나누어 앞뒤부분

19 체내의 모든 조직에 혈액을 공급해 주는 심장의 특성으로 맞지 않는 것은?

① 긴장성　　② 전도성　　③ 자동성　　④ 흥분성

Sol 심장의 특성

심장은 체내의 모든 조직에 혈액을 공급하는 것을 주요기능을 하며, 흥분성, 전도성, 자동성, 수축성 등의 생리적 특성을 가지고 있다.
㉠ 흥분성 : 자극에 반응하여 신근세포가 수축함으로써 활동전위를 발생시키는 성질
㉡ 전도성 : 자극에 의해 생긴 활동전위가 자극 전도계를 따라 한쪽 방향으로 전달되는 성질
㉢ 자동성 : 신경계의 도움 없이도 자동적으로 발생하는 동방결절의 흥분을 일으키는 성질
㉣ 수축성 : 활동전압 발생으로 인한 신근의 수축능력을 가지는 성질

20 혈장 속에 있는 분자량 70,000 이상인 단백질이 모세혈관벽을 빠져나가지 못해 발생하는 압력은 무엇인가?

① 유압　　② 부착력　　③ 팽압　　④ 형질교질삼투압

Sol 교질삼투압(Colloid osmotic pressure)

혈장 속에 포함된 교질, 즉 단백질, 특히 분자량이 적은 알부민은 혈액의 교질삼투압을 유지하고 모세혈관부에서의 수분 이동 조절에 관여한다. 혈장 성분은 혈압에 의해 혈관 밖으로 여과되려는 경향이 있는 데 대해 교질삼투압은 이를 방해하는 방향으로 작용한다. 통상 모세혈관의 동맥단에서는 혈압 쪽이 높고, 정맥단에서는 교질삼투압 쪽이 높으므로 전자에서는 혈장 수분이 모세혈관 밖으로 유출되고, 후자에서는 혈관 외부의 조직액으로부터 수분을 혈관 안으로 흡수하게 된다.

21 미터법 첨두 기호와 그에 해당하는 십의 승수값이 올바른 것은?

① 밀리(m) : 10^{-2}
② 마이크로(μ) : 10^{-6}
③ 킬로(k) : 10^{6}
④ 기가(G) : 10^{12}

Sol 미터법 표기에서 일반적으로 사용되는 접두기호

기호	명칭	크기
T	테라(tera)	10^{12}
G	기가(giga)	10^{9}
M	메가(mega)	10^{6}
k	킬로(kilo)	10^{3}
m	밀리(milli))	10^{-3}
μ	마이크로(micro)	10^{-6}
n	나노(nano)	10^{-9}
p	피코(pico)	10^{-12}

22 빠른 진행현상이나 과도현상의 관측 및 파형의 분석 등을 할 수 있는 장치로 전자계측 분야에 많이 사용되고 있는 계측장비는?

① 유도형 계기   ② 오실로스코프
③ 가동철편형 계기   ④ 가동코일형 계기

Sol 오실로스로프(oscilloscope)는 반복되는 전기적인 현상이나 파형 등을 브라운관으로 직시할 수 있도록 한 장치로서, 저주파로부터 수백[MHz]까지의 전자 현상의 관측이나 전기적 양의 측정, 통신기기의 조정, 주파수의 비교, 변조도의 측정 등에 사용된다.

23 그림에서 $R_1=2[k\Omega]$, $R_2=3[k\Omega]$일 때 R_1 양단에 걸리는 전압은?

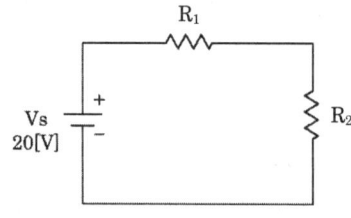

① 8[V]   ② 12[V]   ③ 13[V]   ④ 14[V]

Sol 합성저항(R_t)을 먼저 구하면

$R_t = R_1 + R_2 = 2 + 3 = 5[k\Omega]$

$I = \dfrac{V}{R_t} = \dfrac{20}{5 \times 10^3} = 4[mA]$

$V_1 = I \times R_t = 4 \times 10^{-3} \times 2 \times 10^3 = 8[V]$

24 나사에 대한 설명으로 틀린 것은?

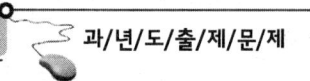

① 나사 크기는 나사의 바깥지름이다.
② 암나사에서의 골지름은 최대지름을 의미한다.
③ 안지름은 암나사의 최대지름이다.
④ 유효지름은 피치지름이라고도 한다.

Sol 나사의 명칭
① 피치 : 나사산에서 다음 나사산까지의 거리
② 리드 : 나사가 한 바퀴 돌 때 축방향으로 움직인 거리
③ 나사의 크기 : 바깥지름으로 표시
④ 바깥지름 : 나사의 크기를 나타내는 호칭치수라 하고, 이는 한국산업규격(KS)에 규정
⑤ 안지름 : 암나사의 산마루에 접하는 가상적인 원통의 지름
⑥ 골지름 : 수나사와 암나사의 골에 접하는 가상적인 원통의 지름
⑦ 나사산의 각 : 나사산의 단면 모양에서 나사산을 이루는 두 개의 빗변이 이루는 각

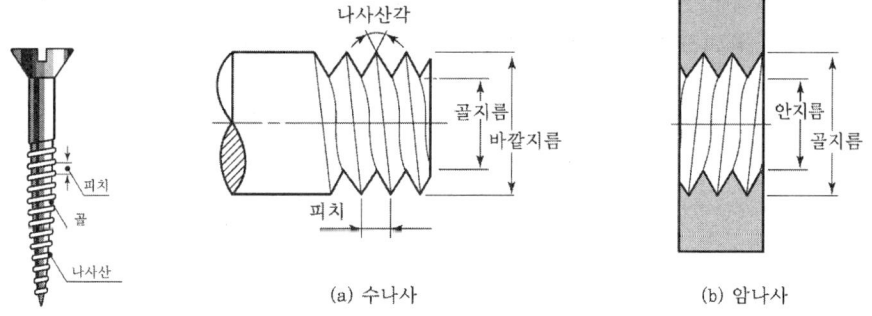

(a) 수나사 (b) 암나사

25 비트의 전송속도가 느리며, 시스템의 효율이 낮으나 잡음에 강한 모뎀의 전송방식은?
① 진폭 편이 변조   ② 진폭 위상 변조
③ 위상 편이 변조   ④ 주파수 편이 변조

Sol ① 진폭 편이 변조(Amplitude Shift Keying) : 디지털 심볼 신호(0 및 1 또는 다치 레벨)값에 따라, 반송파 진폭을 달리 대응(편이 변조)시키는, 대역통과 변조 형태의 디지털 변조 방식
② 위상 편이 변조(PSK) : 디지털 신호의 정보값에 따라 반송파 위상(Phase)을 변화시키는 편이 변조 방식
③ 주파수 편이 변조(Frequency Shift Keying) : 진폭은 일정하나, 여러 이산적인 주파수로 편이 변조하는 방식으로 반송파 순시주파수가 기저대역 디지털 정보신호에 따라 이산적으로 변화됨

26 운동을 전달하는 동력전달용 기계요소는?
① 와셔   ② 윤활유   ③ 미터나사   ④ 기어

🌟Sol 기계요소의 구분

① 결합용 기계요소 : 두 개 이상의 부품을 결합시키는 데 사용되는 것으로, 나사, 볼트, 너트, 핀, 키, 리벳 등
② 축용 기계요소 : 축 부분에 사용되는 것으로, 축, 베어링, 클러치, 커플링 등
③ 전동용 기계요소 : 운동이나 동력을 전달하는 데 사용되며, 마찰차, 기어, 링크, 풀리, 체인 등
④ 관용 기계요소 : 기체 및 액체 등의 유체 수송에 사용되며, 파이프, 파이프 이음, 밸브, 콕 등
⑤ 기타 기계요소 : 그 밖의 목적으로 사용되는 것으로, 스프링, 브레이크 등

27 A, B 두 개의 입력 모두 "1"이 아닌 경우에만 출력이 "1"이 되는 논리게이트는?

① AND   ② OR   ③ NAND   ④ NOR

🌟Sol 기본 논리 게이트의 종류

① AND 게이트 : 기본 동작원리는 모든 입력이 1일 때 출력은 1이 된다.

논리식 $F = A \cdot B$

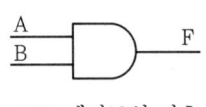

AND 게이트의 기호

A	B	F
0	0	0
0	1	0
1	0	0
1	1	1

AND 게이트의 진리치표

② OR 게이트 : 기본 동작원리는 모든 입력 중 하나만 1이어도 출력은 1이 된다.

논리식 $F = A + B$

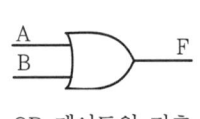

OR 게이트의 기호

A	B	F
0	0	0
0	1	1
1	0	1
1	1	1

OR 게이트의 진리치표

③ NAND 게이트 : AND 게이트의 부정형으로 입력이 모두 1인 경우에만 출력은 0이 된다.

논리식 $F = \overline{A \cdot B}$

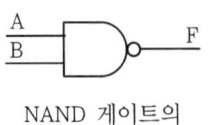

NAND 게이트의 기호

A	B	F
0	0	1
0	1	1
1	0	1
1	1	0

NAND 게이트의 진리치표

④ NOR 게이트 : OR 게이트의 부정형으로 입력이 모두 0인 경우 출력이 1이 된다.
논리식 F = $\overline{A+B}$

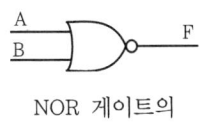

A	B	F
0	0	1
0	1	0
1	0	0
1	1	0

NOR 게이트의 기호

NOR 게이트의 진리치표

28 여러 가지 코일을 동일한 철심에 감은 것으로 전압의 변환 기능을 갖는다. 이것을 이용하여 전압을 높이거나 낮추는 데 사용하는 것은?

① 가변저항　　② 커패시터　　③ 전원 트랜스　　④ 다이오드

Sol ① 가변저항(Potentiometer)은 전자회로에서 저항값을 임의로 바꿀 수 있는 저항기이다.
② 축전기(capacitor, 커패시터) 또는 콘덴서(condenser)란 전기회로에서 전기 용량을 지녀 전기적 위치 에너지를 저장하는 장치이다.
③ 다이오드(diode)는 게르마늄이나 규소로 만들며 발광, 정류 특성 등을 지니는 반도체 소자를 말한다.
④ 전원 트랜스포머는 교류전압을 회로에서 필요로 하는 교류전압으로 높여 주거나 낮추어 주는 부품이다.

29 가장 일반적인 혈압의 측정으로 옳은 것은?

① 동맥혈압　　② 정맥혈압　　③ 뇌혈압　　④ 척추유압

Sol ① 혈압은 심장에서 내뿜어진 혈액이 혈관 속을 흐를 때 혈관의 벽에 가해지는 압력으로, 혈압은 우리 몸이 필요로 하는 산소와 영양분을 우리 몸의 각 부분에 공급할 수 있도록 혈액을 순환시키는 역할을 하므로 혈액이 순환되지 못하면 신체는 기능을 할 수 없다. 심장은 수축하여 혈액을 동맥 내로 펌프질하거나, 이완하여 전신을 순환하고 돌아오는 혈액을 받아들이는 두 단계의 운동을 하며 심장이 수축할 때 동맥의 측벽이 받는 압력을 최고혈압(수축기 혈압), 심장이 이완될 때 동맥의 측벽이 받는 압력을 최저혈압(이완기 혈압)이라고 하고 "최고혈압/최저혈압"으로 표시한다.
② 혈압은 대개 동맥혈압을 말한다. 동맥혈압이란 동맥(심장에서 온몸으로 나가는 피가 흐르는 혈관)의 벽에 미치는 피의 압력을 뜻한다. 즉, 혈압은 동맥혈관의 벽에 미치는 피의 압력을 말하며, 사람의 혈압은 시시각각으로 변하는데 심장이 한 번 뛰는 동안에도 혈압은 큰 차이가 있다. 그 중에서 심장이 수축하여 동맥혈관으로 피를 내보낼 때의 혈압이 가장 높은데 이때의 혈압을 수축기 혈압이라고 한다. 심장이 수축하여 피를 뿜어내리려면 반드시 심장이 늘어나서 정맥에서 피를 받아들여야 한다. 심장이 늘어나서 피를 받아들이는 시기에는 동맥혈관에 미치는 압력이 가장 낮은데 이때의 혈압을 이완기 혈압이라고

한다.

30 광전효과를 사용하여 빛을 감지하며 광전자 방출용 음극(photocathode)과 여러 개의 전자 방출용 전극인 다이노드(dynode), 2차 전자를 수집하는 양극의 플레이트(plate)가 진공관 안에 봉입된 구조로 이루어진 센서는?

① CDS 셀
② 광전관(phototube)
③ 포토다이오드(photodiode)
④ 광전자 증배관(photomultiplier)

Sol ① CDS 셀 : 황화카드뮴(CdS, cadmiumsulfide)의 광전도성을 이용한 수광 소자로 빛에 따라 저항값이 변화되는 특성을 이용한다.
② 광전관(phototube) : 물체에 빛을 쬐었을 때 물체에서 자유 전자가 방출됨을 이용하여 빛의 강약을 전류의 강약으로 바꾸는 장치
③ 포토다이오드(photodiode) : p-n 접합의 광기전력 효과를 이용해서 빛을 검출하는 광센서
④ 광전자 증배관(Photo Multiplier Tube : PMT) : 광전자가 고체에 충돌하면 고체 안의 전자에 에너지가 생겨 새로운 광전자를 증폭해서 양극으로 포착, 집성하여 고체 밖으로 튀어나오는 현상을 이용하여 광전류를 증폭하는 진공관
㉠ 구성
  • 신틸레이터(Scintillator)는 광전 증폭관을 사용하여 높은 에너지의 빛, 즉 X선이나 감마선을 측정하기 위해 사용되는 검출기의 일종으로, 광전증폭관과는 다른 계념이다. 하지만 X선이나 감마선을 측정하는 경우, 신틸레이터를 광전증폭관에 부착하여 사용한다. 이를 통해 높은 에너지의 광자가 신틸레이터와 반응하여 가시광선 영역의 광자 다발로 바뀌며, 이를 광전증폭관이 측정한다.
  • 광음극(photocathode) : 입사창의 안쪽 면에 반투명한 광전면이 있음. 광전자를 방출하는 역할. 광음극 재질 : low work function 물질인 알칼리 희토류 금속(K, Sb, Cs)의 혼합물
  • Dynode : 광전자를 증폭하는 역할. 10~14단의 dynode로 구성. dynode 재질 : BeO, MgO 등. dynode 간 인가 전압 : 50~250[V](anode 쪽 1~2단의 전압이 높음 → 전자의 feedback 방지), 광전자 증배율 : 10^6~10^8
  • 양극(=집전극) : 증폭된 전자를 수집하여 전기적 펄스로 내보내는 역할
㉡ 원리
  • 빛이 광전면에 충돌하면 광전면은 진공 중에 광전자를 방출한다. 이 광전자는 광전자 배증관의 집속 전극에 의해 전자 증폭부에 도입되어 2차 전자 방출에 의해 배증, 배증된 전자는 출력 신호로서 양극에 집적되는 현상이 일어난다. 이 과정을 반복하며 입사광 에너지(전자)를 점차 증가시킨다.
  • 2차 전자방출 효과 : 전자가 금속판 면에 부딪칠 때에 금속 표면의 전자가 튀어나오는 현상
㉢ 장점

- 높은 감도, 매우 약한 빛도 측정
- 파장영역 : 자외선~가시광(광전음극과 진공창 재질에 따라 결정)
- 사용 전압에 따라 반응속도와 선형성 등 특성은 변화

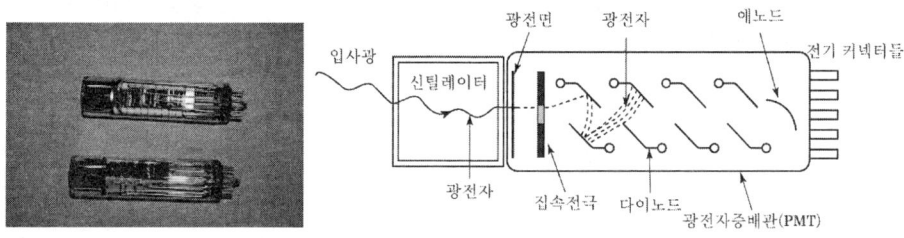

31 오실로스코프에서 출력된 sin파형의 한 주기가 5칸이었다면 오실로스코프의 Time/div가 20[μsec]이면 주파수는?

① 1[kHz]   ② 10[kHz]   ③ 20[kHz]   ④ 30[kHz]

Sol 주기(T)=한 주기×Time/div=$5 \times 20 \times 10^{-6} = 100 \times 10^{-6}$[sec]

주파수(f)는 $f = \dfrac{1}{t} = \dfrac{1}{100 \times 10^{-6}} = 10$[kHz]

32 전자유도로 발생한 전류에 의한 자계의 방향은 자계의 변화를 방해하는 방향으로 발생한다는 법칙은?

① 렌츠의 법칙   ② 패러데이의 법칙
③ 플레밍의 왼손법칙   ④ 앙페르의 오른나사법칙

Sol
- 렌츠의 법칙 : 전자유도에 의하여 생기는 기전력의 방향은 그 유도 전류가 만들 자속이 항상 원래의 자속의 증가 또는 감소를 방해하는 방향이다.(역기전력의 법칙)
- 비오-사바르의 법칙 : 전류에 의한 자기장의 세기를 결정한다.
- 패러데이의 법칙 : 전자유도에 의하여 생기는 기전력의 크기는 코일을 쇄교하는 자속의 변화율과 코일의 권수에 비례한다.(전자유도 법칙)
- 플레밍의 오른손법칙 : 도체가 운동하여 자속을 끊었을 때 기전력의 방향을 알 수 있는 법칙
- 플레밍의 왼손법칙(Fleming's left hand rule) : 자기장 안에 놓여 있는 도선에 전류가 흐를 때 도선이 받는 전자력의 방향은 왼손의 세 손가락을 서로 직각 방향으로 펼치고, 집게손가락은 자기장의 방향, 가운데 손가락은 전류의 방향으로 하고 엄지손가락의 방향이 전자력의 방향이다.

33 심장 내부에서 우심방과 우심실 사이의 근육성 막은?

① 삼첨판(tricuspid valve)   ② 반월판(semilunar valve)

③ 이첨판(bicuspid valve)　　　　④ 대동맥판(aortic valve)

Sol 삼첨판(tricuspid valve)
심장의 우심방과 우심실 사이에 있는 판막을 말하며, 오른 방실 판막이라고 한다. 세 장의 얇은 막과 건색(腱索)으로 되어 있으며, 우심방에서 우심실로 들어가는 혈액이 역류하는 것을 막아 주는 판막이다. 오른 방실 판막이라고 하는 이유는 좌심실에서 좌심방으로 대동맥의 혈액이 역류하는 것을 막는 역할을 하는 이첨판이라는 막이 있기 때문에 이와 구별하기 위하여 이렇게 부른다.

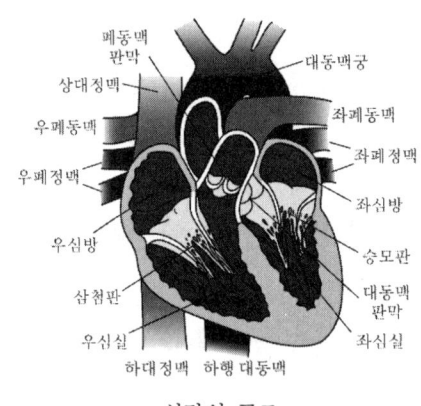

심장의 구조

34 물체에 힘을 가해 이동할 때 공급되는 에너지를 무엇이라고 하는가?

① 일(work)　　　　　　　　② 속도(velocity)
③ 토크(torque)　　　　　　 ④ 속력(speed)

Sol ① 토크(torque) : 어떤 힘이 가해지는 물체를 회전시키는 정도
② 속도(velocity) : 물체의 속력과 방향을 함께 나타내는 양
③ 속력(speed) : 물체가 얼마나 빨리 움직이는가를 나타내는 양
④ 일(work) : 물체에 힘이 작용하여 움직일 때, 힘과 변위의 곱으로 주어지는 물리량

35 보기의 내용이 설명하는 기계요소는?

> **보기**
> 1. 회전운동을 직선운동, 왕복운동, 요동운동 등으로 변환시키는 기계요소이다.
> 2. 특수한 둥근 모양이나 홈을 가지는 관이나 원통, 구 모양의 기계요소로 복잡한 운동을 전달한다.
> 3. 재봉틀, 내연기관, 놀이기구 등에 사용된다.

① 벨트　　　　② 키　　　　③ 스프링　　　　④ 캠

Sol ① 결합용 기계요소 : 두 개 이상의 부품을 결합시키는 데 사용되는 것으로, 나사, 볼트, 너트, 핀, 키, 리벳 등
② 축용 기계요소 : 축 부분에 사용되는 것으로, 축, 베어링, 클러치, 커플링 등
③ 전동용 기계요소 : 운동이나 동력을 전달하는 데 사용되며, 마찰차, 기어, 링크, 풀리, 체인, 벨트 등
④ 관용 기계요소 : 기체 및 액체 등의 유체 수송에 사용되며, 파이프, 파이프 이음, 밸브, 콕 등
⑤ 기타 기계요소 : 그 밖의 목적으로 사용되는 것으로, 스프링, 브레이크 등
※ 캠 : 기계의 회전 운동을 왕복 운동이나 진동 따위로 바꾸기 위한 장치. 회전축의 끝에 홈이 패어 있거나 특별한 모양을 가진 바퀴 같은 것(피동절)을 연결하여 회전시키고, 그것과 연결된 다른 축을 통해 운동 방향을 전환하여 전달한다.
 ① 단순한 운동을 더 복잡하나 일정한 운동으로 변환할 때 유용
 ② 자동공작기계·직조기·재봉틀·인쇄기 등 여러 기계에 필수적인 요소이다.
 ③ 캠에 난 홈에 피동절이 구속되지 않으면 스프링을 이용해 피동절과 캠을 접속시킨다.

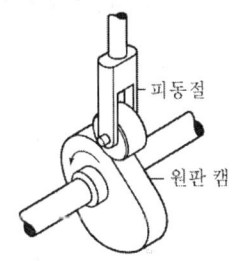

36 막전위에 대한 설명으로 옳은 것은?
① 이온이 세포막을 이동할 때 생기는 전기 화학적 변화로 신경세포막 안의 전압
② 이온이 세포막을 이동할 때 생기는 전기 화학적 변화로 신경세포막 밖의 전압
③ 이온이 세포막을 이동할 때 생기는 전기 화학적 변화로 신경세포막의 안과 밖의 전압차
④ 이온이 세포막을 이동할 때 생기는 전기 화학적 변화로 신경세포막의 안과 밖의 전위가 0일 때

Sol 이온을 띠는 두 용액이 막을 사이에 두고 접하여 있을 때 생기는 전위의 차이. 조성(組成)이 다른 용액이 막을 사이에 두고 접하여 있을 때 생기는 전위차. 보통 생물체의 반투성(半透性)인 세포막이나 세포 소기관의 안쪽과 바깥쪽 사이에 생기는 전위의 차이를 이른다.

37 신장의 사구체 여과에 대한 설명으로 틀린 것은?
① 혈액 속에 있던 액체 성분이 사구체벽을 통과하여 네프론의 보먼주머니로 이동하는 현상이다.

② 여과막은 사구체의 벽과 보먼주머니의 벽이다.
③ 물 전해질, 분자 직경이 작은 분자들은 쉽게 여과막을 통과하여 보먼주머니로부터 사구체로 이동한다.
④ 혈구와 단백질 같은 분자들은 너무 커서 여과막을 통과하지 못한다.

Sol 사구체(glomerulus)는 보먼주머니 안에 뭉쳐 있는 실타래 모양의 모세혈관으로, 콩팥의 내부 소기관 중 하나인 신소체(Renal corpuscle)를 구성한다. 지름은 약 0.1~0.2[mm]의 크기이며 삼투압에 의해 혈장성분의 일부가 사구체에서 보먼주머니로 밀려나감으로써 물질의 여과가 이루어진다. 이때 분자량이 작은 무기염류, 아미노산, 포도당, 요소, 물 따위가 함께 여과되며, 한편 적혈구, 단백질, 지방 등과 같이 분자량이 큰 물질은 여과되지 못한다. 여과된 물질은 보먼주머니와 연결된 세뇨관으로 이동한다.
- 사구체에서 보먼주머니 쪽으로 찌꺼기를 1차로 거르는 과정이다.
- 크기가 작은 물질은 모두 여과되며, 여과된 물질을 원뇨라고 한다.
- 여과되는 물질 : 물, 포도당, 아미노산, 무기염류, 호르몬, 요소
- 여과되지 않는 물질 : 혈구, 단백질 같은 크기가 큰 물질

38 전자식 직접 혈압측정 사용에 있어서 적절하지 않은 센서는?
① 압전 센서   ② 열전대 센서
③ 탄성게이지 센서   ④ 정전용량 센서

Sol ① 압전 센서 : 압전 물질에 압력이 가해지면 전위가 발생하고 전압을 가하면 변형이 생기며, 압전 물질을 이용하면 어떤 부위에서 일어난 변위나 압력변화에 의한 전위를 측정하며, 심음도, 혈압, 혈류, 초음파기기에 사용된다.
공식 : $Q=kF$ (여기서, Q : 전하량, F : 가해진 힘, k : 압전상수)
② 열전대 센서 : 2종의 금속선을 접합점을 가열(또는 냉각)시킬 때 제베크 효과로 인해 발생하는 열기전력을 이용한 온도 센서이다. 사용법을 잘못하면 측정오차를 일으키거나 단기간에 열화할 수 있다. 측정대상에 적합한 종류의 것과 정해진 온도 범위 내에서 사용하는 것이 필요하다.
③ 탄성게이지 센서 : 탄성계수 측정은 전도성 물질이 포함된 센서 시트의 저항 변화를 측정함으로써, 센서 시트와 대상물의 상대적인 강성의 차이에 따라 달라지는 저항 변화율을 이용하여 대상물의 탄성계수를 도출할 수 있다. 또한 센서 시트가 시트 형상으로 형성됨으로써, 대상물에 부착이나 설치가 용이하여 사용이 간편하다.
④ 정전용량 센서 : 신체 또는 물체가 접촉했을 때 발생하는 정전용량의 변화를 감지하여 동작하는 센서이다. 접촉할 면에 접촉할 때 발생하는 미세한 정전용량의 변화치와 설정치 간의 차이를 감지하여 최종 출력을 높낮이로 나타낸다.

39 심음을 측정하는 변환기는?

① 전자유량계　　　　　　② 차압식 유량계
③ 서미스터　　　　　　　④ 마이크로폰

🔸Sol 심장에서 발생한 소리(심음)는 흉벽에 전달되어 흉벽에 진동이 생긴다. 심음계(phonocardiograph)는 이 진동을 마이크로폰에 의하여 전기적 에너지로 변환시키고, 증폭기와 여파기(필터)를 거쳐 전자 오실로그래프의 작용으로 감광지에 기록한다. 마이크로폰과 흉벽이 공기를 사이에 두고 접하는 공기전도형과 마이크로폰이 직접 흉벽에 접촉되어 진동을 픽업하는 접촉형이 있다. 심음은 가청주파수 영역의 진동으로서 청진기를 이용하면 음으로 들을 수 있으며, 최근에 개발된 마이크로폰 등을 사용하여 신호처리나 객관적인 표시 등도 가능하다.
　① 심음은 신장 내의 급격한 압력의 변환에 의해 판막이 개폐될 때에 발생하는 지속시간이 짧은 음(협의의 심음)과 혈류에 의해 발생하는 지속성을 가진 음(심잡음)을 포함한다.
　② 심음검출에는 심음 마이크로폰이 사용되는데, 이는 심장의 소리를 전기신호로 변환해주는 장치이다.

40 의료기기법에서 정의한 "의료기기취급자"에 해당하는 것은?
① 병원 의공기사　　　　　② 동물병원 개설자
③ 의료기기회사 영업담당자　④ 의료기기 사용자

🔸Sol 「의료기기법」 제2조(정의)
③ 이 법에서 "의료기기취급자"란 의료기기를 업무상 취급하는 다음 각 호의 어느 하나에 해당하는 자로서 이 법에 따라 허가를 받거나 신고를 한 자, 「의료법」에 따른 의료기관 개설자 및 「수의사법」에 따른 동물병원 개설자를 말한다.
　1. 의료기기 제조업자　　2. 의료기기 수입업자
　3. 의료기기 수리업자　　4. 의료기기 판매업자
　5. 의료기기 임대업자

41 정류작용을 통해 발생한 맥류를 다시 완전한 직류로 변환시키는 회로를 무엇이라 하는가?
① 평활회로　　② 정류회로　　③ 클리퍼　　④ 클램퍼

🔸Sol 정류기의 출력 전압이나 전류 가운데 포함되는 맥류분(脈流分)을 감소하기 위하여 사용하는 저역(低域) 필터가 평활회로이다.

42 골 시멘트에 대한 설명으로 틀린 것은?
① 고형체 형성시간을 연장시키기 위해서 온도를 내린다.
② 피질골에 비하면 약하며, 깨지기 쉬운 물질이다.
③ 인공관절과 골을 접착하기 위해 사용한다.
④ 골수강 내 삽입 시에는 골과의 접촉을 강화해 강도를 증가시킨다.

Sol 생체조직 접착물질이란 피부, 연조직, 혈관이나 신경조직의 접착을 도와주고 골조직의 신속한 재생을 유도하는 생체재료를 말한다. 이러한 접착물질 중 특히 골 시멘트(bone cement)는 교통사고 등으로 인하여 흔히 발생하는 정형외과 영역의 복합골절 복원과 인공관절 수술 등에서 이용될 수 있으며, 치과에서는 재생 불량의 치아 상아질의 복원 등에 응용될 수 있다.

1. 외과용 골 시멘트는 손상된 뼈와 뼈 혹은 뼈와 임플란트(이식물, implant) 사이의 빈 공간을 채워주어 둘 사이를 고정하고 안정화시켜 주는 역할을 한다. 골 시멘트는 크게 액상 부분과 분말 부분으로 구성되어 있으며 실제 시술 시에는 두 부분이 혼합된 고점도의 액상 상태로 주사기 혹은 손을 이용하여 적용시킨다.

2. 골 시멘트의 접착력은 고점도의 액상 상태가 적용 부위에서 경화되면서 이루어지게 되는데, 이는 분말 부분에 함유된 중합 개시제가 액상 부분의 유기 매트릭스와 혼합되면서 이를 고분자 물질로 바꾸어주기 때문에 가능하다. 골 시멘트는 혼합과 적용, 경화의 전 과정이 대부분 10~30분 이내의 짧은 시간 안에 이루어진다는 점과 적용의 편리성으로 인해서 그 응용 범위가 넓다. 또한 수정이 요구되는 시술인 경우 임플란트의 교정 전에 제거가 용이하다는 것도 골 시멘트의 장점 중의 하나이다. 그러나 생체 적합성이 결여된 골 시멘트의 경우에는 열적, 화학적으로 뼈세포의 괴사를 야기하거나 뼈와 시멘트 사이에 형성된 표면막을 감염시키는 등의 생물학적 문제점을 가지고 있다. 특히 중합 시 수축으로 인한 해리 현상, 비영구적인 물성과 접착력으로 인해 수술 후 10년된 환자의 10% 정도가 재수술이 불가피하게 되는 경우도 있다.

3. 환자에게 적용된 골 시멘트는 실제 뼈의 부분으로서 존재하기 때문에 그것 자체의 강도가 뼈와 유사해야 하며 적용 부위에 따른 적절한 점도와 안정성 및 접착력이 우수하고 영구적이어야 한다. 또한 면역 또는 염증 반응을 수반하지 않으며, 높은 뼈 전도성으로 골 생성을 유도할 수 있어야 한다. 이와 같은 점에 착안하여 현재 골 시멘트의 화학적 조성, 액상과 분말의 혼합기법, 열적 및 기계적 성질과 함께 생체 적합성 등과 같은 요인들을 적절히 조절함으로써 골 시멘트가 가지고 있는 비영구적 성질, 물성 약화, 생체 내에서의 독성 등과 같은 문제점을 보완할 수 있는 방법이 연구되고 있다.

4. Poly(methyl methacrylate)(PMMA)계 골 시멘트의 특성 : PMMA계 골 시멘트는 1960년대, Sir John Charnley에 의해 뼈와 임플란트 사이의 접착제로서 처음 제시된 이래로 현재까지 가장 널리 사용되고 있는 생체 접착물질이다. 자기 경화형의 PMMA계 골 시멘트는 시술이 간편하며 뼈와 임플란트 사이에 가해지는 압력을 효과적으로 분배하여 환자의 통증 감소와 빠른 회복력을 유도한다. 그러나 PMMA계 골 시멘트는 초기의 강도와 접착력이 영구적이지 않다는 점과 뼈와 임플란트 사이로 새로운 조직이 침투됨으로 인한 무균성 해리 현상, 골 시멘트의 적용 시 발생하는 중합열로 인해 주변 세포가 괴사된다는 점, 일정 시간 경과 후의 단량체의 용출로 인한 세포 독성의 증가, 주위의 염증 반응 유발 등이 단점으로 지적되고 있다.

43 체열진단기 설치 환경으로 틀린 것은?

① 습도 0[%]~30[%]   ② 태양광선을 차단하는 적절한 커튼

③ 온도 23[℃]~25[℃]　　　　　　④ 공기 흐름이 적을 것

Sol 체열진단기 : 조직 이상이나 근육통증, 신경통증 등의 이상을 통증 부위를 컬러 영상으로 쉽게 보여주는 장비

체열진단기 설치 환경

① 혼자 촬영하기 위한 거리와 장비를 설치할 공간으로 가로 300cm, 세로 250cm 정도면 충분하다.
② 습도 30~60[%] 정도, 온도(23~25[℃]) 정도를 유지해 주는 것이 좋다.
③ 공기의 흐름이 적고, 난방기, 에어컨, 공조기 등으로 인해 환자에게 열원이 직접 가해지지 않게 한다. 에어컨이나 열원이 있을 경우 정확한 체열진단 결과에 영향을 준다.
④ 화학물질, 가스, 염분 등이 없어야 한다.
⑤ 태양광선을 차단하는 적절한 커튼이 설치되어야 한다.
⑥ 먼지가 없어야 한다.(카펫 설치 금지)
⑦ 파장이 비교적 짧은 형광등과 같은 조명기구를 설치한다.
⑧ 수평이 맞고, 진동이 없어야 한다.(상용전원 접지를 설치한다.)
⑨ 발열제품(전열기, 전기제품, 가습기)과 전자파 발생 제품을 격리한다.

44 독일의 뢴트겐이 발견한 것으로서 형광작용, 사진작용이 있고 불투명한 물질을 투과하는 성질을 이용한 의료영상 장비는?

① 자기공명 단층촬영장치(MRI, Magnetic Resonance Image)
② CT 촬영장치(Computed Tomography)
③ X-선 촬영장치
④ PACS(영상저장 전송시스템)

Sol 진단용 X-선 촬영장치(Diagnostic X-Ray system)는 X-선이 인체를 투과하면서 감쇠하는 정도를 측정하여 인체의 내부구조를 영상화하는 장치

㉠ X-선은 1895년 뢴트겐(W.C. Rontgen)이 우연히 발견한 것으로, 음극선과는 달리 전자기장의 영향을 받지 않고 매우 강한 투과력과 쉽게 반사나 굴절을 일으키지 않는 성질을 가지고 있으나, 그 당시로서는 정체를 파악할 수 없는 데서 비롯하여 X-선이라고 불렀다. 그 후 1912년 라우에(M.von Laue)의 이론적 예견에 따라 그의 제자들이 X-선 회절 실험 성공으로 X-선이 파동성을 갖는 전자기파의 일종임을 밝혔다.

㉡ 수십[pm]~수[nm] 정도의 파장을 갖는 전자기파인 X-ray는 투과성, 직진성으로 구분되는 특별한 성질을 갖고 있으며 이런 특징들을 이용하여 일반적으로 X-ray는 투과력이 좋기 때문에 피사체를 통과하지만 100[%] 통과하지는 않으며 반응하는 물질의 밀도에 따라 투과하기도 하고 흡수되기도 한다.

㉢ X-ray는 전자기파의 일종으로 우리 주변에서 많이 쓰이고 있다. X-ray는 사진작용, 형광작용, 이온화 작용을 일으키고, 진공 중에서는 빛과 같은 속도로 진행하며, 밀도가 높은 물질일수록 투과하지 못한다. 같은 파장의 X-ray라면 밀도가 높은 금속일수록 투과력이

약하다.

㉣ X-ray의 발생 원리 : X-ray는 진공상태인 X-ray 튜브 내의 필라멘트에 고전압을 걸어 주어 필라멘트로부터 방출된 전자가 표적(target)에 충돌함으로써 발생된다. 이때 표적에 충돌하는 전자의 에너지 중 대부분은 열로 소비되며 나머지 0.1[%]만이 X-ray로 변환된다. 표적으로는 보통 X-ray를 잘 발생시키는 Cr, Fe, Co, Ni, W 등의 high-Z material(고저항 재료)들이 사용된다. 표적에 충돌하는 전자는 원자핵의 전기장에 의해서 진행을 방해받는다. 이때 전자의 운동에너지 중 아주 작은 양이 X-ray 형태로 방사된다. 이 X-ray는 보통 연속적인 파장을 가지고 있기 때문에 연속 X-ray 혹은 제동 X-ray라고 한다. 한편 운동에너지의 다른 일부는 표적물질 원자 내에서 궤도에 잡혀 있는 전자를 쫓아내거나 높은 준위로 들뜨게 함으로써 에너지를 잃게 되며 이때도 높은 궤도로부터 낮은 궤도로 전자가 떨어지면 X-ray가 방사되는데, 이 X-ray는 궤도 간의 에너지 차에 의해서 특정한 파장을 갖게 된다. 이 X-ray를 특성 X-ray라고 부른다. 보통 연속 X-ray와 특성 X-ray는 아래 그림에서 보여지는 바와 같이 함께 나타난다는 것을 알 수 있다. 특성 X-ray는 전자 궤도 간의 에너지 차에 의해서 파장을 가지는데 그 파장은 표적으로 사용된 원소에 따라서만 다르며 X-ray 튜브에 걸어준 전압과는 관계가 없다.

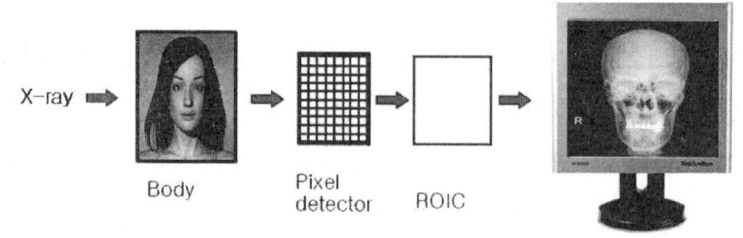

디지털 X-ray 영상 시스템

45 심실의 심근세포가 1분에 대략 300~600회 정도로 빠르고 불규칙한 수축에 의해 계속적으로 자극되어 가볍게 떨리는 현상을 무엇이라고 하는가?

① 심실세동 ② 심정지 ③ 심실성 빈맥 ④ 경흉저항

Sol ① 서맥(Bradycardia)은 심박수가 분당 60회 미만으로, 비정상적으로 느려진 상태를 말하며, 정상 심박수는 분당 60회에서 100회 사이이다.

② 조기수축(기외수축)이 발생하면 맥박이 정상으로 뛰다가 한 번씩 건너뛰는 현상이 나타난다. 이렇게 건너뛰는 맥박은 1분에 한두 번 또는 수십 번씩 다양하게 나타난다. 맥박이 건너뛴 다음에 나타나는 맥박은 정상맥박보다도 더 강하게 나타난다. 이때 심장은 건너뛰는 것이 아니라 조기수축을 하는데, 조기수축은 심장의 방출량이 너무 작기 때문에 맥박으로 전달이 안 되는 것이다. 이 조기수축은 심방에서 발생하면 심방성 조기수축, 심실에서 발생하면 심실성 조기수축이라고 한다.

③ 빈맥(Tachycardia)은 심박수가 분당 100회 이상인 상태로 빈맥은 갑상선 호르몬의 수치가 비정상으로 높아지는 갑상선항진증과 같은 내과적 문제나 갈색 세포종이라 불리는

부신 종양에 의해 발생할 수 있다.
- 동방결절(Sinoatrial node : S-A node) : 심장은 모든 부분이 스스로 박동할 수 있는 능력을 가지고 있지만 정상적인 인체 내에서도 매 박동의 시작과 활동전압의 전도는 특수 전도계에 의하여 일어나는데 그 시작 부위가 동방결절이다.
- 방실결절(Atrioventricular Node : A-V Node) : 심장의 전도계의 일부분으로 심장의 심방과 심실 사이에 위치하여 심실로 전달되는 심장의 전기적 신호의 기점이 됨

46 방사선 피폭선량 중 공간상으로 방출되는 방사선량의 강도를 나타내는 것은?

① 유효선량 ② 등가선량 ③ 조사선량 ④ 흡수선량

Sol ① 조사선량(Exposure dose)
  ㉠ 어느 장소의 감마선 또는 엑스선에 의한 공기단위질량당 생성된 전하량, 즉 쬠(照射)의 세기를 말하며 공기를 이온화(전리)하는 정도로 평가할 수 있다. 조사선량은 감마선 또는 엑스선이 공기를 쬐는 경우에 한하여 사용되며 다른 방사선이나 물질에 대해서는 사용되지 않는다.
  ㉡ 조사선량 단위로 예전부터 사용돼오던 것은 뢴트겐(기호 : R)이며, C/kg을 사용한다.
  ㉢ 1[R]은 1[kg]의 공기에 2.58×10[C]의 전하량을 생기게 하는 방사선량이다.
    $1[R] = 2.58 \times 10^{-4} [C/kg]$
  ㉣ 조사선량은 광자(Photon)에 국한하여 사용하며, 알파, 베타, 중성자선의 조사선량 측정에는 사용하지 않는다. 또한 광자가 통과하는 매질이 공기이어야 하며, 광자의 에너지에 3[Mev] 이하로 제한을 받는다.
② 흡수선량(Absorbed dose)
  ㉠ 방사선에 피폭되는 물질의 단위질량에 흡수된 방사선 에너지를 흡수선량이라고 한다. 흡수선량을 방사선의 종류나 물질의 종류에 관계없이 사용한다.
  ㉡ 흡수선량의 단위로 그레이(gray, 기호 : Gy)를 사용한다.
  ㉢ 물질 1[kg]에 1[J]의 에너지를 방사선으로부터 흡수하였을 때 이것을 1[Gy](=1[J/kg])라 한다. 과거에 사용하던 단위는 라드(rad)이며
    $1[rad] = 1/100[J/kg] = 1/100[Gy]$의 관계가 있다.($1[Gy] = 100[rad]$)
③ 등가선량(인체의 단일 장기나 조직에 방사선을 받을 때 사용 : Equivalent dose)
  ㉠ 인체가 방사선에 노출되어 방사선을 흡수했을 때 같은 흡수선량이라 하더라도 방사선의 종류나 에너지에 따라 인체가 받는 영향의 정도는 다르다. 방사선이 인체에 주는 위험도(리스크)를 같은 척도로 계산하여 방사선 방어의 목적으로 비교하거나 계산하기 위해 등가선량이라는 단위를 고안하였다. 등가선량과 흡수선량의 관계는 다음 식으로 주어진다.
    등가선량=흡수선량×방사선가중치
  ㉡ 방사선가중치는 방사선의 종류와 에너지에 의한 영향의 정도가 각기 다르다는 사실을 고려하여 만든 계수이다. 감마선, X선, 베타 입자에 의한 피폭일 때는 조직 및 장기의 방사선 하중치가 1.0이므로 흡수선량과 등가선량은 같은 값이다. 흡수선량의 단위로

서 그레이(Gy)를 사용했을 때 등가선량의 단위를 시버트(기호 : Sv)라 하며 과거에 사용하던 등가선량 단위인 rem(렘)과는 다음과 같은 관계를 갖고 있다.
1[Sv]=100[rem]

④ 유효선량(방사선을 온몸에 받을 때 사용 : Effective dose)
㉠ 등가선량을 인체 전체에 미치는 영향으로 환산하여 실용화한 양이다. 방사선의 인체에 대한 영향은 신체의 어느 부위에 방사선을 받았는가에 따라 다르다. 한 방사선을 전신에 골고루 맞는 경우와 어느 특정 부위에만 집중적으로 맞는 경우, 신체에 미치는 영향에는 큰 차이가 있다. 유효선량은 신체를 몇 개의 부위로 나누어서 각 부위에 받은 등가선량에다 조직가중계수를 곱한 것을 모두 합하여 얻을 수 있다. 단위는 등가선량과 마찬가지로 시버트(Sv)이다. 단위시간당의 유효선량을 유효선량률이라고 하며 시버트/시간으로 나타낸다.
㉡ 1뢴트겐(1[R])의 감마선 또는 엑스선을 인체의 외부로부터 받았다고 하면 흡수선량으로는 거의 1센티그레이(1[cGy])가 되며 전신에 받았다면 1센티시버트(1[cSv])의 유효선량이 된다.

47 생체에 대한 전류의 작용에 관한 설명으로 틀린 것은?
① 인체조직에서의 저항성 발열로 인한 열작용
② 이온의 이동에 따라 전류가 생기는 화학작용
③ 호흡 메커니즘에 의한 폐의 팽창과 수축작용
④ 전자기 유도에 의해 미약한 자기가 형성되는 자기작용

Sol 전류는 발열, 화학, 자기작용을 하며, 전류는 다른 형태의 에너지로 전환이 매우 쉽고 그 전환 효율이 다른 에너지에 비해 높기 때문에 일상생활에서 전기에너지를 많이 이용하고 있다.
① 발열 작용 : 인체조직에 전류가 흐르면 저항에 의해 열이 발생한다.
② 자기 작용 : 전류는 자기장을 만들며 자기장 속에서 전류는 힘을 받는다.
③ 화학 작용 : 전류는 각종 화학작용을 일으킨다.

48 환자감시장치에서 혈중산소포화농도(SpO_2) 측정에 사용되는 광원은?
① X-선 ② 자외선 ③ 적외선 ④ 감마선

Sol 혈중산소포화농도(SpO_2)는 동맥혈관 내 혈액의 적혈구에 산화 헤모글로빈의 농도 변화를 680[nm] 파장을 갖는 적색 발광 다이오드와 890[nm] 파장을 갖는 적외선 발광 다이오드, 이를 수신하는 광수신 포토 다이오드를 이용하여 체외의 말초기관에서 측정한다.

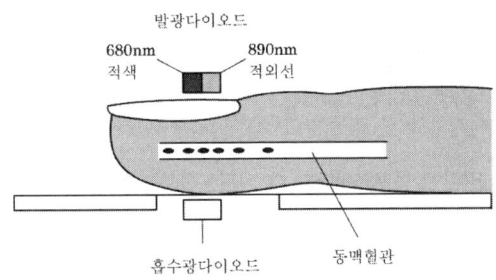

49 컴퓨터의 계산 속도를 나타내는 단위가 순서대로 나열된 것은? (단, 단위의 순서의 서열은 "늦음 → 빠름"의 형태로 표현한다.)

① $\mu s \to ms \to ps \to ns$
② $ms \to \mu s \to ns \to ps$
③ $\mu s \to ms \to ns \to ps$
④ $ms \to \mu s \to ps \to ns$

Sol • 밀리 : 10의 -3제곱(10^{-3}), 즉 0.001
• 마이크로 : 10의 -6제곱(10^{-6}), 즉 0.000001
• 나노 : 10의 -9제곱(10^{-9}), 즉 0.000000001
• 피코 : 10의 -12제곱(10^{-12}), 즉 0.000000000001

50 병원정보시스템(HIS)의 기대 효과로 틀린 것은?

① 진료 서비스 개선
② 자원관리의 효율성
③ 행정업무의 개선
④ 컴퓨터보조학습의 수월성

Sol 병원정보시스템(HIS, Hospital Information System)
의료기관의 진료, 진료지원, 영상정보, 접수・수납에 이르는 관리 업무를 전산화한 시스템

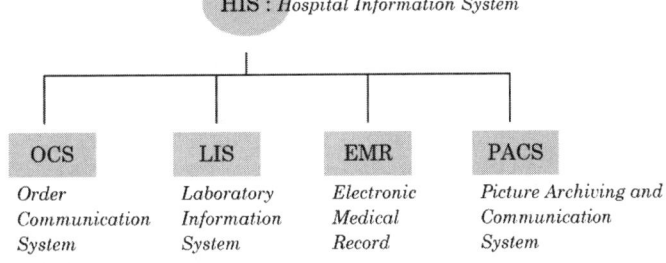

HIS의 특징
㉠ 높은 시스템 성능 : 서버, 네트워크, 클라이언트, 저장 장치 등의 높은 성능 요구
㉡ 시스템의 안정성 : 무정전 장치(UPS), 데이터베이스관리시스템(DBMS), 안정성, 방화벽(Firewall) 등의 안정성 요구
㉢ 신속한 정보전달 능력 : 진료과별, 부서별 요구정보에 대한 응용 프로그램의 빠른 처리 및 전송 능력 요구

㉣ 전문화된 정보관리 : 분야별 정보의 전문화, 표준화된 정보관리 체계 요구
㉤ 환자중심의 정보전달 체계 : 모든 정보의 시작과 끝이 병원중심이 아닌 환자중심의 정보 전달 체계 요구

51 인공심폐기를 사용함으로써 생길 수 있는 합병증이 아닌 것은?

① 급성신부전 ② 뇌졸중 ③ 부정맥 ④ 당뇨

Sol 인공심폐기(Heart-Lung-machine)

심장의 병변을 수술하기 위해서는 심장의 박동을 멈추고 심장 내부의 혈액을 비운 상태에서 수술해야 하는 경우가 대부분으로 심장을 정지시킨 상태에서 수술하기 위해서는 수술 중 생명을 유지하기 위하여 심장과 폐의 기능을 대신하여 주는 인공심폐기라고 하는 특수 의료 기기가 필요하다. 인공심폐기는 특수 제작된 튜브를 대정맥이나 심방에 연결하여 심장으로 유입되는 혈액을 체외로 받아낸 다음 인공폐의 구실을 하는 산화기에서 산소를 공급하고 펌프를 이용하여 대동맥에 삽입된 관을 통하여 다시 체내로 밀어넣어 주는 의료기기이다.

① 급성신부전 : 신장 기능이 갑자기 떨어지면 정상적으로 오줌을 만드는 것이 어려워진다. 그러면 체내의 노폐물 배출에 문제가 발생하고, 결국에는 체내의 수분과 전해질의 균형 이 깨져 신진대사에 문제가 발생하는데 이를 급성신부전이라 한다.

② 뇌졸중 : 뇌에 피가 제대로 흐르지 않아 일상적인 활동에 어려움이 나타나는 증상을 말한다.

③ 부정맥 : 심장근육이 스스로 지속적이고 반복적인 전기신호를 만들어 온몸에 혈액을 공급 해야 하는 데, 이 시스템에 변화가 발생하거나 기능에 이상이 생기면서 비정상적인 심장 박동이 발생하는 것을 부정맥이라 한다.

④ 당뇨 : 사람이 음식을 섭취하면 혈당이 상승하면서 인슐린이 포도당의 이동을 돕고, 혈당 이 떨어지면 글루카곤이 분비되어 간의 포도당 분해를 촉진시켜 혈당을 유지한다. 당뇨 는 이 과정에서 포도당이 완전하게 이용되지 못하고 혈중에 쌓이거나 선천적인 병으로 인해 인슐린이 부족하여 소변으로 당이 배출되는 현상을 말한다.

52 연성 내시경(flexible endoscope)의 구성 요소가 아닌 것은?

① CCD ② 광원 ③ 안테나 ④ 유리섬유

Sol 신체 내부를 직접 볼 수 있는 의료기구를 총칭하여 내시경(endoscope : 엔더스코프)이라 한다. 내시경은 굴곡되지 않는 경성 내시경(rigid endoscope : 리지드 엔더스코프)과 자유 롭게 굴곡시킬 수 있는 연성 내시경(flexible endoscope : 플렉시블 엔더스코프)으로 나눌 수 있다.

① 경성 내시경 : 내시경의 직경이 크기 때문에 관찰시야가 넓고 흡인 배출능력이 좋으나, 마취에 따른 문제, 삽입의 어려움, 천공의 위험 등의 단점이 있어 현재는 연성 내시경이 이용되고 있다.

② 연성 내시경 : 내시경은 조작부, 커넥터부, 삽입부(연성부), 만곡부(선단부/앵글부) 및

라이트가이드부 등으로 구성되어 있다. 관찰원리는 의료용 광원장치에서 제공되는 빛이 광섬유(또는 유리섬유)로 구성된 라이트가이드에 의해 삽입된 내시경의 선단부까지 전달되어 신체 내부의 구조를 의료용 영상출력기(비디오시스템, TV모니터장치 및 각종 내시경의 촬영장치) 처치기구와 조합시켜서 직장, S자결장부터 심부대장에 이르는 하부 소화관(또는 이관, 비인후두, 기관지, 복강 등 관찰부위를 기재함)을 관찰, 진단하는 데 사용하는 전자스코프(또는 파이버스코프)이다.

㉠ 커넥터부 : 라이트가이드, 흡인튜브, 전선 등이 내장되어 있다.
㉡ 삽입부 : 체내에 삽입하는 부분으로 이미지 및 라이트가이드 등이 조합되어 있다.
㉢ 만곡부(선단부) : 선단부는 CCD 카메라 및 이미지가이드 파이버가 연접되어 있고, 외측은 CCD 카메라 및 이미지가이드 파이버의 방수 및 보호목적으로 얇은 불소고무로 피복되어 있다.
㉣ 조작부 : 상기의 기능을 조작하는 부분이다.

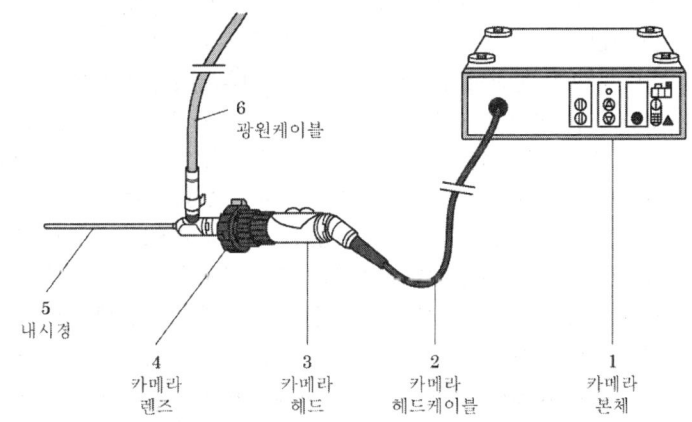

53 병원정보시스템과 관련이 없는 것은?

① DRG　　② EMR　　③ LIS　　④ OCS

🌟Sol ① OCS(Order Communication System) : 각종 의학정보 및 환자들의 진찰자료를 보관한 DB와 의사가 환자를 진단한 후 처방을 통신망을 통해 각 해당 진료부서로 전달해 주는 시스템이다. 이 시스템은 환자의 등록에서 진료, 수납까지 원내의 모든 데이터를 관리 전달하는 것은 물론 병원의 모든 행정을 효율적으로 관리할 수 있도록 하는 통합의료정보시스템이다.

② PACS(Picture Archiving and Communication System) : 1980년대 초기까지는 디지털 영상처리에 대한 하드웨어와 소프트웨어의 기술력 때문에 만족할 만큼 활성화되지 못하였다. 그러나 1990년대에 하드웨어와 소프트웨어의 발전으로 PACS의 도입이 본격적으로 시작되었다. PACS는 영상 획득부, 영상 저장부, 영상 전송부 및 영상 조회부로 구성된다.
　㉠ 최근 영상은 수초 이내에, 1년 이상의 과거영상은 수분 이내에 조회가 가능하다.

ⓒ 동시에 다른 곳에서 같은 영상을 조회할 수 있다.
ⓒ 화면 밝기, 측정, 확대 등 다양한 영상처리와 편의성을 제공
ⓔ 필름관리에 소요된 의료 인력을 효율적으로 재배치할 수 있다.
ⓜ 영상데이터 복수 보관 시 분실 또는 훼손 없이 영구적인 보관이 가능
ⓗ 필름 보관 장소, 암실, 관리인력 절감
ⓢ 공기오염, 폐기물 처리 문제의 해결과 신속하고 정확한 정보 검색으로 진보된 교육 및 연구 환경을 제공
ⓞ 타 병원과의 정보 교환이 용이하다.

③ DICOM : 1992년 RSNA(The Radiological Society of North America) 회의에서 처음으로 서로 다른 형태의 영상 정보를 가지는 장비들의 연결을 위하여 네트워크를 사용한 메시지 전송에 관한 규약을 통하여 시작되었으며, DICOM 표준안에서는 영상 자체에 관한 보안 표준은 아직 없으며, 암호화를 통한 기밀성 유지와 통신하는 두 컴퓨터 사이에서의 인증에 관한 부분에 대해서만 표준안을 만들었다.

④ EMR(Electronic Medical Record) : 전자 의료 기록 시스템(진료)을 말하는 것으로 처방 입력을 포함한 환자의 진료정보를 입력할 수 있는 시스템이다.

⑤ 진단검사의학시스템(LIS) : 진단검사의학과 검사정보의 전달 및 관리를 효율적으로 하기 위한 정보시스템으로서 검사의뢰로부터 결과보고에 이르기까지의 검사업무를 신속, 정확하게 처리하고 축적된 정보를 이용하여 진료와 연구에 이용할 수 있는 시스템이다.

⑥ HIS(Hospital Information System)는 병원의 이러한 시스템을 통틀어서 말하는 개념이다. OCS, EMR, DW, KMS 등을 포함한 병원에서 쓰는 모든 시스템을 포함한 통합의료정보시스템은 EMR뿐만 아니라 처방전달시스템(OCS), 의료영상저장통신시스템(PACS), 진단검사의학시스템(LIS) 등으로 구성된다.

⑦ 포괄수가제(DRG : diagnosis related groups)는 의료서비스의 양과 질에 관계없이 질병군(또는 환자군)별로 미리 책정된 정액진료비를 의료제공자에게 지불하는 제도이다. 이는 일반 재화 및 서비스와 마찬가지로 의료제공자가 생산하는 최종 생산물(product of hospital)을 거래 단위로 파악하려는 것이다. 예를 들면, 맹장염 혹은 백내장수술 등 일반적으로 보편화된 질병군에 대해 입원일수, 주사 및 검사의 종류 및 회수 등과 같은 진료내용에 관계없이 일정액의 진료비를 지급하는 것이다.

54 불대수의 기본 법칙으로 틀린 것은?

① $X + X = X$
② $1 + X = X$
③ $X \cdot Y = Y \cdot X$
④ $X + (YZ) = (X + Y) \cdot (X + Z)$

Sol ②의 경우는 $1 + X = 1$이 된다.

55 누설전류의 종류가 아닌 것은?

① 감지누설전류
② 접지누설전류

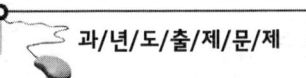

③ 외장누설전류   ④ 환자누설전류

Sol 「의료기기의 전기·기계적 안전에 관한 공통 기준규격」
2.5 전류
1. 접지누설전류 : 전원부에서 절연의 내부 또는 표면을 통해 보호접지선으로 흐르는 전류
2. 외장누설전류 : 정상적인 사용 시에 장착부를 제외하고 조작자 또는 환자가 접촉할 수 있는 외장 또는 외장의 부분에서, 보호접지선 이외의 도전접속을 통해 대지 또는 그 외장 외의 다른 외장 부분으로 흐르는 전류
3. 누설전류 : 기능과는 무관한 전류로서 접지누설전류, 외장누설전류 및 환자누설전류로 정의된다.
4. 환자측정전류 : 정상적인 사용 시 환자의 어느 한 장착부와 환자의 다른 모든 장착부 간에 흐르는, 생리적인 효과를 의도하지 않은 전류로서 예를 들면, 증폭기의 바이어스 전류, 임피던스 프레티스모그라피에 사용하는 전류를 말한다.
5. 환자누설전류 : 장착부에서 환자를 경유하여 대지에 흐르거나 또는 외부의 전원에서 환자에게 의도하지 않은 전압에 기인하여 환자로부터 F형 장착부를 경유하여 대지로 흐르는 전류

56 인공관절면의 마모에 의해 미립자가 떨어져 나와 생체반응을 일으킴으로써 점차 뼈가 녹아내리고 고정면이 느슨해지는 현상은?

① 골흡수 현상   ② 마찰계수저하 현상
③ 마모 현상   ④ 해리 현상

Sol 인공관절에 따르는 문제점
인공관절이 생체의 정상관절과 똑같이 안정적일 수는 없기 때문에 간혹 발생하는 수술 후 탈구나 심부 상처부위의 감염증으로 인한 기능 상실 등이 있으며, 이를 예방하기 위해 세심한 주의가 요구된다.
① 골 해리(bone dissociation) : 인공관절의 고정부가 마모되거나 느슨해져 불안정해지는 현상
② 골 흡수(bone resorption) : 골 조직에서 칼슘이 빠져나가 뼈에 구멍이 나고 부서지기 쉽게 되는 현상
③ 골 마모(bone wear) : 뼈의 마찰 부분이 닳아서 손상되는 현상

57 재택의료기기로 진단할 수 있는 항목이 아닌 것은?

① 안구의 안압   ② 혈당
③ 혈압   ④ 혈중산소포화농도

Sol 원격진료란 혈압, 혈당 수치가 안정적인 고혈압, 당뇨 등 만성질환자 및 상당기간 진료를 계속 받고 있는 정신질환자, 거동이 어려운 노인·장애인, 독서벽지 등 주민, 군, 교도소

등 특수지역 환자, 병-의원 방문이 어려운 가정폭력 및 성폭력 피해자, 입원하여 수술 치료한 이후 추적관찰이 필요한 재택환자 등 병의원 이용이 어려워 의료 접근성이 떨어지는 환자들로 의학적 위험성이 낮고 상시적인 질병 관리가 필요한 환자가 의사와 직접 대면하지 않더라도, IT를 이용하여 멀리 떨어져 있는 환자의 질병을 관리하고, 진단하며 처방 등을 하는 것으로, 상시적인 질병관리가 가능하고 의료접근성이 더 좋아질 것으로 기대된다.

※ 재택진단기기 : 원격진단기(Telemedicine System)는 원격지 또는 재택 환자와 병의원의 의료진 사이 화상대화 같은 시진과 청진을 하거나 일괄 송신하고 환자의 임상자료를 토대로 기초적인 의료행위를 할 수 있는 시스템으로 혈당, 혈압, 체중, 심전도 등을 진단한다.

58 보기 진리표의 결과를 가지는 논리식은?

보기

A	B	Y
0	0	0
0	1	1
1	0	1
0	0	0

① $Y = A \cdot B$
② $Y = A \oplus B$
③ $Y = \overline{A} \cdot \overline{B}$
④ $Y = \overline{A} \oplus \overline{B}$

Sol EOR 게이트

기본 동작원리는 입력이 모두 같을 때 논리 0이 되고, 다를 때는 논리 1이 된다.

논리식 $Y = A \oplus B$

59 인체 안에 1년 이상 이식되는 의료기기 중 추적관리대상 의료기기가 아닌 것은?

① 이식형 인공심장 박동기
② 이식형 심장 충격기
③ 전동식 이식형 의약품주입펌프
④ 이식형 임플란트 치아

Sol 추적관리대상 의료기기 지정에 관한 규정

제2조(지정) 추적관리대상 의료기기의 지정대상은 다음 각 호와 같다.

1. 인체 안에 1년 이상 삽입되는 의료기기
   가. 실리콘겔 인공유방
   나. 이식형 심장충격기용 전극
   다. 인공측두하악골관절
   라. 특수재질인공측두하악골관절
   마. 인공안면아래턱관절
   바. 특수재질인공안면아래턱관절
   사. 혈관용 스텐트(복부대동맥 및 흉부대동맥 스텐트그라프트에 한한다.)
   아. 관상동맥용 스텐트(복부대동맥 및 흉부대동맥 스텐트그라프트에 한한다.)
   자. 장골동맥용 스텐트(복부대동맥 및 흉부대동맥 스텐트그라프트에 한한다.)

차. 심리요법용 뇌용 전기자극장치(이식형에 한한다.)
카. 발작방지용 뇌전기자극장치(이식형에 한한다.)
타. 진동용 뇌전기자극장치(이식형에 한한다.)
파. 이식형 통증완화전기자극장치
하. 이식형 통증제거용 전기자극장치
거. 이식형 전기자극장치용 전극(차목부터 하목까지의 의료기기에 사용되는 전극에 한한다.)
너. 보조심장장치
더. 횡격신경전기자극장치
러. 중심순환계인공혈관
머. 비중심순환계인공혈관
버. 콜라겐사용인공혈관
서. 헤파린사용인공혈관
어. 윤상 성형용 고리
저. 이식형 인슐린주입기
처. 유헬스케어 이식형 인슐린주입기
커. 이식형 말초신경무통법전기자극장치
터. 이식형 보행신경근전기자극장치
퍼. 이식형 요실금신경근전기자극장치
허. 이식형 척추측만증신경근전기자극장치
고. 혼수각성용 미주신경전기자극장치
노. 경동맥동신경자극장치
도. 이식형 전기배뇨억제기
로. 척수이식배뇨장치
모. 인공심장박동기 리드어댑터
보. 이시형 인공신장박동기수리교체재료
소. 특수재질인공엉덩이관절
오. 특수재질인공무릎관절
조. 특수재질인공어깨관절
초. 특수재질인공손목관절
코. 특수재질인공팔꿈치관절
토. 특수재질인공발목관절
포. 인공엉덩이관절(관절 접촉면이 모두 금속 재질인 경우에 한한다.)

2. 생명유지용 의료기기 중 의료기관 외의 장소에서 사용이 가능한 의료기기
   가. 저출력심장충격기
   나. 고출력심장충격기
   다. 호흡감시기(상시 착용하는 것에 한한다.)

60 치료용 초음파기기에서 사용되는 진동주파수의 범위는?

① 100~200[Hz]
② 0.5~1[kHz]
③ 0.5~5[MHz]
④ 10[MHz] 이상

Sol 초음파는 1초에 17[kHZ]~20[kHZ] 이상의 진동수를 지닌 음파를 말한다. 저음파는 16~20[HZ] 이하, 음파는 16/20[HZ]~17/20[kHZ] 이하, 초음파는 17[kHZ]~20[kHZ], 극초음파는 100[MHZ] 이상을 말한다.
초음파는 치료목적 및 산업, 군사 등 다양한 분야에서 활용되고 있으며, 치료목적의 초음파는 0.5[MHZ]~5[MHZ] 범위를 사용한다. 즉, 이 외의 범위에서의 초음파는 치료목적으로

부적합하고 경우에 따라서는 위험하다.

주로 치료목적으로 사용되는 초음파 주파수는 0.75[MHZ], 0.87[MHZ], 1.0[MHZ], 1.5[MHZ], 3[MHZ] 등의 주파수가 사용되며, 그 이하의 음파는 치료 및 관리에 있어 무의미하다.

초음파의 효과와 기능은 초음파의 주파수, 관리 시간, 맥동률, 강도 등에 따라 차이가 나타난다.

01	02	03	04	05	06	07	08	09	10
①	②	④	②	④	①	②	②	①	③
11	12	13	14	15	16	17	18	19	20
④	③	①	③	③	④	②	③	①	④
21	22	23	24	25	26	27	28	29	30
②	②	①	③	④	④	③	③	①	④
31	32	33	34	35	36	37	38	39	40
②	①	①	①	④	③	③	②	④	①
41	42	43	44	45	46	47	48	49	50
①	④	①	③	①	③	③	③	②	④
51	52	53	54	55	56	57	58	59	60
④	③	①	②	①	④	①	②	④	③

2015 제4회 과년도출제문제

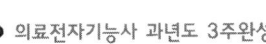
의료전자기능사 과년도 3주완성

01 수축기 혈압이 150[mmHg]이고 이완기 혈압이 90[mmHg]로 추정되는 환자의 혈압을 오실로메트릭(oscillometric) 측정법으로 측정할 때 압박대(cuff)의 가장 적절한 초기 압력값은??

① 90[mmHg]　　② 180[mmHg]　　③ 120[mmHg]　　④ 150[mmHg]

Sol 혈압은 심장에서 내뿜어진 혈액이 혈관 속을 흐를 때 혈관의 벽에 가해지는 압력을 말한다.
① 수축기 혈압과 이완기 혈압을 기록하되, 통상적으로 수축기 혈압을 먼저 기록한다. 150/90[mmHg]는 수축기 혈압이 150[mmHg], 이완기 혈압이 90[mmHg]임을 의미한다.
② 압력은 평상시 자신이 수축기 혈압보다 30~40[mmHg] 정도 더 올린다.
③ 커프(cuff)에 공기를 천천히 넣으면 정확한 혈압이 측정되지 않는다.
④ 고무펌프의 밸브를 열어서 초당 2~3[mmHg] 정도로 커프(cuff)의 압력을 감소시킨다. 밸브를 너무 많이 열면 압력이 빨리 감소되어 정확한 혈압을 읽을 수 없다.
⑤ 혈압을 다시 재려면 위와 같은 방법으로 2~3분 후에 다시 측정한다.

02 초음파의 진단방식 중 펄스에코 방식이 아닌 것은?

① A-mode　　　　　　　　② B-mode
③ M-mode　　　　　　　　④ Doppler mode

Sol 의료 초음파는 초음파를 이용해 근육, 힘줄, 그리고 많은 내부 장기들, 이들의 크기, 구조와 병리학적 손상을 실시간으로 단층 영상으로 가시화하는 진단 의료 영상 기술이다. 자기공명 영상(MRI)이나 엑스선 전산화 단층 촬영(CT)에 비해 가격이 저렴하고 이동이 용이하여 널리 사용되고 있다.
① A 모드 : 반사된 신호를 표현하기 위한 방법은 여러 가지가 있지만, A(amplitude : 진폭) 모드와 B(brightness : 밝기) 모드가 주로 쓰인다. 초음파는 직진성이 뛰어나 음향 임피던스가 다른 두 물질 사이의 경계면에서 반사가 일어나 그 반사파를 수신할 때까지의 시간을 바탕으로 물질까지 위치를 계산할 수 있다. 물질까지의 거리를 가로축에 두고 반사된 에코의 진폭을 세로축에 둔 그래프가 A 모드 영상이다. 원리는 중요하지만, A

모드는 실제 검사에는 별로 사용되지 않는다.
② B 모드 : A 모드는 반사된 신호의 진폭과 위치를 표시하지만, 이 진폭을 점의 밝기로 표시한 것이 B 모드이다. 1개의 초음파 빔은 1차원 영상밖에 구성할 수 없지만, 여러 초음파 빔을 발생시키면 2차원 그림을 만들 수 있다. 단순히 초음파 검사라고 하면 B 모드를 가리키는 경우가 많다.
③ M 모드 : M(Motion : 움직임) 모드는 초음파 반사의 신호가 변화하는 것을 영상화하는 검사이다. 심장 밸브나 심근의 움직임 등 움직임이 있는 부위가 변하는 모습을 실시간으로 관찰할 수 있기 때문에 도플러 초음파와 마찬가지로 심장 초음파에 많이 쓰인다.
④ 도플러 영상 : 도플러 효과에 의해 반사된 음파의 주파수가 변화하는 것을 이용하여 물체가 프로브에 접근하고 있는지 멀어지고 있는지를 판정해 이미지상에 나타낼 수 있다. 도플러 영상에는 특정 위치의 초음파 빔의 주파수 변화를 교류로 변환해 그래프로 나타내는 도플러 모드와 B 모드 이미지에 지정된 영역에서의 유속 변화를 색으로 표현하는 컬러 도플러 모드가 있다. 특히 심장 초음파에서 심장의 혈류를 평가하는 데 유용하다.
⑤ 컬러 도플러는 적색 이동, 청색 이동이 각각 멀어지고 가까워지는 도플러 효과를 나타내지만, 의료용 기기에서는 반대로 적색이 가까워지는 것, 청색이 멀어지는 것을 표시한다.

03 다음 회로의 명칭으로 옳은 것은?

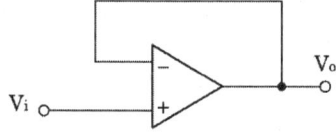

① 전압 폴로워회로
② 비반전 전압증폭회로
③ 반전 전압증폭회로
④ 적분회로

Sol 전압 폴로워(Voltage follower) 회로이며, $A_V(V_s - V_o) = V_o$, $V_o = \dfrac{A_V}{1+A_V} \cdot V_s$ 에서

$A_V = \infty$ 이므로 $V_o = V_s$, $\therefore A_{Vf} = \dfrac{V_o}{V_s} = 1$

04 라디오 같은 동조회로의 특수 분야에 사용되며 출력 신호에 포함된 고조파를 제거하기 위하여 공진부 부하를 사용하는 것은?

① A급 증폭기
② B급 증폭기
③ C급 증폭기
④ Z급 증폭기

Sol C급 증폭기는 B급 증폭기보다 동작점을 음(−)으로 잡아 출력 전류는 반주기 미만의 사이에서만 흐르도록 한 것으로, B급과 함께 부하에 동조 회로를 접속하여 그 공진성을 이용해 출력 파형도 입력 파형과 같은 정현파를 얻을 수 있어 고주파 전력증폭에 쓰인다.

05 생체 유량 계측 중 혈류의 측정에서 Thermo-dilution technique의 설명으로 틀린 것은?

① 반복측정 불가능
② Dye 대신 0~4[℃]의 찬 물을 우심방으로 주입
③ 온도 curve로부터 CO(cardiac output)를 계산(dye 방식과 유사)
④ Swan-Ganz catheter를 폐동맥에 위치시킨 후 혈액온도 측정

Sol CO(Cardiac Output) : 1분 동안에 좌심실이 대동맥으로 박출하는 혈액량, 대동맥 혈류와 동일(정상 성인 : 약 5[l/min]) 산소의 질량 보존원리에 입각하여 흡식 및 호식 공기 중의 산소농도와 1분당 호흡량(minute ventilation)

※ 혈류의 측정
① 픽스법(Fick's technique)을 이용한 CO(Cardiac Output)의 측정 : 동맥 및 정맥혈액의 산소농도를 측정하여 CO를 계산하며, 측정변수가 여러 개이므로 다소 부정확하다.
② Indicator dilution technique을 사용한 CO(Cardiac Output)의 측정
  ㉠ 염료 희석법(Dye dilution technique) : 말초 정맥(Peripheral vein)으로 염료(dye) 용액을 bolus injection 혈액 흐름에 따라 염료가 흘러가며 희석되고 희석되는 정도는 혈류에 관계 동맥혈액을 연속적으로 추출, 염료 농도를 계측하여 염료곡선을 작성하며, 염료의 대사속도가 늦기 때문에 반복측정이 어렵다.
  CO=주입한 염료의 질량(m)/염료곡선(dye curve)의 면적(S)
  ㉡ 온도 희석법(Thermo-dilution technique) : 염료 대신 0~4[℃]의 찬 물을 우심방으로 주입하고 Swan-Ganz catheter를 폐동맥에 위치시킨 후 혈액 온도를 측정하며, 온도 곡선으로부터 CO를 계산(염료 희석 방식과 유사)하며, 반복측정이 용이하다.

06 생체신호에 대한 설명으로 틀린 것은?

① 혈압, 체온, 호흡 등도 전기적인 신호로 구분한다.
② 생체는 전기를 발생시키는 무수한 세포들을 가지고 있다.
③ 생체 내에 존재하는 신경, 근육들의 전기화학적 작용에 의해 만들어진다.
④ 심전도, 뇌전도 등이 대표적인 예이다.

Sol 생체신호의 종류

1. 생체전기신호
   ① 생체전기신경세포나 근세포에 의해 발생되는 활동전위를 센서(전극)를 이용하여 측정
   ② 센서 주변에 분포한 많은 세포의 활동에 의해 발생되는 전계를 전류 전압형태로 표시
   ③ 의료분야에서 진단에 많이 사용
   ④ 심전도, 뇌전도, 안구전도, 근전도 등이 있다.

2. 생체 임피던스 신호
    ① 미약한 전류를 인체 피부 또는 조직에 주입하여 조직 임피던스와 전류에 의해 만들어진 전압 강하를 측정하는 신호
    ② 인체의 구성, 내분비계 및 신경활동 등에 대한 중요한 정보를 제공
    ③ 임피던스법-심박출량계, 체지방 측정기 등
3. 생체음향신호
    ① 역학적 특성에 따라 발생하는 음향잡음을 측정한 신호
        ㉠ 심장에서 혈액의 흐름은 심장판막 또는 혈관의 역학적 운동을 통해 음향신호 발생
        ㉡ 폐와 기도에서의 공기의 흐름은 역학적 운동을 통해 음향신호 발생
        ㉢ 내부 소화기 계통의 장기나, 관절부위의 관절낭에서도 음향신호가 발생
    ② 음향신호는 마이크로폰 등을 이용하여 체표면에서 측정
    ③ 심음계, 청진기 등
4. 생체자기신호
    ① 심장, 뇌, 척수, 위 등에서 발생하는 미세한 자장신호 및 자장분포를 고감도 자장센서를 사용하여 측정하는 신호
    ② 인체 내의 활동 전류에 주변매질에 의한 영향이 생체전기신호에 비해 적다.
    ③ 뇌 또는 심장의 내부에서 일어나는 활동전류의 미세한 변화를 정밀하게 측정
    ④ 심자도, 뇌자도 등
5. 생체역학신호
    ① 생체시스템의 기계적 운동을 다양한 트랜스듀서를 이용하여 측정하는 신호
    ② 기계적 운동현상은 전기적, 자기적 신호와 달리 전파되지 않는 특징을 가진다.
    ③ 생체역학신호의 측정을 위해서는 운동발생지점에서 정확한 측정이 필요하다.
6. 생화학신호
    ① 살아 있는 생체조직이나 샘플로부터 화학적으로 측정되는 정보이다.
    ② 생체 내부의 다양한 이온분포, 가스 분압 등을 측정
    ③ 임상병리과 및 마취과에서 사용되는 장비들에 사용

07 회로의 일부분을 대지에 도선으로 접속하여 영전위가 되도록 하는 것으로 옳은 것은?

① 전압　　　　② 기전력　　　　③ 전위차　　　　④ 접지

Sol ① 전압 : 회로 내에 전류가 흐르기 위해서 필요한 전기적인 압력
② 기전력 : 전류를 연속해서 흘리기 위해 전압을 연속적으로 만들어 주는 힘
③ 전위차 : 전기통로에서 임의의 두 점 간의 전위의 차
④ 접지 : 회로의 일부분을 대지에 도선으로 접속하여 영전위가 되도록 하는 것

08 금속저항 온도계에 큰 전류를 흘려서는 안 되는 이유로 가장 적합한 것은?

① 습도에 의한 변형이 발생

② 외부 온도 변화에 반응할 수 없기 때문
③ 브리지 회로의 사용
④ 줄열의 발생으로 회로의 가열

Sol 저항 온도계(resistance thermometer)
물질의 전기저항이 온도에 따라 변하는 성질을 이용한 온도계. 백금줄, 니켈줄, 구리줄과 같은 금속줄을 쓴 것(금속저항온도계)과 열저항과 같은 반도체를 쓴 것(반도체저항온도계)이 있다. 도체의 전기저항은 온도가 높아질수록 커지지만 반도체의 전기저항은 작아진다. 반도체저항온도계에서는 도선저항이나 접촉저항을 무시할 수 있으므로 직접 저항을 잴 수 있다. 공업부문에서는 온도눈금이 새겨져 있는 비율계나 자동기록온도계가 많이 쓰인다.

09 아날로그 신호에 대한 설명으로 옳은 것은?
① "0"과 "1"로 구성된 이산적인 데이터
② 음성과 같은 이산적인 변이형태를 지닌 생체신호
③ 전압과 시간에 의존하여 이산적으로 변화하는 물리량
④ 전압과 전류가 시간에 의존하여 연속적으로 변화하는 물리량

Sol 아날로그 신호와 디지털 신호
① 아날로그 신호
  ㉠ 전압과 전류의 시간에 의존하여 연속적으로 변화하는 물리량에 대한 표현
  ㉡ 음성과 같은 연속적인 변이형태 또는 센서에 의해 감지되는 생체신호 등과 같이 연속적인 값
  ㉢ 아날로그 신호는 여러 개의 정현파로 이루어짐
② 디지털 신호
  ㉠ 0과 1로 구성되는 이산적인 데이터값

10 청진기를 통해 들을 수 없는 것은?
① 제1심음   ② 제2심음   ③ 제3심음   ④ 제4심음

Sol 심음(Heart Sound)은 심장판막의 개폐에 따라 발생한 진동 에너지가 흉벽을 통해 전달되어 나는 소리로, 기본적인 심음은 4개로 분류되며, 다음과 같은 특징이 있다.
① 제1심음(S1, first heart sound) : 심실수축기 초에 삼첨판과 승모판의 폐쇄(QRS 간격) 시 혈액이 판막 벽에 부딪쳐 발생되는 진동음으로, 낮고 둔한 저음이다.
② 제2심음(S2, secondary heart sound) : T파 이후에 나타나며, 대동맥 판막과 폐동맥 판막의 폐쇄 시 혈액이 판막 벽에 부딪쳐 발생되는 진동음으로, 짧고 고음이다.
③ 제3심음(S3) : 제2심음 후 0.12~0.16초 사이의 심장 이완기에 빠른 속도로 심실에 혈액이 충만되는 소리로, 아주 약하고 짧은 음(청진상 듣기 어려움)으로 어린이나 젊은 사람에만 있다.

④ 제4심음(S4) : P파 후에 뒤따르는 심방의 분마성 리듬(arterial gallop)으로 보통 청진상으로 청취 곤란하다.

11 생체신호와 측정전극이 틀린 것은?
① 뇌전도는 표면전극으로 측정
② 근전도는 표면전극으로 측정
③ 심음도는 표면전극으로 측정
④ 안구전도는 표면전극으로 측정

🔑 Sol 심음은 가청주파수 영역의 진동으로서 청진기를 이용하면 음으로 들을 수 있으며, 최근에 개발된 마이크로폰 등을 사용하여 신호처리나 객관적인 표시 등도 가능하다.
① 심음은 심장 내의 급격한 압력의 변환에 의해 판막이 개폐될 때에 발생하는 지속시간이 짧은 음(협의의 심음)과 혈류에 의해 발생하는 지속성을 가진 음(심 잡음)을 포함한다.
② 심음 검출에는 심음 마이크로폰이 사용되는데, 이는 심장의 소리를 전기신호로 변환해주는 장치이다.

12 동맥에서 발생하는 맥파의 종류가 아닌 것은?
① 혈류맥파   ② 직경맥파   ③ 심음파   ④ 압맥파

🔑 Sol ① 심장은 수축하면서 혈액을 전신으로 뿜어내고, 이완하면서 혈액을 다시 심장에 채운다. 이 과정에서 혈관이 받는 압력을 혈압이라고 하고, 혈압은 다시 수축기 혈압과 이완기 혈압으로 나눈다.
② 맥압은 수축기 혈압에서 이완기 혈압을 뺀 값을 말한다.
③ 혈압은 심장에서 내뿜어진 혈액이 혈관 속을 흐를 때 혈관의 벽에 가해지는 압력으로 우리 몸이 필요로 하는 산소와 영양분을 우리 몸의 각 부분에 공급할 수 있도록 혈액을 순환시키는 역할을 하므로 혈액이 순환되지 못하면 신체는 기능을 할 수 없다. 심장은 수축하여 혈액을 동맥 내로 펌프질하거나, 이완하여 전신을 순환하고 돌아오는 혈액을 받아들이는 두 단계의 운동을 하며 심장이 수축할 때 동맥의 측벽이 받는 압력을 최고혈압(수축기 혈압), 심장이 이완될 때 동맥의 측벽이 받는 압력을 최저혈압(이완기 혈압)이라고 하고 "최고혈압/최저혈압"으로 표시한다.
㉠ 혈류맥파 : 동맥부위에서 심장의 박동에 의해 분출된 혈액의 흐름을 파형화한 것
㉡ 직경맥파 : 심장의 박동에 의해 변화되는 일정 부위에서의 혈관직경 변화를 파형화한 것
㉢ 압맥파 : 대동맥에서 혈액의 방출에 의해 발생되어 동맥벽을 따라서 인체에 전달되는 혈관 압력을 파형화한 것

13 측정값이 정확하고 값이 저렴하지만 측정기술이 요구되고, 휴대가 불편한 간접혈압계는?
① 디지털혈압계   ② 아네로이드혈압계
③ 수은혈압계   ④ 자동혈압계

🔑 Sol 혈압계는 아날로그형 수은계 혈압계와 전자혈압계로 나누며, 수은혈압계의 경우 구조가 단

순하다는 장점이 있지만, 기술이 요구되므로 사용법이 미숙할 경우 부정확한 결과를 얻을 수 있고, 전자혈압계의 경우 혼자서 측정이 용이하고 숫자로 표시되어 편리하지만, 측정 시 환자의 움직임이나 자세에 영향을 많이 받는다.

14 활동전위(Action Potential)가 발생하기 직전에 일어나는 일은?

① K^+이 막 외부로 유출됨
② Na^+이 막 안쪽으로 유입됨
③ 막전위 재분극화가 일어남
④ 막 안쪽과 바깥쪽의 전위차가 커짐

Sol 0단계에서는 Na 채널의 빠른 유입으로 인해서 가파른 곡선으로 탈분극이 되고, 1단계에서는 K 채널의 유출로 인해서 약간 재분극을 했다가 다시 2단계에서 Ca 채널의 유입으로 인해 평탄기를 가지면서 활동전압이 길게 유지되고 3단계에 다시 K 채널의 유출로 재분극이 되고 4단계에 안정상태를 유지하게 된다.

※ 심근세포의 활동전위

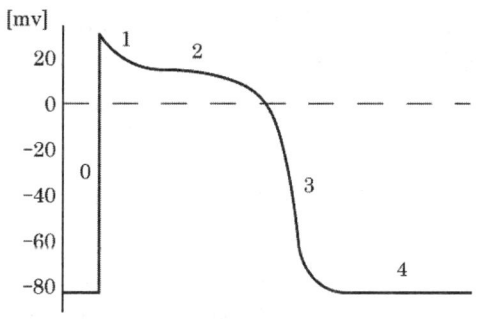

① 0단계(탈분극 단계) : 활동전위의 직선의 높은 상승곡선으로 세포막이 역치 전위에 도달하고 빠른 소듐통로를 열어서 Na^+이 세포 안으로 들어가도록 하는 동안 일어난다. 상승 곡선 동안에 세포는 탈분극하고 수축을 시작한다.

② 1단계(초기의 빠른 재분극 단계) : 빠른 소듐 통로는 닫히고 세포 안으로 이동하는 Na^+의 흐름도 중단된다. 이어 K^+통로가 열려 세포로부터 K^+가 세포 밖으로 유출된다. 그 결과 세포 안의 양전하가 감소하여 막전위는 0[mV]로 떨어진다.

③ 2단계(느린 재분극 단계) : 심근 세포의 느린 재분극이 연장된 단계로서 심근세포가 수축을 마치고 이완을 시작한다. 세포막 사이의 복잡한 이온교환으로 K^+는 계속해서 세포 밖으로 나오고 Na^+는 천천히 세포 안으로 들어가는 동안 Ca^{++}도 느린 칼슘 통로를 통해서 세포 안으로 들어간다. 이때 세포 안으로 유입되는 양이온(Na^+, Ca^{++})과 유출되는 양이온(K^+)의 양이 균형을 이룸으로써 막전위가 일정기간 0[mV]로 유지된다.

④ 3단계(마지막 빠른 재분극 단계) : 세포 안이 현저하게 음전기가 되는 동안 막전위는 다시 한번 휴식수준으로 되돌아간다. 이것은 일차적으로 K^+가 세포 밖으로 유출되기 때문이다.

⑤ 4단계(3단계와 0단계 사이의 기간) : 4단계 초기에 세포막은 안정막 전위로 되돌아가고 세포 안쪽은 바깥쪽에 비해서 다시 음전기가 된다. 이 시점에서 소듐-포타슘 펌프 기전이 활성화되어 Na^+는 세포 밖으로, K^+는 세포 안으로 이동시킨다. 세포막의 Na^+

에 대한 불침투성 때문에 보통 안정막 전위가 유지된다.

15 혈중산소포화도를 측정하는 광원으로 사용되는 것은?

① 발광다이오드　　　　　　　　② 백열등
③ 포토트랜지스터　　　　　　　　④ CDS

　Sol 혈중산소포화농도(SpO_2)는 동맥혈관 내 혈액의 적혈구에 산화 헤모글로빈의 농도 변화를 680[nm] 파장을 갖는 적색 발광다이오드와 890[nm] 파장을 갖는 적외선 발광다이오드, 이를 수신하는 광수신 포토다이오드를 이용하여 체외의 말초기관에서 측정한다.

16 수축기압이 120[¹⁾]mmHg], 확장기압이 90[mmHg]일 경우 맥압(pulse pressure)은?

① 30[mmHg]　　② 105[mmHg]　　③ 120[mmHg]　　④ 210[mmHg]

　Sol 맥압(pulse pressure) : 수축기혈압과 이완기혈압의 차이를 맥압이라고 부르며 일반적으로 정상 성인에서 맥압은 대략 35~45[mmHg] 정도이다.
　　　맥압=수축기 혈압-이완기 혈압=120[mmHg]-90[mmHg]=30[mmHg]

17 전압 이득이 각각 40[dB]와 20[dB]인 증폭기 2개를 그림과 같이 연결하였다. 합성 전압 이득은?

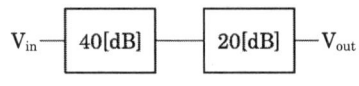

① 0[dB]　　　　② 20[dB]　　　　③ 20[dB]　　　　④ 60[dB]

　Sol 종합 이득 $G = G_1 + G_2 + G_3 \cdots G_n$의 식에 의해
　　　$G = 40 + 20 = 60[dB]$

18 손가락 끝에서 적외선광과 광다이오드를 써서 심박수를 측정하는 장치의 동작원리와 관계없는 것을 모두 고른 것은?

> 보기
> A. 손가락 끝부분의 온도변화　　　B. 손가락 끝부분의 혈류량 변화
> C. 적외선광의 투과량 변화　　　　D. 체열에 의한 적외선 방사

① A, C　　　　② A, D　　　　③ B, C　　　　④ B, D

　Sol 심박수를 측정하는 장치는 심장박동 시 혈류가 증가하면 반사되는 빛의 양이 줄어드는 점을

---

1) mmHg(millimeter of mercury) : 기압이나 혈압에 쓰이는 단위로, Hg는 수은의 원소기호이고, 1[mmHg]는 수은주의 높이가 1[mm]일 때의 압력으로 1기압은 약 760[mmHg]에 해당한다.

이용해서 심박을 측정하는 장치이다. 손가락, 귀 등 심박에 따라 혈류의 변화가 잘 보이는 부위에서 더욱 잘 작동된다.

19 세포막을 구성하고 있는 주요 성분은?

① 탄수화물과 섬유소
② 단백질과 지질
③ 단백질과 탄수화물
④ 지질과 탄수화물

Sol 세포의 구조와 기능

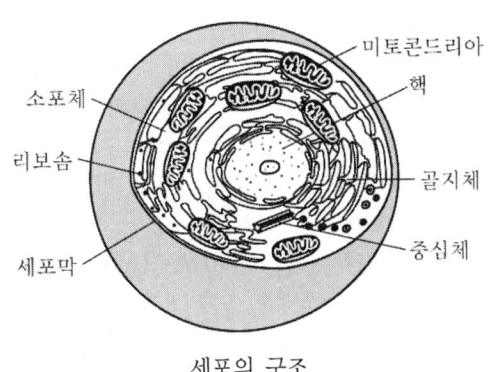

세포의 구조

세포막 : 원형질 보호. 세포 안팎으로의 물질 출입을 통제. 조절 세포가 외부로부터 분리되어 독자직인 구조, 기능 유지
① 성분 : 인지질, 단백질, 소량의 탄수화물
② 유동 모자이크막 구조 가설 → 단백질이 인지질 2중층 속에서 자유로이 이동
※ 단백질 : 물을 제외하고 우리 몸을 구성하는 가장 많은 탄소 화합물이다. 탄소(C), 산소(O), 수소(H), 질소(N) 및 황(S)를 함유하는 20여 종의 아미노산이 펩타이드 결합으로 연결되어 구성된 화합물로, 생명체의 생명 현상과 밀접한 관련을 가진다.
※ 지질 : 물에 녹지 않으며 동식물의 조직에 분포되어 있는 무색의 유기 화합물이다. 탄소(C), 산소(O), 수소(H)로 이루어져 있다. 인체에 꼭 필요한 물질로 반드시 음식을 통해 섭취해야 한다. 우리 몸의 지방이라는 기름 덩어리도 지질의 한 종류이다.

20 호흡기 기능평가법의 평가기능과 설명이 옳게 연결된 것은?

① 환기능 - 폐 내에서 공기가 폐포 간에 균형 있게 분포하는 기능
② 분포능 - 외부공기가 기도를 통하여 폐포로 잘 전달되는 기능
③ 확산능 - 폐포 내 공기와 폐 모세혈관 내 혈액 간에 O_2, CO_2를 잘 교환하는 기능
④ 피폭능 - 폐 내에 방사선이 모세혈관으로 전달되는 기능

Sol 호흡기의 기능 평가법

① 환기능(ventilation) : 외부공기가 기도를 통하여 폐포로 잘 전달되는 기능

② 분포능(distribution) : 폐 내에서 공기가 폐포 간에 균형 있게 분포하는 기능
③ 확산능(diffusion) : 폐포 내 공기와 폐모세혈관 내 혈액 간에 O_2, CO_2를 잘 교환하는 기능

21 의료용 센서가 일반 센서의 조건에서 추가적으로 갖추어야 할 요소는?

① 안전성　　　② 감도　　　③ 선택도　　　④ 복귀도

Sol 생체계측의 특수성
① 측정 대상이 인간이므로 안전성을 충분히 고려해야 한다.
② 개체차가 상당히 크고, 장치의 설계나 데이터의 해석에 다양성 요구
③ 데이터의 시간적 변화분이나 다른 상태량과의 상대적 균형에 주목하는 것이 중요
④ 측정량의 배후(서로를 제어하는 피드백 기구)에 있는 시스템을 고려한 계측법과 설계
⑤ 하나의 변수를 측정할 때 그 변수에 대한 변수를 분석적으로 해석
⑥ 인체에 침해를 주지 않는 측정
⑦ 잡음 등에 대한 저감 대책이 필요(생체신호는 미소하고 저주파인 것이 많음)
⑧ 측정상태로 인한 생리 상태를 크게 변화시킬 수 있다.
⑨ 반복되지 않는 현상을 검출하기 때문에 즉시성이 중요
⑩ 계측기의 취급이 용이해야 한다.

22 AM과 비교했을 때 FM의 가장 큰 장점은 무엇인가?

① 적은 주파수편이를 얻을 수 있다.
② 적은 대역폭을 가질 수 있다.
③ 높은 반송주파수를 얻는다.
④ 잡음이 적다.

Sol ① AM 방식에 대한 FM 방식의 장점
　　㉠ 소비전력이 작고, 충실도가 높다.
　　㉡ 선택도가 우수하고, S/N비가 개선된다.
　　㉢ 잡음 및 페이딩의 영향이 적다.
　　㉣ 수신 전계의 변동이 심한 이동 통신에 사용하면 좋다.
② AM 방식에 대한 FM 방식의 단점
　　㉠ 점유 주파수 대역폭이 넓다.
　　㉡ 이득이 높아야 하고, 체배단 수가 많다.
　　㉢ 고주파 증폭기 및 중간 증폭기의 통과 대역폭이 커야 한다.

23 XOR 게이트 회로가 이용되는 장치가 아닌 것은?

① 비교기　　　② 가산기　　　③ 기억장치　　　④ 연산장치

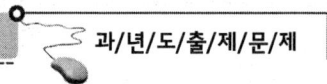

⭐Sol EX-OR 게이트(exclusive OR gate, 배타적 논리합 회로)
두 입력이 서로 다른 때만 출력이 1이 된다. 회로(반일치 회로)비교기, 가산기, 연산장치 등에 사용된다.

논리식 $F = A \oplus B = A\overline{B} + \overline{A}B$

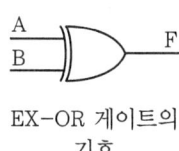

EX-OR 게이트의 기호

A	B	F
0	0	0
0	1	1
1	0	1
1	1	0

EX-OR 게이트의 진리치표

24 저항 R=20[Ω], 코일 L=4[H]의 직렬회로에 직류전압 40[V]를 가했을 때 정상상태에서 축적되는 자계에너지는?

① 2[J]   ② 4[J]   ③ 8[J]   ④ 16[J]

⭐Sol $W = \frac{1}{2}LI^2$ [J], $Z = \sqrt{R^2 + X_L^2} = \sqrt{20^2 + 4^2} = \sqrt{416} \fallingdotseq 20[\Omega]$

$I = \frac{V}{Z} = \frac{40}{20} = 2[A]$

$W = \frac{1}{2} \times 4 \times 2^2 = 8[J]$

25 물질에 물리적 힘을 인가하면 전위가 발생하고 전압을 인가하면 변형이 생기는 성질을 이용한 센서를 무엇이라 하는가?

① 유도성 센서   ② 용량성 센서
③ 압전 센서   ④ 온도 센서

⭐Sol ① 압전 센서 : 압전 물질에 압력이 가해지면 전위가 발생하고 전압을 가하면 변형이 생기며, 압전 물질을 이용하면 어떤 부위에서 일어난 변위나 압력변화에 의한 전위를 측정하며, 심음도, 혈압, 혈류, 초음파기기에 사용된다.
공식 : $Q = kF$ (여기서, Q : 전하량, F : 가해진 힘, k : 압전상수)
② 유도성 센서 : 인덕턴스의 변화량을 측정하는 센서
  ㉠ 상호인덕턴스를 이용한 센서 : 2개의 코일을 같은 축 방향으로 배열하여 위치 변화를 시키면 상호인덕턴스가 변함
  ㉡ 자기저항의 변화를 이용한 센서 : 코일은 고정시키고 코일 안에 자기저항물질을 넣거나 빼면 자기저항이 변하는 원리
  ㉢ 선형가변차동변환기(LVDT) : 가장 많이 사용되며 주로 압력이나 변위 또는 힘을 측정하는 데 사용

③ 온도센서 : 온도나 열을 감지하는 소자로 센서 중에서 가장 광범위하게 사용되어 다른 센서에 비해 종류가 많다. 온도라는 물리량을 전기신호로 변환하는 것으로 접촉형과 비접촉형으로 구분하며, 비접촉 온도센서에는 적외선 센서가 있고, 접촉형 온도센서는 제벡효과를 이용한 열전대와 온도에 따른 저항 변화 특성을 이용한 측온저항체 및 서미스터가 있다.

④ 용량성 센서 : 정전용량을 측정하는 것으로 판의 면적이 s, 판의 간격이 d, ε은 축전기의 유전율일 때 용량성 센서의 정전용량 관계식은 $C = \varepsilon \dfrac{s}{d}$이다.

26 진성 반도체의 전도대에 있는 정공의 수를 증가시키기 위하여 첨가하는 불순물은?

① 갈륨　　　② 금　　　③ 비소　　　④ 납

Sol ① n형 반도체 : 순수한 진성반도체인 게르마늄(Ge)이나 실리콘(Si)에 5가의 불순물 원자인 비소(As), 안티몬(Sb), 인(P) 등을 넣으면 공유결합을 하고 한 개의 과잉전자를 발생시킨다. 이 과잉전자를 제공한 불순물을 도너(donor)라 한다.

② p형 반도체 : 순수한 진성반도체인 게르마늄(Ge)이나 실리콘(Si)에 3가의 불순물 원자인 알루미늄(Al), 붕소(B), 인듐(In), 갈륨(Ga) 등을 넣으면 공유결합을 하고, 하나의 전자가 부족하게 되어 정공이 발생한다. 이 정공을 제공한 불순물을 억셉터(acceptor)라 한다.

27 혈압에 대한 설명으로 옳지 않은 것은?

① 심장의 펌프작용으로 발생된 힘에 의하여 혈관을 통하여 전달된다.
② 혈관의 수축과 팽창에 의해 혈압을 조절한다.
③ 혈관의 수축과 팽창은 혈관의 지름을 변화시킴으로써 혈관 표면적의 변화를 일으킨다.
④ 혈압은 일정하므로 측정값은 항상 평균값으로 가정한다.

Sol 혈압은 심장의 펌프작용으로 내뿜어진 혈액이 혈관 속을 흐를 때 혈관의 벽에 가해지는 압력을 말한다. 혈압은 우리 몸이 필요로 하는 산소와 영양분을 우리 몸의 각 부분에 공급할 수 있도록 혈액을 순환시키는 역할을 하므로 혈액이 순환되지 못하면 신체는 기능을 할 수 없다. 심장은 수축하여 혈액을 동맥 내로 펌프질하거나, 이완하여 전신을 순환하고 돌아오는 혈액을 받아들이는 두 단계의 운동을 하며 심장이 수축할 때 동맥의 측벽이 받는 압력을 최고혈압(수축기 혈압), 심장이 이완될 때 동맥의 측벽이 받는 압력을 최저혈압(이완기 혈압)이라고 하고 "최고혈압/최저혈압"으로 표시한다.

28 바이폴러 접합 트랜지스터의 3개 전극의 명칭으로 옳은 것은?

① Drain, Source, Base　　　② Emitter, Base, Collector
③ Drain, Source, Gate　　　④ Emitter, Drain, Collector

Sol 쌍접합 트랜지스터(Bipolar Transistor)의 구조

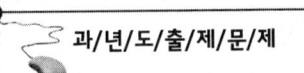

① 쌍접합 트랜지스터는 3층으로 된 반도체 소자로 npn형과 pnp형으로 구분한다.
② 2층의 n형 층과 1층의 p형 층으로 구성된 것을 npn형이라 하고, 2층의 p형 층과 1층의 n형 층으로 구성된 것을 pnp형이라 한다.

PNP형 쌍접합 트랜지스터   NPN형 쌍접합 트랜지스터

29 측정방법 중 표준값을 이용하므로 간단하고 편리한 측정방식은?

① 직접측정　　② 간접측정　　③ 절대측정　　④ 비교측정

Sol ① 비교측정(relative measurement)은 측정되는 것과 원칙적으로 같은 종류의 것을 표준으로 하여 그것과 비교하는 측정방법이다.
② 직접측정(direct measurement)은 측정량을 직접 측정기로 재고, 측정값을 구하는 방법이다.
③ 간접측정(indirect measurement)은 측정량과 일정한 관계가 있는 몇 개의 양을 측정함으로써 구하고자 하는 측정값을 간접적으로 유도해 내는 측정방법이다.
④ 절대측정(absolute measurement)은 계측에서 기본 단위로 주어지는 양과 비교함으로써 이루어지는 측정방법이다.

30 그림에서 전류가 가장 적게 흐르는 저항은?

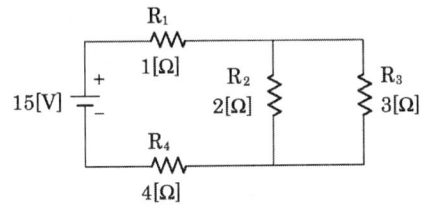

① R_1　　② R_2　　③ R_3　　④ R_4

Sol 합성저항(R_t)는 $R_t = 1 + \dfrac{2 \times 3}{2+3} = 1 + \dfrac{6}{5} = 2.2[\Omega]$

$I = \dfrac{V}{R_t} = \dfrac{15}{2.2} = 6.8[A]$, $IR_1 = I$이므로 $IR_1 = 6.8[A]$가 흐른다.

$I_{R_2} = \dfrac{3}{2+3} \times 6.8 = 4.08[A]$

$I_{R_3} = \dfrac{2}{2+3} \times 6.8 = 2.72[A]$

그러므로 R_3에 가장 적은 전류가 흐른다.

31 평행도선 사이 간격이 r이고 각각 I_1, I_2의 전류가 평행하게 흐르고 있다고 할 때, 길이 1[m]에 작용하는 힘은? (단, $\mu_0 = 4\pi \times 10^{-7}$[H/m]이다.)

① $\dfrac{I_1 I_2}{r} \times 10^{-14}$ 　　　　　② $\dfrac{4 I_1 I_2}{r^2} \times 10^{-14}$

③ $\dfrac{\sqrt{2}\, I_1 I_2}{r^2} \times 10^{-7}$ 　　　　　④ $\dfrac{2 I_1 I_2}{r} \times 10^{-7}$

Sol M.K.S 유리 단위계에서 진공 중에 놓인 두 줄의 매우 긴 평행도선에 흐르는 전류가 I_1[A], I_2[A]이고, 선간거리 r[m]일 때 단위길이당 작용하는 힘 $F = \dfrac{2 I_1 I_2}{r} \times 10^{-7}$[N/m]

32 생체의 압력계측에서 가장 일반적인 압력측정은?

① 동맥혈압　　② 중심정맥압　　③ 장내혈압　　④ 뇌압력

Sol 혈압은 심장에서 내뿜어진 혈액이 혈관 속을 흐를 때 혈관의 벽에 가해지는 압력으로 우리 몸이 필요로 하는 산소와 영양분을 우리 몸의 각 부분에 공급할 수 있도록 혈액을 순환시키는 역할을 하므로 혈액이 순환되지 못하면 신체는 기능을 할 수 없다. 심장은 수축하여 혈액을 동맥 내로 펌프질하거나, 이완하여 전신을 순환하고 돌아오는 혈액을 받아들이는 두 단계의 운동을 하며 심장이 수축할 때 동맥의 측벽이 받는 압력을 최고혈압(수축기 혈압), 심장이 이완될 때 동맥의 측벽이 받는 압력을 최저혈압(이완기 혈압)이라고 하고 "최고혈압/최저혈압"으로 표시한다.

㉠ 혈류맥파 : 동맥부위에서 심장의 박동에 의해 분출된 혈액의 흐름을 파형화한 것
㉡ 직경맥파 : 심장의 박동에 의해 변화되는 일정 부위에서의 혈관직경 변화를 파형화한 것
㉢ 압맥파 : 대동맥에서 혈액의 방출에 의해 발생되어 동맥벽을 따라서 인체에 전달되는 혈관 압력을 파형화한 것

33 그림에서 미지의 저항 X의 값은 얼마인가? (단, $R_1 = 10[\Omega]$, $R_2 = 100[\Omega]$, $R_3 = 20[\Omega]$, V=10[V], 검류계 G에는 전류가 흐르지 않는다.)

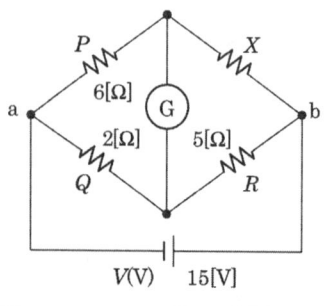

① 1[Ω]　　② 2[Ω]　　③ 10[Ω]　　④ 100[Ω]

Sol $R_1 \times R_3 = R_2 \times R_x$ 의 식에 의해

$$R_x = \frac{R_1 R_3}{R_2} = \frac{10 \times 20}{100} = 2[\Omega]$$

34 구름 베어링의 단점이 아닌 것은?

① 소음이 발생하기 쉽다.　　② 기동저항이 작다.
③ 바깥지름이 크다.　　　　④ 충격에 약하다.

Sol 구름 베어링은 일반적으로 궤도륜 전동체 및 케이지(retainer)로 구성되어 있고 주로 부하되는 하중의 방향에 의해 레이디얼 베어링과 스러스트 베어링으로 구분된다. 또한 전동체의 종류에 따라서 볼 베어링과 롤러 베어링으로 나눌 수 있고 그 형상이나 특정 용도에 의해서도 분류할 수 있다.

① 구름 베어링의 장점
　㉠ 미끄럼 베어링과 비교하여 동력이 절약된다.
　㉡ 기동저항이 작다.
　㉢ 윤활유가 절약된다.
　㉣ 고속회전이 가능하다.
　㉤ 윤활유에 의한 기계의 오손이 적다.
　㉥ 신뢰성이 있다. 단, 취급방법이 좋지 못한 경우 신뢰성이 떨어진다.
　㉦ 유지비가 감소된다.
　㉧ 기계의 정밀도를 유지할 수 있으며 마멸도 극히 작다.
　㉨ 베어링의 길이를 단축시킬 수 있다.

② 구름 베어링은 미끄럼 베어링과 비교하여 다음과 같은 특징을 갖고 있다.
　㉠ 기동마찰이 작고, 동마찰과의 차이도 더욱 작다.
　㉡ 국제적으로 표준화, 규격화가 이루어져 있으므로 호환성이 있고 교환사용이 가능하다.
　㉢ 베어링의 주변 구조를 간략하게 할 수 있고 보수·점검이 용이하다.
　㉣ 일반적으로 경방향 하중과 축방향 하중을 동시에 받을 수 있다.
　㉤ 고온도·저온도에서의 사용이 비교적 용이하다.
　㉥ 강성을 높이기 위해 부(負)의 클리어런스 예압 상태로 해서도 사용할 수 있다. 또한 구름 베어링은 형식마다 각각 특징을 갖고 있다.

35 커패시터에 대한 설명으로 틀린 것은?

① 커패시터의 정전용량 $Q = \dfrac{V}{C}$[C]이다.

② 커패시터를 병렬연결하면 정전용량은 커진다.

③ 커패시터를 직렬연결하면 정전용량은 줄어든다.

④ 커패시터에 축적되는 전계에너지 $W = \frac{1}{2}CV^2$ 이다.

Sol 커패시터에 축적되는 전하 $Q[C]$은 가하는 전압 $V[V]$에 비례한다.
$Q = CV[C]$

36 압전센서의 활용 용도가 아닌 것은?

① 심음측정 ② 혈압측정 ③ 혈류측정 ④ 체온측정

Sol 압전센서란 압전물질에 압력이 가해지면 전위가 발생하고 전압을 가하면 변형이 생기며, 압전물질을 이용하면 어떤 부위에서 일어난 변위나 압력변화에 의한 전위를 측정하여 심음도, 혈압, 혈류, 초음파기기에 사용된다.
$Q = kF$ (여기서, Q : 전하량, F : 가해진 힘, k : 압전 상수)

37 직렬로 연결된 저항 R_1, R_2, R_3의 값이 모두 $2[\Omega]$일 때의 합성 저항값은?

① $2[\Omega]$ ② $6[\Omega]$ ③ $4[\Omega]$ ④ $8[\Omega]$

Sol 전체저항(R_t)
$R_t = n \times R = 3 \times 2 = 6[\Omega]$

38 시간에 따라 주기적으로 반복되는 교류파형이 완전히 변화하여 처음 상태로 돌아가는 것을 1사이클이라 하며, 1사이클에 필요한 시간은 무엇인가?

① 주파수 ② 주기 ③ 각주파수 ④ 위상

Sol ① 주파수(frequency) : 1초 동안 발생하는 진동의 수(사이클)를 뜻하며, 단위로는 헤르츠[Hz]를 사용한다.
② 주기(period) : 1[Hz] 진동하는 동안 걸리는 시간을 주기라 한다.
$T = \frac{1}{f}$ [sec]
③ 각주파수 : 1초 동안에 회전한 각도로 $\omega = 2\pi f$ [rad/sec]
④ 위상 : $v = V_m \sin(\omega t + \theta)[V]$에서 θ를 위상 또는 위상각이라 한다.

39 원통의 외부표면 둘레에 이(Tooth)를 만들어 서로 맞물려 돌아가면서 동력을 전달하는 것으로 차례로 물리는 이(Tooth)에 의하여 운동을 전달시키는 기계요소는?

① 기어 ② 리벳 ③ 클러치 ④ 캠

Sol 전동용 기계요소

① 마찰차(friction wheel) : 마찰에 의하여 회전을 전달시키는 바퀴로 구름접촉에 의해 동력

을 전달하는 대표적 전동장치
  ㉠ 특징
    ⓐ 확실한 회전 운동의 전동이나 큰 전동에는 부적합하다.
    ⓑ 운전 중 접촉을 분리시키지 않고 마찰차를 이동시킬 수 있다.
  ㉡ 종류 : 평 마찰차, 원추 마찰차, V홈 마찰차 등

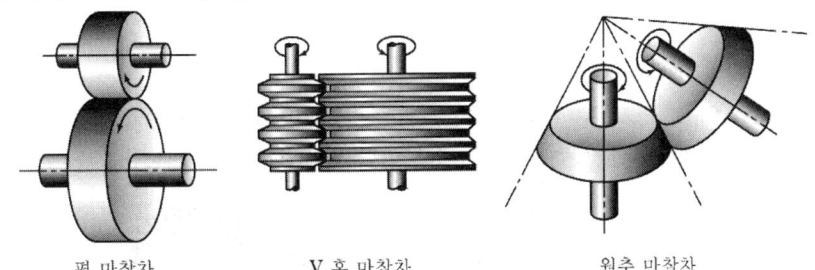

평 마찰차　　　V 홈 마찰차　　　원추 마찰차

② 기어(gear) : 회전축에 연결된 톱니바퀴로 이루어진 기계부품으로 쌍으로 작동하며, 한 기어의 톱니는 다른 기어의 톱니와 맞물리면서 회전운동과 회전력(토크)을 미끄러짐 없이 전달하거나 가감(加減)한다.
  ㉠ 원리 : 마찰차 접촉면의 이가 맞물려 돌아가게 한 것
  ㉡ 용도 : 두 축 사이의 거리가 짧을 때(좁은 공간) 사용
  ㉢ 모듈 : 한 쌍의 기어가 맞물려 돌아가기 위한 조건으로는 기어 지름(D)을 잇수(Z)로 나눈 값이 서로 같아야 함
  ㉣ 기어의 종류
    ⓐ 평 기어 : 두 축이 평행할 때 동력 전달
    ⓑ 헬리컬 기어 : 회전 방향을 직각으로 바꿀 때 사용(두 축 평행)
    ⓒ 베벨 기어 : 회전 방향을 직각으로 바꿀 때 사용(두 축 직각)
    ⓓ 웜과 웜기어 : 큰 감속비를 얻을 수 있음(두 축 직각)
    ⓔ 래크와 피니언 : 회전 운동을 직선 운동으로 바꾸거나 직선 운동을 회전 운동으로 바꿀 때 사용(두 축 평행)

③ 벨트와 벨트 풀리(belt & belt pulley) : 두 축 사이의 거리가 멀 때 사용하는 감아 걸기 전동장치

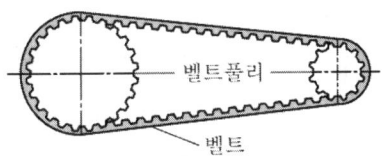

  ㉠ 특징 : 정확한 회전비나 큰 동력의 전달에는 부적합
  ㉡ 용도 : 두 축 사이의 거리가 먼 곳으로 자동차, 세탁기, 재봉틀, 탁상드릴링 머신 등
  ㉢ 벨트걸기 방법 : 바로걸기, 엇걸기

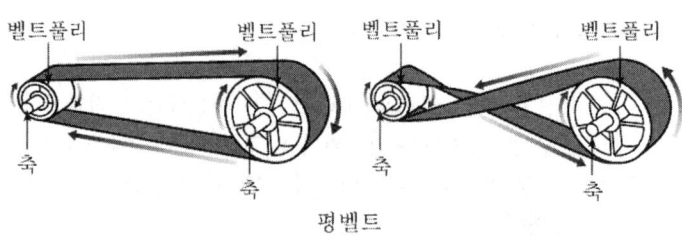

ㄹ 벨트의 종류 : 평 벨트, V 벨트
④ 체인과 스프로킷(chain & sprocket) : 동력 전달 회전축에 고정되어 체인의 각 마디 사이에 끼워져 맞물려서 회전함으로써 동력을 전달하는 전동용 기계요소

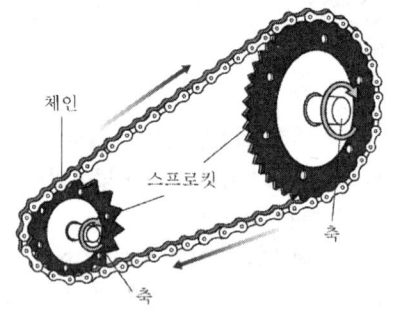

㉠ 특징 : 큰 동력을 효율적으로 회전력의 전달이 정확하나 소음과 진동 등으로 고속회전에 부적합하다.
㉡ 용도 : 축 간 거리가 길고 저속으로 큰 힘을 전달하는 데 적합하다.
㉢ 종류 : 롤러 체인, 사일런트 체인

40 기어의 바깥지름의 크기에 따른 분류 중 옳은 것은?

① 소형 기어 : 10[mm] 이하
② 중형 기어 : 10~20[mm]
③ 대형 기어 : 40~200[mm]
④ 극대형 기어 : 1,000[mm] 이상

Sol 기어는 일정한 두께의 원통에 이를 서로 맞물려 돌아갈 수 있게 하여 동력을 전달하는 기계요소이다.

※ 바깥지름의 크기에 따른 분류

극소형 기어	10[mm] 이하
소형 기어	10~40[mm]
중형 기어	40~250[mm]
대형 기어	250~1,000[mm]
극대형 기어	1,000[mm] 이상

41 방사선 관계자 이외의 자가 거주하는 쪽에 설치된 방어벽의 외부에서 측정한 방사선 산

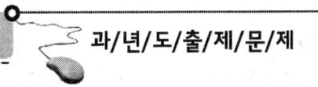

란선량 및 누설선량의 합계는 주당 얼마 이하이어야 하는가?

① 2.58×10^{-5}[C/kg] ② 2.58×10^{-6}[C/kg]
③ 3.58×10^{-5}[C/kg] ④ 3.58×10^{-6}[C/kg]

✎Sol 방어벽의 바깥쪽에서 측정한 방사선 누설선량 및 산란선량의 합계는 주당 2.58×10^{-5} [C/kg](주당 100[mR]) 이하이어야 한다. 다만, 사람이 통행 또는 거주하지 아니하는 방향에는 방어벽을 설치하지 아니하여도 되고, 방사선 관계자 외의 사람이 거주하는 방향에 설치된 방어벽의 바깥쪽에서 측정한 누설선량 및 산란선량의 합계는 주당 2.58×10^{-6}[C/kg](주당 10[mR]) 이하이어야 한다.

42 인체에 접촉기간이 24시간 이상 30일 이내에 1회 혹은 반복 노출하는 의료기기는 어느 분류에 포함되는가?

① 제한접촉 ② 영구접촉 ③ 표면접촉 ④ 지속접촉

✎Sol 의료기기의 생물학적 안전에 관한 공통기준규격
 5.3 접촉기간에 따른 분류
  인체에 접촉하는 기간에 따라 다음과 같이 분류된다.
  1) 제한접촉(A)[limited exposure(A)] : 24시간 이내에 1회 혹은 반복 노출하는 의료기기
  2) 지속접촉(B)[prolonged exposure(B)] : 24시간 이상 30일 이내에 1회 혹은 반복 노출하는 의료기기
  3) 영구접촉(C)[permanent contact(C)] : 접촉기간이 30일을 초과하며 1회 노출 혹은 반복 노출되는 의료기기
 의료기기 또는 원자재가 2개 이상의 접촉기간 분류에 해당되면 보다 엄격한 시험기준이 적용되어야 한다. 반복 노출이 발생되는 의료기기에 대한 분류를 할 때는 잠재적인 누적효과와 노출이 지속되는 시간을 고려하여야 한다.

43 분광광도계의 복사에너지 공급 광원으로서 자외선 영역용 광원으로 옳은 것은?

① 중수소램프 ② 나트륨램프 ③ 텅스텐램프 ④ 크세논램프

✎Sol 분광광도계(spectrophotometer) : 빛의 세기를 파장별로 측정하는 장치로 중수소 램프(Deuterium lamp)와 텅스텐 램프(Tungsten lamp)의 일직선 구조배치는 자외선과 가시광선의 전파장 영역에서 빛의 세기(light intensity)를 높게 하여 좋은 감도는 물론 바탕선(baseline)의 잡음(noise)을 줄여, 보다 이상적인 데이터를 얻는다.
 ※ 중수소 램프(Deuterium lamp) : 200~400[nm] 영역의 자외선
 ※ 텅스텐 램프(Tungsten lamp) : 320~2500[nm] 영역의 복사선

44 2진수 11110111₍₂₎을 8진수로 변환하면?

① 355₍₈₎   ② 366₍₈₎   ③ 367₍₈₎   ④ 377₍₈₎

Sol
11	110	111
↓	↓	↓
3	6	7

11110111₍₂₎=367₍₈₎가 된다.

45 의료기기의 생물학적 평가와 연관하여 고려되어야 하는 사항이 아닌 것은?

① 제조에 사용되는 원자재
② 용해물(leachable substances)
③ 완제품에서의 기타 구성성분 및 구성성분의 상호작용
④ 제품의 사용목적의 변화

Sol 의료기기의 생물학적 안전에 관한 공통기준규격
4.3 다음은 의료기기의 생물학적 평가와 관련하여 고려해야 할 사항이다.
1) 제조에 사용되는 원자재
2) 공정과정에서의 첨가물, 혼합물, 잔류물
3) 용해물(leachable substances)
4) 분해산물(degradation products)
5) 완제품에서의 기타 구성성분 및 구성성분의 상호작용
6) 완제품의 성질과 특성

46 전기자극치료에 대한 설명으로 틀린 것은?

① 교류전기에는 저주파 전류, 중주파 전류, 고주파 전류가 포함되어 의료에 사용됨
② 평류전기에서 음극은 진통, 진경의 목적으로 쓰이며, 양극은 마비된 부위를 자극하므로 신경마비 등에 이용됨
③ 감응전기는 감응코일을 써서 전류를 빨리 단속시키면서 변화 있는 전류를 통하게 하는 것
④ 인체에 전류를 직접 통하게 함으로써 유용한 생리적 반응을 유발시켜 질병을 치료하는 모든 방법을 말함

Sol 전기자극치료기는 인체에 전류를 직접 통하게 함으로써 반응을 유발, 질병을 치료하는 전기치료기이다.
※ 전기자극치료기의 구성
- 치료용 전기자극은 전원장치로부터 직류나 교류 전원을 신호발생기에 공급함으로써 생성
- 신호발생기 구성 : 전원공급회로, 발진회로, 출력증폭회로이며 의료용으로는 3가지가

쓰인다.
1. 전원공급
   ① 변압기 : 전류공급 전자기 유도를 통하여 제공된 교류전류의 증가를 늦추는 데 사용되는 장치
   ② 정류기 : 교류를 직류로 변환하는 장치. 이온도입에 적용. 단상파형으로 변환하여 말초신경섬유가 활성화되게 한다.
   ③ 여과기 : 특정 교류 주파수를 차단하고 다른 교류 주파수를 통과시켜 전기자극을 발생하도록 하는 장치이다.
   ④ 조절기 : 전류의 흐름이 일정하게 유지되도록 조절하는 장치이다.
2. 발진기 회로 : 치료적 회로의 주파수 특성을 조절하는 역할로서 주파수, 진동시간, 순환주기, 상승 및 붕괴시간 등을 조절한다.
3. 증폭기의 출력회로 : 입력 에너지 증가 출력에 큰 에너지의 변화를 출력하는 장치. 반파의 전류, 전압 등의 강도를 조절, 증폭한다.
   ① 평류전기(단형파)
      ㉠ 직류전기, 건전지, 축전지, 커패시터에 축전, 일정한 전압을 유지하여 소정의 전류를 가진 전기를 일정한 방향으로 흘리는 것
      ㉡ 양극은 지각, 운동신경의 흥분을 가라앉히는 효과가 있고, 음극은 마비된 부위를 자극하므로 신경마비 등에 이용
   ② 감응전기 : 감응코일을 써서 전류를 빨리 단속시키면서 변화있는 전류를 통하게 하는 것
   ③ 교류전기 : 저주파 전류, 중주파 전류, 고주파 전류가 포함되어 의료에 사용되고 있다.

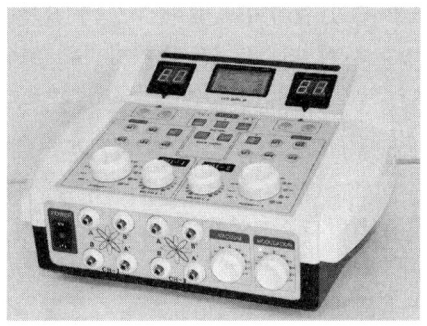

㈜거명의 저주파자극치료기(KM-500T)

47 환자감시장치(Patient Monitor)의 ECG 신호로부터 얻을 수 없는 것은?
① 혈중산소포화농도　　② 심박수
③ 호흡수　　　　　　　④ 부정맥

🌟Sol 환자감시장치(Patient monitor)는 환자의 각종 생체정보를 감시하는 기구로서 각종 감지기를 환자의 정확한 부위에 부착하거나 삽입하여 각 기능에서 감지된 신호를 증폭부를 거쳐 완충증폭 후 아날로그/디지털로 전환하는 장비

※ ECG(electrocardiogram, 심전도) 신호로 흉통이나 호흡곤란과 같이 심장에 이상 증상이 있는 환자나 고혈압과 같이 심장에 영향을 주는 질환이 있는 환자가 검사할 때 주로 사용한다.

48 사용자로부터 데이터를 입력받기 위해서는 표준 입력 함수를 사용한다. C언어에서 제공하는 표준 입력 함수 중의 하나는?

① printf( ) 함수
② main( ) 함수
③ scanf( ) 함수
④ swap( ) 함수

Sol printf 함수는 입력된 인자값을 출력하는 기능이고, scanf 함수는 입력 함수이다.

49 치료에 사용되는 레이저에 대한 설명으로 옳은 것은?

① 기체 레이저는 기체의 활성원자 또는 그것을 포함한 혼합기체를 레이저 매질로 활용하는 것으로 주로 빛에 의하여 여기된다.
② 액체 레이저는 알코올, 에틸렌글리콜 등의 액체에 활성분자 색소를 균일하게 녹여서 레이저 매질로 활용하는 것으로 주로 방전 또는 전자빔에 의해 여기된다.
③ 반도체 레이저는 갈륨비소, 인듐갈륨비소인 등과 같은 반도체로 전자와 홀의 재결합을 촉진시켜 유도방출을 만들어낸다.
④ 고체 레이저는 특수한 결정이나 글라스 등의 고체를 모재로 하여, 그 속에 활성원자를 균일하게 분포시킨 것으로 주로 전자빔에 의하여 여기된다.

Sol ① 기체방전 레이저 : 기체방전 내의 원자는 네온사인에서처럼 빛을 생성하고 복사하도록 여기된다. 때때로 아주 많은 수의 원자가 특정 에너지 준위에 모이게 되며, 방전관의 양끝에 거울을 두면 레이저 작용이 일어난다. 기체방전 레이저는 보통 헬륨-네온의 혼합기체를 사용하는데, 적외선영역의 레이저 작용에는 일산화탄소나 시안화수소 같은 기체를 사용한다.
② 액체 레이저 : 물질내부에서 발생하는 열과 펌핑 등에 의한 열 손상을 입지 않으며, 산화네오디뮴 또는 염화네오디뮴을 염화산화셀렌에 녹인 용액으로 채워진 투명조(透明槽)가 결정체 또는 유리질막대를 대체한다. 그러나 레이저로서 동작하는 무기(無機) 액체의 종류는 아주 적다.
③ 반도체 레이저 : 반도체 레이저는 p형과 n형의 서로 다른 불순물이 첨가된 두 반도체물질의 평평한 접합으로 이루어져 있다. 비소화갈륨(GaAs)과 비소화알루미늄갈륨(AlxGal 1-xAs)의 쌍이 이런 종류의 레이저에 전형적으로 사용되며 인화인듐(InP)과 비소인화인듐갈륨(AlxGal 1-xAsyP 1-y) 같은 다른 Ⅲ-Ⅴ족 화합물반도체의 쌍도 사용된다. 이 소자를 통해서 큰 전류가 흐를 때 레이저광이 접합영역으로부터 발생한다. 이들 소자는 출력일률이 제한되어 있지만 낮은 비용, 작은 크기 그리고 비교적 높은 효율 때문에

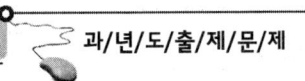

광섬유통신 시스템과 디지털 오디오 디스크 플레이어의 광원으로 사용되기에 적합하다.
④ 고체 레이저 : 레이저 작용이 일어나도록 원자들을 높은 에너지 준위로 여기시키는 방법 중 하나는 레이저가 발생시키는 빛보다 더 큰 진동수를 갖는 빛으로 레이저 물질을 조사(照射)하는 것이다.

50 의료기기취급자에 해당되지 않는 사람은?

① 의료기기 제조업자　　　　② 의료기기 임대업자
③ 의료기기 수입업자　　　　④ 의료기기 심사자

Sol 「**의료기기법**」 제2조(정의)
　③ 이 법에서 "의료기기취급자"란 의료기기를 업무상 취급하는 다음 각 호의 어느 하나에 해당하는 자로서 이 법에 따라 허가를 받거나 신고를 한 자, 「의료법」에 따른 의료기관 개설자 및 「수의사법」에 따른 동물병원 개설자를 말한다.
　　1. 의료기기 제조업자　　2. 의료기기 수입업자
　　3. 의료기기 수리업자　　4. 의료기기 판매업자
　　5. 의료기기 임대업자

51 중환자실 등에 이용되는 수액펌프의 주된 목적은?

① 수압을 낮추기 위해서
② 체온을 유지하기 위해서
③ 혈액순환을 돕기 위해서
④ 정확한 수액을 제어하기 위해서

Sol 수액주입펌프(infusion pump)는 수액의 주입량을 임의로 조절할 수 있는 장치로서 신생아나 영유아 또는 중환자들에게 수액이나 약물을 적정량 주입하고자 할 때 많이 사용하고 있다.

52 전기치료 및 재활치료에서 열의 전달 방법에 의한 분류가 있는데 증기욕이나 사우나탕에서 주로 일어나는 열의 전달 방식은?

① 전도　　　② 대류　　　③ 용해　　　④ 복사

Sol ① 전도(conduction) : 어느 물체 속에서 열이 진행하는 속도를 말하며, 금속은 돌이나 물보다 열전도가 높은 물질이고 금속 중에서도 구리나 양은, 은 등은 전도율이 더 좋다.
② 복사(radiation) : 열이 외부로 나가려는 상태이다.
③ 대류(convection) : 열은 찬 것과 더운 열이 만나면 항상 균형을 맞추기 위하여 서로 이동하게 되는 것으로, 마치 더운 공기는 올라가고 찬 공기는 아래로 흐르는 작용이다.

53 연산장치가 아닌 것은?

① 누산기　　　　　　　　　② 가산기
③ 보수기　　　　　　　　　④ 프로그램 계수기

Sol ① 프로그램 카운터(program counter, PC) : CPU가 다음에 처리해야 할 명령이나 데이터의 메모리상의 번지를 지시한다.
② 누산기(accumulator, ACC) : ALU에서 처리한 결과를 항상 저장하며 또한 처리하고자 하는 데이터를 일시적으로 기억하는 레지스터이다.
③ 보수기 : 보수처리를 실행하는 회로. 보수는 일반적으로 음수를 표현하는 데에 쓰이고, 보수회로는 뺄셈의 실현에 쓰인다.

54 휴대용 및 이동형 의료기기의 기계적 강도 시험에서 기기중량 10[kg] 이하일 때 적당한 낙하높이는?

① 1[cm]　　② 2[cm]　　③ 3[cm]　　④ 5[cm]

Sol 「의료기기의 전기·기계적 안전에 관한 공통기준규격」
*15.3.4.2 휴대형 ME기기
휴대형 ME기기 및 ME기기의 휴대형 부분은 표 29의 높이에서 딱딱한 표면 위로 자유낙하시킴으로써 발생한 응력을 견뎌내야 한다. 적합성은 다음 시험에 의해 확인한다.
안전동작 하중이 인가된 시험용 샘플을, 콘크리트바닥 또는 동일하게 견고한 기초 위에 평평하게 놓은 두께 50mm±5mm의 두꺼운 견목판(예를 들면, 밀도>600kg/m^3) 위에서, 표 29의 높이까지 들어 올린다. 상기 목판의 치수는 시험용 샘플의 크기 이상이어야 한다. 샘플은 정상 사용 시 놓일 수 있는 각 자세에서 3회 낙하시킨다.

[표 29] 낙하높이

휴대형 ME기기 또는 그 부분의 질량(m) kg	낙하높이(cm)
m ≤ 10	5
10 < m ≤ 50	3
m > 50	2

시험 이후, 위험관리파일의 검사 및 ME기기 또는 ME기기의 휴대형 부분에 대한 검사를 통해 결정한, 허용할 수 없는 위험을 발생시킬 수 있는 지속된 손상은 부적합으로 간주한다.

55 환자감시장치의 심전도 측정 시 잡음의 원인으로 틀린 것은?

① 전극 페이스트(젤)의 사용
② 전극 결함 또는 이탈
③ 전극의 불완전한 접촉
④ 호흡에 의한 전극의 진동

Sol 심전도 측정 시 전극의 전해질이 건조하게 되면 생체신호의 검출이 용이하지 않게 된다.
① 측정 시 움직이지 않는다.
② 일회용 전극은 재사용하지 않는다.
③ 전극의 부착 부분을 사전에 깨끗이 한다.
④ 피부 표면 부착 시 접촉력 유지 및 페이스트를 사용한다.
⑤ 리드선의 연결을 유지한다.(피복 관리, 단선 주의)
⑥ 전극과 측정 부위와의 접촉 임피던스를 감소시킨다.

56 "개념의 순차적인 체계로서 함축적이고 명백한 원리를 적용하며, 사전의 지식에 근거를 하고 있으며 지식의 확장에 중요한 역할을 한다."는 것은 무엇에 관한 설명인가?
① 코드　　　　② 분류　　　　③ 명명법　　　　④ 어휘록

Sol ① 코드(code) : 컴퓨터에 정보를 표시하기 위하여 정한 기호의 체계
② 분류 : 물체나 물질을 특징에 따라 기준을 세워 나누는 것
③ 명명법(命名法, Nomenclature) : 특별한 대상에 이름을 붙이고 부르는 방식이다. 일반적으로 규칙과 약속에 따라 정해진다.
④ 어휘록 : 일정한 어휘만을 모아 적어 놓은 기록

57 수행 목적에 따른 재활보조공학 기구의 종류로 틀린 것은?
① 시각 - 점자노트북
② 이동 - 확대 기구
③ 의사전달 - 인공후두
④ 단말기 입력 - 마우스 스틱

Sol 보조기기 분류

대분류	중분류	소분류
감각장애인을 위한 보조공학	시각장애용	저시력보완장치
		음성(또는 타 감각) 대체장치
	청각장애	저청력 보완장치
		촉각(또는 타 감각) 대체장치
감각장애인을 위한 보조공학	시각장애용	저시력 보완장치
		음성(또는 타 감각) 대체장치
	청각장애	저청력 보완장치
		촉각(또는 타 감각) 대체장치

대분류	중분류	소분류
이동	이동기구	전동휠체어
		수동휠체어
		기능성 휠체어
		스쿠터
	보행보조도구	걷기보조도구
		지팡이/클러치
		보행차/실버카
		유아용 이동보조기구
	기타 이동 보조도구	경사로
		리프트
		자동차 개조
컴퓨터대체접근	대체 입력장치	대체 마우스
		대체 키보드
	선택장치	스위치
		보조입력도구
보완대체의사소통(AAC)	의사소통 보조도구	음성합성장치
		녹음장치
	언어학습용 보조도구	언어학습용 보조도구

58 액체 속에 부유하는 서로 다른 입자 또는 밀도가 서로 다른 두 종류 이상의 액체 성분을 분리하는 데 이용하는 기기로 옳은 것은?

① 생화학분석기　　　　　　　　② pH meter
③ 원심분리기　　　　　　　　　④ 자동혈구계수기

Sol ① 혈액가스분석기 : 동맥혈의 pH, 탄산가스분압(pCO_2)과 산소분압(pO_2)을 37[℃]에서 3가지 전극을 사용하여 측정하여 폐에서의 가스 교환 상태를 판정하는 장비로서 응급환자 및 중환자의 치료에 유효하다.
② 자동혈구 계수기(blood cell counter) : 혈구수 또는 그 밖의 입자수를 측정하는 계수기로서 빈혈이나 백혈병 등을 비롯한 혈액학적 질환이나 기타 유관 질환의 진단을 위한 가장 기초적이고 필수적인 검사이다.
③ 원심분리기(centrifuge) : 회전에 의한 원심력을 이용하여 비중이 다른 두 가지 액체 또는

액체 중에 잘 침전되게 하는 미립자상 고체 등을 분리하는 장치
④ 생화학분석기(chemistry Analyzer) : 혈액에서 분리한 혈청이나 요 등을 이용해 간, 신장, 췌장 등에 관련된 수치와 혈당, 단백질 등을 평가할 수 있는 장비로 빈혈이나 백혈병 등을 비롯한 혈액학적 질환이나 기타 유관 질환의 진단을 위한 가장 기초적이고 필수적인 검사이다.

59 전기저항이나 생체조직 등의 온도특성을 이용하는 소자가 아닌 것은?

① 압전 센서 ② 서미스터
③ 적외선 센서 ④ 열전대(열전쌍)소자

Sol ① 온도 센서(temperature sensor)란 온도변화에 의해서 내부 저항값이나, 전압 혹은 전류가 변하는 센서로, 공업계측용으로는 열전쌍, 온도측정 저항체, 서미스터(NTC), 금속식 온도계가, 그리고 생활용품의 센서로는 서미스터(NTC, PTC, CTR), 감온 페라이트, 금속식 온도계가 많이 쓰이고 있다.
  ㉠ 서미스터(Thermistor, Thermally Sensitive Resistor) : 온도에 따라 내부저항값이 작아지는 부성특성을 이용한 소자
  ㉡ 금속저항센서(metal resistance temperature detector) : 금속재료가 온도에 따라 비례 저항이 커지는 것을 이용한 소자로, 동, 니켈, 백금이 선(線)이나 막(膜)형태로 온도 센서로서 사용되고, 백금선을 사용한 것은 백금온도 측정 저항체로서 사용된다.
  ㉢ 열전쌍 센서 : 서로 다른 물체에 온도를 가하면 기전력이 발생하는 원리를 이용한 소자
② 압전 센서(piezoelectric sensor)란 압전 물질에 압력이 가해지면 전위가 발생하고 전압을 가하면 변형이 생기는 소자로, 압전 물질을 이용하면 어떤 부위에서 일어난 변위나 압력 변화에 의한 전위를 측정하며, 심음도, 혈압, 혈류, 초음파기기에 사용된다.

60 서로 다른 의료영상장비들에서 나오는 다양한 영상형태를 실시간으로 교환하기 위한 표준 프로토콜은?

① HL7 ② DICOM ③ KS ④ ISO

Sol ① HL7 : 서로 다른 보건 의료 분야 소프트웨어간 정보 호환이 가능하도록 표준을 제정하기 위해 1987년에 조직된 표준화 기구 또는 이 표준화 기구에서 제정한 의료정보의 전자적 교환에 대한 사실 표준(de facto standard). 병원정보시스템 및 의료 장비 접속에 관한 표준으로 한국을 포함한 세계 중심국들이 회원으로 가입하고 있으며 여기서 제정된 표준을 의료분야에서 적극 적용하고 있다.(TTA정보통신용어사전 자료 발췌)
② DICOM : 1992년 RSNA(The Radiological Society of North America) 회의에서 처음으로 서로 다른 형태의 영상 정보를 가지는 장비들의 연결을 위하여 네트워크를 사용한 메시지 전송에 관한 규약을 통하여 시작되었으며, DICOM 표준안에서는 영상 자체에 관한 보안 표준은 아직 없으며, 암호화를 통한 기밀성 유지와 통신하는 두 컴퓨터 사이에

서의 인증에 관한 부분에 대해서만 표준안을 만들었다.
③ KS : 산업표준화법에 따라 산업표준심의회의 조사, 심의를 거쳐 정부가 제정한 산업표준이다. 우리나라의 국가표준으로 간략히 KS(Korea Industrial Standards)라고 일컫는다.
④ ISO(International Organization For Standardization) : 인증규격 국제표준화기구가 세계 공통적으로 제정한 품질 및 환경시스템 규격으로 ISO 9000(품질), ISO 14000(환경) 등이 있다. 우리나라 중소기업의 ISO 인증은 중소기업인증센터, 한국능률협회, 한국생산성본부 등 기관에서 1992년부터 시행하고 있다.(인적자원관리용어사전 자료 발췌)

Answer

01	02	03	04	05	06	07	08	09	10
②	④	①	③	①	①	④	④	④	④
11	12	13	14	15	16	17	18	19	20
③	③	③	②	①	①	④	②	②	③
21	22	23	24	25	26	27	28	29	30
①	④	③	③	③	①	④	②	④	③
31	32	33	34	35	36	37	38	39	40
④	①	②	②	①	④	②	②	①	④
41	42	43	44	45	46	47	48	49	50
②	④	①	③	④	②	①	③	③	④
51	52	53	54	55	56	57	58	59	60
④	②	④	④	①	②	②	③	①	②

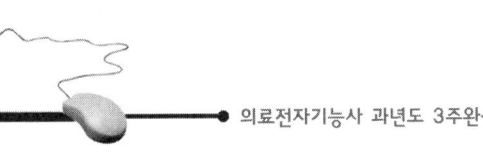

2016 제2회 과년도출제문제

의료전자기능사 과년도 3주완성

01 개별차동모드 이득이 100이고, 동상모드 이득이 0.001인 계측 증폭기의 동상신호제거비(CMRR)는 몇 [dB]인가?

① 60　　　　② 80　　　　③ 100　　　　④ 120

🌟 Sol 동상신호제거비(또는 공통모드제거비라 칭함)(CMRR, Common Mode Rejection Ratio)는 2개 입력에 공통인 불요 신호를 제거하기 위한 장비 성능 지수로 양 입력에 공통인 간섭 신호를 제거하고 차등 신호만을 증폭하는 차등 증폭기의 성능을 나타내는 것이다.
CMRR의 값은 '차등 이득/공통 모드 이득'을 데시벨(dB)로 나타내며, 클수록 좋다.

$$CMRR = 20\log\frac{A_d}{A_s}[dB] = 20\log\frac{100}{0.001} = 20\log_{10}100000 = 100[dB]$$

02 생체정보를 전기신호로 변환하는 이유에 해당하지 않는 것은?

① 전기신호의 전송이 쉽다.
② 측정이 신속 정확하게 이루어진다.
③ 신호가 선형성을 갖기 때문에 결과를 다루기가 편리하다.
④ 커다란 신호를 감폭시켜 잡음 신호를 제거해준다.

🌟 Sol 센서(변환기)
① 인체에서 발생하는 물리화학적 측정량을 전기적인 출력으로 변환하는 장치
② 센서는 생체로부터 수집되는 에너지를 최소한으로 한다.
③ 정확도와 정밀도가 높아야 하며, 입력과 출력의 관계가 선형성을 가져야 한다.
④ 인체에 무해해야 한다.
⑤ 생체신호와 같은 데이터는 많은 양의 소음이 포함되어 있다. 비선형 분석 결과는 소음의 양에 따라 크게 변할 수 있기 때문에, 소음 제거 과정이 매우 중요하다. 그러나 생체신호 자체가 매우 불규칙하고 복잡해서 소음과 구별해내는 일은 쉽지 않다.

03 정상 성인의 경우 청진 시 듣기가 어려운 심음의 구성으로 옳은 것은?

① 1심음과 2심음　② 1심음과 3심음　③ 2심음과 4심음　④ 3심음과 4심음

Sol 심음(Heart Sound)

기본적인 심음(Heart Sound)은 4개로 분류되며, 다음과 같은 특징이 있다.
① 제1심음 : 낮고 긴 음으로 QRS 간격 시 나타나며, 심실수축기초, 방실판(삼첨판과 승모판)의 폐쇄음
② 제2심음 : 높고 짧은 음으로 T파 이후에 나타나며, 심실확장기, 대동맥판 및 폐동맥판의 폐쇄음
③ 제3심음 : 심실확장기음, 심실벽 진동음으로 어린이나 젊은 사람에만 있음
④ 제4심음 : 심방음, P파 후에 뒤따른 음으로 보통 청진상으로 청취 곤란
※ 제3심음과 제4심음은 심음도상 기록은 할 수 있지만, 들리지는 않는다.

04 심장의 심실 수축기에 들리는 소리로 주로 방실판막이 닫힐 때 나는 심음은?

① 제1심음　② 제2심음　③ 제3심음　④ 제4심음

Sol 03번 해설 참조 요망

05 X-선 영상을 이용하여 혈관을 촬영하기 위한 방법은?

① X-선 조영술　② fMRI　③ NIBP　④ 도플러 영상법

Sol ① X-선 조영술 : X-선 조영제를 주사하여 혈관의 이상을 알아보는 방법
② fMRI(functional Magentic Resonance Imaging, 기능성 자기공명장치) : MRI 기능에 산소가 많이 소비되는 지점과 그 양을 영상으로 표현 가능하게 만든 기기이다.
③ NIBP(Non-Invasive Blood Pressure) : 우리가 보통 알고 있는 혈압을 재는 방식으로 팔뚝에 커프를 감고 가압해서 동맥을 압박 후에 천천히 감압하여 혈액이 흐를 때 생기는 와류의 소리를 청진하여 수축기 혈압과 이완기 혈압을 측정하는 방법
④ 색도플러 영상법(color flow doppler imaging) : 다양한 혈류 방향과 속도를 파란색과 빨간색의 농도 차이로 나타나는 것을 이용하는 방법

06 전자유량계(electromagnetic flow meter)의 전극을 혈관에 부착했을 때 유도 기전력을 구하는 식과 관계없는 것은?

① 자속밀도　　　　　　　　　② 혈류량
③ 전극 간의 거리　　　　　　　④ 순간혈류속도

Sol 전자식 유량계(Magnetic Flow Meter)

패러데이의 전자유도의 법칙을 이용한 것으로 자계 속을 횡단하여 흐르는 도전성의 유체에 유기된 전압을 검출하여 유량을 측정하는 장비이다. 측정대상이 도전성을 지닌 유체여야

하니 기체나 기름 등의 도전성이 없는 유체는 측정이 안 된다.

E = K · B · D · V

    E : 발생되는 신호 기전력   K : 비례 상수(교정으로부터 구함)
    B : 자속 밀도   D : 전극 사이의 거리
    V : 유체의 평균 유속

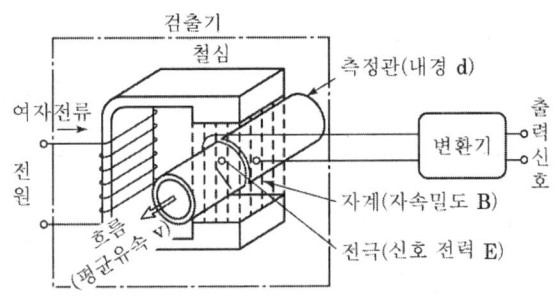

- 전자유량계의 장점
  ① 유체의 온도, 압력, 밀도, 점도의 영향을 받지 않고 넓은 측정 범위에 걸쳐 체적 유량에 비례하는 출력신호를 얻을 수 있어 정밀도가 높다.
  ② 검출기는 흐름을 방해하는 가동부가 없으므로 적절한 라이닝 재질을 선정하면 슬러지나 부식성 액체의 측정에도 용이하다.
  ③ 압력손실이 없고 다른 유량계에 비해 직관부가 짧아서 설치 시 용이하다.
  ④ 순방향, 역방향의 유량측정이 가능하며 응답의 지연도 없다.
- 전자유량계의 단점
  ① 기체, 기름 등의 도전성이 없는 유체의 측정은 불가하다.
  ② 역삼투압(RO) 설비와 같이 1단 2단으로 나뉘어 전도도가 서로 상이한 유체의 혼합일 경우 측정값의 오차가 심해진다.
  ③ 가격이 고가이다.

07 안구운동 측정법이 아닌 것은?

① 콘택트렌즈법   ② 각막 반사법   ③ 전자측정법   ④ 전류측정법

  Sol 안구운동 측정법에는 콘택트렌즈법, 각막반사법, 전자측정법, 임피던스 측정법, 안자도(MOG)가 있다.

08 고에너지 집속이 가능하여 외과적 처치와 수술에 많이 이용되는 레이저의 광원에 속하지 않는 것은?

① LED   ② He-Ne   ③ Ar   ④ CO_2

  Sol LASER(Light amplification by stimulated emission of radiation)

레이저는 빛의 조사(방사)의 유도 방출에 의해 증폭된 빛을 말한다.
일반 빛과 레이저는 단색광이므로 파장에 따라 붉은색, 노란색 등의 단색으로 보이고, 근적외선이나 자외선 대역 파장의 레이저는 눈에 보이지 않으며 파장에 따라 투과하는 정도나 흡수도가 다르므로 치료에 매우 중요한 변수가 되며, 지향성이 높아 렌즈를 이용하여 빛을 집속하면 단위 면적당 매우 높은 빛 에너지(전력밀도 : power density)를 얻을 수 있다.

- 의료용 레이저

조직 표면 흡수형 레이저	조직 투과형 레이저	
CO_2 레이저	Nd : YAG 레이저	반도체 레이저
Er : YAG 레이저	He-Ne 레이저	Argon 레이저

09 심장의 박동에 따른 혈액 이동 경로를 순서대로 나열한 것은?

① 신체 각 기관 → 대정맥 → 우심방 → 우심실 → 허파동맥 → 허파 → 허파정맥 → 좌심방 → 좌심실 → 대동맥

② 신체 각 기관 → 대정맥 → 우심실 → 우심방 → 허파동맥 → 허파 → 허파정맥 → 좌심실 → 좌심방 → 대동맥

③ 신체 각 기관 → 대정맥 → 좌심방 → 좌심실 → 허파동맥 → 허파 → 허파정맥 → 우심방 → 우심실 → 대동맥

④ 신체 각 기관 → 대정맥 → 좌심실 → 좌심방 → 허파동맥 → 허파 → 허파정맥 → 우심실 → 우심방 → 대동맥

Sol 심장의 박동에 따른 혈액 이동 경로

① 폐순환 : 2개의 폐정맥을 통하여 좌심방으로 내보내는 것(우심방→우심실→폐동맥→좌심방)

② 체순환 : 좌심실의 펌프작용으로 이루어짐(좌심방→좌심실→대동맥계→전신동맥계)

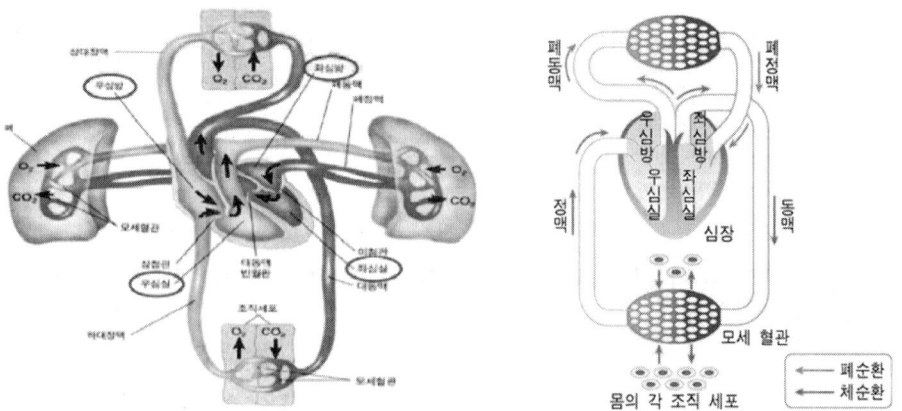

10 심전도에 관한 설명으로 틀린 것은?

① 심전도는 electrocardiogram으로 ECG라 한다.
② 심전도는 심장에서 발생하는 전기적 활동을 신체 표면에서 측정하여 그래프로 나타내는 것이다.
③ 심장의 비정상적인 활동에 의해 심전도의 형태가 변화한다.
④ 심전도를 통해서 호흡기관의 이상 유무를 알 수 있다.

Sol 심전도(electrocardiogram, ECG)
① 심장은 혈액을 전신에 순환시키는 펌프로 작용하는 일종의 근조직으로서, 전기 전도계(electro conduction system)에서 발생되는 전기 자극으로 수축한다.
② 심장근육이 수축, 이완할 때 발생되는 활동전위는 심장으로부터 온몸으로 퍼지는 전류를 일으키며, 이 전류는 몸의 위치에 따라 전위차를 발생시키는데, 이 전위차를 피부에 표면 전극을 부착하여 검출한 것이 심전도이다.
  ㉠ 심전도 진단
  ㉡ 진료 및 수술 중에 심장의 이상 유무를 확인(중요한 자료)
  ㉢ 협심증, 심근경색, 부정맥 등 심장질환의 진단

11 장기 혈류량의 측정에서 일정량의 색소를 투여 후 혈액, 요 등의 시료 또는 목적 장기와 체강 등에서 시료를 채취하여 그 시료로부터 색소의 희석된 양이나 정도를 비색 측정함으로써 결과를 얻는 방법의 원리는?

① 가열법　　　② 소실률법　　　③ 자기분광법　　　④ 임피던스법

Sol ① 혈장 소실률(PDR, plasma disappearance rate) : 일정량의 색소를 투여 후 혈액, 요 등의 시료 또는 목적 장기와 체강 등에서 시료를 채취하여 측정
② 핵자기 공명 분광법(nuclear magnetic resonance) : 자기장 내에서 원자핵의 자기모멘트에 특정한 외부의 에너지가 작용하여 그 에너지를 흡수하고 다른 에너지 준위로 전이하는 현상. 또는 이를 이용한 분광법을 말한다. 보통 NMR이라고도 한다. 물질의 특성 분석에서 의학 분야까지 널리 이용되고 있다.
③ 생체전기 임피던스법(Bioelectrical Impedance) : 신체에 약한 전류를 통과시켜 전기저항으로 신체 내 수분량을 측정하고 이에 의해 체지방량을 측정하는 방법이다.

12 해부학적 체면 중 인체를 전·후(앞·뒤)로 나눈 가상의 면을 나타내는 용어는?

① frontal plane　② sagittal plane　③ transverse plane　④ median plane

Sol 해부학적 자세는 양쪽 발을 일직선이 되게 똑바로 서서 눈은 앞의 수평선을 바라보며, 양팔을 손바닥을 펴서 앞(정면)으로 향하게 하고 자연스럽게 늘어뜨리고 있는 사람의 자세이다.

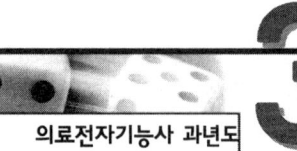

시상면 (Sagittal Plane)	인체를 수직으로 나누어 좌우부분
정중시상면 (Midsagittal Plane)	인체를 좌우로 똑같이 나누는 평면
횡단면 (Transverse plane)	인체를 수평으로 나누어 상하부분
전두면 (Frontal Plane)	인체를 수직으로 나누어 앞뒤부분

13 호흡기 기능평가법에서 환기능(ventilation)에 대한 설명으로 옳은 것은?

① 폐 내에서 공기가 폐포 간에 균형있게 분포하는 기능
② 폐포 내 공기와 폐 모세혈관 내 혈액 간에 O_2, CO_2를 잘 교환하는 기능
③ 외부공기가 기도를 통하여 폐포로 잘 전달되는 기능
④ 폐 내에 방사선이 모세혈관으로 전달되는 기능

Sol 호흡기의 기능평가법
① 환기능(ventilation) : 외부공기가 기도를 통하여 폐포로 잘 전달되는 기능
② 분포능(distribution) : 폐 내에서 공기가 폐포 간에 균형 있게 분포하는 기능
③ 확산능(diffusion) : 폐포 내 공기와 폐 모세혈관 내 혈액 간에 O_2, CO_2를 잘 교환하는 기능

14 체중 측정에 사용할 수 있는 센서는?

① 광다이오드　　② 로드셀　　③ 열전대　　④ 금속전극

Sol 로드셀(load cell)은 무게를 숫자로 표시하는 전자저울에 필수적인 무게측정 소자이다.

15 생체 전기신호 중 심전도 신호를 검출할 때 필요한 증폭기의 일반적인 특성 중 틀린 것은?

① 높은 입력 임피던스
② 높은 동상신호제거비
③ 높은 주파수의 협대역 증폭
④ 입력단자를 통한 매우 적은 누설전류

Sol ① 생체 전기신호를 측정할 때 잡음의 영향을 받게 되는 데, 이런 잡음문제를 해결하기 위해 차동증폭기(differential amplifier)를 이용하게 된다. 차동증폭기는 2개의 입력 단

자에 가해진 2개의 신호차를 증폭하여 출력으로 하는 회로이다.

② 차동증폭기는 동위상이며, 같은 진폭의 입력신호에 대한 동위상 신호 $V_c = \frac{1}{2}(v_{o1}+v_{o2})$에 대한 이득과 입력신호의 차인 차동신호 $V_p = v_{o1} - v_{o2}$에 대한 이득을 비교할 때, 차동이득이 크고 동위상 이득이 작을수록 우수한 평형 특성을 가진다.
③ 전극 임피던스는 차동증폭기의 입력 임피던스와 전압 분배기를 형성한다.
④ 전극 임피던스가 같지 않기에 차동증폭기의 입력 임피던스를 전극의 임피던스보다 매우 크게 하여 동상제거비를 높여준다.
⑤ 차동증폭기는 높은 동상신호제거비를 얻기 위해 두 입력 단자에 인가된 전압차를 증폭한다.

16 APT 분해효소의 일종으로 세포막 안팎으로 물질이 이동하는 작용 중에서 물질이동에 에너지가 필요한 능동수송 물질은?

① 이온 농도차에 의한 Na^+ 이동
② Na^+/K^+ 펌프
③ K^+채널 개방 시 K^+ 이동
④ 삼투현상

Sol 능동적인 물질의 이동
1) 세포막의 선택적 투과성 : 세포막은 반투과성 막이면서 물질을 선택적으로 투과시켜 세포 내부의 물질의 조성을 일정하게 유지시킨다.
2) 능동수송은 농도 경사에 역행하여 낮은 농도에서 높은 농도로 물질을 이동시키는 현상으로 확산이나 삼투현상과는 달리 에너지가 필요하며, 이 에너지는 일반적으로 세포 호흡을 통해 얻은 APT로 공급된다.
Na^+(소듐)과 K^+(포타슘)이 능동 수송되는 과정은 소듐-포타슘의 펌프는 에너지를 소모하면서 Na^+(소듐)을 세포 밖으로 이동시키는 것으로, 소화관의 양분흡수, 세뇨관의 재흡수, 뿌리털의 무기 양분흡수 등이 능동 수송 현상이다.

17 다음과 같은 회로의 전압이득은?

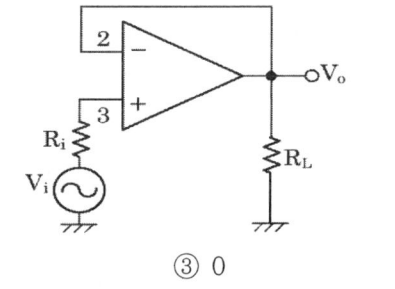

① -1
② +1
③ 0
④ 10

Sol 연산증폭기를 이용한 버퍼(buffer)회로로 입력 임피던스가 매우 크고 출력 임피던스는 매우 작은 이상적인 완충증폭기로서 부궤환에 의한 이득이 1이므로 출력은 "1"이 된다.

18 가장 큰 총 단면적을 갖는 혈관계는 무엇인가?

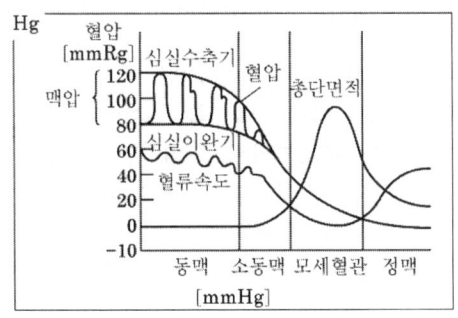

① 정맥　　　② 소동맥　　　③ 모세혈관　　　④ 동맥

🌟Sol 모세혈관은 소동맥과 소정맥을 연결하는 그물모양의 얇은 혈관으로 한 층의 내피세포로 이루어져 있으며 이를 통해 혈액과 조직 사이의 물질교환이 이루어지며, 모세혈관의 수는 대략 10억 개 정도로 그물망 형식으로 분포되어 있고 전체 단면적은 6300제곱미터 정도로 매우 넓다. 넓은 단면적 덕에 혈액이 느리게 흐르는 것이 특징이며, 혈관 벽이 얇아 조직과 혈액 사이에서 물질교환이 쉽게 이루어질 수 있다.
그림의 총 단면적에서 보이는 것처럼, 모세혈관>정맥>소동맥>동맥의 단면적이 분포된다.

19 근필라멘트(muscle filament) 중 가는 필라멘트는 3가지 단백질로 구성되어 있다. 구성 요소로 틀린 것은?

① 액틴　　　② 트로포미오신　　　③ 트로포닌　　　④ 알부민

🌟Sol 근육을 이루는 근섬유(Muscle Fiber)는 다량의 근원섬유(myofibril)로 이루어져 있으며, 근섬유의 90%를 차지하고, 근원섬유의 수가 많을수록 장력이 커지게 되며, 섬유에는 미오신 단백질로 구성되어 있는 미오신 필라멘트(Myosin Filament 또는 굵은 필라멘트)와 둥근 공 모양의 액틴 단백질로 구성된 액틴 필라멘트(Actin Filament 또는 가는 필라멘트) 구조로 이루어져 있고, 이 두 필라멘트 간의 교차결합으로 근원섬유의 마디 간격이 좁아지며 근수축이 이루어진다.

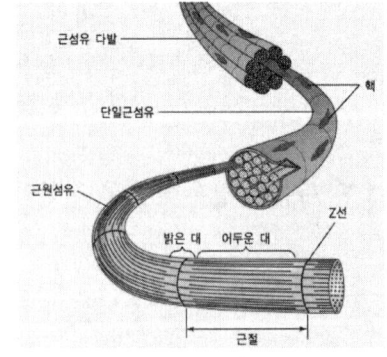

- 트로포미오신(TM, tropomyosin) : 근육의 액틴필라멘트에 존재하고 수축제어에 관여하는 단백질 중의 하나이다.
- 트로포닌(TN, troponin) : 골격근의 수축조절을 담당하는 주요 단백질이다.
- 액틴(actin) : 근육의 가는 필라멘트의 주요 구조 단백질. 근원섬유(筋原纖維)의 단백질로서 I대(帶) 중에 존재한다. 미오신(myosin)과 작용하여 근육의 수축과 이완을 일으킨다.
- 알부민(albumin) : 생체세포나 체액에 널리 함유되어 있는 단순 단백질의 총칭이며, 복합

단백질도 일부 있다.

20 전류에 대한 설명으로 틀린 것은?

① 단위 시간 동안 전기장치에 공급되는 전기에너지이다.
② 전류의 세기는 회로의 어느 단면을 단위시간 동안에 통과하는 전기량이다.
③ MKS 단위계에서 암페어(ampere)이고 단위는 A를 사용한다.
④ 1A는 1초간에 1C의 비율로 전하가 이동할 때의 전류이다.

 Sol ㉠ 전류(電流)는 전하의 흐름으로, 단위 시간 동안에 흐른 전하의 양으로 정의된다.
　　㉡ 전하의 흐름은 전선과 같은 도체, 전해질의 특성을 갖는 이온, 플라즈마 등에서 일어난다.
　　㉢ 전류의 SI 단위는 암페어로 암페어는 기호 A로 표기한다.
　　㉣ 1A는 1초당 1C의 전하가 흐르는 것을 뜻한다.

21 다음과 같은 논리기호의 명칭은?

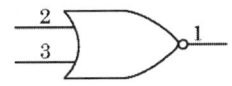

① EX-OR　　② NOT　　③ AND　　④ NOR

 Sol **기본 논리 게이트의 종류**

① AND 게이트 : 기본 동작원리는 모든 입력이 1일 때 출력은 1이 된다.
논리식 F = A · B

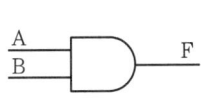

AND 게이트의 기호

A	B	F
0	0	0
0	1	0
1	0	0
1	1	1

AND 게이트의 진리치표

② NOT 게이트 : 기본 동작원리는 입력이 1인 경우 출력은 0, 입력이 0인 경우 출력은 1이 되며, 이는 출력이 입력의 반대가 되는 인버터라고도 불린다.
논리식 $F = \overline{F}$

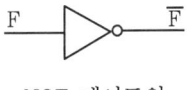

NOT 게이트의 기호

F	$\overline{F}$
0	1
1	0

NOT 게이트의 진리치표

③ NOR 게이트 : OR 게이트의 부정형으로 입력이 모두 0인 경우 출력이 1이 된다.

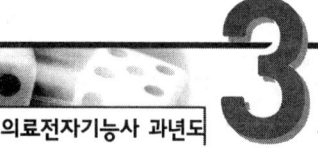

논리식 $F = \overline{A+B}$

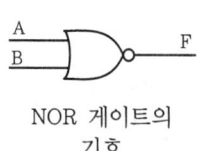

NOR 게이트의 기호

A	B	F
0	0	1
0	1	0
1	0	0
1	1	0

NOR 게이트의 진리치표

④ EX-OR 게이트(exclusive OR gate, 배타적 논리합 회로) : 두 입력이 서로 다른 때만 출력이 1이 된다. 회로(반일치 회로)

논리식 $F = A \oplus B = A\overline{B} + \overline{A}B$

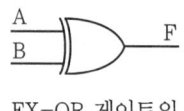

EX-OR 게이트의 기호

A	B	F
0	0	0
0	1	1
1	0	1
1	1	0

EX-OR 게이트의 진리치표

22 혈관부위에서 초음파 도플러 센서를 이용하여 측정하는 맥파는 무엇인가?

① 압맥파　　② 직경맥파　　③ 용적맥파　　④ 혈류맥파

Sol ㉠ 혈류맥파 : 동맥부위에서 심장의 박동에 의해 분출된 혈액의 흐름을 파형화한 것
　　㉡ 직경맥파 : 심장의 박동에 의해 변화되는 일정 부위에서의 혈관직경 변화를 파형화한 것
　　㉢ 압맥파 : 대동맥에서 혈액의 방출에 의해 발생되어 동맥벽을 따라서 인체에 전달되는 혈관 압력을 파형화한 것

23 계기의 동작상 분류 중 측정하고자 하는 값을 지침으로 직접 지시하는 계기는?

① 숫자식 계기　　　　　　　② 적산계기
③ 기록계기　　　　　　　　④ 지시계기

Sol ① 지시계기 : 계기의 동작상 분류 중 측정하고자 하는 값을 지침으로 직접 지시하는 계기
　　② 기록계기(recording instrument) : 전압, 전류 및 주파수 등이 시간적으로 변화하는 상황을 기록용지에 자동적으로 측정, 기록하는 계기

24 어떤 물질에 어떤 방향으로 압축 또는 인장력을 가했을 때 전기 분극이 일어나고 그 대응되는 단면에는 분극전하가 나타나는 현상은?

① 압전 효과　　　　　　　　② 전계 효과

③ 광전자 방출 효과   ④ 에디슨 효과

Sol 압전 센서란 압전 물질에 압력이 가해지면 전위가 발생하고 전압을 가하면 변형이 생기며, 압전 물질을 이용하면 어떤 부위에서 일어난 변위나 압력변화에 의한 전위를 측정하며, 심음도, 혈압, 혈류, 초음파기기에 사용된다.
$Q = kF$ (여기서, Q : 전하량, F : 가해진 힘, k : 압전 상수)

25 총폐활량(total lung capacity : TLC)을 나타낸 것으로 옳은 것은? (단, 1회 호흡량 : VT, 예비흡기량 : IRV, 예비 호기량 : ERV, 예비(잔기)용적 : RV, 폐활량 : VC이다.)

① TLC=IRV+VT+ERV   ② TLC=RV+VC
③ TLC=IRV+VT   ④ TLC=ERV+RV

Sol 폐 용적은 평상 호흡기량(tidal volume, TV), 흡기 예비기량(inspiratory reserve volume, IRV), 호기 예비기량(expiratory reserve volume, ERV), 잔기량(residual volume, RV)의 네 가지 단위용적과 이들의 조합으로 이루어진 흡기용량(inspiratory capacity, IC), 폐활량(vital capacity, VC), 기능적 잔기 용량(functional residual capacity, FRC) 및 총 폐용량(total lung capacity, TLC)으로 분류한다.
① 상시 호흡량(tidal volume, TV) : 정상 휴식기의 평균 환기량
② 흡기 저장량(inspiratory reserve volume) : 상시 호흡량 이상으로 흡기할 수 있는 최대 폐기량
③ 호기 저장량(expiratory reserve volume) : 휴식기의 상시 호흡량에서 배출할 수 있는 최대 폐기량
④ 폐활량(vital capacity) : 최대로 흡기한 후 최대로 배출할 수 있는 최대 폐기량
⑤ 흡기 용량(inspiratory capacity) : 휴식기에서 흡입할 수 있는 최대의 공기용량
⑥ 기능적 잔기량(functional residual capacity, FRC) : 어떤 힘도 폐에 작용하지 않은 정상적인 호기 후에 폐에 남아 있는 공기량
⑦ 잔기량(residual volume, RV) : 최대 호기 후에 폐에 남아 있는 공기량
⑧ 총 폐용적(total lung capacity, TLC) : 폐활량과 잔기량을 합한 총 폐용적

26 쌍접합 트랜지스터(BJT)의 3개의 단자 이름이 아닌 것은?

① 이미터(emitter)   ② 컬렉터(collector)
③ 캐소드(cathode)   ④ 베이스(base)

Sol 쌍접합 트랜지스터(Bipolar Transistor)의 구조
① 쌍접합 트랜지스터는 3층으로 된 반도체 소자로 npn형과 pnp형으로 구분한다.
② 2층의 n형 층과 1층의 p형 층으로 구성된 것을 npn형이라 하고, 2층의 p형 층과 1층의 n형 층으로 구성된 것을 pnp형이라 한다.
③ 트랜지스터는 외부 단자가 3개(이미터, 베이스, 컬렉터) 있다.

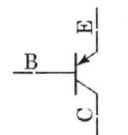

PNP형 쌍접합 트랜지스터   NPN형 쌍접합 트랜지스터

27 아날로그 미분기의 사용 용도로 옳은 것은?

① HPF   ② LPF   ③ BPF   ④ BRF

Sol 미분기는 입력 신호를 시간 영역에서 미분하여 출력하며, 주파수 영역에서는 일종의 고역 통과 필터(HPF)로 동작하고, 적분기는 입력 신호를 시간 영역에서 적분하여 출력하며, 주파수 영역에서는 일종의 저역 통과 필터(LPF)로 동작한다.

28 변환기(계측시스템) 성능의 정의를 나타낸 용어들 중 계측 결과의 값과 그 실제 값의 차이를 나타내는 용어는?

① 레인지   ② 스팬   ③ 오차   ④ 정밀도

Sol ① 레인지(Range) : 변환기의 레인지는 입력이 변화할 수 있는 최대 범위를 말한다.
② 스팬(Span) : 스팬은 입력의 최대값에서 최소값을 뺀 값이다.
③ 오차(Error) : 계측결과 값과 그 참값의 차이이다. 오차=계측값-참값
④ 정밀도(Accuracy) : 계측 시스템에 의하여 잘못 계측될 수 있는 값의 한계를 말한다.

29 ECG의 측정방법 중 단극사지리드(unipolar limb lead)의 측정 신호가 아닌 것은?

① LEAD I   ② V_6 ③ aVF   ④ aVR

Sol ㉠ 심전도는 표준사지유도법(Standard limb lead), 증폭단극유도법(Augmented unipolar lead), 심장앞단극유도법(precardial unipolar lead)의 3가지 유도법이 있다.
  - 단극사지리드(unipolar limb lead)는 aVR, aVL, aVF의 측정 신호를 이용한다.
  - 쌍극사지리드(bipolar limb leads)는 리드 I, II, III를 말한다.
㉡ 단극사지유도(Unipolar limb leads)는 삼각형의 두 정점을 삼각형의 중심과 잇고, 이 중심과 나머지 한 정점과의 전위차를 측정하는 방법으로, aVR은 탐색전극의 우측 팔목에, aVL은 좌측 팔목에, aVF는 좌측 발목에 놓여져 있다. 단극유도로 심전도를 기록하며, "a"는 "augmentation(증폭)"을 의미한다.
  - aVR : 심장의 중심부와 우측 팔목(RA) 사이의 전위차의 측정
  - aVL : 심장의 중심부와 좌측 팔목(LA) 사이의 전위차의 측정
  - aVF : 심장의 중심부와 좌측 발목(LF) 사이의 전위차의 측정

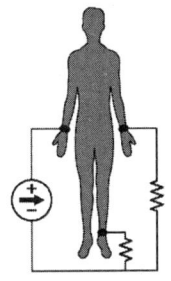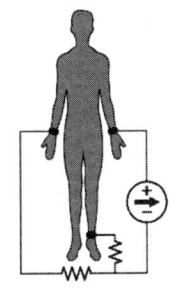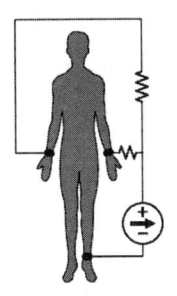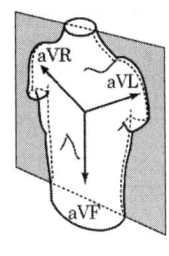

단극사지 유도

- 흉부유도(Precordial leads, Chest leads)는 6개의 흉부 유도를 구하기 위해서는 가슴 둘레의 서로 다른 6곳에 양극을 둔다. 흉부 유도는 방실결절을 통해서 음극으로 되어 있는 환자의 등 쪽으로 투사

ⓒ 흉부유도의 위치

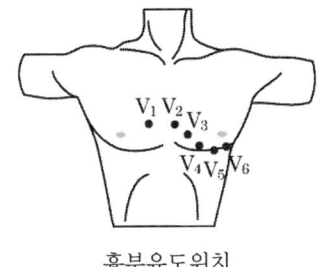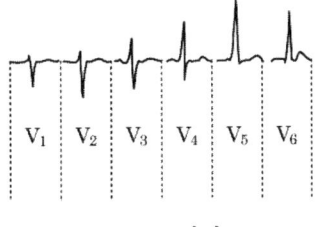

흉부유도위치 $V_1 \sim V_6$ 파형

V_1 : 제4늑간의 우측 흉골연(Sternal border)
V_2 : 제4늑간의 좌측 흉골연
V_3 : V_2와 V_4의 중간부위
V_4 : 제5늑간과 좌측 쇄골 중앙선이 만나는 부위
V_5 : V_4와 수평되는 전액와 부위
V_6 : V_4와 수평되는 액와 중앙선 부위

심전도상 유도 V_1에서 V_6까지는 점진적인 변화를 보이게 된다.

30 감지된 생체정보를 전기적인 출력으로 변환하는 장치를 무엇이라 하는가?

① 지렛대 ② 센서 ③ 트랜스 ④ 증폭기

🌠 Sol 센서(변환기)는 외부자극(stimulus)을 받아 이것을 전기신호로 변환하는 소자이다.
① 인체에서 발생하는 물리화학적 측정량을 전기적인 출력으로 변환하는 장치이다.
② 센서는 생체로부터 수집되는 에너지를 최소한으로 한다.
③ 정확도와 정밀도가 높아야 하며, 입력과 출력의 관계가 선형성을 가져야 한다.
④ 인체에 무해해야 한다.

31 심음계에서 소리를 모으고 이를 전기적 신호로 변환시켜 주는 장치로 옳은 것은?

① 증폭기　　　② 마이크로폰　　　③ 필터　　　④ 동조기

> *Sol* 심음은 가청주파수 영역의 진동으로서 청진기를 이용하면 음으로 들을 수 있으며, 최근에 개발된 마이크로폰 등을 사용하여 신호처리나 객관적인 표시 등도 가능하다.
> ① 심음은 신장 내의 급격한 압력의 변화에 의해 판막이 개폐될 때에 발생하는 지속시간이 짧은 음(협의의 심음)과 혈류에 의해 발생하는 지속성을 가진 음(심잡음)을 포함한다.
> ② 심음검출에는 심음 마이크로폰이 사용되는데, 이는 심장의 소리를 전기신호로 변환해주는 장치이다.

32 A, B 두 개의 입력 중 어느 하나라도 "1"일 경우에 출력이 "1"이 되는 논리 게이트는?

① AND　　　② OR　　　③ NOT　　　④ NOR

> *Sol* **기본 논리 게이트의 종류**
> OR 게이트 : 기본 동작원리는 모든 입력 중 하나만 1이어도 출력은 1이 된다.
> 논리식 F = A + B

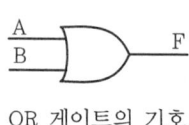

A	B	F
0	0	0
0	1	1
1	0	1
1	1	1

OR 게이트의 기호　　OR 게이트의 진리치표

33 20회 감은 어떤 코일에 4[A]의 전류를 흘렸더니 10^{-3}[Wb]의 자속이 코일과 쇄교(interlinkage)했을 때, 코일의 자기 인덕턴스는 몇 [mH]인가?

① 1　　　② 3　　　③ 5　　　④ 7

> *Sol* $L = \dfrac{N\phi}{I}$ [H]에서 $L = \dfrac{N\phi}{I} = \dfrac{20 \times 0.001}{4} = 5$[mH]

34 트라이액(triac)에 대한 설명으로 옳은 것은?

① 쌍방향성 소자이다.
② 전압제어 소자이다.
③ 게이트 전류에 의해서 트리거시킬 수 없다.
④ 게이트 전압에 따라 부하 전류의 값이 조절된다.

> *Sol* 트라이액(triac)은 2방향성 3단자 사이리스터(thyristor)로 2방향 제어가 가능하다. 그러나 평균전류를 제어할 수 있을 뿐이어서 순간적인 제어나 전류의 차단은 할 수 없다. 교류로

사용하는 가정용 기구들의 회전수 제어, 냉장고, 전기담요의 온도제어 등에 널리 쓰인다.

35 서미스터(thermistor) 소자는 주로 어떤 특성을 사용하는 것인가?
① 온도 특성
② 논리 제어 특성
③ 전류 증폭 특성
④ 전압 증폭 특성

🌟Sol 서미스터(thermistor)는 온도 상승에 따라서 저항이 감소하는 음(-)의 온도계수(NTC)를 가지며 온도측정, 온도제어, 온도보상 장치 등에 이용된다.
① 매우 소형으로 만들 수 있어 생체 내의 온도나 국부온도 측정 가능
② 응답속도가 빠르고 감도가 높다.
③ 저항이 아주 높아서 유도 전극선의 저항을 무시할 수 있다.
④ 장시간 체온을 측정할 때 적합한 센서이다.

36 주파수 변조에서 S/N비를 높이기 위한 방법으로 틀린 것은?
① 주파수 대역폭을 크게 한다.
② Pre-emphasis를 채용한다.
③ 변조지수 m을 크게 한다.
④ 신호파의 진폭을 크게 한다.

🌟Sol ㉠ 주파수 변조(Frequency Modulation : FM)는 신호파의 크기 변화를 반송파의 주파수 변화에 담아서 보내는 방법으로, AM이 주파수는 고정되고 진폭이 변화하는 반면에, FM은 주파수가 변하는 대신 진폭은 항상 같은 값으로 유지된다. 신호파형의 전압이 높을수록 주파수가 높아져서 파장이 조밀해지고, 그 반대로 전압이 낮을 때는 주파수가 낮아져서 파장이 넓어지게 된다.
㉡ 주파수 변조는 진폭에 영향을 받지 않아, 페이딩에 민감하지 않은 반면에 대역폭이 넓어지고, sidelobe가 많이 생긴다.

37 의공학의 활용분야로 거리가 먼 것은?
① 질병의 정확한 진단과 조기발견
② 적절한 치료 및 치료 후 상태의 명확한 판단
③ 개인의 치료정보에 대한 공유
④ 의료의 질적 향상과 의료수혜지역의 확대

🌟Sol 의공학은 공학의 여러 분야가 의학의 관련분야에 응용되는 것으로 보는 관점에 따라 여러 가지로 분류할 수 있으며, 공학적 관점에서는 적용되는 공학적 기술에 따라서 분류하는 경향이 있으며, 의학적 관점에서는 그 기술이 의학의 어떠한 분야에 응용되는가에 따라 분류하고 있다.
- 의공학의 활용분야
① 질병의 조기발견 및 정확한 진단

② 적정한 치료 및 치료 후 상태의 명확한 판단
③ 의료용 소재 및 의료기기의 개발
④ 의료 시스템의 구축을 통한 병원 업무의 능률화
⑤ 업무 및 정보 유통의 원활화
⑥ 의료의 질적 향상 및 고도화
⑦ 의료수혜의 확대로 지역차 해소

38 PN 접합 다이오드의 주된 역할은?

① 증폭작용   ② 발진작용   ③ 정류작용   ④ 스위치작용

Sol P형 반도체와 N형 반도체를 접합시켜 만든 PN 접합 다이오드(PN junction diode)의 기본 동작은 정류작용이다.

39 유전체에 전하를 축적하는 소자는?

① 커패시터   ② 인덕터   ③ 저항   ④ 트랜지스터

Sol 직류 신호를 차단하고 교류 신호를 잘 통과시키는 소자가 커패시터(콘덴서)이고, 교류 신호를 차단하고 직류 신호를 잘 통과시키는 소자가 코일이다.

40 나사의 리드각 α와 비틀림각 P의 관계를 올바르게 나타낸 것은?

① $\alpha + P = 10°$ ② $\alpha + P = 30°$
③ $\alpha + P = 60°$ ④ $\alpha + P = 90°$

Sol 나사의 리드각과 비틀림각의 합은 90°이다. 그러므로 $\alpha + P = 90°$가 된다.

41 인큐베이터는 온도, 습도, 그리고 통풍을 조절할 투명한 공간과 주변장치를 포함한다. 이러한 인큐베이터의 4가지 대표적인 기능으로 틀린 것은?

① 복사   ② 대류   ③ 증발   ④ 융해

Sol 인간이 발명한 자궁으로 불리는 인큐베이터란 대체로 체중 2[kg] 이하의 미숙아 및 치아노제·호흡장애 등의 이상 증세를 보이는 신생아를 길러내는 산소공급기가 달린 보온기계를 말한다. 무색투명하고 두꺼운 플라스틱제가 많으며, 안에 있는 미숙아를 밖에서 관찰할 수도 있다. 인큐베이터는 엄마 자궁과 흡사한 환경을 만드는 데 가장 중요한 조건은 바로 적절한 온도 유지이다.
① 태아는 엄마의 체온과 비슷한 온도와 일정한 습도의 환경이 유지되는 자궁에서 지내기 때문에 체온 조절이나 춥고 더운 날씨 등의 문제가 발생하지 않는다. 그러다 바깥세상에 적응할 만큼 자라면 출산이 이루어지는데, 다 자랐다고는 해도 갓 태어난 아기는 아직 체온 조절 능력이 완전하지 않다.

② 미숙아는 몸 부피는 작지만 상대적으로 체표면적이 크고 피부 각질층이 불완전해 증발에 의한 열 손실이 많아서 쉽게 저체온 상태에 빠진다. 주변 온도가 너무 높으면 발한 작용을 하기 위해 체온이 상승하는데, 폐의 기능이 완성되지 않아서 무호흡 발작을 일으킬 수도 있다. 주변 환경 온도가 너무 낮으면 체온 유지를 위해 더 많은 열량을 사용해야만 하는데, 이런 경우에는 질병에 저항하거나 발육에 써야 할 에너지가 부족하게 되어 심한 경우는 사망에 이르기도 한다. 따라서 반드시 체온을 일정하게 유지하면서 발한 및 발열 작용을 일으키지 않는(엄마 자궁과 비슷한) 환경을 마련해 주어야 한다. 출생 후 질병 치료를 위해서, 또는 모체에 생긴 질병이 태아에게 나쁜 영향을 끼칠 때에도 종종 인큐베이터를 이용한다. 산모의 임신중독증, 조기파수가 일어나 조산한 경우, 자궁경관 무력증 등으로 아기가 산모로부터 감염의 위험이 있을 때에도 인큐베이터가 필요하다.

③ 인큐베이터의 종류
  ㉠ 개방형 인큐베이터(복사 온열기)는 주로 분만실에서 막 태어난 신생아나 신생아 집중치료실에서 의료진의 집중적인 처치를 받아야 하는 병이 중한 아기에게 사용된다. 개방된 작은 받침대에 침대를 놓고 머리 위에 있는 발열기 또는 그 연결체에서 나오는 복사열을 이용해 아이를 따뜻하게 유지시켜 주는 구조이다. 장기적으로 사용하기에는 적당하지 않아 아기의 상태가 나아지면 폐쇄형 인큐베이터로 옮기게 된다.
  ㉡ 공기 순환식 폐쇄형 인큐베이터는 침대의 밑바닥에 코일로 된 열원, 즉 발열기가 장착되어 있다. 발열기가 여과기를 통해 들어온 공기를 데워주면 발열기 뒤에 있는 전동 팬이 돌아가면서 인큐베이터 안의 공기를 순환시켜 준다. 이런 공기 순환을 통해 일정한 온도와 습도를 유지할 수 있다. 이때 내부의 기압은 외부보다 약간 높게 설정되어 있어 바깥 공기가 침입하지 못하게 된다.

④ 인큐베이터 내부의 온도 조절 방식
  ㉠ 에어 모드 방식 : 공기 온도를 감지하는 장치가 되어 있어 인큐베이터 안의 온도가 미리 설정해 둔 온도보다 내려가면 발열기가 작동되고, 반대로 설정 온도보다 내부 온도가 높으면 발열기가 작동을 멈춘다. 전동 팬이 공기를 순환시킨다.
  ㉡ 서브 컨트롤에 의한 스킨 모드 방식 : 아기의 피부에 열전구 온도계나 회로소자 탐침(thermistor)을 붙여서 온도 조절을 하는 것이다. 아기의 피부 온도에 따라 발열기의 작동여부가 결정된다. 요즘은 두 가지 기능이 다 되는 인큐베이터가 많아 경우에 따라 선택적으로 사용한다.

42 방사성 동위원소로 된 추적자를 체내에 투입하여 인체내부 기관의 기능이나 형태를 진단하는 의료기기가 아닌 것은?

① 감마카메라 ② MRI ③ PET ④ SPECT

Sol ① MRI : 원자핵이 고유하게 방출되는 고주파를 예민한 안테나로 모아서 컴퓨터로 영상화한 것이 MRI이다. 즉, 인체를 구성하는 물질의 자기적 성질을 측정하여 컴퓨터를 통하여 다시 재구성, 영상화하는 기술이다.
  ② 감마카메라 : 앵거 카메라라고도 한다. 체내 방사성 핵종이나 감마선을 피검체에 고정시

킨 검출기로 측정해 체내 또는 장기 내 분포를 기록, 화상정보를 제공하는 장치이다.
③ PET(양전자 단층촬영) : 양전자를 방출하는 방사성 의약품을 이용해 생리·화학적, 기능적 영상을 3차원으로 얻는 핵의학 영상법을 말한다.
④ SPECT(단일광자 단층촬영) : 체내에 소량의 방사성 동위체를 투여해 방출되는 γ선을 검출해 분포상황을 영상화하는 단층촬영법이다.

43 연성 내시경(flexible endoscope)의 구성 요소가 아닌 것은?

① 광학유리섬유
② 크세논램프
③ 광각렌즈
④ 서미스터(thermistor)-볼로미터(bolometer)

Sol 연성 내시경

조작부, 커넥터부, 삽입부(연성부), 만곡부(선단부/앵글부) 및 라이트가이드부 등으로 구성되어 있다. 관찰원리는 의료용 광원장치에서 제공되는 빛이 광섬유(또는 유리섬유)로 구성된 라이트가이드에 의해 삽입된 내시경의 선단부까지 전달되어 신체 내부의 구조를 의료용 영상출력기(비디오시스템, TV 모니터장치 및 각종 내시경의 촬영장치) 처치기구와 조합시켜서 직장, S자결장부터 심부대장에 이르는 하부 소화관(또는 이관, 비인후두, 기관지, 복강 등 관찰부위를 기재함)을 관찰, 진단하는 데 사용하는 전자스코프(또는 파이버스코프)이다.
※ 크세논 램프 : 크세논 가스 안에서 일어나는 방전에 의한 발광을 이용한 램프
※ 광각 렌즈(=와이드 렌즈) : 초점거리가 표준 렌즈보다 짧은 렌즈

44 제세동기의 구성 요소가 아닌 것은?

① 전원부
② 전극
③ 심전도 모니터부
④ 스펙트로미터(spectrometer)

Sol 제세동기(Defibrillator)

심장부위의 체표면에 위치한 전극판을 통해 직류전기 충격을 줌으로써 심장조직을 일시에 탈분극시켜 심실상성 및 심실성 부정맥을 치료하는 방법이다.
※ 스펙트로미터 : 방사선의 에너지 스펙트럼을 측정하는 장치

45 병원정보시스템(HIS : Hospital Information System)을 3가지 구조로 분류한 것은?

① OCS, 사무자동화(OA), 영상정보
② OCS, 사무자동화(OA), 재택진료
③ RIS, 사무자동화(OA), 영상정보
④ RIS, 재택진료, 영상정보

Sol 병원정보시스템(HIS, Hospital Information System)

의료기관의 진료, 진료지원, 영상정보, 접수·수납에 이르는 관리 업무를 전산화한 시스템

㉠ 처방전달시스템(OCS, Order Communicating System) : 의사의 처방을 인력이나 기계적인 방법에 의존하지 않고 컴퓨터를 이용해 신속, 정확하게 진료 지원 부서에 전달하는 시스템

㉡ 의료영상 저장전송시스템(PACS, Picture Archving and Communication System) : 의료영상기기로부터 획득된 디지털 영상을 고속의 네트워크를 이용해 의학용 영상 정보의 저장(Archiving), 판독(Diagnosis), 검색(Viewing), 전송(Forwarding)하는 의료영상통합관리시스템을 의미

㉢ 의무기록 전산화(EMR, Electronic Medical Record) : 병원에서 종이로 구성된 진료 차트들이 모두 사라지고 데이터 형식으로 주고 받도록 해주는 의무기록 전산화에 초점을 맞춘 개념

46 의료기기법에서 정의한 의료기기가 아닌 것은?

① 질병을 진단·치료·경감·처치 또는 예방할 목적으로 사용되는 제품
② 임신을 조절할 목적으로 사용되는 제품
③ 장애인보조기구 중에서 의지·보조기 제품
④ 구조 또는 기능을 검사·대체 또는 변형할 목적으로 사용되는 제품

Sol 「의료기기법」 제2조(정의)

① 이 법에서 "의료기기"란 사람이나 동물에게 단독 또는 조합하여 사용되는 기구·기계·장치·재료 또는 이와 유사한 제품으로서 다음 각 호의 어느 하나에 해당하는 제품을 말한다. 다만, 「약사법」에 따른 의약품과 의약외품 및 「장애인복지법」 제65조에 따른 장애인보조기구 중 의지(義肢)·보조기(보조기)는 제외한다.
  1. 질병을 진단·치료·경감·처치 또는 예방할 목적으로 사용되는 제품
  2. 상해(傷害) 또는 장애를 진단·치료·경감 또는 보정할 목적으로 사용되는 제품
  3. 구조 또는 기능을 검사·대체 또는 변형할 목적으로 사용되는 제품
  4. 임신을 조절할 목적으로 사용되는 제품

47 A=1, B=0일 때 다음 논리회로 출력 X, Y의 값은?

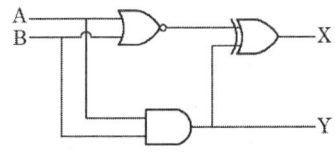

① X=0, Y=0   ② X=0, Y=1   ③ X=1, Y=0   ④ X=1, Y=1

Sol ① NOR 게이트 : OR 게이트의 부정형으로 입력이 모두 0인 경우 출력이 1이 된다.
논리식 $F = \overline{A+B}$
② AND 게이트 : 기본 동작원리는 모든 입력이 1일 때 출력은 1이 된다.

논리식 F = A · B

③ EX-OR 게이트(exclusive OR gate, 배타적 논리합 회로) : 두 입력이 서로 다른 때만 출력이 1이 된다.(반일치 회로)

논리식 $F = A \oplus B = A\overline{B} + \overline{A}B$

위와 같은 논리 게이트의 식에 따라 NOR 게이트의 출력은 입력이 0과 1이므로 출력은 0이 되고 AND 게이트의 출력도 0이 된다. 또한 EX-OR 게이트의 입력은 모두 0이므로 출력은 0이 된다. 그러므로 X=0, Y=0이 된다.

48 레이저와 조직 간에 발생하는 상호작용의 유형으로 틀린 것은?

① 광합성　　　② 광분해　　　③ 온열 효과　　　④ 광화학 효과

★Sol 레이저와 생체조직은 파워 밀도의 크기에 따라, 열면의 상호작용(광화학작용과 광열작용)이나 기계적 상호작용(광 Ablation, 플라즈마 유기 Ablation, 광 파괴) 등 다른 상호작용을 낳는다.

① 광화학작용이란 약한 파워 밀도로 조직에 손상을 주지 않고 세포의 활성을 촉진하는 효과로 임상에서는 창상의 치유 촉진이나 통증 완화가 시행되고 있다. 광화학적 작용은 생체 자극, 즉 치유와 수복 등의 조직 내에서 통상 생기는 생화학적, 분자적 프로세스에 대한 레이저광의 자극적 효과를 설명하는 것이다. 즉, 광역학 요법(PDT : Photodynamic Therapy)이며, 그것은 병리학적 상태의 치료를 위해 조직 내 반응을 양호하게 유도하는 레이저의 치료 목적의 사용이나 조직 내의 빛에 반응하는 물질을 찾아내는 진단 방법으로서의 형광발광을 포함하고 있다.

② 광열작용은 레이저 치료에서 가장 널리 사용되는 상호작용으로 레이저를 생체조직에 조사하면 조사 조건 및 조직의 특성에 따라 조사 부위의 온도가 상승하고 변화된다. 50℃ 이상에서 세포의 수복 기능 저하, 60℃ 이상에서 응고 괴사, 100℃ 이상에서 조직 내의 물 증산, 150℃ 이상에서 탄화로 된다. 수포처럼 조직이 툭툭 튀어 나아가거나, 또 검게 탐으로써 확인할 수 있다. 광열적 작용은 임상적으로는 응고와 지혈, 그리고 광열 분해 또는 조직의 소실로 나타난다.

③ 기계적 상호작용이란 그런 열작용을 수반하지 않고 순간적으로 조직을 응고, 증산, 증발 시키는 작용으로 초단시간(펄스 폭 $1\mu s$ 이하)의 펄스파 레이저에 의해서만 생기는 현상이며, 현재 안과에서의 굴절 각막 수술 등에 사용되고 있다.

④ 광 물리적 작용은 레이저광에 의한 구조를 단열하는 등의 광 파괴 또는 광 분리와 쇼크 웨이브 발생에 의해 조직 제거를 수반하는 광 음향 상호작용을 포함하고 있다.

⑤ 광전기적 작용은 광형질 용해, 즉 반가스 모양의 고에너지기에서 존재하는 대전 이온과 입자 형성을 통한 조직의 제거 방법을 설명하는 것을 포함하고 있다. 플라즈마는 물질의 제4기, 즉 고체나 액체 또는 가스에서 없는 것으로 정의된다.

49 보기에 나열된 위해 의료폐기물은 어디에 포함되는가?

> **보기**
>
> 수술용 칼날, 한방침, 치과용침, 봉합바늘 등

① 손상성 폐기물　② 조직물류폐기물　③ 병리계 폐기물　④ 혈액오염폐기물

Sol 폐기물관리법에서 규정한 의료폐기물의 종류

폐기물이란 쓰레기 등으로서 사람의 생활이나 사업 활동에 필요하지 아니하게 된 물질을 말한다.
- 격리 의료폐기물 : 감염병으로부터 타인을 보호하기 위하여 격리된 사람에 대한 의료행위에서 발생한 일체의 폐기물을 말한다.
- 위해 의료폐기물
    ① 조직물류폐기물 : 인체 또는 동물의 조직, 장기, 기관, 신체의 일부, 동물의 사체, 혈액, 고름 및 혈액생성물(혈청, 혈장, 혈액제제)에서 발생한 폐기물을 말한다.
    ② 병리계 폐기물 : 시험, 검사 등에 사용된 배양액, 배양용기, 보관균주, 폐시험관, 슬라이드, 커버글라스, 폐배지, 폐장갑
    ③ 손상성 폐기물 : 주사바늘, 봉합바늘, 수술용 칼날, 한방침, 치과용침, 파손된 유리재질의 시험기구
    ④ 생물, 화학폐기물 : 폐백신, 폐항암제, 폐화학치료제
    ⑤ 혈액오염폐기물 : 폐혈액백, 혈액투석 시 사용된 폐기물, 그 밖에 혈액이 유출될 정도로 포함되어 있어 특별한 관리가 필요한 폐기물

50 연상 또는 기호언어라 하여 명령어로 니모닉 코드(Mnemonic Code)를 사용하는 프로그래밍 언어는?

① 기계어(Machine Language)　② 어셈블리어(Assembly Language)
③ 포트란(FORTRAN)　④ 코볼(COBOL)

Sol 언어 번역기에는 인터프리터, 컴파일러, 어셈블러가 있다.
① 고급 언어로 작성된 프로그램을 기계어로 번역하는 프로그램을 컴파일러(compiler)라 한다. 전체 프로그램을 한꺼번에 기계어로 번역한 다음 번역이 끝나면 실행해 옮긴다. 또한 프로그램을 부분으로 나누어 번역한 후 하나로 링크하여, 실행 파일을 만드는 것이 가능하다. 따라서 큰 작업을 나누어 처리할 수 있다. 이런 번역방식의 언어로는 C, 파스칼, 포트란 등이 있다.
② 인터프리터 언어는 인터프리터(interpreter)를 통하여 고급 언어로 작성된 프로그램을 기계어로 번역한다.
③ 어셈블러(assembler)는 어셈블리어로 작성된 프로그램을 기계어로 번역한다. 니모닉 코드로 쓰여진 명령은 어셈블러에서 실행 모듈로 변환한다.

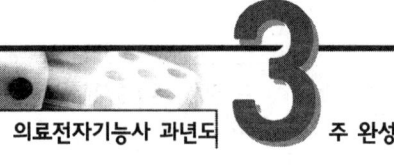

51 인공호흡기의 호흡조절방식이 아닌 것은?

① 계속적 인공호흡 ② 간헐적 강제환기
③ 동시성 간헐적 강제환기 ④ 호기초 양압 호흡

Sol 인공호흡기(ventilator) 호흡조절방식의 종류

- Intermittent Mechanical Ventilation(IMV : 간헐적 강제 환기) : 환자는 호흡을 임의대로 한다. 또한 미리 정해 놓은 호흡수와 용적에 의한 기계호흡도 한다.
- Synchronized IMV(SIMV : 동시성의 간헐적 강제 환기) : 환자의 자연스러운 호흡에 맞추어 기계 호흡함
- Continuous Positive Airway Pressure(CPAP : 지속적 기도 양압) : 전체 호흡주기를 통하여 양압이 유지되나 환자는 기계에 의하지 않고 자연스럽게 호흡함
- Positive End-Expiratory Pressure(PEEP : 호기말 양압) : 전 호흡주기에 양압이 유지, 기능적 잔기량 증가, 폐포허탈 감소, 산화 증진에 이용함
- Control Mandatory Ventilation(CMV : 조절된 강제 환기) : 환자의 호흡하려는 노력과 상관없이 기계는 고정된 호흡수에서 미리 설정된 흡기량을 전달

52 인공심폐기 회로의 인공심폐기의 동작 순서가 옳은 것은?

① 우심방 → 혈액펌프 → 산소공급기 → 대동맥
② 좌심방 → 산소공급기 → 혈액펌프 → 대동맥
③ 우심실 → 혈액펌프 → 산소공급기 → 대정맥
④ 좌심실 → 혈액펌프 → 산소공급기 → 대정맥

Sol 인공심폐기(Heart-Lung-machine)

인공심폐기의 원리는 상행과 하행 대정맥에 정맥관을 삽입해서 심장으로 들어오는 정맥혈을 인공 심폐로 받아 이 혈액을 인공 폐(주로 반투막을 이용)에서 이산화탄소를 제거하고 산소를 공급하여 동맥혈로 만든 다음 대동맥에 삽입한 동맥관으로 혈액을 펌프의 힘으로 밀어넣어 주는 것이다.

인공심폐에 의한 체외순환

혈액의 응고를 막기 위해 혈액 내에 헤파린 등을 첨가한 뒤 인공심폐의 동맥측 회로가 상행 대동맥 또는 대퇴동맥으로 삽입된다. 이어 정맥측 회로가 우심방으로부터 상·하대정맥에 삽입되고, 인공 심펌프로 동맥측 회로가 상행대동맥 또는 대퇴동맥에 의해 혈액을 빼내어 적절한 관류량으로 혈액을 보내거나 빼내는 균형이 유지되면 심장 내의 수술조작이 시작된다. 인공심폐에 의한 체외순환 중에 혈액의 관류량·산소유량·혈액온도 또는 혈액의 희석도 등을 조절한다.

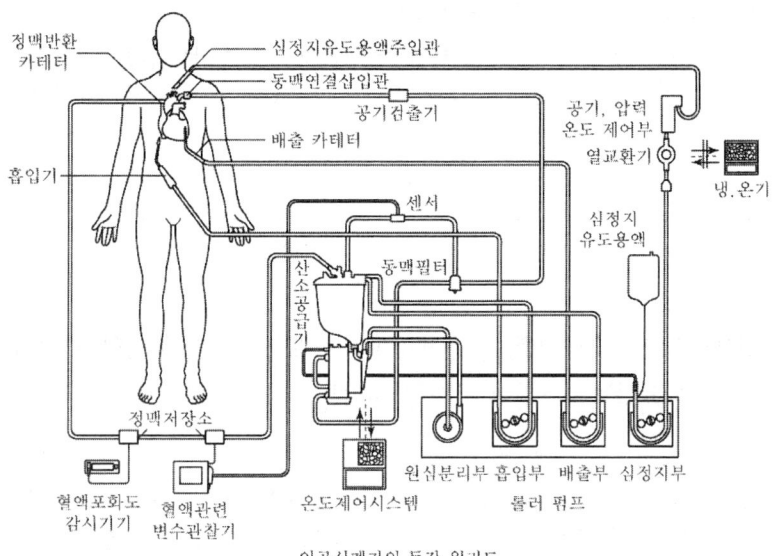

인공심폐기의 동작 원리도

53 초음파영상 진단기기의 기능 중 혈류속도 및 혈류량에 관한 정보를 얻는 데 가장 적절한 영상법은 무엇인가?

① 도플러 영상법   ② A모드 영상법   ③ M모드 영상법   ④ B모드 영상법

Sol 이동하는 물체에 음파를 쏜 경우, 반사해서 오는 음파의 주파수는 도플러 효과에 의해 변화한다. 따라서 반사해 오는 음파의 주파수에서 대상물의 속도를 알 수 있다. 이 원리는 초음파에 의한 혈류계측에 응용되고 있는데, 사용하는 초음파가 연속적으로 발신되고 있으면 초음파가 통과하는 길에 존재하는 혈관 모두가 측정대상이 되며, 각 혈관 내의 혈류를 분리해서 측정하는 것은 불가능하다. 거기에서 초음파를 펄스상으로 발신해서 임의의 지연시간 내의 반사파만을 추출하도록 하면 그 지연시간에 대응한 깊이의 혈관 내 혈류만을 측정할 수 있다. 이 방법을 펄스 도플러법이라고 한다. 이 방식에서는 혈류속도, 혈류량만이 아닌 혈류패턴에서 말초혈관저항도 어느 정도 알 수 있다.

※ A모드 영상법 : 물질까지의 거리를 가로축에 두고 반사된 에코의 진폭을 세로축에 둔 그래프가 A모드 영상이다.
※ B모드 영상법 : 초음파 에코신호의 반사계수를 2차원 영상으로 보이는 영상법
※ M모드 영상법 : 심장 등 대상체의 움직임을 주기적으로 보이는 영상법

54 혈액 속의 적혈구와 백혈구의 수를 측정하기 위한 임상 검사기기는?

① 원심분리기   ② 생화학분석기
③ 혈액가스분석기   ④ 자동혈구계수기

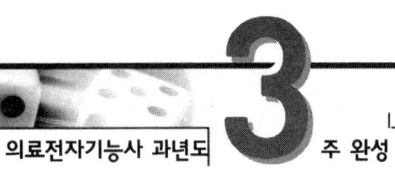

Sol 혈구계수기(hematocytometer)

혈구수 또는 그 밖의 입자수를 측정하는 계량기로서 이것은 일반적으로 깔유리 크기의 약간 두꺼운 판에 깊이 0.1[mm]의 유리 구역을 구분하고 그 평면은 가는 선으로 구분한 1[mm^2] 구획 9개로 구성된다. 4구석의 1[mm^2] 구획은 백혈구 계산에, 중앙부의 1[mm^2] 구획은 적혈구 계산에 사용한다. 이 1[mm^2] 구획은 산정을 쉽게 하기 위해 더욱 세분되어 있다. 이 계산실에 일정한 비율로 희석한 혈액을 넣고 덮개유리를 덮어 검경하여 혈구수를 산정한다. 최근에는 자동혈구계수기를 사용하고 있다.

55 의료정보시스템의 발전 과정 중 관계형 데이터베이스, 4세대 언어, 클라이언트/서버 환경의 새로운 의료정보시스템이 등장한 시기는?

① 1960년대   ② 1970년대   ③ 1980년대   ④ 1990년대

Sol 1980년대는 PC의 발전이 가격이나 기술적인 면에서 정보혁명을 가능하게 한 시기로 다양한 데이터베이스 관리시스템이 개발되어 사용자들의 요구에 부합되었다. 관계형 데이터베이스 관리시스템 언어로 오라클, Ingres, Cybase, SQL 등이 개발되고, 자연 언어와 가까운 4세대 언어 등이 사용되었으며, 임상의학 연구용 환자 데이터베이스도 병원정보 시스템의 필수 요건으로 대두되었다. 우리나라는 의료보험 청구를 위한 의료보험수가 시스템을 도입하였다.

56 연산장치가 아닌 것은?

① 누산기   ② 가산기
③ 프로그램 계수기(program counter)   ④ 보수기

Sol ① 프로그램 카운터(program counter, PC) : CPU가 다음에 처리해야 할 명령이나 데이터의 메모리상의 번지를 지시한다.
② 누산기(accumulator, ACC) : ALU에서 처리한 결과를 항상 저장하며 또한 처리하고자 하는 데이터를 일시적으로 기억하는 레지스터이다.

57 주로 중환자실, 신생아실, 분만실이나 회복실에서 사용하는 기기로서 환자의 심전도, 혈압, 호흡, 체온, 혈중산소포화농도 등을 수치나 파형으로 나타내는 기기는?

① 분만감시장치   ② 심전계   ③ 환자감시장치   ④ 뇌전계

Sol 환자감시장치(Patient monitor)는 환자의 각종 생체정보를 감시하는 기구로서 각종 감지기를 환자의 정확한 부위에 부착하거나 삽입하여 각 기능에서 감지된 신호를 증폭부를 거쳐 완충증폭 후 아날로그/디지털로 전환하는 장비
① 심박수(Heart Rate), 혈중 산소 농도(SpO$_2$), 맥박수(Pulse Rate), 혈압(NIBP), 체온(Temp)
② 실시간으로 제공함으로써 의사나 간호사가 환자 상태를 실시간으로 평가하여 치료하는

데 도움을 주는 필수적인 의료장비(상태가 안정되지 못한 환자를 다루는 중환자실에서는 반드시 필요한 장비)
③ 화면에 표시되도록 하는 기록기능과 설정값을 벗어날 경우 알람이 발생하여 환자의 이상 상태 여부를 알려주는 알람기능이 있음
④ 내부 배터리가 있어 비상시 배터리로 작동하여 사용할 수 있고 휴대도 용이함
⑤ 프린트를 사용해서 결과를 확인, 중앙에서 여러 환자의 상태를 수시로 체크 가능(central monitoring system)
※ 측정센서 : 심전도 리드선, 혈중산소농도센서, 체온측정센서, 비관혈적 혈압커프

58 의료기기법에서 정한 의료기기위원회의 역할이 아닌 것은?
① 의료기기의 허가에 관한 사항
② 의료기기의 기준규격에 관한 사항
③ 추적관리대상 의료기기에 관한 사항
④ 의료기기 인증 및 신고 위탁 범위 등에 관한 사항

Sol **의료기기법 제5조(의료기기위원회)**
① 보건복지부장관 또는 식품의약품안전처장의 자문에 응하여 다음 각 호의 사항을 조사·심의하기 위하여 식품의약품안전처에 의료기기위원회를 둔다. 〈개정 2013.3.23., 2015.1.28.〉
  1. 의료기기의 기준규격에 관한 사항
  2. 의료기기의 재심사·재평가에 관한 사항
  3. 추적관리대상 의료기기에 관한 사항
  4. 의료기기의 등급 분류 및 지정에 관한 사항
  5. 의료기기 인증 및 신고 위탁 범위 등에 관한 사항
  6. 그 밖에 의료기기에 관한 중요 사항
② 의료기기위원회의 구성 및 운영 등에 필요한 사항은 대통령령으로 정한다.

59 인체에 접촉하는 기간에 따른 분류 중 "24시간 이상 30일 이내에 1회 혹은 반복 노출하는 의료기기"에 해당하는 것은?
① 제한접촉 ② 지속접촉 ③ 누적접촉 ④ 영구접촉

Sol **의료기기의 생물학적 안전에 관한 공통기준규격**
5.3 접촉기간에 따른 분류
인체에 접촉하는 기간에 따라 다음과 같이 분류된다.
1) 제한접촉(A)[limited exposure (A)] : 24시간 이내에 1회 혹은 반복 노출하는 의료기기
2) 지속접촉(B)[prolonged exposure (B)] : 24시간 이상 30일 이내에 1회 혹은 반복 노출하는 의료기기

3) 영구접촉(C)[permanent contact (C)] : 접촉기간이 30일을 초과하며 1회 노출 혹은 반복 노출되는 의료기기

의료기기 또는 원자재가 2개 이상의 접촉기간 분류에 해당되면 보다 엄격한 시험기준이 적용되어야 한다. 반복 노출이 발생되는 의료기기에 대한 분류를 할 때는 잠재적인 누적효과와 노출이 지속되는 시간을 고려하여야 한다.

60 이미 나와 있는 간단한 코드에 하나 이상의 문자를 더하여 새롭게 코드를 좀 더 자세히 만들어 주는 것은?

① 숫자 코드 ② 계층구조 코드 ③ 연상기호 코드 ④ 조합 코드

Sol 개별적인 대상 정보에 대해 항목별로 숫자나 문자 또는 이들의 조합을 이용하여 간단하게 나타내는 것이 코드화이다.

① 숫자 코드 : 숫자 코드는 연속적으로 만들 수 있으며, 새로운 항목에는 다음의 새로운 숫자가 부여된다.
② 연상기호 코드 : 사용자가 그 코드를 기억하기 쉽게 해 주지만 많은 양의 분류에서는 코드 길이가 길어지거나 그 항목의 의미와는 어긋난 코드가 생성될 수 있다.
③ 계층구조 코드 : 이미 나와 있는 간단한 코드를 하나 이상의 문자를 더하여 새로운 좀 더 자세한 코드를 만드는 것이다.
④ 조합 코드 : 치료과정의 행위, 기구, 목적 그리고 해부학적 부위를 순서대로 배열하여 이용 가능한 의료행위 분류를 들 수 있다.

Answer

01	02	03	04	05	06	07	08	09	10
③	④	④	①	①	②	④	①	①	④
11	12	13	14	15	16	17	18	19	20
②	①	③	②	③	②	②	③	④	①
21	22	23	24	25	26	27	28	29	30
④	④	④	①	②	②	①	③	③	②
31	32	33	34	35	36	37	38	39	40
②	②	③	①	①	④	③	③	①	④
41	42	43	44	45	46	47	48	49	50
④	②	④	④	①	③	①	①	①	②
51	52	53	54	55	56	57	58	59	60
④	①	①	④	③	③	③	①	②	②

2016 제4회 과년도출제문제

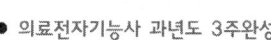
의료전자기능사 과년도 3주완성

01 증폭기의 여러 형태 중 동위상의 입력신호를 억제하고 역위상 입력신호를 증폭하는 증폭기는?

① 차동증폭기
② 전치증폭기
③ 고감도증폭기
④ 고입력 임피던스 증폭기

Sol ① 차동증폭기(differential amplifier) : 2개의 입력 단자에 가해진 2개의 신호차를 증폭하여 출력으로 하는 회로이다.
② 전치증폭기(pre-amplifier) : 메인 앰프, 즉 주 증폭기 앞단에 설치하여 마이크로폰이나 픽업, 텔레비전의 촬상관 등의 미소 출력 신호를 어느 정도 증폭하여 메인 앰프에 가하고, 잡음의 혼입이나 SN비의 저하를 방지하기 위해 사용하는 것이다. 프리앰프에 사용하는 트랜지스터는 특히 저잡음용의 것을 선정하고, 주파수 특성 보상회로 등을 두는 경우가 많다. 스테레오용 프리앰프에서는 MC형(가동 코일형) 카트리지의 헤드 앰프를 내장하고, MM형(가동 자석형)의 부하 저항 전환이나 이퀄라이저(등화기) 앰프도 겸하고, 음질 조절회로를 갖는 것이 널리 사용되고 있다.
③ 고입력 임피던스 증폭기(high input impedance amplifier) : 증폭기의 초단 증폭회로에 FET(전계 효과 트랜지스터) 등의 고입력 임피던스 소자를 사용하고, 입력 전류를 10~100[pA](접합형 FET), 혹은 0.01~1[pA](MOS형) 정도의 고입력 임피던스로 한 것

02 호흡기 기능 평가법에서 분포능(distribution)에 대한 설명으로 옳은 것은?

① 폐 내에 방사선이 모세혈관으로 전달되는 기능
② 외부공기가 기도를 통하여 폐포로 잘 전달되는 기능
③ 폐 내에서 공기가 폐포 간에 균형 있게 분포하는 기능
④ 폐포 내 공기와 폐 모세혈관 내 혈액 간에 O_2, CO_2를 잘 교환하는 기능

Sol **호흡기의 기능평가법**
① 환기능(ventilation) : 외부공기가 기도를 통하여 폐포로 잘 전달되는 기능
② 분포능(distribution) : 폐 내에서 공기가 폐포 간에 균형 있게 분포하는 기능

③ 확산능(diffusion) : 폐포 내 공기와 폐 모세혈관 내 혈액 간에 O_2, CO_2를 잘 교환하는 기능

03 그림은 무엇을 측정하는 원리를 나타낸 것인가?

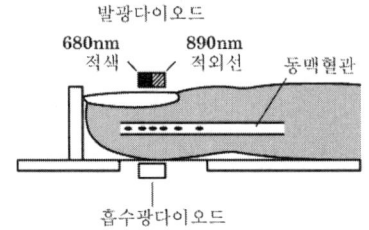

① 혈압　　　② 혈중산소포화도　　　③ 호흡　　　④ 맥압

Sol 혈중산소포화농도(SpO_2)는 동맥혈관 내 혈액의 적혈구에 산화 헤모글로빈의 농도 변화를 680[nm] 파장을 갖는 적색 발광다이오드와 890[nm] 파장을 갖는 적외선 발광다이오드, 이를 수신하는 광수신 포토다이오드를 이용하여 체외의 말초기관에서 측정한다.

04 생체신호 측정전극으로 사용하는 금속 전극의 대표적인 재질은?

① 철(Fe)　　　　　　　　② 은-염화은(Ag-AgCl)
③ 구리(Cu)　　　　　　　④ 금(Au)

Sol 은-염화은 전극(Ag-AgCl)은 의료 및 생체 실험용으로 많이 쓰이는 대표적인 비분극형 전극이다.
※ 분극 전극(polarization)과 비분극 전극
① 분극 전극 : 전극과 전해질의 경계면에 형성되는 용량성에 의한 변위전류만이 흐르는 전극
② 비분극 전극 : 전극과 전해질의 경계면에서 전하의 이동에 의한 전류가 흐르는 전극

05 혈액의 가속과 감속, 심장밸브의 개폐 등으로 발생하는 심음은 몇 가지로 구성되어 있는가?

① 2개의 심음　　　② 3개의 심음　　　③ 4개의 심음　　　④ 5개의 심음

Sol 심음(Heart Sound)
기본적인 심음은 4개로 분류되며, 다음과 같은 특징이 있다.
① 제1심음 : 낮고 긴 음으로 QRS 간격 시 나타나며, 심실수축기초, 방실판(삼첨판과 승모판)의 폐쇄음
② 제2심음 : 높고 짧은 음으로 T파 이후에 나타나며, 심실확장기, 대동맥판 및 폐동맥판의 폐쇄음
③ 제3심음 : 심실확장기음, 심실벽 진동음으로 어린이나 젊은 사람에만 있음
④ 제4심음 : 심방음, P파 후에 뒤따른 음으로 보통 청진상으로 청취 곤란

06 폐용량의 시간에 따른 변화기록을 무엇이라고 하는가?

① blood pressure　　　　　② pethysmography
③ spirogram　　　　　　　④ respiration

🌟*Sol* - 폐활량계(spirometer) : 폐활량은 심호흡에 의해 공기를 흡식하거나 호식할 수 있는 폐의 최대 용량. 흡기용량에 잔존용량을 합한 양과 같으며 폐활량계는 폐활량을 측정하는 기계로서 폐기능 검사 중 가장 쉽게, 그리고 경제적으로 할 수 있는 기본적 방법이다.
- 혈압(BP, blood pressure) : 심장에서 내뿜어진 혈액이 혈관 속을 흐를 때 혈관의 벽에 가해지는 압력
- 체적변동기록기(plethysmograph) : 폐 내부 용적의 변화를 측정하기 위한 기기
- 호흡(respiration) : 세포가 산소를 받아들이고, 이산화탄소를 방출하는 현상

07 생체신호를 측정하는 데 사용하는 표면전극이 아닌 것은?

① 금속전극　　② 내부전극　　③ 흡착전극　　④ 부유전극

🌟*Sol* 1. 의료용 표면 전극(Body-Surface electrode)
① 금속판 전극 : 피부에 부착되어 있는 피부표면의 전위측정 - 심전도 집계
② 일회용 금속판 전극 : 중심의 금속판은 은도금되어 있으며 비분극 특성을 나타내도록 AgCl로 코팅. 동그란 형태로서 심전도 또는 근전도 측정에 사용
③ 흡착 전극 : 흡인에 의한 음압으로 피부에 고정되는 전극 Ball 형태로 단시간 심전도 기록에 사용
　㉠ 장점 : 피부에 탈부착이 쉽고 빠르다.
　㉡ 단점 : 장시간 사용에 부적합, 굴곡이 심한 부위에 부적합, 움직임에 의한 잡음(동잡음)
④ 부유 전극 : 피부가 직접 접촉하지 않고 그 사이에 전해질이 채워진 전극으로 동 잡음을 줄이기 위해 개발
⑤ 건성 전극 : 전해질 젤을 사용하지 않는 전극이다. 고입력 임피던스 증폭기가 필요하며, 분극형 전극 특성이 있다. 동잡음이 심하며, 저주파 특성이 좋지 않다.
2. 의료용 내부 전극(Internal electrode) : 신체 내의 특정 부위의 전위를 측정하거나 특정 부위에 전기적 자극을 가하기 위해 인체에 삽입되는 전극
① 바늘형 전극 : 바늘형의 전극으로 경피적인 측정에 사용 - 근전도 측정. 바늘 끝부분만의 전위를 측정하기 위해 대부분의 바늘 전극은 끝부분을 제외한 나머지 부분은 절연
② 이식형 전극 : 인공장기의 일부분으로 또는 내부 장기의 측정, 자극의 목적으로 외과적 수술을 통해 인체 내에 삽입되는 전극. 장기간 측정의 용도로 사용. 전기신호가 외부로 전달되는 방식, 심박동기-무선전달 방식
③ 미세 전극 : 끝을 매우 가늘게 만들어서 단일 세포 수준에서의 전위 측정
　㉠ Metal Microelectrode 방식 : 금속이 직접 측정 대상에 접촉하는 방식

ⓒ Micropipet Electrode 방식 : 비접촉으로 유리 피펫 속의 전해질을 통해 전기적으로 연결되는 방식
- 특성 : 전도부분이 매우 작아서 다른 전극에 비해 높은 임피던스를 가지는 마이크로 전극을 이용한 측정에서는 신호왜곡과 잡음을 고려
- 용도 : 침습적 사용에는 부적합하여 세포수준의 생리학적 측정에 사용

④ 가요성 전극 : 인체 곡면에 접촉성을 높이고 움직임의 영향을 줄이기 위해 휘어지기 쉽도록 얇은 판 또는 막 형태로 제작된 전극

08 1분 동안에 좌심실이 대동맥으로 박출하는 혈액량을 무엇이라고 하는가?

① 대동맥량　　② 총혈액량　　③ 좌심실량　　④ 심박출량

Sol ① 심박출량(co : cardiac output)은 1분 동안 심장에서 내보내는 혈액량으로 심박출량은 맥박수와 1회 심박출량의 곱(co=hr×sv)으로 계산한다.
② 맥박(hr : heart rate), 1회 심박출량(sv : stroke volume)은 심장이 한 번 뛸 때 내보내는 혈액량. 보통 휴식 중에는 일반인의 경우에 1회 심박출량이 60~100[ml]이며, 운동을 할 경우에는 최대로 100~120[ml] 정도가 된다. 심박출량은 운동 강도가 50[%] 정도가 되면 최대 수치에 도달하게 되며, 일반적으로 그 이상 강도가 높아지더라도 1회 심박출량은 더 이상 증가하지 않는다.

09 뇌의 역할이 아닌 것은?

① 온 몸의 기관을 조절한다.
② 반사운동으로 뜻밖의 위험을 피한다.
③ 언어기능을 조절한다.
④ 본능과 감정을 주관한다.

Sol 뇌의 기능은 운동, 감각, 언어, 기억 및 고등 정신 기능뿐 아니라 생명 유지에 필요한 각성, 자율신경계 조절, 호르몬 생성, 항상성 유지 등의 기능을 수행하기도 한다.

10 어떤 회로에 전류가 2[A] 흐를 때 부하저항이 10[Ω]이면 인가된 전압은 몇 [V]인가?

① 2　　② 10　　③ 20　　④ 40

Sol $V = I \times R = 2 \times 10 = 20[V]$

11 전해질 젤을 사용하지 않고 피부에 직접 부착되는 전극으로, 매우 큰 임피던스를 갖는 증폭기가 포함되어 있는 전극은?

① 침 전극　　② 부유 전극　　③ 금속 전극　　④ 건성 전극

Sol 7번 해설 참조

12 다음 그림에서 설명하고 있는 생체 전기 현상에 관한 설명으로 틀린 것은?

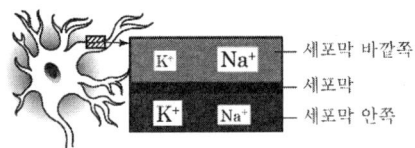

① 생체의 모든 기관은 세포로 이루어져 있으며, 각 세포가 생체의 활동으로 인해 세포막 내외의 전위차가 발생한다.
② 각 세포가 생체의 활동으로 인해 흥분상태가 될 때 생체활동이 변하게 되며 세포막 내외의 전위차가 생체전기현상의 기본이 된다.
③ 신경세포의 안정 상태인 -65mV에 전기 자극을 가하면 일시적으로 +20~+30mV 정도 되었다가 시간이 지나면 원상태로 복귀한다.
④ 생체의 전기 현상은 각 세포와 세포 사이에 존재하는 전위차로 매우 복잡한 파형을 검출해야 한다.

Sol 생체전기의 발생
① 생체전기는 세포막 내부와 외부에 존재하는 전위차에 의해 발생하는데, 이 전위는 세포 내액(intercellular fluid)과 세포 외액(extracellular fluid)을 구분하는 세포막(cell membrane)의 특성 때문에 발생한다.
② 생체의 조직과 체액은 전기전도성을 가지고 있으므로 활성화된 세포 주위에는 전류가 흐른다.
③ 생체 내에서의 정보전달은 흥분자극에 의해 발생된 활동전위가 신경을 통해 전달됨으로써 이루어진다.
④ 신경·근육세포의 흥분으로 말미암은 세포막의 일시적인 전위변화 혹은 동작전위
⑤ 활동전위의 전달은 인접한 부위의 세포를 흥분시켜서 이 흥분의 세기가 활동전위 문턱치보다 크면 새로운 활동전위가 발생되어 인접부위의 세포로 전달된다.

13 혈압에 대한 설명으로 옳은 것은?
① 심장의 우심실로부터 대정맥 쪽을 나온 직후의 대동맥 내압을 말한다.
② 심장의 우심실로부터 대동맥 쪽을 나온 직후의 대동맥 내압을 말한다.
③ 심장의 좌심실로부터 대정맥 쪽을 나온 직후의 대동맥 내압을 말한다.
④ 심장의 좌심실로부터 대동맥 쪽을 나온 직후의 대동맥 내압을 말한다.

Sol 혈압(血壓)은 혈관을 따라 흐르는 혈액이 혈관의 벽에 주는 압력이며, 일반적으로, "혈압"은 팔 윗부분에서 측정된 압력을 의미한다. 정확히 말하자면, 혈압은 팔꿈치 안쪽의 상완동맥

에서 측정된 값이다. 상완동맥은 심장에서 나온 혈액을 전달하는 팔 윗부분의 큰 혈관으로 심장의 좌심실로부터 대동맥 쪽을 나온 직후의 대동맥 내압을 말한다.

혈압의 단위는 mmHg이며, 정상 혈압은 수축기 혈압 120~130[mmHg], 이완기 혈압 80~85[mmHg] 내외이다. 이보다 일정 수준 이상 높아지면 고혈압, 낮아지면 저혈압이라고 한다.

14 생체의 물리적 변화를 감지하는 센서에서 빛을 이용하여 측정하지 못하는 것은?

① 혈압　　　② 혈류　　　③ 맥파　　　④ 생체성분

Sol 센서 중에서 시각(視覺)에 해당되는 것이 광센서이며, 인간의 눈은 파장이 400~700[nm] (나노메타) 파장의 가시광을 검출하지만, 광센서는 적외선부터 자외선까지 다양하게 검출을 할 수 있기 때문에 빛의 종류에 따라 파장 및 전자기파가 달라진다.
① 압력 센서를 직접 삽입하여 혈압을 측정한다.
② 광학 시스템이나 초음파 기술에 의한 혈류를 측정한다.
③ CdS셀 등의 광전도 소자를 이용해 맥파를 전기저항의 변화로서 파악하는 장치가 있다.
④ 가시광선 또는 적외선 범위의 파장을 이용해 신체의 생체성분을 측정할 수 있다.

15 사람의 뇌는 여러 부분으로 나누어 볼 수 있는데, 뇌 전체 중량의 80%를 차지하는 것으로 뇌 중에서도 가장 발달된 것은?

① 대뇌　　　② 소뇌　　　③ 간뇌　　　④ 중뇌

Sol 뇌는 크게 대뇌, 소뇌, 뇌간의 3부분으로 구분되며 다시 뇌간은 간뇌, 중뇌, 교뇌, 연수의 4부분으로 구분된다.
① 소뇌는 감각 인지의 통합과 운동근육의 조정과 제어에서 중요한 역할을 담당하는 뇌의 부분으로 교뇌 등 쪽의 제4뇌실에 들씌우지듯이 존재하는 큰 구조이며, 가로 10[cm], 세로 5[cm], 높이 3[cm], 무게는 약 150[g] 정도이다. 소뇌의 주된 작용은 골격근의 활동 조절을 하는 것이다.
② 간뇌는 항상성의 중추로 뇌줄기와 대뇌 사이에 존재한다. 간뇌는 시상, 시상하부와 뇌하수체와 송과샘을 포함하는 내분비조직으로 나뉜다. 신경세포들이 모여 있는 장소이다.
③ 중뇌는 뇌줄기 아래쪽 부위와 간뇌 사이의 비교적 작은 지역으로 주로 몸의 균형을 유지하고 안구 운동, 홍채 조절의 역할을 한다.
④ 대뇌는 표면의 대부분을 점유하고 뇌 무게의 80%를 차지하며, 감각과 수의 운동의 중추일 뿐만 아니라 기억이나 판단 등 정신활동의 중추이다.

16 우리 몸의 신경조직에는 뉴런보다 몇 배나 많은 신경교세포가 있다. 신경교세포의 기능이 아닌 것은?

① 노폐물 처리　　　　　　　　② 뉴런에 영양공급
③ 세포 외액 Na^+의 완충작용　　④ 뉴런의 지지 세포

Sol 신경교세포의 기능
뉴런의 지주, 뉴런의 영양공급, 노폐물 처리, 세포외액 K⁺의 완충작용, 뉴런의 발육, 뇌혈관 장벽 형성, 수초 생산

17 신체의 움직임을 나타내는 용어 중 관절을 이루고 있는 두 뼈 사이의 각도가 해부학적 자세에서 시상단면을 따라 굽혀져 각이 작아지는 운동 상태를 무엇이라고 하는가?

① 굽힘(flexion) ② 폄(extension)
③ 젖힘(hyperextension) ④ 벌림(abduction)

Sol
① 굽힘(flexion) 운동 : 닿고 있는 두 뼈 사이의 각도가 원래의 각도보다 작아지는 경우를 말한다.
② 폄(extension) : 두 뼈 사이의 각도가 다시 원래의 각도대로 커져 해부학적 자세에 가까워지는 움직임을 말한다.
③ 젖힘(hyperextension) : 관절에 따라 폄에는 해부학적 자세를 넘어서는 경우도 있는데 이럴 때 이 움직임을 말한다.
④ 벌림(abduction), 모음(adduction) : 몸의 장축에서 멀어지는 운동이 벌림, 그 반대를 모음이라 말한다.

18 아날로그 신호를 디지털 신호로 변환하는 과정으로 옳은 것은?

① 표본화 → 양자화 → 부호화 ② 표본화 → 부호화 → 양자화
③ 양자화 → 표본화 → 부호화 ④ 부호화 → 양자화 → 표본화

Sol
펄스부호변조(PCM) 방식은 아날로그 형태의 정보(신호)를 디지털 형태의 정보(신호)로 변경하는 방식으로, 변조회로의 기본구성은 표본화, 양자화, 부호화의 부분으로 구성된다.
① 표본화 : 음성신호와 같은 연속 파형을 일정한 간격으로 나누어 이 값만 취하고 나머지는 삭제하는 것
② 양자화 : 표본화한 값을 갖는 PAM 신호를 디지털 신호로 변환하기 위하여 PAM파를 각각의 대표값으로 표현하는 것
③ 부호화 : 양자화된 샘플을 양자화 레벨의 수 n에 따라 2^n 비트로 부호화

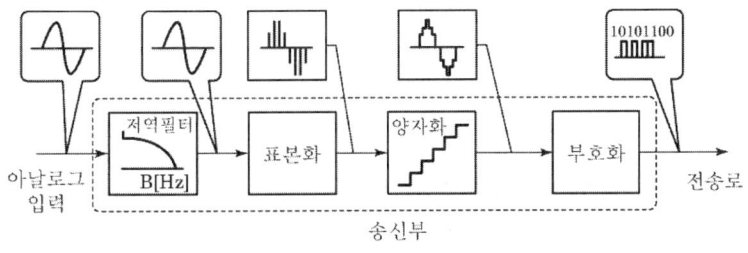

펄스부호변조(PCM) 방식

19 생체신호 증폭기에서 일반적으로 필요하지 않은 특성을 모두 모은 것은?

> 보기
> A. 매우 큰 입력 바이어스 전류　　　B. 매우 높은 입력 임피던스
> C. 매우 큰 오프셋 드리프트　　　　D. 매우 높은 출력 임피던스

① ABC　　② BCD　　③ ACD　　④ AC

Sol 생체신호 계측을 하기 위한 요구 조건
① 각 생체 부위의 생리학적 활동에서 발생하는 미약한 전위차(전기적 신호), 미약한 자기장 압력의 변화, 유량의 변화 등을 측정, 측정신호를 분석하여 각종 질병을 진단한다.
② 고배율의 인스트루먼트 증폭을 위하여 연산증폭기가 사용된다.
③ 저주파 및 고주파 신호의 측정을 위해서 넓은 대역폭이 요구된다.
④ 공통모드 노이즈 제거를 위해 차동증폭이 요구된다.
⑤ 미세신호의 증폭을 위해 큰 입력 임피던스를 갖는 증폭소자를 사용하고, 잡음문제를 해결하기 위해 심전도 및 다양한 생체전기신호 측정기에서 차동증폭 원리를 사용한다.

20 의학영상 분야에 대한 설명 중 틀린 것은?
① 최근 의학에서의 컴퓨터 이용이 활발해지면서 많은 발전을 이루었다.
② 취급하는 데이터는 2차원적, 혹은 3차원적이다.
③ 해부학적 혹은 기능적 영상으로 분류된다.
④ 아날로그 영상법의 개발을 통해 급격히 활성화되었다.

Sol 의학영상 분야는 디지털 영상법의 개발을 통해 급격히 활성화되었다.

21 회로에서 바크하우젠(Barkhausen)의 발진조건 $\beta A = 1$이 되는 조건은?

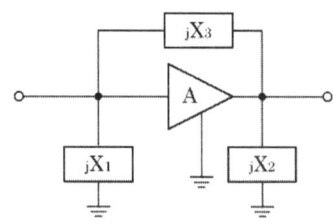

① $X_1 > 0$, $X_2 < 0$, $X_3 > 0$　　② $X_1 < 0$, $X_2 > 0$, $X_3 > 0$
③ $X_1 > 0$, $X_2 < 0$, $X_3 < 0$　　④ $X_1 < 0$, $X_2 < 0$, $X_3 > 0$

Sol 바크하우젠(Barkhausen)의 발진조건 $\beta A = 1$이 되는 조건
$X_3 < 0$(용량성)일 때, X_1, $X_2 > 0$(유도성)
$X_3 > 0$(유도성)일 때, X_1, $X_2 < 0$(용량성)

22 여러 회선이 하나의 회선을 공유하려면 어떤 회로를 사용하면 좋은가?

① 인터페이스　　　　　　　　② 버스 터미널
③ 멀티플렉서　　　　　　　　④ 디멀티플렉서

> Sol – 멀티플렉서(Multiplexer)는 MUX, MPX라고도 하며, 여러 개의 입력 중 하나를 선택해 출력으로 내보내는 논리회로이다.
> – 멀티플렉서(Demultiplexer)는 DEMUX라고도 하며, 한 개의 입력을 어느 출력단에 내보낼지 선택할 수 있는 기능을 갖는 논리회로이다.

23 압전 센서가 사용되는 의료장치가 아닌 것은?

① 초음파 영상장치　　　　　　② 심음도 측정장치
③ 체열 측정장치　　　　　　　④ 혈류 측정장치

> Sol 압전 센서란 압전 물질에 압력이 가해지면 전위가 발생하고 전압을 가하면 변형이 생기며, 압전 물질을 이용하면 어떤 부위에서 일어난 변위나 압력변화에 의한 전위를 측정하며, 심음도, 혈압, 혈류, 초음파기기에 사용된다.

24 보기에서 ( ) 안에 들어갈 용어는 무엇인가?

> [보기]
> ( ) 센서는 일상생활에서도 많이 이용되고 있으며 자동도어의 스위치, 적외선 리모컨, 서멀 카메라, 버스출입문 등 근접 또는 통과 등을 검출하는 곳에서 많이 쓰인다.

① 인코더　　② 리졸버　　③ 서미스터　　④ 적외선

> Sol 적외선 센서(Ir sensor)는 적외선을 이용해 온도, 압력, 방사선 세기 등의 물리량이나 화학량을 검지하여 신호 처리가 가능한 전기량으로 변화시키는 장치로 자동도어의 스위치, 적외선 리모컨, 서멀 카메라, 버스출입문 등 근접 또는 통과 등을 검출하는 곳에서 많이 쓰인다.

25 나사에 대한 설명으로 옳은 것은?

① 작은 회전 모멘트로 축방향의 큰 힘을 얻을 수 있다.
② 작은 축방향의 힘으로 큰 회전 모멘트를 얻을 수 있다.
③ 작은 마찰력으로 큰 모멘트를 얻을 수 있다.
④ 작은 모멘트로 큰 마찰력을 얻을 수 있다.

> Sol 나사는 좨용으로 쓰일 뿐만 아니라, 회전운동의 속도를 바꾸거나, 작은 회전력으로 큰 힘을 내는 곳 등에 이용되며, 또 수나사와 암나사의 상호운동에 의한 회전운동과 직선운동의 상호 전환 기구로도 이용되는 등 그 응용범위가 매우 넓다.

26 0.01[F]의 커패시터에 200[V]의 전압을 가할 때 축적되는 전하량은 몇 [C]인가?

① 0.5   ② 1   ③ 2   ④ 4

Sol $Q = C \cdot V = 0.01 \times 200 = 2[C]$

27 기어를 바깥지름으로 분류할 때 올바른 것은?

① 대형 기어 : 250~1000[mm]   ② 중형 기어 : 100~250[mm]
③ 소형 기어 : 40~100[mm]   ④ 극소형 기어 : 40[mm] 이하

Sol 기어는 일정한 두께의 원통에 이를 서로 맞물려 돌아갈 수 있게 하여 동력을 전달하는 기계요소이다.

※ 바깥지름의 크기에 따른 분류

극소형 기어	10[mm] 이하
소형 기어	10~40[mm]
중형 기어	40~250[mm]
대형 기어	250~1,000[mm]
극대형 기어	1,000[mm] 이상

28 정공이 소수 캐리어인 반도체의 종류는?

① 순수 반도체   ② n형 반도체   ③ 외인성 반도체   ④ p형 반도체

Sol ① n형 반도체 : 순수한 진성반도체인 게르마늄(Ge)이나 실리콘(Si)에 5가의 불순물 원자인 비소(As), 안티몬(Sb), 인(P) 등을 넣으면 공유결합을 하고 한 개의 과잉전자를 발생시킨다. 이 과잉전자를 제공한 불순물을 도너(donor)라 한다. N형 반도체에서는 전자가 다수 캐리어(majority carrier), 정공이 소수 캐리어(minority carrier)가 된다.
② p형 반도체 : 순수한 진성반도체인 게르마늄(Ge)이나 실리콘(Si)에 3가의 불순물 원자인 알루미늄(Al), 붕소(B), 인듐(In), 갈륨(Ga) 등을 넣으면 공유결합을 하고, 하나의 전자가 부족하게 되어 정공이 발생한다. 이 정공을 제공한 불순물을 억셉터(acceptor)라 한다. 정공 밀도가 전도 전자 밀도보다도 많은 불순물 반도체를 말한다.

29 회로에서 $R_1 = 10[\Omega]$, $R_2 = 30[\Omega]$일 때 R_1에 흐르는 전류는 몇 [A]인가?

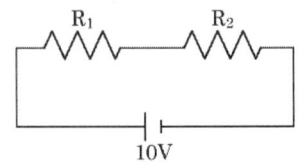

① 0.25   ② 1.0   ③ 1.3   ④ 2.0

Sol 전체저항(R_t)

$R_t = R_1 + R_2 = 10 + 30 = 40[\Omega]$

$I = \dfrac{V}{R} = \dfrac{10}{40} = 0.25[A]$

30 대표적인 수동소자가 아닌 것은?

① 저항　　　② 인덕터　　　③ 커패시터　　　④ 전압원

Sol ① 능동부품은 다이오드, 트랜지스터, FET, UJT 등을 말하며, 능동소자는 증폭, 발진, 신호 변환 등의 기능을 갖는다.
② 수동부품은 저항, 커넥터, 소켓, 스위치 등을 말하며, 수동소자는 전기 신호의 중계, 제어 등을 행하는 기구 부품(electro-mechanical component)이다.

31 기체 방전이 절정에 달하여 전극 재료의 일부가 증발해서 기체가 된 상태로 음극과 양극 사이는 고온의 플라즈마로 연결되어 큰 전류가 흐르는 것은?

① 아크 방전　　　　　　② 레이저
③ 텅스텐 램프　　　　　④ 피에조 크리스탈

Sol 아크 방전은 전극 사이에 비교적 저전압 대전류(~200[V], ~10[A] 정도)를 흘릴 때 전극이 가열되어 열전자를 방출하며 강렬한 빛을 내는 방전을 말한다.

32 오실로스코프에서 전압 측정 시 수평편향판에 가해지는 전압의 파형은?

① 직류　　　② 톱니파　　　③ 정현파　　　④ 구형파

Sol 오실로스코프의 수직축 단자에 측정하고자 하는 신호를 가하고, 수평축 단자에는 파형의 동기(출력 파형의 정지)를 맞추기 위하여 톱니파를 공급한다.

33 컴퓨터를 활용한 의학 영상의 처리와 분석에 관련된 의료기기에 속하지 않는 것은?

① 핵자기공명영상(MRI)　　　　② 양전자단층촬영(PET)
③ 컴퓨터 X-선 촬영장치　　　　④ 심전도(ECG)

Sol ① DR(Digital Radiography) : 아날로그 X선을 전기적 신호로 변환한 디지털 형태의 영상이다.
② CT(Computer Tomography) : 신체의 여러 각도에서 투과시킨 X선을 컴퓨터로 측정, 단면에 대한 흡수치를 영상으로 나타낸다.
③ MRI(Magnetic Resonance Imaging) : 핵자기공명(nuclear Magnetic Resonance)이라는 물리학적 원리를 영상화한 기술로 자장을 발생하는 자석통 속에 인체를 들어가게 한 후 인체 내의 수소 원자의 자계 변화에 따른 스핀운동을 이용하여 영상을 획득한다.

④ PET : 양전자와 전자가 결합 시 발생하는 방사선을 이용하여 생체 내에 양전자를 방출하는 방사성의약품을 투여한 후 양전자가 인체 내의 전자와 결합할 때 발생하는 소멸방사선을 체외에서 검출, 360° 모든 각도에서 측정되는 방사능의 분포를 재구성하여 영상화한다.

⑤ 심전도(ECG) : 심장의 전기적 활동을 증폭하여 기록한 그림

34 다음 가산기 회로의 출력 전압은 몇 [V]인가? (단, $V_{i1}=V_{i2}=1[V]$이다.)

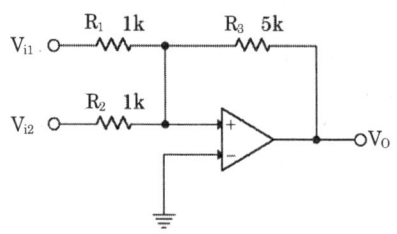

① +5 ② +10 ③ -5 ④ -10

Sol 그림은 가산기 회로로서

$$V_o = \left(\frac{R_3}{R_1}V_{i1} + \frac{R_3}{R_2}V_{i2}\right) = \left(\frac{5}{1}\times 1 + \frac{5}{2}\times 1\right) = 10[V]$$

35 리드각이 α인 나사의 유효지름이 d이고, 리드가 L일 때 옳은 식은?

① $\tan\alpha = \dfrac{d}{L}$ ② $\tan\alpha = \dfrac{2d}{L}$

③ $\tan\alpha = \dfrac{L}{\pi d}$ ④ $\tan\alpha = \dfrac{L}{2\pi d}$

Sol 리드각(lead angle)

나선각이라고도 하며, 나선곡선이 축선에 직각인 방향과 이루는 각으로 λ 또는 α로 표기

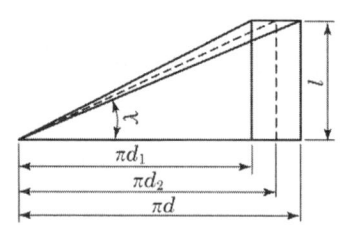

d_1 : 수나사의 골지름
d_2 : 유효지름
d : 수나사의 바깥지름(호칭지름)

리드각(α) $\tan\alpha = \dfrac{L}{\pi d}$

36 열에 민감한 저항체이며 온도변화에 따라 저항값이 크게 변하는 감온 반도체로 가전기기

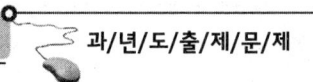

나 산업기기의 온도센서 및 온도 보상용으로 사용되는 것은?

① 인코더　　② 리졸버　　③ 서미스터　　④ 압전센서

Sol 서미스터(thermistor)는 온도 상승에 따라서 저항이 감소하는 음(-)의 온도계수(NTC)를 가지며 온도측정, 온도제어, 온도보상장치 등에 이용된다.
① 매우 소형으로 만들 수 있어 생체 내의 온도나 국부온도 측정 가능
② 응답속도가 빠르고 감도가 높다.
③ 저항이 아주 높아서 유도 전극선의 저항을 무시할 수 있다.
④ 장시간 체온을 측정할 때 적합한 센서

37 유도부위에 따른 심전도(ECG)의 측정 방법으로 틀린 것은?

① 표준사지 유도법　　② 증폭사지 유도법
③ 흉부 유도법　　　　④ 차동 유도법

Sol 심전도는 표준유도 I, II, III, 사지유도 aVR, aVL, aVF, 흉부유도 V_1, V_2, V_3, V_4, V_5, V_6를 포함한다. 두 부위 간의 전위차를 기록하는 양극 유도와 전극을 부착시킨 부위의 전위를 기록하는 단극 유도로 크게 나눌 수 있고 표준 유도와 사지유도는 심장 전면의 심전도를 기록하며, 흉부유도는 수평면의 심전도를 기록한다.

1) 양극표준 유도 I, II, III
   전극을 오른손, 왼손, 왼발에 연결한 후 심전도를 기록하여 오른발에 연결한 전극은 접지를 사용한다. 유도 I은 왼손과 오른손의 전위차, 유도 II는 오른손과 왼발의 전위차, 유도 III은 왼발과 왼손의 전위차에 의해 기록된다.

2) 단극사지유도 aVR, aVL, aVF
   전극을 오른손, 왼손, 왼발에 연결하여 심전도를 기록하는데 단극 사지유도로 기록되는 심전도 파형은 크기가 작기 때문에 그 심전도 파형을 1.5배 증폭한 aVR, aVL, aVF를 사용한다.

3) 흉부유도 V_1, V_2, V_3, V_4, V_5, V_6
   표준유도나 사지유도가 심장으로부터 멀리 떨어진 부위에서 심전도를 기록하는 단점이 있는 것에 반해 흉부유도는 심장에 보다 가까운 부위에서 심전도를 기록할 수 있다.

38 기어에 대한 특징으로 틀린 것은?

① 두 축 간의 거리가 멀리 있을 때 사용한다.
② 다른 전동 장치보다 전동이 확실하고 내구성이 높다.
③ 서로 맞물리는 기어의 잇수를 변화시켜 회전속도를 바꿀 수 있다.
④ 두 축이 평행하거나 교차하지 않아도 확실한 동력을 전달할 수 있다.

Sol 기어는 마찰차의 접촉면에 서로 맞물려 돌아갈 수 있는 이를 만들어 놓은 기계요소이며,

한 쌍의 기어가 서로 맞물려 돌아가며 동력을 전달하는 장치로. 동력을 전달하는 두 축 사이의 거리가 짧을 때, 즉 좁은 공간에서 동력을 전달할 때 주로 쓰인다.
※ 기어의 특징
① 가까운 거리에서 동력을 정확하게 전달할 수 있음
② 기어의 잇수를 바꿈에 따라 회전 속도가 달라짐
③ 두 축이 평행하지 않아도 동력을 전달할 수 있음
④ 정확한 속도 비를 얻을 수 있어 전동장치, 변속장치 등에 널리 이용됨
⑤ 고속으로 회전할 때 소음과 진동이 발생함

39 화학적 센서에서 측정하는 양이 아닌 것은?

① pH   ② pCO_2 ③ 압력   ④ 혈당

Sol 의학적 매개변수
① 물리적 변수 : 힘, 압력, 음파, 유량, 온도 등
② 화학적 변수
  ㉠ 세포 내외의 이온농도[K^+(포타슘), Na^+(소듐) 등]
  ㉡ 혈액에서의 산소농도(SPO_2) 및 이산화탄소 등의 농도
③ 전기적 변수 : 여러 기관에서 발생하는 생체 전위(생체조직의 흥분성 세포들의 전기 화학적 반응에 의해 발생되는 전위)

40 생체신호를 전기신호로 변환하는 장치를 무엇이라 하는가?

① 측정   ② 센서   ③ 감도   ④ 제어

Sol 생체전기신호
① 생체전기신경세포나 근세포에 의해 발생되는 활동전위를 센서(전극)를 이용하여 측정
② 센서 주변에 분포한 많은 세포의 활동에 의해 발생되는 전계를 전류 전압형태로 표시
③ 의료분야에서 진단에 많이 사용
④ 심전도, 뇌전도, 안구전도, 근전도 등이 있다.

41 의료기기법에서 정한 의료기기위원회의 역할이 아닌 것은?

① 의료기기의 허가에 관한 사항
② 의료기기의 기준규격에 관한 사항
③ 추적관리대상 의료기기에 관한 사항
④ 의료기기 인증 및 신고 위탁 범위 등에 관한 사항

Sol 의료기기법 제5조(의료기기위원회)
① 보건복지부장관 또는 식품의약품안전처장의 자문에 응하여 다음 각 호의 사항을 조사·

심의하기 위하여 식품의약품안전처에 의료기기위원회를 둔다. 〈개정 2013.3.23., 2015.1.28.〉
1. 의료기기의 기준규격에 관한 사항
2. 의료기기의 재심사·재평가에 관한 사항
3. 추적관리대상 의료기기에 관한 사항
4. 의료기기의 등급 분류 및 지정에 관한 사항
5. 의료기기 인증 및 신고 위탁 범위 등에 관한 사항
6. 그 밖에 의료기기에 관한 중요 사항

42 제세동기에 대한 설명으로 옳은 것은?
① 심실의 일정 이상이 탈분극되면 성공확률이 낮아진다.
② 심실 전체를 탈분극시킨 뒤 방실결정의 회복을 유도한다.
③ 성공률을 높이기 위해서는 무조건 강한 에너지를 사용한다.
④ 심장이 갑자기 정지했을 때 사용하는 응급장비이다.

  Sol 제세동기(Defibrilator)는 심장부위의 체표면에 위치한 전극판을 통해 직류전기 충격을 줌으로써 심장조직을 일시에 탈분극시켜 심실상성 및 심실성 부정맥을 치료하는 방법이다.
  ① 전극부착 : 오른쪽 쇄골 아래, 흉골 가장자리 부분과 왼쪽 유두측면 겨드랑이 7[cm] 가량 떨어진 부위에 2개를 붙인다.
  ② 제세동 : 세동을 종료시키는 방법으로 심장이 갑자기 정지했을 경우 취할 수 있는 응급처치법으로, CPR보다 효과가 뛰어나며 심실세동(VF)을 치료할 수 있는 유일한 방법
  ③ 심실세동 : 심실의 심근세포가 빠르고 불규칙한 수축에 의해 계속적으로 자극되어 가볍게 떨리는 현상으로 300~600/분당 수축하는 상태로, 혈압이 낮으며 수분 내에 심정지로 이어진다.

43 NOT 게이트에 해당되는 것은?

① 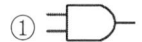 ② ③ ④

  Sol **기본 논리 게이트의 종류**
  ① AND 게이트 : 기본 동작원리는 모든 입력이 1일 때 출력은 1이 된다.
    논리식 F = A · B

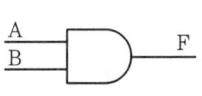
AND 게이트의 기호

A	B	F
0	0	0
0	1	0
1	0	0
1	1	1

AND 게이트의 진리치표

② OR 게이트 : 기본 동작원리는 모든 입력 중 하나만 1이어도 출력은 1이 된다.
논리식 F = A + B

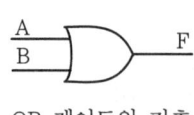
OR 게이트의 기호

A	B	F
0	0	0
0	1	1
1	0	1
1	1	1

OR 게이트의 진리치표

③ NOT 게이트 : 기본 동작원리는 입력이 1인 경우 출력은 0, 입력이 0인 경우 출력은 1이 되며, 이는 출력이 입력의 반대가 되는 인버터라고도 불린다.
논리식 $F = \overline{F}$

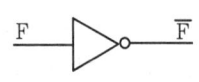
NOT 게이트의 기호

F	$\overline{F}$
0	1
1	0

NOT 게이트의 진리치표

④ EX-OR 게이트(exclusive OR gate, 배타적 논리합 회로) : 두 입력이 서로 다른 때만 출력이 1이 된다. 회로(반일치 회로)
논리식 $F = A \oplus B = A\overline{B} + \overline{A}B$

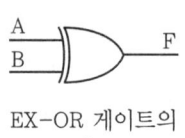
EX-OR 게이트의 기호

A	B	F
0	0	0
0	1	1
1	0	1
1	1	0

EX-OR 게이트의 진리치표

44 전기적으로 근육이나 신경을 자극함으로써 근수축을 유도해내는 치료기기로 신경지배가 비정상적인 탈신경근인 경우에는 근위축 발생을 예방, 진행속도를 늦추고 신장성 감소 방지, 근육이 마비되어 있는 동안 근수축 감각 유지 등을 위해 사용되는 기기는?

① EST(신경근 전기자극치료기) ② FES(기능적 전기자극치료기)
③ TENS(경피신경 전기자극치료기) ④ ICT(간섭 전류치료기)

Sol ① 전기자극치료(electrical stimulation therapy, EST)는 전기적으로 근육이나 신경을 자극함으로써 근수축을 유도해내는 치료방법이다.
② 기능적 전기자극기(Functional Electronical Stimulation: FES)는 기계에 의한 외부 전기자극을 부착된 마비근육에 흐르게 하여 근육수축을 유발시키는 것으로 일정한 근육 마비로 인하여 근육 하나하나를 집중적으로 자극하여 회복되게 하는 것이고, '기능적 전

기자극치료기(FES)'는 하나의 근육보다는 기능적인 움직임을 할 수 있게끔 전체적이고 정상적인 통합운동을 유발하게 하는 기기이며, '경피신경자극치료기(TENS)'는 근육 및 인대의 통증세포를 적절히 자극하여 통증을 억제하는 치료를 하는 통증치료기이다.
③ 저주파치료기(TENS)는 통증세포의 반응을 억제시키려고 만들어 놓은 통증치료기이며, 기능적 전기자극치료기(FES)는 중추신경계 및 말초신경계 손상을 입어 마비가 된 환자가 독립적으로 움직임을 할 수가 없을 때 전기적인 자극을 통하여 기능적인 움직임을 하게 하는 기기이다.
④ ICT(간섭 전류치료기)는 약 4,000[Hz] 주변의 중주파를 인체조직에 먼저 통전시킨 후 조직 내에서 서로 간섭을 일으켜 저주파를 만들어 내는 방법을 이용한 치료법이며, 기존의 저주파치료기는 1,000[Hz] 이하의 주파수를 사용함으로써 자극시간이 상대적으로 길어 피부저항을 극복하는 데 효과적이지 못하고, 감각신경을 지나치게 자극하여 전기통증을 유발하는 단점이 있는데 이러한 단점을 개선하고자 만든 치료법이다.

45 심장의 전기신호 전달에 이상이 있을 때 인위적인 전기 자극을 통하여 심근세포에 정상적인 전기신호를 전달하는 의료기기는?

① 전기수술기　　　　　　　　　② 심장세동제거기
③ 심장페이스메이커　　　　　　④ 경피전기신경자극기

Sol ① 심박 조율기(pacemaker)는 주로 맥박이 너무 느려서 발생하는 서맥성 부정맥 치료에 사용되는 기구로 정상적인 맥박수는 분당 60회에서 100회 사이에 들어간다. 맥박이 너무 느리게 되면 피로감을 느끼고 운동 시 숨이 금방 차오르게 되며 심하면 실신하게 되는 경우도 있다. 이런 문제점을 해결하기 위한 기구가 심박 조율기이다. 그러나 최근에는 심박 조율기를 서맥성 부정맥뿐 아니라 심부전증 치료에도 활용하고 있다.
② 심박 조율기는 작고 납작한 금속성 기계로 주로 어깨 피부 밑에 수술적으로 삽입하도록 되어 있으며, 이때 혈전이 생기지 않도록 코팅된 가느다란 전극을 혈관 내로 넣어서 심장 근육에 위치시키게 된다. 심박 조율기는 심장에서 나오는 전기신호를 감지하여서 일정 설정값보다 맥박이 느릴 경우에는 전기자극을 심장에 주게 되면 심장은 수축하게 되므로 심박동이 빨라지게 되는 것이다.

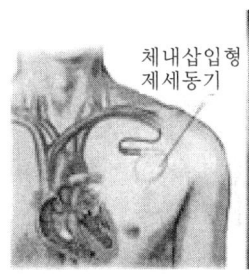
체내삽입형 제세동기

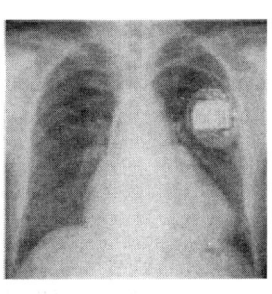

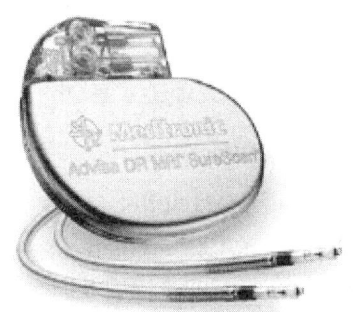
페이스메이커(심박 조율기)

46 전기수술기에 대한 설명으로 틀린 것은?

① 전기에너지를 사용하여 수술 시 출혈량을 줄여서 혈액의 손실을 줄이는 장비이다.
② 수술 시 시야를 확보할 수 있고 흉터도 심하게 남지 않는다.
③ 저주파의 전류를 통과하면 고통도 없고 근육수축도 일어나지 않는다.
④ 전기수술기의 작용은 절개, 응고, 지혈 등 크게 세 가지이다.

Sol ① 고주파를 이용한 전기수술기는 스파크를 발생시켜 국부적으로 가열시켜 조직 절개 및 빠른 응고로 환자를 시술하는 장치로 수술을 시행하는 경우 인체 조직의 일부를 절개하고, 수술 시 출혈을 줄이기 위하여 사용되는 필수적인 장비로서 전기수술기의 구성은 본체, 전극, 대극판이라 부르는 3가지 요소로 구성되고, 작동원리는 본체에서 고주파 전류가 발생, 생체에 접촉되는 전극 끝을 통하여 생체 내로 흘러 대극판으로 다시 흘러나와 본체로 환류된다. 이때 전극이 접촉한 부위에는 전류가 흐르게 된다. 그러나 전류는 생체 내부에서는 어렵게 흐르기 때문에 열이 발생하지 않으며, 고온으로 발생한 생체 부위만 절개, 응고, 지혈 작용이 일어나게 된다.
② 대극판이 필요한 이유는 전기메스를 사용할 때는 체내에 흐르는 전류를 본체로 되돌려야 하는데 메스 끝 전극처럼 접촉면이 좁으면 그 전력 출구에서도 메스 끝 전극과 같은 현상이 나타나 접촉면이 넓은 대극판이 필요하다.

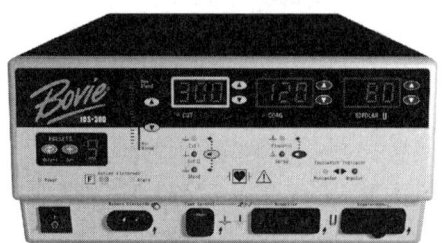

Bovie IDS-300 전기수술기

47 질병의 여러 가지 특성을 코드화할 수 있으며 체계화된 의학 및 수의학용 명명법이라 부르고, 진단은 국소해부학, 형태학 등의 기능 코드로 구성될 수 있는 다축체계를 갖고 있는 분류체계는 무엇인가?

① ICD　　　　② SNOMED　　　　③ ICPC　　　　④ RCC

Sol 분류체계(약자 의미)

① IDC(International Classification of Disease, 국제질병분류) : 환자기록을 추출해내기 위한 원형적인 코드체계. 10년마다 개정, WHO에서 관리함
② SNOMED(체계화된 의학 및 수의학용 명명법) : 질병의 여러 가지 특성을 코드화
③ CPT(현대행위 용어) : 치료비에 의거한 진단과 치료과정을 정의하는 코드

④ ICPM(국제의료행위분류) : 진단, 임상병리실험, 검사, 예방, 수술, 기타 치료과정에 대한 내용으로 구성
⑤ RCC(Read 임상분류) : 전자의무기록을 위해 만들어짐
⑥ ATC(해부치료 화학적 코드) : 약품을 체계적이고 계층적 구조로 분류하기 위해 만들어짐
⑦ MeSH(의학논문주제어)
⑧ UMlS(통일의학용어 시스템) : 서로 다른 정보의 원천에서 얻은 정보를 사용자의 편의를 돕기 위해 개념적으로 연관지으려는 시도에서 만들어짐
⑨ ICPC(국제일차진료분류) : 외래방문, 입원, 수술 등의 이상적 상황을 코드화하는 데 사용

48 병원정보시스템(HIS)은 처방전달시스템(OCS)을 중심으로 구축되고 있을 때, 병원정보시스템의 운영 효과로 가장 거리가 먼 것은?

① 수익의 증가
② 공공복지 증진
③ 진료서비스 개선
④ 의사결정 지원

Sol 병원정보시스템(HIS, Hospital Information System)
의료기관의 진료, 진료지원, 영상정보, 접수·수납에 이르는 관리 업무를 전산화한 시스템
① HIS의 특징
  ㉠ 높은 시스템 성능 : 서버, 네트워크, 클라이언트, 저장장치 등의 높은 성능 요구
  ㉡ 시스템의 안정성 : 무정전 장치(UPS), 데이터베이스관리시스템(DBMS), 안정성, 방화벽(Firewall) 등의 안정성 요구
  ㉢ 신속한 정보전달 능력 : 진료과별, 부서별 요구정보에 대한 응용 프로그램의 빠른 처리 및 전송 능력 요구
  ㉣ 전문화된 정보관리 : 분야별 정보의 전문화, 표준화된 정보관리체계 요구
  ㉤ 환자 중심의 정보전달 체계 : 모든 정보의 시작과 끝이 병원 중심이 아닌 환자 중심의 정보전달체계 요구
② 병원정보화의 3대 핵심 시스템
  ㉠ 처방전달시스템(OCS, Order Communicating System) : 의사의 처방을 인력이나 기계적인 방법에 의존하지 않고 컴퓨터를 이용해 신속, 정확하게 진료 지원 부서에 전달하는 시스템
  ㉡ 의료영상 저장전송시스템(PACS, Picture Archving and Communication System) : 의료영상기기로부터 획득된 디지털 영상을 고속의 네트워크를 이용해 의학용 영상정보의 저장(Archiving), 판독(Diagnosis), 검색(Viewing), 전송(Forwarding)하는 의료영상통합관리시스템을 의미
  ㉢ 의무기록 전산화(EMR, Electronic Medical Record) : 병원에서 종이로 구성된 진료차트들이 모두 사라지고 데이터 형식으로 주고 받도록 해주는 의무기록 전산화에 초점을 맞춘 개념

49 $234_{(8)}$를 16진수로 바르게 표현한 것은?

① $9C_{(16)}$ ② $AD_{(16)}$ ③ $11B_{(16)}$ ④ $BC_{(16)}$

Sol 각 자리수를 3bit로 표현하면 8진수, 4bit로 표현하면 16진수가 된다.

① 8진수(BCD 코드)를 3비트의 2진수로 변환한다.

2	3	4
010	011	100

② 8진수를 4비트의 BCD(8421)코드로 묶어 16진수로 변환한다.

1001	1100
9	C

즉 $(234)_8$은 16진수로 $(9C)_{16}$가 된다.

50 여러 생체조직에서 흡수계수의 값을 '물'을 0으로 한 상대치로 나타낸 것은?

① CT 속도 ② CT 밀도 ③ CT 균일도 ④ CT 넘버

Sol CT 번호(CT number, Hounsfield number)는 각 화소의 상대적 선감약계수(relative linear attenuation coefficient)로서, 참고물질로 물의 CT 번호를 0으로 하고 인체에서 가장 X선 흡수율이 높은 고밀도골(compact bone)을 +1,000으로, 가장 X선 흡수율이 낮은 공기를 −1,000으로 정한 후 어떤 물질의 선감약계수를 계산하는 것이다. 참고로 지방은 −100, 정상 혈액은 12, 응고 혈액은 40~60의 CT 번호를 갖는다.

이러한 CT 번호를 회색조 단계(gray scale)로 재구성(reconstruction)하여 화면에 나타낸 것이 CT 영상이다.

① CT number $= \dfrac{\mu w}{\mu p - \mu w} \cdot A$

(μ : 측정된 조직의 감약계수, μw : 물의 감약계수, A : 확대상수 500 or 1000)

② 각 조직의 CT number

조직	CT number
공기	−1000
지방	−100
물	0
뇌척수액	15
백질	46
회백질	43
혈액	40
뼈	1000

51 환자의 어느 한 장착부와 다른 장착부 간에 흐르는 전류로 인체에서 발생하는 생리적인 효과를 의도하지 않는 것은?

① 환자 측정전류　　　　　　② 누설전류
③ 접촉전류　　　　　　　　　④ 접지 누설전류

Sol 「의료기기의 전기·기계적 안전에 관한 공통 기준규격」
2.5 전류
2.5.1 접지누설전류 : 전원부에서 절연의 내부 또는 표면을 통해 보호접지선으로 흐르는 전류
2.5.2 외장누설전류 : 정상적인 사용 시에 장착부를 제외하고 조작자 또는 환자가 접촉할 수 있는 외장 또는 외장의 부분에서, 보호접지선 이외의 도전접속을 통해 대지 또는 그 외장 외의 다른 외장 부분으로 흐르는 전류
2.5.3 누설전류 : 기능과는 무관한 전류로서 접지누설전류, 외장누설전류 및 환자누설전류로 정의된다.
2.5.4 환자측정전류 : 정상적인 사용 시 환자의 어느 한 장착부와 환자의 다른 모든 장착부 간에 흐르는, 생리적인 효과를 의도하지 않은 전류로서 예를 들면, 증폭기의 바이어스 전류, 임피던스 프레티스모그라피에 사용하는 전류를 말한다.
2.5.6 환자누설전류 : 장착부에서 환자를 경유하여 대지에 흐르거나 또는 외부의 전원에서 환자에게 의도하지 않은 전압에 기인하여 환자로부터 F형 장착부를 경유하여 대지로 흐르는 전류

52 MRI 영상장치에서 수소원자핵의 종축 자기화에서 횡축 자기화로 변화시키는 역할을 하는 것은?

① 90° RF 펄스　　　　　　　② gradient 코일
③ 초전도 자석　　　　　　　　④ shim 코일

Sol MRI의 원리는 다음과 같다. 원자핵은 평소에는 회전운동을 하고 있으나 일단 강한 자기장에 놓이면 세차운동이 일어난다. 이 세차운동의 속도는 자기장의 세기와 밀접한 관계가 있어 자기장이 셀수록 빨라진다. 이렇게 자화되어 있는 원자핵에 고주파를 가하면 고에너지 상태가 되었다가, 다시 고주파를 끊으면 원래의 상태로 돌아간다. 이때 방출되는 에너지는 가했던 고주파와 똑같은 형태의 고주파를 방출한다. 이렇게 원자핵이 고유하게 방출되는 고주파를 예민한 안테나로 모아서 컴퓨터로 영상화한 것이 MRI이다. 즉, 인체를 구성하는 물질의 자기적 성질을 측정하여 컴퓨터를 통하여 다시 재구성, 영상화하는 기술이다.
1) 주 자석 : 정자계를 만듦
　① 영구자석 : 자계 영구적, 유지비가 저렴. 누설자계가 작아 공간이 작다. 세기가 0.35[T] 이하. 자석의 시간적 안정도가 떨어진다.
　② 상온전자석
　③ 초전도 전자석(가장 많이 쓰임) : 자계(0.5~3.0T), 공간균일도가 좋으며 자계의 시간

적 안전성이 뛰어나 가장 많이 이용됨. 초전도 현상을 유지. 전자석을 극저온 냉각해야 하는 데 액체 헬륨을 이용

2) Shimming Coil
① 양질의 영상. 매우 좋은 자계의 균일도가 요구됨
② 초전도 자석은 솔레노이드 코일, 자계의 균일도가 매우 양호
③ 자계의 균일도를 더 높이기 위하여 추가적으로 쓰이는 코일

3) 고주파 코일 : 자기공명영상에서 원자핵 스핀을 여기하고, 여기된 스핀이 평형상태로 회귀하면서 발생하는 FID 신호를 감지하는 장치. 따라서 고주파 코일의 자기공명영상의 신호 대 잡음비를 좌우. 잡음이 적은 영상을 얻기 위해서는 고감도 고주파 코일이 필수

4) 경사자계코일 : 경사자계코일에 펄스를 인가해주는 장치. 함축자료로 경사자계 강도가 쓰이며, 일반적 강도는 30~60[mT/m]이다.

5) Spectrometer : 파형합성을 수신한 MRI 신호를 처리하여 영상을 구성하는 주제어장치이다.

※ 90° RF 펄스 : 스핀이 가로평면(x-y평면)에 왔을 때 고주파 펄스 주입을 멈추면 스핀은 z방향에서 90도 누운 결과가 된다. 이때의 고주파 펄스를 90도 고주파 펄스라고 한다.

53 반가산기의 출력 합 S와 캐리 C에 대한 논리식은?

① $S = XY, C = X+Y$
② $S = X \oplus Y, C = XY$
③ $S = \overline{X}Y + XY, C = XY$
④ $S = \overline{X}Y + X\overline{Y}, C = X+Y$

Sol 반가산기는 2개의 2진수 A와 B를 더한 합(Sum)과 자리올림수(Carry)를 얻는 1자리의 덧셈을 하는 논리회로로서 배타적 논리회로(Exclusive-OR)와 AND 게이트로 구성되며, 반가산기의 $S = A \oplus B = \overline{A}B + A\overline{B}$, $C = AB$ 이다.

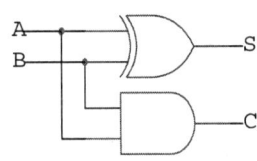

A	B	S	C
0	0	0	0
0	1	1	0
1	0	1	0
1	1	0	1

반가산기의 구성   반가산기의 진리치표

54 CT 장치의 원리에 관한 설명으로 가장 알맞은 세대별 장치는?

> **보기**
> 수백 내지 수천 개의 검출기를 원주상에 배치하고 그 내측의 원주상을 X-선관이 팬 빔을 연속으로 조사하면서 360도 회전하는 방식이다. 또한, 원주상 검출기 배열의 외측을 X-선관이 회전하는 방식도 있다.

① 1세대 장치   ② 2세대 장치   ③ 3세대 장치   ④ 4세대 장치

Sol Computed Tomography(CT)의 세대별 장치의 특성

	x선 속의 형태	주사방식	특징
1세대	narrow, pencil beam	T-R 방식	scan time이 길어 moving artifact 발생, water back 채용(경화현상을 방지하기 위해)
2세대	multiple narrow fan beam	T-R 방식	bow tie filter 채용(경화현상을 방지하기 위해)
3세대	pulsed fan beam	R-R 방식	pulse X-ray 이용, 장치에 기인된 ring artifact 발생
4세대	continous fan beam	R-S 방식	ring artifact 감소, scan time이 빠르다.

[CT 4세대 장치]
① 두개골, 척추, 골반 등을 3차원적(입체적)으로 촬영할 수 있다.
② 뼈를 제외한 연부조직만의 입체영상도 얻을 수 있다.
③ 화질이 뛰어나고, 촬영시간이 짧다.
④ 뼈의 무기질 측정장치가 부착되어 있어 골다공증을 쉽게 진단할 수 있다.
⑤ 0.5초당 한번씩 회전하며 4개의 영상을 동시에 찍을 수 있다.

55 양전자 방출 단층 촬영장치(PET)의 기전으로 옳은 것은?

① 패러데이(Faraday) 법칙
② 소멸(Annihilation) 현상
③ 비오-사바르(Biot-Savart) 법칙
④ 슈테판-볼츠만(Stephan-Boltzmann) 법칙

Sol 양전자 방출 단층촬영장치(PET)는 양전자 방출핵종을 이용하는 SPECT보다 해상도가 우수하다. C-11(탄소), N-13(질소), O-15(산소), F-18(불소) 등 양전자 변환을 일으키는 동위원소로부터 방출되는 양전자는 가까이에 있는 전자와 결합하여 소멸하면서 에너지가 0.511[MeV]인 소멸방사선 2개를 서로 반대 방향으로 방출한다. 환자에게 이와 같은 동위원소 표지화합물을 투여하고 인체 주위에 배열한 여러 개의 감마선 검출기를 사용하여 짝지어 방출되는 소멸방사선을 검출하면 양전자를 방출한 동위 원소의 위치를 SPECT보다 정확하게 알 수 있다. 이렇게 양전자방출핵종을 이용한 단층촬영기법을 양전자 방출 단층촬영(PET)이라 한다.

56 ECG에 대한 설명으로 옳지 않은 것은?

① 심장의 활동전위는 1[mV] 이하의 작은 전위차이다.
② 심근의 흥분은 정동맥에서 발생하여 심방, 심실 방향으로 전도된다.
③ 심장의 근육이 활동할 때는 전기적 흥분이 일어나게 되며, 활동전위가 발생하게 된다.

④ 심장 박동은 심근이 이완함으로써 이루어지며, 심장 박동 시마다 미약한 전기신호가 발생된다.

Sol 심전도(electrocardiogram, ECG)
① 심장은 혈액을 전신에 순환시키는 펌프로 작용하는 일종의 근조직으로서, 전기 전도계 (electro conduction system)에서 발생되는 전기 자극으로 수축한다.
② 심장근육이 수축, 이완할 때 발생되는 활동전위는 심장으로부터 온몸으로 퍼지는 전류를 일으키며, 이 전류는 몸의 위치에 따라 전위차를 발생시키는데, 이 전위차를 피부에 표면 전극을 부착하여 검출한 것이 심전도이다.
③ 심근의 흥분은 정맥동에서 일어나 심방·심실 방향으로 나아간다.
④ 심장의 활동전위는 1[mV] 이하의 작은 전위차를 가지기에 매우 예민한 전류계를 필요로 한다.

57 동물의 점막, 눈, 피부 등과 같은 적절한 부위 혹은 이식조직을 이용하여 의료기기 및 의료용 재료 또는 용출액에 대한 자극성의 잠재성을 측정하기 위한 시험은?

① 세포독성 시험   ② 감작성 시험
③ 피내반응 시험   ④ 자극성 시험

Sol 「의료기기의 생물학적 안전에 관한 공통기준규격」
6.2 초기 생물학적 시험
6.2.1 세포독성 시험
본 시험은 세포배양 기술을 이용하여 의료기기 및 의료용 재료 또는 용출액에 의한 세포의 용해(세포의 사망) 정도, 세포성장의 저해율을 근거로 하여 세포에 미치는 영향을 결정하는 시험이다.
6.2.2 감작성 시험
본 시험은 적절한 시험동물모델을 이용하여 의료기기 및 의료용 재료 또는 용출액에 대한 접촉 감작성의 잠재성을 측정하기 위한 시험으로 미량의 용출물의 접촉 및 노출에 의해서도 알레르기나 감작반응을 유발할 수 있다.
6.2.3 자극성 시험
본 시험은 시험동물의 피부, 눈, 점막 등과 같은 적절한 부위 혹은 이식조직을 이용하여 의료기기 및 의료용 재료 또는 용출액에 대한 자극성의 잠재성을 측정하기 위한 시험으로 이 시험은 적절한 부위(피부, 눈, 점막)를 선택하여 의료기기 및 의료용 재료, 용출액에 대한 접촉부위 또는 접촉시간을 고려하여 적절하게 설정되어야 한다.
6.2.4 피내반응 시험
본 시험은 의료기기 용출액에 대한 조직의 국부반응을 평가하는 시험으로서 피부 또는 점막에 대한 자극성 시험의 적용이 부적절할 경우에 적용된다.(혈액과 접촉하는 의료기기) 본 시험은 용출액이 소수성일 경우에도 적용될 수 있다.
6.2.5 급성독성 시험
본 시험은 시험동물에 의료기기 및 의료용 재료 또는 용출액을 24시간 이내에 1회 이상 노출시켰을 때 시험동물에 나타나는 잠재적 위해를 측정한다. 본 시험은 의료기기가 접촉될 때 독성물질 및 분해산물이 흡수될 가능성이 있을 때 적절하다.

6.2.6 발열성 시험

발열성 시험은 의료기기 또는 의료용 재료의 용출액 내에서 발열반응을 일으키는 매개물질을 찾아내는 시험이다. 일회의 시험만으로는 엔도톡신 감염을 발생시키는 매개물질의 발열 반응을 구별해낼 수 없다.

6.2.7 아급성 독성 시험

본 시험은 의료기기 및 의료용 재료 또는 용출액을 24시간 이상 시험동물 수명의 10[%] 이하(쥐의 경우 최고 90일) 이내로 1회 이상 노출시켰을 때 나타나는 영향을 측정한다. 이 시험은 만성독성 시험자료가 있는 의료용 재료에 대해서는 시행하지 않을 수 있고, 이런 경우에는 시행하지 않는 이유를 최종보고서에 첨부시켜야 한다. 본 시험은 접촉방법과 시간에 대하여 적절하여야 한다.

6.2.8 유전독성 시험

본 시험은 포유동물 혹은 비포유동물의 세포 배양 또는 다른 기법을 사용하여 의료기기 및 의료용 재료 또는 용출액에 의한 유전자변이, 염색체 구조 및 수의 변화, DNA 또는 유전독성을 평가하기 위한 시험이다.

6.2.9 이식시험

본 시험은 의료용 재료 또는 완제품의 검체를 이식 부위 또는 적용하고자 하는 적절한 조직에 외과적으로 이식하여 육안관찰 및 현미경관찰로 살아 있는 조직에 대한 국부적인 병변의 정노를 평가한다. 이 시험은 접촉방법과 시간에 대하여 적절하여야 한다. 의료용 재료 이식 후 시험동물 전신에 나타난 영향을 평가하였다면 본 시험은 아급성 독성 시험과 동일하다.

6.2.10 혈액적합성 시험

본 시험은 적절한 시험동물모델 또는 시스템을 사용했을 때 혈액과 접촉하는 의료기기 및 의료용 재료에 의한 혈액 또는 혈액구성요소들의 영향을 평가한다. 특정한 혈액적합성 시험은 의료기기의 3차 구조, 접촉조건 및 임상적 적용기간 동안의 의료기기 또는 의료용 재료의 유체역학을 고려하여 설계될 수 있다.

용혈성 시험은 의료기기 및 의료용 재료 또는 용출액에 의한 적혈구의 용해 및 헤모글로빈의 방출 정도를 측정하기 위한 시험이다.

58 의료기기의 생물학적 안전에 대한 공통 기준규격의 목적이 아닌 것은?

① 의료기기의 품질관리
② 기술문서 심사의 공정성
③ 의료기기 수리의 편의성
④ 생물학적 평가시험의 선정에 관한 총체적인 지침을 제시

🌟Sol 「의료기기의 생물학적 안전에 관한 공통기준규격」

이 기준규격은 의료기기의 기술문서 작성 및 심사 시 활용되는 규격으로, 의료기기 및 원자

재의 안전성과 관련된 생물학적 평가시험의 선정에 관한 총체적인 지침을 제시하고 있으며, 기술문서 작성자에게 편의를 제공하고, 기술문서 심사의 공정성 및 투명성을 제공함으로써 의료기기의 품질관리에 적정을 기하는데 그 목적을 두고 있다.

59 의료기기의 기능 및 안전성 등 품질에 관한 자료로서 당해 품목의 원자재, 구조, 사용목적, 사용방법, 적응원리, 사용 시 주의사항 시험규격 등이 포함된 문서는?

① 제조판매 증명서 ② 품목허가 별첨자료
③ 기술문서 ④ 의료기기 시험검사 성적서

Sol 「의료기기법」 제2조(정의)
② 이 법에서 "기술문서"란 의료기기의 성능과 안전성 등 품질에 관한 자료로서 해당 품목의 원자재, 구조, 사용목적, 사용방법, 작용원리, 사용 시 주의사항, 시험규격 등이 포함된 문서를 말한다.

60 인체 내의 생체신호를 측정, 진단하는 장비로서 가장 거리가 먼 것은?

① 심전계 ② 근전계 ③ 혈압계 ④ 체신경계

Sol 생체전기신호
① 생체전기신경세포나 근세포에 의해 발생되는 활동전위를 센서(전극)를 이용하여 측정
② 센서 주변에 분포한 많은 세포의 활동에 의해 발생되는 전계를 전류 전압형태로 표시
③ 의료분야에서 진단에 많이 사용
④ 심전도, 뇌전도, 안구전도, 근전도 등이 있다.
※ 체신경계 : 의식이 있는 상태에서 기능을 하는 신경을 말한다. 머리와 목 부위 근육, 샘, 피부, 점막 등에 분포하는 뇌신경과 척수신경으로 되어 있다.

01	02	03	04	05	06	07	08	09	10
①	③	②	②	③	③	②	④	②	③
11	12	13	14	15	16	17	18	19	20
④	④	④	①	①	①	③	①	③	④
21	22	23	24	25	26	27	28	29	30
④	③	③	②	①	③	①	②	①	④
31	32	33	34	35	36	37	38	39	40
①	②	④	②	③	③	④	①	③	②
41	42	43	44	45	46	47	48	49	50
①	④	②	①	③	③	②	②	①	④
51	52	53	54	55	56	57	58	59	60
①	①	②	④	②	④	④	④	③	④

의료전자기능사

CBT 대비 모의고사

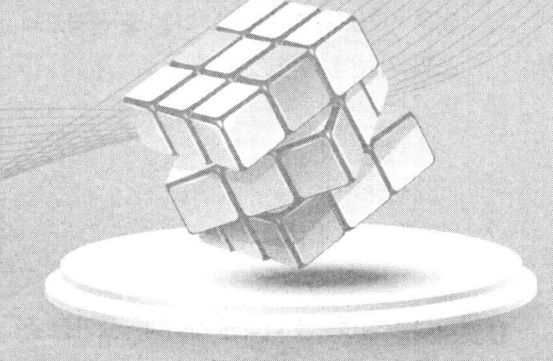

제1회 CBT 대비 모의고사

01 생체전기신호를 검출할 때 전원선 잡음을 제거하기 위해 사용하는 방법으로 적합하지 않은 것은?
① 신호 평균화
② 인체의 접지
③ 차동증폭기의 사용
④ 전원선 주파수의 대역소거필터 사용

02 일차뼈되기중심과 이차뼈되기 중심에 있는 연골로서 뼈의 길이 성장이 일어나는 것은?
① 해면뼈(sponge bone)
② 치밀뼈(compact bone)
③ 뼈끝판(epiphyseal plate)
④ 관절연골(articular cartilage)

03 우리 몸의 신경조직에는 뉴런보다 몇 배나 많은 신경교세포가 있다. 다음 중 신경교세포의 기능이 아닌 것은?
① 노폐물 처리
② 뉴런에 영양공급
③ 뉴런의 지지세포
④ 세포 외액 Na^+의 완충작용

04 그림은 심전도를 나타낸 것이다. ③ 가장 큰 진폭을 보이는 R파(그림에서 ⓒ)가 발생하는 시점의 심장 활동 상태는?

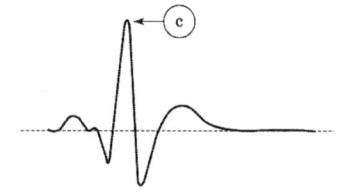

① 심실 이완
② 심방 수축
③ 심실 수축
④ 동방결절(SA node)에서 흥분 발생

05 단백질, 탄수화물, 지방을 소화시키기 위한 효소들을 포함하고 있는 기관은?
① 비장   ② 간
③ 췌장   ④ 위

06 아날로그 신호에 대한 설명으로 옳은 것은?
① 0과 1로 구성된 이산적인 데이터
② 음성과 같은 이산적인 변이형태를 지닌 생체신호
③ 전압과 시간에 의존하여 이산적으로 변화하는 물리량
④ 전압과 전류가 시간에 의존하여 연속적으로 변화하는 물리량

07 피부에서 세포 분열이 일어나는 층은?
① 투명층　　② 종자층
③ 각질층　　④ 과열층

08 생체 유량 계측 중 혈류의 측정에서 초음파 유량계의 한 종류인 펄스 도플러의 특징에 대한 설명으로 틀린 것은?
① 펄스 형태의 짧은 기간 동안 초음파 발사
② 혈류의 여러 층에서 반사되는 초음파 감지
③ 혈류속도의 분포를 영상화
④ 와류부분을 그래프로 표시하여 진단에 활용

09 청진기를 통해 들을 수 없는 것은?
① 제1심음　　② 제2심음
③ 제3심음　　④ 제4심음

10 심전도에 관한 설명으로 틀린 것은?
① 심전도는 electrocardiogram으로 ECG라 한다.
② 심전도는 심장에서 발생하는 전기적 활동을 신체 표면에서 측정하여 그래프로 나타내는 것이다.
③ 심장의 비정상적인 활동에 의해 심전도의 형태가 변화한다.
④ 심전도를 통해서 호흡기관의 이상 유무를 알 수 있다.

11 전해질 젤을 사용하지 않고 피부에 직접 부착되는 전극으로, 매우 큰 임피던스를 갖는 증폭기가 포함되어 있는 전극은?
① 침 전극　　② 부유 전극
③ 금속 전극　　④ 건성 전극

12 신체의 여러 가지 관, 혈관, 자궁관, 자궁, 방광, 털세움근 및 소화관뿐만 아니라 다른 여러 내장 구조들의 벽을 이루고 있는 근육은?
① 골격근육　　② 심장근육
③ 민무늬근육　　④ 돌기근육

13 안구의 움직임을 검출하고자 할 때 측정하는 생체신호는?
① 심전도(ECG)
② 근전도(EMG)
③ 위전도(EGG)
④ 안전도(EOG)

14 200[Hz]의 아날로그 신호의 주기는?
① 1[ms]　　② 5[ms]
③ 10[ms]　　④ 20[ms]

15 아날로그 신호 처리에 관계없는 것은?
① 증폭　　② 이산화
③ 변조　　④ 복조

16 호흡기의 기능평가법의 평가기능과 해설이 옳게 연결된 것은?
① 환기능 - 폐 내에서 공기가 폐포 간에 균형있게 분포하는 기능
② 분포능 - 외부공기가 기도를 통하여 폐포로 잘 전달되는 기능
③ 확산능 - 폐포 내 공기와 폐 모세혈관 내 혈액 간에 O_2, CO_2를 잘 교환하는 기능
④ 피폭능 - 폐 내에 방사선이 모세혈관으로 전달되는 기능

17 뇌 신경세포의 전기적 활동에 의해 발생하는 전기적 신호를 측정 기록한 것을 무엇이라 하는가?
① 안전도(EOG)　② 심전도(ECG)
③ 뇌전도(EEG)　④ 근전도(EMG)

18 위(stomach)의 의미를 가진 의학 용어는?
① epi-　② gastr-
③ hetero-　④ cardi-

19 소화관 또는 소회기관. 소화샘에 속하지 않는 것은?
① 위(stomach)　② 콩팥(kidney)
③ 간(liver)　④ 췌장(pancreas)

20 전류에 대한 설명으로 틀린 것은?
① 단위시간 동안 전기장치에 공급되는 전기에너지이다.
② 전류의 세기는 회로의 어느 단면을 단위시간 동안에 통과하는 전기량이다.
③ MKS 단위계에서 암페어(ampere)이고 단위는 A를 사용한다.
④ 1A는 1초간에 1C의 비율로 전하가 이동할 때의 전류이다.

21 회로에서 바크하우젠(Barkhausen)의 발진 조건 $\beta A = 1$이 되는 조건은?

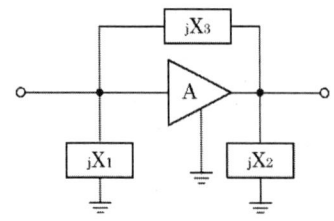

① $X_1 > 0$, $X_2 < 0$, $X_3 > 0$
② $X_1 < 0$, $X_2 > 0$, $X_3 > 0$
③ $X_1 > 0$, $X_2 < 0$, $X_3 < 0$
④ $X_1 < 0$, $X_2 < 0$, $X_3 > 0$

22 전자력의 방향을 알기 위한 법칙으로 검지 손가락을 자기장의 방향, 중지 손가락을 전류의 방향으로 향하게 하면 엄지손가락의 방향이 전류가 흐르는 도체에 작용하는 힘, 즉 전자력의 방향을 가리키며, 전동기의 원리를 나타내는 법칙은?
① 앙페르의 오른나사의 법칙
② 플레밍의 오른손법칙
③ 플레밍의 왼손법칙
④ 렌츠의 법칙

23 접합전계효과 트랜지스터(J-FET)의 단자가 아닌 것은?
① 소스(source)
② 드레인(drain)
③ 게이트(gate)
④ 캐소드(cathode)

24 유도성 센서의 동작 원리가 아닌 것은?
① 자기저항　② 상호유도
③ 차동변환기　④ 정전용량

25 대표적인 수동소자가 아닌 것은?
① 저항　② 인덕터
③ 커패시터　④ 전압원

26 회로에서 미지의 저항 X의 값은 얼마인가? (단, $R_1=10[\Omega]$, $R_2=100[\Omega]$, $R_3=20[\Omega]$, $V=10[V]$, 검류계 G에는 전류가 흐르지 않는다.)

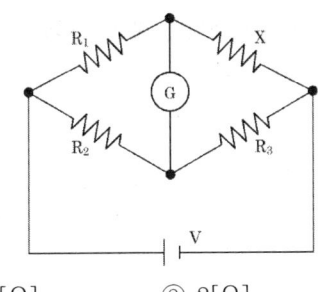

① 1[Ω] ② 2[Ω]
③ 10[Ω] ④ 100[Ω]

27 전하가 가지고 있는 전기의 양을 무엇이라 하는가?
① 전위량 ② 전류량
③ 전압량 ④ 전하량

28 보기는 어떤 논리회로를 설명한 것인가?

> • 2개의 입력 A와 B 외에 한 개의 캐리를 입력하는데 결국 3개의 입력으로 가산을 수행한다.
> • 2개의 반가산기 회로와 한 개의 OR게이트를 합친 논리회로이다.

① 반가산기 ② 인코더
③ 전가산기 ④ 멀티플렉서

29 레이디얼 미끄럼 베어링의 설명으로 옳은 것은?
① 마찰을 줄이기 위해 볼을 이용한다.
② 마찰을 줄이기 위해 롤러를 이용한다.
③ 반지름 방향의 하중을 받는다.
④ 축방향의 하중을 받는다.

30 측정방법 중 표준값을 이용하므로 간단하고 편리한 측정방식은?
① 직접측정 ② 간접측정
③ 절대측정 ④ 비교측정

31 심음계에서 소리를 모으고 이를 전기적 신호로 변환시켜 주는 장치로 옳은 것은?
① 증폭기 ② 마이크로폰
③ 필터   ④ 동조기

32 오실로스코프에서 전압 측정 시 수평편향판에 가해지는 전압의 파형은?
① 직류   ② 톱니파
③ 정현파 ④ 구형파

33 아래 회로에서 2개의 저항이 직렬로 연결되어 있을 때, 전체 저항은 몇 [Ω] 인가?

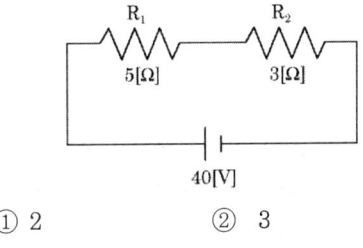

① 2 ② 3
③ 5 ④ 8

34 진성 반도체의 특성으로 옳은 것은?
① 온도가 상승하면 저항이 증가한다.
② 진성 반도체에 불순물을 섞으면 저항이 증가한다.
③ 전기적 전도성은 도체와 부도체의 상위 정도이다.
④ 온도가 절대온도 0도 정도의 낮은 상태에서는 절연체가 된다.

35 계기의 동작상 분류 중 측정하고자 하는 값을 지침으로 직접 지시하는 계기는?
① 지시계기 ② 숫자식 계기
③ 적산계기 ④ 기록계기

36 흐르는 전류는 도체의 양 끝 사이에 가한 전압에 비례하고 도체의 저항에 반비례하는 관계를 무슨 법칙이라 하는가?
① 키르히호프의 법칙
② 쿨롱의 법칙
③ 옴의 법칙
④ 가우스의 법칙

37 동력을 전달시키는 기계요소와 가장 거리가 먼 것은?
① 마찰차
② 체인과 스프로킷 휠
③ 나사
④ 벨트

38 어떤 도체의 단면을 30분 동안에 5400[C]의 전기량이 이동했다고 하면 전류의 크기는 얼마인가?
① 1[A]   ② 3[A]
③ 5[A]   ④ 7[A]

39 실제 실리콘 다이오드의 통상적인 전위장벽의 크기는?
① 0.1[V]   ② 0.3[V]
③ 0.7[V]   ④ 1[V]

40 항원체 반응을 이용하여 체내에 잠입하고 있는 병원체나 다른 혈액형 물질 등의 항체 또는 항원을 인식하게 되어 특정한 반응을 보이는 생체 센서는?
① 면역 센서   ② 미생물 센서
③ 미각 센서   ④ 냄새 센서

41 관계자 이외의 자가 거주하는 쪽에 설치된 방어벽의 외부에서 측정한 방사선 산란선량 및 누설선량의 합계는 주당 얼마 이하이어야 하는가?
① 2.58×10^{-5}[C/kg]
② 2.58×10^{-6}[C/kg]
③ 3.58×10^{-5}[C/kg]
④ 3.58×10^{-6}[C/kg]

42 방사성 동위원소로 된 추적자를 체내에 투입하여 인체 내부 기관의 기능이나 형태를 진단하는 의료기기가 아닌 것은?
① 감마카메라   ② MRI
③ PET   ④ SPECT

43 NOT 게이트에 해당되는 것은?

44 국내의 다양한 형태의 의료정보시스템을 나타낸 것으로 병원정보시스템과 관련이 없는 것은?
① DRG   ② EMR
③ PACS   ④ OCS

45 의료기관의 개설자 또는 관리자의 진료에 관한 기록 보존 기간을 잘못 연결한 것은?
① 진단서 등의 부본 – 5년
② 처방전 – 2년
③ 진료기록부 – 10년
④ 환자 명부 – 5년

46 뇌막염의 진단 및 치료에 대한 약제의 처방을 결정해주어 의학에 활용된 전문가 시스템은?
① ELIZA   ② VM

③ MYCIN　　④ CASNET

47 의료기관의 필요한 인원 기준으로 틀린 것은?
① 의료기관에는 보건복지부장관이 정하는 바에 따라 각 진료과목별로 필요한 수의 의료기사를 둔다.
② 입원시설을 갖춘 종합병원·병원·치과병원·한방병원 또는 요양병원에는 2명 이상의 영양사를 둔다.
③ 종합병원에는 보건복지부장관이 정하는 바에 따라 필요한 수의 의무기록사를 둔다.
④ 의료기관에는 보건복지부장관이 정하는 바에 따라 필요한 수의 간호조무사를 둔다.

48 컴파일(complle) 방식의 언어가 아닌 것은?
① FORTRAN　　② C
③ BASIC　　④ PASCAL

49 진료에 관한 기록 보존 연한으로 옳은 것은?
① 환자 명부 : 5년
② 진료기록부 : 5년
③ 처방전 : 5년
④ 수술기록 : 5년

50 전기적 쇼크를 방지하는 방법으로 옳은 것은?
① 전원 코드선의 접지선을 제거한다.
② 고전압 전원을 사용한다.
③ 전류 제한기를 사용한다.
④ 이중 절연방식 대신 단일 절연방식을 사용한다.

51 0.5테슬라(Tesla) 자장의 MRI에서 수소원자핵의 핵자기공명주파수로 옳은 것은? (단, 수소원자의 자기회전비(gyromagnetic ratio)는 42.58[MHz/Tesla]임)
① 21.29[MHz]　② 42.58[MHz]
③ 63.87[MHz]　④ 85.16[MHz]

52 전기치료 및 재활치료에서 열의 전달 방법에 의한 분류가 있는데 증기욕이나 사우나탕에서 주로 일어나는 열의 전달 방식은?
① 전도　　② 대류
③ 용해　　④ 복사

53 초음파영상 진단기기의 기능 중 혈류속도 및 혈류량에 관한 정보를 얻는 데 가장 적절한 영상법은 무엇인가?
① 도플러 영상법
② A모드 영상법
③ M모드 영상법
④ B모드 영상법

54 체열진단기를 설치할 장소로 최적인 것은?
① 기류와 온도 변화가 적고 상대습도가 낮아야 한다.
② 통풍이 잘 되도록 하여 환자의 피부상태가 건조하여야 한다.
③ 채광이 잘 되도록 하여 환자의 피부상태가 건조하여야 한다.
④ 절대습도가 낮고 상대 습도가 높을수록 방사적외선이 안정된다.

55 치료용 기기만으로 바르게 짝지어진 것은?
① 전기수술기, 심전계
② 인공호흡기, 뇌파계
③ 전기수술기, 인공호흡기

④ 심실세동 제거기, 환자감시장치

56 PACS(Picture Archiving and Communication System)는 의학용 영상정보의 저장판독 및 검색 기능 등의 수행을 통합적으로 처리하는 시스템을 말한다. PACS의 설명과 거리가 먼 것은?
① DICOM 규격에 따라 이미지 데이터를 저장, 관리한다.
② 별도의 인터페이스장치 없이 직접 PACS 서버에 의료 영상을 전송 및 저장할 수 있다.
③ PACS의 종류에는 Archiving PACS, Mini PACS, Full PACS 등이 있다.
④ 의료 서비스 제공 기관에서 이뤄지는 다양한 업무 관련 메시지를 정의하고 있다.

57 혈액 속의 적혈구와 백혈구의 수를 측정하기 위한 임상 검사기기는?
① 혈액가스분석기
② 자동혈구계수기
③ 원심분리기
④ 생화학분석기

58 프로그래밍 단계 중 순서도의 작성은 언제 하는가?
① 타당성 조사 후
② 프로그램 코딩 후
③ 입·출력 설계 후
④ 자료 입력 후

59 전기자극치료란 인체에 전류를 통하게 하여 유용한 생리적 반응을 유발하고 이로 인해 질병을 치료하는 모든 방법을 가리킨다. 의료용으로 주로 쓰이는 전기의 형태가 아닌 것은?
① 평류전기   ② 감응전기
③ 고압전기   ④ 교류전기

60 보기에서 설명하는 의료정보의 종류는?

Ⅰ. 환자의 임상진료에 관련된 모든 정보의 보관소
Ⅱ. 임상의사의 기억을 보조하는 정보 저장소
Ⅲ. 의학적 의사결정과정의 직접적 도구
Ⅳ. 의학 연구 및 임상 연구 수행의 핵심적 기반
Ⅴ. 의사소통의 중요한 매개체

① EMR   ② EHR
③ POC   ④ OCS

제2회 CBT 대비 모의고사

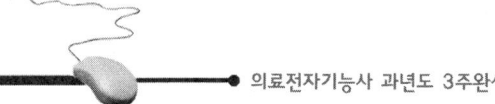

의료전자기능사 과년도 3주완성

01 1분 동안에 좌심실이 대동맥으로 박출하는 혈액량을 무엇이라고 하는가?
① 대동맥량　② 총혈액량
③ 좌심실량　④ 심박출량

02 의공학의 기술에 해당하지 않는 것은?
① 생체 모델링 및 시뮬레이션
② 생체 신호 처리
③ 의료 영상 기기
④ 생체 건축 공학

03 심전도에 관한 설명으로 틀린 것은?
① 심전도는 ElectroCardioGram으로 ECG 라 한다.
② 심전도는 심장에서 발생하는 전기적 활동을 신체 표면에서 측정하여 그래프로 나타내는 것이다.
③ 심장의 비정상적인 활동에 의해 심전도의 형태가 변화한다.
④ 심전도를 통해서 호흡기관의 이상 유무를 알 수 있다.

04 혈액의 가속과 감속, 심장밸브의 개폐 등으로 발생하는 심음은 몇 가지로 구성되어 있는가?
① 2개의 심음　② 3개의 심음
③ 4개의 심음　④ 5개의 심음

05 심음(heart sound)을 듣기 위해 필요한 것은?
① 심전도(ECG) 기록기
② 청진기(stethoscopes)
③ 심박 제세동기(defibrillator)
④ 심박조율기(cardiac pacemaker)

06 인공 생체재료의 특성으로 옳지 않은 것은?
① 내구성　② 화학적 활성
③ 생체 적합성　④ 안전성

07 아날로그 신호를 디지털 신호로 변환하는 과정으로 옳은 것은?
① 표본화 → 양자화 → 부호화
② 표본화 → 부호화 → 양자화
③ 양자화 → 표본화 → 부호화
④ 부호화 → 양자화 → 표본화

08 골지름(d_1)이 5[mm], 바깥지름(d_2)이 10[mm]인 나사의 유효지름(d)은?
① 2.5[mm]　② 5[mm]
③ 7.5[mm]　④ 10[mm]

09 혈압이 150[mmHg]이고 이완기 혈압이 90[mmHg]로 추정되는 환자의 혈압을 오실로메트릭(oscillometric) 측정법으로 측정할 때 압박대(cuff)의 가장 적절한 초기 압력 값은?
① 90[mmHg] ② 180[mmHg]
③ 120[mmHg] ④ 150[mmHg]

10 물리적 센서로 측정할 수 있는 양이 아닌 것은?
① 변위 ② 힘
③ 산소농도 ④ 온도

11 인공호흡기의 호흡조절방식이 아닌 것은?
① 계속적 인공호흡
② 간헐적 강제환기
③ 동시성 간헐적 강제환기
④ 호기초 양압 호흡

12 혈액 속의 적혈구와 백혈구의 수를 측정하기 위한 임상 검사기기는?
① 원심분리기 ② 생화학분석기
③ 혈액가스분석기 ④ 자동혈구계수기

13 연산장치가 아닌 것은?
① 누산기 ② 가산기
③ 프로그램 계수기 ④ 보수기

14 심전도 기록지 속도가 50[mm/s]일 때 평균 RR 간격이 10[mm]일 경우의 심박수는?
① 100[BPM] ② 150[BPM]
③ 200[BPM] ④ 300[BPM]

15 진단기기 중 단면 영상을 얻는 데 사용되지 않는 기기는?
① 심전도(ECG)
② 자기공명 영상장치(MRI)
③ 컴퓨터 단층 촬영장치(CT)
④ 초음파 영상장치

16 생체신호 계측기기에 필요한 특성이 아닌 것은?
① 정확성 ② 재현성
③ 정밀성 ④ 표류성

17 이미 나와 있는 간단한 코드에 하나 이상의 문자를 더하여 새롭게 코드를 좀 더 자세히 만들어 주는 것은?
① 숫자 코드
② 계층구조 코드
③ 연상기호 코드
④ 조합 코드

18 폐용량의 시간에 따른 변화기록을 무엇이라고 하는가?
① blood pressure
② pethysmography
③ spirogram
④ respiration

19 뇌의 역할이 아닌 것은?
① 온 몸의 기관을 조절한다.
② 반사운동으로 뜻밖의 위험을 피한다.
③ 언어기능을 조절한다.
④ 본능과 감정을 주관한다.

20 세포막을 구성하고 있는 주요 성분은?
① 탄수화물과 섬유소
② 단백질과 지질

③ 단백질과 탄수화물
④ 지질과 탄수화물

21 다음과 같은 논리기호의 명칭은?

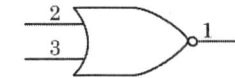

① EX-OR ② NOT
③ AND   ④ NOR

22 여러 회선이 하나의 회선을 공유하려면 어떤 회로를 사용하면 좋은가?
① 인터페이스   ② 버스 터미널
③ 멀티플렉서   ④ 디멀티플렉서

23 오실로스코프로 직접 측정할 수 없는 것은?
① 위상   ② 전압
③ 주파수 ④ 코일의 Q

24 유도성 센서의 동작 원리가 아닌 것은?
① 자기저항   ② 상호유도
③ 차동변환기 ④ 정전용량

25 불대수의 논리식 중 성립되지 않는 것은?
① A+0=A   ② A+1=A
③ A·0=0   ④ A·1=A

26 기어의 바깥지름의 크기에 따른 분류 중 옳은 것은?
① 소형 기어 : 10[mm] 이하
② 중형 기어 : 10~20[mm]
③ 대형 기어 : 40~200[mm]
④ 극대형 기어 : 1000[mm] 이상

27 P형과 N형 반도체의 접합으로 만들어진 소자의 주된 역할은?
① 증폭작용   ② 발진작용
③ 정류작용   ④ 스위치작용

28 서미스터(thermistor) 소자는 주로 어떤 특성을 사용하는 것인가?
① 논리 제어 특성
② 온도 특성
③ 전류 증폭 특성
④ 전압 증폭 특성

29 나사의 리드와 피치에 대한 설명으로 옳은 것은?
① 리드와 피치는 언제나 같다.
② 리드와 피치는 언제나 같지 않다.
③ 1줄 나사의 리드는 피치의 2배이다.
④ 2줄 나사의 리드는 피치의 1배이다.

30 그림에서 전류가 가장 적게 흐르는 저항은?

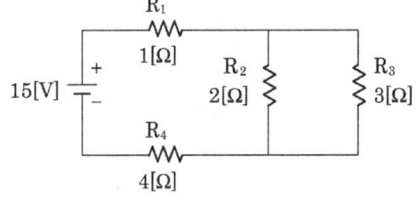

① R_1 ② R_2
③ R_3 ④ R_4

31 감지된 생체정보를 전기적인 출력으로 변환하는 장치를 무엇이라 하는가?
① 지렛대   ② 센서
③ 트랜스   ④ 증폭기

32 전원을 일정하게 유지하여 전압의 안정을 하기 위하여 사용하는 다이오드는?
① 터널 다이오드

② 발광 다이오드
③ 버랙터 다이오드
④ 제너 다이오드

33 10[Ω]의 전구를 200[V]의 전원으로 3시간 동안 사용하였을 때 소비된 전력량은?
① 6[kWh]   ② 12[kWh]
③ 20[kWh]   ④ 200[kWh]

34 전기적 신호를 가하면 변형에 의한 진동이 생기고 변형을 주면 전기적 신호가 생기는 물질을 이용한 센서를 무엇이라 하는가?
① 유도성 센서   ② 용량성 센서
③ 압전 센서   ④ 온도 센서

35 다음 연산증폭기에서 전압이득(A_v)은?

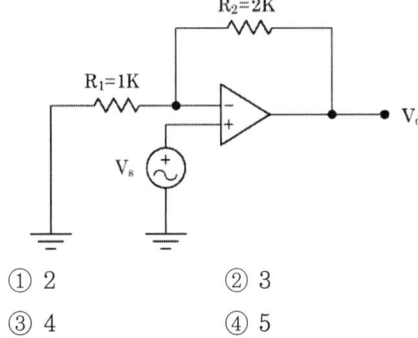

① 2   ② 3
③ 4   ④ 5

36 혈압에 대한 설명으로 옳지 않은 것은?
① 심장의 펌프작용으로 발생된 힘에 의하여 혈관을 통하여 전달된다.
② 혈관의 수축과 팽창에 의해 혈압을 조절한다.
③ 혈관의 수축과 팽창은 혈관의 지름을 변화시킴으로써 혈관 표면적의 변화를 일으킨다.
④ 혈관은 일정하므로 측정값은 항상 평균

값으로 가정한다.

37 실리콘과 게르마늄의 결합 형태는?
① 이온 결합
② 분자 결합
③ 공유 결합
④ 다이아몬드 결합

38 시간에 따라 주기적으로 반복되는 교류파형이 완전히 변화하여 처음 상태로 돌아가는 것을 1사이클이라 하며, 1사이클에 필요한 시간은 무엇인가?
① 주파수   ② 주기
③ 각주파수   ④ 위상

39 유전체에 전하를 축적하는 소자는?
① 커패시터   ② 인덕터
③ 저항   ④ 트랜지스터

40 생체신호를 전기신호로 변환하는 장치를 무엇이라 하는가?
① 측정   ② 센서
③ 감도   ④ 제어

41 의료인으로 틀린 것은?
① 한의사   ② 치과의사
③ 조산사   ④ 간호조무사

42 초음파 의료기기의 사용 중, 결석의 탐사와 위치 결정 그리고 분쇄상태를 확인할 때는 X-선을 이용하는 방식과 초음파를 이용하는 방식이 있다. 다음 중 초음파를 사용하는 기기의 특성이 아닌 것은?
① 방사선 노출 위험이 없다.

② X-선 투과성 결석도 발견할 수 있다.
③ 뼈와 겹치는 부분의 결석 분쇄도 가능하다.
④ 가격이 저렴하다.

43 보조기억장치가 아닌 것은?
① RAM   ② 플로피 디스크
③ 하드디스크   ④ 광디스크

44 중환자실 등에 이용되는 수액펌프의 주된 목적은?
① 수압을 낮추기 위해서
② 체온을 유지하기 위해서
③ 혈액순환을 돕기 위해서
④ 정확한 수액을 제어하기 위해서

45 전류의 세기에 따른 인체의 생리적 반응으로 옳지 않은 것은?
① 1[mA] - 이탈할 수 없는 전류
② 50[mA] 이상 - 근육수축, 호흡마비, 심장억제, 통증
③ 100~300[mA] - 심실세동
④ 6[A] 이상 - 호흡정지, 3도 화상

46 정상적인 전류 사용 시에 장착부 간에 환자를 사이에 두고 흐르는 생리적인 효과를 의도하지 않은 전류로서, 증폭기의 바이어스 전류, 임피던스 프레티스모그라피에 사용하는 전류는?
① 환자 측정전류
② 누설전류
③ 외장 누설전류
④ 접지 누설전류

47 경피신경전기자극치료기의 치료적 효과가 아닌 것은?
① 근경직 완화 효과
② 약간의 미열 효과와 마사지 효과
③ 감각신경의 자극으로 인한 통증제거 효과
④ 심부정맥이나 급성심근 경색증에 효과

48 사용자로부터 데이터를 입력받기 위해서는 표준 입력 함수를 사용한다. C언어에서 제공하는 표준 입력 함수 중의 하나는?
① printf( ) 함수   ② main( ) 함수
③ scanf( ) 함수   ④ swap( ) 함수

49 나열된 위해 의료폐기물은 어디에 포함되는가?

> 수술용 칼날, 한방침, 치과용침, 봉합바늘 등

① 손상성 폐기물
② 조직물류 폐기물
③ 병리계 폐기물
④ 혈액오염 폐기물

50 여러 생체조직에서 흡수계수의 값을 '물'을 0으로 한 상대치로 나타낸 것은?
① CT속도   ② CT밀도
③ CT균일도   ④ CT넘버

51 체내의 전해액에 의해 생성된 혈액의 산염기평형 측정을 위한 임상검사용 기기는?
① 원심분리기
② pH meter
③ 생화학분석기
④ 자동혈구계수기

52 치료 및 재활용으로 쓰이는 전기자극은 전

원장치에서 직류나 교류 전원을 신호발생기에 공급하여 생성된다. 이 신호발생기의 구성 요소가 아닌 것은?
① 증폭기   ② 여과기
③ 변압기   ④ 정류기

53 인공관절에 따르는 문제점에 해당하지 않은 것은?
① 탈구   ② 감염증
③ 해리현상   ④ 골성장현상

54 신과 요관, 췌장 등의 담석 제거 등에 이용하였고, 특히 돌을 잘게 분해하도록 사용되는 장비는?
① 체외충격파쇄석기
② 카테터
③ 산화기
④ 선형가속기

55 운영체제가 아닌 것은?
① Workstation   ② UNIX
③ Windows   ④ MS-DOS

56 의료기관을 개설할 수 없는 사람은?
① 임상병리사   ② 조산사
③ 치과의사   ④ 한의사

57 페이스메이커와 제세동기에 대한 설명 중 옳지 않은 것은?
① 제세동기보다 페이스메이커가 안정성이 더 높다.
② 이식형 제세동기와 페이스메이커는 모두 부정맥 치료기기이다.
③ 페이스메이커는 부정맥 중에서도 서맥일 경우 많이 사용한다.
④ 가하는 전기적 에너지는 페이스메이커보다 제세동기가 훨씬 작다.

58 레이저의 4가지 특성에 포함되지 않는 것은?
① 간섭성   ② 단색성
③ 지향성   ④ 입자성

59 전기저항이나 생체조직 등의 온도특성을 이용하는 소자가 아닌 것은?
① 압전 센서
② 서미스터
③ 적외선 센서
④ 열전대(열전쌍)소자

60 이미 나와 있는 간단한 코드에 하나 이상의 문자를 더하여 새롭게 코드를 좀 더 자세히 만들어 주는 것은?
① 숫자코드   ② 계층구조코드
③ 연상기호코드   ④ 조합코드

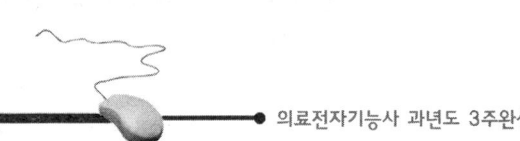

제3회 CBT 대비 모의고사

의료전자기능사 과년도 3주완성

01 첨단 의공학 분야에 대한 설명으로 가장 옳은 것은?
① 지능형 로봇을 이용한 수술 방법이 개발되고 있음
② 나노 기술이 적용되기에는 생체 문자의 크기가 너무 작아 성공적이지 못했음
③ 반도체 기술은 생체 적합성 및 안정성 문제로 인하여 생체에 적용되지 못함
④ 원격지의 의사가 진료와 처방을 내리는 약물전달시스템이 상용화되었음

02 접두사 중 "여분의~"란 의미를 가진 것은?
① ein- ② ecto-
③ extra- ④ en-

03 세포의 활동전압에 대한 설명이 아닌 것은?
① 역치 이하의 저분극에서 발생되는 전압이다.
② 신경, 근육세포에서 먼 거리까지 정보를 빨리 전달하는 역할을 한다.
③ 신경세포, 근육세포, 감각세포, 분비세포 등 세포막에서 발생하는 것이다.
④ 효과기 반응의 조절, 근육수축, 신경전달 물질과 호르몬의 분비 등과 같은 역할을 한다.

04 생체 압력계측 센서로 사용되지 않는 것은?
① 압전 센서 ② 휨-감지 센서
③ 서미스터 ④ 스트레인 게이지

05 머리뼈와 관련된 해부학적 요소가 아닌 것은?
① 시상봉합(sagittal suture)
② 벌집뼈(ethmoid bone)
③ 노뼈(radius)
④ 뒤통수뼈(occipital bone)

06 전자유량계는 다음 중 어떤 법칙과 관련이 깊은가?
① 패러데이 법칙
② 플레밍의 법칙
③ 비오사바르의 법칙
④ 렌츠의 법칙

07 다음 중 생체신호와 측정전극이 옳지 않은 것은?
① 뇌전도는 표면전극으로 측정한다.
② 근전도는 표면전극으로 측정한다.
③ 심음도는 표면전극으로 측정한다.
④ 안구전도는 표면전극으로 측정한다.

08 어떤 회로에 전류가 2[A] 흐를 때 부하저

항 10[Ω]이면 인가된 전압은 얼마인가?
① 2[V]   ② 10[V]
③ 20[V]   ④ 40[V]

09 심전도 신호를 측정할 때 심전도 신호에 섞여 있는 근전도 신호를 억제하는 방법으로 적당한 것은?
① 신체 움직임의 제한
② 고임피던스 전극 사용
③ 증폭기의 저주파 대역 제한
④ 도전성 젤 사용

10 초음파의 진단방식 중 펄스 에코 방식이 아닌 것은?
① A-mode   ② B-mode
③ M-mode   ④ Doppler mode

11 차동모드 이득이 100이고, 동상모드 이득이 0.001인 계측 증폭기의 동상신호제거비(CMRR)는 몇 [dB]인가?
① 60   ② 80
③ 100   ④ 120

12 증폭기의 여러 형태 중 동위상의 입력신호를 억제하고 역위상 입력신호를 증폭하는 증폭기는?
① 차동증폭기
② 전치증폭기
③ 고감도증폭기
④ 고입력 임피던스 증폭기

13 혈류측정에 관한 설명으로 틀린 것은?
① 혈액은 혈압이 높은 곳에서 낮은 곳으로 흐른다.
② 혈압의 원천은 심장이다.
③ 단일 혈관을 대상으로 혈류를 측정하려면 유속이나 유량을 측정하면 된다.
④ 마이크로폰 방식이 있다.

14 X-선 영상을 이용하여 혈관을 촬영하기 위한 방법은?
① X-선 조영술   ② fMRI
③ NIBP   ④ 도플러 영상법

15 아래 그림은 무엇을 측정하는 원리를 나타낸 것인가?

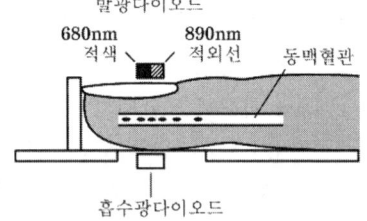

① 혈압   ② 혈중산소포화도
③ 호흡   ④ 맥압

16 회로의 명칭으로 옳은 것은?

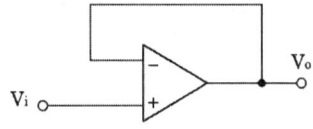

① 전압 폴로워회로
② 비반전 전압증폭회로
③ 반전 전압증폭회로
④ 적분회로

17 베어링에서 2개의 고체면 사이에 유동성 윤활제와 고체 마찰제가 개재하여 2개의 고체면이 서로 직접 접촉하지 않고 운전 중 두 활동면 사이에 완전한 유막이 형성되어 양면이 완전히 분리되는 마찰형태는?
① 고체마찰   ② 건조마찰

③ 유체마찰   ④ 불완전 윤활마찰

부학에서도 유효하다.

18 감각과 감각기관이 주어지는 자극의 유형이 잘못 짝지어진 것은?
① 감각 : 접촉, 자극 : 압력
② 감각 : 추위, 자극 : 온도
③ 감각 : 미각, 자극 : 화학물질
④ 감각 : 청각, 자극 : 화학물질

19 아래 디지털 신호처리 시스템의 구성도에서 ①에 들어갈 신호처리 내용은?

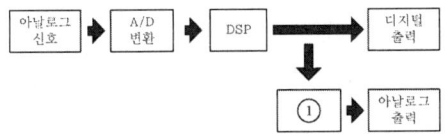

① 신호처리   ② 신호증폭
③ 필터   ④ D/A변환

20 신체의 움직임을 나타내는 용어 중 관절을 이루고 있는 두 뼈 사이의 각도가 해부학적 자세에서 시상단면을 따라 굽혀져 각이 작아지는 운동 상태를 무엇이라고 하는가?
① 굽힘(flexion)
② 폄(extension)
③ 젖힘(hyperextension)
④ 벌림(abduction)

21 자기공명현상과 단층촬영기술을 접합시킨 자기공명영상(MRI)의 특성이 아닌 것은?
① 인체의 모든 방향의 단층 상을 볼 수 있다.
② 연부조직을 세밀하게 그려내는 데 효과적이다.
③ 생리적 현상 및 신체의 각종 신진대사를 관찰할 수 있다.
④ 세포 내부의 변화까지 살필 수 있어 해

22 다음 중 심장의 박동에 따른 혈액 이동 경로를 순서대로 나열한 것은?
① 신체 각 기관 → 대정맥 → 우심방 → 우심실 → 허파동맥 → 허파 → 허파정맥 → 좌심방 → 좌심실 → 대동맥
② 신체 각 기관 → 대정맥 → 우심실 → 우심방 → 허파동맥 → 허파 → 허파정맥 → 좌심실 → 좌심방 → 대동맥
③ 신체 각 기관 → 대정맥 → 좌심방 → 좌심실 → 허파동맥 → 허파 → 허파정맥 → 우심방 → 우심실 → 대동맥
④ 신체 각 기관 → 대정맥 → 좌심실 → 좌심방 → 허파동맥 → 허파 → 허파정맥 → 우심실 → 우심방 → 대동맥

23 서미스터의 특성에 대한 설명으로 옳지 않은 것은?
① 응답속도가 빠르다.
② 국부 온도측정이 불가능하다.
③ 소형으로 제작이 가능하다.
④ 저항이 아주 높아서 유도전극선의 저항을 무시할 수 있다.

24 온도에 따른 용량변화가 적고 절연저항이 높으며 고주파까지 사용 가능하고 소용량 커패시터로 보통 측정에서 표준기로 사용되는 커패시터는?
① 운모 커패시터   ② 세라믹 커패시터
③ 적층 커패시터   ④ 전해 커패시터

25 전자력의 방향을 알기 위한 법칙으로 검지 손가락을 자기장의 방향, 중지 손가락을 전류의 방향으로 황하게 하면 엄지손가락의

방향이 전류가 흐르는 도체에 작용하는 힘, 즉 전자력의 방향을 가리키며, 전동기의 원리를 나타내는 법칙은?
① 앙페르의 오른나사의 법칙
② 플레밍의 오른손법칙
③ 플레밍의 왼손법칙
④ 렌츠의 법칙

26 접합전계효과 트랜지스터(J-FET)의 단자가 아닌 것은?
① 소스(source)   ② 드레인(drain)
③ 게이트(gate)   ④ 캐소드(cathode)

27 사람의 뇌는 여러 부분으로 나누어 볼 수 있는데, 뇌 전체 중량의 80%를 차지하는 것으로 뇌 중에서도 가장 발달된 것은?
① 대뇌   ② 소뇌
③ 간뇌   ④ 중뇌

28 나사의 종류 중 한쪽 방향으로 강하고 센 힘을 전달하는 나사는?
① 둥근나사   ② 사각나사
③ 톱니나사   ④ 사다리꼴나사

29 쌍접합 트랜지스터(Tr)의 3개의 단자 이름이 아닌 것은?
① 캐소드(cathode)
② 컬렉터(collector)
③ 베이스(base)
④ 이미터(emitter)

30 용량성 센서의 용량값을 변화시킬 수 있는 방법이 아닌 것은?
① 두 평행판의 마주하는 간격을 변화
② 두 평행판의 마주하는 면적을 변화
③ 두 평행판 사이의 유전체를 변화
④ 두 평행판 사이의 자성체를 변화

31 10[Ω]의 전구를 200[V]의 전원으로 3시간 동안 사용하였을 때 소비된 전력량은?
① 6[kWh]   ② 12[kWh]
③ 20[kWh]   ④ 200[kWh]

32 단위에 사용하는 배수의 연결이 옳지 않은 것은?
① T(테라) − 10^9
② k(킬로) − 10^3
③ m(밀리) − 10^{-3}
④ n(나노) − 10^{-9}

33 물리적 센서로 측정할 수 있는 양이 아닌 것은?
① 변위   ② 힘
③ 산소농도   ④ 온도

34 진성 반도체의 전도대에 있는 정공의 수를 증가시키기 위하여 첨가하는 불순물은?
① 갈륨   ② 금
③ 비소   ④ 납

35 변환기(계측 시스템) 성능의 정의를 나타낸 용어들 중 계측 결과의 값과 그 실제 값의 차이를 나타내는 용어는?
① 레인지   ② 스팬
③ 오차   ④ 정밀도

36 다음 중 30[C]의 전하가 이동하여 210[J]의 일을 하였다면, 이때의 전위차는 얼마인가?
① 0.07[V]   ② 0.7[V]

③ 7[V]　　　　④ 70[V]

37 다음 각종 소자 기호와 명칭이 옳게 연결된 것은?
① ⚡ : 트랜지스터
② ⚡ : LED
③ ⚡ : 커패시터
④ ⚡ : 사이리스터

38 보기 중 ⓐ와 ⓑ에 들어갈 알맞은 용어는?

> "디지털 멀티미터(Digital multimeter)로 직류 전류를 측정하려고 한다. 이때 전류의 경로를 (ⓐ)하고 디지털 멀티미터를 접속하며 극성은 전류가 (ⓑ)의 단자로 들어와 음(-)의 단자로 나가도록 한다."

① ⓐ : 개방, ⓑ : 양(+)
② ⓐ : 개방, ⓑ : 음(-)
③ ⓐ : 단락, ⓑ : 양(+)
④ ⓐ : 단락, ⓑ : 음(-)

39 전력 다이오드는 교류입력 신호를 평균값 또는 직류값으로 변화시키는 정류과정에서 사용되는 소자이다. 이런 용도로 사용되는 다이오드의 명칭으로 가장 적절한 것은?
① 정류 다이오드
② 반도체 다이오드
③ 실리콘 다이오드
④ 게르마늄 다이오드

40 초음파 영상장치에서 초음파를 혈관 내에 쐈을 때, 혈구 세포에 반사되어 돌아오는 초음파의 주파수 변화를 측정하여 혈류의 속도를 측정하는데 이때 사용되는 물리이론은?
① 홀 효과
② 도플러 효과
③ 압전 효과
④ 광전 효과

41 인큐베이터는 온도, 습도, 그리고 통풍을 조절할 투명한 공간과 주변장치를 포함한다. 이러한 인큐베이터의 4가지 대표적인 기능으로 틀린 것은?
① 복사
② 대류
③ 증발
④ 융해

42 심장이 갑자기 정지했을 경우 심장에 강한 전기충격을 가해 세동을 종료시키는 응급처치의 한 방편으로 사용되는 기기는?
① X-ray
② CT
③ 제세동기
④ 초음파기기

43 여러 회선이 하나의 회선을 공유하려면 어떤 회로를 사용하면 좋은가?
① 인터페이스
② 버스 터미널
③ 멀티플렉서
④ 디멀티플렉서

44 환자의 등록에서 진료, 수납까지 원내의 모든 데이터를 관리 전달하는 것은 물론 병원의 모든 행정을 효율적으로 관리할 수 있도록 하는 통합의료정보시스템은?
① DRG
② EMR
③ PACS
④ OCS

45 의료기관의 개설자 또는 관리자의 진료에 관한 기록 보존 기간을 잘못 연결한 것은?
① 검사소견기록 - 5년
② 조산기록부 - 5년
③ 진료기록부 - 5년
④ 환자 명부 - 5년

46 뇌막염의 진단 및 치료에 대한 약제의 처방을 결정해주어 의학에 활용된 전문가 시스템은?
① ELIZA ② VM
③ MYCIN ④ CASNET

47 의료기관의 필요한 인원 기준으로 틀린 것은?
① 의료기관에는 보건복지부장관이 정하는 바에 따라 각 진료과목별로 필요한 수의 의료기사를 둔다.
② 입원시설을 갖춘 종합병원·병원·치과병원·한방병원 또는 요양병원에는 2명 이상의 영양사를 둔다.
③ 종합병원에는 보건복지부장관이 정하는 바에 따라 필요한 수의 의무기록사를 둔다.
④ 의료기관에는 보건복지부장관이 정하는 바에 따라 필요한 수의 간호조무사를 률 둔다.

48 "개념의 순차적인 체계로서 함축적이고 명백한 원리를 적용하며, 사전의 지식에 근거를 하고 있으며 지식의 확장에 중요한 역할을 한다."는 것은 무엇에 관한 설명인가?
① 코드 ② 분류
③ 명명법 ④ 어휘록

49 양전자방출단층촬영장치(PET)의 기전으로 옳은 것은?
① 패러데이(Faraday)법칙
② 소멸(Annihilation)현상
③ 비오-사바르(BiotSavar)법칙
④ 슈테판-볼츠만(Stephan-Boltzman)법칙

50 X-선관에 대한 설명으로 틀린 것은?
① 양극전압은 전자를 가속시킨다.
② 고진공유지는 전자를 냉각시킨다.
③ 음극은 전자를 발생시킨다.
④ 타깃(target)은 전자를 충돌시켜 X-선을 방출한다.

51 휴대용 및 이동형 의료기기의 기계적 강도 시험에서 기기중량 10[kg] 이하일 때 적당한 낙하높이는?
① 2[cm] ② 3[cm]
③ 4[cm] ④ 5[cm]

52 인공심폐기 회로의 인공심폐기의 동작 순서가 옳은 것은?
① 우심방 → 혈액펌프 → 산소공급기 → 대동맥
② 좌심방 → 산소공급기 → 혈액펌프 → 대동맥
③ 우심실 → 혈액펌프 → 산소공급기 → 대정맥
④ 좌심실 → 혈액펌프 → 산소공급기 → 대정맥

53 반가산기의 출력 합 S와 캐리 C에 대한 논리식은?
① $S = XY, C = X + Y$
② $S = X \oplus Y, C = XY$
③ $S = \overline{X}Y + XY, C = XY$
④ $S = \overline{X}Y + X\overline{Y}, C = X + Y$

54 피사체에 서로 다른 각도에서 X선을 조사한 후 각 조직의 투영 데이터를 검출기로 수집하고 컴퓨터를 이용하여 연산 처리함

으로써 영상을 재구성하는 촬영장치로서 단순한 X선 영상만으로는 불가능했던 인체의 단층상을 촬영함으로써 영상 진단의 질을 높이는 데 기여한 촬영장치는?
① MRI(Magnetic Resonance Image)
② PACS(영상저장 전송시스템)
③ CT(Computed Tomography)
④ X선 촬영장치

55 방사선 관계 종사자의 유효선량의 연간한도는 얼마 이하이어야 하는가?
① 50[mSv]   ② 100[mSv]
③ 150[mSv] ④ 200[mSv]

56 치료용 기기만으로 바르게 짝지어진 것은?
① 전기수술기, 심전계
② 인공호흡기, 뇌파계
③ 전기수술기, 인공호흡기
④ 심실세동 제거기, 환자감시장치

57 재택진단기기로 측정 가능한 생체신호로 옳은 것은?
① 안압
② 뇌압
③ 근유발전위
④ 혈중산소포화농도

58 동물의 점막, 눈, 피부 등과 같은 적절한 부위 혹은 이식조직을 이용하여 의료기기 및 의료용 재료 또는 용출액에 대한 자극성의 잠재성을 측정하기 위한 시험은?
① 세포독성 시험   ② 감작성 시험
③ 피내반응 시험   ④ 자극성 시험

59 의료법상 의료기관에 해당하는 것만 나열한 것은?
① 접골원, 보건소
② 종합병원, 치과병원
③ 보건소, 안마시술소
④ 치과병원, 접골원

60 전기자극치료란 인체에 전류를 통하게 하여 유용한 생리적 반응을 유발하고 이로 인해 질병을 치료하는 모든 방법을 가리킨다. 의료용으로 주로 쓰이는 전기의 형태가 아닌 것은?
① 평류전기   ② 감응전기
③ 고압전기   ④ 교류전기

제4회 CBT 대비 모의고사

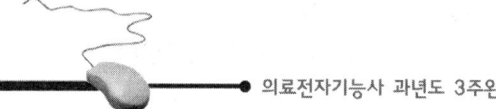

의료전자기능사 과년도 3주완성

01 지방을 소화시키는 담즙을 생성하는 기관은?
① 비장 ② 간
③ 췌장 ④ 위

02 환자감시장치(Patient Monitor)의 ECG 신호로부터 얻을 수 없는 것은?
① 혈중산소포화농도
② 심박수
③ 호흡수
④ 부정맥

03 개별(discreate)소자를 사용하여 생체계측 증폭회로를 제작하는 것과 비교하여 연산 증폭기를 사용하는 특징이 아닌 것은?
① 낮은 신뢰성 ② 회로의 간소화
③ 장치의 소형화 ④ 비용의 감소

04 머리뼈와 관련된 해부학적 요소가 아닌 것은?
① 시상봉합(sagittal suture)
② 벌집뼈(ethmoid bone)
③ 노뼈(radius)
④ 뒤통수뼈(occipital bone)

05 오디오미터(audiometer)는 어떤 의료기기에 이용되는가?
① 청력계(귀) 사용
② 맥파계(맥동) 사용
③ 안진계(눈) 사용
④ 심음계(청진기) 사용

06 의료용 표면 전극을 다음 장치들의 동작을 위해 사용할 때 순간적으로 가장 큰 전류가 전극을 통해 흐르는 장치는?
① 심전도(ECG) 측정장치
② 뇌전도(EEG) 측정장치
③ 근전도(EMG) 기록장치
④ 제세동기(defibrillator)

07 베어링에서 2개의 고체면 사이에 유동성 윤활제와 고체 마찰제가 개재하여 2개의 고체면이 서로 직접 접촉하지 않고 운전 중 두 활동면 사이에 완전한 유막이 형성되어 양면이 완전히 분리되는 마찰형태는?
① 고체마찰
② 건조마찰
③ 유체마찰
④ 불완전 윤활마찰

08 라디오 같은 동조 회로의 특수 분야에 사용

되며 출력 신호에 포함된 고조파를 제거하기 위하여 공진부 부하를 사용하는 것은?
① A급 증폭기   ② B급 증폭기
③ C급 증폭기   ④ Z급 증폭기

09 전자유량계(electromagnetic flow meter)의 전극을 혈관에 부착했을 때 유도 기전력을 구하는 식과 관계없는 것은?
① 자속밀도
② 혈류량
③ 전극 간의 거리
④ 순간혈류속도

10 폐용량의 시간에 따른 변화기록을 무엇이라고 하는가?
① blood pressure
② plethysmography
③ spirogram
④ respiration

11 진단기기 중 단면 영상을 얻는 데 사용되지 않는 기기는?
① 심전도(ECG)
② 자기공명 영상장치(MRI)
③ 컴퓨터 단층 촬영장치(CT)
④ 초음파 영상장치

12 고주파수 측정에서 직렬 공진회로의 주파수 특성을 이용한 것은?
① 동축 주파수계
② 공동 주파수계
③ 흡수형 주파수계
④ 헤테로다인 주파수계

13 40[dB]의 전압이득을 갖는 증폭기의 입력전압이 1[mV]일 때 출력전압은?
① 1[mV]   ③ 10[mV]
③ 100[mV]   ④ 1000[mV]

14 해부학적 평면의 설명으로 옳지 않은 것은?
① 정중면-우리 몸을 앞뒤 대칭으로 이등분하여 나누는 면이다.
② 시상면-우리 몸을 전후 방향인 세로로 절단해 인체 좌우로 나누는 면이다.
③ 관상면-우리 몸을 이마에 평행이 되게 나누는 면이다.
④ 횡단면-우리 몸을 위, 아래로 나누는 면으로 지면에 수평이 되게 나누므로 수평면이라고도 한다.

15 호흡기 기능평가법에서 환기능(ventilation)에 대한 설명으로 옳은 것은?
① 폐 내에서 공기가 폐포 간에 균형 있게 분포하는 기능
② 외부공기가 기도를 통하여 폐포로 잘 전달되는 기능
③ 폐포 내 공기와 폐 모세혈관 내 혈액 간에 O_2, CO_2를 잘 교환하는 기능
④ 폐 내에 방사선이 모세혈관으로 전달되는 기능

16 소화기계(digestive system)에 속하지 않는 기관은?
① esophagus   ② stomach
③ urethra   ④ colon

17 심전도의 파형에 나타나지 않는 파는?
① P파   ② Q파
③ R파   ④ W파

18 심전도 측정에서 문제가 되는 동잡음(motion artifact)이란?
① 전극과 피부 간의 상호 움직임에 의해 발생하는 잡음
② 전극선의 재질인 구리에 의해 발생하는 잡음
③ 전극과 전극선의 연결부분의 연결 불량으로 발생하는 잡음
④ 전극선의 피복이 벗겨져서 발생하는 잡음

19 장기 혈류량의 측정에 사용하는 원리로 일정량의 색소를 투여 후 혈액, 요 등의 시료 또는 목적 장기와 체강 등에서 시료를 채취하여 측정하는 원리는?
① 가열법　② 소실률법
③ 자기분광법　④ 임피던스법

20 체내 항상성을 옳게 설명한 것은?
① 신체의 각 기관이 고유의 기능을 할 수 있도록 하는 신경계의 조정기능이다.
② 세포내액의 환경조건과 물질 농도를 일정하게 유지하기 위한 신체기능이다.
③ 세포외액의 환경조건과 물질 농도를 일정하게 유지하기 위한 신체기능이다.
④ 체액 전체의 환경조건과 물질 농도를 일정하게 유지하기 위한 신체기능이다.

21 의료용 센서가 일반 센서의 조건에서 추가적으로 갖추어야 할 요소는?
① 안전성　② 감도
③ 선택도　④ 복귀도

22 AM과 비교했을 때 FM의 가장 큰 장점은 무엇인가?
① 적은 주파수편이를 얻을 수 있다.
② 적은 대역폭을 가질 수 있다.
③ 높은 반송주파수를 얻는다.
④ 잡음이 적다.

23 해부학적 체면 중 인체를 전·후(앞·뒤)로 나눈 가상의 면을 나타내는 용어는?
① frontal plane
② sagittal plane
③ transverse plane
④ median plane

24 가장 큰 총 단면적을 갖는 혈관계는 무엇인가?

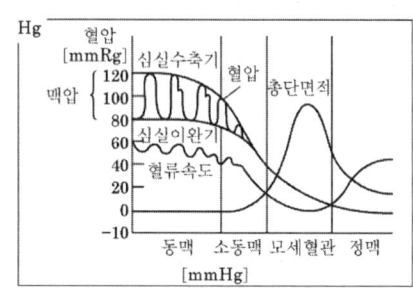

① 정맥　② 소동맥
③ 모세혈관　④ 동맥

25 아래 회로에서 바크하우젠(Barkhausen)의 발진조건 $\beta A = 1$이 되는 조건은?

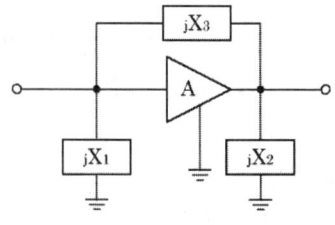

① $X_1 > 0,\ X_2 < 0,\ X_3 > 0$
② $X_1 < 0,\ X_2 > 0,\ X_3 > 0$
③ $X_1 > 0,\ X_2 < 0,\ X_3 < 0$

④ $X_1 < 0,\ X_2 < 0,\ X_3 > 0$

26 바깥지름을 d[mm], 리드를 L[mm], 리드각을 α라 할 때, 다음 중 옳은 관계식은?
① $\tan\alpha = \dfrac{d}{\pi L}$
② $\tan\alpha = \dfrac{L}{\pi d}$
③ $\tan\alpha = \dfrac{\pi d}{L}$
④ $\tan\alpha = \dfrac{\pi L}{d}$

27 나사에 관한 설명 중 옳은 것은?
① 나사산이 올라가면서 감겨지는 방향이 오른쪽이면 왼나사라고 하며, 일반적인 목적에 사용된다.
② 나사산이 올라가면서 감겨지는 방향이 오른쪽이면 왼나사라고 하며, 특수한 목적에 사용된다.
③ 나사산이 올라가면서 감겨지는 방향이 왼쪽이면 왼나사라고 하며, 일반적인 목적에 사용된다.
④ 나사산이 올라가면서 감겨지는 방향이 왼쪽이면 왼나사라고 하며, 특수한 목적에 사용된다.

28 P형 반도체의 3가 원소로 옳은 것은?
① As(비소)
② P(인)
③ B(붕소)
④ Sb(안티몬)

29 압전 센서의 활용 용도가 아닌 것은?
① 심음측정
② 혈압측정
③ 혈류측정
④ 체온측정

30 전자 1개의 전하량은?
① $-1.602 \times 10^{-19}[C]$
② $-16.02 \times 10^{-18}[C]$
③ $-1.602 \times 10^{-17}[C]$
④ $-1.602 \times 10^{-16}[C]$

31 아래 식이 나타내는 논리 게이트는?

A = B + C

① AND
② OR
③ NOT
④ NOR

32 나사의 종류 중 한쪽 방향으로 강하고 센 힘을 전달하는 나사는?
① 둥근나사
② 사각나사
③ 톱니나사
④ 사다리꼴나사

33 유도성 센서의 동작 원리가 아닌 것은?
① 자기저항
② 정전용량
③ 차동변환기
④ 정전유도

34 두 개 이상의 입력신호에 대하여 한 개의 출력신호를 얻으며, 입력 신호 중 홀수 개의 1이 입력될 경우에 출력 신호는 1이 되며, 그렇지 않을 경우에는 출력 신호가 0이 되는 게이트는?
① EX-OR 게이트
② NAND 게이트
③ NOR 게이트
④ NOT 게이트

35 이상적인 OP Amp(Operational Amplifier)의 특징으로 옳지 않은 것은?
① 입력임피던스 0(zero)
② 출력임피던스 0(zero)
③ 잡음 특성 0(zero)
④ 전압이득 무한대

36 평행도선 사이 간격이 r이고 각각 I_1, I_2의 전류가 평행하게 흐르고 있다고 할 때, 길이 1[m]에 작용하는 힘은? (단, $\mu_0=4\pi\times10^{-7}$ [H/m]이다.)

① $\dfrac{I_1 I_2}{r}\times10^{-14}$

② $\dfrac{4I_1 I_2}{r^2}\times10^{-14}$

③ $\dfrac{\sqrt{2}\,I_1 I_2}{r^2}\times10^{-7}$

④ $\dfrac{2I_1 I_2}{r}\times10^{-7}$

37 총폐활량(total lung capacity : TLC)을 나타낸 것으로 옳은 것은? (단, 1회 호흡량 : VT, 예비흡기량 : IRV, 예비 호기량 : ERV, 예비(잔기)용적 : RV, 폐활량 : VC이다.)

① TLC=IRV+VT+ERV
② TLC=RV+VC
③ TLC=IRV+VT
④ TLC=ERV+RV

38 ECG의 측정방법 중 단극사지리드(unipolar limb lead)의 측정 신호가 아닌 것은?

① LEAD I   ② V_6
③ aV   ④ aVR

39 20회 감은 어떤 코일에 4[A]의 전류를 흘렸더니 10^{-3}[Wb]의 자속이 코일과 쇄교(interlinkage)했을 때, 코일의 자기 인덕턴스는 몇 [mH]인가?

① 1   ② 3
③ 5   ④ 7

40 유도부위에 따른 심전도(ECG)의 측정 방법으로 틀린 것은?

① 표준사지 유도법
② 증폭사지 유도법
③ 흉부 유도법
④ 차동 유도법

41 의료기기의 생물학적 안전에 대한 공통 기준규격은 어떠한 법으로 정하고 있는가?

① 노인장기요양법
② 국민건강보험법
③ 의료기기법
④ 의료안전법

42 환자기록의 개념을 위한 원형적인 코드체계이며 3자리 코드를 근간으로 하고 있는 분류체계는?

① ICD(국제질병분류)
② SNOMED(체계화된 의학 및 수의학용 명명법)
③ ICPC(국제의료행위분류)
④ UMLS(통일의학용어시스템)

43 2테슬라(Tesla) 자장의 MRI에서 수소원자핵의 핵자기공명 주파수로 옳은 것은? (단, 수소원자의 자기회전비(gyromagnetic ratio는 42.58[MHz/Tesla]임]

① 21.29[MHz]   ② 42.58[MHz]
③ 63.87[MHz]   ④ 85.16[MHz]

44 의료기기에 의한 장애 형태로 볼 수 없는 것은?

① 유해물질, 병원체의 오염으로 인한 세균감염
② 조직에서의 저항성 발열로 인한 수분부

족 현상
③ 기기로부터 방출된 에너지로 인한 X-레이 감염
④ 성능의 열화, 동작의 불량으로 기기의 파손

45 MRI 영상장치에서 수소원자핵의 종축자기화에서 횡축자기화로 변화시키는 역할을 하는 것은?
① 90° RF 펄스 ② gradient 코일
③ 초전도자석 ④ shim 코일

46 신부전 환자에게 혈액투석을 처방함으로써 기대할 수 있는 효과가 아닌 것은?
① 과잉 수분 제거
② 노폐물 제거
③ 신장세포 재생
④ 선해질 균형 유지

47 의료기기 제조업 허가를 받을 수 있는 사람은?
① 금치산자
② 마약 중독자
③ 복권된 파산자
④ 정신질환자

48 인체에 접촉기간이 24시간 이상 30일 이내에 1회 혹은 반복 노출하는 의료기기는 어느 분류에 포함되는가?
① 제한접촉 ② 영구접촉
③ 표면접촉 ④ 지속접촉

49 2진수 11110111$_{(2)}$을 8진수로 변환하면?
① 355$_{(8)}$ ② 366$_{(8)}$
③ 367$_{(8)}$ ④ 377$_{(8)}$

50 방사성 동위원소로 된 추적자를 체내에 투입하여 인체내부 기관의 기능이나 형태를 진단하는 의료기기가 아닌 것은?
① 감마카메라 ② MRI
③ PET ④ SPECT

51 전기수술기에 대한 설명으로 틀린 것은?
① 전기에너지를 사용하여 수술 시 출혈량을 줄여서 혈액의 손실을 줄이는 장비이다.
② 수술 시 시야를 확보할 수 있고 흉터도 심하게 남지 않는다.
③ 저주파의 전류를 통과하면 고통도 없고 근육수축도 일어나지 않는다.
④ 전기수술기의 작용은 절개, 응고, 지혈 등 크게 세 가지이다.

52 전기적 쇼크를 방지하는 방법으로 옳은 것은?
① 전류 제한기를 사용한다.
② 고전압 전원을 사용한다.
③ 전원 코드선을 3선에서 2선으로 변경한다.
④ 이중 절연방식 대신 단일 절연방식을 사용한다.

53 기억된 내용에 접근(ACCESS)하여 읽을 수는(READ) 있으나 임의로 기억시킬 수(WRITE) 없는 읽기 전용 기억소자로서 전원이 꺼져도 기억 내용이 사라지지 않는 것은?
① 롬(ROM) ② 버스(BUS)
③ 램(RAM) ④ 코어(CORE)

54 심박동수가 60[BPM]이고, 1회 심박출량이 70[ml/beat]인 성인의 심박출량(CO) 표기

로 옳은 것은?
① 70[ml]   ② 70[ml/beat]
③ 4.2[l/min]   ④ 42[l/min]

55 플립플롭(Flip-Flop)의 종류에 해당되지 않는 것은?
① JK형   ② T형
③ D형   ④ RR형

56 PACS(Picture Archiving and Communication System)는 의학용 영상정보의 저장판독 및 검색 기능 등의 수행을 통합적으로 처리하는 시스템을 말한다. PACS의 설명과 거리가 먼 것은?
① DICOM 규격에 따라 이미지 데이터를 저장, 관리한다.
② 별도의 인터페이스 장치 없이 직접 PACS 서버에 의료 영상을 전송 및 저장할 수 있다.
③ PACS의 종류에는 Archiving PACS, Mini PACS, Full PACS 등이 있다.
④ 의료 서비스 제공 기관에서 이뤄지는 다양한 업무 관련 메시지를 정의하고 있다.

57 인공관절의 일반적인 문제점으로 대두되고 있는 것이라고 볼 수 없는 것은?
① 골 해리현상
② 골 성장현상
③ 수술 후 간혹 발생할 수 있는 탈구
④ 심부 상처부위의 감염증으로 인한 기능 상실

58 병원에서 주로 이용되는 카테터의 기능은?
① 테이프의 역할
② 전자빔의 역할
③ 연결부의 역할
④ 인체로 삽입하는 관의 역할

59 전기치료 및 재활치료에서 열의 전달 방법에 의한 분류가 있는데 증기욕이나 사우나 탕에서 주로 일어나는 열의 전달 방식은?
① 전도   ② 대류
③ 용해   ④ 복사

60 의료기기법에서 정한 의료기기위원회의 역할이 아닌 것은?
① 의료기기의 허가에 관한 사항
② 의료기기의 기준규격에 관한 사항
③ 추적관리대상 의료기기에 관한 사항
④ 의료기기 인증 및 신고 위탁 범위 등에 관한 사항

제5회 CBT 대비 모의고사

의료전자기능사 과년도 3주완성

01 증폭기의 여러 형태 중 동위상의 입력신호를 억제하고 역위상 입력신호를 증폭하는 증폭기는?
① 차동증폭기
② 전치증폭기
③ 고감도 증폭기
④ 고입력 임피던스 증폭기

02 생체정보를 전기신호로 변환하는 이유에 해당하지 않는 것은?
① 전기신호의 전송이 쉽다.
② 측정이 신속 정확하게 이루어진다.
③ 신호가 선형성을 갖기 때문에 결과를 다루기가 편리하다.
④ 커다란 신호를 감폭시켜 잡음 신호를 제거해준다.

03 다음 회로의 명칭으로 옳은 것은?

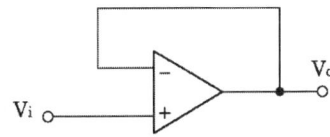

① 전압 폴로워회로
② 비반전 전압증폭회로
③ 반전 전압증폭회로
④ 적분회로

04 생체신호 계측기기에 필요한 특성이 아닌 것은?
① 정확성
② 표류성
③ 재현성
④ 정밀성

05 생체에서 발생하는 전위는 극히 미약하여 생체신호의 계측이 용이하지 않다. 또한 인간을 대상으로 하기 때문에 안전성을 충분히 고려하여 측정이 이루어져야 한다. 생체전기 현상에 이용되는 증폭기 중 이때 필요한 증폭기는?
① 차동 증폭기
② 전치증폭기
③ 고감도 증폭기
④ 고입력 임피던스 증폭기

06 100[V], 5[A]의 전기를 5[sec] 동안 사용할 때의 전력량은?
① 500[J]
② 2500[J]
③ 25[J]
④ 100[J]

07 호흡기 기능평가법에서 환기능(ventilation)에 대한 설명으로 옳은 것은?
① 폐 내에서 공기가 폐포 간에 균형 있게 분포하는 기능

② 외부공기가 기도를 통하여 폐포로 잘 전달되는 기능
③ 폐포 내 공기와 폐 모세혈관 내 혈액 간에 O_2, CO_2를 잘 교환하는 기능
④ 폐 내에 방사선이 모세혈관으로 전달되는 기능

08 감각과 감각기관이 주어지는 자극의 유형이 잘못 짝지어진 것은?
① 감각 : 접촉, 자극 : 압력
② 감각 : 추위, 자극 : 온도
③ 감각 : 미각, 자극 : 화학물질
④ 감각 : 청각, 자극 : 화학물질

09 생체의 압력계측 중 직접측정법에 해당되지 않는 것은?
① 혈압을 실시간으로 계측가능
② 혈관 내로 fluid-filled catheter 삽입
③ 말단(팔) 부위에 압박주머니(cuff)를 부착한 후 압력증가
④ Catheter에 strain-gauge type의 압력센서를 연결하여 혈압파형 계측

10 이마뼈, 마루뼈, 어깨뼈, 갈비뼈 등은 넓고 편평한 얇은 뼈이다. 이러한 뼈는 어떤 뼈에 속하는가?
① 긴뼈   ② 짧은뼈
③ 납작뼈 ④ 불규칙뼈

11 다음 중 유전가열이 이용되지 않는 것은?
① 목재의 건조   ② 고주파 치료기
③ 고주파 납땜   ④ 비닐제품 접착

12 해부학적 체면 중 인체를 수평으로 나누어 상하를 구분한 가상의 면을 나타내는 용어는?
① frontal plane
② sagittal plane
③ transverse plane
④ median plane

13 측정값이 정확하고 값이 저렴하지만 측정기술이 요구되고, 휴대가 불편한 간접혈압계는?
① 디지털혈압계
② 아네로이드혈압계
③ 수은혈압계
④ 자동혈압계

14 폐활량계 산소소비량이 500[mL/min], 동맥의 산소 함유량이 0.25 및 정맥의 산소함유량이 0.20일 때 심박출량은? (단, Fick의 수식은 $\dfrac{dm}{dt}/(C_a - C_v)$이다.)
① 4[L/min]   ② 5[L/min]
③ 10[L/min] ④ 15[L/min]

15 간접 혈압 측정에서 커프의 압력과 동맥압이 일치하면 미세한 동맥혈관 틈을 통하여 혈액이 흐르게 되고 이때 음을 발생시키게 되는데 이 소리를 무엇이라고 부르는가?
① Microphone sound
② Diastolic sound
③ Systolic sound
④ Korotkoff sound

16 호흡기의 일부로 모세혈관과의 사이에 가스교환이 일어나는 곳이며, 양쪽 폐에 약 3억 개가 있는 것은?
① 폐포   ② 기도

③ 후두　　　　④ 기관지

17 호흡 운동의 설명으로 옳지 않은 것은?
① 흡식 호흡(inspiration) - 공기를 폐 속으로 흡식
② 호식 호흡(expiration) - 폐 속의 공기를 외부로 배출
③ 호식은 대기압이 폐 내 압력보다 높기 때문에 일어난다.
④ 흡식은 대기압이 폐 내 압력보다 높기 때문에 일어난다.

18 가청 주파수의 측정에 사용되는 것이 아닌 것은?
① 빈 브리지　　② 공진 브리지
③ 캠벨 브리지　④ 동축 주파수계

19 호흡기기의 기능평가를 위한 생체변수인 것은?
① 혈압　　　　② 맥박수
③ 생체전위　　④ 폐용적

20 다음 생체신호에 대한 설명 중 옳지 않은 것은?
① 생체는 전기를 발생시키는 무수한 세포들을 가지고 있다.
② 생체 내에 존재하는 신경, 근육들의 전기화학적 작용에 의해 만들어진다.
③ 심전도, 뇌전도 등이 대표적인 예이다.
④ 혈압, 체온, 호흡 등도 전기적인 신호로 구분한다.

21 귀의 청력을 검사하기 위하여 가청 주파수 영역의 여러 가지 레벨의 순음을 전기적으로 발생하는 음향 발생 장치는?

① 심전계　　　② 뇌파계
③ 근전계　　　④ 오디오미터

22 혈관부위에서 초음파 도플러 센서를 이용하여 측정하는 맥파는 무엇인가?
① 압맥파　　　② 직경맥파
③ 용적맥파　　④ 혈류맥파

23 XOR 게이트 회로가 이용되는 장치가 아닌 것은?
① 비교기　　　② 가산기
③ 기억장치　　④ 연산장치

24 나사에 대한 설명으로 틀린 것은?
① 나사 크기는 나사의 바깥지름이다.
② 암나사에서의 골지름은 최대지름을 의미한다.
③ 인지름은 암나사의 최대지름이다.
④ 유효지름은 피치지름이라고도 한다.

25 관절의 운동 형태에 따른 설명으로 옳은 것은?
① 신전(extension) - 구부리는 것
② 내반(inversion) - 바깥쪽으로 도는 것
③ 외전(abduction) - 정중면으로 가까워지는 운동
④ 외측회전(external rotation) - 축에서 바깥쪽으로 회전하는 운동

26 나사의 리드와 피치에 대한 설명으로 옳은 것은?
① 리드와 피치는 언제나 같다.
② 리드와 피치는 언제나 같지 않다.
③ 1줄 나사의 리드는 피치의 2배이다.
④ 2줄 나사의 리드는 피치의 1배이다.

27 온도를 측정하는 센서가 아닌 것은?
① 금속저항센서　② 서미스터센서
③ 열전쌍센서　　④ 압전센서

28 어떤 논리회로를 설명한 것인가?

・2개의 입력 A와 B 외에 한 개의 캐리를 입력하는데 결국 3개의 입력으로 가산을 수행한다.
・2개의 반가산기 회로와 한 개의 OR게이트를 합친 논리회로이다.

① 반가산기　　② 인코더
③ 전가산기　　④ 멀티플렉서

29 기계의 구성 요소 중에서 조립하려면 결합(체결)요소가 사용된다. 다음 중 결합요소인 것은?
① 베벨기어　　② 피니언
③ 3각나사　　④ 베어링

30 센서의 명명법에서 X형 센서로 표시하지 않는 것은?
① 변위 센서
② 속도 센서
③ 열 센서
④ 반도체형 가스 센서

31 기체 방전이 절정에 달하여 전극 재료의 일부가 증발해서 기체가 된 상태로 음극과 양극 사이는 고온의 플라즈마로 연결되어 큰 전류가 흐르는 것은?
① 아크 방전　　② 레이저
③ 텅스텐 램프　④ 피에조 크리스탈

32 A, B 두 개의 입력 중 어느 하나라도 1일 경우에 출력이 1이 되는 논리 게이트는?
① AND　　　　② OR
③ NOT　　　　④ NOR

33 그림에서 미지의 저항 X의 값은 얼마인가?
(단, R_1=10[Ω], R_2=100[Ω], R_3=20[Ω], V=10[V], 검류계 G에는 전류가 흐르지 않는다.)

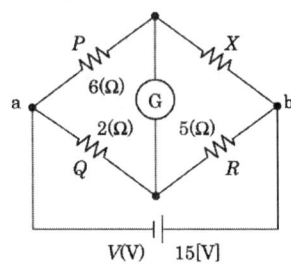

① 1[Ω]　　　　② 2[Ω]
③ 10[Ω]　　　 ④ 100[Ω]

34 물체에 힘을 가해 이동할 때 공급되는 에너지를 무엇이라고 하는가?
① 일(work)
② 속도(velocity)
③ 토크(torque)
④ 속력(speed)

35 망막(Retina)에 대한 설명으로 옳지 않은 것은?
① 광수용체와 망막속신경으로 이루어져 있다.
② 수정체로 인해서 초점을 맞춘다.
③ 상하 좌우 반전된 상이 망막에 투시된다.
④ 망막은 전체적으로 3[mm] 두께 이상의 얇은 막이다.

36 다음 중 어긋난 축기어가 아닌 것은?
① 하이포이드기어
② 나사기어

③ 웜기어
④ 베벨기어

37 구름 베어링의 설명으로 옳지 않은 것은?
① 볼을 이용한 미끄럼으로 마찰을 줄인다.
② 롤러를 이용한 미끄럼으로 마찰을 줄인다.
③ 축과 베어링 메탈 사이의 마찰을 줄이기 위하여 구름 접촉을 형성한다.
④ 규격화되어 있지 않고 자체 제작하는 경우가 많다.

38 성인 맥박이 1분에 60회 이하로 비정상적으로 천천히 뛰는 것을 의미하는 것은?
① 빈맥　　　② 서맥
③ 기외수축　④ 동방결절

39 전력 다이오드는 교류입력 신호를 평균값 또는 직류값으로 변화시키는 정류과정에서 사용되는 소자이다. 이런 용도로 사용되는 다이오드의 명칭으로 가장 적절한 것은?
① 정류 다이오드
② 반도체 다이오드
③ 실리콘 다이오드
④ 게르마늄 다이오드

40 에너지 대역 중 전자가 가득 찬 영역을 무엇이라 하는가?
① 전도대　② 충만대
③ 허용대　④ 금지대

41 의료기기법에서 정한 의료기기위원회의 역할이 아닌 것은?
① 의료기기의 허가에 관한 사항
② 의료기기의 기준규격에 관한 사항
③ 추적관리대상 의료기기에 관한 사항
④ 의료기기 인증 및 신고 위탁 범위 등에 관한 사항

42 다음 중 산란 효과를 보완하여 X-선 영상의 해상도를 높이기 위해 사용되는 것은?
① 필터　② 셔터
③ 그리드　④ 증감지

43 분광광도계의 복사에너지 공급 광원으로서 자외선 영역용 광원으로 옳은 것은?
① 중수소 램프　② 나트륨 램프
③ 텅스텐 램프　④ 크세논 램프

44 독일의 뢴트겐이 발견한 것으로서 형광작용, 사진작용이 있고 불투명한 물질을 투과하는 성질을 이용한 의료영상 장비는?
① 자기공명 단층촬영장치(MRI, Magnetic Resonance Image)
② CT 촬영장치(Computed Tomography)
③ X-선 촬영장치
④ PACS(영상저장 전송시스템)

45 의료기기법에서 정의한 "기술문서"에 포함되는 내용이 아닌 것은?
① 원자재　② 사용목적
③ 사용방법　④ 대차대조표

46 인큐베이터의 4가지 대표적인 기능이 아닌 것은?
① 대류　② 전도
③ 증발　④ 확산

47 다음 중 객체지향언어가 아닌 것은?
① C Program

② C++ Program
③ Java Program
④ Smalltalk Program

48 인체 내의 생체신호를 측정 진단하는 장비로서 가장 거리가 먼 것은?
① 심전계   ② 근전계
③ 혈압계   ④ 레이저 치료기

49 진료에 관한 기록 보존 연한으로 옳은 것은?
① 환자 명부 : 5년
② 진료기록부 : 5년
③ 처방전 : 5년
④ 수술기록 : 5년

50 ROM에 대한 설명 중 틀린 것은?
① 비휘발성 소자이다.
② 내용을 읽어내는 것만이 가능하다.
③ 사용자가 작성한 프로그램이나 데이터를 저장하고 처리할 수 있다.
④ 시스템 프로그램을 저장하기 위해 많이 사용된다.

51 환자의 어느 한 장착부와 다른 장착부 간에 흐르는 전류로 인체에서 발생하는 생리적인 효과를 의도하지 않는 것은?
① 환자 측정전류   ② 누설전류
③ 접촉전류   ④ 접지 누설전류

52 청력 검사기(Audiometer)에서 신호음으로 사용하는 신호의 파형은?
① 삼각파   ② 톱니파
③ 사인파   ④ 삼각파

53 연산장치가 아닌 것은?
① 누산기
② 가산기
③ 보수기
④ 프로그램 계수기

54 불대수의 기본법칙으로 틀린 것은?
① $X + X = X$
② $1 + X = X$
③ $X \cdot Y = Y \cdot X$
④ $X + (YZ) = (X + Y) \cdot (X + Z)$

55 다음 중 의료기사의 종류에 해당되지 않는 것은?
① 간호조무사   ② 임상병리사
③ 방사선사   ④ 치과위생사

56 병원에서 주로 이용되는 카테터의 기능은?
① 테이프의 역할
② 전자빔의 역할
③ 연결부의 역할
④ 인체로 삽입하는 관의 역할

57 환자감시장치에 포함하지 않는 생체 신호는?
① 뇌전도와 신전도
② 심전도과 심박수
③ 체온과 혈압
④ 호흡수와 혈중산소포화도

58 컴퓨터의 중앙처리장치(CPU)의 개념에 속하지 않는 것은?
① 레지스터(Register)
② ALU(Arithmetic Logic Unit)
③ CU(Control Unit)
④ 프린터(Printer)

59 전류의 흐름을 방해하는 소자를 무엇이라 하는가?
- ㉮ 전압
- ㉯ 전류
- ㉰ 저항
- ㉱ 콘덴서

60 주로 중환자실, 신생아실, 분만실이나 회복실에서 사용하는 기기로서 환자의 심전도, 혈압, 호흡, 체온, 혈중산소포화농도 등을 수치나 파형으로 나타내는 기기는?
- ① 분만감시장치
- ② 심전계
- ③ 뇌전계
- ④ 환자감시장치

제6회 CBT 대비 모의고사

01 생체신호측정 전극으로 사용하는 금속전극의 대표적인 재질은?
① 철(Fe)
② 은-염화은(Ag-AgCl)
③ 구리(Cu)
④ 금(Au)

02 영상의 가장 밝은 부분에서부터 가장 어두운 부분을 단계로 표시하는 것을 무엇이라 하는가?
① 화소   ② 계조
③ 비트맵   ④ 추출

03 의학 용어 중 "좁아지거나 수축됨"을 뜻하는 접미사는?
① -stenosis   ② -ptosis
③ -pathy   ④ -algia

04 세라믹 소자에 고주파를 인가하여 발생하는 초음파를 이용하는 방식의 체외충격파 쇄석기는?
① 수중방전 방식
② 미소발파 방식
③ 전자진동 방식
④ 압전소자 방식

05 안정상태에서 호기 후 억지로 더 배출시킬 수 있는 공기의 용적을 나타내는 용어는?
① 예비 흡기량
② 예비 호기량
③ 폐활량
④ 흡기용적

06 초음파를 이용한 응용 분야로 틀린 것은?
① 세척기
② 구멍 뚫기 가공
③ GPS
④ 의학적 치료

07 어떠한 입력 중에서 하나라도 1이면 출력이 0이 되고, 모든 입력이 0일 때에만 출력이 1이 되는 논리 게이트는?
① NAND   ② NOR
③ AND   ④ OR

08 의료기기와 관련된 잠재적 위험요인 중 환경위험요인 및 기여요소에 해당되지 않는 것은?
① 전자장
② 장해전자파 방출
③ 우연한 기계적 손상

④ 환자보조장치의 고장

09 청력 검사기(Audiometer)에서 신호음으로 사용하는 신호의 파형은?
① 삼각파 ② 톱니파
③ 사인파 ④ 구형파

10 A=1100, B=0110일 때 NAND 연산 결과는?
① 1011 ② 0011
③ 0101 ④ 0100

11 직류 출력 전압이 무부하 시 250V이고, 전부하 시 출력 전압이 200V이었다. 전압 변동률은 몇 %인가?
① 10 ② 15
③ 20 ④ 25

12 청력 검사 중 음성대화 범위를 측정하는 검사를 이르는 말은?
① 순음치 검사
② 이음역치 검사
③ 명료도 검사
④ 기도 검사

13 혈액에서 분리한 혈청이나 요 등을 이용해 간, 신장, 췌장 등에 관련된 수치와 혈당, 단백질 등을 평가할 수 있는 장비는?
① 원심분리기(centrifuge)
② pH meter
③ 생화학분석기(chemistry Analyzer)
④ 자동혈구 계수기(blood cell counter)

14 뇌파의 신호 형태가 아닌 것은?

① ϕ파 ② α파
③ δ파 ④ θ파

15 피부가 인지하는 자극이 아닌 것은?
① 차가움 ② 뜨거움
③ 눌림 ④ 단맛이 남

16 초음파 집진기는 초음파의 어떤 작용을 이용한 것인가?
① 응집 작용
② 분산 작용
③ 확산 작용
④ 에멀션화 작용

17 잇줄이 곡선이며, 피치원추의 모선에 대하여 비틀려 있으며, 제작에 어려움이 있지만, 이의 물림이 좋고, 조용하게 회전하는 특성의 베벨 기어는?
① 직선 베벨 기어(straight bevel gear)
② 스파이럴 베벨 기어(spiral bevel gear)
③ 제롤 베벨 기어(zerol bevel gear)
④ 크라운 기어(crown gear)

18 어떤 물질 1kg의 온도를 1℃ 올리는 데 필요한 열량을 무엇이라 하는가?
① 대기압 ② 응축
③ 비열 ④ 압력

19 0.01F의 커패시터에 100V의 전압을 가할 때 축적되는 전기량은?
① 0.5C ② 1C
③ 2C ④ 4C

20 아래 그림과 같이 두 개의 게이트를 상호

접속할 때 결과로 얻어지는 논리게이트는?

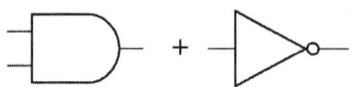

① OR　　　② NOT
③ NAND　　④ NOR

21 평 기어(spur gear)의 특성에 해당되지 않는 것은?
① 직선 치형을 갖는다.
② 잇줄이 축선에 평행하다.
③ 제작이 용이하다.
④ 잇줄이 축선과 평행하지 않고 비틀려 있다.

22 다음 진리표와 같은 값을 갖는 논리게이트(logic gate)는?

입력		출력
A	B	Y
0	0	0
0	1	1
1	0	1
1	1	0

① XOR　　② NAND
③ NOR　　④ AND

23 소리의 3요소에 포함되지 않는 것은?
① 소리의 세기　② 소리의 고저
③ 소리의 음색　④ 소리의 가락

24 체외충격파 쇄석술의 특징에 해당되지 않는 것은?
① 신장, 뼈, 피부 등 주위 조직의 손상이 없고 통증이 없다.
② 약 30~40분간의 시술 후 정상생활이 가능하다.
③ 반복치료가 가능하다.
④ 신체적, 경제적 부담이 많다.

25 순서도 사용에 대한 설명 중 틀린 것은?
① 프로그램 코딩의 직접적인 기초 자료가 된다.
② 오류 발생 시 그 원인을 찾아 수정하기 쉽다.
③ 프로그램의 내용과 일 처리 순서를 파악하기 쉽다.
④ 프로그램 언어마다 다르게 표현되므로 공통적으로 사용할 수 없다.

26 오실로스코프로 직접 측정할 수 없는 것은?
① 주파수　　② 위상
③ 회전수　　④ 파형

27 뼈의 기능에 해당하지 않는 것은?
① 운동 역할
② 무기물의 생성 역할
③ 조직의 지지대 역할
④ 내부 장기 및 신경 근육의 보호 역할

28 30C의 전하가 이동하여 210J의 일을 하였다면, 이때의 전위차는 얼마인가?
① 0.07V　　② 0.7V
③ 7V　　　④ 70V

29 전류 측정 시 참값이 100mA이고, 측정값이 102mA일 때 오차율은 몇 %인가?
① -2　　　② 2
③ -1.96　　④ 1.96

30 전자력의 방향을 알기 위한 법칙으로 검지

손가락을 자기장의 방향, 중지손가락을 전류의 방향으로 향하게 하면 엄지손가락의 방향이 전류가 흐르는 도체에 작용하는 힘, 즉 전자력의 방향을 가리키며, 전동기의 원리를 나타내는 법칙은?
① 앙페르의 오른나사의 법칙
② 플레밍의 오른손법칙
③ 플레밍의 왼손법칙
④ 렌츠의 법칙

31 청력을 검사하기 위하여 가청주파수 영역 중 여러 가지 레벨의 순음을 전기적으로 발생하는 음향발생장치는?
① 심음계
② 오디오미터
③ 페이스메이커
④ 망막전도 측정기

32 기본 동작원리는 모든 입력 중 하나만 1이어도 출력이 1이 되는 논리 게이트는?
① AND 게이트
② OR 게이트
③ NOT 게이트
④ NAND 게이트

33 초음파의 감쇠율에 관한 설명으로 틀린 것은?
① 감쇠율은 물질에 따라 다르다.
② 초음파의 진동수가 클수록 감쇠율이 크다.
③ 초음파의 세기는 진폭의 제곱에 비례한다.
④ 고체가 가장 크고, 액체, 기체의 순서로 작아진다.

34 의지와 보장구에 대한 설명 중 틀린 것은?
① 보장구와 의지는 운동의 제어를 목적으로 신체에 장착하는 기구이다.
② 의지의 착용은 피부표면의 전단력을 최대화시키는 방법으로 착용을 해야 한다.
③ 의지란 사지의 신체적인 결손을 대상으로 하는 인공 대치물이다.
④ 보장구란 사지, 체간의 기능장애의 경감을 목적으로 사용하는 보조기구이다.

35 인간의 인식, 판단, 추론, 문제 해결 능력, 학습기능과 같은 인간의 두뇌작용을 연구대상으로 하는 학문분야는?
① 인공지능
② 전문가 시스템
③ 데이터베이스
④ 신경회로망

36 코딩은 정보를 데이터 처리장치가 받아들일 수 있는 기호로 변환시키는 것을 말한다. 의학 자료를 코딩함으로써 얻을 수 있는 이득이 아닌 것은?
① 어휘의 표준화
② 데이터의 양적인 증가
③ 데이터 접근성의 향상
④ 비용 절감의 효과

37 음성 신호를 펄스 부호 변조 방식(PCM)을 통해 송신측에서 디지털 신호로 변환하는 과정으로 옳은 것은?
① 표본화 → 양자화 → 부호화
② 부호화 → 양자화 → 표본화
③ 양자화 → 부호화 → 표본화
④ 양자화 → 표본화 → 부호화

38 음압의 단위를 올바르게 표현한 것은?
① N/C
② μ bar
③ Hz
④ Neper

39 입원환자가 400명인 종합병원의 경우, 최소한으로 필요한 당직의사의 수는 몇 명인가?
① 1명
② 2명
③ 4명
④ 10명

40 심장의 박동에 따르는 혈관의 맥동 상태를 측정하고 기록하는 의용 전자기기는?
① 맥파계(sphygmograph)
② 근전계(electromyograph)
③ 심음계(phono cardiograph)
④ 심전계(electrocardiograph)

41 전압계의 허용 오차에서 1.0급의 경우는 허용 오차를 몇 [%]로 나타내는가?
① ±0.5
② ±1.0
③ ±1.2
④ ±1.5

42 서미스터의 특성에 대한 설명으로 옳지 않은 것은?
① 응답속도가 빠르다.
② 국부 온도측정이 불가능하다.
③ 소형으로 제작이 가능하다.
④ 저항이 아주 높아서 유도전극선의 저항을 무시할 수 있다.

43 전류와 전압이 비례 관계를 갖는 법칙은?
① 키르히호프의 법칙
② 줄의 법칙
③ 렌츠의 법칙
④ 옴의 법칙

44 심전도 측정 방법에 대한 설명으로 옳지 않은 것은?
① 측정 시 움직이지 않는다.
② 일회용 전극은 재사용하지 않는다.
③ 전극의 부착 부분을 사전에 깨끗이 한다.
④ 전극의 전해질을 충분히 건조시키고 사용한다.

45 아날로그 신호에 대한 설명으로 옳은 것은?
① 0과 1로 구성된 이산적인 데이터
② 음성과 같은 이산적인 변이형태를 지닌 생체신호
③ 전압과 시간에 의존하여 이산적으로 변화하는 물리량
④ 전압과 전류가 시간에 의존하여 연속적으로 변화하는 물리량

46 오실로메트릭식 혈압계에서 박대에 가압된 공기압을 직접 검출하거나 또는 전기신호로 변환하는 부분을 무엇이라 하는가?
① 압력 검출부
② 혈관맥동 표시부
③ 압력 표시부
④ 박대부

47 오디오미터(audiometer)는 어떤 의료기기에 이용되는가?
① 청력계(귀) 사용
② 맥파계(맥동) 사용
③ 안진계(눈) 사용
④ 심음계(청진기) 사용

48 심장이 비정상적으로 느리게 박동하는 경우 심장에 주기적 전기 펄스를 보내는 전기

자극기를 무엇이라 부르는가?
① 뇌전기(EEG) 기록기
② 심박 조율기
③ 제세동기
④ 초음파 주사 촬영기

49 의료법의 목적이 아닌 것은?
① 국민의료에 관하여 필요한 사항 규정
② 국민이 수준 높은 의료혜택을 받게 함
③ 국민의 건강을 보호·증진
④ 의료인의 권리와 사명을 규정

50 다음 의용전자장치 중 치료에 이용되는 것은?
① 오디오미터
② 심전계
③ 망막 전도 측정기
④ 심장용 페이스메이커

51 신경세포와 신경세포가 만나 흥분을 전달하는 부위는?
① 축삭(axon)
② 연접(synapse)
③ 신경 세포(neuron)
④ 칼슘 채널(calcium channel)

52 마취기 시스템의 구성 요소가 아닌 것은?
① 증발기   ② 통풍기
③ 청소기 시스템   ④ 응축기

53 가청 주파수의 측정에 사용되는 것이 아닌 것은?
① 빈 브리지
② 공진 브리지
③ 캠벨 브리지
④ 동축 주파수계

54 어떤 도체에 4A의 전류를 10분간 흘렸을 때 도체를 통과한 전하량[C]은 얼마인가?
① 150   ② 300
③ 1200   ④ 2400

55 정보사회의 정의로서 틀린 것은?
① 개인정보의 공용화
② 정보창출의 대형화
③ 1인 다기능의 사회
④ 정보의 가치생산이 사회의 원동력

56 인체의 구성 조직 중 어깨, 골반, 늑골 등과 같이 넓적한 뼈를 가리키며, 신체의 연부조직을 보호하는 것을 뜻하는 근골격계 용어는?
① compact bone : 치밀뼈
② medullary cavity : 수강
③ pneumatic bone : 공기뼈
④ flat bone : 편평골

57 진리표의 결과를 가지는 논리식은?

A	B	Y
0	0	0
0	1	1
1	0	1
0	0	0

① $Y = A \cdot B$ ② $Y = A \oplus B$
③ $Y = \overline{A} \cdot \overline{B}$ ④ $Y = \overline{A} \oplus \overline{B}$

58 N형 반도체의 다수 반송자는?
① 정공   ② 도너
③ 전자   ④ 억셉터

59 보조기억장치 중 직접 접근 기억장치에 해

당되지 않는 것은?
① 자기 테이프
② 자기 디스크
③ 하드 디스크
④ 자기 드럼

60 진료에 관한 기록 보존 연한 중 5년을 보관하지 않아도 되는 항목은?
① 환자 명부
② 검사소견기록
③ 간호기록부
④ 진단서 등의 부본

의료전자기능사

CBT 대비 모의고사 해설

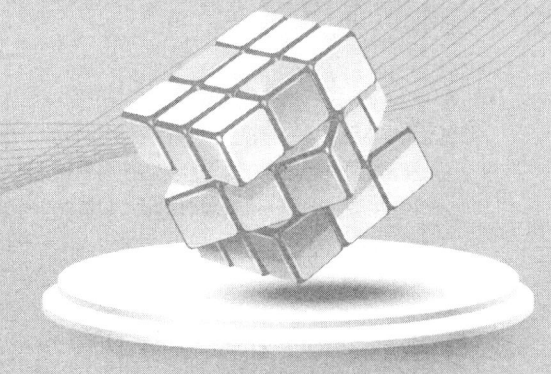

제1회 CBT 대비 모의고사 해설

01 ②
생체신호의 특수성
① 생체에서 발생하는 신호는 그 신호의 크기(진폭)가 매우 작다.
② 주파수의 범위가 매우 낮다.
③ DC에서 수백[Hz] 이하의 대역에 분포한다.
④ 생체 시스템은 생체 내에 들어오는 물질에 대한 거부반응에 대하여 고려해야 한다.
⑤ 센서의 무독성과 계측기의 안정성을 보장해야 한다.

02 ③
뼈의 성장
긴뼈는 일반적으로 가운데 뼈몸통과 양쪽의 뼈끝을 가지고 있는데 길이로의 성장은 두 뼈 발생 중심이 마주치는 뼈몸통과 뼈끝 사이인 뼈몸통 끝(melaphysis)의 뼈끝판(epiphyseal plate)에서 이루어진다. 이 뼈끝판의 변두리인 뼈몸통 쪽에서 연골이 새로운 뼈로 바뀌고 가운데 연골은 다시 증식을 하여 또 다른 뼈로 바뀌는 일을 반복함으로써 뼈가 길이로 성장하는 것이다.

03 ④
신경교세포의 기능
뉴런의 지주, 뉴런에 영양공급, 노폐물 처리, 세포외액 K^+의 완충작용, 뉴런의 발육, 뇌혈관장벽 형성, 수초 생산

04 ③
심전도(electrocardiogram, ECG)는 심방과 심실의 탈분극과 재분극에 의해 발생된 전류의 크기와 방향의 변화를 그래프로 나타낸 것

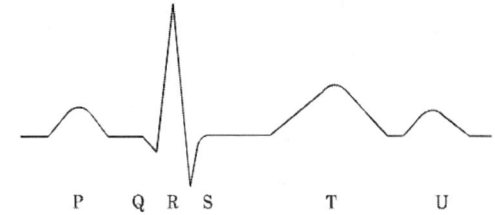

① P파 : 심방 세포의 탈분극[1](atrial depolarization)
② QRS파 : 심실의 탈분극(ventricular depolarization)
③ T파 : 심실의 재분극[2](ventricular repolarization)
④ U파 : 심실의 재분극 연장선상(점차 안정전위로 회복되는 시기)

05 ③
① 간(liver)은 인체의 화학공장으로 단백질 등 우리 몸에 필요한 각종 영양소를 만들어 저장하고, 지방, 호르몬, 비타민 및 무기질 대사에 관

---

1) 탈분극(depolarization) : 동물의 세포 가운데 신경세포나 근육세포는 미세한 자극에 대해서도 쉽게 흥분하는데, 흥분이 없는 상태에서 이들 세포막을 보면 전기적으로 그 표면은 +, 세포 내는 −로 분극되어 있다. 이때 세포막 안팎 사이의 전위차를 막전위라 하며 흥분이 없는 막전위를 휴지막 전위라 한다.
2) 재분극(repolarization) : 자극에 의하여 휴지 전위가 어느 정도 감소하면 휴지전위는 갑자기 자동감소를 시작하며 나아가 세포 내가 +로 분극되는 극성역전이 다시 본래대로 돌아가 막전위가 휴지전위로 회복되는 것을 말한다.
탈분극 − 극성역전 − 재분극의 모든 과정을 활동전위라 한다.

여하여, 약물이나 몸에 해로운 물질을 해독하고, 소화 작용을 돕는 담즙산을 만들며, 면역세포가 있어 우리 몸에 들어오는 세균과 이물질을 제거하는 중요한 일을 수행한다.
② 췌장(이자, pancreas)이 하는 일은 크게 외분비 기능과 내분비 기능으로 구분한다.
　㉠ 외분비 부분 : 인간에게 필요한 3대 영양소인 지방과 단백질, 당질을 분해하는 효소를 만든다.
　　ⓐ 췌장액(트립신, 키모트립신, 카르복시펩티다아제, 아밀라아제, 리파아제 등)의 소화효소를 분비
　　ⓑ 췌관보다 2[cm] 위에서 열리는 부췌관을 통하여 분비
　㉡ 내분비 부분 : 우리 몸의 혈액에 있는 당분의 혈당(농도)을 조절하는 호르몬을 분비-십이지장유두를 통해 십이지장으로 분비
　　ⓐ 랑게르한스섬(글루카곤의 A세포, 인슐린의 B세포(60~80%로 가장 많음), 소마토스타틴의 D세포)
③ 비장(spleen)은 혈액의 성분들을 걸러주는 곳이다. 비장은 혈액의 생성과 저장, 쓸모없는 적혈구의 파괴, 혈액 속에 병균의 침입에 따른 면역체의 생성과 임파구를 만들어 저장하는 일 등을 담당한다.

06 ④
아날로그 신호와 디지털 신호
① 아날로그 신호
　㉠ 전압과 전류의 시간에 의존하여 연속적으로 변화하는 물리량에 대한 표현
　㉡ 음성과 같은 연속적인 변이형태 또는 센서에 의해 감지되는 생체신호 등과 같이 연속적인 값
　㉢ 아날로그 신호는 여러 개의 정현파로 이루어짐
② 디지털 신호
　㉠ 0과 1로 구성되는 이산적인 데이터 값

07 ②
피부(skin, integument)의 구조
① 표피(epidermis) : 5층, 4가지 세포. 무혈관성(avascular) 상피조직
　㉠ 종자층(stratum germinativum) 또는 바닥층(stratum basale) : 표피의 가장 아래층. 각질세포들이 단층으로 배열, 세포분열이 계속됨. 멜라닌세포, 촉각세포
　㉡ 유극층(가시층, stratum spinosum) : 8개 이상의 세포층으로 구성된 두꺼운 부분. 각질세포, 멜라닌세포, 랑게르한스세포
　㉢ 과립층(stratum granulosum) : 세포 내 각질화(keratinization)가 진행 → 세포의 모양 변화, 핵 소실, 수분 소실
　㉣ 투명층(stratum lucidum) : 손, 발바닥과 같은 두꺼운 피부에서만 관찰
　㉤ 각질층(stratum corneum) : 세포가 죽어서 케라틴으로 변형된 층. 저절로 떨어져 나감(30일 주기), 약산성
　　방어역할-수분증발을 제한, 자외선 차단, 세균의 침투 방지, 피부손상 방어
　㉥ 유두(papilla) : 진피층이 위로 솟구쳐 올라 표피의 종자층을 위로 밀어올린 것. 손가락, 손발바닥의 피부에서 뚜렷하게 관찰
　㉦ 마찰력능선(friction ridge) : 물건을 잡거나 집어들 때 놓치거나 미끄러지지 않는 마찰력을 제공
② 진피(dermis) : 혈관을 포함하는 결합조직, 피부 안쪽의 두꺼운 층. 결합조직, 교원섬유(collagen), 탄력섬유, 신경종말, 근육, 모낭(hair follicle), 피지선(기름샘), 한선(땀샘), 지방 등이 존재
　㉠ 감각신경종말(nerve ending) : 열, 냉·촉각, 압력, 통증자극에 민감하게 반응
　㉡ 혈관 : 체온 조절
　　외부 온도 상승→진피층의 혈관 확장→몸의 표층 혈액 흐름 하강→진피층의 혈관 수축→혈액이 중요한 장기 쪽으로 흐름
③ 피하지방층(피부 밑 조직, subcutaneous layer)
　㉠ 얕은 근막(superficial fascia) : 진피층 바로 아래쪽에 이어지는 피부 밑 조직으로 엉성한 결합조직의 형태이며, 체지방의 절반 정도가 분포
　㉡ 피하주사(subcutaneous injection) : 피부 밑 조직의 약물 주입

08 ④

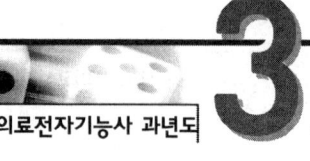

도플러 효과(Doppler effect)

음원(音源)과 관측자와의 상대속도에 의해서, 서로 정지하고 있을 때와 그 관측되는 진동수가 달라지는 현상으로 음원이 가까워지면 파장은 짧아져 진동수는 증가하여 높은 소리로 들린다. 또한 음원이 멀어지면 파장은 길어져 진동수는 감소하여 낮은 소리로 들린다. 이러한 도플러 효과를 이용하여 항공기나 자동차의 상대속도를 측정하거나 액체의 유속을 측정할 수 있다.

09 ④

심음(heart sound)

기본적인 심음은 4개로 분류되며, 다음과 같은 특징이 있다.

① 제1심음(S1, first heart sound) : 심실수축기 초에 삼첨판과 승모판의 폐쇄(QRS 간격) 시 혈액이 판막 벽에 부딪쳐 발생되는 진동음으로, 낮고 둔한 저음이다.

② 제2심음(S2, secondary heart sound) : T파 이후에 나타나며, 대동맥 판막과 폐동맥 판막의 폐쇄 시 혈액이 판막 벽에 부딪쳐 발생되는 진동음으로, 짧고 고음이다.

③ 제3심음(S3) : 제2심음 후 0.12~0.16초 사이의 심장 이완기에 빠른 속도로 심실에 혈액이 충만되는 소리로, 아주 약하고 짧은 음(청진상 듣기 어려움)으로 어린이나 젊은 사람에만 있다.

④ 제4심음(S4) : P파 후에 뒤따르는 심방의 분마성 리듬(arterial gallop)으로 보통 청진상으로 청취 곤란하다.

10 ④

심전도(electrocardiogram, ECG)

① 심장은 혈액을 전신에 순환시키는 펌프로 작용하는 일종의 근조직으로서, 전기전도계(electro conduction system)에서 발생되는 전기 자극으로 수축한다.

② 심장근육이 수축, 이완할 때 발생되는 활동전위는 심장으로부터 온몸으로 퍼지는 전류를 일으키며, 이 전류는 몸의 위치에 따라 전위차를 발생시키는데, 이 전위차를 피부에 표면전극을 부착하여 검출한 것이 심전도이다.

㉠ 심전도 진단

㉡ 진료 및 수술 중에 심장의 이상 유무를 확인 : 중요한 자료

㉢ 협심증, 심근경색, 부정맥 등 심장질환의 진단

11 ④

1. 의료용 표면 전극(Body-Surface electrode)

① 금속판 전극(metal plate electrode) : 피부에 부착되어 있는 피부표면의 전위측정 - 심전도 집게

② 일회용 금속판 전극(Disposable metal plate electrode) : 중심의 금속판은 은도금되어 있으며 비분극 특성을 나타내도록 염화은(AgCl)으로 코팅. 동그란 형태로서 심전도 또는 근전도 측정에 사용

③ 흡착 전극(suction electrode) : 흡인에 의한 음압으로 피부에 고정되는 전극 Ball 형태로 단시간 심전도 기록에 사용

④ 부유 전극(floating electrode) : 피부가 직접 접촉하지 않고 그 사이에 전해질이 채워진 전극으로 동 잡음을 줄이기 위해 개발

⑤ 건성 전극 : 전해질 젤을 사용하지 않는 전극이다. 고입력 임피던스 증폭기가 필요하며, 분극형 전극 특성이 있다. 동잡음이 심하며, 저주파 특성이 좋지 않다.

2. 의료용 내부 전극(Internal electrode) : 신체 내의 특정 부위의 전위를 측정하거나 특정 부위에 전기적 자극을 가하기 위해 인체에 삽입되는 전극

① 바늘형 전극(concentric needle electrode) : 바늘형의 전극으로 경피적인 측정에 사용

② 이식형 전극(indwelling electrodes) : 인공장기의 일부분으로 또는 내부 장기의 측정, 자극의 목적으로 외과적 수술을 통해 인체 내에 삽입되는 전극, 장기간 측정의 용도로 사용. 전기신호가 외부로 전달되는 방식, 심박동기-무선전달 방식

③ 미세 전극(microelectrode) : 끝을 매우 가늘게 만들어서 단일 세포 수준에서의 전위 측정

④ 가요성 전극(Flexible Electrode) : 인체 곡면에 접촉성을 높이고 움직임의 영향을 줄이기 위해 휘어지기 쉽도록 얇은 판 또는 막 형태로 제작된 전극

12 ③
근육의 형태상 분류
① 횡문근(sarcolemma, 가로무늬 있음) : 골격근, 심장근, 골격근세포의 세포막으로서 구조상 신경세포의 축삭돌기와 비슷하며, 기능상으로도 흥분성과 전도성을 가지고 있어 근수축에 중요한 기능을 담당하고 있다.
② 평활근(smooth muscle, 민무늬근육, 가로무늬 없음) : 근육 중에서 가로무늬가 없는 근. 척추동물에서는 심장근 이외의 내장근은 모두가 민무늬근이다. 많은 내장장기의 벽에 분포되어 있으며, 대개 돌림층과 세로층의 두 층으로 배열되어 있다. 소화관이나 요관 같은 관모양의 구조에서는 꿈틀운동을 일으켜 내용물이 아래로 내려가게 하는 작용을 한다. 항문관, 위, 요도 등에서는 돌림층의 근육이 특히 두꺼워져 내용물이 내려가는 것을 조절하는 조임근육이 형성되어 있다. 혈관에는 돌림층만 있으며, 혈관을 수축하여 혈액을 쥐어짜는 작용을 한다. 또한 자율신경의 지배를 받으며, 우리의 의지와 관계없이 작용한다.

13 ④
① 신경전도(ENG, elctroneurogram) : 말초신경 부근에 전극을 설치하여 자극 후 생체전위 측정, 신경전도속도 및 지연시간 등을 계측
② 근전도(EMG, electromyogram) : 근육(motor unit) 근처에 전극을 설치하여 수축작용 측정
③ 심전도(ECG, electrocardiogram) : 신체 표면에 전극을 설치하여 심장의 전기활동 측정
④ 뇌전도(EEG, electroencephalogram) : 머리 주변에 표면전극을 설치하여 뇌의 전기활동 측정
⑤ 망막전도(ERG, electroretinogram) : 망막의 내측면이나 각막에 전극을 설치하여 시각반응 현상을 측정
⑥ 안구전도(Electro-oculogram : EOG) : 눈 주변에 표면전극을 설치하여 눈동자의 운동 상태를 측정

14 ②
$T = \dfrac{1}{f} = \dfrac{1}{200} = 5 \times 10^{-3} = 5[ms]$

15 ②
측정정보를 가진 신호의 형태가 연속적이며 동작 범위 내에서 임의의 값을 지니는 경우 이를 아날로그 방식이라 하며, 신호가 이산적이며 유한개의 값을 가지는 경우를 디지털 방식이라 한다.

16 ③
호흡기의 기능 평가법
① 환기능(ventilation) : 외부공기가 기도를 통하여 폐포로 잘 전달되는 기능
② 분포능(distribution) : 폐 내에서 공기가 폐포 간에 균형 있게 분포하는 기능
③ 확산능(diffusion) : 폐포 내 공기와 폐 모세혈관 내 혈액 간에 O_2, CO_2를 잘 교환하는 기능

17 ③
13번 해설 참조 바랍니다.

18 ②
① epi- : ~의 위에, 위의
② hetero- : 다른
③ gastr- : 위장

19 ②
콩팥(kidney)
콩팥은 혈액 속 노폐물을 걸러 내어 오줌을 만드는 일을 한다. 하루에 1.5리터의 오줌을 만들어 내는데, 2개로 구성되어 있다. 콩팥에 이상이 발생해제 기능을 못할 경우 혈액투석으로 노폐물을 제거해 주어야 한다. 배설기관에 해당된다.

20 ①
- 전류(電流)는 전하의 흐름으로, 단위 시간 동안에 흐른 전하의 양으로 정의된다.
- 전하의 흐름은 전선과 같은 도체, 전해질의 특성을 갖는 이온, 플라즈마 등에서 일어난다.
- 전류의 SI 단위는 암페어로 암페어는 기호 A로 표기한다.
- 1[A]는 1초 당 1[C]의 전하가 흐르는 것을 뜻한다.

21 ④
바크하우젠(Barkhausen)의 발진조건 $\beta A = 1$이 되는 조건

$X_3<0$(용량성)일 때, X_1, $X_2>0$(유도성)
$X_3>0$(유도성)일 때, X_1, $X_2<0$(용량성)

22 ③

① 렌츠의 법칙 : 전자유도에 의하여 생기는 기전력의 방향은 그 유도 전류가 만드는 자속이 항상 원래의 자속의 증가 또는 감소를 방해하는 방향이다.(역기전력의 법칙)
② 앙페르의 오른나사의 법칙 : 전류가 흐르는 도선에서 도선에 흐르는 전류의 방향을 오른나사가 나아가는 방향으로 잡으면, 나사를 돌리는 방향이 자기장의 방향이 된다.
③ 플레밍의 오른손법칙 : 도체가 운동하여 자속을 끊었을 때 기전력의 방향을 알 수 있는 법칙
④ 플레밍의 왼손법칙(Fleming's left hand rule) : 자기장 안에 놓여 있는 도선에 전류가 흐를 때 도선이 받는 전자력의 방향은 왼손의 세 손가락을 서로 직각 방향으로 펼치고, 집게손가락은 자기장의 방향, 가운데 손가락은 전류의 방향으로 하고 엄지손가락의 방향이 전자력의 방향이다.

23 ④

전계효과 트랜지스터(FET, field effect trasistor)
게이트와 소스 사이에 역바이어스를 걸고 드레인에 (+)전압을 걸어 사용한다.

24 ④

유도성 센서의 원리
① 상호 인덕턴스의 변화를 이용한 센서
② 자기저항의 변화를 이용한 센서
③ 선형 차동변환기(Linear variable differential transformer, LVDT)

25 ④

수동소자
① 저항 : 전류의 흐름을 방해하고, 이 과정에서 전류를 열 에너지나 다른 에너지로 승화한다.
② 인덕터(코일) : 전선에 전류가 흐를 때 전선 주변에 발생되는 자기장(자계)은 자기력이 되고, 이 전선을 코일처럼 감았을 때 기전력과 역기전력이 발생된다. 이것은 저항성분(임피던스)이 되어 로우패스 필터의 역할을 하게 된다.
③ 커패시턴스(콘덴서) : 전압의 급격한 변화를 막

는다. 저항성분이 주파수에 반비례한다.

26 ②

$R_1 \times R_3 = R_2 \times R_x$ 의 식에 의해
$R_x = \dfrac{R_1 R_3}{R_2} = \dfrac{10 \times 20}{100} = 2[\Omega]$

27 ④

① 전압 : 회로 내에 전류가 흐르기 위해서 필요한 전기적인 압력
② 전류량 : 연속적으로 이동하는 전하의 양
③ 전위 : 전기통로의 임의의 점에서의 전압의 값
④ 전위차 : 전기통로에서 임의의 두 점 간의 전위의 차

28 ③

29 ③

미끄럼 베어링(sliding bearing)
축과 베어링면이 직접 접촉하여 축은 미끄럼운동을 한다. 서로 넓은 면에서 접촉하고 있기 때문에 축이 회전하면 마찰이 많아지게 되고, 그 때문에 발열하여 축과 베어링의 온도가 상승한다. 아주 고온이 되면 타서 붙어버려 회전이 불가능하게 된다. 이것을 막기 위해 축과 베어링 사이에 얇은 공간을 만들어, 윤활유를 이 공간 속에 넣어 운전시킨다. 윤활유를 쐐기모양의 틈에 집어넣어 유압을 발생시키고, 축은 유막에 뜨는 유체마찰상태로 되어, 발열을 방지하면서 회전한다. 서로 넓은 면에서 접촉하고 있으므로 큰 하중에도 견딘다.

30 ④

① 비교 측정(relative measurement)은 측정되는 것과 원칙적으로 같은 종류의 것을 표준으로 하여 그것과 비교하는 측정방법이다.
② 직접측정(direct measurement)은 측정량을 직접 측정기로 재고, 측정값을 구하는 방법이다.
③ 간접측정(indirect measurement)은 측정량과 일정한 관계가 있는 몇 개의 양을 측정함으로써 구하고자 하는 측정값을 간접적으로 유도해 내는 측정방법이다.
④ 절대측정(absolute measurement)은 계측에서 기본 단위로 주어지는 양과 비교함으로써 이루어지는 측정방법이다.

31 ②
심음은 가청주파수 영역의 진동으로서 청진기를 이용하면 음으로 들을 수 있으며, 최근에 개발된 마이크로폰 등을 사용하여 신호처리나 객관적인 표시 등도 가능하다.

32 ②
오실로스코프의 수직축 단자에 측정하고자 하는 신호를 가하고 수평축 단자에는 파형의 동기(출력 파형의 정지)를 맞추기 위하여 톱니파를 공급한다.

33 ④
전체저항 $R_t = R_1 + R_2 = 5 + 3 = 8 [\Omega]$

34 ④
반도체의 특징
① 부의 온도계수를 갖는다. 온도가 상승하면 저항이 감소하여 도전율이 증가한다.
② 정류작용을 한다.
③ 자기효과가 있다.
④ 열전효과가 있다.
⑤ 불순물 첨가에 의해 저항이 변한다.
※ 진성 반도체 : 불순물이 첨가되지 않은 순수한 반도체로 실리콘(Si), 게르마늄(Ge)이 이에 속한다.
※ 불순물 반도체 : 진성 반도체의 전기 전도성을 향상시키기 위하여 불순물을 첨가한 반도체로 N형과 P형의 반도체가 있다.

35 ①
① 지시계기 : 계기의 동작상 분류 중 측정하고자 하는 값을 지침으로 직접 지시하는 계기
② 기록계기(recording instrument) : 전압, 전류 및 주파수 등이 시간적으로 변화하는 상황을 기록용지에 자동적으로 측정, 기록하는 계기

36 ③
① 옴의 법칙 : 회로의 저항 R에 흐르는 전류는 저항의 양끝에 가해진 전압 E에 비례하고 저항 R에 반비례한다는 법칙이다. 전압의 크기를 V, 전류의 세기를 I, 전기저항을 R이라 할 때, V=IR의 관계가 성립한다.
② 쿨롱의 법칙(Coulomb's law) : 두 자극 사이에 작용하는 힘은 그 거리의 제곱에 반비례하고, 두 자극의 세기의 곱에 비례하며, 힘의 방향은 두 자극을 잇는 직선상에 위치한다.
③ 키르히호프의 제1법칙(전류법칙) : 회로의 한 접속점에서 접속점에 흘러들어오는 유입전류(I_i)의 합과 흘러나가는 유출전류(I_o)의 합은 같다. 즉 유입전류와 유출전류의 합은 0이다.
④ 키르히호프의 제2법칙(전압법칙) : 회로망 중의 임의의 폐회로 내에서의 전압강하의 합은 그 회로의 기전력의 합과 같다.
⑤ 가우스의 법칙(Gauss law) : 어떤 닫힌 면에 수직으로 그 바깥쪽을 향한 전속 밀도 벡터 D를 그 면 전체에 걸쳐서 적분한 것은 그 면에서 감싸인 영역 내에 포함되는 전 전하량 Q와 같다.

37 ③
기계요소의 구분
① 결합용 기계요소 : 두 개 이상의 부품을 결합시키는 데 사용되는 것으로, 나사, 볼트, 너트, 핀, 키, 리벳 등
② 축용 기계요소 : 축 부분에 사용되는 것으로, 축, 베어링, 클러치, 커플링 등
③ 전동용 기계요소 : 운동이나 동력을 전달하는 데 사용되며, 마찰차, 기어, 링크, 벨트와 벨트풀리, 체인과 스프로킷 등
④ 관용 기계요소 : 기체 및 액체 등의 유체 수송에 사용되며, 파이프, 파이프 이음, 밸브, 콕 등
⑤ 기타 기계요소 : 그 밖의 목적으로 사용되는 것으로, 스프링, 브레이크 등

38 ②
$I = \dfrac{Q}{t} = \dfrac{5400}{30 \times 60} = \dfrac{5400}{1800} = 3 [A]$

39 ③
일반적인 실리콘 다이오드의 전위 장벽은 0.7[V]이고, 일반적인 게르마늄 다이오드의 전위 장벽은 0.2[V]이다.

40 ①
센서(Sensor)는 자연과 우주에 산재한 모든 종류의 정보, 신호, 에너지 중에서 특히 인간이 알고자 하는 것들을 물리적, 화학적, 생물학적 수단과 물질을 이용하여 검출하는 장치나 부품이다.

① 미생물 센서(microbial sensor) : 일반적으로 가격이 비싸고 불안정한 효소 대신, 효소가 추출 정제되는 미생물 자체를 분자식별 소자로 이용하는 센서로 경제적이고 안정성도 우수하기 때문에 공업 프로세스, 환경 계측에 널리 응용

② 면역 센서(Immunosensors) : 항원과 항체 사이의 선택적 결합력을 이용해 혈액 등의 체액에 존재하는 단백질·항원·호르몬·의약품과 같은 측정에 이용된다.

③ 바이오센서(Bio-sensor) : 병원균, DNA 또는 혈당과 같은 생체의 물질뿐만 아니라 일반적인 화학 물질에 대한 인식 기능을 갖는 생물학적 수용체가 전기 또는 광학적 변환기와 결합되어 생물학적 상호작용 및 인식반응을 전기적 또는 광학적 신호로 변환함으로써 분석하고자 하는 물질을 선택적으로 감지할 수 있는 소자이다.

41 ②

방어벽의 바깥쪽에서 측정한 방사선 누설선량 및 산란선량의 합계는 주당 2.58×10^{-5}[C/kg](주당 100mR) 이하이어야 한다. 다만, 사람이 통행 또는 거주하지 아니하는 방향에는 방어벽을 설치하지 아니하여도 되고, 방사선 관계자 외의 사람이 거주하는 방향에 설치된 방어벽의 바깥쪽에서 측정한 누설선량 및 산란선량의 합계는 주당 2.58×10^{-6}[C/kg](주당 10mR) 이하이어야 한다.

42 ②

① MRI : 원자핵이 고유하게 방출되는 고주파를 예민한 안테나로 모아서 컴퓨터로 영상화한 것이 MRI이다. 즉, 인체를 구성하는 물질의 자기적 성질을 측정하여 컴퓨터를 통하여 다시 재구성, 영상화하는 기술이다.

② 감마카메라 : 앵거 카메라라고도 한다. 체내 방사성 핵종이나 감마선을 피검체에 고정시킨 검출기로 측정해 체내 또는 장기 내 분포를 기록, 화상정보를 제공하는 장치이다.

③ PET(양전자 단층촬영) : 양전자를 방출하는 방사성 의약품을 이용해 생리·화학적, 기능적 영상을 3차원으로 얻는 핵의학 영상법을 말한다.

④ SPECT(단일광자 단층촬영) : 체내에 소량의 방사성 동위체를 투여해 방출되는 γ선을 검출해 분포상황을 영상화하는 단층촬영법이다.

43 ②

NOT 게이트

기본 동작원리는 입력이 1인 경우 출력은 0, 입력이 0인 경우 출력은 1이 되며, 이는 출력이 입력의 반대가 되는 인버터라고도 불린다.

논리식 $F = \overline{F}$

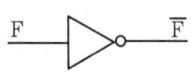

F	$\overline{F}$
0	1
1	0

NOT 게이트의 기호   NOT 게이트의 진리치표

44 ①

병원정보화의 3대 핵심 시스템

① 처방전달시스템(OCS) : 의사의 처방을 인력이나 기계적인 방법에 의존하지 않고 컴퓨터를 이용해 신속, 정확하게 진료 지원 부서에 전달하는 시스템

② 의료영상 저장전송시스템(PACS) : 의료영상기기로부터 획득된 디지털 영상을 고속의 네트워크를 이용해 의학용 영상정보의 저장, 판독, 검색, 전송하는 의료영상통합관리시스템을 의미

③ 의무기록 전산화(EMR) : 병원에서 종이로 구성된 진료 차트들이 모두 사라지고 데이터 형식으로 주고받도록 해주는 의무기록 전산화에 초점을 맞춘 개념

45 ①

「의료법 시행규칙」제15조(진료에 관한 기록의 보존)

① 의료기관의 개설자 또는 관리자는 진료에 관한 기록을 다음 각 호에 정하는 기간 동안 보존하여야 한다.

 1. 환자 명부 : 5년
 2. 진료기록부 : 10년
 3. 처방전 : 2년
 4. 수술기록 : 10년
 5. 검사소견기록 : 5년
 6. 방사선사진 및 그 소견서 : 5년
 7. 간호기록부 : 5년
 8. 조산기록부 : 5년

9. 진단서 등의 부본(진단서·사망진단서 및 시체 검안서 등을 따로 구분하여 보존할 것) : 3년

46 ③

전문가 시스템의 의학 분야에서의 활용
① MYCIN은 1976년 Stanford 대학에서 뇌막염의 진단 및 치료에 대한 약제의 처방을 결정하는 프로그램이다.
② ELIZA는 정신과 치료 프로그램이다
③ CASNET는 녹내장 진단 및 치료 프로그램이다.

47 ②

「의료법 시행규칙」 제38조(의료인 등의 정원)
② 의료기관은 제1항의 의료인 외에 다음의 기준에 따라 필요한 인원을 두어야 한다.
1. 병원급 의료기관에는 별표 5의2에 따른 약사 또는 한약사(법률 제8365호 약사법 전부개정법률 부칙 제9조에 따라 한약을 조제할 수 있는 약사를 포함한다. 이하 같다)를 두어야 한다.
2. 입원시설을 갖춘 종합병원·병원·치과병원·한방병원 또는 요양병원에는 1명 이상의 영양사를 둔다.
3. 의료기관에는 보건복지부장관이 정하는 바에 따라 각 진료과목별로 필요한 수의 의료기사를 둔다.
4. 종합병원에는 보건복지부장관이 정하는 바에 따라 필요한 수의 의무기록사(醫務記錄士)를 둔다.
5. 의료기관에는 보건복지부장관이 정하는 바에 따라 필요한 수의 간호조무사를 둔다.
6. 종합병원에는 「사회복지사업법」에 따른 사회복지사 자격을 가진 자 중에서 환자의 갱생·재활과 사회복귀를 위한 상담 및 지도업무를 담당하는 요원을 1명 이상 둔다.

48 ③

언어 번역기에는 인터프리터(interpreter), 컴파일러(compiler), 어셈블러(assembler)가 있다. 고급 언어로 작성된 프로그램을 기계어로 번역하는 프로그램을 컴파일러(compiler)라 한다. 전체 프로그램을 한꺼번에 기계어로 번역한 다음 번역이 끝나면 실행해 옮긴다. 또한 프로그램을 부분으로 나누어 번역한 후 하나로 링크하여, 실행 파일을 만드는 것이 가능하다. 따라서 큰 작업을 나누어 처리할 수 있다. 이런 번역방식의 언어로는 C, 파스칼, 포트란 등이 있다.

49 ①

45번 해설 참고하세요.

50 ③

1. 전기설비의 보호장치
   ① 전기설비의 절연물이 손상되거나 열화되었을 경우 누설전류에 의한 감전 사고를 방지한다.
   ② 고전압의 혼촉으로 인체에 위험을 주는 전류를 대지로 흘려보내 감전 사고를 방지한다.
   ③ 낙뢰에 의한 피해를 방지한다.
   ④ 지락사고가 발생하였을 경우 보호계전기를 신속하게 동작시킨다.
   ⑤ 송배전선로에서 지락사고가 발생하였을 경우 대지전위의 상승을 억제하고 절연강도를 경감시킨다.
2. 환자의 전기적 쇼크를 방지하는 방법
   ① 환자를 모든 접지된 물체나 모든 전류원으로부터 분리 또는 절연
   ② 모든 전도체를 등전위 상태로 유지
   ③ 의료용 접지방식을 준수
   ④ 설치 시 전기 쇼크 안전을 고려하고, 사용 시 전기 쇼크 방지에 주의

51 ①

W=R×B=42.58[MHz]×0.5=21.29[MHz]

52 ②

① 전도(conduction) : 어느 물체 속에서 열이 진행하는 속도를 말하며, 금속은 돌이나 물보다 열전도가 높은 물질이고 금속 중에서도 구리나 양은, 은 등은 전도율이 더 좋다.
② 복사(radiation) : 열이 외부로 나가려는 상태이다.
③ 대류(convection) : 열은 찬 것과 더운 열이 만나면 항상 균형을 맞추기 위하여 서로 이동하게 되는 것으로, 마치 더운 공기는 올라가고 찬 공기는 아래로 흐르는 작용이다.

53 ①

이동하는 물체에 음파를 쏜 경우, 반사해서 오는 음파의 주파수는 도플러 효과에 의해 변화한다. 따

라서 반사해 오는 음파의 주파수에서 대상물의 속도를 알 수 있다. 이 원리는 초음파에 의한 혈류계측에 응용되고 있는데, 사용하는 초음파가 연속적으로 발신되고 있으면 초음파가 통과하는 길에 존재하는 혈관 모두가 측정대상이 되며, 각 혈관 내의 혈류를 분리해서 측정하는 것은 불가능하다. 거기에서 초음파를 펄스상으로 발신해서 임의의 지연시간 내의 반사파만을 추출하도록 하면 그 지연시간에 대응한 깊이의 혈관 내 혈류만을 측정할 수 있다. 이 방법을 펄스 도플러법이라고 한다. 이 방식에서는 혈류속도, 혈류량만이 아닌 혈류 패턴에서 말초혈관저항도 어느 정도 알 수 있다.

54 ①

적외선 체열 진단기(Medical Thermal Imaging System)

인체에서 자연적으로 방출되는 적외선(8~12[nm]의 파장의 빛)을 감지하여 컬러 영상화하고, 이를 통하여 이상 부위를 검출하는 의료영상 진단 기술로 적외선 체열진단은 체열을 영상화함으로써 통증, 혈류장애를 객관적으로 시각화하여 평가, 측정, 진단할 수 있는 유일한 진단 검사 방법이며, 다른 검사 방법과 좋은 상관관계를 갖고 있다. 또한 전리방사선을 사용하지 않고 자연적 방출적외선을 감지한다.

기류와 온도 변화가 적고 상대습도가 낮은 장소에 적외선 체열 진단기를 설치하는 것이 최적이다.

55 ③

① 진단기기(생체현상을 측정하는 기기)의 종류 : 심전계, 심박출량계, 혈류량측정기, 초음파진단기, 방사선진단기, 혈압계, 환자감시장치, CT, MRI, PET, PET-CT 등
② 치료기기(생체의 이상 부위의 치료와 치료의 목적에 사용되는 기기)의 종류 : 제세동기, 인공심폐기, 수액펌프, 전기수술기, Medtronics의 페이스메이커, 인공심장, 인공호흡기, 방사선치료기기, 저주파 치료기, 고주파 치료기 등

56 ④

PACS(의료영상시스템)의 장점

① 최근 영상은 수초 이내에 1년 이상의 과거영상은 수분 이내에 조회가 가능
② 동시에 다른 곳에서 같은 영상을 조회할 수 있다.
③ 화면 밝기, 측정, 확대 등 다양한 영상처리와 편의성을 제공
④ 필름관리에 소요된 의료 인력을 효율적으로 재배치할 수 있다.
⑤ 영상데이터 복수 보관 시 분실 또는 훼손 없이 영구적인 보관이 가능
⑥ 필름 보관 장소, 암실, 관리인력 절감
⑦ 공기오염, 폐기물 처리 문제의 해결과 신속하고 정확한 정보 검색으로 진보된 교육 및 연구 환경을 제공
⑧ 타 병원과의 정보 교환이 용이

PACS(의료영상시스템)의 구성

① 영상 획득부 : 디지털 영상 의료장비인 CT(Computer Tomography), MRI(Magnetic Resonance Imaging) 등은 ACR-NEMA에서 발표한 DICOM 3.0 표준안으로 영상을 획득한다. 그러나 디지털 영상이 생성되지 않는 의료 장비는 DICOM 게이트웨이를 이용하여 인터페이스시키고 이미 촬영한 X-Ray 필름은 스캐너를 이용하여 디지털 영상화한다.
② 영상 저장부 : 의료영상의 저장 및 데이터베이스 영역으로 기존의 필름 보관실의 기능을 수행하는 부분이다. 컴퓨터를 이용하여 자동으로 의료영상들을 보관, 저장, 분류하는 기능을 수행한다.
③ 영상 전송부 : 의료영상을 획득하는 의료영상 촬영장치 또는 중앙 파일 서버로부터 외래나 병동의 워크스테이션으로 정보를 전달하는 매개체이며, 병원 외부로부터 원격촬영 또는 웹 서버를 지원하는 정보 전달망을 의미한다.
④ 영상 조회부 : 의료영상을 출력하는 부분으로서 진단용 모니터와 임상용 모니터를 사용하는 워크스테이션이다. 의료진이 의료영상뿐만 아니라 처방전달시스템이나 내시경 사진 또는 병사 사진 등을 조회할 수 있다.

57 ②

① 혈액가스분석기 : 동맥혈의 pH, 탄산가스분압(pCO_2)과 산소분압(pO_2)을 37℃에서 3가지 전극을 사용하여 측정하여 폐에서의 가스 교환 상태를 판정하는 장비로서 응급환자 및 중환자

의 치료에 유효하다.
② 자동혈구 계수기(blood cell counter) : 혈구수 또는 그 밖의 입자수를 측정하는 계수기로서 빈혈이나 백혈병 등을 비롯한 혈액학적 질환이나 기타 유관 질환의 진단을 위한 가장 기초적이고 필수적인 검사이다.
③ 원심분리기(centrifuge) : 회전에 의한 원심력을 이용하여 비중이 다른 두 가지 액체 또는 액체 중에 잘 침전되게 하는 미립자상 고체 등을 분리하는 장치
④ 생화학분석기(chemistry analyzer) : 혈액에서 분리한 혈청이나 요 등을 이용해 간, 신장, 췌장 등에 관련된 수치와 혈당, 단백질 등을 평가할 수 있는 장비로 빈혈이나 백혈병 등을 비롯한 혈액학적 질환이나 기타 유관 질환의 진단을 위한 가장 기초적이고 필수적인 검사이다.

58 ③
프로그램 작성 절차
① 문제분석 → ② 시스템 설계(입·출력 설계) → ③ 순서도 작성 → ④ 프로그램 코딩 및 입력 → ⑤ 디버깅 · ⑥ 실행 → ⑦ 문서하

59 ③
전기자극 치료기는 인체에 전류를 직접 통하게 함으로써 반응을 유발, 질병을 치료하는 전기치료기이다.
증폭기의 출력회로
입력 에너지 증가 출력에 큰 에너지의 변화를 출력하는 장치. 반파의 전류, 전압 등의 강도를 조절, 증폭한다.
① 평류전기(단형파)
  ㉠ 직류전기, 건전지, 축전지, 콘덴서에 축전, 일정한 전압을 유지하여 소정의 전류를 가진 전기를 일정한 방향으로 흘리는 것이다.
  ㉡ 양극 : 지각·운동신경의 흥분을 가라앉히는 효과가 있고, 음극은 마비된 부위를 자극하므로 신경마비 등에 이용한다.
② 감응전기 : 감응코일을 써서 전류를 빨리 단속시키면서 변화있는 전류를 통하게 하는 것이다.
③ 교류전기 : 저주파 전류, 중주파 전류, 고주파 전류가 포함되어 의료에 사용되고 있다.

60 ①
① OCS(Order Communication System) : 각종 의학정보 및 환자들의 진찰자료를 보관한 DB와 의사가 환자를 진단한 후 처방을 통신망을 통해 각 해당 진료부서로 전달해 주는 시스템이다. 이 시스템은 환자의 등록에서 진료, 수납까지 원내의 모든 데이터를 관리 전달하는 것은 물론 병원의 모든 행정을 효율적으로 관리할 수 있도록 하는 통합의료정보시스템
② PACS : 최근 영상은 수초 이내에 1년 이상의 과거영상은 수분 이내에 조회가 가능하며, 동시에 다른 곳에서 같은 영상을 조회할 수 있다. 영상데이터 복수 보관 시 분실 또는 훼손 없이 영구적인 보관이 가능하다. 타 병원과의 정보교환이 용이하다.
③ EMR(Electronic Medical Record) : 전자 의료기록 시스템(진료)을 말하는 것으로 처방입력을 포함한 환자의 진료정보를 입력할 수 있는 시스템
④ HIS(Hospital Information System) : OCS, EMR, DW, KMS 등을 포함한 병원에서 쓰는 모든 시스템을 포함한 통합의료정보시스템은 EMR뿐만 아니라 처방전달시스템(OCS), 의료영상저장통신시스템(PACS), 진단검사의학시스템(LIS) 등으로 구성된다.

제2회 CBT 대비 모의고사 해설

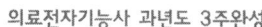
의료전자기능사 과년도 3주완성

01 ④

심박출량(co : cardiac output)은 1분 동안 심장에서 내보내는 혈액량으로 심장 기능뿐만 아니라 전체 순환계의 상태를 반영하는 지표이며, 전신 조직의 자율적인 조절을 통해 통제 된다.

02 ④

의공학

생체신호처리, 의학 영상처리 및 분석, 의료기기, 모델링 및 시뮬레이션, 생체역학, 생체재료, 재활공학, 인공장기, 의료정보, 진단 보조 시스템 등으로 분류한다.

03 ④

심전도(electrocardiogram, ECG)

① 심장은 혈액을 전신에 순환시키는 펌프로 작용하는 일종의 근조직으로서, 전기 전도계(electro conduction system)에서 발생되는 전기 자극으로 수축한다.
② 심장근육이 수축, 이완할 때 발생되는 활동전위는 심장으로부터 온몸으로 퍼지는 전류를 일으키며, 이 전류는 몸의 위치에 따라 전위차를 발생시키는데, 이 전위차를 피부에 표면전극을 부착하여 검출한 것이 심전도이다.
  ㉠ 심전도 진단
  ㉡ 진료 및 수술 중에 심장의 이상 유무를 확인 (중요한 자료)
  ㉢ 협심증, 심근경색, 부정맥 등 심장질환의 진단

04 ③

심음(Heart Sound)

심장판막의 개폐에 따라 발생한 진동 에너지가 흉벽을 통해 전달되어 나는 소리로, 기본적인 심음은 4개로 분류되며, 다음과 같은 특징이 있다.
① 제1심음(S1, first heart sound) : 심실수축기 초에 삼첨판과 승모판의 폐쇄(QRS 간격) 시 혈액이 판막 벽에 부딪쳐 발생되는 진동음으로, 낮고 둔한 저음이다.
② 제2심음(S2, secondary heart sound) : T파 이후에 나타나며, 대동맥 판막과 폐동맥 판막의 폐쇄 시 혈액이 판막 벽에 부딪쳐 발생되는 진동음으로, 짧고 고음이다.
③ 제3심음(S3) : 제2심음 후 0.12~0.16초 사이의 심장 이완기에 빠른 속도로 심실에 혈액이 충만 되는 소리로, 아주 약하고 짧은 음(청진상 듣기 어려움)으로 어린이나 젊은 사람에만 있다.
④ 제4심음(S4) : P파 후에 뒤따르는 심방의 분마성 리듬(arterial gallop)으로 보통 청진상으로 청취 곤란하다.

05 ②

청진기(stethoscope)

체내에서 발생하는 호흡음, 흉막음, 심음(心音), 혈관 내의 혈류음, 태아심음, 장의 유동음 등 소리를 일으키는 기관의 고유음을 청취하여 정상적인 상태인지의 여부를 확인하기 위한 기구이며, 또한 혈압을 측정할 때는 상완의 동맥음을 청취하기 위해서 사용한다.

06 ②

인공 생체재료

의약품을 제외한 합성, 천연 또는 그들의 복합재료로서, 일정기간 인체의 조직, 기관, 그 기능의 일부 또는 전부를 대체하거나 촉진하는 재료이며, 생체 재료로 사용되기 위한 필수 조건은 생체 적합성(biocompatibility)과 생체 기능성으로 나눌 수 있다.
① 생체적합성의 특성
　㉠ 생체 내부에서 독성을 나타내지 말아야 한다.
　㉡ 생물학적 기능을 저해하지 말아야 한다.
　㉢ 생체재료 주변의 조직에 염증을 유발해서는 안 된다.
　㉣ 알레르기와 종양을 유발해서는 안 된다.
② 생체기능성의 특성
　㉠ 기계적 강도가 충분해야 한다.
　㉡ 기계적인 피로 특성이 충분해야 한다.
　㉢ 광학적 특성이 적절하게 유지되어야 한다.
　㉣ 물리적인 밀도가 적절하여야 한다.
　㉤ 생체적용을 위한 멸균소독이 가능하여야 한다.

07 ①

펄스부호변조(PCM) 방식
아날로그 형태의 정보(신호)를 디지털 형태의 정보(신호)로 변경하는 방식으로, 변조회로의 기본 구성은 표본화, 양자화, 부호화의 부분으로 구성된다.

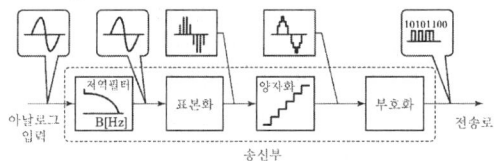

펄스부호변조(PCM) 방식

08 ③

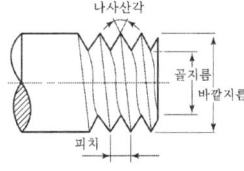
(a) 수나사
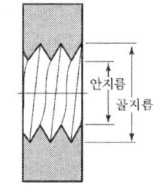
(b) 암나사

	최대	최소
수나사	바깥지름	골지름
암나사	골지름	안지름

① 바깥지름(d)
　㉠ 수나사의 바깥지름
　㉡ 나사의 크기를 나타내는 호칭
　㉢ 같은 크기의 암나사 지름 → 암나사의 골지름(D)
② 안지름(D_1)
　㉠ 암나사의 안지름
　㉡ 같은 크기의 수나사의 골지름(d_1)
③ 유효지름(d_2, d_e)
나사 축에 평행한 방향으로 나사산의 길이와 나사 홈의 길이가 같아지는 곳의 가상 원통 지름(수나사)
암나사의 유효지름과 크기가 같다.
$$d_2 = \frac{d_1 + d_2}{2}[m] = \frac{5+10}{2} = 7.5[mm]$$

09 ②

혈압은 심장에서 내뿜어진 혈액이 혈관 속을 흐를 때 혈관의 벽에 가해지는 압력을 말한다. 심장이 수축할 때 동맥의 측벽이 받는 압력을 최고혈압(수축기 혈압), 심장이 이완될 때 동맥의 측벽이 받는 압력을 최저혈압(이완기 혈압)이라 하고 "최고혈압/최저혈압"으로 표시한다.
압력은 평상시 자신의 수축기 혈압보다 30~40[mmHg] 정도 더 올린다.

10 ③

의학적 매개변수
① 물리적 변수 : 힘, 압력, 음파, 유량, 온도 등
② 화학적 변수
　㉠ 세포 내외의 이온농도[K+(포타슘), Na+(소듐) 등]
　㉡ 혈액에서의 산소농도(SPO2) 및 이산화탄소 등의 농도
③ 전기적 변수 : 여러 기관에서 발생하는 생체 전위(생체조직의 흥분성 세포들의 전기 화학적 반응에 의해 발생되는 전위)

11 ④

인공호흡기(ventilator) 호흡조절방식의 종류
- Intermittent Mechanical Ventilation(IMV : 간헐적 강제 환기) : 환자는 호흡을 임의대로 한다. 또한 미리 정해 놓은 호흡수와 용적에 의한 기계호흡도 한다.
- Synchronized IMV(SIMV : 동시성의 간헐적 강제 환기) : 환자의 자연스러운 호흡에 맞추어

기계 호흡함
- Continuous Positive Airway Pressure(CPAP : 지속적 기도 양압) : 전체 호흡주기를 통하여 양압이 유지되나 환자는 기계에 의하지 않고 자연스럽게 호흡함
- Positive End-Expiratory Pressure(PEEP : 호기말 양압) : 전 호흡주기에 양압이 유지, 기능적 잔기량 증가, 폐포허탈 감소, 산화 증진에 이용함
- Control Mandatory Ventilation(CMV : 조절된 강제 환기) : 환자의 호흡하려는 노력과 상관없이 기계는 고정된 호흡수에서 미리 설정된 흡기량을 전달

12 ④
혈구계수기(hematocytometer)
혈구수 또는 그 밖의 입자수를 측정하는 계량기로서 이것은 일반적으로 깔유리 크기의 약간 두꺼운 판에 깊이 0.1[mm]의 유리 구역을 구분하고 그 평면은 가는 선으로 구분한 1[mm^2] 구획 9개로 구성된다. 4구석의 1[mm^2] 구획은 백혈구 계산에, 중앙부의 1[mm^2] 구획은 적혈구 계산에 사용한다. 이 1[mm^2] 구획은 산정을 쉽게 하기 위해 더욱 세분되어 있다. 이 계산실에 일정한 비율로 희석한 혈액을 넣고 덮개유리를 덮어 검경하여 혈구수를 산정한다. 최근에는 자동혈구계수기를 사용하고 있다.

13 ③
① 프로그램 카운터(program counter, PC) : CPU가 다음에 처리해야 할 명령이나 데이터의 메모리상의 번지를 지시한다.
② 누산기(accumulator, ACC) : ALU에서 처리한 결과를 항상 저장하며 또한 처리하고자 하는 데이터를 일시적으로 기억하는 레지스터이다.

14 ④
심전도 기록 시 기록지의 평균속도는 25[mm/s]이므로 가장 작은 눈금 1[mm]는 0.04s가 된다. 세로축에 대한 표준 교정곡선은 10[mm]를 1[mV]로 표현하는 것을 표준감도로 한다. 따라서 기록지의 최소눈금인 1[mm]는 1[mV]를 나타낸다.
6초 종이에 있는 주기의 숫자에 10을 곱하면 심박수가 된다. 심전도 용지의 위를 보면 작은 수직으로 된 표시가 있는데 그 간격이 3초이며, 3초 간격을 2개 취하면 6초이다. 이 6초 동안 쓰인 종이 사이에 있는 완전한 주기(R파에서 R파까지)의 수를 센다. 즉, 6초×10=60초(1분)이므로 6초 종이에 있는 주기의 숫자에 10을 곱하면 심박수가 나타나므로 심전도 기록지 속도가 50[mm/s]일 때 평균 RR 간격이 10[mm]이고 초당 5개의 파형이 그려지므로, 분당 심박수는 5×60=300[BPM]이 된다.

15 ①
심전도(ECG)는 신체 표면에서 측정 가능한 심장의 전기적 활성단계를 반영하는 미약한 전기(엄밀히 말하면 전위차) 신호를 검출하여 그래프로 나타내는 의료기기이다.

16 ④
생체계측기기의 정적 특성
직류입력 또는 매우 낮은 주파수 성분의 입력에 대한 성능
① 정확도(accuracy) : 참값과 측정된 값과의 차이를 참값으로 나눈 것으로 보통 퍼센트(%)로 표시하며, 정확도는 측정되는 양의 범위에 따라서 다르게 된다.
② 정밀도(precision) : 측정치를 표시할 수 있는 유효숫자의 표시로서 고정밀도의 측정은 고정확도의 측정을 의미하지 않으며, 정밀도는 참값과의 비교가 되지 않는다.
③ 해상도(resolution) : 측정될 수 있는 최소의 증감치, 혹은 감별해 낼 수 있는 최소량으로 거의 같은 값을 갖는 양이 구별될 수 있는 정도이다.
④ 재현성(reproducibility) : 동일한 방법으로 동일한 측정 대상을, 측정자, 장치, 측정 장소, 측정 시기의 모든 것, 또는 그 중 어느 하나가 다른 조건에서 측정하였을 때 개개의 측정치가 일치하는 성질 또는 정도로 정확성을 의미하지 않는다.
⑤ 정적 감도
  ㉠ 입력의 증감에 대한 출력의 증감의 비로 입력변수를 정상 작동 구간 내에서 변화시키면서 출력의 변화를 측정하여 그린 교정곡선상의 기울기로 표시
  ㉡ 입력과 출력 간의 관계를 회귀직선으로 나타낼 때 기울기에 해당하는 것이 감도가 됨

⑥ 영점표류(zero drift) : 온도의 변화에 의하여 계측기의 영점이 변화하는 것

⑦ 감도표류(sensitive drift) : 방해입력이나 변형입력의 영향으로 교정곡선의 기울기가 변하는 현상(감도를 변화시키는 데 따른 영향)

⑧ 직선성, 선형성(linearity) : 어떤 한 양(量)의 변화가 다른 양의 변화에 비례적인 변화를 가져올 경우, 그 두 양 사이의 관계

⑨ 입력 범위(input range) : 주어진 조건을 만족시킬 수 있는 최대한의 입력크기와 최소한의 입력크기 사이의 차이

⑩ 입력 임피던스(input impedance) : 생체공학 분야에서는 센서나 기기들은 비전기적인 양을 전압이나 전류로 변환하는 것이 보통이기 때문에 일반화시킨 입력 임피던스의 개념을 사용한다.

17 ②

개별적인 대상 정보에 대해 항목별로 숫자나 문자 또는 이들의 조합을 이용하여 간단하게 나타내는 것이 코드화이다.

① 숫자 코드 : 숫자 코드는 연속적으로 만들 수 있으며, 새로운 항목에는 다음의 새로운 숫자가 부여된다.

② 연상기호 코드 : 사용자가 그 코드를 기억하기 쉽게 해 주지만 많은 양의 분류에서는 코드 길이가 길어지거나 그 항목의 의미와는 어긋난 코드가 생성될 수 있다.

③ 계층구조 코드 : 이미 나와 있는 간단한 코드를 하나 이상의 문자를 더하여 새로운 좀 더 자세한 코드를 만드는 것이다.

④ 조합 코드 : 치료과정의 행위, 기구, 목적 그리고 해부학적 부위를 순서대로 배열하여 이용 가능한 의료행위 분류를 들 수 있다.

18 ③

① 폐활량계(spirometer) : 폐활량은 심호흡에 의해 공기를 흡식하거나 호식할 수 있는 폐의 최대 용량. 흡기용량에 잔존용량을 합한 양과 같으며 폐활량계는 폐활량을 측정하는 기계로서 폐기능 검사 중 가장 쉽게, 그리고 경제적으로 할 수 있는 기본적 방법이다.

② 혈압(BP, blood pressure) : 심장에서 내뿜어진 혈액이 혈관 속을 흐를 때 혈관의 벽에 가해지는 압력

③ 체적변동기록기(plethysmograph) : 폐 내부 용적의 변화를 측정하기 위한 기기

④ 호흡(respiration) : 세포가 산소를 받아들이고, 이산화탄소를 방출하는 현상

19 ②

뇌의 기능은 운동, 감각, 언어, 기억 및 고등 정신기능뿐 아니라 생명 유지에 필요한 각성, 자율신경계 조절, 호르몬 생성, 항상성 유지 등의 기능을 수행하기도 한다.

20 ②

세포의 구조와 기능

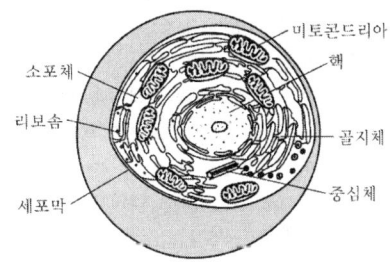

세포의 구조

1. 핵 : 유전자를 가지고 있어서 세포의 증식과 유전을 주도하는 등 생명활동의 중심
   ① 구성 : 핵막, 염색사(DNA, 히스톤 단백질로 구성), 인(RNA와 단백질이 주성분)
   ② 핵의 기능 : 생명활동을 조절하는 중추-세포의 생활유지, 증식, 유전

2. 세포막 : 원형질 보호, 세포 안팎으로의 물질 출입을 통제, 조절 세포가 외부로부터 분리되어 독자적인 구조, 기능 유지
   ① 성분 : 인지질, 단백질, 소량의 탄수화물
   ② 유동 모자이크 막 구조 가설 → 단백질이 인지질 2중층 속에서 자유로이 이동

3. 미토콘드리아(mitochondria) : 세포질 속에 많이 들어 있는 타원형 또는 둥그런 꼴의 작은 세포 소기관으로 세포의 발전소
   ① 내막 : 여러 겹으로 겹쳐진 크리스텔 구조를 이룸
   내부 : 기질 DNA, 리보솜 ← 독자적인 증식

이 가능
② 간세포, 심장, 근육세포에 많음
③ 야누스그린 B에 생체 염색
4. 소포체 : 모든 세포 안에 존재하는 편평한 주머니 모양의 막성 기관으로 물질의 합성과 수송에 관여한다.
① 조면 소포체 : 리보솜이 붙어 있으며 단백질 수송에 관여.
이자 세포에 많음(∵분비 기능 왕성)
② 활면 소포체 : 지질의 합성과 골지체 형성에 관여
5. 리보솜(ribosome) : 세포질 속의 소포체의 표면에 붙어 있는 작은 알갱이 모양의 물질로 단백질을 합성하는 아주 작은 입자
① 주성분 : rRNA, 단백질, 핵 속의 인에서 합성
② 단백질의 합성 장소
6. 골지체
① 조면 소포체로부터 단백질을 전달받아 재포장한 후 골지 소낭을 이용하여 세포 밖으로 분비. 리소좀을 만듦
② 식물세포의 골지체 : 딕티오솜-골지체에서 세포벽을 구성하는 셀룰로오스 등을 합성 분비
③ 분비 기능이 활발한 소화샘, 호르몬샘의 구성 세포에 많이 존재
7. 리소좀(lysosome) : 다양한 가수분해효소(핵산, 단백질, 다당류와 같은 거대분자를 분해할 수 있는 생물학적 촉매)
① 구형의 작은 세포기관, 골지체에서 만들어짐. 단일막
② 가수분해 효소가 들어 있어 세포 내로 들어온 외부 물질, 세포 내의 노폐물, 노후한 세포 기관 분해 → 세포 내 소화 담당. 상처난 부위의 죽은 세포 자체 분해
③ 백혈구에 많음
8. 중심립
① 동물세포, 하등한 식물세포에서 발견. 핵 주위에 2개가 직각 상태로 존재
② 3개씩 9쌍의 미세소관이 원형으로 배치된 9+0 구조
③ 섬모나 편모를 형성하는 기저체가 됨

기본 논리 게이트의 종류

① AND 게이트 : 기본 동작원리는 모든 입력이 1일 때 출력은 1이 된다.
논리식 F = A · B

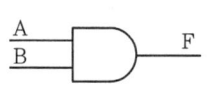

AND 게이트의 기호

A	B	F
0	0	0
0	1	0
1	0	0
1	1	1

AND 게이트의 진리치표

② NOT 게이트 : 기본 동작원리는 입력이 1인 경우 출력은 0, 입력이 0인 경우 출력은 1이 되며, 이는 출력이 입력의 반대가 되는 인버터라고도 불린다.
논리식 F = $\overline{F}$

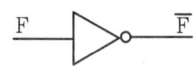

NOT 게이트의 기호

F	$\overline{F}$
0	1
1	0

NOT 게이트의 진리치표

③ NOR 게이트 : OR 게이트의 부정형으로 입력이 모두 0인 경우 출력이 1이 된다.
논리식 F = $\overline{A+B}$

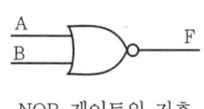

NOR 게이트의 기호

A	B	F
0	0	1
0	1	0
1	0	0
1	1	0

NOR 게이트의 진리치표

④ EX-OR 게이트(exclusive OR gate, 배타적 논리합 회로) : 두 입력이 서로 다른 때만 출력이 1이 된다. 회로(반일치 회로)
논리식 F = A⊕B = A$\overline{B}$ + $\overline{A}$B

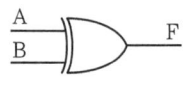

EX-OR 게이트의 기호

A	B	F
0	0	0
0	1	1
1	0	1
1	1	0

EX-OR 게이트의 진리치표

22 ③

① 멀티플렉서(multiplexer)는 여러 개의 입력선 중에서 하나를 선택하여 단일의 출력으로 내보내는 조합논리회로이다. 데이터 선택기(data selector)라고 부르기도 한다. 또한 멀티플렉서는 MUX라는 약어로 표현되기도 한다.
② 디멀티플렉서(Demultiplexer)는 데이터 분배기(data distributor)라고도 불리며, 멀티플렉서와 반대되는 연산을 수행하는 조합논리회로이다.

23 ④

오실로스코프(oscilloscope)
반복되는 전기적인 현상이나 파형 등을 브라운관으로 직시할 수 있도록 한 장치로서, 저주파로부터 수백[MHz]까지의 전자 현상의 관측이나 전기적 양의 측정, 통신기기의 조정, 주파수의 비교, 변조도의 측정 등에 사용된다.

24 ④

유도성 센서는 환경의 영향은 안 받으나 자장의 영향은 받는다.
① 상호인덕턴스 변화를 이용한 센서 : 작은 움직임에 비례, 축방향 변위
② 자기저항의 변화를 이용한 센서 : 전기적 변화를 이용하여 실재 변위를 알 수 있는 것
③ 선형가변차동변환기(LVDT) : 가장 많이 이용되는 센서(압력, 변위, 힘 측정)

25 ②

②의 경우는 A+1=1이 된다.

26 ④

기어는 일정한 두께의 원통에 이를 서로 맞물려 돌아갈 수 있게 하여 동력을 전달하는 기계요소이다.
※ 바깥지름의 크기에 따른 분류

극소형 기어	10[mm] 이하
소형 기어	10~40[mm]
중형 기어	40~250[mm]
대형 기어	250~1,000[mm]
극대형 기어	1,000[mm] 이상

27 ③

다이오드(Diode)의 용도는 정류, 검파, 발진, 증폭, 전압안정 등에 사용하며, PN 접합 다이오드는 정류작용에 사용된다.

28 ②

서미스터(thermistor)
온도 변화에 따라 저항 값이 변하도록 설계한 열 저항이며, 니켈(Ni), 코발트(Co), 망간(Mn), 구리(Cu), 티탄 등의 산화물을 적당한 저항률과 온도계수를 가지도록 2~3종류 혼합하여 소결한 반도체로서, 온도측정, 온도제어, 온도보상 장치 등에 이용된다.

29 ②

나사(screw)
연속적인 나선형 홈을 가지며 보통 둥근 원통 모양으로 기계제작에 쓰이는 부품으로 물체를 고정하거나 힘과 운동을 바꾸어줄 때 사용한다.
① 피치(pitch) : 나사산에서 다음 나사산까지의 거리
② 리드(lead) : 나사가 한 바퀴 돌 때 움직인 거리이며, 한줄 나사의 경우 리드 피치가 같지만, 2줄 나사의 경우 1리드는 피치의 2배가 된다.

30 ③

합성저항(R_t)은 $R_t = 1 + \frac{2 \times 3}{2+3} = 1 + \frac{6}{5} = 2.2[\Omega]$

$I = \frac{V}{R_t} = \frac{15}{2.2} = 6.8[A]$, $IR_1 = I$이므로 $IR_1 = 6.8[A]$가 흐른다.

$I_{R_2} = \frac{3}{2+3} \times 6.8 = 4.08[A]$

$I_{R_3} = \frac{2}{2+3} \times 6.8 = 2.72[A]$

그러므로 R_3에 가장 적은 전류가 흐른다.

31 ②

센서(변환기)는 외부자극(stimulus)을 받아 이것을 전기신호로 변환하는 소자이다.
① 인체에서 발생하는 물리화학적 측정량을 전기적인 출력으로 변환하는 장치이다.
② 센서는 생체로부터 수집되는 에너지를 최소한으로 한다.

③ 정확도와 정밀도가 높아야 하며, 입력과 출력의 관계가 선형성을 가져야 한다.
④ 인체에 무해해야 한다.

32 ④

① 터널 다이오드(tunnel diode) : 불순물 농도를 매우 크게 만들어 부성 저항 특성을 갖는 소자로 마이크로파대의 발진이나 전자계산기의 고속 스위칭 소자로 사용된다.
② 제너 다이오드(zener diode) : 전압을 일정하게 유지하기 위한 전압 제어소자로 정전압 다이오드로도 불리우며, 정전압회로에 사용된다.
③ 가변 용량 다이오드(varactor diode) : 역방향 전압의 변화로 다이오드 양단의 공간 전하 용량이 가변되는 특성을 이용한 소자
④ 발광 다이오드(Light Emitting Diode, LED) : 순방향 전압이 인가되면 PN 접합의 N형 반도체 내의 전자가 PN 접합층으로 이동하고 P형 반도체 내의 정공이 PN 접합층으로 이동하여 전자와 정공이 재결합을 하면서 빛을 발산하도록 하는 소자이며, LED의 빛은 결정과 반도체 불순물에 따라 정해지며 적색, 녹색, 황색, 백색 등이 이용되고 있다.

33 ②

$I = \dfrac{V}{R} = \dfrac{200}{10} = 20[A]$

$P = I^2 R = 20^2 \times 10 = 400 \times 10 = 4000[W]$

$W = P \times t = 4000 \times 3 = 12000[Wh] = 12[kWh]$

34 ③

① 압전 센서 : 압전 물질에 압력이 가해지면 전위가 발생하고 전압을 가하면 변형이 생기며, 압전 물질을 이용하면 어떤 부위에서 일어난 변위나 압력변화에 의한 전위를 측정하며, 심음도, 혈압, 혈류, 초음파기기에 사용된다.
② 유도성 센서 : 인덕턴스의 변화량을 측정하는 센서
③ 온도 센서 : 온도나 열을 감지하는 소자로 센서 중에서 가장 광범위하게 사용되어 다른 센서에 비해 종류가 많다. 온도라는 물리량을 전기신호로 변환하는 것으로 접촉형과 비접촉형으로 구분하며, 비접촉 온도센서에는 적외선 센서가 있고, 접촉형 온도센서는 제벡효과를 이용한 열전대와 온도에 따른 저항 변화 특성을 이용한 측온저항체 및 서미스터가 있다.
④ 용량성 센서 : 정전용량을 측정하는 것으로 판의 면적이 s, 판의 간격이 d, ε은 축전기의 유전율일 때 용량성 센서의 정전용량 관계식은 $C = \varepsilon \dfrac{s}{d}$이다.

35 ②

$A_V = \dfrac{V_o}{V_i} = \left(1 + \dfrac{R_2}{R_1}\right) = \left(1 + \dfrac{2}{1}\right) = 3$

36 ④

혈압은 심장에서 내뿜어진 혈액이 혈관 속을 흐를 때 혈관의 벽에 가해지는 압력으로, 혈압은 우리 몸이 필요로 하는 산소와 영양분을 우리 몸의 각 부분에 공급할 수 있도록 혈액을 순환시키는 역할을 하므로 혈액이 순환되지 못하면 신체는 기능을 할 수 없다. 심장은 수축하여 혈액을 동맥 내로 펌프질하거나, 이완하여 전신을 순환하고 돌아오는 혈액을 받아들이는 두 단계의 운동을 하며 심장이 수축할 때 동맥의 측벽이 받는 압력을 최고혈압(수축기 혈압), 심장이 이완될 때 동맥의 측벽이 받는 압력을 최저혈압(이완기 혈압)이라고 하고 "최고혈압/최저혈압"으로 표시한다.
혈압은 대개 동맥혈압을 말한다. 동맥혈압이란 동맥(심장에서 온몸으로 나가는 피가 흐르는 혈관)의 벽에 미치는 피의 압력을 뜻한다. 사람의 혈압은 시시각각으로 변하는데 심장이 한번 뛰는 동안에도 혈압은 큰 차이가 있다.
혈압을 나타내는 단위는 mmHg이다.

37 ③

① n형 반도체 : 순수한 진성반도체인 게르마늄(Ge)이나 실리콘(Si)에 5가의 불순물 원자인 비소(As), 안티몬(Sb), 인(P) 등을 넣으면 공유결합을 하고 한 개의 과잉전자를 발생시킨다. 이 과잉전자를 제공한 불순물을 도너(donor)라 한다.
② p형 반도체 : 순수한 진성반도체인 게르마늄(Ge)이나 실리콘(Si)에 3가의 불순물 원자인 알루미늄(Al), 붕소(B), 인듐(In), 갈륨(Ga) 등을 넣으면 공유결합을 하고, 하나의 전자가 부족하게 되어 정공이 발생한다. 이 정공을 제공

한 불순물을 억셉터(acceptor)라 한다.

38 ②

① 주파수(frequency) : 1초 동안 발생하는 진동의 수(사이클)를 뜻하며, 단위로는 헤르츠[Hz]를 사용한다.
② 주기(period) : 1[Hz] 진동하는 동안 걸리는 시간을 주기라 한다.
$T = \dfrac{1}{f}$ [sec]
③ 각주파수 : 1초 동안에 회전한 각도로
$\omega = 2\pi f$ [rad/sec]
④ 위상 : $v = V_m \sin(\omega t + \theta)$ [V]에서 θ를 위상 또는 위상각이라 한다.

39 ①

직류 신호를 차단하고 교류 신호를 잘 통과시키는 소자가 커패시터(콘덴서)이고, 교류 신호를 차단하고 직류 신호를 잘 통과시키는 소자가 코일이다.

40 ②

생체전기신호
① 생체선기신경세포나 근세포에 의해 발생되는 활동전위를 센서(전극)를 이용하여 측정
② 센서 주변에 분포한 많은 세포의 활동에 의해 발생되는 전계를 전류 전압형태로 표시
③ 의료분야에서 진단에 많이 사용
④ 심전도, 뇌전도, 안구전도, 근전도 등이 있다.

41 ④

「의료법」 제2조(의료인)
① 이 법에서 "의료인"이란 보건복지부장관의 면허를 받은 의사·치과의사·한의사·조산사 및 간호사를 말한다.

42 ③

초음파 의료기기의 사용 중 결석의 탐사와 위치 결정 그리고 분쇄상태를 확인할 때 뼈와 겹치는 부분의 결석 분쇄는 어렵다.

초음파 의료기기의 특징
① 방사선 노출 위험이 없어 인체에 무해하다.
② 영상을 실시간으로 확인할 수 있다.
③ X-선 투과성 결석도 발견할 수 있다.
④ 가격이 저렴하여 의료 전 분야에 걸쳐 널리 사용한다.

43 ①

1. 주기억장치 : 실행되고 있는 프로그램과 이의 실행에 필요한 데이터를 기억하고 있는 장치
   ① ROM(Read Only Memory) : 읽어내기 전용으로, 사용자가 기억된 내용을 바꾸어 넣을 수 없는 기억소자로서 전원을 차단하여도 기억 내용을 보존한다. 종류로는 Mask ROM, PROM, EPROM, EEPROM이 있다.
   ② RAM(Random Access Memory) : 기억내용을 임의로 읽거나 변경할 수 있는 기억소자로서 전원을 차단하면 기억내용이 사라지므로 휘발성 기억소자라 한다. 종류로는 SRAM, DRAM이 있다.
2. 보조기억장치
   ① 순차접근 기억장치 : 기록 매체의 앞부분에서부터 뒤쪽으로 차례차례 접근하여 찾으려는 위치까지 접근해가는 장치로서, 데이터가 기억된 위치에 따라 접근되는 시간이 달라지게 된다. 종류로는 자기 테이프, 카세트 테이프, 카트리지 테이프가 있다.
   ② 직접 접근 기억장치 : 물리석인 위치에 영향을 받지 않으므로 순차적 접근 장치보다 빨리 데이터를 처리한다. 종류로는 자기 디스크, 하드 디스크, 플로피 디스크, CD-ROM, 자기 드럼이 있다.

44 ④

수액주입펌프(infusion pump)
수액의 주입량을 임의로 조절할 수 있는 장치로서 신생아나 영유아 또는 중환자들에게 수액이나 약물을 적정량 주입하고자 할 때 많이 사용하고 있다.

45 ①

매크로 쇼크(Macro shock)와 마이크로 쇼크(Micro shock)
① 매크로 쇼크(Macro shock) : 높은 전기적 에너지의 충격으로 인한 위험

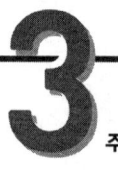

1[mA]	찌르르 느낀다.(최소감지전류)
5[mA]	손발이 강하게 느끼지만 참을 수 있는 최대전류
10~20[mA]	자력으로 이탈할 수 있는 한계 (이탈한계전류)
50[mA]	통증, 기절, 심장, 호흡기계의 흥분
100[mA]~3[A]	심장세동의 발생
6[A] 이상	대전류에 의한 화상

② 마이크로 쇼크(Micro shock) : 인체신경망은 전기적 신호를 통해 동작. 수[μV] 단위, 즉 인체에 작은 전기적 신호를 인가하면 인체는 오작동(심장의 경우 대단히 위험)

46 ①

「의료기기의 전기·기계적 안전에 관한 공통 기준 규격」

2.5 전류

2.5.1 접지누설전류 : 전원부에서 절연의 내부 또는 표면을 통해 보호접지선으로 흐르는 전류

2.5.2 외장누설전류 : 정상적인 사용 시에 장착부를 제외하고 조작자 또는 환자가 접촉할 수 있는 외장 또는 외장의 부분에서, 보호접지선 이외의 도전접속을 통해 대지 또는 그 외장 외의 다른 외장 부분으로 흐르는 전류

2.5.3 누설전류 : 기능과는 무관한 전류로서 접지누설전류, 외장누설전류 및 환자누설전류로 정의된다.

2.5.4 환자측정전류 : 정상적인 사용 시 환자의 어느 한 장착부와 환자의 다른 모든 장착부 간에 흐르는, 생리적인 효과를 의도하지 않은 전류로서 예를 들면, 증폭기의 바이어스 전류, 임피던스 프레티스모그라피에 사용하는 전류를 말한다.

2.5.6 환자누설전류 : 장착부에서 환자를 경유하여 대지에 흐르거나 또는 외부의 전원에서 환자에게 의도하지 않은 전압에 기인하여 환자로부터 F형 장착부를 경유하여 대지로 흐르는 전류

47 ④

경피신경전기자극치료기(TENS)

전류를 이용, 피부의 말초감각신경을 자극하여 다양한 원인으로 초래되는 제반 통증을 치료하는 방법으로 근경직 완화, 미열 효과와 마사지 등의 효과가 있는 치료 방법이다.

48 ③

printf 함수는 입력된 인자값을 출력하는 기능이고, scanf 함수는 입력 함수이다.

49 ①

폐기물관리법에서 규정한 의료폐기물의 종류

폐기물이란 쓰레기 등으로서 사람의 생활이나 사업 활동에 필요하지 아니하게 된 물질을 말한다.

– 격리 의료폐기물 : 감염병으로부터 타인을 보호하기 위하여 격리된 사람에 대한 의료행위에서 발생한 일체의 폐기물을 말한다.

– 위해 의료폐기물

① 조직물류폐기물 : 인체 또는 동물의 조직, 장기, 기관, 신체의 일부, 동물의 사체, 혈액, 고름 및 혈액생성물(혈청, 혈장, 혈액제제)에서 발생한 폐기물을 말한다.

② 병리계 폐기물 : 시험, 검사 등에 사용된 배양액, 배양용기, 보관균주, 폐시험관, 슬라이드, 커버글라스, 폐배지, 폐장갑

③ 손상성 폐기물 : 주사바늘, 봉합바늘, 수술용 칼날, 한방침, 치과용침, 파손된 유리재질의 시험기구

④ 생물, 화학폐기물 : 폐백신, 폐항암제, 폐화학치료제

⑤ 혈액오염폐기물 : 폐혈액백, 혈액투석 시 사용된 폐기물, 그 밖에 혈액이 유출될 정도로 포함되어 있어 특별한 관리가 필요한 폐기물

50 ④

CT 번호(CT number, Hounsfield number)

각 화소의 상대적 선감약계수(relative linear attenuation coefficient)로서, 참고물질로 물의 CT 번호를 0으로 하고 인체에서 가장 X선 흡수율이 높은 고밀도골(compact bone)을 +1,000으로, 가장 X선 흡수율이 낮은 공기를 −1,000으로 정한 후 어떤 물질의 선감약계수를 계산하는 것이다. 참고로 지방은 −100, 정상 혈액은 12, 응고 혈액은 40~60의 CT 번호를 갖는다.

이러한 CT 번호를 회색조 단계(gray scale)로 재

구성(reconstruction)하여 화면에 나타낸 것이 CT 영상이다.

① CT number=$\dfrac{\mu w}{\mu p - \mu w} \cdot A$

   μ : 측정된 조직의 감약계수
   μw : 물의 감약계수
   A : 확대상수 500 또는 1000

② 각 조직의 CT number

조직	CT number
공기	-1000
지방	-100
물	0
뇌척수액	15
백질	46
회백질	43
혈액	40
뼈	1000

51 ②

① 원심분리기(centrifuge) : 회전에 의한 원심력을 이용하여 비중이 다른 두 가지 액체 또는 액체 중에 잘 침전되게 하는 미립자상 고체 등을 분리하는 장치
② pH meter(피에이치미터) : 산성·알칼리성의 농도의 지표인 pH(수소 이온 지수)를 측정하는 계기(計器). pH는 수소 이온의 mol 농도의 상용로그의 역수로 정의되는 양인데, 실용적으로는 2종의 표준용액을 혼합하는 방법으로 측정 표준이 만들어져 있다. 손으로 하는 분석에서는 시약과 지시약을 사용, pH를 측정하고, 공업계측이나 실험실에서의 자동측정에서는 시료 용액 속에 담근 특수한 전극의 전위차를 측정하는 계기가 널리 사용되는데, 이것을 pH 미터라고 부른다. 전극으로는 수소전극·퀸히드론 전극·안티몬 전극·유리전극 등을 사용하는데, 현재는 대부분의 용도에 유리전극을 쓰고 있다. 증폭기와 짝지어 pH의 값(산성 1~7, 알칼리성 7~14)을 1/100자리까지 측정할 수 있는 정밀형도 있다.
③ 생화학분석기(chemistry Analyzer) : 혈액에서 분리한 혈청이나 요 등을 이용해 간, 신장, 췌장 등에 관련된 수치와 혈당, 단백질 등을 평가할 수 있는 장비이다.
④ 자동혈구 계수기(blood cell counter) : 혈구수 또는 그 밖의 입자수를 측정하는 계수기로서 빈혈이나 백혈병 등을 비롯한 혈액학적 질환이나 기타 유관 질환의 진단을 위한 가장 기초적이고 필수적인 검사이다.

52 ①

전기 자극치료기는 인체에 전류를 직접 통하게 함으로써 반응을 유발, 질병을 치료하는 전기치료기이다.
※ 전기 자극치료기의 구성
• 치료용 전기 자극은 전원장치로부터 직류나 교류 전원을 신호발생기에 공급함으로써 생성
• 신호발생기 구성 : 전원공급회로, 발진회로, 출력증폭회로이며 의료용으로는 3가지가 쓰인다.

1. 전원공급
   ① 변압기 : 전류공급 전자기 유도를 통하여 제공된 교류전류의 증가를 늦추는 데 사용되는 장치
   ② 정류기 : 교류를 직류로 변환하는 장치. 이 온도입에 적용. 단상파형으로 변환하여 말초신경섬유가 활성화되게 한다.
   ③ 여과기 : 특정 교류 주파수를 차단하고 다른 교류 주파수를 통과시켜 전기 자극을 발생하도록 하는 장치이다.
   ④ 조절기 : 전류의 흐름이 일정하게 유지되도록 조절하는 장치이다.
2. 발진기 회로 : 치료적 회로의 주파수 특성을 조절하는 역할로서 주파수, 진동시간, 순환주기, 상승 및 붕괴시간 등을 조절한다.
3. 증폭기의 출력회로 : 입력 에너지 증가 출력에 큰 에너지의 변화를 출력하는 장치. 반파의 전류, 전압 등의 강도를 조절, 증폭한다.

53 ④

인공관절에 따르는 문제점
인공관절이 생체의 정상관절과 똑같이 안정적일 수는 없기 때문에 간혹 발생하는 수술 후 탈구나 심부 상처 부위의 감염증으로 인한 기능상실 등이 있으며, 이를 예방하기 위해 세심한 주의가 요구된다.
① 골 해리(bone dissociation) : 인공관절의 고정부가 마모되거나 느슨해져 불안정해지는 현상

② 골 흡수(bone resorption) : 골 조직에서 칼슘이 빠져나가 뼈에 구멍이 나고 부서지기 쉽게 되는 현상
③ 골 마모(bone wear) : 뼈의 마찰 부분이 닳아서 손상되는 현상

54 ①
① 체외충격파 결석파쇄법(Extracorporeal Shock Wave Lithotripsy) : 신장, 요관, 요도, 방광 등에 생긴 결석을 체외에서 충격파를 쬐어 작은 파편으로 파쇄해 자연 배출시키는 비침습적이고 혁신적인 방법이다.
② 카테터(catheter)는 체강 또는 내강이 있는 장기 내로 삽입하기 위한 튜브형의 기구로 금속제의 경성인 것과 고무, 플라스틱제의 연성인 것이 있다.
③ 산화기(oxygenator)는 심폐바이패스 회로 중에서 우리 몸의 폐의 가스교환 기능을 대행해 주는 장치로 산화기는 심폐기를 이루는 구성성분 중 동맥펌프와 더불어 가장 중요한 두 가지 기본 성분 중의 하나이다.
④ 선형가속기 : 다수의 원통형 전극을 직선으로 배치하고 고주파 전압을 걸어 그곳을 지나는 전자나 이온을 가속시키는 장치이다.

55 ①
운영체제(OS, Operating System)
컴퓨터 시스템의 효율적인 사용을 위하여 컴퓨터의 모든 행위를 감시하고 통제하는 일련의 거대한 소프트웨어의 집단으로 Windows, UNIX, MS-DOS, MAC 등이 있다.

56 ①
「의료법」제1절 의료기관의 개설
제33조(개설)
② 다음 각 호의 어느 하나에 해당하는 자가 아니면 의료기관을 개설할 수 없다. 이 경우 의사는 종합병원·병원·요양병원 또는 의원을, 치과의사는 치과병원 또는 치과의원을, 한의사는 한방병원·요양병원 또는 한의원을, 조산사는 조산원만을 개설할 수 있다.
 1. 의사, 치과의사, 한의사 또는 조산사
 2. 국가나 지방자치단체
 3. 의료업을 목적으로 설립된 법인(이하 "의료법인"이라 한다)
 4. 「민법」이나 특별법에 따라 설립된 비영리법인
 5. 「공공기관의 운영에 관한 법률」에 따른 준정부기관, 「지방의료원의 설립 및 운영에 관한 법률」에 따른 지방의료원, 「한국보훈복지의료공단법」에 따른 한국보훈복지의료공단

57 ④
① 심실세동 : 심장이 매우 빠르고 불규칙하게 수축함으로써 실제적인 심박출량을 만들어 내지 못하고 가늘게 떨고 있는 상태
② 제세동 : 심실세동이 발생된 심장에 강한 전류를 일시적으로 통과시킴으로써 심실세동을 종료시키고 심장이 다시 정상적으로 박동하도록 하는 전기 충격치료 페이스메이커는 느린 부정맥 또는 느린 심박동환자를 치료한다. 페이스메이커는 피로 등의 증상완화에 도움이 될 수 있다.
서맥이 심해져서 약물로 치료가 불가능할 경우 증상을 개선하기 위해서 심박 조율기(페이스메이커, pacemaker)를 설치하는데 임시형과 영구형이 있으며, 설치하려면 수술을 해야 한다. 이식형 제세동기(ICD)는 빠른 부정맥 또는 빠른 심박동을 치료한다. 심실의 빠른 부정맥은 생명을 위협할 수 있다. 따라서 ICD는 빠른 박동을 중지시킬 뿐 아니라 정상 심장박동을 회복시키고, 심장 돌연사를 예방한다.
③ 자동제세동기 : 심장 리듬을 자동으로 분석하여 필요한 경우 제세동을 시행할 수 있도록 유도하여 주는 의료장비로 이상파형 자동제세동기는 제조회사에 따라 120~200[J]로 제세동을 시행하도록 설정되어 있다.

58 ④
LASER(Light amplification by stimulated emission of radiation)
빛의 조사(방사)의 유도 방출에 의해 증폭된 빛을 말한다.
일반 빛과 레이저는 단색광이므로 파장에 따라 붉은색, 노란색 등의 단색으로 보이고, 근적외선이나 자외선 대역 파장의 레이저는 눈에 보이지 않으며

파장에 따라 투과하는 정도나 흡수도가 다르므로 치료에 매우 중요한 변수가 된다. 지향성이 높아 렌즈를 이용하여 빛을 집속하면 단위 면적당 매우 높은 빛 에너지(전력밀도 : power density)를 얻을 수 있다.
* 레이저의 특성
    ① 단색성(Monochromaticity) – 단일파장
    ② 지향성(Directivity) – 광 공진기로 왕복한 힘
    ③ 간섭성(Coherence) – 위상차
    ④ 고휘도성(Brightness)과 에너지 집중도

59 ①

① 온도 센서(temperature sensor)란 온도변화에 의해서 내부 저항값이나, 전압 혹은 전류가 변하는 센서로, 공업계측용으로는 열전쌍, 온도 측정 저항체, 서미스터(NTC), 금속식 온도계가, 그리고 생활용품의 센서로는 서미스터(NTC, PTC, CTR), 감온 페라이트, 금속식 온도계가 많이 쓰이고 있다.
   ㉠ 서미스터(Thermistor, Thermally Sensitive Resistor) : 온도에 따라 내부저항값이 작아지는 부성특성을 이용한 소자
   ㉡ 금속저항센서(metal resistance temperature detector) : 금속재료가 온도에 따라 비례 저항이 커지는 것을 이용한 소자로, 동, 니켈, 백금이 선(線)이나 막(膜)형태로 온도 센서로서 사용되고, 백금선을 사용한 것은 백금온도 측정 저항체로서 사용된다.
   ㉢ 열전쌍센서 : 서로 다른 물체에 온도를 가하면 기전력이 발생하는 원리를 이용한 소자
② 압전 센서(piezoelectric sensor)란 압전 물질에 압력이 가해지면 전위가 발생하고 전압을 가하면 변형이 생기는 소자로, 압전 물질을 이용하면 어떤 부위에서 일어난 변위나 압력 변화에 의한 전위를 측정하며, 심음도, 혈압, 혈류, 초음파기기에 사용된다.

60 ②

개별적인 대상 정보에 대해 항목별로 숫자나 문자 또는 이들의 조합을 이용하여 간단하게 나타내는 것이 코드화이다.
① 숫자 코드 : 숫자 코드는 연속적으로 만들 수 있으며, 새로운 항목에는 다음의 새로운 숫자가 부여된다.
② 연상기호 코드 : 사용자가 그 코드를 기억하기 쉽게 해 주지만 많은 양의 분류에서는 코드 길이가 길어지거나 그 항목의 의미와는 어긋난 코드가 생성될 수 있다.
③ 계층구조 코드 : 이미 나와 있는 간단한 코드를 하나 이상의 문자를 더하여 새로운 좀 더 자세한 코드를 만드는 것이다.
④ 조합 코드 : 치료과정의 행위, 기구, 목적 그리고 해부학적 부위를 순서대로 배열하여 이용 가능한 의료행위 분류를 들 수 있다.

제3회 CBT 대비 모의고사 해설

01 ①
의공학
전자공학의 기술을 이용한 첨단 의료장비의 개발 분야, 정보산업의 발전에 따른 종합정보통신망을 이용하여 병원과 병원 간, 병원과 가정 사이 및 도시와 산간벽지 사이의 지역차가 없는 광역 진료 시스템 분야, 또는 보이지 않는 인체 내부 장기의 형체를 영상화시키는 분야, 인공 심장, 인공 폐, 인공 신장과 같은 인공장기분야 등의 연구를 통하여 인체의 과학적인 분석과 해석을 가능하게 함으로써 의료계의 정확한 진단과 치료에 도움을 주기 위한 필요에서 출발한 학문이다.

02 ③
① ein : 없는(not), 반대의, 내재의
② ecto : 외부의(outer)
③ extra : 여분의(additional)
④ en : 안쪽의(in), 내재의

03 ①
활동전위의 생성
① 활동전위(action potential) : 신경세포가 자극을 받아 신경흥분이 전도될 때의 막전위 상태 탈분극(depolarization)을 유도한다.
② 역치전위(threshold potential) : 활동전위를 일으킬 수 있는 만큼의 Na 이온이 들어온 상태로 −50[mV]이다.
③ 실무율(all-or-none) : 활동전위가 탈분극을 일으키고 역치에 이르지 않으면 탈분극화를 일으키지 않는다.
④ 재분극(repolarization) : 세포 내부의 K 이온의 농도가 더 높기 때문에 이들 이온이 세포 밖으로 분출되기 시작하고 세포 내부는 점점 음전화로 바뀌면서 재분극한다.
※ 불응기(refactory period) : 탈분극 후 활동전위를 만들기까지 일정 시간 기다려야 하는 것

04 ③
서미스터(thermistor)
온도 변화에 따라 저항 값이 변하도록 설계한 열 저항이며, 니켈(Ni), 코발트(Co), 망간(Mn), 구리(Cu), 티탄 등의 산화물을 적당한 저항률과 온도 계수를 가지도록 2~3종류 혼합하여 소결한 반도체로서, 온도측정, 온도제어, 온도보상장치 등에 이용된다.
서미스터(thermistor)의 특징
① 매우 소형으로 만들 수 있어 생체 내의 온도나 국부의 온도 측정이 가능하다.
② 응답속도가 빠르고 감도가 높다.
③ 저항이 아주 높아서 유도 전극선의 저항을 무시할 수 있다.
④ 장시간 체온을 측정할 때 적합한 센서이다.

05 ③
머리뼈는 15종 23개의 뼈로 이루어진다. 이 중 아래턱뼈와 목뿔뼈 두 개를 제외하고 나머지 21개의 뼈는 서로 복잡하게 연결되어 하나의 덩어리를 형성한다. 머리뼈는 뇌머리뼈, 얼굴뼈, 혀의 뼈, 귓속뼈로 크게 4부분으로 나눌 수 있다. 머리는 총 28개의 뼈로 구성된다. 이 중 머리뼈는 22개로 구성되며 뇌머리뼈, 얼굴뼈로 크게 나눌 수 있다.
① 뒤통수뼈(occipital bone) : 마루뼈와 고리뼈(첫째 목뼈) 등을 관절로 연결하는 납작한 머리뼈. 머리뼈의 기저 부분에서 가장 커다란 부분

을 차지한다.
② 노뼈(radius) : 아래팔뼈 중 바깥쪽에 있는 뼈이다.
③ 벌집뼈(ethmoid bone) : 무쌍의 비강의 상측, 좌우안와 안쪽의 정중에 있는 뼈이다.
④ 시상봉합(sagittal suture) : 뼈와 뼈 사이의 연결은 섬유성, 연골성, 활액성의 3종류로 구별할 수 있는데 섬유성 연결 가운데 결합조직이 극히 적고 여러 방향으로 굴곡한 연결을 봉합이라 하고 시상봉합은 좌우의 두정골 사이에서 두 개정중 상면에 존재하는 것을 말한다.

06 ①

패러데이 법칙은 전기화학의 가장 기본적인 법칙으로, 전해질 용액에 전류를 흘려줄 때 전극에서 생성되는 물질의 양은 화학 당량의 정수배가 되는데 1당량은 흘려준 전기량과 관련 있다는 것이다. '패럿(farad)'이라는 단위로 전기분해할 때의 전기량을 표시하고 있다.
① 패러데이의 법칙 : 전자유도에 의하여 생기는 기전력의 크기는 코일을 쇄교하는 자속의 변화율과 코일의 권수에 비례한다.(전자유도법칙)
② 렌츠의 법칙 : 전자유도에 의하여 생기는 기전력의 방향은 그 유도 전류가 만드는 자속이 항상 원래의 자속의 증가 또는 감소를 방해하는 방향이다.(역기전력의 법칙)
③ 비오-사바르의 법칙 : 전류에 의한 자기장의 세기를 결정한다.
④ 플레밍의 오른손법칙 : 도체가 운동하여 자속을 끊었을 때 기전력의 방향을 알 수 있는 법칙
⑤ 플레밍의 왼손법칙(Fleming's left hand rule) : 자기장 안에 놓여 있는 도선에 전류가 흐를 때 도선이 받는 전자력의 방향은 왼손의 세 손가락을 서로 직각 방향으로 펼치고, 집게손가락은 자기장의 방향, 가운데 손가락은 전류의 방향으로 하고 엄지손가락의 방향이 전자력의 방향이다.

07 ③

심음은 가청주파수 영역의 진동으로서 청진기를 이용하면 음으로 들을 수 있으며, 최근에 개발된 마이크로폰 등을 사용하여 신호처리나 객관적인 표시 등도 가능하다.

① 뇌전도 : 뇌의 활동으로 생기는 약한 전류인 뇌파를 그래프에 기록한 도면을 말한다.
② 근전도 : 근육의 움직임으로 발생한 전류의 변화를 기록하는 그래프를 말한다.
③ 안구전도 : 일정한 거리의 2점을 교대로 보게 해서 안구운동에 의한 뇌파를 기록하는 방법을 말한다.

08 ③

$V = I \cdot R = 2 \times 10 = 20 [V]$

09 ①

신체의 움직임에 따른 근육에서 발생하는 신호를 검출하는 것이 근전도이므로 심전도 신호를 측정할 때 심전도 신호에 섞여 있는 근전도 신호를 억제하기 위해서는 신체의 움직임을 제한하여야 한다.
① 측정 시 움직이지 않는다.
② 일회용 전극은 재사용하지 않는다.
③ 전극의 부착 부분을 사전에 깨끗이 한다.
④ 피부 표면 부착 시 접촉력 유지 및 페이스트를 사용한다.
⑤ 리드 선의 연결을 유지한다.(피복 편리, 단선 주의)
⑥ 전극과 측정 부위와의 접촉 임피던스를 감소시킨다.

10 ④

의료 초음파는 초음파를 이용해 근육, 힘줄, 그리고 많은 내부 장기들, 이들의 크기, 구조와 병리학적 손상을 실시간으로 단층 영상으로 가시화하는 진단 의료 영상 기술이다. MRI나 CT에 비해 가격이 저렴하고 이동이 용이하여 널리 사용되고 있다.
① A(amplitude : 진폭) 모드 : 반사된 신호를 표현하기 위한 방법은 A 모드와 B 모드가 주로 쓰인다. 초음파는 직진성이 뛰어나 음향 임피던스가 다른 두 물질 사이의 경계면에서 반사가 일어나 그 반사파를 수신할 때까지의 시간을 바탕으로 물질까지 위치를 계산할 수 있다. 물질까지의 거리를 가로축에 두고 반사된 에코의 진폭을 세로축에 둔 그래프가 A 모드 영상이다. 원리는 중요하지만, A 모드는 실제 검사에는 별로 사용되지 않는다.
② B(brightness : 밝기) 모드 : 반사된 신호의 진

폭과 위치를 점의 밝기로 표시한 것이 B 모드이다. 1개의 초음파 빔은 1차원 영상밖에 구성할 수 없지만, 여러 초음파 빔을 발생시키면 2차원 그림을 만들 수 있다. 단순히 초음파 검사라고 하면 B 모드를 가리키는 경우가 많다.

③ M(Motion : 움직임) 모드 : 초음파 반사의 신호가 변화하는 것을 영상화하는 검사이다. 심장 밸브나 심근의 움직임 등 움직임이 있는 부위가 변하는 모습을 실시간으로 관찰할 수 있기 때문에 도플러 초음파와 마찬가지로 심장 초음파에 많이 쓰인다.

④ 도플러 영상 : 도플러 효과에 의해 반사된 음파의 주파수가 변화하는 것을 이용하여 물체가 프로브에 접근하고 있는지 멀어지고 있는지를 판정해 이미지상에 나타낼 수 있다.

도플러 영상에는 특정 위치의 초음파 빔의 주파수 변화를 교류로 변환해 그래프로 나타내는 도플러 모드와 B 모드 이미지에 지정된 영역에서의 유속 변화를 색으로 표현하는 컬러 도플러 모드가 있다. 특히 심장 초음파에서 심장의 혈류를 평가하는 데 유용하다.

⑤ 컬러 도플러는 적색 이동, 청색 이동이 각각 멀어지고 가까워지는 도플러 효과를 나타내지만, 의료용 기기에서는 반대로 적색이 가까워지는 것, 청색이 멀어지는 것을 표시한다.

11 ③

공통 모드 제거비(CMRR, Common Mode Rejection Ratio)는 2개 입력에 공통인 불요 신호를 제거하기 위한 장비 성능 지수로 양 입력에 공통인 간섭 신호를 제거하고 차등 신호만을 증폭하는 차등 증폭기의 성능을 나타내는 것이다.
CMRR의 값은 '차등 이득/공통 모드 이득'을 데시벨(dB)로 나타내며, 클수록 좋다.

$$CMRR = 20\log\frac{A_d}{A_s} = 20\log\frac{100}{0.001} = 100[dB]$$

12 ①

① 차동증폭기(differential amplifier) : 2개의 입력 단자에 가해진 2개의 신호차를 증폭하여 출력으로 하는 회로이다.
② 전치증폭기(pre-amplifier) : 메인 앰프, 즉 주 증폭기 앞단에 설치하여 마이크로폰이나 픽업, 텔레비전의 촬상관 등의 미소 출력 신호를 어느 정도 증폭하여 메인 앰프에 가하고, 잡음의 혼입이나 SN비의 저하를 방지하기 위해 사용하는 것이다.
③ 고입력 임피던스 증폭기(high input impedance amplifier) : 증폭기의 초단 증폭회로에 FET(전계 효과 트랜지스터) 등의 고입력 임피던스 소자를 사용하고, 입력 전류를 10~100[pA](접합형 FET), 혹은 0.01~1[pA](MOS형) 정도의 고입력 임피던스로 한 것

13 ④

혈류측정법(blood flow measurement)
생체에 있어서의 혈류측정의 방법은 침습적 방법과 체외에서 비침습적으로 측정하는 방법으로 구별된다.
1. 침습적인 방법
 ① 체적법 : 혈관을 절단하여 흐르는 혈액의 체적을 구한다.
 ② 동압법 : 흐름 속에 물체를 넣고, 그 물체가 흐름의 운동량의 변화에 의해 받는 힘을 측정함으로써 구한다.
 ③ 차압법 : 베르누이(Bernoulli)의 정리나 푸아죄유(Poiseuille)의 식을 이용
 ④ 열식 유량측정법 : 열의 냉각, 열전도율의 변화에서 구한다.
 ⑤ 전자유량계 : 자계 내를 흐르는 유체에 의해 발생하는 기전력에서 구한다.
2. 비침습적 방법
 ① 초음파혈류 도플러법
 ② 핵자기공명법
 ③ 레이저혈류계 등

14 ①

① X-선 조영술 : X-선 조영제를 주사하여 혈관의 이상 유무를 알아보는 방법이다.
② fMRI(functional Magnetic Resonance Imaging, 기능성 자기공명장치) : MRI 기능에 산소가 많이 소비되는 지점과 양을 영상으로 표현 가능하게 만든 기기이다.
③ NIBP(Non-Invasive Blood Pressure) : 우리가 보통 알고 있는 혈압을 재는 방식으로 팔뚝에 커프를 감고 가압해서 동맥을 압박 후에 천

천히 감압하여 혈액이 흐를 때 생기는 와류의 소리를 청진하여 수축기 혈압과 이완기 혈압을 측정하는 방법이다.
④ 색도플러 영상법(color flow doppler imaging) : 다양한 혈류 방향과 속도를 파란색과 빨간색의 농도 차이로 나타나는 것을 이용하는 방법이다.

15 ②

혈중산소포화농도(SpO_2)는 동맥혈관 내 혈액의 적혈구에 산화 헤모글로빈의 농도 변화를 680[nm] 파장을 갖는 적색 발광다이오드와 890[nm] 파장을 갖는 적외선 발광다이오드, 이를 수신하는 광수신 포토다이오드를 이용하여 체외의 말초기관에서 측정한다.

16 ①

전압 폴로워(Voltage follower) 회로이며,
$A_V(V_s - V_o) = V_o$, $V_o = \dfrac{A_V}{1+A_V} \cdot V_s$ 에서

$A_V = \infty$ 이므로 $V_o = V_s$, ∴ $A_{Vf} = \dfrac{V_o}{V_s} = 1$

17 ③

마찰력(friction)이란 어떤 물체가 그것이 접해 있는 면에 따라 움직이려고 할 때는 항상 그 운동을 방해하려는 힘을 말한다.

마찰의 종류(Types of frictions)

① 경계마찰(Mixed Friction) : 고체표면에 단일 분자층으로부터 기체의 막이 부착된 경계 윤활의 마찰
② 건조마찰(Solid Friction) : 고체마찰이라 할 수 있으며 깨끗한 고체 표면끼리의 마찰
③ 유체마찰(Fluid Friction) : 고체표면 간에 충분한 유체 막을 형성하여 그 유체 막으로 하중을 지지하는 윤활에 의한 마찰
  ㉠ 완전 윤활 마찰 : 2개의 고체면 사이에 유동성 윤활제와 고체마찰제가 개재하여 2개의 고체면이 서로 직접 접촉하지 않고, 운전 중 두 활동면 사이에 완전한 유막이 형성되어 양면이 완전히 분리되어 있어서 가장 좋은 윤활 조건에 있는 마찰 상태이다.
  ㉡ 불완전 윤활 마찰 : 고체마찰과 액체마찰의 중간쯤 되는 마찰 상태로서 윤활마찰 상태와 베어링과 고체면 사이에 윤활제가 개재하고 있어도 어느 곳에서는 양 활동면의 유막이 깨져서 직접 접촉하여 윤활작용이 완전하지 못하게 되는 상태이다.

18 ④

인체의 감각 : 시각, 청각, 후각, 미각, 촉각
① 시각의 감각기관은 눈이며, 수용기는 망막에 있다.
② 청각의 감각기관은 귀이며, 수용기는 내이(內耳)의 달팽이관 속에 들어 있다.
③ 후각의 감각기관은 코이며, 수용기는 비점막 속에 들어 있다.
④ 미각의 감각기관은 입 안의 혀이며, 수용기는 혀의 미뢰 속에 있다.
⑤ 촉각의 감각기관은 피부이며, 피부는 온각, 냉각, 통각, 압각의 감각기관이다.

인간의 오감과 센서와의 비교

인간의 기관	인간의 감각	센서의 종류	센서 소자의 일례
눈	시각(빛)	광 센서	광도전 소자, 이미지 센서, Photo-Didode
귀	청각(소리)	음향 센서	마이크로폰, 압전 소자, 진동자
피부	촉각(압력)	진동 센서	Strain Gauge, 반도체 압력 센서
	(온도)	온도 센서	백금 서미스터
	습도	압력 센서	적외선
혀	미각(맛)	맛 센서	백금, 산화물, 반도체, 가스 센서, 입자 센서
코	후각(냄새)	냄새 센서	Bio-Chemical 소자, Zirconia 소자
오감이 아닌 센서		중력 센서	자이로효과(진동자이로), 가속도 센서
		자기 센서	Hall 소자, Radar, SQUID

19 ④

디지털 데이터를 아날로그로 출력하기 위해서는 D/A 변환기가 필요하다.

20 ①

① 굽힘(flexion) 운동 : 닿고 있는 두 뼈 사이의 각도가 원래의 각도보다 작아지는 경우를 말한다.
② 폄(extension) : 두 뼈 사이의 각도가 다시 원래의 각도대로 커져 해부학적 자세에 가까워지는 움직임을 말한다.
③ 젖힘(hyperextension) : 관절에 따라 폄에는 해부학적 자세를 넘어서는 경우도 있는데 이럴 때 이 움직임을 말한다.

④ 벌림(abduction), 모음(adduction) : 몸의 장축에서 멀어지는 운동이 벌림, 그 반대를 모음이라 말한다.

21 ②

MRI(Magnetic Resonance Imaging : 자공명영상장치)의 원리

인체를 구성하는 물질의 자기적 성질을 측정하여 컴퓨터를 통하여 다시 재구성, 영상화하는 기술이다. MRI는 X-ray처럼 이온화 방사선이 아니므로 인체에 무해하고, 3-D 영상화가 가능하며 컴퓨터 단층촬영(CT)에 비해 대조도와 해상도가 더 뛰어나다. 그리고 횡단면 촬영만이 가능한 CT와는 달리 관상면과 시상면도 촬영할 수 있고, 필요한 각도의 영상을 검사자가 선택하여 촬영할 수 있다. 이러한 장점으로 인해 널리 쓰이고 있지만, 검사료가 비싸며 촬영시간이 오래 걸린다. 또한 검사공간이 협소하여 혼자 들어가야 하므로 중환자나 폐소공포증이 심한 환자는 찍을 수 없는 단점이 있다. MRI는 주로 중추신경계, 두경부, 척추와 척수 등 신경계통의 환자에게 이용되나 이용 범위는 넓다.

22 ①

심장의 박동에 따른 혈액 이동 경로

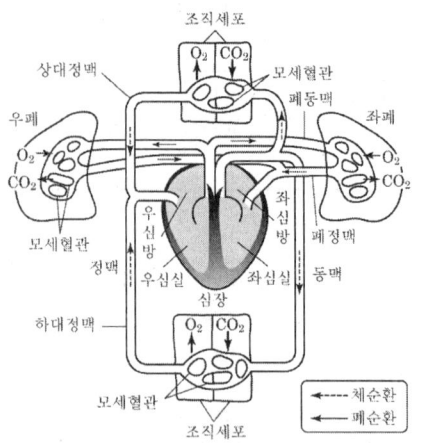

① 폐순환 : 2개의 폐정맥을 통하여 좌심방으로 내보는 것(우심방→우심실→폐동맥→좌심방)
② 체순환 : 좌심실의 펌프작용으로 이루어짐(좌심방→좌심실→대동맥계→전신동맥계)

23 ②

서미스터(thermistor)의 특징

① 매우 소형으로 만들 수 있어 생체 내의 온도나 국부의 온도 측정이 가능하다.
② 응답속도가 빠르고 감도가 높다.
③ 저항이 아주 높아서 유도 전극선의 저항을 무시할 수 있다.
④ 장시간 체온을 측정할 때 적합한 센서이다.

24 ①

① 전해 커패시터 또는 케미콘(chemical condenser)이라고도 부르며 유전체로 얇은 산화막을 사용하고, 전극으로는 알루미늄을 사용하고 있다. 유전체를 매우 얇게 할 수 있으므로 커패시터의 체적에 비해 큰 용량을 얻을 수 있다. 특징은 극성(플러스 전극과 마이너스 전극이 정해져 있다)이 있다는 점이다. 일반적으로 커패시터 자체에 마이너스측 리드를 표시하는 마크가 붙어 있다. 또, 가할 수 있는 전압, 용량(전기를 축적할 수 있는 양)도 표시되어 있다.
② 탄탈 커패시터(tantalum condenser) : 전극에 탄탈륨이라는 재료를 사용하고 있는 전해커패시터이다. 알루미늄 전해커패시터와 마찬가지로, 비교적 큰 용량을 얻을 수 있다. 그리고 온도 특성, 주파수 특성 모두 전해커패시터보다 우수하다.
③ 세라믹 커패시터는 전극 간의 유전체로 티탄산바륨(Titanium-Barium)과 같은 유전율이 큰 재료가 사용되고 있다. 이 커패시터는 인덕턴스(코일의 성질)가 적어 고주파 특성이 양호하다는 특징을 가지고 있어, 고주파의 바이패스(고주파 성분 또는 잡음을 어스로 통과시킨다)에 흔히 사용된다. 모양은 원반형으로 되어 있으며, 용량은 비교적 작다.
④ 적층 세라믹 커패시터 : 적층 세라믹 커패시터는 전극 간의 유전체로 고유전율계 세라믹을 다층 구조로 사용하고 있으며, 온도 특성, 주파수 특성이 양호하고, 게다가 소형이라는 큰 특징이 있다. 이 커패시터는 주파수 특성이 양호하고, 소형이라는 점 때문에 바이패스용으로 흔히 사용된다. 온도 특성도 양호하므로 온도변화를 꺼려하는 회로에도 사용된다.
⑤ 마일러(Mylar) 커패시터 : 폴리에스테르 커패시터라고도 하며, 얇은 폴리에스테르(polyester)

필름을 양측에서 금속으로 삽입하여, 원통형으로 감은 것이다. 저가격으로 사용하기 쉽지만, 높은 정밀도는 기대할 수 없다. 오차는 대략 ±5[%]에서 ±10[%] 정도이다.

⑥ 마이카 커패시터 : 유전체로 운모(mica)를 사용한 커패시터이다. 운모는 온도계수가 작고 안정성이 우수하며, 주파수 특성도 양호하기 때문에, 고주파에서의 공진회로나 필터회로 등에 사용된다. 또한, 절연내압도 우수하므로 고압회로에도 사용된다. 결점으로는 용량이 그다지 크지 않고, 비싸다.

25 ③

06번 해설 참고 바랍니다.

※ 앙페르의 오른나사의 법칙 : 전류가 흐르는 도선에서 도선에 흐르는 전류의 방향을 오른나사가 나아가는 방향으로 잡으면, 나사를 돌리는 방향이 자기장의 방향이 된다.

26 ④

전계효과 트랜지스터(FET, field effect transistor)는 다수 캐리어를 게이트 전극에 의해 정전적으로 제어하여 5극 진공관과 유사한 특성을 갖도록 한 3극 제어 소자이다.(유니폴러 트랜지스터라고도 한다.) 게이트와 소스 사이에 역바이어스를 걸고 드레인에 (+)전압을 걸어 사용한다.

27 ①

뇌는 크게 대뇌, 소뇌, 뇌간의 3부분으로 구분되며, 다시 뇌간은 간뇌, 중뇌, 교뇌, 연수의 4부분으로 구분된다. 대뇌는 표면의 대부분을 점유하고 뇌 무게의 80%를 차지하며, 감각과 수의 운동의 중추일 뿐만 아니라 기억이나 판단 등 정신활동의 중추이다.

28 ③

나사산의 모양에 따른 종류

① 3각나사 : 3각나사의 효율은 4각나사보다 작기 때문에 3각나사는 체결용으로 사용된다. 미터나사, 유니파이나사, 관용나사가 있다.

② 4각나사 : 큰 축 하중을 받고 운동하는 경우에 사용되며 효율은 좋으나 고가이다.

③ 사다리꼴나사 : 4각 및 사다리꼴나사는 동력전달용으로 사용된다. 사다리꼴나사는 나사산의 강도가 크며 나사산 각이 30°인 경우 피치를 [mm]로 표시하고 29°인 경우 25.4[mm]당 산수로 표시한다.

④ 톱니나사 : 톱니 모양의 나사로서 힘을 한 방향으로만 받는 부품에 이용되는 나사이다. 힘을 받는 쪽에는 사각나사를, 반대쪽에는 삼각나사를 깎아서 양 나사의 장점을 구비했다. 한 방향으로 큰 힘을 전달하는 이송 나사로 널리 이용된다.

29 ①

쌍접합 트랜지스터(Bipolar Transistor)는 컬렉터(collector), 베이스(base), 이미터(emitter)로 구성되어 있다.
쌍접합 트랜지스터는 3층으로 된 반도체 소자로 npn형과 pnp형으로 구분한다.

30 ④

유도성 센서가 인덕턴스의 변화량을 측정하는 것이라면 용량성 센서는 정전용량을 측정하는 것으로 판의 면적이 s, 판의 간격이 d, ε은 축전기의 유전율일 때 용량성 센서의 정전용량 관계식은 $C = \varepsilon \dfrac{s}{d}$ 이다.

31 ②

$I = \dfrac{V}{R} = \dfrac{200}{10} = 20[A]$

$P = I^2 R = 20^2 \times 10 = 400 \times 10 = 4000[W]$

$W = P \times t = 4000 \times 3 = 12000[Wh] = 12[kWh]$

32 ①

미터법 표기에서 일반적으로 사용되는 접두기호

테라(T)	tera	10^{12}
기가(G)	giga	10^{9}
메가(M)	mega	10^{6}
킬로(k)	kilo	10^{3}
밀리(m)	milli	10^{-3}
마이크로(μ)	micro	10^{-6}
나노(n)	nano	10^{-9}
피코(p)	pico	10^{-12}

33 ③

물리적 변수 : 힘, 압력, 음파, 유량, 온도 등

34 ①

p형 반도체

순수한 진성 반도체인 게르마늄(Ge)이나 실리콘(Si)에 3가의 불순물 원자인 알루미늄(Al), 붕소(B), 인듐(In), 갈륨(Ga) 등을 넣으면 공유결합을 하고, 하나의 전자가 부족하게 되어 정공이 발생한다. 이 정공을 제공한 불순물을 억셉터(acceptor)라 한다.

35 ③

① 레인지(Range) : 변환기의 레인지는 입력이 변화할 수 있는 최대 범위를 말한다.
② 스팬(Span) : 스팬은 입력의 최대값에서 최소값을 뺀 값이다.
③ 오차(Error) : 계측결과 값과 그 참값의 차이이다.
   오차=계측값-참값
④ 정밀도(Accuracy) : 계측 시스템에 의하여 잘못 계측될 수 있는 값의 한계를 말한다.

36 ③

$$V = \frac{W}{Q} = \frac{210}{30} = 7[V]$$

37 ②

①은 가변 커패시터, ③은 NPN 쌍접합 트랜지스터, ④는 제너 다이오드(정전압 다이오드)의 기호이다.

38 ①

디지털 멀티미터(Digital multimeter)로 직류 전류를 측정하려면 전류의 경로를 개방하고 디지털 멀티미터를 접속하며 극성은 전류가 양(+)의 단자로 들어와 음(-)의 단자로 나가도록 접속하고 측정하여야 한다.

39 ①

실리콘 또는 게르마늄의 단결정 속에서 PN형을 접합하여 P형 쪽에 애노드, N형 쪽에 캐소드의 두 단자로 구성되는 것이 다이오드이고, 순방향 접속에서는 전류가 흐르고 역방향 접속에서는 전류가 흐르지 않는 특성을 이용하여 교류입력 신호를 평균값 또는 직류값으로 변화시키는 정류과정에서 사용되는 소자를 정류 다이오드(rectification diode)라 한다.

40 ②

① 홀 효과(Hall effect) : 전류와 자기장에 의해 모든 전도체 물질에 나타나는 효과로 전류가 흐르는 전기 전도체에 수직하게 자기장이 걸릴 때, 전류와 자기장의 방향에 수직하게 걸리는 전압이 나타나는 효과이다.
② 도플러 효과(Doppler effect) : 음파에서 소리를 내는 물체나 듣는 사람이 운동하면 원래와는 다른 파형으로 변한 소리로 들리는 현상으로 일반적으로 파원과 관측자, 파동이 전파되는 매질의 상대속도에 따라 파원이 내는 원래의 파장과 진동수가 달라져서 관찰된다. 모든 종류의 파동에서 성립하는 보편적인 현상으로 빠르게 움직이는 물체에 초음파를 쏘아서 반사되는 파동의 진동수를 관측하여 물체의 속력을 측정하는 도플러 속도계, 항공기에서 지상으로 전파를 발사하여 반사되어 수신되는 전파와 송신 전파와의 진동수의 차이(도플러 주파수)를 측정하여 비행기의 속도를 알아내는 도플러 레이더 등에 응용된다.
③ 압전 효과(Piezoelectric Effect) : 압전 물질을 매개로 기계적 에너지와 전기적 에너지가 상호 변환하는 작용이다. 다시 말해 압력이나 진동(기계에너지)을 가하면 전기가 생기고 전기를 흘려주면 진동이 생기는 효과이다.
④ 광전 효과(photoelectric effect) : 보통 금속 표면에 빛을 쪼였을 때 금속 표면에서 전자가 튀어나오는 현상이다.

41 ④

인큐베이터의 가장 중요한 기능이 온도 조절로, 열의 3요소는 전도, 복사, 대류현상이다.
① 전도(conduction) : 어느 물체 속에서 열이 진행하는 속도를 말하며, 금속은 돌이나 물보다 열전도가 높은 물질이고 금속 중에서도 구리나 양은, 은 등은 전도율이 더 좋다.
② 복사(radiation) : 열이 외부로 나가려는 상태이다.
③ 대류(convection) : 열은 찬 것과 더운 열이 만나면 항상 균형을 맞추기 위하여 서로 이동하게 되는 것으로, 마치 더운 공기는 올라가고 찬 공기는 아래로 흐르는 작용이다.

42 ③
제세동기(Defibrilator)
심장부위의 체표면에 위치한 전극판을 통해 직류 전기 충격을 줌으로써 심장조직을 일시에 탈분극 시켜 심실상성 및 심실성 부정맥을 치료하는 방법이다.

43 ③
멀티플렉서(Multiplexer)
MUX, MPX라고도 하며, 여러 개의 입력 중 하나를 선택해 출력으로 내보내는 논리회로이다.
멀티플렉서는 DEMUX라고도 하며, 한 개의 입력을 어느 출력단에 내보낼지 선택할 수 있는 기능을 갖는 논리회로이다.

44 ④
① OCS(Order Communication System) : 각종 의학정보 및 환자들의 진찰자료를 보관한 DB와 의사가 환자를 진단한 후 처방을 통신망을 통해 각 해당 진료부서로 전달해 주는 시스템이다. 이 시스템은 환자의 등록에서 진료, 수납까지 원내의 모든 데이터를 관리 선날하는 것은 물론 병원의 모든 행정을 효율적으로 관리할 수 있도록 하는 통합의료정보시스템이다.
② PACS(Picture Archiving and Communication System) : 의료영상기기로부터 획득된 디지털 영상을 고속의 네트워크를 이용해 의학용 영상정보의 저장, 판독, 검색(Viewing), 전송하는 의료영상통합관리시스템을 의미
③ EMR(Electronic Medical Record) : 전자의료기록시스템(진료)을 말하는 것으로 처방입력을 포함한 환자의 진료정보를 입력할 수 있는 시스템

45 ③
「의료법 시행규칙」 제15조(진료에 관한 기록의 보존)
① 의료기관의 개설자 또는 관리자는 진료에 관한 기록을 다음 각 호에 정하는 기간 동안 보존하여야 한다.
1. 환자 명부 : 5년
2. 진료기록부 : 10년
3. 처방전 : 2년
4. 수술기록 : 10년
5. 검사소견기록 : 5년
6. 방사선사진 및 그 소견서 : 5년
7. 간호기록부 : 5년
8. 조산기록부 : 5년
9. 진단서 등의 부본(진단서·사망진단서 및 시체검안서 등을 따로 구분하여 보존할 것) : 3년

46 ③
전문가 시스템의 의학분야에서의 활용
① MYCIN은 1976년 Stanford 대학에서 뇌막염의 진단 및 치료에 대한 약제의 처방을 결정하는 프로그램이다.
② ELIZA는 정신과 치료 프로그램이다
③ CASNET는 녹내장 진단 및 치료 프로그램이다.

47 ②
「의료법 시행규칙」 제38조(의료인 등의 정원)
② 의료기관은 제1항의 의료인 외에 다음의 기준에 따라 필요한 인원을 두어야 한다.
1. 병원급 의료기관에는 별표 5의2에 따른 약사 또는 한약사(법률 제8365호 약사법 전부개정법률 부칙 제9조에 따라 한약을 조제할 수 있는 약사를 포함힌다. 이히 같다)를 두어야 한다.
2. 입원시설을 갖춘 종합병원·병원·치과병원·한방병원 또는 요양병원에는 1명 이상의 영양사를 둔다.
3. 의료기관에는 보건복지부장관이 정하는 바에 따라 각 진료과목별로 필요한 수의 의료기사를 둔다.
4. 종합병원에는 보건복지부장관이 정하는 바에 따라 필요한 수의 의무기록사(醫務記錄士)를 둔다.
5. 의료기관에는 보건복지부장관이 정하는 바에 따라 필요한 수의 간호조무사를 둔다.
6. 종합병원에는「사회복지사업법」에 따른 사회복지사 자격을 가진 자 중에서 환자의 갱생·재활과 사회복귀를 위한 상담 및 지도 업무를 담당하는 요원을 1명 이상 둔다.

48 ②
① 코드(code) : 컴퓨터에 정보를 표시하기 위하여 정한 기호의 체계

② 분류 : 물체나 물질을 특징에 따라 기준을 세워 나누는 것
③ 명명법(命名法, Nomenclature) : 특별한 대상에 이름을 붙이고 부르는 방식이다. 일반적으로 규칙과 약속에 따라 정해진다.
④ 어휘록 : 일정한 어휘만을 모아 적어 놓은 기록

49 ②
양전자 방출 단층촬영장치(PET)
양전자 방출핵종을 이용하는 SPECT보다 해상도가 우수하다. C-11(탄소), N-13(질소), O-15(산소), F-18(불소) 등 양전자 변환을 일으키는 동위 원소로부터 방출되는 양전자는 가까이에 있는 전자와 결합하여 소멸하면서 에너지가 0.511[MeV]인 소멸방사선 2개를 서로 반대 방향으로 방출한다. 환자에게 이와 같은 동위 원소 표지화합물을 투여하고 인체 주위에 배열한 여러 개의 감마선 검출기를 사용하여 짝지어 방출되는 소멸방사선을 검출하면 양전자를 방출한 동위 원소의 위치를 SPECT보다 정확하게 알 수 있다. 이렇게 양전자 방출핵종을 이용한 단층촬영 기법을 양전자 방출 단층촬영(PET)이라 한다.
양전자 변환이 일어나는 점부터 수[mm] 이내의 곳에서 양전자는 전자와 결합하여 소멸하며, 이때 정반대 방향으로 2개의 소멸방사선이 나오게 된다. 소멸방사선을 A, B의 검출기로 기록하여 컴퓨터로 자료를 처리하여 신체 심부에서 동위 원소의 동작이나 분포를 체외에서 조사한다.

50 ②
① X-선관을 이용, 발생 전장(Electric Field)을 이용하여 가속된 전자를 양극(anode)인 저지극(Target)에 충돌시킬 때 전자의 운동에너지가 전자파에너지로 변환하면서 발생되는 X-선을 제동방사선이라 한다.
② 전자파로 파동성과 입자성의 입자를 광자(photon)라 한다.
③ X-선 광자는 파장이 짧을수록 에너지가 커지며, 단위는 keV가 사용된다. 1[keV]의 에너지는 전자가 1[kV]의 전위차를 이동하면서 얻는 운동에너지를 말한다.
④ 전자를 발생시키는 음극(cathode, 혹은 filament)과 전자가 충돌하는 양극(anode, 혹은 target)이 있고 접속시키는 접속통이 있다. 전자가 양극과 충돌하면 운동에너지는 열로 변화되고 1[%] 미만의 극히 적은 에너지만이 X-선으로 변환된다. 양극에서는 열이 발생하기 때문에 양극의 재질은 열전도율이 좋으면서도 용융점이 높은 텅스텐이 많이 사용된다.

51 ④

휴대형 ME기기 또는 그 부분의 질량(m) kg	낙하높이(cm)
m ≤ 10	5
10 < m ≤ 50	3
m > 50	2

52 ①
인공심폐기(Heart-Lung-machine) 동작 순서
인공심폐기의 원리는 상행과 하행 대정맥에 정맥관을 삽입해서 심장으로 들어오는 정맥혈을 인공심폐기로 받아 이 혈액을 인공 폐(주로 반투막을 이용)에서 이산화탄소를 제거하고 산소를 공급하여 동맥혈로 만든 다음 대동맥에 삽입한 동맥관으로 혈액을 펌프의 힘으로 밀어넣어 주는 것이다.

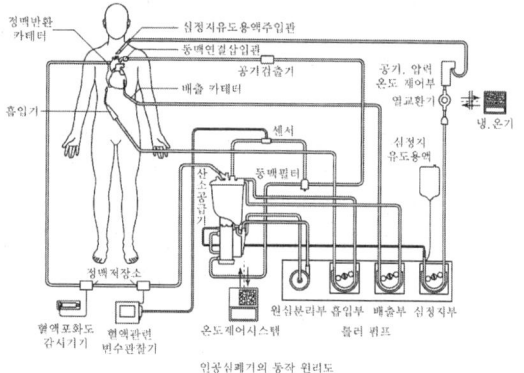

인공심폐기의 동작 원리도

53 ②
반가산기는 2개의 2진수 A와 B를 더한 합(Sum)과 자리올림수(Carry)를 얻는 1자리의 덧셈을 하는 논리회로로서 배타적 논리회로(Exclusive-OR)와 AND 게이트로 구성되며, 반가산기의 $S = A \oplus B = \overline{A}B + A\overline{B}$, $C = AB$ 이다.

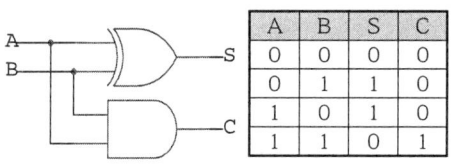

반가산기의 구성 　　반가산기의 진리치표

54 ③
컴퓨터 단층 촬영(CT : Computed Tomography)
일반 촬영으로 나타낼 수 없는 신체의 단층 영상을 기록하여 나타내는 장치이다. CT 스캐너를 이용한 컴퓨터 단층 촬영법으로, 엑스선이나 초음파를 여러 각도에서 인체에 투영하고 이를 컴퓨터로 재구성하여 인체 내부 단면의 모습을 화상으로 처리하는데, 종양 등의 진단법으로 널리 이용되고 있다.

55 ①
진단용 방사선 발생장치의 안전관리에 관한 규칙
방사선 관계 종사자의 선량한도(제4조제6항 관련)

피폭구분	선량한도
유효선량	연간 50[mSv](5rem) 이하이어야 하며, 5년간 누적선량은 100[mSv](10rem) 이하이어야 한다.
등가선량 (수정체)	연간 150[mSv](15rem) 이하이어야 한다.
등가선량 (피부·손 및 발)	연간 500[mSv](50rem) 이하이어야 한다.

56 ③
① 진단기기(생체현상을 측정하는 기기)의 종류 : 심전계, 심박출량계, 혈류량측정기, 초음파진단기, 방사선진단기, 혈압계, 환자감시장치, CT, MRI, PET, PET-CT 등
② 치료기기(생체의 이상 부위의 치료와 치료의 목적에 사용되는 기기)의 종류 : 제세동기, 인공심폐기, 수액펌프, 전기수술기, Medtronics의 페이스메이커, 인공심장, 인공호흡기, 방사선치료기, 저주파 치료기, 고주파 치료기 등

57 ④
재택진단기기(원격진단기, Telemedicine System)
원격지 또는 재택 환자와 병의원의 의료진 사이 화상대화 같은 시진과 청진을 하거나 일괄 송신하고 환자의 임상자료를 토대로 기초적인 의료행위를 할 수 있는 시스템으로 혈당, 혈압, 체중, 심전도, 등을 진단한다.

58 ④
「의료기기의 생물학적 안전에 관한 공통기준규격」
6.2 초기 생물학적 시험
① 세포독성 시험 : 본 시험은 세포배양 기술을 이용하여 의료기기 및 의료용 재료 또는 용출액에 의한 세포의 용해(세포의 사망) 정도, 세포 성장의 저해율을 근거로 하여 세포에 미치는 영향을 결정하는 시험이다.
② 감작성 시험 : 본 시험은 적절한 시험동물모델을 이용하여 의료기기 및 의료용 재료 또는 용출액에 대한 접촉 감작성의 잠재성을 측정하기 위한 시험으로 미량의 용출물의 접촉 및 노출에 의해서도 알레르기나 감작반응을 유발할 수 있다.
③ 자극성 시험 : 본 시험은 시험동물의 피부, 눈, 점막 등과 같은 적절한 부위 혹은 이식조직을 이용하여 의료기기 및 의료용 재료 또는 용출액에 대한 자극성의 잠재성을 측정하기 위한 시험으로 이 시험은 적절한 부위(피부, 눈, 점막)를 선택하여 의료기기 및 의료용 재료, 용출액에 대한 접촉부위 또는 접촉시간을 고려하여 적절하게 설정되어야 한다.
④ 피내반응 시험 : 본 시험은 의료기기 용출액에 대한 조직의 국부반응을 평가하는 시험으로서 피부 또는 점막에 대한 자극성 시험의 적용이 부적절할 경우에 적용된다.(혈액과 접촉하는 의료기기) 본 시험은 용출액이 소수성일 경우에도 적용될 수 있다.

59 ②
「의료법」 제3조(의료기관)
① 이 법에서 "의료기관"이란 의료인이 공중(公衆) 또는 특정 다수인을 위하여 의료·조산의 업(이하 "의료업"이라 한다)을 하는 곳을 말한다.
② 의료기관은 다음 각 호와 같이 구분한다.
　1. 의원급 의료기관 : 의사, 치과의사 또는 한의사가 주로 외래환자를 대상으로 각각 그 의료행위를 하는 의료기관으로서 그 종류는 다음 각 목과 같다.

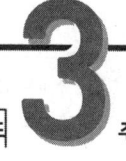

　　　가. 의원
　　　나. 치과의원
　　　다. 한의원
　2. 조산원 : 조산사가 조산과 임부·해산부·산욕부 및 신생아를 대상으로 보건활동과 교육·상담을 하는 의료기관을 말한다.
　3. 병원급 의료기관 : 의사, 치과의사 또는 한의사가 주로 입원환자를 대상으로 의료행위를 하는 의료기관으로서 그 종류는 다음 각 목과 같다.
　　　가. 병원
　　　나. 치과병원
　　　다. 한방병원
　　　라. 요양병원(「정신보건법」 제3조제3호에 따른 정신의료기관 중 정신병원, 「장애인복지법」 제58조제1항제2호에 따른 의료재활시설로서 제3조의2의 요건을 갖춘 의료기관을 포함한다. 이하 같다)
　　　마. 종합병원

60 ③

전기자극 치료기는 인체에 전류를 직접 통하게 함으로써 반응을 유발, 질병을 치료하는 전기치료기이다.

※ 전기자극 치료기의 증폭기의 출력회로 : 입력 에너지 증가 출력에 큰 에너지의 변화를 출력하는 장치. 반파의 전류, 전압 등의 강도를 조절, 증폭한다.

① 평류전기(단형파)
　㉠ 직류전기, 건전지, 축전지, 커패시터에 축전, 일정한 전압을 유지하여 소정의 전류를 가진 전기를 일정한 방향으로 흘리는 것이다.
　㉡ 양극 : 지각. 운동신경의 흥분을 가라앉히는 효과가 있고, 음극은 마비된 부위를 자극하므로 신경마비 등에 이용한다.
② 감응전기 : 감응코일을 써서 전류를 빨리 단속시키면서 변화있는 전류를 통하게 하는 것이다.
③ 교류전기 : 저주파 전류, 중주파 전류, 고주파 전류가 포함되어 의료에 사용되고 있다.

제4회 CBT 대비 모의고사 해설

01 ②

간(liver)

간은 인체의 화학공장으로 단백질 등 우리 몸에 필요한 각종 영양소를 만들어 저장하고, 지방, 호르몬, 비타민 및 무기질 대사에 관여하여, 약물이나 몸에 해로운 물질을 해독하고, 소화 작용을 돕는 담즙산을 만들며, 면역세포가 있어 우리 몸에 들어오는 세균과 이물질을 제거하는 중요한 일을 수행한다.

02 ①

ECG(electrocardiogram, 심전도)

ECG 신호로 흉통이나 호흡곤란과 같이 심장에 이상 증상이 있는 환자나 고혈압과 같이 심장에 영향을 주는 질환이 있는 환자가 검사할 때 주로 사용한다.

03 ①

개별소자를 연산증폭기에 사용할 때의 특징

① 높은 신뢰성 ② 회로의 간소화
③ 장치의 소형화 ④ 비용의 감소

04 ③

머리뼈는 15종 23개의 뼈로 이루어진다. 이 중 아래턱뼈와 목뿔뼈 두 개를 제외하고 나머지 21개의 뼈는 서로 복잡하게 연결되어 하나의 덩어리를 형성한다. 머리뼈는 뇌머리뼈, 얼굴뼈, 혀의 뼈, 귓속뼈로 크게 4부분으로 나눌 수 있다. 머리는 총 28개의 뼈로 구성된다. 이 중 머리뼈는 22개로 구성되며 뇌머리뼈, 얼굴뼈로 크게 나눌 수 있다.
① 뒤통수뼈(occipital bone) : 마루뼈와 고리뼈(첫째 목뼈) 등을 관절로 연결하는 납작한 머리뼈. 머리뼈의 기저 부분에서 가장 커다란 부분을 차지한다.
② 노뼈(radius) : 아래팔뼈 중 바깥쪽에 있는 뼈이다.
③ 벌집뼈(ethmoid bone) : 무쌍의 비강의 상측, 좌우안과 안쪽의 정중에 있는 뼈이다.
④ 시상봉합(sagittal suture) : 뼈와 뼈 사이의 연결은 섬유성, 연골성, 활액성의 3종류로 구별할 수 있는데 섬유성 연결 가운데 결합조직이 극히 적고 여러 방향으로 굴곡한 연결을 봉합이라 하고 시상봉합은 좌우의 두정골 사이에서 두 개의 중 상면에 존재하는 것을 말한다.

05 ①

① 오디오미터(audiometer) : 귀의 청력을 검사하기 위하여 가청 주파수 영역의 여러 가지 레벨의 순음을 전기적으로 발생하는 음향발생장치
② 심장용 페이스메이커(cardiac pacemaker) : 일시적으로 정지하거나 박동 주기가 고르지 못한 심장을 정상으로 되돌리기 위하여 전기적 펄스를 발생시켜 심장에 가하는 장치
③ 심음계(Phono cardiograph) : 청진기에 의한 청진술을 전자 기술을 이용하여 개량한 것
④ 망막 전도 측정기 : 동공을 통하여 빛을 망막에 보낼 때 유발되는 전위를 측정, 기록하여 눈의 시세포의 기능 검사 등에 사용하는 장치

06 ④

생체에서 발생하는 신호는 그 신호의 진폭이 매우 작고, 주파수의 범위가 매우 낮아 DC에서 수백 [Hz] 이하의 대역에 분포한다. 생체전기신경세포나 근세포에 의해 발생되는 활동전위를 센서(전

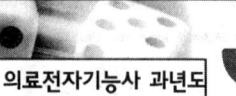

극)를 이용하여 측정하는 것으로 센서 주변에 분포한 많은 세포의 활동에 의해 발생되는 전계를 전류 전압형태로 표시하며 의료분야에서 심전도, 뇌파도, 안구전도, 근전도 등의 진단에 많이 사용한다.
① 근전도(EMG, electromyogram) : 근육(motor unit) 근처에 전극을 설치하여 수축작용 측정
② 심전도(ECG, electrocardiogram) : 신체 표면에 전극을 설치하여 심장의 전기활동 측정
③ 뇌전도(EEG, electroencephalogram) : 머리 주변에 표면전극을 설치하여 뇌의 전기활동 측정
④ 제세동기(Defibrillator) : 심장부위에 체표면에 위치한 전극판을 통해 직류전기 충격을 줌으로써 심장조직을 일시에 탈분극시켜 심실세동 및 심실성 부정맥을 치료하는 기기이다.

07 ③

마찰의 종류(Types of frictions)
① 경계마찰(Mixed Friction) : 고체표면에 단일 분자층으로부터 기체의 막이 부착된 경계 윤활의 마찰
② 건조마찰(Solid Friction) : 고체마찰이라 할 수 있으며 깨끗한 고체 표면끼리의 마찰
③ 유체마찰(Fluid Friction) : 고체표면 간에 충분한 유체 막을 형성하여 그 유체 막으로 하중을 지지하는 윤활에 의한 마찰
  ㉠ 완전 윤활 마찰 : 2개의 고체면 사이에 유동성 윤활제와 고체마찰제가 개재하여 2개의 고체면이 서로 직접 접촉하지 않고, 운전 중 두 활동면 사이에 완전한 유막이 형성되어 양면이 완전히 분리되어 있어서 가장 좋은 윤활 조건에 있는 마찰 상태이다.
  ㉡ 불완전 윤활 마찰 : 고체마찰과 액체마찰의 중간쯤 되는 마찰 상태로서 윤활마찰 상태와 베어링과 고체면 사이에 윤활제가 개재하고 있어도 어느 곳에서는 양 활동면의 유막이 깨져서 직접 접촉하여 윤활작용이 완전하지 못하게 되는 상태이다.

08 ③

C급 증폭기는 B급 증폭기보다 동작점을 음(-)으로 잡아 출력 전류는 반주기 미만의 사이에서만 흐르도록 한 것으로, B급과 함께 부하에 동조 회로를 접속하여 그 공진성을 이용해 출력 파형도 입력 파형과 같은 정현파를 얻을 수 있어 고주파 전력증폭에 쓰인다.

09 ②

전자식 유량계(Magnetic Flow Meter)는 패러데이의 전자유도의 법칙을 이용한 것으로 자계 속을 횡단하여 흐르는 도전성의 유체에 유기된 전압을 검출하여 유량을 측정하는 장비이다. 측정대상이 도전성을 지닌 유체여야 하니 기체나 기름 등의 도전성이 없는 유체는 측정이 안 된다.
$E = K \cdot B \cdot D \cdot V$
여기서 E : 발생되는 신호 기전력
    K : 비례 상수(교정으로부터 구함)
    B : 자속 밀도
    D : 전극 사이의 거리
    V : 유체의 평균 유속

10 ③

- 폐활량계(spirometer) : 폐활량을 측정하는 기계로서 폐기능 검사 중 가장 쉽게, 그리고 경제적으로 할 수 있는 기본적 방법이다.
- 혈압(BP, blood pressure) : 심장에서 내뿜어진 혈액이 혈관 속을 흐를 때 혈관의 벽에 가해지는 압력
- plethysmograph : 폐 내부 용적의 변화를 측정하기 위한 기기
- 호흡(respiration) : 세포가 산소를 받아들이고, 이산화탄소를 방출하는 현상

11 ①

심전도(ECG)는 신체 표면에서 측정 가능한 심장의 전기적 활성단계를 반영하는 미약한 전기(엄밀히 말하면 전위차) 신호를 검출하여 그래프로 나타내는 의료기기이다.

12 ③

고주파의 측정에는 흡수형 주파수계, 헤테로다인 주파수계, 딥 미터(dip meter), 동축 주파수계, 공동 주파수계가 사용된다.

13 ③

$A_v = \dfrac{V_o}{V_i} = 100$이므로
$V_o = V_i \times 100 = 1 \times 10^{-3} \times 100 = 100\,[\mathrm{mV}]$

14 ①

해부학적 자세는 양쪽 발을 일직선이 되게 똑바로 서서 눈은 앞의 수평선을 바라보며, 양팔을 손바닥을 펴서 앞(정면)으로 향하게 하고 자연스럽게 늘어뜨리고 있는 사람의 자세이다.

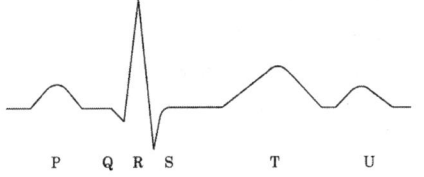

시상면 (Sagittal Plane)	인체를 수직으로 나누어 좌우부분
정중시상면 (Midsagittal Plane)	인체를 좌우로 똑같이 나누는 평면
횡단면 (Transverse plane)	인체를 수평으로 나누어 상하부분
전두면 (Frontal Plane)	인체를 수직으로 나누어 앞뒤부분

15 ②

호흡기의 기능평가법

① 환기능(ventilation) : 외부공기가 기도를 통하여 폐포로 잘 전달되는 기능
② 분포능(distribution) : 폐 내에서 공기가 폐포 간에 균형 있게 분포하는 기능
③ 확산능(diffusion) : 폐포 내 공기와 폐 모세혈관 내 혈액 간에 O_2, CO_2를 잘 교환하는 기능

16 ③

식도(esophagus), 위(stomach), 결장(colon)은 소화기계(digestive system)의 용어이고, 요도(urethra)는 비뇨기계(urinary system)의 용어이다.

① 소화기계(digestive system)는 음식물을 섭취(ingestion)하여 영양분을 흡수하는 기관으로 입에서 항문까지의 소화관과 침샘, 간, 췌장을 포함한 소화기선이 모두 포함된다.
② 비뇨기계(urinary system)는 동물의 체내 대사 활동의 결과물로 생성된 각종 노폐물을 요를 통해 체외로 배설하는 작용을 담당하는 기관으로 신장, 요관, 방광, 요도가 해당되고 주요 기능은 노폐물의 배설, 수분 조절 및 항상성 유지이다.

17 ④

심전도(electrocardiogram, ECG)는 심방과 심실의 탈분극과 재분극에 의해 발생된 전류의 크기와 방향의 변화를 그래프로 나타낸 것

① P파 : 심방 세포의 탈분극(atrial depolarization)
② QRS파 : 심실의 탈분극(ventricular depolarization)
③ T파 : 심실의 재분극재분극(ventricular repolarization)
④ U파 : 심실의 재분극 연장선상(점차 안정전위로 회복되는 시기)

18 ①

동잡음(Motion Artifact)

전극의 움직임에 의해 발생되는 신호의 왜곡현상이다. 이는 전극의 움직임에 의해 전극-전해질 경계면에서 전하 분포의 교란이 발생하게 되고, 이로 인해 반전지 전위의 변화가 발생하게 되어 측정 생체전위의 변화를 유발시키기 때문에 발생된다. 이러한 동잡음은 주요하게 저주파의 성분을 가지므로 심전도(ECG) 측정 시 이를 제거하기가 어렵다.

19 ②

① 혈장 소실률(PDR) : 일정량의 색소를 투여 후 혈액, 요 등의 시료 또는 목적 장기와 체강 등에서 시료를 채취하여 측정
② 핵자기공명 분광법 : 자기장 내에서 원자핵의 자기모멘트에 특정한 외부의 에너지가 작용하여 그 에너지를 흡수하고 다른 에너지 준위로 전이하는 현상. 또는 이를 이용한 분광법을 말하며, 보통 NMR이라고도 한다. 물질의 특성분석에서 의학 분야까지 널리 이용되고 있다.
③ 생체전기 임피던스법 : 신체에 약한 전류를 통과시켜 전기저항으로 신체 내 수분량을 측정하고 이에 의해 체지방량을 측정하는 방법이다.

20 ④

항상성

생체 각 기관이 외부의 자극을 받아들이고 그에 대해 반응하며 또 외부환경이 변하더라도 체내의 상태를 일정하게 유지하려고 하는 성질로, 신경계와

내분비계에 의한 조절을 통해 신체의 항상성을 유지한다.

※ 신체의 항상성 : 생체 각 기관이 그 기능을 발휘하면서 동시에 상호 연락하여 서로 조화를 이루는 평형상태

21 ①

생체계측의 특수성
① 측정 대상이 인간이므로 안전성을 충분히 고려
② 개체차가 상당히 크고, 장치의 설계나 데이터의 해석에 다양성 요구
③ 데이터의 시간적 변화분이나 다른 상태량과의 상대적 균형에 주목하는 것이 중요
④ 측정량의 배후(서로를 제어하는 피드백 기구)에 있는 시스템을 고려한 계측법과 설계
⑤ 하나의 변수를 측정할 때 그 변수에 대한 변수를 분석적으로 해석
⑥ 인체에 침해를 주지 않는 측정
⑦ 잡음 등에 대한 저감 대책이 필요(생체신호는 미소하고 저주파인 것이 많음)
⑧ 측정상태로 인한 생리 상태를 크게 변화시킬 수 있다.
⑨ 반복되지 않는 현상을 검출하기 때문에 즉시성이 중요
⑩ 계측기의 취급이 용이해야 한다.

22 ④

① AM 방식에 대한 FM 방식의 장점
  ㉠ 소비전력이 작고, 충실도가 높다.
  ㉡ 선택도가 우수하고, S/N비가 개선된다.
  ㉢ 잡음 및 페이딩의 영향이 적다.
  ㉣ 수신 전계의 변동이 심한 이동 통신에 사용하면 좋다.
② AM 방식에 대한 FM 방식의 단점
  ㉠ 점유 주파수 대역폭이 넓다.
  ㉡ 이득이 높아야 하고, 체배단 수가 많다.
  ㉢ 고주파 증폭기 및 중간 증폭기의 통과 대역폭이 커야 한다.

23 ①

14번 해설 참고 요망

24 ③

모세혈관은 소동맥과 소정맥을 연결하는 그물모양의 얇은 혈관으로 한 층의 내피세포로 이루어져 있으며 이를 통해 혈액과 조직 사이의 물질교환이 이루어지며, 모세혈관의 수는 대략 10억 개 정도로 그물망 형식으로 분포되어 있고 전체 단면적은 6300제곱미터 정도로 매우 넓다. 넓은 단면적 덕에 혈액이 느리게 흐르는 것이 특징이며, 혈관 벽이 얇아 조직과 혈액 사이에서 물질교환이 쉽게 이루어질 수 있다.

그림의 총 단면적에서 보이는 것처럼, 모세혈관>정맥>소동맥>동맥의 단면적이 분포된다.

25 ④

바크하우젠(Barkhausen)의 발진조건 $\beta A = 1$ **이 되는 조건**

$X_3 < 0$(용량성)일 때, X_1, $X_2 > 0$(유도성)

$X_3 > 0$(유도성)일 때, X_1, $X_2 < 0$(용량성)

26 ②

리드각(lead angle) : 나선각이라고도 하며, 나선 곡선이 축선에 직각인 방향과 이루는 각으로 λ 또는 α로 표기

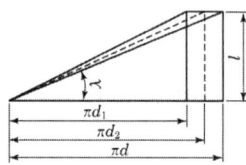

d_1:수나사의 골지름
d_2:유효지름
d:수나사의 바깥지름(호칭지름)

리드각(α) $\tan\alpha = \dfrac{L}{\pi d}$

27 ④

나사(screw)의 조임 방법에 따른 종류

조임 방법에 따라
㉠ 오른나사(right-hand screw) : 축방향에서 보아 시계방향으로 풀림
㉡ 왼나사(left-hand screw) : 축방향에서 보아 반시계방향으로 풀림

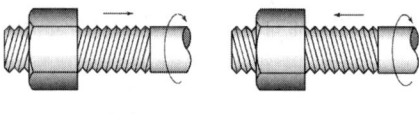

왼나사   오른나사

28 ③
p형 반도체
순수한 진성 반도체인 게르마늄(Ge)이나 실리콘(Si)에 3가의 불순물 원자인 알루미늄(Al), 붕소(B), 인듐(In), 갈륨(Ga) 등을 넣으면 공유결합을 하고, 하나의 전자가 부족하게 되어 정공이 발생한다. 이 정공을 제공한 불순물을 엑셉터(acceptor)라 한다.

29 ④
압전 센서
압전물질에 압력이 가해지면 전위가 발생하고 전압을 가하면 변형이 생기며, 압전물질을 이용하면 어떤 부위에서 일어난 변위나 압력변화에 의한 전위를 측정하여 심음도, 혈압, 혈류, 초음파기기에 사용된다.

30 ①
전자의 전기량 : $-1.602189 \times 10^{-19}$[C]
전자의 질량 : 9.109534×10^{-31}[kg]

31 ②
기본 논리 게이트의 종류
① AND 게이트 : 기본 동작원리는 모든 입력이 1일 때 출력은 1이 된다.
논리식 $F = A \cdot B$
② OR 게이트 : 기본 동작원리는 모든 입력 중 하나만 1이어도 출력은 1이 된다.
논리식 $F = A + B$
③ NOT 게이트 : 기본 동작원리는 입력이 1인 경우 출력은 0, 입력이 0인 경우 출력은 1이 되며, 이는 출력이 입력의 반대가 되는 인버터라고도 불린다.
논리식 $F = \overline{F}$
④ NOR 게이트 : OR 게이트의 부정형으로 입력이 모두 0인 경우 출력이 1이 된다.
논리식 $F = \overline{A+B}$

32 ③
㉠ 3각나사 : 3각나사의 효율은 4각나사보다 작기 때문에 3각나사는 체결용으로 사용된다.
㉡ 4각나사 : 큰 축 하중을 받고 운동하는 경우에 사용되며 효율은 좋으나 고가이다.
㉢ 사다리꼴나사 : 4각 및 사다리꼴나사는 동력전달용으로 사용된다.
㉣ 톱니나사 : 추력이 한쪽 방향으로 크게 작용하는 곳에 적합하고 힘을 받지 않은 나사산의 면은 30°의 각도로 경사지고 힘을 받는 면은 축에 거의 직각이다.
㉤ 둥근나사 : 둥근모양의 모난 곳이 없는 나사로서 먼지나 가루가 나사부에 끼기 쉬운 곳에 사용된다.

33 ②
유도성 센서의 원리
① 상호 인덕턴스의 변화를 이용한 센서
② 자기저항의 변화를 이용한 센서
③ 선형 차동변환기(Linear variable differential transformer, LVDT)

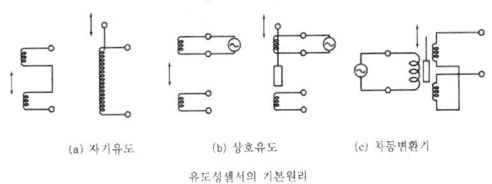

(a) 자기유도 (b) 상호유도 (c) 차동변환기
유도성센서의 기본원리

34 ①
EX-OR 게이트(배타적 논리합 회로)
두 입력이 서로 다른 때만 출력이 1이 된다.
논리식 $F = A \oplus B = A\overline{B} + \overline{A}B$

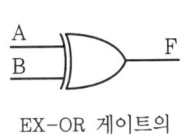

EX-OR 게이트의 기호

A	B	F
0	0	0
0	1	1
1	0	1
1	1	0

EX-OR 게이트의 진리치표

35 ①
이상적인 연산증폭기의 특성
① 전압이득 A_v가 무한대이다($A_v = \infty$).
② 입력저항 R_i가 무한대이다($R_i = \infty$).
③ 출력저항 R_o가 0이다($R_o = 0$).
④ 대역폭이 무한대이고(BW $= \infty$), 지연응답(response delay)이 0이다.
⑤ 오프셋(offset)이 0이다.

⑥ 특성의 변동, 잡음이 없다.
연산증폭기는 정확도를 높이기 위하여 큰 증폭도와 높은 안정도가 필요하다.

36 ④

M.K.S 유리 단위계에서 진공 중에 놓인 두 줄의 매우 긴 평행도선에 흐르는 전류가 $I_1[A]$, $I_2[A]$이고, 선간거리 r[m]일 때 단위길이당 작용하는 힘
$$F = \frac{2I_1I_2}{r} \times 10^{-7} [\text{N/m}]$$

37 ②

폐 용적은 평상 호흡기량(tidal volume, TV), 흡기 예비기량(inspiratory reserve volume, IRV), 호기예비기량(expiratory reserve volume, ERV), 잔기량(residual volume, RV)의 네 가지 단위용적과 이들의 조합으로 이루어진 흡기용량(inspiratory capacity, IC), 폐활량(vital capacity, VC), 기능적 잔기 용량(functional residual capacity, FRC) 및 총 폐용량(total lung capacity, TLC)으로 분류한다.
① 상시 호흡량(tidal volume, TV) : 정상 휴식기의 평균 환기량
② 흡기 저장량(inspiratory reserve volume) : 상시 호흡량 이상으로 흡기할 수 있는 최대 폐기량
③ 호기 저장량(expiratory reserve volume) : 휴식기의 상시 호흡량에서 배출할 수 있는 최대 폐기량
④ 폐활량(vital capacity) : 최대로 흡기한 후 최대로 배출할 수 있는 최대 폐기량
⑤ 흡기 용량(inspiratory capacity) : 휴식기에서 흡입할 수 있는 최대의 공기용량
⑥ 기능적 잔기량(functional residual capacity, FRC) : 어떤 힘도 폐에 작용하지 않은 정상적인 호기 후에 폐에 남아 있는 공기량
⑦ 잔기량(residual volume, RV) : 최대 호기 후에 폐에 남아 있는 공기량
⑧ 총 폐용적(total lung capacity, TLC) : 폐활량과 잔기량을 합한 총 폐용적

38 ①

심전도는 표준사지유도법, 증폭단극유도법, 심장 앞단극유도법의 3가지 유도법이 있다.
- 단극사지리드(unipolar limb lead)는 aVR, aVL, aVF의 측정 신호를 이용한다.
- 쌍극사지리드(bipolar limb leads)는 리드 Ⅰ, Ⅱ, Ⅲ를 말한다.

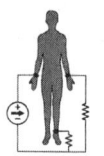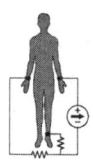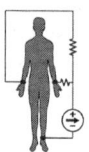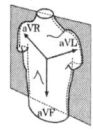

단극사지 유도

- 흉부유도는 6개의 흉부 유도를 구하기 위해서는 가슴둘레의 서로 다른 6곳에 양극을 둔다. 흉부 유도는 방실결절을 통해서 음극으로 되어 있는 환자의 등 쪽으로 투사

※ 흉부유도의 위치
V_1 : 제4늑간의 우측 흉골연(Sternal border)
V_2 : 제4늑간의 좌측 흉골연
V_3 : V_2와 V_4의 중간부위
V_4 : 제5늑간과 좌측 쇄골 중앙선이 만나는 부위
V_5 : V_4와 수평되는 전액와 부위
V_6 : V_4와 수평되는 액와 중앙선 부위

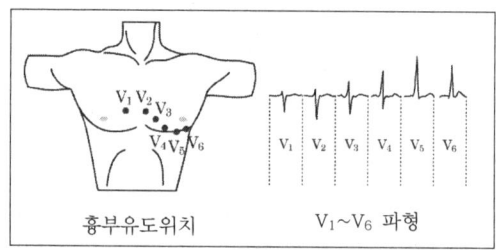

흉부유도위치 $V_1 \sim V_6$ 파형

39 ③
$$L = \frac{N\phi}{I} [\text{H}] = \frac{20 \times 0.001}{4} = 5[\text{mH}]$$

40 ④

심전도의 측정 방법
① 양극표준 유도 Ⅰ, Ⅱ, Ⅲ : 전극을 오른손, 왼손, 왼발에 연결한 후 심전도를 기록하여 오른발에 연결한 전극은 접지를 사용한다. 유도 Ⅰ은 왼손과 오른손의 전위차, 유도 Ⅱ는 오른손과 왼발의 전위차, 유도 Ⅲ은 왼발과 왼손의 전위차

에 의해 기록된다.
② 단극사지유도 aVR, aVL, aVF : 전극을 오른손, 왼손, 왼발에 연결하여 심전도를 기록하는데 단극 사지유도로 기록되는 심전도 파형은 크기가 작기 때문에 그 심전도 파형을 1.5배 증폭한 aVR, aVL, aVF를 사용한다.
③ 흉부유도 V_1, V_2, V_3, V_4, V_5, V_6 : 표준유도나 사지유도가 심장으로부터 멀리 떨어진 부위에서 심전도를 기록하는 단점이 있는 것에 반해 흉부유도는 심장에 보다 가까운 부위에서 심전도를 기록할 수 있다.

41 ③

「의료기기법」 제2조(정의)
① 이 법에서 "의료기기"란 사람이나 동물에게 단독 또는 조합하여 사용되는 기구·기계·장치·재료 또는 이와 유사한 제품으로서 다음 각 호의 어느 하나에 해당하는 제품을 말한다. 다만, 「약사법」에 따른 의약품과 의약외품 및 「장애인복지법」 제65조에 따른 장애인보조기구 중 의지(義肢)·보조기(補助器)는 제외한다.
 1. 질병을 진단·치료·경감·처치 또는 예방할 목적으로 사용되는 제품
 2. 상해(傷害) 또는 장애를 진단·치료·경감 또는 보정할 목적으로 사용되는 제품
 3. 구조 또는 기능을 검사·대체 또는 변형할 목적으로 사용되는 제품
 4. 임신을 조절할 목적으로 사용되는 제품
※ 이밖에 의료기기의 용기와 외부포장 등에 대한 기재사항, 의료기기 부작용 관리, 허가취소 및 업무정지, 동물용 의료기기에 대한 특례, 벌칙 등에 관한 규정이 있다.

42 ①

분류체계(약자 의미)
① ICD(International Classification of Disease) : 환자기록을 추출해내기 위한 원형적인 코드체계. 10년마다 개정, WHO에서 관리함
② SNOMED : 질병의 여러 가지 특성을 코드화
③ CPT(현대행위 용어) : 치료비에 의거한 진단과 치료과정을 정의하는 코드
④ ICPM(국제의료행위분류) : 진단, 임상병리실험, 검사, 예방, 수술, 기타 치료과정에 대한 내용으로 구성
⑤ RCC(Read 임상분류) : 전자의무기록을 위해 만들어짐
⑥ ATC(해부치료 화학적 코드) : 약품을 체계적이고 계층적 구조로 분류하기 위해 만들어짐
⑦ MeSH(의학논문주제어)
⑧ UMlS : 서로 다른 정보의 원천에서 얻은 정보를 사용자의 편의를 돕기 위해 개념적으로 연관 지으려는 시도에서 만들어짐
⑨ ICPC : 외래방문, 입원, 수술 등의 이상적 상황을 코드화하는 데 사용

43 ④

$W = R \times B = 42.58[MHz] \times 2 = 85.16[MHz]$

44 ②

생체조직에서의 저항성 발열로 인한 수분부족 현상은 의료기기에 의한 장애 형태가 아니다.
D.6 의료기기의 사용과 관련된 위험요인 및 기여요소
 이들에는 다음을 포함한다.
 – 부적합한 표시사항 부착
 – 다음과 같은 부적합한 운용지침
  • 의료기기와 함께 사용되는 부속품의 부정확한 시방서
  • 부정확한 사용 전 점검사항 시방서
  • 과도하게 복잡한 운용지침
  • 부정확한 서비스 및 보전 시방서
 – 기술이 없거나 훈련되지 않은 인원에 의한 사용
 – 합리적으로 예측 가능한 오용
 – 부작용에 대한 불충분한 경고
 – 일회용 의료기기의 재사용 위험요인에 대한 부적합한 경고
 – 부정확한 측정 및 기타 도량형 관련요소
 – 소모품/부속품/기타 의료기기와의 비호환
 – 날카로운 모서리 또는 끝

45 ①

MRI(자기공명영상장치)의 원리
1. 주 자석 : 정자계를 만듦
 ① 영구자석 : 자계 영구적, 유지비가 저렴. 누설자계가 작아 공간이 작다. 세기가 0.35[T] 이하. 자석의 시간적 안정도가 떨어진다.

② 상온전자석
③ 초전도전자석(가장 많이 쓰임) : 자계(0.5~3.0T), 공간균일도가 좋으며 자계의 시간적 안전성이 뛰어나 가장 많이 이용됨. 초전도 현상을 유지. 전자석을 극저온 냉각해야 하는 데 액체 헬륨을 이용

2. 심 코일(Shimming Coil)
  ① 양질의 영상, 매우 좋은 자계의 균일도가 요구됨
  ② 초전도자석은 솔레노이드 코일, 자계의 균일도가 매우 양호
  ③ 자계의 균일도를 더 높이기 위하여 추가적으로 쓰이는 코일
3. 고주파 코일 : 자기공명영상에서 원자핵 스핀을 여기하고, 여기된 스핀이 평형상태로 회귀하면서 발생하는 자유 유도 감쇠(FID) 신호를 감지하는 장치. 따라서 고주파 코일의 자기공명영상의 신호 대 잡음비를 좌우. 잡음이 적은 영상을 얻기 위해서는 고감도 고주파 코일이 필수
4. 경사자계코일 : 경사자계코일에 펄스를 인가해주는 장치. 함축자료로 경사자계 강도가 쓰이며, 일반적 강도는 30~60[mT/m]이다.
5. 스펙트로미터(Spectrometer) : 파형합성을 수신한 MRI 신호를 처리하여 영상을 구성하는 주제어장치이다.
※ 90° RF 펄스 : 스핀이 가로평면(x-y평면)에 왔을 때 고주파 펄스 주입을 멈추면 스핀은 z방향에서 90도 누운 결과가 된다. 이때의 고주파 펄스를 90도 고주파 펄스라고 한다.

46 ③
혈액투석(Hemodialysis)의 효과
㉠ 요독소 제거 : 신장에서 체외로 배설시키는 노폐물을 제거한다.
㉡ 필요 없는 여분의 수분을 제거 : 신장에서 소변으로 배설시키는 수분을 제거한다.
㉢ 산-염기의 균형 유지에 큰 역할 : 혈액투석은 혈액 산도를 조절하는데 혈액이 정상적인 상태, 즉 약알칼리성이 되도록 혈중의 산을 제거하며, 알칼리는 투석액을 통해 보충함으로써 산-염기 평형을 이루게 된다.
㉣ 전해질 조절 : 나트륨, 칼륨, 칼슘, 인 등의 혈액 중에 있는 전해질이 과도한 경우에 투석액을 이용해 배설하고 부족할 경우에는 투석액으로 보충해서 체액의 조성과 비슷한 정상 범위 내로 조절해준다.

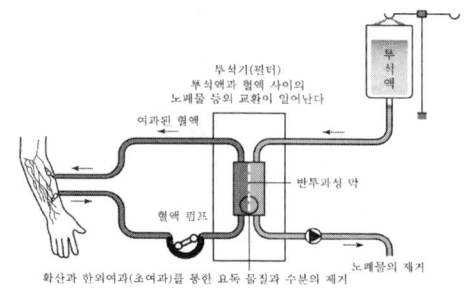

47 ③
의료기기법 제6조 6항 다음 각 호의 1에 해당하는 자는 의료기기의 제조업허가를 받을 수 없다.
1. 「정신보건법」제3조제1호에 따른 정신질환자. 다만, 전문의가 제조업자로서 적합하다고 인정하는 사람은 그러하지 아니하다.
2. 금치산자・한정치산자 또는 파산선고를 받은 자로서 복권되지 아니한 자
3. 마약 그 밖의 유독물질의 중독자
4. 이 법을 위반하여 금고 이상의 형의 선고를 받고 그 집행이 종료되지 아니하거나 그 집행을 받지 아니하기로 확정되지 아니한 자
5. 이 법을 위반하여 제조업허가가 취소된 날부터 1년이 경과되지 아니한 자

48 ④
의료기기의 생물학적 안전에 관한 공통기준규격
5.3 접촉기간에 따른 분류
  인체에 접촉하는 기간에 따라 다음과 같이 분류된다.
  1) 제한접촉(A)[limited exposure(A)] : 24시간 이내에 1회 혹은 반복 노출하는 의료기기
  2) 지속접촉(B)[prolonged exposure(B)] : 24시간 이상 30일 이내에 1회 혹은 반복 노출하는 의료기기
  3) 영구접촉(C)[permanent contact(C)] : 접촉기간이 30일을 초과하며 1회 노출 혹은 반복 노출되는 의료기기
의료기기 또는 원자재가 2개 이상의 접촉기간 분류에 해당되면 보다 엄격한 시험기준이 적용되어야 한다. 반복 노출이 발생되는 의료기기에 대한

분류를 할 때는 잠재적인 누적효과와 노출이 지속되는 시간을 고려하여야 한다.

49 ③

11	110	111
↓	↓	↓
3	6	7

$11110111_{(2)} = 367_{(8)}$가 된다.

50 ②
① MRI : 원자핵이 고유하게 방출되는 고주파를 예민한 안테나로 모아서 컴퓨터로 영상화한 것이 MRI이다. 즉, 인체를 구성하는 물질의 자기적 성질을 측정하여 컴퓨터를 통하여 다시 재구성, 영상화하는 기술이다.
② 감마카메라 : 앵거 카메라라고도 한다. 체내 방사성 핵종이나 감마선을 피검체에 고정시킨 검출기로 측정해 체내 또는 장기 내 분포를 기록, 화상정보를 제공하는 장치이다.
③ PET(양전자 단층촬영) : 양전자를 방출하는 방사성 의약품을 이용해 생리·화학적, 기능적 영상을 3차원으로 얻는 핵의학 영상법을 말한다.
④ SPECT(단일광자 단층촬영) : 체내에 소량의 방사성 동위체를 투여해 방출되는 γ선을 검출해 분포상황을 영상화하는 단층촬영법이다.

51 ③
고주파를 이용한 전기수술기는 스파크를 발생시켜 국부적으로 가열시켜 조직 절개 및 빠른 응고로 환자를 시술하는 장치로 수술을 시행하는 경우 인체 조직의 일부를 절개하고, 수술 시 출혈을 줄이기 위하여 사용되는 필수적인 장비로서 전기수술기의 구성은 본체, 전극, 대극판이라 부르는 3가지 요소로 구성된다. 작동원리는 본체에서 고주파 전류가 발생, 생체에 접촉되는 전극 끝을 통하여 생체 내로 흘러 대극판으로 다시 흘러나와 본체로 환류된다. 이때 전극이 접촉한 부위에는 전류가 흐르게 된다. 그러나 전류는 생체 내부에서는 어렵게 흐르기 때문에 열이 발생하지 않으며, 고온으로 발생한 생체 부위만 절개, 응고, 지혈 작용이 일어나게 된다.

52 ①
1. 전기설비의 보호장치
① 전기설비의 절연물이 손상되거나 열화되었을 경우 누설전류에 의한 감전 사고를 방지한다.
② 고전압의 혼촉으로 인체에 위험을 주는 전류를 대지로 흘려 보내 감전 사고를 방지한다.
③ 낙뢰에 의한 피해를 방지한다.
④ 지락사고가 발생하였을 경우 보호계전기를 신속하게 동작시킨다.
⑤ 송배전선로에서 지락사고가 발생하였을 경우 대지전위의 상승을 억제하고 절연강도를 경감시킨다.
2. 환자의 전기적 쇼크를 방지하는 방법
① 환자를 모든 접지된 물체나 모든 전류원으로부터 분리 또는 절연시킨다.
② 모든 전도체를 등전위 상태로 유지한다.
③ 의료용 접지방식을 준수한다.
④ 설치 시 전기 쇼크 안전을 고려하고, 사용 시 전기 쇼크 방지에 주의한다.

53 ①
① ROM(Read Only Memory) : 비소멸성의 기억 소자로 이미 저장되어 있는 내용을 인출할 수는 있으나, 새로운 데이터를 저장할 수 없는 반도체 기억 소자
② RAM(Random Access Memory) : 저장한 번지의 내용을 인출하거나 새로운 데이터를 저장할 수 있으나, 전원이 꺼지면 내용이 소멸된다.

54 ③
심박출량(co : cardiac output)은 1분 동안 심장에서 내보내는 혈액량으로 심장 기능뿐만 아니라 전체 순환계의 상태를 반영하는 지표이며, 전신 조직의 자율적인 조절을 통해 통제된다.
㉠ 심박출량은 맥박수와 1회 심박출량을 곱(co= hr×sv)하면 된다.
㉡ 보통 휴식 중에는 일반인의 경우에 1회 심박출량이 60~100[ml]이며, 운동을 할 경우에는 최대로 100~120[ml] 정도가 된다. 심박출량은 운동 강도가 50[%] 정도가 되면 최대 수치에 도달하게 되며 일반적으로 그 이상 강도가 높아지더라도 1회 심박출량은 더 이상 증가하지 않는다.

55 ④

① RS 플립플롭

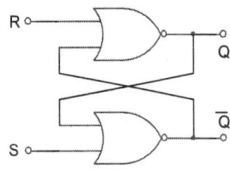

RS 플립플롭의 회로   RS F/F의 진리치표

② T 플립플롭

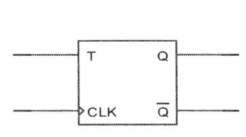

T F/F의 도형   T F/F의 진리치표

③ D 플립플롭

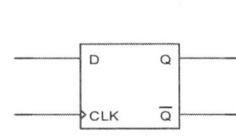

D F/F의 도형   D F/F의 진리치표

④ JK 플립플롭(MS-JK 플립플롭)

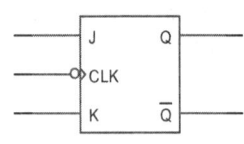

JK F/F의 도형   JK F/F의 진리치표

56 ④

PACS(의료영상시스템)의 구성
① 영상 획득부 : 디지털 영상 의료장비인 CT, MRI 등은 ACR-NEMA에서 발표한 DICOM 3.0 표준안으로 영상을 획득한다. 그러나 디지털 영상이 생성되지 않는 의료장비는 DICOM 게이트웨이를 이용하여 인터페이스시키고 이미 촬영한 X-Ray 필름은 스캐너를 이용하여 디지털 영상화한다.
② 영상 저장부 : 의료영상의 저장 및 데이터베이스 영역으로 기존의 필름 보관실의 기능을 수행하는 부분이다. 컴퓨터를 이용하여 자동으로 의료영상들을 보관, 저장, 분류하는 기능을 수행한다.
③ 영상 전송부 : 의료영상을 획득하는 의료영상 촬영장치 또는 중앙 파일서버로부터 외래나 병동의 워크스테이션으로 정보를 전달하는 매개체이며, 병원 외부로부터 원격촬영 또는 웹서버를 지원하는 정보 전달망을 의미한다.
④ 영상 조회부 : 의료영상을 출력하는 부분으로서 진단용 모니터와 임상용 모니터를 사용하는 워크스테이션이다. 의료진이 의료영상뿐만 아니라 처방전달 시스템이나 내시경 사진 또는 병사 사진 등을 조회할 수 있다.
※ PACS의 종류에는 Archving PACS, Mini PACS, Full PACS 등이 있다. 통상 PACS라 함은 Full PACS를 말한다.

57 ②

인공관절에 따르는 문제점
① 인공관절이 생체의 정상관절과 똑같이 안정적일 수는 없기 때문에 간혹 발생하는 수술 후 탈구나 심부 상처부위의 감염증으로 인한 기능상실 등이 있으며, 이를 예방하기 위해 세심한 주의가 요구된다.
② 인공관절면의 마모현상을 들 수 있는데 인공고관절 수술 후 시간이 흐름에 따라 관절면이 마모되게 되며 이로 인하여 폴리에틸렌이나 금속 그리고 세라믹에서조차 미립자가 떨어져 나와 생체반응을 일으킴으로써 점차 뼈가 녹아내리고 고정면이 느슨해지는 해리(loosening) 현상이 발생하여 최근에 인공관절의 가장 큰 문제점으로 대두되고 있다.
③ 사람의 뼈는 살아 있는 조직이어서 닳아버리면 새로운 뼈가 생성되지만 인공관절 수명은 10~20년이어서 젊은 사람이 수술했다면 또다시 재수술을 받아야 한다.

58 ④

카테터(catheter)
체강 또는 내강이 있는 장기 내로 삽입하기 위한 튜브형의 기구로 금속제의 경성인 것과 고무, 플라스틱제의 연성인 것이 있다.

59 ②

열의 3요소는 전도, 복사, 대류현상이다.
- ㉠ 전도(conduction) : 어느 물체 속에서 열이 진행하는 속도를 말하며, 금속은 돌이나 물보다 열전도가 높은 물질이고 금속 중에서도 구리나 양은, 은 등은 전도율이 더 좋다.
- ㉡ 복사(radiation) : 열이 외부로 나가려는 상태이다.
- ㉢ 대류(convection) : 열은 찬 것과 더운 열이 만나면 항상 균형을 맞추기 위하여 서로 이동하게 되는 것으로, 마치 더운 공기는 올라가고 찬 공기는 아래로 흐르는 작용이다.

60 ①

의료기기법 제5조(의료기기위원회)

① 보건복지부장관 또는 식품의약품안전처장의 자문에 응하여 다음 각 호의 사항을 조사·심의하기 위하여 식품의약품안전처에 의료기기위원회를 둔다. 〈개정 2013.3.23., 2015.1.28.〉
 1. 의료기기의 기준규격에 관한 사항
 2. 의료기기의 재심사·재평가에 관한 사항
 3. 추적관리대상 의료기기에 관한 사항
 4. 의료기기의 등급 분류 및 지정에 관한 사항
 5. 의료기기 인증 및 신고 위탁 범위 등에 관한 사항
 6. 그 밖에 의료기기에 관한 중요 사항
② 의료기기위원회의 구성 및 운영 등에 필요한 사항은 대통령령으로 정한다.

제5회 CBT 대비 모의고사 해설

01 ①
  ① 차동증폭기(differential amplifier)는 2개의 입력 단자에 가해진 2개의 신호차를 증폭하여 출력으로 하는 회로이다.
  ② 차동증폭기는 동위상이며, 같은 진폭의 입력신호에 대한 동위상 신호 $V_c = \frac{1}{2}(v_{o1}+v_{o2})$에 대한 이득과 입력신호의 차인 차동신호 $V_p = v_{o1} - v_{o2}$에 대한 이득을 비교할 때, 차동 이득이 크고 동위상 이득이 작을수록 우수한 평형 특성을 가진다.

02 ④
  센서(변환기)
  ① 인체에서 발생하는 물리화학적 측정량을 전기적인 출력으로 변환하는 장치
  ② 센서는 생체로부터 수집되는 에너지를 최소한으로 한다.
  ③ 정확도와 정밀도가 높아야 하며, 입력과 출력의 관계가 선형성을 가져야 한다.
  ④ 인체에 무해해야 한다.
  ⑤ 생체신호와 같은 데이터는 많은 양의 소음이 포함되어 있다. 비선형 분석 결과는 소음의 양에 따라 크게 변할 수 있기 때문에, 소음 제거 과정이 매우 중요하다. 그러나 생체신호 자체가 매우 불규칙하고 복잡해서 소음과 구별해내는 일은 쉽지 않다.

03 ①
  전압 폴로워(Voltage follower) 회로이며,
  $A_V(V_s - V_o) = V_o$, $V_o = \frac{A_V}{1+A_V} \cdot V_s$ 에서
  $A_V = \infty$ 이므로 $V_o = V_s$, ∴ $A_{Vf} = \frac{V_o}{V_s} = 1$

04 ②
  생체계측기기의 특성
  ① 정적특성 : 직류입력 또는 매우 낮은 주파수 성분의 입력에 대한 성능
    ㉠ 정확도   ㉡ 정밀도
    ㉢ 해상도   ㉣ 재현성
    ㉤ 정적 감도 ㉥ 영점표류
    ㉦ 감도표류 ㉧ 직선성, 선형성
    ㉨ 입력범위 ㉩ 입력 임피던스
  ② 비선형 특성 : 입·출력 특성이 직선에서 벗어나는 모든 경우가 비선형에 해당됨
    ㉠ 포화   ㉡ 브레이크다운
    ㉢ 불감대   ㉣ 뱅뱅
    ㉤ 히스테리시스
  ③ 동적 특성 : 연속적인 시스템에서 동적 입력과 동적 출력을 관계시켜서 나타내기 위해서는 미분방정식 또는 적분방정식이 요구되며, 고정상수를 갖는 선형적인 상미분 방정식으로 나타낼 수 있다.

05 ③
  ① 차동증폭기(differential amplifier) : 2개의 입력 단자에 가해진 2개의 신호차를 증폭하여 출력으로 하는 회로이다.
  ② 전치증폭기(pre-amplifier) : 메인 앰프, 즉 주 증폭기 앞단에 설치하여 마이크로폰이나 픽업, 텔레비전의 촬상관 등의 미소 출력 신호를 어느 정도 증폭하여 메인 앰프에 가하고, 잡음의 혼입이나 SN비의 저하를 방지하기 위해 사용

하는 것이다. 프리앰프에 사용하는 트랜지스터는 특히 저잡음용의 것을 선정하고, 주파수 특성 보상회로 등을 두는 경우가 많다. 스테레오용 프리앰프에서는 MC형(가동 코일형) 카트리지의 헤드 앰프를 내장하고, MM형(가동 자석형)의 부하 저항 전환이나 이퀄라이저(등화기) 앰프도 겸하고, 음질 조절회로를 갖는 것이 널리 사용되고 있다.

③ 고입력 임피던스 증폭기(high input impedance amplifier) : 증폭기의 초단 증폭회로에 FET(전계 효과 트랜지스터) 등의 고입력 임피던스 소자를 사용하고, 입력 전류를 10 ~100[pA](접합형 FET), 혹은 0.01~1[pA](MOS형) 정도의 고입력 임피던스로 한 것

06 ②

$W = Pt = VIt[J]$의 식에 의해
$W = 100 \times 5 \times 5 = 2500[J]$

07 ②

호흡기의 기능평가법

① 환기능(ventilation) : 외부공기가 기도를 통하여 폐포로 잘 전달되는 기능
② 분포능(distribution) : 폐 내에서 공기가 폐포 간에 균형 있게 분포하는 기능
③ 확산능(diffusion) : 폐포 내 공기와 폐 모세혈관 내 혈액 간에 산소(O_2), 이산화탄소(CO_2)를 잘 교환하는 기능

08 ④

인간의 오감과 센서와의 비교

인간의 기관	인간의 감각	센서의 종류	센서 소자의 일례
눈	시각(빛)	광 센서	광도전 소자, 이미지 센서, Photo-Didode
귀	청각(소리)	음향 센서	마이크로폰, 압전 소자, 진동자
피부	촉각(압력)	진동 센서	Strain Gauge, 반도체 압력 센서
	(온도)	온도 센서	백금 서미스터
	(습도)	압력 센서	적외선
혀	미각(맛)	맛 센서	백금, 산화물, 반도체, 가스 센서, 입자 센서
코	후각(냄새)	냄새 센서	Bio-Chemical 소자, Zirconia 소자
오감이 아닌 센서		중력 센서	자이로효과(진동자이로), 가속도 센서
		자기 센서	Hall 소자, Radar, SQUID

09 ③

① 혈압의 직접측정법
  ㉠ 동맥내강(혈관)에 직접 압력센서가 부착된 바늘을 찔러 넣거나 혈관 내로(fluid-filled) 카테터(Catheter)를 삽입한 후 변환장치(strain-gauge type의 압력 센서)에 연결하여 측정하는 방법
  ㉡ 관혈적 측정법이라 불리며, 혈압을 실시간으로 계측 가능
  ㉢ 동맥내압의 직접적인 측정방법과 신뢰성 높은 상관관계를 가짐
  ㉣ 간혹 초소형 혈관 내 압력 센서를 직접 삽입하여 혈압 측정 : 동특성 우수

② 혈압의 간접측정법
  ㉠ 말단(팔) 부위에 압박주머니(cuff)를 부착한 후 압력 증가
  ㉡ Cuff 내압(P_c)이 수축기 압력(P_s)보다 높으면 동맥폐쇄, 혈액순환 중지
  ㉢ 서서히 Cuff 내압을 내리며 말단 표면에서 청진, 동시에 Cuff 내압 관찰
  ㉣ Cuff 내압(P_c)=수축기 압력에 이르면 혈액 흐름이 시작되고 와류에 의한 소리 (korotkoff sound) 발생 : 수축기 압력 확인
  ㉤ Cuff 내압=P_d(이완기 혈압)에 이르면 와류가 사라져 소리 소멸 : 이완기 혈압 확인
  ㉥ 압박 시 상완동맥의 박동을 촉진하는 촉진법과 청진기로 코로트코프(Korotkoff)음을 듣는 청진법이 있음

10 ③

뼈의 모양에 따른 분류

뼈의 생김새에 따라 크게 긴뼈(long bones), 짧은뼈(short bones), 납작뼈(flat bones), 불규칙뼈(irregular bones)의 네 가지로 구분한다.

㉠ 긴뼈(long bones) : 가운데 뼈 몸통 부위가 원기둥 모양으로 길쭉하게 생기고, 그 양쪽 뼈끝은 뭉툭하게 생겼다.[예 : 위팔뼈(humerus), 넓적다리뼈(femur)]
㉡ 짧은뼈(short bones) : 전체적으로 작고 짧다.[예 : 손목뼈(carpal bones), 발목뼈(tarsal bones)]
㉢ 납작뼈(flat bones) : 근육이 접촉하기 좋게 넓

은 면을 갖는 뼈로서 많은 힘을 받기에 알맞도록 되어 있다.[예 : 어깨뼈(scapulae bones), 마루뼈(parietal bones), 갈비뼈(ribs)]

ㄹ) 불규칙뼈(irregular bones) : 형태가 복잡하고 특이하게 생겼다.[예 : 척추뼈(vertebrae)]

이 밖에도 종자뼈(sesamoid bones)로 분류되는 작은 뼈 종류가 있는데 종자뼈는 고유한 이름이 없지만 가장 큰 종자뼈인 무릎뼈(patella)만은 예외로 이름을 갖고 있다.

11 ③

고주파 유전가열의 응용

① 목재 공업에의 응용 : 목재의 건조, 성형, 접착 등

② 고주파 머신 : 비닐이나 플라스틱 시트의 접착

③ 고주파 용접 : 비닐 가방이나 비닐 시계줄의 제조

④ 고주파 의료기기
   ㄱ) 고주파 나이프 : 환부의 수술
   ㄴ) 고주파 치료기 : 환부의 치료
       (주파수 40.68[MHz]±0.05[%] 사용)
   ㄷ) 음식물 조리 : 고주파 레인지(HF range)
   ㄹ) 고무타이어의 수리, 재생이나 섬유공업 등에도 이용된다.

12 ③

해부학적 자세는 양쪽 발을 일직선이 되게 똑바로 서서 눈은 앞의 수평선을 바라보며, 양팔을 손바닥을 펴서 앞(정면)으로 향하게 하고 자연스럽게 늘어뜨리고 있는 사람의 자세이다.

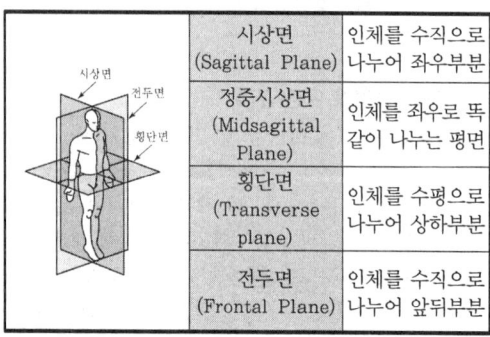

시상면 (Sagittal Plane)	인체를 수직으로 나누어 좌우부분
정중시상면 (Midsagittal Plane)	인체를 좌우로 똑같이 나누는 평면
횡단면 (Transverse plane)	인체를 수평으로 나누어 상하부분
전두면 (Frontal Plane)	인체를 수직으로 나누어 앞뒤부분

13 ③

혈압계는 아날로그형 수은계 혈압계와 전자혈압계로 나누며, 수은혈압계의 경우 구조가 단순하다는 장점이 있지만, 기술이 요구되므로 사용법이 미숙할 경우 부정확한 결과를 얻을 수 있고, 전자혈압계의 경우 혼자서 측정이 용이하고 숫자로 표시되어 편리하지만, 측정 시 환자의 움직임이나 자세에 영향을 많이 받는다.

14 ③

심박출량의 측정방법

심박출량은 단위시간(주로 분)에 심장으로부터 분출되는 혈액의 양이며 단위는 L/min이다. 개인 간의 체격의 차이에 따른 혼란을 줄이기 위하여 단위체표면적당 심박출량으로 나타내는 것이 심박출량지수(cardiac index)이며 단위는 $L/min/m^2$이다.

Fick, S법

심박출량은 산소소모량을 동맥혈과 정맥혈의 산소함유량 차이로 나눈 것과 같다.

심박출량(C_o)
=산소 소비(동맥/정맥 산소함량 차이)
$$= \frac{VO_2}{C_aO_2 - C_vO_2}$$

$$\therefore C_o = \frac{500}{0.25-0.20} = 10,000[ml]$$

15 ④

혈압의 간접측정법

㉠ 말단(팔) 부위에 압박주머니(cuff)를 부착한 후 압력 증가

㉡ Cuff 내압(P_c)이 수축기 압력(P_s)보다 높으면 동맥폐쇄, 혈액순환 중지

㉢ 서서히 Cuff 내압을 내리며 말단 표면에서 청진, 동시에 Cuff 내압 관찰

㉣ Cuff 내압(P_c)=수축기 압력에 이르면 혈액 흐름이 시작되고 와류에 의한 소리(korotkoff sound) 발생 : 수축기 압력 확인

㉤ Cuff 내압=P_d(이완기 혈압)에 이르면 와류가 사라져 소리 소멸 : 이완기 혈압 확인

㉥ 압박 시 상완동맥의 박동을 촉진하는 촉진법과 청진기로 코로트코프(Korotkoff)음을 듣는 청진법이 있음

16 ①

폐포(허파꽈리)

각 호흡세기관지의 끝에는 약 50개~100개의 폐포(허파꽈리)가 붙어 있으며, 그 전체 개수가 3억~5억 개에 이른다. 그리고 전체 표면의 넓이는 90[m^2](어른의 경우)에 이른다. 바로 이러한 폐포와 세기관지들이 한 덩어리가 되어 폐엽(肺葉)을 이루게 된다. 폐포(허파꽈리)는 실질적으로 산소와 이산화탄소의 교환이 일어나는 장소로서 매우 중요한 곳이다.

17 ③

호식 호흡(expiration)
폐 속의 공기를 외부로 배출하는 것이므로 폐 내 압력이 대기압보다 높아야 한다.

18 ④

동축 주파수계는 동축선(coaxial line)의 공진 특성을 이용한 것으로, 2500[MHz] 정도까지의 초고주파 주파수를 측정하는 데 사용된다.

19 ④

평상 호흡(tidal breathing)을 하다가 최대로 숨을 들이마신 다음 가능한 한 끝까지 천천히 내쉬고 다시 평상 호흡으로 돌아오는 과정에서 폐용적을 구할 수 있다.
폐용적은 평상 호흡기량(Tidal Volume, TV), 흡기예비기량(Inspiratory Reserve Volume, IRV), 호기예비기량(Expiratory Reserve Volume, ERV), 잔기량(Residual Volume, RV)의 네 가지 단위용적과 이들의 조합으로 이루어진 흡기용량(Inspiratory Capacity, IC), 폐활량(Vital Capacity, VC), 기능적 잔기용량(Functional Residual Capacity, FRC) 및 총 폐용량(Total Lung Capacity, TLC)으로 분류한다.

20 ④

생체신호의 종류
1. 생체전기신호
   ① 생체전기신경세포나 근세포에 의해 발생되는 활동전위를 센서(전극)를 이용하여 측정
   ② 센서 주변에 분포한 많은 세포의 활동에 의해 발생되는 전계를 전류 전압형태로 표시
   ③ 의료분야에서 진단에 많이 사용
   ④ 심전도, 뇌전도, 안구전도, 근전도 등이 있다.
2. 생체 임피던스 신호
   ① 미약한 전류를 인체 피부 또는 조직에 주입하여 조직 임피던스와 전류에 의해 만들어진 전압 강하를 측정하는 신호
   ② 인체의 구성, 내분비계 및 신경활동 등에 대한 중요한 정보를 제공
   ③ 임피던스법-심박출량계, 체지방 측정기 등
3. 생체음향신호
   ① 역학적 특성에 따라 발생하는 음향잡음을 측정한 신호
      ㉠ 심장에서 혈액의 흐름은 심장판막 또는 혈관의 역학적 운동을 통해 음향신호 발생
      ㉡ 폐와 기도에서의 공기의 흐름은 역학적 운동을 통해 음향신호 발생
      ㉢ 내부 소화기 계통의 장기나, 관절부위의 관절낭에서도 음향신호가 발생
   ② 음향신호는 마이크로폰 등을 이용하여 체표면에서 측정
   ③ 심음계, 청진기 등
4. 생체자기신호
   ① 심장, 뇌, 척수, 위 등에서 발생하는 미세한 자장신호 및 자장분포를 고감도 자장센서를 사용하여 측정하는 신호
   ② 인체 내의 활동 전류에 주변매질에 의한 영향이 생체전기신호에 비해 적다.
   ③ 뇌 또는 심장의 내부에서 일어나는 활동전류의 미세한 변화를 정밀하게 측정
   ④ 심자도, 뇌자도 등
5. 생체역학신호
   ① 생체시스템의 기계적 운동을 다양한 트랜스듀서를 이용하여 측정하는 신호
   ② 기계적 운동현상은 전기적, 자기적 신호와 달리 전파되지 않는 특징을 가진다.
   ③ 생체역학신호의 측정을 위해서는 운동발생 지점에서 정확한 측정이 필요하다.
6. 생화학신호
   ① 살아 있는 생체조직이나 샘플로부터 화학적으로 측정되는 정보이다.
   ② 생체 내부의 다양한 이온분포, 가스 분압 등을 측정
   ③ 임상병리과 및 마취과에서 사용되는 장비들에 사용

21 ④
오디오미터(audiometer)
귀의 청력을 검사하기 위하여 가청 주파수 영역의 여러 가지 레벨의 순음을 전기적으로 발생하는 음향 발생 장치로 신호음으로 사인파를 사용한다.

22 ④
맥파
- ㉠ 혈류맥파 : 동맥부위에서 심장의 박동에 의해 분출된 혈액의 흐름을 파형화한 것
- ㉡ 직경맥파 : 심장의 박동에 의해 변화되는 일정 부위에서의 혈관직경 변화를 파형화한 것
- ㉢ 압맥파 : 대동맥에서 혈액의 방출에 의해 발생되어 동맥벽을 따라서 인체에 전달되는 혈관 압력을 파형화한 것

23 ③
EX-OR 게이트(exclusive OR gate, 배타적 논리합 회로)
두 입력이 서로 다른 때만 출력이 1이 된다. 회로(반일치 회로)비교기, 가산기, 연산장치 등에 사용된다.
논리식 $F = A \oplus B = A\overline{B} + \overline{A}B$

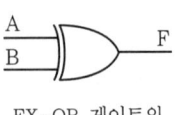

A	B	F
0	0	0
0	1	1
1	0	1
1	1	0

EX-OR 게이트의 기호

EX-OR 게이트의 진리치표

24 ③
나사(screw)의 명칭

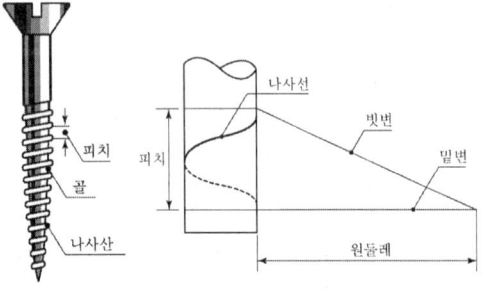

① 피치 : 나사산에서 다음 나사산까지의 거리
② 리드 : 나사가 한 바퀴 돌 때 축방향으로 움직인 거리
③ 나사의 크기 : 바깥지름으로 표시
④ 바깥지름 : 나사의 크기를 나타내는 호칭치수라 하고, 이는 한국산업규격(KS)에 규정
⑤ 안지름 : 암나사의 산마루에 접하는 가상적인 원통의 지름
⑥ 골지름 : 수나사와 암나사의 골에 접하는 가상적인 원통의 지름
⑦ 나사산의 각 : 나사산의 단면 모양에서 나사산을 이루는 두 개의 빗변이 이루는 각

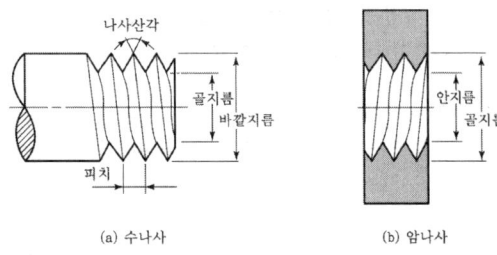

(a) 수나사   (b) 암나사

25 ④
① 신전(extension)-곧게 펴는 것(굴곡과 반대)
② 내반(inversion)-안쪽으로 도는 것(외반과 반대)
③ 외전(abduction)-정중면에서 멀어져가는 운동

26 ②
① 피치 : 나사산에서 다음 나사산까지의 거리
② 리드 : 나사가 한 바퀴 돌 때 축방향으로 움직인 거리이며, 한줄 나사의 경우 리드 피치가 같지만, 2줄 나사의 경우 1리드는 피치의 2배가 된다.

27 ④
온도 센서(temperature sensor)
온도변화에 의해서 내부 저항 값이나, 전압 혹은 전류가 변하는 센서로, 공업계측용으로는 열전쌍, 온도측정 저항체, 서미스터(NTC), 금속식 온도계가, 그리고 생활용품의 센서로는 서미스터(NTC, PTC, CTR) 감온 페라이트, 금속식 온도계가 많이 쓰이고 있다
- ㉠ 서미스터(Thermistor, Thermally Sensitive Resistor) : 온도에 따라 내부저항 값이 작아지는 부성특성을 이용한 소자

ⓒ 금속저항센서(metal resistance temperature detector) : 금속재료가 온도에 따라 비례 저항이 커지는 것을 이용한 소자로, 동, 니켈, 백금이 선(線)이나 막(膜)형태로 온도 센서로서 사용되고, 백금선을 사용한 것은 백금온도 측정 저항체로서 사용된다.

ⓒ 열전쌍센서 : 서로 다른 물체에 온도를 가하면 기전력이 발생하는 원리를 이용한 소자

※ 압전 센서(piezoelectric sensor)란 압전 물질에 압력이 가해지면 전위가 발생하고 전압을 가하면 변형이 생기는 소자로, 압전 물질을 이용하면 어떤 부위에서 일어난 변위나 압력 변화에 의한 전위를 측정하며, 심음도, 혈압, 혈류, 초음파 기기에 사용된다.

28 ③

전가산기(full-adder, FA)

2개의 2진 숫자를 동시에 더할 수 있도록 하위의 자리로부터 올라오는 자리올림수까지 포함하여 연산할 수 있도록 만든 가산기이다.

한자리수 A와 B, 그리고 자리올림수를 합할 때에 사용되는 것으로 결과는 A와 B의 합(S)과 자리올림수(Carry)가 된다.

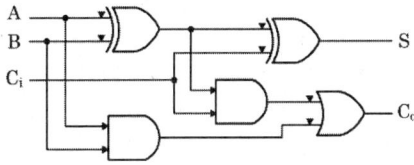

전가산기의 회로

A	B	C_i	S	C_o
0	0	0	0	0
0	0	1	1	0
0	1	0	1	0
0	1	1	0	1
1	0	0	1	0
1	0	1	0	1
1	1	0	0	1
1	1	1	1	1

전가산기(Full Adder)의 진리표

29 ③

결합용 기계요소

① 나사(screw) : 연속적인 나선형 홈을 가지며 보통 둥근 원통 모양으로 기계제작에 쓰이는 부품으로 물체를 고정하거나 힘과 운동을 바꾸어줄 때 사용한다.

㉠ 나사의 종류에 따른 용도
  ⓐ 삼각나사 : 일반 기계의 조립(볼트, 너트)
  ⓑ 사각나사 : 큰 힘을 전달하는 데 사용(프레스, 잭)
  ⓒ 사다리꼴나사 : 선반의 리드 나사, 스톱 밸브의 밸브대
  ⓓ 톱니나사 : 밀링 머신의 일감 고정(기계 바이스)
  ⓔ 둥근나사 : 백열전구의 끼움나사, 시멘트 믹서 기계

② 핀(pin) : 큰 힘이 걸리지 않는 부품을 결합하거나 고정
  종류 : 평행 핀, 테이퍼 핀, 분할 핀

③ 키(key) : 기어, 벨트 풀리, 핸들 등을 축에 고정시켜 회전을 전달하거나 회전을 전달하면서 축 방향으로 이동할 때 사용한다.

㉠ 풀리, 기어 및 핸들 등의 회전체를 축과 고정시키는 것
㉡ 축과 회전체가 미끄럼 없이 돌도록 끼워 넣는 쐐기

30 ④

센서의 명명법은 X형, Y형, Z형으로 구분된다.

㉠ X형 센서 : 계측대상을 표시하는 센서로 변위 센서, 속도 센서, 열 센서, 광 센서 등이 있다.
㉡ Y형 센서 : 재료가 서로 다름을 표시하는 센서로 반도체형 가스 센서, 세라믹형 압력 센서 등이 있다.
㉢ Z형 센서 : 변환 원리를 기준으로 표시하는 센서로 저항 변화형 온도센서, 압전형 온도센서 등이 있다.

31 ①

아크 방전은 전극 사이에 비교적 저전압 대전류(~200[V], ~10[A] 정도)를 흘릴 때 전극이 가열되어 열전자를 방출하며 강렬한 빛을 내는 방전

32 ②

기본 논리 게이트의 종류

① AND 게이트 : 기본 동작원리는 모든 입력이 1

일 때 출력은 1이 된다.
논리식 F = A · B

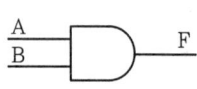
AND 게이트의 기호

A	B	F
0	0	0
0	1	0
1	0	0
1	1	1

AND 게이트의 진리치표

② OR 게이트 : 기본 동작원리는 모든 입력 중 하나만 1이어도 출력은 1이 된다.
논리식 F = A+B

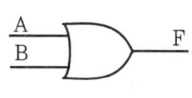
OR 게이트의 기호

A	B	F
0	0	0
0	1	1
1	0	1
1	1	1

OR 게이트의 진리치표

③ NOT 게이트 : 기본 동작원리는 입력이 1인 경우 출력은 0, 입력이 0인 경우 출력은 1이 되며, 이는 출력이 입력의 반대가 되는 인버터라고도 불린다.
논리식 F = $\overline{F}$

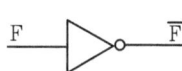
NOT 게이트의 기호

F	$\overline{F}$
0	1
1	0

NOT 게이트의 진리치표

④ NOR 게이트 : OR 게이트의 부정형으로 입력이 모두 0인 경우 출력이 1이 된다.
논리식 F = $\overline{A+B}$

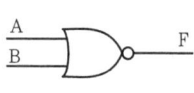
NOR 게이트의 기호

A	B	F
0	0	1
0	1	0
1	0	0
1	1	0

NOR 게이트의 진리치표

33 ②
$R_1 \times R_3 = R_2 \times R_x$의 식에 의해
$R_x = \dfrac{R_1 R_3}{R_2} = \dfrac{10 \times 20}{100} = 2[\Omega]$

34 ①
① 토크(torque) : 어떤 힘이 가해지는 물체를 회전시키는 정도
② 속도(velocity) : 물체의 속력과 방향을 함께 나타내는 양
③ 속력(speed) : 물체가 얼마나 빨리 움직이는가를 나타내는 양
④ 일(work) : 물체에 힘이 작용하여 움직일 때, 힘과 변위의 곱으로 주어지는 물리량

35 ④
망막(Retina)
빛의 수용기로서, 두께 0.5~1[mm]의 그물모양구조를 이루며, 눈알의 신경부에 해당한다. 외측에 색소상피층, 시각세포(원뿔세포, 막대세포)의 층, 쌍극세포층, 신경절세포층, 가장 안쪽에는 신경섬유층이 있다. 눈에 들어온 빛은 신경섬유층, 신경절세포층, 쌍극세포층을 통과해 시각세포에 도달하며, 이곳에서 감광색소와 광화학적 변화를 일으킨다. 이 변화를 쌍극세포로 전달하고 다시 중추로 전달하여 빛으로 감각된다. 망막의 부위에 따라 시각세포 분포가 달라, 황반이라고 불리는 부위에서는 원뿔세포만이 존재하며, 그 주위에는 막대체세포가 많다. 시각신경이 들어오는 부위인 유두부에는 시각세포가 결여되어, 빛을 느끼지 않는다. 이것이 맹점이다. 망막 후부의 중앙에는 가장 예민한 황반이 있고, 황반의 중앙에는 막대시각세포가 없는 중심오목이 있다. 중심오목과 안쪽 약 0.25[cm]에는 시각신경 및 망막중심동맥이 들어가는 점이 있다. 이곳에서 망막은 불완전하며 맹점을 형성한다.

36 ④
기어(gear)의 종류
기어축의 관계위치에 의한 것이 가장 일반적이며 평행축, 교차축, 어긋난 축의 3가지로 분류한다.
(1) 평행축 기어
① 평 기어(spur gear) : 잇줄이 축에 평행한 직선의 원통기어로, 제작이 쉬우므로 동력전달용으로 가장 많이 사용되는 기어이며 축의 회전 방향은 서로 역방향이다.
② 헬리컬 기어(helical gear) : 축에 대하여 치형을 경사지게 절삭한 것으로 스퍼 기어보다

회전이 원활하지만 치형이 경사져 있으므로 축 방향으로 하중이 걸리기 때문에 축방향의 힘을 받아주는 스러스트 베어링이 필요하다.
③ 더블 헬리컬 기어(double helical gear) : 왼쪽 비틀림과 오른쪽 비틀림의 헬리컬 기어를 조합한 기어로 축방향력(스러스트)이 발생하지 않는다는 장점이 있다.
④ 래크(rack)와 피니언(pinion) : 래크는 스퍼 기어의 지름을 무한대로 한 경우이며 피니언은 래크와 물리는 기어로 래크와 피니언은 회전운동을 왕복운동으로 바꾸고 또 그 역운동을 시키는 데 사용한다.
⑤ 내접 기어(internal gear) : 평 기어와 맞물리는 원통의 내측에 이가 만들어져 있는 기어로, 주로 유성기어 장치나 기어형 축 조인트(기어 커플링) 등에 사용되고 있다.

(2) 교차 축 기어
① 직선 베벨 기어(straight bevel gear) : 톱니 줄기가 피치 원뿔면에 일치하는 기어로 서로 맞물릴 때 톱니의 위쪽에서 시작하여 톱니 뿌리 방향으로 물리며 베벨 기어 가운데 가장 만들기 쉽고 간단하며 제작비가 적게 들지만 쓰임새는 곡선 베벨 기어보다 적다.
② 곡선 베벨 기어(spiral bevel gear) : 톱니 줄기가 나선 모양으로 되어 있으며, 비틀림각은 20°~40°의 범위이며 흔히 35°가 가장 적당한 편으로 직선 베벨 기어에 비하여 한 번에 접촉하는 물림 길이가 커서 부드럽게 움직이고, 진동과 소음이 적고 고속에서 사용할 수 있으며 하중을 전달하는 능력이 직선 베벨 기어보다 훨씬 커서 많이 이용된다.
③ 제롤 베벨 기어(zerol bevel gear) : 곡선 베벨 기어 가운데 톱니 줄기의 비틀림 각도가 0°로 회전방향이 변해도 추력(thrust) 방향이 바뀌지 않아서 추력 방향의 힘이 곡선 베벨 기어보다 작게 되므로, 원활한 회전이 필요한 곳에 직선 베벨 기어 대신 사용 가능하므로 주로 감속기・차동기어장치 등에 사용되고 특히 추력이 걸리는 곳에 쓰인다.
④ 크라운 기어(crown gear) : 이것은 평 기어 또는 헬리컬 기어와 맞물리는 원판모양의 기어로 직교하는 축 또는 어긋난 축에 사용된다.

(3) 어긋난 축 기어
① 웜 기어(worm gear) : 서로 직각을 이루며 같은 평면 위에 있지 않은 2축 사이의 회전을 전달하는 기어이다.
② 장고형 웜기어(hourglass worm gear) : 장고형 웜과 이것과 맞물리는 웜 휠의 총칭으로 제작이 어렵지만 원통 웜기어에 비해 큰 동력을 전달할 수 있다.
③ 하이포이드 기어(hypoid gear) : 베벨 기어의 일종으로서 베벨 기어의 축을 엇갈리게 한 것으로 엇갈린 축의 협각이 90°를 이루어 자동차의 차동 기어 장치의 감속 기어로 이용된다.
④ 나사 기어(screw gear) : 원통기어 한 쌍을 어긋난 축 사이의 운동 전달에 이용할 경우의 기어로 헬리컬 기어 간 또는 헬리컬 기어와 평기어의 조합으로 사용되며, 조용하지만 비교적 경부하가 아니면 사용할 수 없다.

37 ④
구름 베어링
① 구름 베어링의 장점
  ㉠ 미끄럼 베어링과 비교하여 동력이 절약된다.
  ㉡ 기동저항이 작다.
  ㉢ 윤활유가 절약된다.
  ㉣ 고속회전이 가능하다.
  ㉤ 윤활유에 의한 기계의 오손이 적다.
  ㉥ 신뢰성이 있다. 단, 취급방법이 좋지 못한 경우 신뢰성이 떨어진다.
  ㉦ 유지비가 감소된다.
  ㉧ 기계의 정밀도를 유지할 수 있으며 마멸도 극히 작다.
  ㉨ 베어링의 길이를 단축시킬 수 있다.
② 구름 베어링의 특징
  ㉠ 기동마찰이 작고, 동마찰과의 차이도 더욱 작다.
  ㉡ 국제적으로 표준화, 규격화가 이루어져 있으므로 호환성이 있고 교환사용이 가능하다.
  ㉢ 베어링의 주변 구조를 간략하게 할 수 있고 보수・점검이 용이하다.
  ㉣ 일반적으로 경방향 하중과 축방향 하중을 동시에 받을 수 있다.
  ㉤ 고온도・저온도에서의 사용이 비교적 용이

하다.
ⓗ 강성을 높이기 위해 부(負)의 클리어런스 예압 상태로 해서도 사용할 수 있다. 또한 구름 베어링은 형식마다 각각 특징을 갖고 있다.

38 ②

서맥(Bradycardia)
심박수가 분당 60회 미만으로, 비정상적으로 느려진 상태를 말하며, 정상 심박수는 분당 60회에서 100회 사이이다.

※ 조기수축(기외수축) : 맥박이 정상으로 뛰다가 한 번씩 건너뛰는 현상이 나타난다. 이렇게 건너뛰는 맥박은 1분에 한두 번 또는 수십 번씩 다양하게 나타난다. 맥박이 건너뛴 다음에 나타나는 맥박은 정상맥박보다도 더 강하게 나타난다. 이 조기수축은 심방에서 발생하면 심방성 조기수축, 심실에서 발생하면 심실성 조기수축이라고 한다.

※ 빈맥(Tachycardia) : 심박수가 분당 100회 이상인 상태로 부신 종양에 의해 발생할 수 있다.

※ 동방결절(Sinoatrial node : S-A Node) : 정상적인 인체 내에서도 매 박동의 시작과 활동전압의 전도는 특수 전도계에 의하여 일어나는데 그 시작 부위가 동방결절이다.

※ 방실결절(Atrioventricular Node : A-V Node) : 심장의 전도계의 일부분으로 심장의 심방과 심실 사이에 위치하여 심실로 전달되는 심장의 전기적 신호의 기점이 된다.

39 ①

정류 다이오드(rectification diode)
실리콘 또는 게르마늄의 단결정 속에서 PN형을 접합하여 P형 쪽에 애노드, N형 쪽에 캐소드의 두 단자로 구성되는 것이 다이오드이고, 순방향 접속에서는 전류가 흐르고 역방향 접속에서는 전류가 흐르지 않는 특성을 이용하여 교류입력 신호를 평균값 또는 직류값으로 변환시키는 정류과정에서 사용되는 소자를 말한다.

40 ②

① 허용대(allowable band) : 전자가 존재할 수 있는 에너지대
② 금지대(forbidden band) : 전자가 존재할 수 없는 에너지대. 에너지 갭(energy gap)
③ 전도대(conduction band) : 전자가 자유로이 이용되는 허용대
④ 충만대(filled band) : 들어갈 수 있는 전자의 수가 전부 들어가서 전자가 이동할 여지가 없는 허용대
⑤ 공핍대(exhaustion band, empty band) : 보통의 상태에서는 전자가 존재하지 않는 허용대

41 ①

의료기기법 제5조(의료기기위원회)
① 보건복지부장관 또는 식품의약품안전처장의 자문에 응하여 다음 각 호의 사항을 조사·심의하기 위하여 식품의약품안전처에 의료기기위원회를 둔다. 〈개정 2013.3.23., 2015.1.28.〉
  1. 의료기기의 기준규격에 관한 사항
  2. 의료기기의 재심사·재평가에 관한 사항
  3. 추적관리대상 의료기기에 관한 사항
  4. 의료기기의 등급 분류 및 지정에 관한 사항
  5. 의료기기 인증 및 신고 위탁 범위 등에 관한 사항
  6. 그 밖에 의료기기에 관한 중요 사항
② 의료기기위원회의 구성 및 운영 등에 필요한 사항은 대통령령으로 정한다.

42 ③

X-ray가 피사체를 통과하면서 발생하는 난반사를 제거해 깨끗하고 선명한 영상을 얻을 수 있게 하는 X-ray DR(Digital Radiography) 장비의 핵심 부품이 GRID(그리드)이며, 그리드(grid)는 X선 촬영 시 피사체의 외부에 발생하는 산란선을 제거하고 콘트라스트가 높은 X선 사진을 얻기 위해 납박판을 분리기와 함께 교대로 조밀하게 늘어놓은 것이다.

43 ①

분광광도계(spectrophotometer)
빛의 세기를 파장별로 측정하는 장치로 중수소 램프(Deuterium lamp)와 텅스텐 램프(Tungsten lamp)의 일직선 구조 배치는 자외선과 가시광선의 전파장 영역에서 빛의 세기(light intensity)를 높게 하여 좋은 감도는 물론 바탕선(baseline)의 잡음(noise)을 줄여, 보다 이상적인 데이터를 얻는다.

※ 중수소 램프 : 아크 방전을 이용한 방전관의 하나로서 자외광의 광원에 이용된다. 수소 램프에 비해 빛의 세기가 강하다.

44 ③
진단용(Diagnostic) X-선 촬영장치
X-선이 인체를 투과하면서 감쇠하는 정도를 측정하여 인체의 내부구조를 영상화하는 장치
㉠ X-선은 1895년 뢴트겐(W.C. Rontgen)이 우연히 발견한 것으로, 음극선과는 달리 전자기장의 영향을 받지 않고 매우 강한 투과력과 쉽게 반사나 굴절을 일으키지 않는 성질을 가지고 있으나, 그 당시로서는 정체를 파악할 수 없는 데서 비롯하여 X-선이라고 불렀다. 그 후 1912년 라우에(M. von Laue)의 이론적 예견에 따라 그의 제자들이 X-선 회절실험 성공으로 X-선이 파동성을 갖는 전자기파의 일종임을 밝혔다.
㉡ X-ray는 전자기파의 일종으로 우리 주변에서 많이 쓰이고 있다. X-ray는 사진작용, 형광작용, 이온화 작용을 일으키고, 진공 중에서는 빛과 같은 속도로 진행하며, 밀도가 높은 물질일수록 투과하지 못한다. 같은 파장의 X-ray라면 밀도가 높은 금속일수록 투과력이 약하다.

45 ④
「의료기기법」 제2조(정의)
② 이 법에서 "기술문서"란 의료기기의 성능과 안전성 등 품질에 관한 자료로서 해당 품목의 원자재, 구조, 사용목적, 사용방법, 작용원리, 사용 시 주의사항, 시험규격 등이 포함된 문서를 말한다.

46 ④
인큐베이터의 가장 중요한 기능이 온도 조절로, 열의 3요소는 전도, 복사, 대류현상이다.
① 전도(conduction) : 어느 물체 속에서 열이 진행하는 속도를 말하며, 금속은 돌이나 물보다 열전도가 높은 물질이고 금속 중에서도 구리나 양은, 은 등이 전도율이 더 좋다.
② 복사(radiation) : 열이 외부로 나가려는 상태이다.
③ 대류(convection) : 열은 찬 것과 더운 열이 만나면 항상 균형을 맞추기 위하여 서로 이동하게 되는 것으로, 더운 공기는 올라가고 찬 공기는 아래로 흐르는 작용이다.

47 ①
1980년대 중반에 들어서는 객체 지향 프로그래밍이 상당히 활발히 확산되었고 C++, Objective C, Eiffel, Ada95 등 수많은 객체지향언어들이 연이어 탄생하게 된다.

48 ④
생체전기신호
① 생체전기신경세포나 근세포에 의해 발생되는 활동전위를 센서(전극)를 이용하여 측정
② 센서 주변에 분포한 많은 세포의 활동에 의해 발생되는 전계를 전류 전압형태로 표시
③ 의료분야에서 진단에 많이 사용
④ 심전도, 뇌전도, 안구전도, 근전도 등이 있다.

생체전기신호의 종류에 따른 특성

생체전기신호	측정전극	유도법	주파수 범위	활용분야
심전도(ECG)	표면전극/흡착전극	표면 12 유도	0.05~100 [Hz]	부정맥, 심기능검사
뇌전도(EEC)	표면전극/컵전극	10~20 system	0.1~50 [Hz]	수면다원검사, 뇌유발전위검사
안구전도(EOG)	표면전극	단극/양극	DC~100 [Hz]	수면다원검사, 인지도 검사
근전도(EMG)	표면전극/바늘전극	단극/양극	100[Hz] ~10[kHz]	근력측정, 재활치료

49 ①
「의료법 시행규칙」 제15조(진료에 관한 기록의 보존)
① 의료기관의 개설자 또는 관리자는 진료에 관한 기록을 다음 각 호에 정하는 기간 동안 보존하여야 한다.
  1. 환자 명부 : 5년
  2. 진료기록부 : 10년
  3. 처방전 : 2년
  4. 수술기록 : 10년
  5. 검사소견기록 : 5년
  6. 방사선사진 및 그 소견서 : 5년
  7. 간호기록부 : 5년
  8. 조산기록부 : 5년
  9. 진단서 등의 부본(진단서·사망진단서 및 시체검안서 등을 따로 구분하여 보존할 것) : 3년

50 ③

ROM(Read Only Memory)

읽어내기 전용으로, 사용자가 기억된 내용을 바꾸어 넣을 수 없는 기억소자로서 전원을 차단하여도 기억 내용을 보존한다.

① Mask ROM : 제조과정에서 프로그램 등을 기억시킨 것으로 전용 자동제어에 사용한다.

② PROM : 사용자가 프로그램 등을 1회에 한하여 써넣을 수 있는 기억소자이다.

③ EPROM : 사용자가 프로그램 등을 여러 번 지우고 써넣을 수 있는 기억소자로서, 자외선이나 특정전압 전류로써 내용을 지우고 다시 기록할 수 있다.

④ EEPROM(Electrical Erasable Programmable ROM) : 기록 내용을 전기신호에 의하여 삭제할 수 있으며, 롬 라이터로 새로운 내용을 써넣을 수도 있는 기억소자이다.

51 ①

「의료기기의 전기·기계적 안전에 관한 공통 기준 규격」

2.5 전류

2.5.1 접지누설전류 : 전원부에서 절연의 내부 또는 표면을 통해 보호접지선으로 흐르는 전류

2.5.2 외장누설전류 : 정상적인 사용 시에 장착부를 제외하고 조작자 또는 환자가 접촉할 수 있는 외장 또는 외장의 부분에서, 보호접지선 이외의 도전접속을 통해 대지 또는 그 외장 외의 다른 외장 부분으로 흐르는 전류

2.5.3 누설전류 : 기능과는 무관한 전류로서 접지누설전류, 외장누설전류 및 환자누설전류로 정의된다.

2.5.4 환자측정전류 : 정상적인 사용 시 환자의 어느 한 장착부와 환자의 다른 모든 장착부 간에 흐르는, 생리적인 효과를 의도하지 않은 전류로서 예를 들면, 증폭기의 바이어스 전류, 임피던스 프레티스모그라피에 사용하는 전류를 말한다.

2.5.6 환자누설전류 : 장착부에서 환자를 경유하여 대지로 흐르거나 또는 외부의 전원에서 환자에게 의도하지 않은 전압에 기인하여 환자로부터 F형 장착부를 경유하여 대지로 흐르는 전류

52 ①

오디오미터(audiometer)

귀의 청력을 검사하기 위하여 가청 주파수 영역의 여러 가지 레벨의 순음을 전기적으로 발생하는 음향 발생장치로 신호음으로 사인파를 사용한다.

53 ④

① 프로그램 카운터(PC) : CPU가 다음에 처리해야 할 명령이나 데이터의 메모리상의 번지를 지시한다.

② 누산기(ACC) : ALU에서 처리한 결과를 항상 저장하며 또한 처리하고자 하는 데이터를 일시적으로 기억하는 레지스터이다.

54 ②

②의 경우는 $1+X=1$이 된다.

55 ①

「의료기사 등에 관한 법률 시행령」 2조(의료기사, 의무기록사 및 안경사의 업무 범위 등)

① 「의료기사 등에 관한 법률」(이하 "법"이라 한다) 제3조에 따른 의료기사, 의무기록사 및 안경사(이하 "의료기사 등"이라 한다)의 업무의 범위와 한계는 다음 각 호의 구분에 따른다.

1. 임상병리사 : 병리학·미생물학·생화학·기생충학·혈액학·혈청학·법의학·요화학(尿化學)·세포병리학의 분야, 방사성 동위원소를 사용한 가검물(可檢物) 등의 검사 및 생리학적 검사(심전도·뇌파·심폐기능·기초대사나 그 밖의 생리기능에 관한 검사를 말한다)의 분야에서 임상병리검사에 필요한 다음 각 목의 업무에 종사한다.

   가. 기계·기구·시약 등의 보관·관리·사용

   나. 가검물 등의 채취·검사

   다. 검사용 시약의 조제(調劑)

   라. 혈액의 채혈·제제(製劑)·제조·조작·보존·공급

   마. 그 밖의 임상병리검사업무

2. 방사선사 : 전리방사선(電離放射線) 및 비전리방사선의 취급과 방사성 동위원소를 이용

한 핵의학적 검사 및 의료영상진단기·초음파진단기의 취급, 방사선기기 및 부속 기자재의 선택 및 관리 업무
3. 물리치료사 : 온열치료, 전기치료, 광선치료, 수치료(水治療), 기계 및 기구 치료, 마사지·기능훈련·신체교정운동 및 재활훈련과 이에 필요한 기기·약품의 사용·관리, 그 밖의 물리요법적 치료업무
4. 작업치료사 : 신체 부분의 기능장애를 원활하게 회복시키기 위하여 장애가 있는 신체부분을 습관적으로 계속 움직이게 하여 지정된 물체를 만들거나 완성된 기구를 사용할 수 있도록 훈련·치료하는 업무
5. 치과기공사 : 치과의사의 진료에 필요한 작업 모형, 보철물(심미 보철물과 악안면 보철물을 포함한다), 임플란트 맞춤 지대주(支臺柱) 및 상부구조, 충전물(充塡物), 교정장치 등 치과기공물의 제작·수리 또는 가공, 그 밖의 치과기공업무
6. 치과위생사 : 치석 등 침착물(沈着物) 제거, 불소 도포, 임시 충전, 임시 부착물 장착, 부착물 제거, 치아 본뜨기, 교정용 호선(弧線)의 장착·제거, 그 밖에 치아 및 구강 질환의 예방과 위생에 관한 업무. 이 경우「의료법」제37조제1항에 따른 안전관리기준에 맞게 진단용 방사선 발생장치를 설치한 보건기관 또는 의료기관에서 구내(口內) 진단용 방사선 촬영업무를 할 수 있다.
7. 의무기록사 : 의료기관에서 질병 및 수술 분류, 진료기록의 분석·진료통계, 암 등록, 전사(轉寫) 등 각종 의무(醫務)에 관한 기록 및 정보를 유지·관리하고 이를 확인하는 업무
8. 안경사 : 안경(시력보정용으로 한정한다. 이하 같다)의 조제(調製) 및 판매와 콘택트렌즈(시력보정용이 아닌 것을 포함한다. 이하 같다)의 판매 업무. 이 경우 안경 및 콘택트렌즈의 도수를 조정하기 위한 시력검사[약제를 사용하는 시력검사 및 자동굴절검사기기를 사용하지 아니하는 타각적(他覺的) 굴절검사는 제외한다]를 할 수 있다. 다만, 6세 이하의 아동에 대한 안경의 조제·판매와 콘택트렌즈의 판매는 의사의 처방에 따

라야 한다.
② 의료기사는 의사 또는 치과의사의 지도를 받아 제1항에서 규정한 업무를 수행한다.

56 ④

카테터(catheter)
체강 또는 내강이 있는 장기 내로 삽입하기 위한 튜브형의 기구로 금속제의 경성인 것과 고무, 플라스틱제의 연성인 것이 있다.

57 ①

환자감시장치(Patient monitor)
환자의 각종 생체정보를 감시하는 기구로서 각종 감지기를 환자의 정확한 부위에 부착하거나 삽입하여 각 기능에서 감지된 신호를 증폭부를 거쳐 완충증폭 후 아날로그/디지털로 전환하는 장비
① 심박수(Heart Rate), 혈중 산소 농도(SpO_2), 맥박수(Pulse Rate), 혈압(NIBP), 체온(Temp) 측정 등의 기능이 있다.
② 실시간으로 제공함으로써 의사나 간호사가 환자 상태를 실시간으로 평가하여 치료하는 데 도움을 주는 필수적인 의료장비(상태가 안정되지 못한 환자를 다루는 중환자실에서는 반드시 필요한 장비)
③ 화면에 표시되도록 하는 기록기능과 설정값을 벗어날 경우 알람이 발생하여 환자의 이상상태 여부를 알려주는 알람기능이 있다.
④ 내부 배터리가 있어 비상시 배터리로 작동하여 사용할 수 있고 휴대도 용이하다.
⑤ 프린트를 사용해서 결과를 확인, 중앙에서 여러 환자의 상태를 수시로 체크가 가능(central monitoring system)하다.
※ 측정센서 : 심전도 리드선, 혈중산소농도센서, 체온측정센서, 비관혈적 혈압 커프

58 ④

① 중앙처리장치(CPU, Central Processing Unit)는 전자계산기 각 부분의 작동을 제어하고 연산을 수행하는 핵심적인 부분으로, 제어장치와 연산장치로 구성된다.
② 제어장치는 주기억장치에 기억된 프로그램 명령들을 해독하고, 그 의미에 따라 필요한 장치에 신호를 보내어 작동시키며, 그 결과를 검사

통제하는 역할을 한다. 연산장치는 프로그램상의 명령문에 대한 모든 연산을 수행하는 장치로서, 누산기, 데이터 레지스터, 가산기, 상태 레지스터 등으로 구성된다.
※ 프린터는 출력장치이다.

59 ③
① 저항 : 전기회로에 전류가 흐를 때 전류의 흐름을 방해하는 작용을 말한다.
  기호는 R, 단위는 옴(ohm, Ω)
② 전압 : 회로 내에 전류가 흐르기 위해서 필요한 전기적인 압력을 말한다.

60 ④
환자감시장치(Patient monitor)
환자의 각종 생체정보를 감시하는 기구로서 각종 감지기를 환자의 정확한 부위에 부착하거나 삽입하여 각 기능에서 감지된 신호를 증폭부를 거쳐 완충증폭 후 아날로그/디지털로 전환하는 장비
① 심박수(Heart Rate), 혈중 산소 농도(SpO_2), 맥박수(Pulse Rate), 혈압(NIBP), 체온(Temp)
② 실시간으로 제공함으로써 의사나 간호사가 환자 상태를 실시간으로 평가하여 치료하는 데 도움을 주는 필수적인 의료장비(상태가 안정되지 못한 환자를 다루는 중환자실에서는 반드시 필요한 장비)
③ 화면에 표시되도록 하는 기록기능과 설정값을 벗어날 경우 알람이 발생하여 환자의 이상상태 여부를 알려주는 알람기능이 있음
④ 내부 배터리가 있어 비상시 배터리로 작동하여 사용할 수 있고 휴대도 용이함
⑤ 프린트를 사용해서 결과를 확인, 중앙에서 여러 환자의 상태를 수시로 체크 가능(central monitoring system)
※ 측정센서 : 심전도 리드선, 혈중산소농도센서, 체온측정센서, 비관혈적 혈압커프

제6회 CBT 대비 모의고사 해설

01 ②
분극 전극(polarization electrode))과 비분극 전극(nonpolarizing electrode)
① 분극 전극(polarizing electrode) : 전극과 전해질의 경계면에 형성되는 용량성에 의한 변위 전류만이 흐르는 전극으로 전기화학적으로 매우 안정적인 귀금속으로 만든 전극이 완전분극 전극에 가까운 특성을 나타낸다.
② 비분극 전극(nonpolarizing electrode) : 전극과 전해질의 경계면에서 전하의 이동에 의한 전류가 흐르는 전극으로 은-염화은 전극(Ag-AgCl)은 의료 및 생체 실험용으로 많이 쓰이는 대표적인 비분극형 전극이다.

02 ②
① 계조(gradation, gray scale) : 명도(Brightness)차 또는 채도(saturation)차를 이용하여 색을 점점 연하게 하는 것
② 화소(pixel) : 화소는 화상을 형성하는 최소의 단위로, 화상은 명암이 있는 색의 점(點) 배열에 의해 형성되어 있다. 화소의 수가 많을수록 해상도가 높은 영상을 얻을 수가 있다.
③ 비트맵(bit-map) : 그래픽 이미지 파일과 같은 화상을 구성하는 각각의 픽셀(또는 비트)에 대해 색상 값을 정의하는 방법

03 ①
① -stenosis : 좁혀지다, 협착
② -ptosis : 낙하
③ -pathy : 병
④ -algia : 아픔

04 ④
① 수중방전방식(electrohydraulic) : 수중에 놓인 전극 간에 20Kv, 1us 정도의 방전을 일으켜 이때 발생하는 충격파를 이용하여 결석을 파쇄하는 방식
② 미소발파방식 : 미량의 화학물질을 폭파시켜 발생하는 충격파를 이용하여 결석을 파쇄하는 방식
③ 전자진동방식(electromagnetic) : 금속막을 전자석으로 진동시켜 이때 발생되는 압력파를 집속시켜 충격파를 만드는 방식
④ 압전소자방식(piezoelectric) : 세라믹 소자에 고주파를 인가하여 발생하는 초음파(압력파)를 이용하는 방식

05 ②
① 예비 흡기량(Inspiratory Reserve Volume, IRV) : 안정상태에서 1회 호흡량을 흡입한 후 억지로 더 흡입할 수 있는 공기의 용적
③ 폐활량(Vital Capacity, VC) : 1회 호흡량+예비 호기량+예비 흡기량(ml)
④ 흡기용적(Inspiratory Capacity, IC) : 흡기 예비량과 1회 호흡량을 합친 폐용량으로서 총 폐용적의 55~65[%]를 차지하고 있다.

06 ③
GPS(Global positioning system)는 세계 어느 곳에서든지 인공위성과 단말기를 이용하여 현재 자신의 위치를 정확히 알 수 있는 시스템이다.

07 ②
논리합(OR)의 부정에 해당하며, 입력 데이터가 모

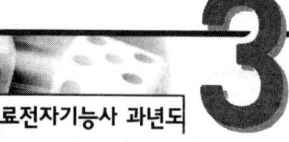

두 0일 때 결과가 1이 되는 NOR(부정 논리합) 논리회로의 진리치표로, $Y = \overline{A+B}$ 의 논리식으로 표현한다.

입력 A	입력 B	출력 Y
0	0	1
0	1	0
1	0	0
1	1	0

08 ④

환경위험요인 및 기여요소
이들에는 다음을 포함한다.
- 전자장
- 장해전자파 취약성
- 장해전자파 방출
- 부적합한 전원 공급
- 부적합한 냉각제 공급
- 규정된 환경조건 이외의 장소에서 저장 또는 운용
- 함께 사용하고자 하는 다른 장치와의 비호환
- 우연한 기계적 손상
- 폐기물 그리고/또는 의료기기 처분으로 인한 오염

09 ③

오디오미터(audiometer)는 귀의 청력을 검사하기 위하여 가청 주파수 영역의 여러 가지 레벨의 순음을 전기적으로 발생하는 음향발생장치로 신호음으로 사인파를 사용한다.

10 ①

NAND 연산은 입력이 모두 1일 때 결과가 0이 되므로 1100과 0110의 NAND 연산 결과는 1011이 된다.

11 ④

전압변동률 $\varepsilon = \dfrac{V_0 - V}{V} \times 100\%$

여기서, V_0 : 무부하 시 직류 전압
　　　　 V : 전부하 시 직류 전압

$\therefore r = \dfrac{\Delta V}{V_d} \times 100 = \dfrac{50}{200} \times 100 = 25\%$

12 ②

① 순음치 검사 : 가청주파수 범위의 소리를 듣는 검사
③ 명료도 검사 : 얼마나 정확하게 듣는지를 검사
④ 기도 검사 : 외이로부터 내이에 이르기까지 전달된 소리를 측정하는 검사

13 ③

① 원심분리기 : 회전에 의한 원심력을 이용하여 비중이 다른 두 가지 액체 또는 액체 중에 잘 침전되게 하는 미립자상 고체 등을 분리하는 장치
② pH meter : 산성·알칼리성의 농도의 지표인 pH(수소 이온 지수)를 측정하는 계기
④ 자동혈구 계수기 : 혈구수 또는 그 밖의 입자수를 측정하는 계수기

14 ①

뇌파(EEG : ElectroEncephalogram)는 뇌의 전기적인 활동을 머리 표면에 부착한 전극에 의해 비침습적으로 측정한 전기신호이며, 델타(δ)파는 주로 정상인의 깊은 수면 상태나 신생아의 경우 두드러지게 나타나고, 세타(θ)파는 정서안정 또는 수면으로 이어지는 과정에서 주로 나타나는 파로 성인보다는 어린이에게 더 많이 나타난다.
알파(α)파는 긴장이완과 같은 편안한 상태에서 주로 나타나며, 안정되고 편안한 상태일수록 진폭이 증가하고, 감마(γ)파는 베타(β)파보다 더 빠르게 진동하는 형태로 정서적으로 더욱 초조한 상태이거나 추리, 판단 등의 상태에서 나타난다.
일반적으로 뇌파는 진동하는 주파수의 범위에 따라 델타(δ)파(0.2~3.99Hz), 세타(θ)파(4~7.99Hz), 알파(α)파(8~12.99Hz), 베타(β)파(13~29.99Hz), 감마(γ)파(30~50Hz)로 구분한다.

15 ④

피부의 구조도를 보면 피부는 표피, 진피, 피하조직으로 구성되어 있으며, 혈관과 신경이 피부 전반에 분포하여 영양공급이나 자극에 대한 반응을 하고 있다. 또한, 땀의 배출과 혈류량에 따라서 체온을 조절하고, 체내의 노폐물을 제거하며, 피부에는 촉각, 온각, 냉각, 통각을 느끼며, 온도나 통증 자극 등에 대해서 인지하는 기능도 있다. 그 밖에 체내의 수분을 조절하거나 비타민 D를 생성하는 기능을 가진다.

16 ①
공기 중에 떠 있는 먼지나 가루를 제거 또는 수집하는 초음파 집진기는, 초음파가 공기나 물 같은 유체 속을 전파하면 매질 중에 섞여 있는 매우 작은 입자가 진동을 일으키고, 입자끼리 붙게 되어 입자가 커지게 되는 응집작용을 이용한 것이다.

17 ②

18 ③
① 비열은 어떤 물질 1kg의 온도를 1℃ 높이는 데 필요한 열량이다.
② 대기압(大氣壓)은 공기의 무게 때문에 생기는 지구 대기의 압력이다.
③ 응축(condensation)은 증기로부터 액체나 고체가 형성되어 이보다 낮은 온도의 표면에 부착되는 현상이다.
④ 압력은 일정한 넓이에 수직으로 작용하는 힘의 크기로 압력의 크기 작용하는 힘이 클수록, 접촉 면적이 좁을수록 압력이 커진다.

19 ②
$Q = C \cdot V = 0.01 \times 100 = 1C$

20 ③
AND 게이트의 출력에 NOT 게이트가 결합된 NAND 게이트이다.

21 ④
잇줄이 축선과 평행하지 않고 비틀려 있는 기어는 헬리컬 기어(helical gear)의 특성이다.

22 ①
$F = (A+B) \cdot (\overline{A \cdot B}) = (A+B) \cdot (\overline{A}+\overline{B})$
$= A\overline{A} + A\overline{B} + \overline{A}B + B\overline{B} = A\overline{B} + \overline{A}B$
$= A \oplus B$

즉, 배타적 논리회로(EX-OR)의 논리식은 입력이 같으면 결과가 0, 입력이 서로 다르면 결과가 1이 된다. 입력 데이터가 모두 같을 경우에는 결과가 0이 되고, 서로 다를 경우에는 결과가 1이 되는 논리회로가 배타적 논리합(eXclusive-OR)이며, 논리식은 $Y = A \oplus B = \overline{A}B + A\overline{B}$ 이다.

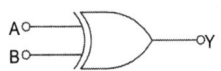

23 ④
소리는 물체의 진동이나 공기의 흐름에 의하여 발생하는 파동의 하나이다.
① 소리의 3요소
  ㉠ 소리의 크기 : [단위 : dB(데시벨)] 진폭으로 소리의 세기를 확인하며, 소리가 클수록 진폭이 크다.
  ㉡ 소리의 높낮이 : [단위 : Hz(헤르츠)] 진동수로 소리의 높낮이를 확인하며, 소리가 높을수록 진동수가 많다.
  ㉢ 소리의 맵시 : 파동의 모양인 파형으로 소리의 맵시를 확인하며, 파형이 다르면 서로 다른 소리이다.
② 소리 파일의 기본 요소
  ㉠ 주기 : 같은 파형이 한 번 나타나는 데 걸리는 시간
  ㉡ 주파수 : 1초당 주기 수를 의미, 단위 시간당 사이클의 수(herz : [Hz])
  주파수[Hz]=1/주기(주기와 주파수는 반비례)
  ㉢ 진폭 : 파형의 최고점 또는 최저점과 중앙선과의 파장의 높이

24 ④
다른 절개수술에 비해 입원이나 마취, 투약 등이 필요 없기 때문에 신체적, 경제적 부담이 적다.

25 ④
순서도는 처리방법, 작업의 흐름, 순서 등을 정해진 기호를 사용하여 그림으로 나타내는 방법을 말한다.
① 특정한 문제에서 독립하여 일반성을 갖는다.
② 오류 발생 시 디버깅(debugging)이 용이하다.
③ 프로그램의 코딩(coding)이 용이하다.
④ 프로그램을 작성하지 않은 사람도 이해하기 쉽다.
⑤ 업무의 전체적인 개요를 쉽게 파악할 수 있다.

26 ③
오실로스코프로는 전압, 전류, 파형, 위상 및 주파수, 변조도, 시간간격, 펄스의 상승시간 등의 제 현상을 측정할 수 있으며, 입력신호에서 DC 성분

을 차단하여 직류에 포함된 리플(ripple)만을 측정하고자 할 때 AC 결합 MODE로 측정하여야 한다. 입력신호에서 AC와 DC 성분을 통과하여 측정하고자 할 때는 DC 결합 MODE로 측정하여야 한다.

27 ②
뼈의 기능
① 지지작용 : 신체의 견고한 지지장치, 신체의 외형을 결정
② 보호작용 : 최강의 기초를 만들고 내부 장기를 보호
③ 지렛대 역할 : 부착되어 있는 근육이 수축하면 지렛대 역할을 하여 운동이 일어나게 함
④ 조혈기능 : 골 내부에 있는 연한 조직인 적골수에서는 혈액 생성
⑤ 무기질의 저장 : 칼슘과 인을 저장하여 몸이 필요로 할 때 공급

28 ③
$$V = \frac{W}{Q} = \frac{210}{30} = 7V$$

29 ②
백분율 오차 $= \frac{M-T}{T} \times 100\%$
$\alpha = \frac{M-T}{T} \times 100 = \frac{102-100}{100} \times 100 = 2\%$

30 ③
① 렌츠의 법칙 : 전자유도에 의하여 생기는 기전력의 방향은 그 유도 전류가 만드는 자속이 항상 원래의 자속의 증가 또는 감소를 방해하는 방향이다.(역기전력의 법칙)
② 패러데이의 법칙 : 전자유도에 의하여 생기는 기전력의 크기는 코일을 쇄교하는 자속의 변화율과 코일의 권수에 비례한다.(전자유도법칙)
③ 플레밍의 오른손법칙 : 도체가 운동하여 자속을 끊었을 때 기전력의 방향을 알 수 있는 법칙
④ 플레밍의 왼손법칙 : 자기장 안에 놓여 있는 도선에 전류가 흐를 때 도선이 받는 전자력의 방향은 왼손의 세 손가락을 서로 직각 방향으로 펼치고, 집게손가락은 자기장의 방향, 가운데 손가락은 전류의 방향으로 하고 엄지손가락의 방향이 전자력의 방향이다.

31 ②
오디오미터(audiometer)는 귀의 청력을 검사하기 위하여 가청 주파수 영역의 여러 가지 레벨의 순음을 전기적으로 발생하는 음향발생장치로 신호음으로 사인파를 사용한다.

32 ②
① AND 게이트 : 기본 동작원리는 모든 입력이 1일 때 출력은 1이 된다.
③ NOT 게이트 : 기본 동작원리는 입력이 1인 경우 출력은 0, 입력이 0인 경우 출력은 1이 되며, 이는 출력이 입력의 반대가 되는 인버터라고도 불린다.
④ NAND 게이트 : AND 게이트의 부정형으로 입력이 모두 1인 경우에만 출력은 0이 된다.

33 ④
초음파의 세기는 단위면적을 지나는 파워(power)로서, 진폭의 제곱에 비례하며, 매질 속을 지나감에 따라 감쇠한다. 이때 감쇠율은 물질에 따라 다르며, 일반적으로 기체가 가장 크고 액체, 고체의 순서로 작아진다. 또, 초음파의 진동수가 클수록 감쇠율이 크다.

34 ②
보장구(assisting devices)는 신체 결함 및 불편을 해소하기 위하여 고안된 장비로 보조기구라고도 한다.
「장애인복지법」 제65조에 따르면 장애인 보조기구는 장애인이 장애의 예방·보완과 기능 향상을 위하여 사용하는 의지(義肢)·보조기 및 그 밖에 보건복지가족부장관이 정하는 보장구와 일상생활의 편의 증진을 위하여 사용하는 생활용품이다.
1. 국가와 지방단체에서 지급하는 장애인 보조기구
   ① 의지(prosthesis) : 의수(義手), 의족(義足)
   ② 보조기(orthosis, brace) : 상지 보조기, 하지 보조기, 척추 보조기
   ③ 휠체어 : 수동 휠체어, 전동 휠체어
   ④ 정형구두 등
2. 정형외과, 재활의학과, 신경외과의 처방전에 따라 다음과 같이 제공된다.
   ① 의지, 보조기 : 신체의 일부가 상실되어 의지, 보조기 착용이 요구되는 사람

② 전동 휠체어 : 뇌병변 장애인으로서 상지기능 근력검사가 1~3등급이고 인지기능 간이 정신진단검사 30점 중 24점 이상인 사람, 또는 지체장애인으로서 상지기능 근력검사가 1~3등급인 사람

③ 전동 스쿠터 : 뇌병변 장애인으로서 상지기능 근력검사가 4~5등급이고 인지기능 간이 정신진단검사 30점 중 24점 이상인 사람 또는 지체장애인으로서 상지기능 근력검사가 4~5등급인 사람

④ 수동 휠체어 : 지체장애인이나 뇌병변 5급 이상인 사람으로서 100[m] 이상 보행이 불가능한 사람

⑤ 정형구두 : 다리 길이의 차이, 족부 변형, 편마비가 있는 사람

35 ①

인공지능(artificial intelligence)이란 인간의 학습능력과 추론능력, 지각능력, 자연언어의 이해능력 등을 컴퓨터 프로그램으로 실현한 기술이다.

36 ②

코딩은 데이터 정보처리장치가 받아들일 수 있는 기호로 변환시키는 것으로 데이터의 양적인 감소의 효과를 얻을 수 있다.

37 ①

펄스 부호 변조(PCM : Pulse Coded Modulation)
신호 레벨(높낮이)에 따라 펄스 열의 유·무를 변화시키는 방법으로, 각 샘플별로 신호 레벨을 일정 비트를 갖는 2진 부호로 바꾸어 부호화한다.

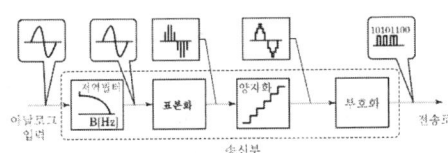

[펄스부호변조(PCM) 방식]

㉠ 표본화 : 음성신호와 같은 연속 파형을 일정한 간격으로 나누어 이 값만 취하고 나머지는 삭제하는 것

㉡ 양자화 : 표본화한 값을 갖는 PAM 신호를 디지털 신호로 변환하기 위하여 PAM파를 각각의 대표값으로 표현하는 것

㉢ 부호화 : 양자화된 샘플을 양자화 레벨의 수 n에 따라 2n 비트로 부호화

38 ②

① 소리의 압력 변화를 음압(sound pressure)이라 하며, 음압의 단위로 기압의 단위와 같은 바(bar)를 사용한다. 그러나 실제의 음향은 매우 작으므로 마이크로바(μbar)를 사용하여 실효값으로 나타낸다.

② 음압수준(SPL, sound pressure level)은 우리가 들을 수 있는 최소한의 음압(0.0002μbar)을 기준으로 하여 소리의 세기가 몇 배인가를 가지고 상대값으로 나타내며, 단위는 데시벨(㏈)을 사용한다.

39 ②

「의료법 시행령」제18조(당직의료인)

① 법 제41조에 따라 각종 병원에 두어야 하는 당직의료인의 수는 입원환자 200명까지는 의사·치과의사 또는 한의사의 경우에는 1명, 간호사의 경우에는 2명을 두되, 입원환자 200명을 초과하는 200명마다 의사·치과의사 또는 한의사의 경우에는 1명, 간호사의 경우에는 2명을 추가한 인원수로 한다.

② 제1항에도 불구하고 정신병원, 재활병원, 결핵병원 등은 입원환자를 진료하는 데에 지장이 없도록 해당 병원의 자체 기준에 따라 배치할 수 있다.

40 ①

의용전자장치의 종류

㉠ 심전계(electrocardiograph) : 심장의 활동으로 인하여 생기는 기전력에 의하여 생체 내에 흐르는 전류 분포의 변화를 신체 표면의 두 점 사이의 전위차로써 검출하여 증폭한 다음 기록기에 기록하는 장치로서, 심장 질환의 진단에 이용된다.

㉡ 뇌파계(electroencephalograph) : 뇌수의 율동적 활동 전압을 머리 피부에 전극을 붙여서 검출, 증폭 기록하는 장치(뇌파 기록)

㉢ 근전계(electromyograph) : 근육의 수축에 따라 생기는 근육 활동 전류를 전극에 의해 검출하여 증폭 기록하는 장치

ⓔ 안진계 : 눈의 안구 운동에 따라 생기는 각막, 망막 전위의 변화를 측정, 기록하는 장치

ⓜ 망막 전도 측정기 : 동공을 통하여 빛을 망막에 보낼 때 유발되는 전위를 측정, 기록하여 눈의 시세포의 기능 검사 등에 사용하는 장치(망막 전장)

ⓗ 심음계(phonocardiograph) : 청진기에 의한 청진술을 전자기술을 이용하여 개량한 것

ⓢ 전기 혈압계 : 직접법과 간접법에 의한 혈압계가 있다.

ⓞ 맥파계(plethysmograph) : 심장의 박동에 따르는 혈관의 맥동 상태를 측정, 기록한 맥파를 측정하는 장치

ⓩ 오디오미터(audiometer) : 귀의 청력을 검사하기 위하여 가청 주파수 영역의 여러 가지 레벨의 순음을 전기적으로 발생하는 음향 발생 장치

ⓒ 심장용 세동 제거 장치 : 수술 시나 고전압에 닿았을 경우의 충격에 의한 심장의 세동 상태를 정상 상태로 회복시키는 고압 임펄스 장치

ⓚ 심장용 페이스메이커(cardiac pacemaker) : 일시적으로 정지하거나 박동 주기가 고르지 못한 심장을 정상으로 되돌리기 위하여 전기적 펄스를 발생시켜 심장에 가하는 장치

ⓣ 저주파 치료기, 고주파 치료기, 전기 메스 등

41 ②

계기의 계급	허용오차
0.2급	±0.2[%]
0.5급	±0.5[%]
1.0급	±1.0[%]
1.5급	±1.5[%]
2.5급	±2.5[%]

42 ②

서미스터(thermistor)의 특징
① 매우 소형으로 만들 수 있어 생체 내의 온도나 국부의 온도 측정이 가능하다.
② 응답속도가 빠르고 감도가 높다.
③ 저항이 아주 높아서 유도 전극선의 저항을 무시할 수 있다.
④ 장시간 체온을 측정할 때 적합한 센서이다.

43 ④
옴의 법칙(Ohm's law)은 도체에 흐르는 전류(I)는 전압(V)에 비례하고 저항(R)에 반비례한다.

44 ④
심전도 측정 시 전극의 전해질이 건조하게 되면 생체신호의 검출이 용이하지 않게 된다.
① 측정 시 움직이지 않는다.
② 일회용 전극은 재사용하지 않는다.
③ 전극의 부착 부분을 사전에 깨끗이 한다.
④ 피부 표면 부착 시 접촉력 유지 및 페이스트 사용한다.
⑤ 리드 선의 연결을 유지한다.(피복 관리, 단선 주의)
⑥ 전극과 측정 부위와의 접촉 임피던스를 감소시킨다.

45 ④
아날로그 신호와 디지털 신호
① 아날로그 신호
  ㉠ 전압과 전류의 시간에 의존하여 연속적으로 변화하는 물리량에 대한 표현
  ㉡ 음성과 같은 연속적인 변이형태 또는 센서에 의해 감지되는 생체신호 등과 같이 연속적인 값
  ㉢ 아날로그 신호는 여러 개의 정현파로 이루어짐
② 디지털 신호
  ㉠ 0과 1로 구성되는 이산적인 데이터 값

46 ①
② 혈관맥동 표시부 : 혈관맥동 인식부에서 인식된 맥동을 표시음 등에 의해서 측정자의 시각 및 청각에 명확히 알리는 부분
③ 압력 표시부 : 박대의 압력치 또는 최고 혈압치 및 최저 혈압치를 표시하는 부분
④ 박대부 : 공기의 송입에 의해서 환자의 팔에 압력을 가하는 부분

47 ①
㉠ 오디오미터(audiometer) : 귀의 청력을 검사하기 위하여 가청 주파수 영역의 여러 가지 레벨의 순음을 전기적으로 발생하는 음향 발생 장치

ⓒ 심장용 페이스메이커(cardiac pacemaker) : 일시적으로 정지하거나 박동 주기가 고르지 못한 심장을 정상으로 되돌리기 위하여 전기적 펄스를 발생시켜 심장에 가하는 장치
ⓒ 심음계(Phono cardiograph) : 청진기에 의한 청진술을 전자기술을 이용하여 개량한 것
ⓔ 망막 전도 측정기 : 동공을 통하여 빛을 망막에 보낼 때 유발되는 전위를 측정, 기록하여 눈의 시세포의 기능 검사 등에 사용하는 장치(망막 전장)

48 ②
심박 조율기(pacemaker)는 주로 맥박이 너무 느려서 발생하는 서맥성 부정맥 치료에 사용되는 기구로 정상적인 맥박수는 분당 60회에서 100회 사이에 들어간다. 물론 운동하거나 화가 났을 때는 분당 120회 이상으로도 맥박이 상승하고, 휴식 중이거나 잘 때는 분당 50회까지도 떨어진다. 그러나 맥박이 너무 느리게 되면 피로감을 느끼고 운동시 숨이 금방 차오르게 되며 심하면 실신하게 되는 경우도 있다. 이런 문제점을 해결하기 위한 기구가 심박 조율기이다. 그러니 최근에는 심박 조율기를 서맥성 부정맥뿐 아니라 심부전증 치료에도 활용하고 있다.

49 ④
의료법의 목적(법1조)
① 모든 국민에게 수준 높은 의료 혜택
② 국민의료에 관하여 필요한 사항 규정
③ 국민의 건강을 보호·증진

50 ④
의용전자장치의 종류
ⓐ 심전계(electrocardiograph) : 심장의 활동으로 인하여 생기는 기전력에 의하여 생체 내에 흐르는 전류 분포의 변화를 신체 표면의 두 점 사이의 전위차로써 검출하여 증폭한 다음 기록기에 기록하는 장치로서, 심장 질환의 진단에 이용된다.
ⓑ 망막 전도 측장기 : 동공을 통하여 빛을 망막에 보낼 때 유발되는 전위를 측정, 기록하여 눈의 시세포의 기능 검사 등에 사용하는 장치(망막 전장)
ⓒ 오디오미터(audiometer) : 귀의 청력을 검사하기 위하여 가청 주파수 영역의 여러 가지 레벨의 순음을 전기적으로 발생하는 음향 발생 장치
ⓓ 심장용 페이스메이커(cardiac pacemaker) : 일시적으로 정지하거나 박동 주기가 고르지 못한 심장을 정상으로 되돌리기 위하여 전기적 펄스를 발생시켜 심장에 가하는 장치

51 ②
① 축삭 : 신경의 수상돌기로부터 전달되어 온 자극을 전도하는 긴 섬유성 돌기
② 연접 : 뉴런 상호간 또는 뉴런과 다른 세포간의 접합관계
③ 신경 세포 : 신경 단위에서 돌기를 뺀 부분
④ 칼슘 채널 : 세포막에 존재하는 단백질로서, 막 전위에 따라 열리고 닫힘으로써 칼슘 이온을 막 내외로 투과하는 통로

52 ④
마취란 의식차단, 감각차단, 운동차단, 반사차단 등이 복합된 것을 의미하며, 마취의 목적은 무의식적인 상태, 즉 고통에 대해 무감각한 상태로 유도하는 데 있으며, 신체의 일부만 영향을 주는 부위 마취, 의식이 소실되는 전신마취로 나눌 수 있다. 마취기 시스템의 구성 요소는 마취기계, 기화기(증발기), 마취기, 순환부, 통풍기, 청소기 시스템으로 구성된다.

53 ④
동축 주파수계는 동축선(coaxial line)의 공진 특성을 이용한 것으로, 2500MHz 정도까지의 초고주파 주파수를 측정하는 데 사용된다.

54 ④
$Q = I \cdot t = 4 \times 10 \times 60 = 2400 C$

55 ①
정보사회란 인간이 현대사회에 적응해서 살아가는 데 필요한 정보를 수집, 생산, 제작, 가공, 저장하는 과정을 통해 정보의 유통을 확산시켜 나가고 이러한 행위가 사회 전반에 보편화된 사회를 말한다. 따라서 정보사회는 엄청난 양의 정보가 생산되어 빠른 속도로 이동 및 유포되고 혹은 소비되는 사회를 의미한다.

56 ④

뼈의 모양에 따른 분류는 크게 긴뼈(long bones), 짧은뼈(short bones), 납작뼈(flat bones), 불규칙뼈(irregular bones)의 네 가지로 구분한다.

① 긴뼈(long bones) : 가운데 뼈 몸통 부위가 원기둥 모양으로 길쭉하게 생기고, 그 양쪽 뼈끝은 뭉툭하게 생겼다. [예 : 위팔뼈(humerus), 넓적다리뼈(femur)]

② 짧은뼈(short bones) : 전체적으로 작고 짧다. [예 : 손목뼈(carpal bones), 발목뼈(tarsal bones)]

③ 납작뼈(flat bones) : 근육이 접촉하기 좋게 넓은 면을 갖는 뼈로서 많은 힘을 받기에 알맞도록 되어 있다. [예 : 어깨뼈(scapulae bones), 마루뼈(parietal bones), 갈비뼈(ribs)]

④ 불규칙뼈(irregular bones) : 형태가 복잡하고 특이하게 생겼다. [예 : 척추뼈(ver- tebrae)]

⑤ 이 밖에도 종자뼈(sesamoid bones)로 분류되는 작은 뼈 종류가 있는데 종자뼈는 고유한 이름이 없지만 가장 큰 종자뼈인 무릎뼈(patella)만은 예외로 이름을 갖고 있다.

57 ②

EOR 게이트

기본 동작원리는 입력이 모두 같을 때 논리 0이 되고, 다를 때는 논리 1이 된다.

논리식 $Y = A \oplus B$

58 ③

N형 반도체

순수한 진성반도체인 게르마늄(Ge)이나 실리콘(Si)에 5가의 불순물 원자인 비소(As), 안티몬(Sb), 인(P) 등을 넣으면 공유결합을 하고 한 개의 과잉전자를 발생시킨다. 이 과잉전자를 제공한 불순물을 도너(donor)라 한다.

59 ①

직접 접근 기억장치

물리적인 위치에 영향을 받지 않으므로 순차적 접근 장치보다 빨리 데이터를 처리한다.

① 자기 디스크(magnetic disk) : 시스템 프로그램을 기억시키는 대표적인 보조기억장치

② 하드 디스크(hard disk) : 개인용 컴퓨터와 같이 소형인 컴퓨터 본체 내에 부착하여 사용할 수 있으므로 소형 컴퓨터에서는 대표적인 직접 접근 기억장치

③ 플로피 디스크(floppy disk) : 개인용 컴퓨터의 가장 대표적인 보조기억장치

④ CD-ROM(compact disk read only memory) : 알루미늄이나 동판으로 만든 원판에 레이저 광선을 사용하여 데이터를 기록하거나 기억된 내용을 읽어내는 보조기억장치

⑤ 자기 드럼(magnetic drum) : 드럼이 한 바퀴 회전하는 동안에 원하는 데이터를 찾을 수 있는 속도가 매우 빠른 기억장치

60 ④

1. 환자 명부 : 5년
2. 진료기록부 : 10년
3. 처방전 : 2년
4. 수술기록 : 10년
5. 검사소견기록 : 5년
6. 방사선사진 및 그 소견서 : 5년
7. 간호기록부 : 5년
8. 조산기록부 : 5년
9. 진단서 등의 부본(진단서·사망진단서 및 시체검안서 등을 따로 구분하여 보존할 것) : 3년

의료전자기능사 필기 과년도 3주완성

1판 1쇄 발행	2014. 6. 30
1판 2쇄 발행	2015. 2. 30
2판 1쇄 발행	2016. 2. 25
3판 1쇄 발행	2017. 1. 15
4판 1쇄 발행	2018. 1. 20
5판 1쇄 발행	2019. 1. 05
6판 1쇄 발행	2020. 6. 01
6판 2쇄 발행	2022. 3. 15

저 자 의료기능사문제연구회
펴낸이 김 주 성
펴낸곳 도서출판 엔플북스
주 소 경기도 구리시 체육관로 113번길 45. 114-204(교문동, 두산)
전 화 (031)554-9334
F A X (031)554-9335

등 록 2009. 6. 16 제398-2009-000006호

정가 **25,000원**
ISBN 978-89-6813-313-8 13560

※ 파손된 책은 교환하여 드립니다.
  본 도서의 내용 문의 및 궁금한 점은9 저희 카페에 오셔서 글을 남겨주시면 성의껏 답변해 드리겠습니다.
  http://cafe.daum.net/enplebooks